CAMBRIDGE

CONTAGION AND THE STATE IN EUROPE

传染病与欧洲国家

1830-1930

Peter Baldwin

〔美〕彼得·鲍德温 著　　兰教材 译

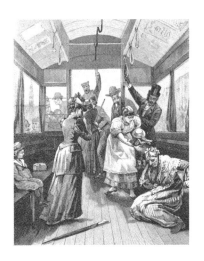

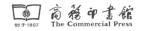

商务印书馆
The Commercial Press
创于1897

献给达格玛（For Dagmar）

中文版总序：国家的全球史

彼得·鲍德温

历史学家是关注局部地区的人。他们沉浸在狭窄的主题中，在档案上花费数年，钩沉索隐，并得出精心构造的准确的结论，很少涉猎其研究主题之外的领域。大多数人研究一个国家，许多人仅仅研究一个地区或一个城市，他们聚焦在一个具体的主题上深耕厚植。如果穷尽了一个狭窄的主题，他们就认为自己完全理解了它。

大多数历史学家既不试图从他们具体的主题中进行归纳，也不试图得出更具普遍性的结论。其他社会科学，如社会学、政治学和人类学，则以从其具体的主题中提取人类或社会发展的一般规律为宗旨。历史学家抵制这种超出他们研究范围的诱惑。

然而，历史不仅仅是书写小而具体的问题。可以从任何层面研究历史，不论问题是大还是小。传记研究一个人的故事，是最小层面的历史。也有史家研究小村庄和某个不大的地区。但是也有史籍讲述全球的历史。一个人可以写大不列颠棉花史或全球的棉花史。[①]

从方法论上来说，微观历史与宏观历史几乎没有什么区别。除了问题的大小之外，历史学家所做的工作大同小异，它们讲述了随着时间的推移而发生的变化。在他们的故事中通常隐含的是一种因果关系，解释了为什么事情会发生，为什么战争会爆发，为什么经济发展会滞后，等等。但是，无论是大问题还是小问题，故事都是按时间顺序展开的，讲述发生了什么，讲述事情为什么会发生。

大历史和小历史、微观史和全球史，其规模的差异大于其方法的差异。如果一个历史学家要写一系列涵盖整个世界的微观历史，他必须长生不老且无所不知。但即使这有可能，又有什么意义呢？它就像豪尔赫·路易斯·博尔赫斯（Jorge Luis Borges）的故事里比例尺为一比一的地图，这个地图和它所描绘的地区一样大。[②]这就提出了一个问题，如果地图与世界大小相等，绘制它有什么意义？我们不需要一

---

① Edward Baines, *History of the Cotton Manufacture in Great Britain* (np 1835); Sven Beckert, *Empire of Cotton: A Global History* (New York 2015).

② Jorge Luis Borges, "On Exactitude in Science," in Borges, *Collected Fictions* (New York 1998) 325.

张地图定位离我们家门口五英尺远的地方，而是需要导航到城市另一端的一个位置，需要看看一个国家比另一个国家大了多少，或者知道我们向东飞到哪里。所有这些地图的使用都涉及抽象概括，不需要对世界进行亲身体验就能获得一个概览。一部微观的世界史仍然不能完成抽象概括工作。例如，它回答不了为什么英格兰会首先发生工业化的问题。相反，它只是让我们了解了兰开夏郡的工厂以及地球上仍以农业为主的其他地方的详细的发展情况。

　　大历史的抽象概括，是对局部事件进行浓缩，提炼出其本质或者至少是相关的因素。对于全球的、跨国的、相互联系的、错综复杂的历史也是如此，这些历史超越了地方的界限，超越人为的或自然的边界而建立联系。[1] 最明显的是，一些历史涉及的主题本质上跨越了国界：殖民主义、帝国、奴隶制、工业化、资本主义、社会主义和现代化，更不用说外交政策、战争、移民、国际文化的影响，而且更常见的还有流行病。

　　18 和 19 世纪出现了许多范围广泛的多卷本的历史，像爱德华·吉本（Edward Gibbon）的《罗马帝国衰亡史》和利奥波德·冯·兰克（Leopold von Ranke）关于 17 世纪英格兰的著作或者关于 4 世纪教皇继承的著作。这些都是付出了惊人努力的名著。这些作品的规模证明了作者的劳动能力，读者的耐心，以及他们对在一个合理的解释框架内描绘范围那么广的故事的共同的文化信心。然而，到了 20 世纪，随着历史行业的专业化和细化，很少出现多卷本的大历史。传记总是比更理论一点的作品字数要多。出版商能期望读者安静地坐着阅读 800 页的关于一个人的有趣作品，但不能指望他们阅读同样页码的关于一个大陆的著作。如今，出版多卷本的作品比较少见，有的话通常是团队合作的成果，编在一个主题之下的论文集，比如菲利普·阿利埃斯（Philippe Ariès）和乔治·杜比（Georges Duby）编写的《私人生活史》。

　　然而，最近，历史著作在规模和范围上都有所回升。今天的历史学家可以利用互联网上的巨量内容，并借助文字处理和搜索引擎的效率完成超大规模的工作。最近的一些书证明了作者的毅力和他们利用数字的能力。尤尔根·奥斯特哈默尔（Jürgen Osterhammel）的《世界的转变》用 1200 页展示了 19 世纪的全球史纲，早期的出版商可能会把它分成几卷。塞缪尔·科恩（Samuel Cohn）的巨著《流行病：从雅典的瘟疫到艾滋病的仇恨和同情》涵盖了一个狭窄但跨越了两千多年的话题。对于近代的流行病，他阅读了大量已经数字化的报纸，这在数字化时代之前是不可能的。

---

[1]　Heinz-Gerhard Haupt and Jürgen Kocka, eds., *Comparative and Transnational History: Central European Approaches and New Perspectives* (New York 2010) 研究了其中的一些方法。

大历史

　　在我的职业生涯中，我也曾尝试写大历史。在这些大历史中，我较少描写一个国家或更小的地方层面的细节，而是衡量研究对象的总体特征——眺望景观，而非深挖泥土。我将在这里介绍一下我的八本书，其中六本已经出版了中文译本。

　　《控制与说服：历史上的犯罪、法律和国家》追溯了作为国家打击犯罪的主要工具和控制公民的最重要手段之一的法律的演变过程。[①]这本书描绘了埃及、中国、希腊和罗马帝国从古到今的法律发展历程，强调了国家颁布和执行法律、惩罚罪犯的时间是多么的晚。希腊和罗马有基本的法院系统，甚至有一些维持治安的人员。尽管如此，很多国家最初将大部分实权留给了宗族团体和村庄社区。但国家一旦开始实实在在地颁布和执行法律——总体而言，欧洲是中世纪的某个时候——它就再也不会回头了。国家从家庭和地方社区中收回执法权，通过颁布法规、执行法规、调查违法行为并对其进行惩罚的过程，从而参与行为控制。

　　从那以后，律法的数量和被定义为违法行为的数量从未停止增长。当然，什么是非法行为已经发生了巨大变化。针对妻子和孩子的暴力曾经被容忍。现在，这种行为是要受惩罚的。新技术和经济的发展需要新的规则。随着复杂的金融系统的出现，银行欺诈成了犯罪。但是，除了这种明显的推动因素之外，新法律背后的推动力还包括犯罪行为的范围和程度的增加，更多的行为被认为是犯罪。

　　这种法律的全球扩张的奇怪之处在于，它与社区正在进行的社会化进程并行。控制其成员的行为一直是公民社会的任务之一。1939 年，诺伯特·埃利亚斯（Norbert Elias）在一本非常有影响的书《文明的进程》中描述了他所谓的文明进程。几个世纪以来，这让习惯粗俗的乡下人变成了自我控制和被规训的公民，能够应对拥挤的现代城市生活的严酷性。攻击性本能和不驯服的身体行为逐渐被置于个体的控制之下。国民学会了压抑自己的愤怒，控制自己的身体冲动，控制自己的性欲，并把自己塑造成一个干净、谨慎、守时、礼貌、体贴的国民。

　　但是，国家也越来越多地在这片土地上展示力量。现在它废除了地方的法规，在其领土上实行统一的法律，剥夺了社区以前的权力。它进入了家庭，保护孩子、妻子和妾免受传统的父权家庭权威的侵害。它登记婴儿的出生，并要求儿童接受最低标准的教育和福利。它禁止童工，将子女婚姻的决定权从父母手中转移出来，并在子女达到法定年龄后正式将其从父亲的权力中解放出来，此时他们完全成为国家

---

　　① English language edition MIT Press 2021. 中文版即将由三联书店出版。

的百姓。

文明的进程已经持续了几个世纪，提高了我们自律和自我控制的标准。国家垄断了暴力，从其臣民手中夺走武器，如果臣民相互殴斗就惩罚他们。结果是戏剧性的。在过去的几个世纪里，像英格兰这样的国家谋杀率大幅下降。与 500 年前相比，今天的英格兰人被谋杀的可能性只有 1%。我们慢慢地变成了平和、自律、有节制和卫生的生物，我们确实必须成为这样的生物，才能在拥挤的现代环境中彼此接近。但是，如果我们能够自我开化，为什么需要国家对我们制定更加正式的法律呢？难道一种形式的社会控制还不够吗？为什么我们两者都需要？这是在全球史的尝试中提出的一个大问题。

另外一本书在地理上涉及的范围很广：《西方国家都一样？——欧洲与美国之间的几个差异》。[①] 尽管都是工业化国家，欧洲国家和美国通常被认为是截然不同的。资本主义市场为美国定下了基调，自由贸易和个人自由是其政治意识形态的核心。美国的福利没有欧洲好，失业保险少得可怜，私人机构在教育中扮演着重要角色，劳工监管极少，等等。在这种二分法中，欧洲被视为美国的对立面。但是对大西洋两岸的这种比较通常是在特定的欧洲国家和整个美国之间进行的。通常情况下，当比较社会政策时，北欧，尤其是斯堪的纳维亚，被视为美国的参照物；当比较卫生系统时，参照物有时是英国；劳动关系方面，有时是德国。南欧和东欧很少出现在这样的比较中。

但欧洲和美国既是大陆，又是国家。它们是很大的、多样的、复杂的地方，它们内部的差异像它们之间的差异一样大。那么，如果我们考虑整个欧洲，而不是挑选最明显的参照国家，对比会是什么样子呢？因此，本书选取了一系列广泛的可量化指标来比较美国和欧洲许多国家。从这一高度来看，这种对比似乎大不相同。第一，美国和欧洲之间的差异变得不那么明显。例如，地中海国家在政府执行和管控不力方面以及基本的社会政策方面更像美国，而不是北欧。第二，欧洲内部的差异之大超出了通常的认知。这不仅适用于西欧内部的比较，南欧和北欧相比更是如此。如果我们把欧盟的东欧新成员国包括进来，情况就更明显了。他们明显比西欧更支持自由市场，宗教上更虔诚，文化上更保守。

当然，欧洲和美国之间仍存在差异。但它们并没有传统观点认为的那么大。少数明显的差异在过去确实存在过，那时美国是一个蓄奴国家，由此产生了种族主义和黑人下层阶级。谋杀率和监禁率是美国为数不多的使它与任何欧洲国家都截然不同的特点之一。大多数其他的差异就不那么明显了。

---

① English language edition Oxford University Press 2009. 中文版即将由三联书店出版。

比较历史

历史也可以跨越一个国家的疆域，它在漫长的时间长河中没有留下太多的记录。历史学家可以明确地将各个国家进行比较。他们利用各国政府在处理共同问题时所采取的方法的异同，来分析出超越一国经验、更普遍有效的、更广泛的规律。不像实验科学，历史学家不能对过去进行修补，不能保持一个因素不变，然后观察结果如何不同。这并不意味着历史本身是非科学的。并非所有的科学都是实验性的，有些是观察。其中许多涉及已经过去的不可重复的历史：地质学、进化生物学、宇宙学、人类学和发展心理学的某些方面。像其他观察科学一样，历史学家希望如何从他们的材料中提取规律或普遍性？

在 19 世纪中期，约翰·斯图亚特·密尔（John Stuart Mill）提出了一种逻辑，通过比较，我们可以将因果因素与仅仅巧合的因素区分开来——一致与分歧的方法。[①] 如果导向某一特定结果的各种实例只有一个共同因素，那么这可能就是原因。如果两种案例中只有一种案例出现了相关的发展，而这两种案例除了一个方面之外都是相似的，那么这种不同的情况很可能是原因。当然，这两种方法实际上都不能证明被认定为因果关系的因素，还需要进一步的实证研究。但它确实缩小了可能的因果因素的范围，分离出最值得探索的因素。[②]

这就是另外一本书《福利大博弈：欧洲福利制度的百年激荡，1875—1975》运用的逻辑[③]。为什么一些西方工业化民主国家比其他国家发展出更复杂、更慷慨的福利制度？在一些工业发展和财富具有可比性的国家中，社会政策差异很大。有些国家，如英国，拥有一套国家体系，所有公民都自动加入政府资助的医疗体系。其他国家，如欧洲大陆的大多数国家，则有强制性医疗保险，由政府和公民出资，覆盖了所有人。与此同时，美国却没有国家医疗保险，除了非常贫穷和年龄非常大的人。养老金制度在覆盖面和福利方面也存在很大差异。教育也或多或少地依赖私人提供。有些国家没有私立大学，有些国家则有很多。住房政策也各不相同。与西班牙或意大利相比，英国政府在建筑物和所有权方面的参与度要高得多。

如何解释这种差异？所有工业化经济体都有年龄大的、生病的、失业的、年龄小的、需要教育的公民等。鉴于这些问题相同，为什么他们的反应却如此不同？

一种常见的解释是工人阶级及其左翼的政治代表的力量。工人是最弱势的社会

---

① John Stuart Mill's *Philosophy of Scientific Method*, Ernest Nagel, ed. (New York 1950), Book III, Ch. 8, pp 211-227.

② 这方面更多的观点见 Peter Baldwin, "Comparing and Generalizing: Why All History Is Comparative, Yet No History is Sociology", in Deborah Cohen and Maura O'Connor, eds., *Comparison and History: Europe in Cross-National Perspective* (New York 2004).

③ English edition, Cambridge University Press, 1990. 中文版即将由三联书店出版。

群体，是最需要福利国家再分配的群体，因此是福利国家的主要支持者。在工人势力强大的地方，福利国家就兴旺发达。在他们面临来自资产阶级及其中间派和右派政党激烈反对的地方，社会政策就举步维艰。这似乎解释了为什么斯堪的纳维亚国家的福利发达，法国和德国不那么发达，而美国仍然明显不够慷慨。在斯堪的纳维亚地区，代表组织起来的工人的社会民主党一直敦促实行团结的社会政策，但是在其他地方，反对的力量更强大。

在有些国家，工人及其联盟没有发挥类似的主导作用。当将这些国家包括在内时，左翼政治主导的逻辑还成立吗？这本书对这个问题进行了全新的审视，不仅考察了斯堪的纳维亚国家，还将它们与法国、德国和英国进行了比较。当研究更广阔的地理范围时，社会团结的更广泛逻辑出现了，它不仅依赖工人阶级，也依赖其他社会群体。在某些情况下，为了实现团结的社会政策，甚至必须与工人及其代表进行斗争。

人们认为工人倾向于高福利政策，因为社会的逻辑是：他们最需要帮助。但事实证明，这种逻辑不仅适用于工人，也适用于其他群体。那些认为自己经济实力较弱、需要从更有钱的群体获得帮助的阶层，自然希望分担负担，因为他们预料到其得到的帮助将超过他们的贡献。但工人并不总是社会最弱势的群体，也不是唯一对再分配和团结感兴趣的群体。现代福利国家始于19世纪末的德国，当时的首相奥托·冯·俾斯麦（Otto von Bismarck）创建了社会保险制度，帮助工业化时代的工人应对疾病、衰老和残疾。这些福利项目的资金部分来自工人的工资，还有一部分来自雇主和国家的税收资金。其他群体，如农场主、工匠、技工、店主和白领则不包括在内。

与德国相比，19世纪晚期的斯堪的纳维亚仍然是一个较落后的农业地区。当时这里还没有重工业、大工厂和焦躁不安的工人阶级。当北欧各国政府首次考虑社会政策时，他们必须考虑更广泛的社会群体，而不仅仅是工人。斯堪的纳维亚福利制度的一个典型特征是其普遍性。他们不仅包括工人，而且包括所有公民，不论其职业或阶级。20世纪30年代，当社会民主党在斯堪的纳维亚掌权时，他们喜欢把北欧这种普遍主义描绘成他们胜利的果实之一，以及工人阶级团结的表现。

但是，瑞典和丹麦最先做出的支持全民养老制度和残疾人补贴的决定，并不是工人和他们的联盟或他们的政党的压力的结果。相反，是他们回应农村的农场主和农民以及城市中产阶级政党的要求的结果。为什么北欧国家同时向工人以外的新社会群体和中产阶级两个方向扩大了社会政策？

19世纪晚期，农场主和农民生活在一个很大程度上没有现金的世界。那些自己拥有并耕种土地的人几乎不需要用钱。那些为大农场主工作的农民通常会得到实物报酬，把他们种的一部分庄稼带回家。因此，从纸面上看，农场主和农民比城市工人更穷，城市工人的工资是按周支付的。对政府改革者来说，实施不包括农场主和农民而只包括工人的社会政策毫无意义，因为贫困对前者的影响同样大。由于在19世纪的斯堪的纳维亚，地主阶级和他们的政党很强大，他们的声音被听到了。

另一个问题涉及经济状况调查。以经济状况调查为基础的社会福利意味着只向穷人提供福利。只有当你的收入低于一定数额时，你才能获得社会福利，比如养老金。政府通过限制穷人的福利，同时排除那些能照顾自己的人，来限制其开支。但中产阶级和他们的政党也未能抵抗住占国家便宜的诱惑。

20世纪40年代和50年代，丹麦和瑞典首次实行"全民退休金"制度，这意味着废除了早期将福利限制在最穷的人当中并排斥中产阶级的经济状况调查制度。普遍性的养老金实际上给了中产阶级以前没有享受过的国家福利。当然，这增加了政府开支。但这也让它成为一个受中间派和右翼政党欢迎的改革，这些政党的选民现在接受了国家的慷慨。因此，普遍性的社会政策为斯堪的纳维亚所采用，并不是工人和他们的政治代表要求的结果。实际上，这是由资产阶级政党推动的改革。

在法国和德国，情况几乎相反，但原因大致相同。两国19世纪的改革为产业工人提供了社会福利，但将其他社会阶层排除在这些体系之外，比如店主和农民。第二次世界大战后，积极人士希望类似于斯堪的纳维亚半岛的普遍性改革也能在欧洲大陆实现。但法国和德国的工人意识到，如果接纳太多新社会群体，而且新成员的福利必须由现有成员支付，那么他们的福利体系将处于不利地位。因此，他们反对普遍性的改革，他们对与所有公民分享其特定社会福利体系的团结不感兴趣。结果，战后法国和德国的改革失败了。与斯堪的纳维亚地区相比，欧洲大陆的福利体系在社会上仍然更加碎片化。

因此，比较的方法揭示出，将工人视为社会团结的动力的观点过于狭隘。当他们预料到在再分配的过程中获利时，他们可能会扮演这个角色。但其他群体也需要重新分配，他们也吵吵嚷嚷要成为福利国家的一部分。斯堪的纳维亚半岛的农场主和中产阶级就是这样的。当法国和德国工人看到他们来之不易的利益受到威胁，将不得不与其他群体分担负担时，他们抵制并试图避免所有公民成为福利系统的成员。

因此，从这一更广泛的历史分析中可以得出这样一种观点：社会政策是由从福利国家的再分配中获益的风险群体（risk groups）推动的。风险群体是一个更抽象的类别。他们的阶级身份因国家和历史时间的不同而不同。工人曾经是对风险的抵抗力较弱的群体，是再分配的接受者。后来意识到他们将不得不为更弱势的群体买单——比如战后的农民和店主。因此，当他们的利益即将受到损害时，他们抵制这种利害一致的团结。

国家及其变体

通过分析更大的地区而不仅仅是国家，某些话题也能更好地得到关注。较大的主题如果只是停留在国家层面，就时常很难研究。当然，人们可以在一个国家范围内研究资本主义、民族主义或工业化。这样的历史研究被致力于更大范围研究的学者们所利用。但是，我们不能指望仅通过研究一个国家就能理解跨越许多国家的事物。

尤其是对国家的研究，最好在民族国家层面之上进行。在世界的边缘，仍有少数无国籍民族存在。但是所有现存的土地上都有国家。并不是所有国家的功能都一样好。有些国家要么失败了，要么跌跌撞撞地前行，几乎没有保护公民免受彼此伤害，而且经常掠夺国民。世界上的 200 多个国家和地区差异很大，但基本的相似性确确实实地把它们联系在一起。大多数正常运转的国家有军队保护自己免受外部敌人的攻击，有法庭和警察处理内部犯罪。每个国家都有邮政系统，许多国家有国家广播和电视，甚至还有航空公司。大多数国家至少提供小学教育，通常还提供中学教育。它们大多照顾退休和生病的公务员，也经常照顾它们的其他公民。

但除了这些功能上的共性，差异也五花八门，各国在几乎每个方面都有所不同。有些是专制的，野蛮地滥用权力来决定公民的生活。20 世纪中期的极权主义国家试图决定每一个可以想到的细节。另一些则是民主的，名义上由公民掌权，委派选举产生的代表和公务员执行他们的共同意愿。国家和公民社会之间的关系也大相径庭。在一些国家，公民社会在行为控制方面仍然起着很大的作用。公民通过家庭、当地社区和宗教机构进行社会化，养成正确的行为。国家仍然是一个遥远的权威，只是偶尔进行干预。发展中国家经常是这样的。但在韩国、日本或意大利等工业化国家，公民社会也承担着许多任务。在这些国家，三代同堂的家庭很普遍，照顾孩子和老人是家庭的一项任务。

在世俗化的当代，神权政体也可能依然比人们想象的更强大。主要是在中东地区，这些国家通过政府权力强化家庭的作用。他们保持明确的性别分工，让孩子服从于父亲，强制执行宗教规定的行为，把全部的公民权只局限在该国的某个民族或/和信奉某个宗教的居民身上，而且一般只限于男性。

其他国家也深入干预日常生活结构，但破坏而不是支持家庭。瑞典可能是在公民社会中发挥最大作用的民主国家。"中央集权下的个人主义"是指其统治的政治意识形态术语。这意味着，公民通过国家实现个人自由，国家解除了公民的社会责任。例如，在某些国家照顾幼童和老人被认为是国家的义务，而市民对他们也应该参与照顾的建议很反感，认为这是对他们个人自由的毫无根据的限制。

那么，我们如何理解各国明显的多样性呢？书写它们各自的历史，为更全面的理解提供了原料。但是，国别史本身只能说明各国的具体情况。只有更广泛的、有时是比较的视角才能让我们更好地理解这些国家。上面提到的我的书就是这个更大研究的一部分，即理解国家的多样性。

《西方国家都一样？》这本书寻求发掘国家之间的共同点，这些共同点有时被误认为是不同的，该书把注意力集中在它们潜在的相似之处。《福利大博弈》剖析了福利国家之间出现差异的社会原因。它试图理解社会政策风险再分配的基本逻辑，以及为什么不同的行动者有不同的抱负，并导致了不同的结果。在历史的长河中，国家如何控制公民行为，社会化和法律如何成为确保服从的工具，《控制与说服》揭示了国家、社会和法律在这方面的潜在的相似性。

这就引出了我的另外三本书，其中两本已翻译成中文，内容涉及各国如何处理传染病这一紧迫的政治问题。流行病及针对它们的公共卫生措施对理解国家至关重要。

国家如何决定应对流行病的策略？这是我的两本密切相关的书所探讨的问题。第一本，《传染病与欧洲国家（1830—1930）》，讨论了19世纪处理三种传染病的方法：霍乱、天花和梅毒。[1]第二本，《疾病和民主：工业化世界如何面对艾滋病》，将故事带到了20世纪，聚焦于一种疾病，但这次覆盖了美国和欧洲。[2]

一个国家对传染病采取何种措施在很大程度上取决于疾病的性质和对它的科学理解。以霍乱为例，从19世纪30年代首次在欧洲出现，到1884年罗伯特·科赫（Robert Koch）证明霍乱是一种特定的细菌导致的为止，在这半个世纪的时间里，没有人知道它是如何传播的。这种疾病是否具有传染性引起了激烈的争论。许多人认为霍乱是一种肮脏的疾病，由糟糕的空气、瘴气、粪便滋生的土壤和贫民窟的污秽造成的。其他人认为它是由未知的东西引起的，由人和物体传播。如何预防霍乱疫情取决于对病因的认识。如果它是传染性的，那么最好的预防方法可能是限制旅行，对人和物品进行消毒，并禁止社交活动。然而，如果是污物造成的疾病，那么对城市的住房消毒、房间通风、洗衣服和抑制瘴气是解决的办法。

那么不同的国家采取了哪些方法，为什么？历史学家长期以来一直认为，各国根据其政治制度采取不同的预防策略。因此，俄国和普鲁士等政权限制旅行和贸易，隔离城市，并设立军事警戒线实施隔离。专制当局的粗暴之手使人感受到了它的存在。相反，像法国，尤其是英国，这样的民主和自由贸易体制，避免中断旅行和交流，或避免对公民实施严格措施。相反，它们试图净化住房和城市，剥夺疾病的立足点。政治似乎决定了预防。

[1] English-language edition, Cambridge University Press 1999.

[2] English-language edition, University of California Press 2005. 中文版即将由三联书店出版。

　　但这就是整个故事吗？《传染病与欧洲国家（1830—1930）》广泛比较了整个欧洲大陆对抗霍乱（和其他传染病）的措施。本书认为，如果说有什么不同的话，那就是这种认为政治决定预防的观点颠倒了因果关系。各国如何决定采取正确的方法？科学家之间的分歧常常让政客们可以自由选择不同的策略。

　　在霍乱向西扩散的过程中，欧洲的专制国家首当其冲。俄国和普鲁士试图加强措施，设置了卫生警戒线并进行检疫隔离，但收效甚微。尽管它们尽了最大的努力，疾病还是席卷而来。一到两年后，霍乱先后到达法国和英国，当时的两国已经能够研究东欧第一次抗击霍乱的失败教训。它们意识到警戒线并没有起作用，需要一种新的方法。它们得出的结论是，清理城市并为受害者提供医疗服务（考虑到当时的科学，也只能这样了）与隔离一样成功。它们也知道，这种卫生主义的做法能维持贸易和商业的正常运转。

　　地理位置恰好使法国和英国处在霍乱学习曲线上的近端。它们看到东欧的检疫隔离主义者的措施失败了。从自身在疫情的发展轨迹中所处的位置出发，两国采取了更加自由的方法，结果并没有出现明显的恶化。可以说，它们在疾病预防方面的自由立场并不是源自民主国家，而是对它们来说疫情来得晚。毕竟，意识形态不是上帝赋予的。像其他大多数行为一样，它们是后天习得的。由于霍乱传到英国和法国的时间较晚，所以对霍乱采取了自由的方法。

　　澳大利亚在新冠疫情期间采取的极端干预策略让我们吃惊，其原因可能与此类似吗？他们的国家也是一个岛屿。当局可以有效地关闭旅行，将疾病拒之门外。并不是说作为一个岛屿就能保证成功。英国对新冠病毒感染的处理不当就是明证。但至少在新冠病毒大流行的早期阶段，成功应对疫情的其他许多地方也是岛屿：新西兰、冰岛、日本、古巴以及一个实际意义上的岛屿——韩国。

　　《疾病与民主》是《传染病与欧洲国家（1830—1930）》的姊妹篇，讲的是始于20世纪80年代的艾滋病流行病。本书的研究表明，尽管艾滋病在世界范围内是一种大同小异的疾病，但不同国家对它的处理却不尽相同。此外，在很大程度上，这些国家对付艾滋病而采用的技术继承了19世纪对付霍乱、天花和梅毒时已经选择的预防策略。各国从这些早期疾病中吸取的教训——国家之间是不同的——到20世纪被再次应用于这一新的瘟疫。19世纪是考验公共卫生策略的大熔炉，通过社会学家所说的路径依赖一直延续到后期。一项政策决定一旦做出，就会以这样或那样的方式决定未来的选择。第一个选择比随后的选择更重要。

　　例如，在霍乱问题上，瑞典人是严厉的隔离主义者。他们同样积极地干预天花，要求接种疫苗。他们也严格控制梅毒，不仅实施登记、检查和检测制度，而且如有必要，还会像欧洲其他地方常见的那样将妓女关起来。他们还实施针对所有成年人的性病检查制度。一个世纪后，当他们面对艾滋病时，他们的工具已经准备就绪。他们对这种疾病采取严厉措施，要求那些可能被感染的人进行检测，如果呈阳性，要禁欲，或者至少在警告他们的伴侣并使用避孕套后才可进行性行为。如果他们拒绝，他们可能会被监禁。只有少数几个国家采取了类似的严厉措施。

但这里出现了不同。正如我们所看到的，瑞典人在新冠病毒感染问题上改变了态度。人们可能以为他们会采取与邻国挪威、丹麦和芬兰一样的严格封锁措施。但是他们朝着一个意想不到的方向努力。他们没有遵循他们在疾病预防方面早已开辟的道路，而是突然之间，在一个世纪以来最严重的流行病期间，在没有太多指导，甚至没有来自政府的指示的情况下，决定相信他们的公民会做正确的事情。我在《抗击第一波》一书中讨论了瑞典人为什么转了一个 180 度的弯，毫无疑问，这将在未来几年里吸引那些对这个国家感兴趣的人的注意力。这确实表明，路径依赖并不是一切，尽管大多数其他国家实际上继续沿着他们最初选择的历史悠久的道路前进。

版权保护及其历史根源

各国如何了解自己的政治，也是我的另一本书《版权战争：三个世纪的跨大西洋之战》的主题。[①] 正如题目所示，这本书将欧洲和美国都包含在内，而且跨度很长。它研究了从 18 世纪初到今天的版权政策。各国如何定义和保护知识产权在欧洲大陆和英语国家——包括英国，但主要是美国——之间存在差异。与公共卫生一样，版权也充分说明了潜在的政治和社会意识形态。版权绝不是一个狭隘的技术问题，它隐藏在什么是好社会的各种相互对立的观点中。

关于知识产权的基本争论是，应该支持哪一个群体：作者和版权所有者还是文化消费大众？长期的版权期限和作者对作品拥有的广泛权利，对作者来说是好事，而公众更喜欢对版权的狭义定义和短期期限。版权政策的总体趋势是版权所有者的要求越来越强烈。当英国于 1710 年首次引入版权法时，它给予作者 14 年的保护，如果他们在期满时还活着，可以续延一次。如今，在大多数国家，版权在作者死后的 70 年里仍然有效。假设作者的平均寿命是 80 岁，那么 30 岁时创作的作品在接下来的 120 年里不会进入公共领域，这几乎是最初版权期限的 10 倍。在其他方面，版权也得到了扩展。它现在延伸到新的媒体、新的内容形式和衍生作品之中。版权也是自动的，从作品的创建开始，不再需要任何注册过程。

但作者权利的这种大规模扩张并非没有受到挑战。决定各国对待知识产权的方式的根本因素一直是它们是文化输出国还是输入国。文化输出国有明显的理由支持它们的创作者。相比之下，文化输入国希望自由获取内容，抵制版权保护。在历史

---

① English language edition, Princeton University Press 2014. 中文版由中国传媒大学出版社 2021 年出版。

上，版权的主要斗争之一是美国长期拒绝加入国际版权协议，该协议将使欧洲作品在美国市场上得到保护。相反，美国在整个 19 世纪都是一个"海盗"国家。直到 1989 年，在伯尔尼公约签订一个世纪后，美国才最终加入该公约。在 20 世纪之前，美国出版商肆无忌惮地窃取欧洲作品。美国的识字率比英国高，英国文学的美国市场是英国的两倍。廉价的美国再版书大量出售，但英国作者却没有获得版税。

直到 19 世纪中期，当美国开始输出其文化产品时，人们的态度才发生了变化。当它的畅销书在英国再版时，同样不收取版税，美国人尝到了自食其果的滋味。哈里特·比彻·斯托的《汤姆叔叔的小屋》（1852 年）成了畅销小说，英国的出版商也推出了盗版。20 世纪，随着美国文化输出的急剧增加，美国作家和出版商要求保护自己在海外的权利。美国现在放弃了它早期的理想，即向公民提供廉价的启蒙读物。第二次世界大战后，它成为国际知识产权保护的最强大推动力之一。

版权的历史有助于我们理解当前关于知识产权和"免费获取"的争论。今天，发展中国家的处境与美国在 18 世纪和 19 世纪时的处境相似，它们对工业化经济体在各地推行的强力保护措施持怀疑态度。一些国家在全球生态系统中开辟了独特的地位。印度是在欧美专利持有者的同意之下，以折扣价在发展中国家销售仿制药的主要生产国。中国已成为一个专利大国，成为强有力的知识产权保护的支持者。

与此同时，许多国家的免费获取运动认为，由税收或免税私人基金资助的学术研究应该免费提供给已经交过税的公民。这是我即将出版的书《雅典娜的自由：学术知识为何及如何对所有人免费》中讲述的一个故事。[①] 这场运动已经取得了一些胜利。现在，政府和资助机构通常要求学者在免费获取的期刊上发表论文，以此作为获得研究经费的条件。但战斗远未结束。不仅仅是期刊，书籍是另一个令人头疼的问题，因为大多数作者负担不起出版书籍的费用。学术期刊的高成本依然存在。在 20 世纪 80 年代和 90 年代，大型学术出版商推动传统纸质期刊的订阅价格飙升。像电子期刊数据库威利·布莱克威尔（Wiley-Blackwell）、励德·爱思唯尔（Reed-Elsevier）、施普林格（Springer）、威科集团（Wolters Kluwer）以及泰勒-弗朗西斯电子期刊（Taylor & Francis）等出版商通过收取过高的订阅费，破坏了图书馆的预算。后来，他们将数百种期刊打包成大型软件包，要求图书馆要么完全订阅，要么不订阅。

科学期刊是不可替代的产品。图书馆必须购买所有的期刊以跟上最新的研究，如果价格上涨，也没法转而购买更便宜的期刊。利用这种自然垄断，主要科学出版商设法将免费获取转化为他们的优势。他们现在不是从订阅中赚钱，而是从研究人员或资助者为资助免费获取出版物而支付的文章处理费中获利。有时他们同时做这两件事。这至少让每个人都能阅读已经付费的内容，包括发展中国家的研究人员，他们曾经被排除在阅读会员期刊的名单之外。免费获取还对来自第三世界国家的研究人员设置了

---

① 英文版即将由麻省理工学院出版社出版。

新的障碍，他们现在必须支付论文处理费才能发表文章。出版费用通常高达四位数。即使对第一世界的学者来说，这也很昂贵，发展中国家负担不起。曾经妨碍读者阅读订阅期刊的付费墙现在变成了作者的"出版墙"，让潜在的作者无法投稿。

比较是必不可少的

　　这里提到的所有书籍都坚持认为，比较是理解历史的基础。它不只是一个额外的东西，否则就会独立存在。英国作家鲁德亚德·吉卜林（Rudyard Kipling）在1891年的一首诗中写道："只知道英国的英国人，他们又知道英国的什么呢？"[1] 只知道一件事的人连这件事也不知道。举一个最明显的例子：在任何一个国家的历史中经常出现"国家独特性"的断言，但是除非与其他地方进行比较，否则这种说法是不成立的。

　　这同样适用于所有主题。独特性是不可能被知道的，除非通过比较知道它在其他地方不存在。更普遍的发展需要更广泛的、跨国的和比较的方法。历史学家的主要任务是充分理解他们的论题。与其他社会科学家不同，他们不是天生的归纳者。但这并不能阻止历史学家在更广泛的背景下，超越国家框架来分析他们的主题。仅仅将某个国家的独特主题视为其他国家的一部分，或明确地与其他国家进行比较，这两者可能会有所不同。我们必须后退一步，从更广阔的角度来理解眼前的问题。

[1]　Kipling, *The English Flag*.

目录

第一章　预防措施的差异

古老的格言说："一只脚在妓院，另一只脚就在医院"，几百年前的这句话对今天同样适用。疾病是人类的普遍现象，也是历史的产物。那些饱受疾病折磨的病人，不会从他们正在忍受的疾病仅仅是客观世界一个意外的历史产物的观点中得到些许安慰，但是学者发现疾病的多样性和可变性是不可抗拒的。[1] 疾病本身所固有的这种多样性同样包含了防止和抑制其传播的方法。从生物学的视角来看，每个国家面临的问题都是一样的，但是为什么那些预防措施——希望防止或减轻流行病造成的破坏的预防策略——在不同的国家却极其不同？对于这个问题，要寻找一个答案。医疗史是与此最直接相关的学科，但是本研究的最终目的超越这一精确的学科。至少从专制主义时代以来，预防和应对传染病以及流行病已经是每个国家的一个主要任务了。[2] 当西塞罗（Cicero）劝告统治者把人民的利益作为最高的法律时，他考虑的更多的是军事安全而非下水道，但是他的格言很快成为公共卫生的名言。这样的保护在许多方面都是典型地为了公共利益，要求在公共决策时，使潜在的搭便车者购票：逃避检疫隔离者个人的方便预示着集体的灾难；未种痘者享受着群体免疫的好处，反而拒绝为共同体做贡献；没有完成规定治疗过程的结核病患者，传播了更具抵抗力和毒性的病菌。这就引出了一个困境，将个人的自主和自由权与共

---

[1]　Charles Rosenberg and Janet Golden, eds., *Framing Disease: Studies in Cultural History* (New Brunswick, 1992); Jens Lachmund and Gunnar Stollberg, eds., *The Social Construction of Illness: Illness and Medical Knowledge in Past and Present* (Stuttgart, 1992); Keith Wailoo, *Drawing Blood: Technology and Disease Identity in Twentieth-Century America* (Baltimore, 1997); Paula A. Treichler, "AIDS, Homophobia, and Biomedical Discourse: An Epidemic of Signification," in Douglas Crimp, ed., *AIDS: Cultural Analysis, Cultural Activism* (Cambridge, 1988), p. 69; Joseph Margolis, "The Concept of Disease," *Journal of Medicine and Philosophy*, 1, 3 (September 1976); Peter Conrad and Joseph W. Schneider, *Deviance and Medicalization: From Badness to Sickness* (St. Louis, 1980), ch. 2. A truly untenable version, either trivial or false, is that of Andrew Cunningham, "Transforming Plague: The Laboratory and the Identity of Infectious Disease," in Cunningham and Perry Williams, eds., *The Laboratory Revolution in Medicine* (Cambridge, 1992), pp. 238–44.

[2]　George Rosen, *From Medical Police to Social Medicine* (New York, 1974), pp. 120ff.; Abram de Swaan, *In Care of the State: Health Care, Education and Welfare in Europe and the USA in the Modern Era* (New York, 1988), ch. 4; Marianne Rodenstein, *"Mehr Licht, mehr Luft": Gesundheitskonzepte im Städtebau seit 1750* (Frankfurt, 1988), pp. 35–40.

同体防止有传染病的成员可能导致的灾难的权力对立了起来，从而用最根本、最紧迫和最不可避免的方式提出了协调个人和共同体冲突这一根本问题。

因此，研究一些国家预防传染病技术的历史演化及其差异，需要利用公共卫生解释国家干预中的更广泛的问题。以流行病控制为例，这个问题不仅涉及国家在卫生方面出现差异的原因，也涉及更广阔的立法干预和控制方面存在差异的原因。这个问题尤其涉及因果关系的作用方向。政治文化，统治的方式，一个民族国家的性质，直观上很明显会在疾病控制策略上留下印记。实际上，更有趣的问题是流行病威胁带来的困境在多大程度上塑造并改变了法律干预的方式。借用克劳塞维茨（Clausewitz）的话来说，预防是政治与其他手段的延续，还是政治由预防的必要性所塑造？政治传统的来源是什么？这些政治传统本身经常作为国家之间出现差异的最终历史原因而被援引。

流行病的认识论

简单来说，传染病的认识史是在两个相反的方向展开的。一方面，一些疾病（红眼病、天花、梅毒、肺结核和黑死病）长期以来公认具有传染性，通过接触或近距离空气传播，有时通过物体或动物，直接在人类之间传播。古埃及人和犹太人早已持有疾病可以在人之间直接传播的观点。《旧约全书》中的《利未记》详细描述了隔离麻风病人的规则，而且随着《旧约全书》被基督教接受为一个神圣的经典，传染的观念也被西方拉丁世界广泛接受。16 世纪初，弗拉卡斯托罗（Fracastoro）详细说明了黑死病、天花、麻疹、肺结核、狂犬病和梅毒的传染性。[①]

另一方面，将病因归于局部地区的思想流派（localist）长期以来宣称，疾病不是从一个地方传染到另外一个地方的，而是在各地不同的环境中独立地出现的。在这种分析方法的发展过程中，所涉及的条件多种多样，一般来说，分析重点从自然因素转移到了人为因素。希波克拉底（Hippocrates）和盖伦（Galen）构想出一个疾病的瘴气概念，认为气候、季节和天文影响污染空气形成了流行病。在 17 世纪，西德纳姆（Sydenham）认为，流行病是地球内核或宇宙之外的发射物造成的空气变化所导致的。这样的原因基本上超出了人类的势力范围。到 18 世纪中期，其他环境因素开始引起人们的注意，这些因素是可被控制的。源自沼泽和死水的瘴气、肮脏

---

① Charles-Edward Amory Winslow, *The Conquest of Epidemic Disease* (Princeton, 1944), pp. 73–74; Sven-Ove Arvidsson, "Epidemiologiska teorier under 1800-talets koleraepidemier," *Nordisk medicin-historisk årsbok* (1971), p. 181; William Bulloch, *The History of Bacteriology* (London, 1938), p. 4; Robert P. Hudson, *Disease and Its Control* (Westport, 1983), p. 143; Harry Wain, *A History of Preventive Medicine* (Springfield, 1970), pp. 50, 96.

拥挤的居住条件和有机物的腐烂都被认为是产生热病的帮凶。[①] 但是，即使考虑这些普遍的因素（不论是外来的还是环境的），也并非每个人都受影响，似乎必须有另外一个因素解释为什么仅仅一部分人受到流行病环境的影响：个人的体质可能被疲劳、饮食、习惯、情绪压力等诸如此类的因素所激化。这个说法长期以来在历史上占据主导地位，解释了和病源同样接触而发病率在每个人身上却不同的原因，免疫学是这种解释的当代版本。[②] 病因学的基本组成部分长期以来一直存在，它们以不同的组合方式构成了各种疾病原因观：对各种环境因素的注意，对个人体质所扮演角色的认可和对至少某些疾病具有传染性的承认，这种病有时通过物体或者后来发现的其他动物媒介从一个人身上传到另一个人身上。[③]

广义上讲，根据预防策略，不同的病因学有不同的含义。认为疾病通过传染而传播的观点，首先寻求的是切断传染链，用警戒线、检疫隔离和扣押等方法打断带菌者的流动。我们一般将这些技术称作检疫隔离主义，其典型就是在麻风病方面的运用。麻风病的受害者成为流行病学最后的被抛弃者。在德语中，麻风病所对应的词"Aussatz"暗示了它的受害者的社会命运，即他们处在共同体的正常生活之外，现实也是如此。相比而言，对将病因归于局部地区的地方主义者来说，预防疾病的最好方法是消除或改善它的环境因素。只要将大气、气候或天文看作这些因素中的主要因素，就很难改变什么。然而，一旦将相关因素缩小到周围环境中人造的和个人的因素，就要对其做点什么了。地方主义者寻求排干污水，将人类与他们的排泄物和污物隔离开来，修建更好的住房，设计更卫生的城市，提供健康食品和保暖的衣服，鼓励个人改变他们容易致病的习惯。正如古老的波斯谚语所说，阳光照射不到的地方，医生就是常客。纽曼（Newman）在1930年警告说，不要只关注微生物，"核心问题是人的健康的和有抵抗力的身体，以及在和自然、环境和人类社会的关系方面保持和谐的运转。"[④] 广义而言，我们可以将这种与地方主义者的病因学观点相关联的预防称作环境的或卫生主义的方法，即企图改善它认为的导致疾病的周边环境。正如一位观察家所言，检疫隔离主义寻求控制人，环境主义的目标在于物。[⑤]

相应地，个人的易染病因素在两种预防方法中都起了作用，解释了为什么一些

---

① James C. Riley, *The Eighteenth-Century Campaign to Avoid Disease* (New York, 1987), pp. ix-x, xv; Margaret Pelling, *Cholera, Fever and English Medicine 1825-1865* (Oxford, 1978), p. 18.

② Antoinette Stettler, "Die Vorstellungen von Ansteckung und Abwehr: Zur Geschichte der Immunitätslehre bis zur Zeit von Louis Pasteur," *Gesnerus*, 29 (1972).

③ Winslow, *Conquest of Epidemic Disease*, pp. 73-74, 181; Charles E. Rosenberg, *Explaining Epidemics and Other Studies in the History of Medicine* (Cambridge, 1992), pp. 294-96.

④ George Newman, *Health and Social Evolution* (London, 1931), p. 115.

⑤ Gerry Kearns, "Private Property and Public Health Reform in England 1830-1870," *Social Science and Medicine,* 26, 1 (1988), p. 188.

具体的个人会死于疾病，不论是因为一个传染物造成的还是当地有害物质影响的。然而，总体来说，环境主义者比检疫隔离主义者更多地考虑个人的易染病因素。由于后者首先考虑的是切断传染链，所以不论是不是个人易染病因素的问题，受害者感染的准确原因很大程度上与推行的预防措施无关了。相比之下，对于前者来说，抨击个人易染病因素是预防的一个要素。其中的一些（住房的缺乏、饮食的贫乏以及市场竞争的重压）能够通过广泛的公共社会改革得以改善，这些是卫生主义者全力要做的。然而，其他因素（坏习惯、纵欲和无节制，尤其是性欲和饮食方面）要求个人在行为上做出改变。完成这种改变的希望引发了卫生主义者努力过程中恐吓和道德说教的一面，他们的目标是将中产阶级公共卫生官员所特有的个人卫生标准和温和的行为方式强制作为社会的标杆，不仅是作为他们害怕的粗野不卫生的较底层阶级的标杆，而且往上延伸，也是他们认为的淫乱、贪吃和德行有亏的贵族的标杆。从对这种个人易患病体质的关注出发，引出了环境主义者对待疾病的两面性，在公共利益和私人利益之间产生了矛盾：其社会改革关注的是，确保甚至是最穷的人获得卫生基础设施和体面的生活环境；其社会控制在于，将都市中产阶级的细致的卫生习惯变成所有人的标准。[1]

像检疫隔离主义者的疾病预防技术一样，环境主义者的方法也有着悠久的历史。古代犹太人不仅第一个发展出了在《利未记》中详细记载的传染主义者的预防规则，而且第一个阐述了与公共卫生相关的其他方面：一周休息一天，维持食物和水的供应，关注生殖器的反常排泄和更广泛的身体清洁，也许包括割礼（也可以将此归于宗教仪式的原因）。雅典的希波克拉底（Hippocrates）试图用燃料烧掉空气中的瘴气。罗马人修建了下水道，这个创举几百年后才被模仿。英国要求城市环境卫生的规章可以追溯到 13 世纪晚期。接下来 14 世纪发生的黑死病促使重新打扫公共场所，禁止排空化粪池，禁止养猪。[2] 从 15 世纪开始，在意大利中部和北部，垃圾清理、污水处理和清洁开始成为公共卫生计划中很自然的一部分；实际上，在佛罗伦萨，关于清扫大街以及其他卫生措施的规定已经施行两个世纪了。威尼斯人对

---

① 这方面最细致、最微妙的分析见 Christopher Hamlin, *Public Health and Social Justice in the Age of Chadwick: Britain, 1800–1854* (Cambridge, 1998), pp. 201–13 and passim.

② George Newman, *The Rise of Preventive Medicine* (Oxford, 1932), pp. 47–49; Arthur Newsholme, *Evolution of Preventive Medicine* (Baltimore, 1927), p. 57; John Simon, *English Sanitary Institutions* (London, 1890), p. 39; Karl Sudhoff, *Skizzen* (Leipzig, 1921), pp. 151–53; Jean-Noël Biraben, *Les hommes et la peste en France et dans les pays européens et méditerranéens* (Mouton, 1976), v. II, pp. 104, 178–79; Robert S. Gottfried, "Plague, Public Health and Medicine in Late Medieval England," in Neithart Bulst and Robert Delort, eds., *Maladies et société (XIIe-XVIIIe siècles)* (Paris, 1989), pp. 348–59.

各种各样的公共卫生问题，从食物到垃圾，都有严格的规定。[①] 环境主义者的公共工程（土地排水、铺设街道、污水处理）在 18 世纪中期的欧洲其他国家中以可持续的方式继续开展。作为公共卫生的核心趋势，改善地方，尤其是改善都市环境的努力和启蒙运动一起生根。随后，尤其到了 19 世纪初，这一趋势在法国开始随着维尔梅尔（Villermé）的理论发展。[②] 在德国，著名的卫生主义者包括菲尔绍（Virchow）和后来的佩滕科费尔（Pettenkofer）。就像在许多事情上一样，法国人在思想上也许是领先的，但是在实践中是落后的，而且指挥棒抓在英国人手里。到 19 世纪中期，英国开始了都市改造和卫生改革的进程，实现了环境主义者传统意义上防止流行病的方法。排水，污水处理，过滤水，把工厂和居民区分开、把生产和娱乐分开的分区法律，确保绿地、光照、新鲜空气和间距的建筑规则：所有这些技术在这一时期的英国都臻于完善。[③] 在查德威克（Chadwick）、索斯伍德·史密斯（Southwood Smith）、约翰·西蒙（John Simon）以及他们同僚的领导下，这里发展出了一系列激进的环境主义思想，将大部分疾病都归因于当地不适当的环境，坚持认为公共卫生问题经过长期的不懈努力，有同时解决的可能性，而且很大程度上与解决贫穷及其他普遍的社会不公一样：通过改善贫困人口的生活条件，将城市环境重建为一个规划良好、定位准确、有照明和通风良好的城市。

同时，面对这种整体化的空想式的卫生观点，检疫隔离主义者的方法没有销声匿迹。虽然人们普遍承认某些疾病具有传染性，但在 19 世纪早期的鼠疫和黄热病中出现的怀疑到 19 世纪 30 年代达到了高潮，当时席卷西欧的霍乱流行病似乎并不仅仅通过个人接触传播。在环境主义者的观点处于鼎盛时期（在法国是 19 世纪中期，英国是查德威克时期，德国是佩滕科费尔主义时期），传染主义的观点被视作过时的、陈旧的和保守的方法，明显否认了污秽之物的影响，宁愿把受害者锁在传染病院而非改善他们的生活环境。但传染主义远没有消失，19 世纪末，传染主义的观点迎来了一个胜利的回归。当时巴斯德（Pasteur）、科赫（Koch）和其他人证实，许多由特定的微生物导致的疾病经常在人类之间传播，不论个人体质中易于患病的因素有什么影响，不管污秽之物多么有害、贫穷多么不幸，某些疾病的传播可以独立

① Carlo M. Gipolla, *Miasmas and Disease: Public Health and the Environment in the Pre-Industrial Age* (New Haven, 1992), pp. 6–7; Carlo M. Cipolla, *Public Health and the Medical Profession in the Renaissance* (Cambridge, 1976), pp. 34–35; Ann G. Carmichael, *Plague and the Poor in Renaissance Florence* (Cambridge, 1986), pp. 96–97; Ernst Rodenwaldt, *Die Gesundheitsgesetzgebung des Magistrato della sanità Venedigs, 1486–1550* (Heidelberg, 1956).

② Riley, *Eighteenth-Century Campaign*, p. 102; Erwin H. Ackerknecht, "Hygiene in France, 1815–1848," *BHM*, 22, 2 (March–April 1948), p. 141; Ann F. La Berge, *Mission and Method: The Early Nineteenth-Century French Public Health Movement* (Cambridge, 1992), pp. 96–97; John M. Eyler, *Victorian Social Medicine: The Ideas and Methods of William Farr* (Baltimore, 1979), p. 7; Laurence Brockliss and Colin Jones, *The Medical World of Early Modern France* (Oxford, 1997), pp. 750–60.

③ 成为大量文学作品的一个象征，见 Anthony S. Wohl, *Endangered Lives: Public Health in Victorian Britain* (London, 1983).

于社会和地方环境，因此就要求采取预防措施而非挥舞卫生主义者所说的拖布、满桶的肥皂水和良好的愿望。

然而，病因学（地方主义与传染主义）或预防（卫生主义与检疫隔离主义）方面严格的二元化是一种曲解。流行病学理论的三个基本模块（地方上自然的或社会的因素，个人的体质和传染）是多重的、相互渗透的。[①] 瘴气可以被视为地方主义者的观点，或传染主义者的观点，或两者都是，有时被视作环境因素产生的辐射物，有时被视作疾病从一个地方传到另外一个地方的工具。[②] 像菲尔绍 1848 年推断的那样，治疗斑疹伤寒的医师也感染上了这种病的事实，同样也证明了这种病既有地方的源头（医生和患者都被同样的因素所袭击），也具有传染性。[③] 个体的易感染性是地方主义者和传染主义者都感兴趣的一个因素，解释了在这两种情况下即使在最严重的流行病中，也不是每个人都会死的原因。细菌学证明了最狂热的卫生主义者的观念中最基本的假设的错误，即童贞女每次的生育都会引发流行病。细菌学与其他虔诚的地方主义者的信仰并非不可调和。细菌学证明了环境主义者在哪些方面是对的，污秽之物虽然不是疾病本身产生的一个原因，但为疾病的传播和蔓延提供了温床，这就是为什么厕所的选址远离水井是正确的。[④] 细菌学家和环境主义者都很乐意承认，不卫生的环境推动了疾病的传播，即使后者将污秽物本身看作疾病的生产者，前者把污秽物看作一种间接的环境，这种环境有利于微生物的繁殖，而这种微生物造成了疾病的产生。[⑤] 如果卫生改革清除了有害的微生物，就像科赫坚持用水冲洗解决汉堡的霍乱问题一样，那么公共卫生学家和传染主义者就会和谐共事。在双方看来，饮食过量都是一个易染病的因素，对卫生主义者来说是因为削弱了抵抗力，对他们的对手来说是因为杀死微生物所必需的胃酸失效了。[⑥] 环境主义者非常痛恨的过度拥挤也是一种不卫生的状况，这与细菌学家的病因观点一致（阻

---

① Christopher Hamlin, "Predisposing Causes and Public Health in Early Nineteenth-Century Medical Thought," *Social History of Medicine*, 5, 1 (April 1992), pp. 46–49.

② 例如，在 18 世纪晚期，人们明确认为性病可以在人与人之间传播，认为是通过微生物从一部分生殖器传播到另一部分生殖器：Johann Valentin Müller, *Praktisches Handbuch der medicinischen Galanteriekrankheiten* (Marburg, 1788), pp. 29–31, 67. 在 19 世纪 60 年代，黄热病被认为是输入性的，不具有传染性，因为它是由一种特定的瘴气引起的，而不是由污物或污染的空气引起的：William Coleman, *Yellow Fever in the North: The Methods of Early Epidemiology* (Madison, 1987), pp. 23, 55.

③ Rudolf Virchow, *Collected Essays on Public Health and Epidemiology* (Canton, 1985), v. I, pp. 276–78, 340–41.

④ Hudson, *Disease and Its Control*, p. 188; Wolfgang Locher, "Pettenkofer and Epidemiology: Erroneous Concepts–Beneficial Results," in Yosio Kawakita et al., eds., *History of Epidemiology* (Tokyo, 1993).

⑤ *Sanitary Record*, 1 (26 September 1874), pp. 229–31; Carl Barriés, *Die Cholera morbus* (Hamburg, 1831), pp. 68–69, 238ff.

⑥ *Hygiea*, 55, 6 (June 1893), pp. 609–23.

止带菌者的流动），他们有理由认为这助长了疾病的传播。[①] 所有人可能都同意，乱交是性病传播的一个因素，尽管也有一部分人认为它也只是一个原因。无论是为了阻止病菌的传播还是为了家内有害空气的消散，双方都支持将霍乱受害者从他们的住处转移出去。双方都认为消毒、烟熏和清洁是有效的预防措施，这么做要么是因为接触性传染物被毁掉了，要么是因为腐烂和有害的散发性传染物被消除了。[②] 双方都鼓吹隔离这种病人，要么是为了切断传播链，要么是为了对人群净化。[③]

环境主义者往往很乐意承认，最初因为地方原因而产生的疾病（而且连最固执的传染主义者无论如何都不得不承认，所有这些传染病基本上是因为某些原因从某地开始而非从外面传入的）可能获得了一定的毒性，使其具有传染性。[④] 许多人认为地方主义和传染主义是兼容的。[⑤] 疾病可能源于某地，然后可能就被传播；无论传染病的起源是什么，它经常根据易染病的因素有差别地进行攻击。传染主义和相对传染主义（相对传染主义是细菌理论出现之前，19 世纪的医学著作和流行病学中出现的一个概念。针对一种具体的传染病，当不能使用"传染病"这个词时，相对传染主义就是一种合适的方法。例如，可以这样说，霍乱或斑疹伤寒在"卫生的环境"中是不会传染的，但在"不洁净的环境"中却可能传染——译者）是在构建传染和地方因素相互依赖关系时所用的术语。[⑥] 所以传染主义和地方主义是任何人在思想领域表明态度时的两个极端。虽然可以发现绝对的传染论者和地方论者、坚定的检疫隔离主义者和卫生主义者，但是大多数观察家处于两个极端之间。虽然如此，这些概念没有具体化，而且没有被不合时宜地不断修正，当然这些概念从来没有流出历史发展的长河之外，这也是长期以来西方关于疾病及其成因思想的关键区别，这一点不能，也不应该被企图提供差别很小的、更微妙的明显的二分法所抹杀。几百年来，正如关于海及娅（Hygeia，希腊神话中司健康之神——译者）和阿斯克勒庇俄斯（Asclepius，希腊神话中的医神——译者）的神话一样，预防和治疗的理想，"生态学"和"工程学"的方法，已经确定了两个相反的医学目标，由此与之密切相关的一个差别也出现了：从病因学上来说，就是关注流行病的环境背景

---

① As Richard Thorne Thorne pointed out for smallpox: *First Report of the Royal Commission Appointed to Inquire into the Subject of Vaccination* (C.-5845) (London, 1889), QQ. 764, 770.

② R. J. Morris, *Cholera 1832: The Social Response to an Epidemic* (New York, 1976), p. 174.

③ Lloyd G. Stevenson, "Science down the Drain: On the Hostility of Certain Sanitarians to Animal Experimentation, Bacteriology and Immunology," *BHM*, 29,1 (January-February 1955), p. 9.

④ *Gazette médicale de Paris*, 3,15 (1832), p. 155; 3,74 (1832), p. 516; Rudolph Wagner, *Die weltgeschichtliche Entwicklung der epidemischen und contagiösen Krankheiten und die Gesetze ihrer Verbreitung* (Würzburg, 1826), p. 10; Martha L. Hildreth, *Doctors, Bureaucrats, and Public Health, in France, 1888–1902* (New York, 1987), pp. 114–17; Hamlin, "Predisposing Causes and Public Health," p. 47.

⑤ L. Pappenheim, *Handbuch der Sanitäts-Polizei* (2nd edn.; Berlin, 1870), v. II, p. 154; Hermann Eulenberg, ed., *Handbuch des öffentlichen Gesundheitswesens* (Berlin, 1881), v. I, p. 511; *PP* 1866 (3645) xxxiii, p. 455.

⑥ Hudson, *Disease and Its Control*, p. 142.

和关注流行病在人类中间的传播能力之间的差别；从预防上来说，是改善有毒环境和限制传染病传播之间的差异。[①]白里欧（Brieux）的《受损的正义》中的医生谈到肺结核并总结二分法时说，补救的办法是支付合适的工资，拆除不合格的房屋，建议工人不要随地吐痰。

公共卫生的政治学

如何预防并处理传染病是一个涉及最基本、最长久的困境的问题，比如个人权利和社会需求之间的矛盾，（最明显的）个人有形财产完整性的权利和共同体确保其成员健康的权威之间的矛盾。[②]社会为了保护自己，为了防范一群遭受传染病袭击的不幸的人，可以对其他人造成多大程度上的威胁？因此，传染病提出的问题超出了流行病的范畴，变成了政治问题。正如早期一个霍乱观察家所提出的，党派斗争在医学上差不多像在政治上一样激烈，还有人甚至将比较扩展到了棘手的神学领域。[③]

一个人把预防传染病当作一个医学技术问题是可以被原谅的。面对同一个生物学的问题，本可以预料每个国家可能根据当时的病因学知识，采取相似的预防措施。但实际上，不同的国家采取的预防策略却惊人地不同。在细菌学革命之前，这种差别也许没有那么让人惊讶。那时没有一个统一的公认的科学规则可以遵守，国家可以根据其他标准自由地选择预防策略。但是从科学上来说，至少对早已存在的传染病的病原学基础取得广泛共识之后，这种差异仍然继续存在，而且在许多方面反而强化了。

例如，在霍乱出现的早期阶段（一直到 19 世纪 50 年代），一方面，在俄国、奥地利和普鲁士，推行了严格的检疫隔离主义者提出的极端措施（封锁边境，隔离流动人口，隔离患者，而且通常采取传统上处理黑死病时采用的很多方法来切断传染链）；另一方面，英国最终采用了卫生主义者的方法（允许商品和人口不受限制地流动，但是设法清除不卫生的环境，污秽的环境仍然被当作这种或那种流行病的主要原因），而且暂时还有法国。甚至当霍乱产生的原因已经为人所知、细菌学的革命已经改变了知识领域时，预防流行病方法的明显差异仍然存在。然而，到 19 世纪 90 年代，在预防措施斗争中保持中立的一些国家转而和德国、英国结盟，一起反对这时已经举起检疫隔离主义大旗的法国，此时法国在中东这个流行病传播的瓶颈处坚持采取严格的措施。

① Rene Dubos, *Mirage of Health* (New York, 1959), ch. 5; John Powles, "On the Limitations of Modern Medicine," *Science, Medicine and Man*, 1 (1973), p. 25.

② Jean-Marie Auby, *Le droit de la santé* (Paris, 1981), p. 24.

③ Bisset Hawkins, *History of the Epidemic Spasmodic Cholera of Russia* (London, 1831), p. 154; *Westminster Review*, 2 (1825), pp. 135–36.

　　审视其他疾病，不同国家预防策略上的差异甚至更加明显。比如天花，在德意志，甚至在法国，针对所有公民的普遍的种痘系统和再次种痘的强制系统之间也有差异，瑞典和英国政府一度由于普遍的抗议而未能坚持相似的严格措施，而是采取了一个纯粹自愿的方法。再如梅毒，有三方面的差异：（1）认为法国和德意志对卖淫的管理足以控制性病；（2）英国的政策（曾经有《传染病法》，这是监管主义的一种表现形式，在19世纪80年代晚期被废除）基本无视卖淫问题，相反对这样的疾病采取自愿治疗的原则；（3）斯堪的纳维亚人的方法是终止监管，反而强迫所有感染的公民接受强制性的治疗，对拒绝者威胁强制住院治疗。甚至在科学全球化的今天，针对艾滋病的预防措施在不同的国家也有很大的差异，谱系的一端是全盘检疫隔离主义（检测所有外国人，遣返艾滋病病毒携带者，隔离血清反应呈阳性者）的国家，像古巴和伊朗，另一端是温和的自由放任的国家（提供医疗处理和教育，否则就祭起预防的军刀），像荷兰和英国。

　　为什么不同的国家面对相似的传染病问题采取了这么不同的预防策略？已经提出的民族气质和风俗习惯的不同是一个貌似合理但让人不满意的答案，因为这是一种模糊的一般性的话语。[①] 最有力的解释之一暗示了一个国家的政治制度、文化和它针对传染病所采取的方法之间的紧密联系，换句话说，表明了政治和预防的相关性。欧文·阿克尔克内希特（Erwin Ackerknecht）非常有名地阐述了这种思想，指出卫生警戒线、检疫隔离、扣押和其他此类的处理传染病的传统措施，为了共同体和国家的利益必然侵犯了个人的自由，最可能被专制主义者、独裁的或保守的政权所青睐。[②] 相比之下，更自由、民主的制度不愿干预个人自由，较少寻求侵犯性的策略，通常采取各种环境主义的策略，或者选择完全摒弃预防性的干预策略。从经济的角度来讲，商业和贸易集团希望避免检疫隔离主义者的限制，而在重商主义国家的官僚体制中，与国家的人口统计、军事和公共卫生因素相比，自由贸易和个人获利是第二位的。因为在19世纪上半叶，科学也要平衡双方的论据，看任何一方在知识分子人数上的明显优势，其他因素——社会的、经济的和政治的——在任何国家也会增加支持或反对检疫隔离主义方法的砝码。

　　在阿克尔克内希特的体系中，病因学、预防和政治相互之间紧密相连，高度契

---

　　① 　John Cross, *A History of the Variolous Epidemic which occurred in Norwich in the Year 1819, and destroyed 530 Individuals, with an Estimate of the Protection afforded by Vaccination* (London, 1820), p. 220; *Bulletin de la Société de médecine publique et d'hygiène professionnelle*, 2 (1879), pp. 328–34; *Wiener Medizinische Presse*, 10 (1869), col. 1129; Pierre Darmon, *La longue traque de la variole: Les pionniers de la médecine préventive* (Paris, 1986), p. 383; Claude Quétel, *History of Syphilis* (Baltimore, 1990), p. 7.

　　② 　Erwin H. Ackerknecht, "Anticontagionism Between 1821 and 1867," *BHM*, 22,5 (September–October 1948); Erwin H. Ackerknecht, *Medicine at the Paris Hospital 1794–1848* (Baltimore, 1967), pp. 156–57. 他遵循了西格尔斯特给出的暗示，西格尔斯特对公共卫生的绝对主义和自由主义风格进行了广泛的区分：Henry E. Sigerist, *Civilization and Disease* (Ithaca, 1944), p.91.

合。专制主义者认为流行病具有传染性，因此采纳检疫隔离主义者的策略。相反，自由主义者从多种地方主义者的视角看待这个问题，尤其认为它和社会问题（垃圾的处理、排水、被污染的水、有毒的烟雾、拥挤的住房）相关，试图通过卫生改革弥补环境缺陷而防止疾病。按照这种观点，检疫隔离主义是极端意义上的独裁主义和干涉主义，通过援引一个更高层次的善，将国家权力对其公民自由的"侵犯"合法化，在个体和公共利益之间形成了一个零和博弈。相比之下，卫生主义符合自由开明的政体尽可能不干预个人生活的愿望，为预防疾病提供了一种方法，既能使公民社会相对没有受到妨碍，又能把这种最好的预防方法与社会和卫生改革联系起来。由于政治制度和公共卫生的这种完美契合，就像阿克尔克内希特的观点暗示的那样，政治至少像生物学一样支配预防策略的选择。并不是疾病的性质决定了疾病怎么预防和限制，而是流行病攻击的政治制度的性质决定了疾病如何预防和限制。

环境主义在其最荣耀的时候，从一种纯粹的预防性技术成为一种完整的世界观的一部分，成为一种信仰，即秽物、疾病和恶行不过是同一种邪恶原则的不同表现。它的戒律支配了社会上一个全面彻底的改革计划。正如查德威克的一个狭义的报告所表明的，不是秽物或过度拥挤导致易于患病，而是最广泛意义上的贫穷（长时间的、使人精疲力竭的劳动，低工资以及随之而来的一系列肮脏的日常生活等）打倒了最穷的人的健康，使他们容易遭受苦难。由于卫生主义的严密的方法为疾病预防提供了技术上的解决方案——排水系统、空气流通、污物处理等——其更广泛的规划满足于改革穷人的社会状况，使他们的流行病环境达到中产阶层和较上层阶层的程度，即新鲜的空气，未掺假的食品，可以喝的饮用水，住所明亮、清洁而且宽敞。[①] 因此，卫生改革不仅抓住了阻止（他们认为的）秽物引起的疾病的传播机会，而且从长远来看，改善了那些最遭受工业城市化之苦的人的生活。菲尔绍用他自己的口号阐述了这种社会和卫生相互影响的改革，"医学是一门社会科学，而政治不过是大规模的医学"。自由和不受限制的民主是他治疗流行病的方法。[②] 乔治·萧伯纳（George Bernard Shaw）支持一种将卫生和社会主义结合起来的观点，它采取措施改善最贫困人口的环境而非通过专业医疗阶层技术上的权宜之计来修补现状。[③] 在国际上，环境主义者的方法许诺联合各国，取消隔离主义者在传染源和

---

① Stevenson, "Science down the Drain," pp. 2ff.; B. L. Hutchins, *The Public Health Agitation 1833-1848* (London, 1909), p. 84; A. J. Youngson, *The Scientific Revolution in Victorian Medicine* (New York, 1979), p. 22; La Berge, *Mission and Method*, pp. 96-97; John V. Pickstone, "Dearth, Dirt and Fever Epidemics: Rewriting the History of British 'Public Health,' 1780-1850," in Terence Ranger and Paul Slack, eds., *Epidemics and Ideas* (Cambridge, 1992), p. 126; Hamlin, *Public Health and Social Justice*, pp. 186-87.

② Rosen, *From Medical Police*, p. 62; Virchow, *Collected Essays*, v. I, pp. 307-15.

③ Roger Boxill, *Shaw and the Doctors* (New York, 1969), p. 66.

被传染者、卫生国家和肮脏国家之间的区分。随着公共卫生原则逐渐回归到它们最初的发源地——东方，人类家庭将不再因对传染病的恐惧分裂为相互敌对的流行病集团。[①] 环境主义者最崇高的目标，支持这个全能的、无所不包的愿景的一个措施，是采取一切措施降低死亡率，这被称作"取代理论"。[②] 减轻任何具体疾病导致的损害（种痘预防天花是经常被提到的例子之一）的努力即使有效也是无用的，因为其他疾病会乘虚而入，种痘者可能反而被比如说伤寒或麻疹打垮了。[③] 除非通过卫生改革同时预防了所有疾病，否则针对具体疾病的措施是无意义的。重要的是总死亡率，而非这个或那个疾病的死亡率。[④] 从根本上改善不卫生的生活环境，所有（或至少是许多）疾病将得到预防。全盛期的卫生主义就是这样一种整体化、统一的病因论和预防观点，与传染主义和细菌学的方法形成鲜明对比，后者认为每种疾病有它自己的具体成因、专门的治疗方法和预防措施，无论通常认为的肮脏的环境多有利于疾病及其传播。

从环境主义者的角度看，卫生改革不需要在个人和共同体的利益之间进行代价高昂的权衡，这两者都能从这些改进中获益。约翰·哈米特（John Hamett）赢得了这种仁慈的卫生专家的自我形象。此人是第一次霍乱流行期间英国驻但泽（Danzig）[⑤] 领事的朋友，他认为霍乱这种病是空气污染导致的，通过清洁穷人的房屋，使受害者保持暖和感并及时提供医药帮助——换句话说，"通过舒适、随之而来的心情舒畅、干净、干燥和通风阻止霍乱"，[⑥] 这句话使最模糊的卫生主义名垂千古。相比而言，检疫隔离主义者以作为强硬的现实主义者而自豪。他们不反对社会和卫生改革，但认为阻止传染病的破坏明显比这样的改革更直接、更紧迫。公民无须首先重建都市环境，就可以免受流行病的最坏影响；如果重大社会改革没有不可避免的拖延和巨额花费，有效的预防是可能的。巴斯德自己也很明确地提出了他的

---

① *Conférence 1851*, 39, pp. 9–14.

② Bernhard J. Stern, *Should We Be Vaccinated? A Survey of the Controversy in Its Historical and Scientific Aspects* (New York, 1927), p. 51.

③ William Tebb, *Compulsory Vaccination in England: With Incidental References to Foreign States* (London, 1884), pp. 61–62; *Vaccination Inquirer and Health Review*, 7, 78 (September 1885), p. 95; *Hansard*, 1871, v. 208, col. 1715; 1883, v. 280, col. 992; *La médecine contemporaine* 21 (1880), pp. 147–52; P. A. Siljeström, *A Momentous Education Question for the Consideration of Parents and Others Who Desire the Well-Being of the Rising Generation* (London, 1882), pp. 10–17; *Förhandlingar* (1908), p. 226; Jno. Pickering, *Anti-Vaccination: The Statistics of the Medical Officers to the Leeds Small-Pox Hospital Exposed and Refuted*, (Leeds, 1876), pp. 32–34.

④ William White, *The Story of a Great Delusion* (London, 1885), pp. xxxiv, 450–51; *Bihang*, 1885, 1 Saml., 2 Afd., v. 2/13, no. 79.

⑤ 为了避免时代错误，一般来说，这里都采用当时资料所用的地名。

⑥ John Hamett, *The Substance of the Official Medical Reports upon the epidemic called Cholera, which prevailed among the poor at Dantzick, between the end of May and the first part of September, 1831* (London, 1832), p. 189.

观点："不论多么贫穷，都不会滋生疾病。"[1] 检疫隔离主义者一般都承认不卫生的生活环境助长了疾病的传播，在卫生主义者令人难堪的漫画中，检疫隔离主义者也不是肮脏的一方。但是，由于这样的疾病是通过接触传播的，秽物不是直接的问题。正如一位检疫隔离主义者所提出的，在霍乱方面宣称城市总体的卫生状况没有意义可能夸大其词了，但是一些最干净的城市仍然遭受霍乱的重创，而一些肮脏的城市幸免于难却是众所周知的。[2] 流行病的死亡率和不卫生的环境之间只有间接的联系。比改善都市生活环境更紧迫也更容易实现的一个目标是实行封锁、检疫、信息公开、隔离、消毒以及检疫隔离主义者救治措施中的其他类似的预防方法。这涉及对个人自由的一些限制是不言而喻的，但是公共利益重于对公民个人所施加的限制。

病因学的二元性

阿克尔克内希特所提出的保守的检疫隔离主义和自由的卫生主义的预防二分法更多的是一个建议。此外，在19世纪霍乱病因学问题上，他因极端地将它分为传染主义和地方主义而受到公正的批评。[3] 虽然如此，如果我们从病因学这个狭隘的问题转向公共卫生策略方面长期存在的、基本的差异这个更宽泛的问题，他对政治意识形态与预防策略之间的联系的基本看法已被证明是非常有影响力的，被广泛接受，而且实际上被许多观察家全盘采纳。尽管英国医学界没有像阿克尔克内希特相信的那样分裂为传染主义者和瘴气论者两个阵营并相互敌对，但是从比较的观点来看，这仍然是一个更有趣的问题。英国作为一个整体采取了一种预防公共卫生的方法，这种方法更多的是基于反传染主义者的假设而非欧洲大陆的真实情况。从本书的角度看，更重要的是无论病因学的二元性实际上可能多么的分散，这种同时出现的预防措施在广泛的国家策略层面上却具有更明确的二元性：检疫隔离主义与卫生

① Paul Weindling, ed., *International Health Organisations and Movements, 1918-1939* (Cambridge, 1995), p. 253. The equivalent claim by Koch is quoted in Georges Vigarello, *Le sain et le malsain* (Paris, 1993), p. 257.

② Paul Bert, *Le choléra: Lettres au "Tagblatt" de Vienne* (Paris, 1884), p. 19.

③ Pelling, *Cholera, Fever and English Medicine*, pp. 295-310; Margaret Pelling, "The Reality of Anticontagionism: Theories of Epidemic Disease in the Early Nineteenth Century," *Society for the Social History of Medicine: Bulletin*, 17 (1976), pp. 5-7; Roger Cooter, "Anticontagionism and History's Medical Record," in Peter Wright and Andrew Treacher, eds., *The Problem of Medical Knowledge* (Edinburgh, 1982), pp. 87-93;La Berge, *Mission and Method*, pp. 95-98; Roy Porter, "Cleaning up the Great Wen: Public Health in Eighteenth-Century London," in W. F. Bynum and Roy Porter, eds., *Living and Dying in London* (London, 1991), pp. 70-71; Coleman, *Yellow Fever in the North*, pp. 187-94; Hamlin, "Predisposing Causes and Public Health," p. 46; John B. Blake, "Yellow Fever in Eighteenth-Century America," *Bulletin of the New York Academy of Medicine*, 2/44, 6 (June 1968), pp. 680-82; Michael Dorrmann, "'Das asiatische Ungeheuer': Die Cholera im 19. Jahrhundert," in Hans Wilderotter and Michael Dorrmann, eds., *Das grosse Sterben: Seuchen machen Geschichte* (Berlin,1995), p. 215; Michael Stolberg, *Die Cholera im Grossherzogtum Toskana* (Landsberg, 1995), p. 51; Hamlin, *Public Health and Social Justice*, pp. 62-66.

主义，强制性种痘与自愿种痘，监管卖淫与替代技术。阿克尔克内希特关于这些差异的解释产生了一定的影响，产生影响的原因并不是通过他自己的智力投资证明的，而是依赖于一个小诀窍，即将疾病预防方法上的地方主义和传染主义之间的政治关联放在了显要位置，这是一个更深层次而且更持久的概念上的二分法。即使这种分割不是一个很好的拉夫乔伊式的（Lovejoyian）单元观念，它也为几个世纪以来的人们提供了有关疾病及其预防的思想。

从广义上来说，这种病因学的特点造成了下面两种认识的割裂：一方面，认为疾病是人和自然之间不平衡的结果，若要预防就需要从认识上重新平衡；另一方面，认为疾病是外界对人体自主系统专门攻击的结果，如果不能（通过接种疫苗）预防或通过各种针对性的医药治疗而治愈，那么从共同体的视角看至少要确保受害者不能传染给其他人以使疾病变得无害。在第一种情况下，疾病是一种不平衡，只能通过恢复最初的和谐而纠正或避免。在其更早的神学版本里，人一般是健康的，生病是神对道德或神学上的罪过的惩罚，通过结束一开始就该得到报应的行为而得到纠正。《圣经》就将麻风病和黑死病作为这种惩罚的例子，在它希望避免或减轻疾病痛苦所用的策略中，一般包括祈祷和忏悔。然而在16世纪黑死病期间，神学和科学已经开始寻求不同的解释途径，官方禁止伦敦的神职人员宣传一种超自然的方法治疗其认为具有传染性和过于世俗化的疾病。19世纪早期黄热病和霍乱暴发时，在典型的传染病中，道德因素已经消退了，但是在梅毒和艾滋病等通过性传播的疾病中还很强大。

这个理论的世俗版本是，疾病是人类和自然世界的一种不协调，污秽取代了神学上的罪过，污物处理系统取代了赎罪。在一些其他版本中，疾病本身是重建和谐的行为，是身体得到康复的方法。例如，天花在18世纪晚期仍然被认为是一种净化行为，通过这种方式，有毒物质会通过专门用于净化的腺体排出。这些有

---

① 在19世纪美国公共卫生的发展过程中，坚定的卫生主义者和传染主义者之间的对立是常态：John Duffy, *The Sanitarians: A History of American Public Health* (Urbana, 1990), pp. 108, 129, 166, 206; Howard Markel, *Quarantine! East European Jewish Immigrants and the New York City Epidemics of 1892* (Baltimore, 1997), pp. 154–58.

② Wolf von Siebenthal, *Krankheit als Folge der Sünde* (Hannover, n.d. [1950]); Walther Riese, *The Conception of Disease* (New York, 1953), pp. 14–19; Keith Thomas, "Health and Morality in Early Modern England," in Allan M. Brandt and Paul Rozin, eds., *Morality and Health* (New York, 1997), p. 16.

③ Owsei Temkin, *The Double Face of Janus* (Baltimore, 1977), p. 458; Paul Slack, *The Impact of Plague in Tudor and Stuart England* (London, 1985), p. 29; L. Fabian Hirst, *The Conquest of Plague* (Oxford, 1953), p. 15.

④ Florence Nightingale, *Notes on Nursing* (Edinburgh, 1980), p. 1; Owsei Temkin, "The Scientific Approach to Disease: Specific Entity and Individual Sickness," in A. C. Crombie, ed., *Scientific Change* (London, 1963), p. 632; Rosenberg, *Explaining Epidemics*, p. 94.

⑤ Christian August Struve, *Anleitung zur Kenntniss und Impfung der Kuhpocken* (Breslau, 1802), p. 84; "Belehrung über ansteckende Krankheiten," *Anhang zur Gesetz-Sammlung*, 1835, Beilage B zu No. 27 gehörig, pp. 26–27; Otto Lentz and H. A. Gins, eds., *Handbuch der Pockenbekämpfung und Impfung* (Berlin, 1927), p. 673.

毒的臭气是人类环境中固有的一部分，也是流行病学上的一种原罪。在这种失衡的观点看来，治愈以及其他任何形式的针对性的预防治疗都是可疑的。治愈是避免和谐的一种尝试，真正的恢复来自身体本身，充其量需要鼓励和刺激。治疗方法不能是来自外部的攻击、注射外来物质、用药或对抗疗法造成的对身体基本完整性的任何其他侵犯。举一个这方面的极端例子，性病的治愈会诱惑继续进行当初招致疾病的违法勾当，甚至有可能使事情更糟糕。① 环境主义方法的核心认为，人类和自然处于基本的和谐状态，然而他们的对手认为，自然恶毒地用疾病攻击人类的身体，这就为通过正统对抗疗法的全套生物医药系统进行合法干预打开了大门。② 卢梭（Rousseau）和其他反对启蒙运动的思想家很明显是相信这种和谐的，他们试图通过回归所谓的自然状态，防止由当代生活的紧张和冲突造成的文明社会的疾病。但是，即使相信文明促进了卫生健康的查德威克式的卫生主义者也认为，人类通过卫生行为正在解决的是不受控制的都市工业生活带给自己的问题，而非纠正自然本身存在的缺陷。③

从这种病因学的二分法来看，本书研究的预防和控制传染病的技术手段是统一的。检疫隔离主义在霍乱上的使用，种痘对于天花的预防，管制卖淫以期防止梅毒：所有这些都是对抗疗法生物医学准则所提出的专门控制措施，包括侵犯那些被认为具有传染性的人的自由和身体完整，使（受疾病折磨的）个人服从于社会的利益。④ 在我们这个时代，这一点同样适用于传染病预防的经典技术，这些技术在对付艾滋病时被称为遏制-控制策略或强硬路线。⑤ 相反，环境主义者经常试图通过广泛的社会改革寻求改变据说是导致疾病的潜在因素。直到 19 世纪的最后几十年，在霍乱（防治）方面，卫生主义还是一种广受欢迎的技术。只要终结使穷人处于悲惨、不

① 德国废除主义者卡塔琳娜·舍文(Katarina Scheven)认为，这意味着社会道德上的"梅毒"泛滥，其破坏性比单纯的身体上的梅毒更严重：Ed. Jeanselme, *Traité de la syphilis* (Paris, 1931), v. I, p. 378.

② L. Belitski, *Gegen Impfung und Impfzwang* (Nordhausen, 1869), pp. 2–3. 因此，在这种二分法中，顺势疗法试图缓和一个根本的矛盾，不愿完全相信大自然在没有对抗疗法刺激的情况下能够自行纠正失衡，但是，从正统的观点来看，如果使用的药的剂量实际上稀释得很低，低到几乎不存在的地步，那么就可以辩称，人类对自然过程的修补即使是不道德的，也是可以原谅的。然而，由于顺势疗法愿意使用药物，不论这些药物多么接近自然，它仍然被大多数"自然"疗法的顽固信徒所拒绝：Karl E. Rothschuh, *Naturheilbewegung, Reformbewegung, Alternativbewegung* (Stuttgart, 1983), pp. 100–02.

③ Carl Haffter, "Die Entstehung des Begriffs der Zivilisationskrankheiten," *Gesnerus*, 36, 3/4 (1979), pp. 228–29; William Coleman, *Death Is a Social Disease: Public Health and Political Economy in Early Industrial France* (Madison, 1982), pp. 284–92. The contribution of civilization to disease is the leitmotif of Kenneth F. Kiple, ed., *Plague, Pox and Pestilence* (London, 1997).

④ 19 世纪的人将检疫隔离主义、种痘和监管进行了类比：Mary Spongberg, *Feminizing Venereal Disease: The Body of the Prostitute in Nineteenth-Century Medical Discourse* (New York, 1997), p. 57; Judith R. Walkowitz, *Prostitution and Victorian Society: Women, Class and the State* (Cambridge, 1980), pp. 43–44. In our own day, some AIDS libertarians are also antivaccinators: Richard A. Mohr, "AIDS, Gays, and State Coercion," *Bioethics*, 1, 1 (1987), p. 48.

⑤ David L. Kirp and Ronald Bayer, "The Second Decade of AIDS: The End of Exceptionalism?," in Kirp and Bayer, eds., *AIDS in the Industrialized Democracies* (New Brunswick, 1992); Birgit Westphal Christensen et al., *AIDS Prcevention og kontrol i Norden* (Stockholm, 1988), p. 66.

健康和拥挤环境中的社会不公平现象，那么流行病将自行得到解决。相似的观点也适用于其他典型的传染病。正如肯辛顿（Kensington）卫生医疗官在细菌学兴盛时期所指出的："黑死病不可能在一个环境清洁、生活卫生且饮食富足的共同体中找到一个永久的巢穴。"[①] 许多人对天花采取了类似的预防方法，认为卫生能消灭这种病或者至少能使它变得温和。[②] 一位著名的反种痘的卫生主义者提出，疾病经常是饥肠辘辘、衣不蔽体或居所不舒适的结果。在解毒剂以及监狱、惩罚、警察、精神病院、传染病院和药房等具体措施中是找不到解决方法的。如果所有阶层都住在卫生的环境中，都不酗酒、勤劳、节制且干净，流行病就会被根除。[③]

至于梅毒，环境主义者对社会和卫生改革正好抱有相似的信念。在 17 世纪，一般认为疾病是贫穷和糟糕的生活环境的结果，因此需要对它们进行改善。[④] 在 19 世纪，环境主义者的这种方法被拓宽了。由于卖淫被认为是人为的社会环境（晚婚、女性的商品化、男性随时到来的性欲、本能的过度刺激）造成的，所以卖淫的需求和供应都能减少。对于前者，男人婚前的自我控制、早婚和随后的一夫一妻制都有望减少需求。对于女性来说，生活环境的改善、工作机会的增多、教育机会的增加和工资的增长有助于断绝供应。正如一位观察家所指出的，关键在于消除不当交合和随之产生性病的诱因，教育年轻人洁身自好。不根除诱因而试图预防性病（类似环境主义者不顾疾病是什么都谈论预防一样）和靠擦洗喉咙及开药片而非更新下水道来治疗下水道臭气引起的扁桃体炎一样不科学。[⑤] 环境主义者针对梅毒采取的方法是改革社会，使社会和性行为达到和谐状态，此时（依靠这个优势）要么贞洁和一夫一妻制已经在较低水平上使需求和合法的供给达到平衡，要么从自由性爱的观点来看，不受婚姻、家庭和习惯阻碍的自然性交，断绝了卖淫的需求，尽管在这种情况下，双方同意的、非交易的但是混乱的性关系并不一定能解决性病的传播问题。甚至在今天，环境主义者的方法也继续在那些质疑或极力贬低 HIV 是艾滋病产生的（唯一）原因的人当中流行。他们将精力放在营养不良、糟糕的卫生系统、"环境的侵害"、滥用药物导致免疫系统受损、精子过多或其他疾病、抑郁症、医疗资源比较少以及其他所谓的产生流行病的因素的影响上，这些社会分析的方法，被

---

① *Sanitary Record*, 19 (5 March 1897), p. 200.

② *Die Cholera. Ihre Verhütung und Heilung: Von einem erfahrenen Arzte* (Hannover, 1885), p. iv; *SB*, 1882/83, Akst. 164, pp. 578–79.

③ Jno. Pickering, *Which? Sanitation and Sanatory Remedies, or Vaccination and the Drug Treatment?* (London, 1892), pp. 84–85, 143.

④ Annemarie Kinzelbach, "'Böse Blattern' oder 'Franzosenkrankheit': Syphiliskonzept, Kranke und die Genese des Krankenhauses in oberdeutschen Reichsstädten der frühen Neuzeit," in Martin Dinges and Thomas Schlich, eds., *Neue Wege in der Seuchengeschichte* (Stuttgart, 1995), p. 51.

⑤ *Nineteenth Century,* 82 (July-December 1917), p. 1052; *ZBGK*, 8, 2 (1908), pp. 51–57.

应用到了本来是病毒学家坚持的纯粹是微生物的问题上。[①]

预防方法的差异

在我们的时代，起源于 20 世纪的社会医学继续采用各种环境主义者的方法。[②] 甚至在 19 世纪 90 年代细菌学的声望处于巅峰时期，也有声音认为，无论疾病与微生物有多么直接、多么必然的关系，无论卫生习惯多么能预防疾病，疾病都会随着社会环境的变化起起落落。[③] 无论如何，细菌学的巴斯德变量都会考虑环境影响，在它的概念中，微生物的毒性是不同的。[④] 感染结核菌的人数比真正遭受肺病症状折磨的人多，而且一般都是无临床症状的病菌携带者。这一发现说明，微生物（无论多么必要）由于其无处不在，并不是充分条件，要把注意力转向社会的或个人的因素，这也是成熟的临床病例所需要的。[⑤] 免疫学的发展将人们的兴趣从食肉的微

[①] Meredeth Turshen, "Is AIDS Primarily a Sexually Transmitted Disease?," in Nadine Job-Spira et al., eds., *Santé publique et maladies à transmission sexuelle* (Montrouge, 1990), p. 347; Michel Jossay and Yves Donadieu, *Le SIDA* (Paris, 1987), pp. 167–79; Rolf Rosenbrock, "The Role of Policy in Effective Prevention and Education," in Dorothee Friedrich and Wolfgang Heckmann, eds., *Aids in Europe: The Behavioural Aspect* (Berlin, 1995), v. V, pp. 25–26; Rolf Rosenbrock, "Aids-Prävention und die Aufgaben der Sozialwissenschaften," in Rosenbrock and Andreas Salmen, eds., *Aids-Prävention* (Berlin, 1990), p. 18; Gene M. Shearer and Ursula Hurtenbach, "Is Sperm Immunosuppressive in Male Homosexuals and Vasectomized Men?," *Immunology Today,* 3, 6 (1982), pp. 153-54; G. M. Shearer and A. S. Rabson, "Semen and AIDS," *Nature,* 308, 5956 (15 March 1984), p. 230; Henri H. Mollaret, "The Socio-Ecological Interpretation of the Appearance of Really New Infections," in Charles Mérieux, ed., *SIDA: Epidémies et sociétés* (n.p., 1987), p. 112; Treichler, "AIDS, Homophobia, and Biomedical Discourse", pp. 53–54; J. A. Sonnabend, "The Etiology of AIDS," *AIDS Research,* 1, 1(1983), p. 9; Peter H. Duesberg, *Infectious AIDS: Have We Been Misled?* (Berkeley, 1995), pp. 328–33, 539; Peter Duesberg, ed., *AIDS: Virus-or Drug-Induced?* (Dordrecht, 1996), pp. 71, 78, 179; Peter Duesberg, *Inventing the AIDS Virus* (Washington, DC, 1996), chs. 7, 8, pp. 595–96; Robert S. Root-Bernstein, *Rethinking AIDS: The Tragic Cost of Premature Consensus* (New York, 1993), pp. 26–30, ch. 10.

[②] Howard Waitzkin, "The Social Origins of Illness: A Neglected History," *International Journal of Health Sciences*, 11, 1 (1981), pp. 77–103; Glaudine Herzlich and Janine Pierret, *Malades d'hier, malades d'aujourd'hui* (Paris, 1984), pp. 154-55; Milton Terris, "The Changing Relationships of Epidemiology and Society," *Journal of Public Health Policy*, 6, 1 (1985), pp. 23–24.

[③] Rosen, *From Medical Police*, p. 95; Sally Smith Hughes, *The Virus: A History of the Concept* (London, 1977), pp. 21–22; Paul Weindling, "Scientific Elites and Laboratory Organisation in Fin-de-Siécle Paris and Berlin," in Cunningham and Williams, *Laboratory Revolution in Medicine*, pp. 171–72; Owsei Temkin, "Studien zum 'Sinn'-Begriff in der Medizin," *Kyklos*, 2 (1929), pp. 97-98.

[④] John Andrew Mendelsohn, , "Cultures of Bacteriology: Formation and Transformation of a Science in France and Germany, 1870–1914" (Ph.D. diss., Princeton University, 1996), pp. 234–63, ch. 8.

[⑤] Alfons Labisch, "'Hygiene ist Moral-Moral ist Hygiene': Soziale Disziplinierung durch Ärzte und Medizin," in Christoph Sachsse and Florian Tennstedt, eds., *Soziale Sicherheit und soziale Disziplinierung* (Frankfurt am Main, 1986), p. 278; Nancy Tomes, "Moralizing the Microbe: The Germ Theory and the Moral Construction of Behavior in the Late Nineteenth-Century Antituberculosis Movement," in Brandt and Rozin, *Morality and Health*, pp. 276–77.

生物转向人类机体（经常是社会决定的）抵抗它们的能力上面。^①当代社会医学强调治疗干预的有限性，转而关注疾病本身及其传播和发病率背后的环境、心理和社会状况。人们的注意力集中在社会各阶层之间令人不安的发病率和死亡率的差异方面，甚至在获取医疗资源原则上已经越来越民主化的时代也是如此。现在对个人卫生，基本的卫生设施和其他物质因素等关注较少，这些在今天都被视作理所当然的事情，社会医学关注污染、教育水平、失业、工作焦虑、收入分配、社会凝聚力和其他诸如此类的更普遍的社会问题。^②它最极端的形式，涉及多重化学敏感性（multiple chemical sensitivity，MCS），将自己视作瘴气理论的复兴，该理论认为是环境导致了疾病，其解决方案是通过彻底改革的激进的政治方案，而不是标准的生物医学干预。^③

同时，环境主义者的方法与其 19 世纪的鼎盛时期相比也不相同了。在某些方面，环境主义已经取代了传统的检疫隔离主义者的预防方法。随着作为危险杀手的传统传染病的减少，对一些越来越重要的疾病（癌症、心脏病、中风）来说，最有效的预防好像（仍然）包含习惯、生活方式和环境因素的改变，公共卫生很大程度上放弃了传统的检疫隔离主义者的技术，反而寻求改变个体行为，鼓励更健康、较小疾病风险的生活。在这方面，与过去相比，社会医学少了点社会性。由于卫生改革在英雄时代取得的功绩——提供了广泛的基本的卫生生活条件，以及细菌学和病毒学的观点促进了预防疾病传播的更有针对性的方法，公共卫生日渐成为个人的事

---

①　Anne Marie Moulin, *Le dernier langage de la médecine: Histoire de l'immunologie de Pasteur au Sida* (Paris, 1991); Paul U. Unschuld, "The Conceptual Determination (Überformung) of Individual and Collective Experiences of Illness," in Caroline Currer and Meg Stacey, eds., *Concepts of Health, Illness and Disease: A Comparative Perspective* (Leamington Spa, 1986), pp. 67-68; Emily Martin, *Flexible Bodies: Tracking Immunity in American Culture–From the Days of Polio to the Age of AIDS* (Boston, 1994).

②　Malcolm Morris, *The Story of English Public Health* (London, 1919), pp. 133-34; Sol Levine and Abraham M. Lilienfeld, eds., *Epidemiology and Health Policy* (New York, 1987), p. 3; Richard Wilkinson, *Unhealthy Societies: The Afflictions of Inequality* (London, 1996); Vicente Navarro, *Crisis, Health and Medicine* (New York, 1986), pp. 36ff., 143ff.; Daniel M. Fox, "AIDS and the American Health Polity: The History and Prospects of a Crisis of Authority," *Milbank Quarterly*, 64, suppl. 1 (1986), pp. 12-13; Claudine Herzlich, *Health and Illness: A Social Psychological Analysis* (London, 1973), pp. 23-27; Klaus Hurrelmann, *Sozialisation und Gesundheit: Somatische, psychische und soziale Risikofaktoren im Lebenslauf* (Weinheim, 1988); Richard Smith, *Unemployment and Health* (Oxford, 1987); Mel Bartley, *Authorities and Partisans: The Debate on Unemployment and Health* (Edinburgh, 1992); Andreas Mielck, ed., *Krankheit und soziale Ungleichheit* (Opladen, 1994); Finn Diderichsen et al., eds., *Klass och ohälsa* (n.p., 1991); Ralf Schwarzer and Anja Leppin, *Sozialer Ruckhalt und Gesundheit* (Göttingen, 1989).

③　Steve Kroll-Smith and H. Hugh Floyd, *Bodies in Protest: Environmental Illness and the Struggle over Medical Illness* (New York, 1997), pp. 1-2; Deborah Lupton, *The Imperative of Health: Public Health and the Regulated Body* (London, 1995), p. 50; Meredith Minkler, "Health Education, Health Promotion and the Open Society: An Historical Perspective," *Health Education Quarterly*, 16,1 (1989), pp. 24-25; Bryan S. *Turner, Regulating Bodies* (London, 1992), pp. 130-31.

情，集体的努力逐渐减少。[1] 由于 19 世纪关注公共基础设施的宏观环境主义已经赢得了战斗，关注个人习惯的微观环境主义的相对重要性日渐增长。正如细菌学引领的"微生物社会主义"揭示的那样，现代社会的相互依存关系日益加深，而细菌在很大程度上不受社会地位的影响，与改善面临危险的集体生存环境相比，现在提倡的预防措施更多地关注个人的行为。[2] 早些时候只有富人才负担得起整饰身体的奢侈品、个人卫生和城市环境中的卫生必需品，然而现在为了集体的健康需要让个人养成承担更大责任的习惯，为此所需要的花费像瀑布一样不断流向社会底层。人类卫生已经成为常见现象。[3]

慢性病的逐渐增多，将公共卫生的目标从外界环境转向了个人习惯，认识到个人行为能带来社会后果。[4] 对某种病因学和疾病路径的了解，使预防工作能够针对遭受特定风险的群体。正如一位热心的美国细菌学家估计的那样，为了避免结核病的流行，如果可以防止病人感染其他人，那么所有公民的生活环境就不需要改善。[5] 因为这种对个人的关注，和过去一个世纪相比，社会医学与改革者以及民主政治潮流的联系明显减少了。解决个人染病体质问题的一个方法是在病人的基因遗传方面寻求答案，优生学提供了解决方法，这最终在 20 世纪 30 年代和 40 年代发展成了种族主义运动，相应地也受到了谴责。[6] 在其他方面，批评者抨击说，这种方法的趋势是指责受害者，将疾病的责任强加到患者的生活方式上，无视更大层面的社会

① Paul Starr, *The Social Transformation of American Medicine* (New York, 1982), pp. 189–91; David Armstrong, *Political Anatomy of the Body* (Cambridge, 1983), pp. 10–11; Christopher Lawrence, *Medicine in the Making of Modern Britain, 1700–1920* (London, 1994), pp. 73–74.

② Pierre Rosanvallon, *L'état en France de 1789 à nos jours* (Paris, 1990), pp. 130–31; Charles Nicolle, *Naissance, vie et mort des maladies infectieuses* (Paris, 1930), pp. 13–16; Tomes, "Moralizing the Microbe," p. 284.

③ Alfons Labisch, *Homo Hygienicus: Gesundheit und Medizin in der Neuzeit* (Frankfurt, 1992); Johan Goudsblom, "Public Health and the Civilizing Process, ," *Milbank Quarterly*, 64, 2 (1986), pp. 185–86.

④ Ronald Bayer, "AIDS, Power and Reason," *Milbank Quarterly*, 64, suppl. 1 (1986), p. 171; Charles Rosenberg, "Banishing Risk: Continuity and Change in the Moral Management of Disease," in Brandt and Rozin, *Morality and Health*, p. 37.

⑤ Elizabeth Fee and Dorothy Porter, "Public Health, Preventive Medicine, and Professionalization: Britain and the United States in the Nineteenth Century," in Fee and Roy M. Acheson, eds., *A History of Education in Public Health* (Oxford, 1991), p. 35. Charles V. Chapin, Health Commissioner of Providence, Rhode Island, was exemplary for American circumstances in this displacement of sanitation by bacteriology: Judith Walzer Leavitt, *Typhoid Mary: Captive to the Public's Health* (Boston, 1996), pp. 23–25.

⑥ Weindling, *International Health Organisations* , p. 136; Dorothy Porter and Roy Porter, "What Was Social Medicine? An Historiographical Essay," *Journal of Historical Sociology*, 1, 1 (March 1988), pp. 98–102; Greta Jones, *Social Hygiene in Twentieth-Century Britain* (London, 1986), pp. 5–7; Dorothy Porter, ed., *Social Medicine and Medical Sociology in the Twentieth Century* (Amsterdam, 1997), pp. 10–11.

环境，而个人的选择是在这种社会环境里面做出的。① 环境主义者已经完成了大部分基本的卫生基础设施建设，这也是 20 世纪的目标，而且传统的传染病已经被认为是过去的事情了，他们开始把注意力更多地集中在个人的易患病体质问题以及随之产生的微观管理和此类努力的道德化基调问题上。②

阿克尔克内希特观点的过去

阿克尔克内希特可能对这一观点给出了最清晰的现代解释，即各国选择了符合其政治倾向的预防策略，换句话说，其原因既与面临的流行病有关，也与它们政体的性质有关。但是，处理传染病采取的不同方法大致和政治意识形态一致这个观点长期以来都是流行病学辩论的一个主题，不仅涉及本书研究的疾病（霍乱、天花、梅毒），而且溯及黑死病和黄热病，并持续到我们时代的艾滋病。对于疾病的预防，阿克尔克内希特构建了一个更全面的政治解释，他确定了两种基本的方法：检疫隔离主义和卫生主义，或者——用地方政府事务部卫生医疗官理查德·索恩·索恩（Richard Thorne Thorne）的话说——是限制和有益健康，相应地寻求在不同政治制度对个人或公共权利的不同强调中挖掘其根源。③

19 世纪早期首次面对霍乱时，从莫斯科到伦敦的反传染主义者和卫生主义者认为，检疫隔离主义是对个人自由的无理侵犯，没有必要多此一举。他们还把检疫隔离看作倒退回了原始时代，这种政策也许适合不文明、蒙昧且更专制的社会，但就目前欧洲社会的演进水平而言已经不合理了。④ 所有国家都容易受到英雄的辉格主义公共卫生目的论的影响，这种目的论认为卫生主义者的方法是对文明的自然补充。由于认为警戒线和检疫所是野蛮过时的，卫生主义成为处在文明顶点的国

---

① Dorothy Nelkin and Sander L. Gilman, "Placing Blame for Devastating Disease," in Arien Mack, ed., *In Time of Plague* (New York, 1991), pp. 48–52; "The Lifestyle Approach to Prevention," *Journal of Public Health Policy*, 1, 1 (March 1980), pp. 6–9; Robert Crawford, "You Are Dangerous to Your Health: The Ideology and Politics of Victim Blaming," *International Journal of Health Services*, 7, 4 (1977), pp. 671–74.

② 拉隆德（Lalonde，加拿大学者，20 世纪 70 年代末他和美国学者在环境健康医学模式的基础上提出综合健康医学模式——译者）报告开头几段提出的当代生活对健康造成的危险，表明了工作中优先事项和道德基调的转变："环境污染、城市生活、懒惰的习惯、酗酒、吸烟和吸毒，以及把感官愉悦置于人体需要之上的饮食习惯。"（Marc Lalonde, *A New Perspective on the Health of Canadians* [Ottawa, 1974], p. 5). See generally the essays in Brandt and Rozin, *Morality and Health*.

③ PRO, FO 83/1277, British Delegation to the Dresden Conference, no. 5, 29 March 1893; R. Thorne Thorne, "On Sea-Borne Cholera: British Measures of Prevention v. European Measures of Restriction," *BMJ*, 2 (13 August 1887).

④ F. C. M. Markus, *Rapport sur le choléra-morbus de Moscou* (Moscow, 1832), pp. 202–03; *Hamburgisches Magazin der auslandischen Literatur der gesammten Heilkunde*, 23 (1832), p. 42; *PP* 1871 (c. 408–1) xix, 29, p. li; Kenneth F. Kiple, ed., *The Cambridge World History of Human Disease* (Cambridge, 1993), p. 648.

家——像法国——的合适的预防方法。[1] 从最一般的层面上来说，霍乱对欧洲国家的影响没有对亚洲国家的影响大，因为欧洲具有更大的自由、更多的财富和更高的文明。正如英国一个观察家在描述他自己的国家时所说的，霍乱向西旅行，进入了"文明和舒适的中心"。[2] 霍乱越向西移动，遇到的国家的组织和预防设施越好，穷人和富人之间的分野越不极端，下层人民的生活环境越好，他们就越能抵抗传染病。[3] 正如一个德国人指出的："霍乱怕的不是检疫所，而是法治和每一个锅中有一只鸡。"[4]

更尖锐的是，在欧洲最不受欢迎的政权中，卫生主义者在检疫隔离主义里面看到了专制制度的本能表现。一个苏格兰人担心这样的预防措施会成为特洛伊木马，使得公共卫生成为侵犯个人自由的借口，最终带来专制统治。他在奥地利边境的一个检疫所，见证了邮件被打开、检查、消毒，然后重新盖章的过程。他警告说，这样的检疫所是地球上完全不受公众舆论控制的一个地方。[5] 一位观察家将检疫隔离主义和"俄国庞大的军事机构——普鲁士严厉的军事专制——和奥地利的无所不在的警察联系起来，和他们的有围墙的城镇、卫兵和大门联系起来"。[6] 另外一种是将检疫隔离主义和采用该主义的"狂热的教皇和专制政府明确联系了起

---

① *Annales*, 9, 1 (1833), p. 55; Delagrange, *Mémoire contre le choléra d'asie, la peste d'orient et les fléaux dits contagieux ou diversement transmissibles* (Paris, 1850), pp. 25-27, 67; J. Bouillaud, *Traité pratique, théorique et statistique du choléra-morbus de Paris* (Paris, 1832), p. 290; P. A. Enault, *Choléra-morbus: Conseils hygiéniques a suivre pour s'en préserver* (Paris, 1831), pp. 9-10; *Rapport sur le choléra-morbus, lu à l'Academie royale de médecine, en séance génerate, les 26 et 30 juillet 1831* (Paris, 1831), p.137; *Journal des Débats*, 3 April 1832, p. 2; *Gazette médicale de Paris*, 3, 72 (1832), p. 500; 2, 39 (1831), p. 333; François Delaporte, *Disease and Civilization: The Cholera in Paris, 1832* (Cambridge, MA, 1986), pp. 16-20.

② *An Enquiry into the Disease Called Cholera Morbus* (London, 1833), p. 49; C. D. Skogman, *Anmärkningar om karantäns-anstalter framställde vid prcesidii nedläggande uti Kongl. Vetenskaps-Academien den 4 april 1832* (Stockholm, 1832), pp. 13-14; Charles G. F. Greville, *The Greville Memoirs* (2nd edn.; London, 1874), v. II, pp. 287—88; Brigitta Schader, *Die Cholera in der deutschen Literatur* (Gräfelfing, 1985), pp. 63-65; Charles Rosenberg, *The Cholera Years* (Chicago, 1962), pp. 15-16.

③ *EMSJ*, 58 (July 1831), p. 119; F. W. Becker, *Letters on the Cholera in Prussia: Letter I to John Thomson, MD, FRS* (London, 1832), p. 41; J. C. Röttger, *Kritik der Cholera nach physikalischen Gründen* (Halle, 1832), pp. 8-9; *Die Cholera morbus, oder ostindische Brechruhr: Eine für Jedermann fassliche Zusammenstellung des Wichtigsten aus den vorzüglichsten, bisher über diese Krankheit erschienenen Schriften* (Tübingen, 1831), pp. 69-70; M. Kalisch, *Zur Lösung der Ansteckungs- und Heilbarkeitsfrage der Cholera* (Berlin, 1831), p. 8; *Rathgeber für alle, welche sich gegen die Cholera morbus schützen wollen* (6th edn.; Breslau, 1831), p. 28; *Bemerkungen über die Furcht vor der herschenden Brechruhr* (Leipzig, 1831), pp. v-vi; J. N. Edlem von Meyer, *Einige neue Beobachtungen über das Wesen der Cholera Morbus aus der Erfahrung geschöpft* (Vienna, 1831), pp. 4-5.

④ Friedrich Schnurrer, *Die Cholera morbus, ihre Verbreitung, ihre Zufälle, die versuchten Heilmethoden, ihre Eigenthümlichkeiten und die im Grossen dagegen anzuwendenden Mittel* (Stuttgart, 1831), p. 75.

⑤ John Bowring, *Observations on the Oriental Plague and on Quarantines, as a Means of Arresting its Progress* (Edinburgh, 1838), p. 12.

⑥ William Fergusson, *Letters upon Cholera Morbus* (London, 1832), pp. 11-12. Quarantinism was the conservative position, as Thorne Thorne put it from the Dresden Sanitary Conference: PRO, FO 83/1277, British Delegation, acct. no. 5, 29 March 1893.

来，他们解散不听话的委员会，或压制一个国家正在形成的精神"。[1] 检疫隔离主义者的预防措施必然是武断的、反复无常的，给予政府广泛的强制权力和为非作歹的手段，不必要地扩大了行政官僚的权力。[2] 佩滕科费尔在流行病学和政治之间做了一个明确的类比：检疫所和警戒线，就像审查机构，试图完成一个不可能的任务：清除不论是生物学上的还是思想上的孢子，这种孢子一旦侵入就会成倍增长并扩散。[3]

反过来，检疫隔离主义者抱怨说，他们的方法被认为是"老偏见，仓促间被草率采用"，相比而言卫生主义更适合今天的"自由精神"。[4] 伦敦中央卫生委员会最初是坚定相信检疫隔离主义之地，被其政敌指责为"这个大都市的军政府"。[5] 1821 年，法国复辟政府动用军队守卫为抗击黄热病在加泰罗尼亚设立的卫生警戒线，使检疫隔离主义和政治的关系在法国得到了巩固。两年后法国以这支部队为核心入侵了西班牙，推翻了共和国并恢复了波旁家族的王位。[6] 相比之下，卫生主义将自己和穷人的困境联系起来，通过社会改革寻求预防传染病，被认为是法国大革命带来的众多福音之一。由于 1789 年推翻了君主制，现在普通公民为了避免疾病而自律，只是适度地喝酒抽烟。[7] 霍乱在共和国不会存在，这是当时一个大胆的理论，因为在共和国所有公民衣食无忧，住所舒适。[8]

---

[1] John Webster, *An Essay on Epidemic Cholera* (London, 1832), pp. 102–03; George Hamilton Bell, *Letter to Sir Henry Halford ... on the Tendency of the proposed Regulations for Cholera ...* (Edinburgh, 1831), p. 6; Emanuel Pochmann, *Die CholerapiLz-Massregeln von Prof. Robert Koch mit ihren Irrthümern und Gefahren und das Cholera-Elend in Hamburg* (Linz a/d Donau, 1892), p. 45; Coleman, *Yellow Fever in the North*, p. 44.

[2] Charles Maclean, *Evils of the Quarantine Laws and Non-Existence of Pestilential Contagion* (London, 1824), p. 249; *London Medical and Surgical Journal* 7 (1835), pp. 699–702; Gavin Milroy, *The Cholera Not to Be Arrested by Quarantine* (London, 1847), pp. 32–35; White, *The Evils of Quarantine Laws and Non-Existence of Pestilential Contagion* (London, 1837); *LMG*, n.s., 3 (1846), p. 202; *Journal of Public Health*, 2 (1849), pp. 15–16; *Transactions of the National Association for the Promotion of Social Science* (1862), p. 871; Ambroise Tardieu, *Dictionnaire d'hygiène publique et de salubrité* (Paris, 1852), v. II, p. 301; C. R. Meers, *Notice sur la nature et le traitement du choléra asiatique* (Maastricht, 1875), p.6.

[3] Max von Pettenkofer, *Über Cholera mit Berücksichtigung der jüngsten Choleraepidemie in Hamburg* (Munich 1892), pp. 31–32.

[4] William MacMichael, *Is the Cholera Spasmodica of India a Contagions Disease?* (London, 1831), pp. 3–4.

[5] *London Medical and Surgical Journal*, 2, 46 (1832), p. 632.

[6] Delagrange, *Mémoire contre le choléra*, pp. 25–27, 67：就像 1770/71 年冬天普鲁士和奥地利军队设在波兰边界的卫生警戒线一样，既用来防止鼠疫的传播，也被当作分裂波兰的一种手段：Georg Sticker, *Abhandlungen aus der Seuchengeschichte und Seuchenlehre* (Giessen, 1908), v. I/1, p. 258.

[7] M. Le Baron Larrey, *Mémoire sur le choléra-morbus* (Paris, 1831), p. 32; 尽管他也认为在君主制的英国，卫生规则得到了更好的遵守。

[8] George D. Sussman, "From Yellow Fever to Cholera: A Study of French Government Policy, Medical Professionalism and Popular Movements in the Epidemic Crises of the Restoration and the July Monarchy" (Ph. D. diss., Yale University, 1971), , p. 345. 阿里伯特（Alibert）认为某些皮肤病是由专制引起的：Ackerknecht, *Medicine at the Paris Hospital*, p. 156. 托马斯·杰斐逊（Thomas Jefferson）在良好的政治制度与公共卫生的关系方面持有相似的观点：Rosen, *From Medical Police*, pp. 246–58.

　　霍乱期间，在国家的层面，英国一般被认为——而且他们自己也同样认为——是卫生主义方法的最强支持者，而欧洲大陆的独裁政府是检疫隔离主义者。[①] 在德意志各邦，普鲁士经常被描绘为检疫隔离主义者，其他邦，像巴伐利亚和汉堡就不一样，据认为，它们的预防措施更自由一点。[②] 英国，像阿克尔克内希特指出的那样，被 19 世纪的同代人认为是卫生主义者，因为它的工人阶级不会容忍激烈的法律干预，商业利益集团抗拒检疫隔离主义对商业自由的干预。[③] 一种更模糊的认识是，英国个人自由的精神被认为可以抵抗对个人自由的这种限制。[④] 在这样的国家叙事中，法国的立场一般处在卫生主义的英国和检疫隔离主义的独裁政府之间。一方面，他们认为德国人的很多立法是独裁性质的，尽管他们对莱茵河畔的邻居们的效率经常有点不情愿的羡慕。[⑤] 但是另一方面，他们经常惊讶地发现，一些以注重个人自由而闻名的国家，像英国、荷兰或美国，仍愿意实施比以往任何成就都更具干涉主义色彩的措施。[⑥]

　　同样，正如后面将要详细介绍的，预防天花方面的强制种痘被其反对者视为侵犯了个人自由，而那些终止了这些预防措施的国家，尤其是英国，被誉为个人权利的保卫者，阻止了公共卫生当局过分的自以为是。对于监管卖淫和控制梅毒的努

---

① J. A. Gläser, *Gemeinverständliche Anticontagionistische Betrachtungen bei Gelegenheit. der letzten Cholera-Epidemie in Hamburg 1892* (Hamburg, 1893), p. 50; Friedrich Wolter, *Das Auftreten der Cholera in Hamburg in dem Zeitraume von 1831–1893 mit besonderer Berücksichtigung der Epidemie des Jahres 1892* (Munich, 1898), pp. 168–72; *Der Choleralärm in Europa 1884* (Hannover, 1884), p. 138; Ferdinand Hueppe, *Die Cholera-Epidemie in Hamburg 1892* (Berlin, 1893), p. 100.

② *Hygiea*, 10, 8 (August 1848), p. 494; C. J. Le Viseur, *Über die Cholera und die erfolgreichste Kur derselben* (2nd edn.; Posen, 1868), pp. 7–8; Aloys Martin, ed., *Haupt-Bericht über die Cholera-Epidemie des Jahres 1854 im Königreiche Bayern* (Munich, 1857), pp. 426, 429; Gläser, *Gemeinverständliche Anticontagionistische Betrachtungen*, pp. 45–50; *Die Misserfolge der Staatsmedicin und ihre Opfer in Hamburg* (Hagen i. W., [1892]), p. 12; *Die Cholera. Ihre Verhütung und Heilung*, pp. iv–vii.

③ 想象一下，像曼彻斯特或伦敦这样的城市，有很多工厂工人，然后试图强制实施检疫隔离。谁愿意当那里的警察呢？：Albert Sachs, ed., *Tagebuch über das Verhalten der bösartigen Cholera in Berlin* (Berlin, 14 September–31 December 1831), pp. 236–37.

④ Becker, *Letters on the Cholera in Prussia*, p. 48; Sachs, *Tagebuch*, p. 312; *Hansard*, 1831, v. 9, cols. 310–14; *EMSJ*, 109 (October 1831), p. 415; Gilbert Blane, *Warning to the British Public Against the Alarming Approach of the Indian Cholera* (London, October 1831), p. 2.

⑤ *Bulletin*, 3, 55 (1906), p. 68; Bert, *Le choléra*, pp. 14–20.

⑥ Chartier, Laennec and Lapeyre, "Rapport sur l'isolement des malades atteints d'affections contagieuses présenté au Conseil de santé des hospices civils de Nantes," *Rapport sur les travaux du Conseil cental d'hygiene publique et de salubrité de la ville de Nantes et du département de la Loire-Inférieure* (1880), pp. 98–100; *JO*, Sénat, Débat, 21 May 1901, p. 664; 30 January 1902, p. 87; *Moniteur universel*, 172, 20 June 1868, p. 887; Alfred Fillassier, *De la détermination des pouvoirs publics en matière d'hygiène* (2nd edn.; Paris, 1902), p. 402; *Bulletin de la Société de médecine publique et d'hygiène professionnelle*, 2 (1879), pp. 328–30; Sachs, *Tagebuch*, p. 34; Henri Monod, *La santé publique* (Paris, 1904), p. 8; André Latrille, *Les difficultés d'application de la loi du 15 février 1902 relative à la protection de la santé publique* (Bordeaux, 1944), p. 144; Aquilino Morelle, *La défaite de la santé publique* (Paris, 1996), pp. 266–69.

力，如果有什么区别的话，那就是保守主义的登记注册系统和自由主义的废除监管的区别对比更加鲜明。

在典型的阿克尔克内希特"主义"者看来，监管也是一个政治问题，而非仅仅是预防问题。[1] 在英国和斯堪的纳维亚半岛，在那些早就放弃了监管的国家中，不论这个系统多么适合所谓的专制国家，当地的政治本能就不可能接受这种对卖淫者的公民权利的接连侵犯。[2] 甚至英国支持监管的最重要的人物阿克顿（Acton）也承认，欧洲大陆全面的控制系统模式与英国的政治观念相冲突，"吹嘘自己是自由的独特家园"的国家不可能是家长式的政府。[3] 相反，监管盛行的欧陆国家的观念是，由于公共卫生这种更高级的公益优先，所以这个系统远没有侵犯公民自由，是一种针对潜在危险的卫生措施，就像为了公共利益对旅行者施加检疫隔离的限制一样。[4]

当代史家也以早期这些观察家为榜样，然后对阿克尔克内希特的一个观点——不同的预防策略与不同的政治本能一致——进行阐述。公共卫生史对诸如乔治·罗森（George Rosen）之类的学者曾经提出的目的论的宏大叙事进行了一个矫正性的反思，不断发展的科学知识为日益强大且有效地改善整体卫生状况的法律方面的努力开辟了道路。不论是麦基翁（McKeown）试图证明大多数公共卫生努力的不合理，还是福柯（Foucault）和大批社会控制理论家试图揭露的政府的压制、阶级的压迫以及把资产阶级的标准强加给不情愿的穷人——他们打的旗号是早期的天真的观察家以新埃利亚斯（诺伯特·埃利亚斯是德国著名社会学家——译者）风格所认为的文明行为的传播，或是已被拖进种族主义深渊的优生学最初的进步抱负，所有这些使得公共卫生长期以来一直无法以任何简单的方式声称它是一种普

---

[1] *Journal des maladies cutanées et syphilitiques*, 14, 10 (October 1902), p. 773; XVIIth International Congress of Medicine, London 1913, Section XIII, *Dermatology and Syphilography* (London, 1913), p.55; Käthe Schirmacher, *The Modern Woman's Rights Movement* (New York, 1912), p. 179.

[2] William Osier, *The Principles and Practice of Medicine* (8th edn.; New York, 1919), p. 278; anon., *The Greatest of Our Social Evils: Prostitution* (London, 1857), pp. 1, 306–11; Dubois-Havenith, ed., *Conférence internationale pour la prophylaxie de la syphilis et des maladies vénériennes: Enquêtes sur l'état de la prostitution et la fréquence de la syphilis et des maladies vénériennes dans les différents pays* (Brussels, 1899), v. I, pt. 2, p. 10; Louis Deck, *Syphilis et réglementation de la prostitution en Angleterre et aux Indes* (Paris, 1898), pp. 11-12; Louis Fiaux, *La prostitution réglementée et les pouvoirs publics dans les principaux états des deux-mondes* (Paris, 1902), p. xxxiv; *Förhandlingar*, 1912, p. 393; H. Mireur, *La syphilis et la prostitution* (2nd edn.; Paris, 1888), pp. 4–6; L. Reuss, *La prostitution au point de vue de l'hygiène et de l'administration en France et a l'etranger* (Paris, 1889), pp. 481–82, 592.

[3] William Acton, *Prostitution, Considered in Its Moral, Social, and Sanitary Aspects, in London and Other Large Cities and Garrison Towns* (2nd edn.; London, 1870), pp. 160, 204–06, 217, 221. Similar points of view are found in *Annales*, 3/15 (1886), p. 517; Félix Regnault, *L'évolution de la prostitution* (Paris, n.d. [1906?]), p. 105.

[4] Dubois-Havenith, ed., *Conférence internationale pour la prophylaxie de la syphilis et des maladies vénériennes: Compte rendu des séances* (Brussels, 1900), p. 33.

遍接受的善行。① 相比之下，本书的焦点不是公共卫生的总趋势——这种趋势可能是目的性的或迂回曲折的——而是预防传染病所发展出的内在不同战略的政治解释。

历史学家在描述欧洲处理第一次霍乱所采取的措施时，将霍乱的传染病因学和随之而来的检疫隔离主义者的措施描述为"统治阶级的教条"——这是强有力的干涉主义政府的纲领，而且更广泛地说，是"公共利益高于私有财产和个人自由的主张"。② 沃茨（Watts）将最早在意大利针对黑死病制定的检疫隔离主义者的政策称为"命令型的意识形态"，这是一种专制性的干预，扰乱了公民的日常生活。③ 罗森像当代其他许多观察家一样，接受了阿克尔克内希特的观点，即传染主义和检疫隔离主义与专制的政治本能契合，瘴气论和卫生主义与自由主义的政治本能一致。④ 法国黄热病和霍乱专家苏斯曼（Sussman）无怨无悔地追随阿克尔克内希特，在医学和政治之间做出了准确和坚定的类比。在他们的病因学里面，19 世纪初期复辟的君主是传染主义者，是预防策略上的检疫隔离主义者，是政治上的专制者。反过来，他们的对手是自由主义者和商业利益集团，是商品和思想自由传播的共同支持

---

① Deftly outlined in Dorothy Porter, "Introduction," in Dorothy Porter, ed., *The History of Public Health and the Modern State* (Amsterdam, 1994), pp. 2–3.

② Morris, *Cholera 1832*, pp. 183–84; Norman Howard-Jones, "Prelude to Modern Preventive Medicine," in N. F. Stanley and R. A. Joske, eds., *Changing Disease Patterns and Human Behavior* (London, 1980), p. 70; C. Fraser Brockington, *Public Health in the Nineteenth Century* (Edinburgh, 1965), p. 71; Christian Barthel, *Medizinische Polizey und medizinische Aufklärung: Aspekte des öffentlichen Gesundheitsdiskurses im 18. Jahrhundert* (Frankfurt, 1989), pp. 60–63; Deborah Lupton, *Medicine as Culture: Illness, Disease and the Body in Western Societies* (London, 1994), pp. 30–31.

③ Sheldon Watts, *Epidemics and History: Disease, Power and Imperialism* (New Haven, 1997), pp. 16–17.

④ George Rosen, *A History of Public Health* (expanded edn.; Baltimore, 1993), p. 266; Hildreth, *Doctors, Bureaucrats, and Public Health*, p. 110; David M. Vess, *Medical Revolution in France, 1789–1796* (Gainesville, 1975), p. 145; Asa Briggs, "Cholera and Society in the Nineteenth Century," *Past and Present*, 19 (April 1961), p. 83; Barbara Dettke, *Die asiatische Hydra: Die Cholera von 1830/31 in Berlin und den preussischen Provinzen Posen, Preussen und Schlesien* (Berlin, 1995), pp. 13,24–25,301; Thomas Stamm-Kuhlmann, "Die Cholera von 1831: Herausforderungen an Wissenschaft und staatliche Verwaltung," *Sudhoffs Archiv*, 73, 2 (1989), p. 188; Rodenstein, "*Mehr Licht, mehr Luft*", pp. 56–58; Richard S. Ross, "The Prussian Administrative Response to the First Cholera Epidemic in Prussia in 1831" (Ph.D. diss., Boston College, 1991), pp. 264–65; Olivier Faure, *Histoire sociale de la médecine* (Paris, 1994), pp. 115, 143 44; Esteban Rodríguez Ocaña, "La dependencia social de un comportamiento científico: Los médicos españoles y el cólera de 1833–1835," *Dynamis*, 1 (1981), pp. 102–03; Hamlin, *Public Health and Social Justice*, pp. 4, 113. Catherine J. Kudlick, *Cholera in Post-Revolutionary Paris* (Berkeley, 1996), pp. 78–81, 基本上也接受了阿克尔克内希特"反传染主义是经济上的自由主义"的观点，尽管在政治上没那么确定它是自由主义的。开明的挪威对麻风病采取的只是适度的隔离措施，这与"帝国主义"国家的过度隔离也存在类似的分歧，后者担心麻风病会传播到殖民主义者的家乡：Zachary Gussow, *Leprosy, Racism and Public Health: Social Policy in Chronic Disease Control* (Boulder, 1989), chs. 4, 5.

者，他们支持卫生主义者的方法。[1] 米切尔（Mitchell）在法国和德国之间做了一个类似的比较，这两个国家都受过时的日耳曼特殊道路的支配，但法国人是自由主义者，因此不乐意在法律上实施干预主义者的预防政策，而德国人没有这样的顾虑。[2] 埃文斯（Evans）在他的关于汉堡霍乱的巨著中针对干预主义做了一个鲜明的对比，即比较科赫在柏林制定的干涉主义和检疫隔离主义的政策，以及后来的专制主义者和"军事官僚主义"的普鲁士强加给顽固的汉堡的政策，后者更热衷于采取一种自由主义的、自由放任的方法，这和它亲英的倾向一致。[3] 腊毕士（Labisch）和腾斯塔特（Tennstedt）详述了地方和国家卫生政策的差异，描绘了专制的普鲁士邦的检疫隔离主义政策，然而这时候自治市却在努力改善都市居住环境，回应自由主义者和商人的担忧。[4] 门德尔松（Mendelsohn）改变了阿克尔克内希特的观点，复制了本质上细菌学领域内传染主义者或卫生主义者的分化。他将巴斯德的方法——把微生物放在一个广阔的环境背景下（研究）——从德国学派的观点中区别开来，后者坚持认为应将微生物从产生它们的环境中独立出来进行理解。他将科赫针对伤寒的细菌运动与施利芬（Schlieffen）的军事堡垒相提并论——两者都属于反民主的"警察国家"采用保守的、技术官僚的方法解决国防问题，当有目标敌人时，不论是病菌还是高卢人，他们都会排斥社会改革的必要性。[5] 甚至穆拉尔德（Murard）和泽尔博曼（Zylberman）的权威著作也在重复德国老生常谈的格言，德国是公共卫生的

[1] Sussman, "From Yellow Fever to Cholera," pp. 43, 184, , 222-23. Heavily informed by Ackerknechtian assumptions are also: Léon-François Hoffmann, *La peste à Barcelone* (Princeton, 1964), ch. 3; Martin S. Pernick, "Politics, Parties and Pestilence: Epidemic Yellow Fever in Philadelphia and the Rise of the First Party System," in Judith Walzer Leavitt and Ranald L. Numbers, eds., *Sickness and Health in America* (2nd edn.; Madison, 1985); Gerd Göckenjan, *Kurieren und Staat machen: Gesundheit und Medizin in der bürgerlichen Welt* (Frankfurt, 1985),pp. 112-14; Oleg P. Schepin and Waldemar V. Yermakov, *International Quarantine* (Madison, CT, 1991), pp. 73, 113. 卡恩斯区分了环境主义者和隔离主义者对公共卫生的态度，但他似乎愿意使个人权利服从于前者，尽管这一点还很模糊：Gerry Kearns, "Zivilis or Hygaeia: Urban Public Health and the Epidemiological Transition," in Richard Lawton, ed., *The Rise and Fall of Great Cities* (London, 1989), pp. 120-22.

[2] Allan Mitchell, "Bourgeois Liberalism and Public Health: A Franco-German Comparison," in Jürgen Kocka and Allan Mitchell, eds., *Bourgeois Society in Nineteenth-Century Europe* (Oxford, 1993); Allan Mitchell, *The Divided Path: The German Influence on Social Reform in France After 1870* (Chapel Hill, 1991), pp. 46, 63, 66, 87, 127-32. 类似的假设——政治意识形态在医疗政策中得到了明确的反映——也存在于 Donald W. Light and Alexander Schuller, eds., *Political Values and Health Care: The German Experience* (Cambridge, 1986), pp. 10-18; Matthew Ramsey, "The Politics of Professional Monopoly in Nineteenth-Century Medicine: The French Model and Its Rivals," in Gerald L. Geison, ed., *Professions and the French State, 1700-1900* (Philadelphia, 1984), pp. 231-32.

[3] Richard J. Evans, *Death in Hamburg: Society and Politics in the Cholera Years 1830-1910* (Oxford, 1987), pp. 219-20, 242, 258, 264 and passim.

[4] Alfons Labisch, with Florian Tennstedt, *Gesellschaftliche Bedingungen öffentlicher Gesundheitsvorsorge* (Frankfurt, 1990), pp. 88-90, 119-20; Alfons Labisch and Florian Tennstedt, *Der Weg zum "Gesetz über die Vereinheitlichung des Gesundheitswesens" vom 3. Juli 1934* (Düsseldorf, 1985), pp. 122-23; Gottfried, "Plague, Public Health and Medicine in Late Medieval England," pp. 350, 365.

[5] Mendelsohn, "Cultures of Bacteriology," pp. 560-63, 596-600, 623.

强制之地，自由主义的英国与其相反，法国在两者之间游移。①从不那么政治化的
意义上来说，德国和瑞典这样的重商主义、官僚主义国家采取的是个性化预防策略
（检疫、隔离），奉行自由主义的英国所追求的是以环境而非病人为目标的卫生驱动
政策，阿克尔克内希特的两分法体现了两者的区别。②从更一般的意义上来说，其
他人接受了阿克尔克内希特的这个观点：并非只有病因学，政治和经济因素也在医
学和预防观点上打下了烙印。③考虑疾病的社会背景的环境主义者经常被认为具有
左派的特征（正如阿克尔克内希特所阐述的那样，环境主义更多地与 20 世纪有关，
与此前关系不大），当代医学的个性化被认为是"资产阶级流行病学"保守派的狂
妄。④细菌学一般被认为是保守主义的一种学说，把引起疾病的责任从社会环境转
向了微生物，仅要求有限的法律干预而非环境主义者的方法中隐含的整体的改变。⑤
一些最极端的说法认为，细菌学及其催生的预防措施是帝国警察的控制技术。⑥当

---

①　Lion Murard and Patrick Zylberman, *L'hygiène dans la république: La santé publique en France, ou l'utopie contrariée (1870–1918)* (Paris, 1996), p. 8. 然而，他们小心翼翼地坚持国家行政的碎片化：pp. 148–54.

②　Gerard Kearns et al., "The Interaction of Political and Economic Factors in the Management of Urban Public Health," in Marie C. Nelson and John Rogers, eds., *Urbanisation and the Epidemiologic Transition* (Uppsala, 1989), pp. 34–35; W. F. Bynum, *Science and the Practice of Medicine in the Nineteenth Century* (Cambridge, 1994), pp. 56, 59.

③　Chantal Beauchamp, *Delivrez-nous du mal: Epidémies, endémies, médecine et hygiène au XIXe siècle dans l'Indre, l'Indre-et-Loire et le Loir-et-Cher* (n.p., 1990), pp. 91–92; Vera Boltho-Massarelli and Michael O'Boyle, "Droits de l'homme et santé publique, une nouvelle alliance," in Eric Heilmann, ed., *Sida et libertés: La régulation d'une épidémie dans un état de droit* (n.p., 1991), p. 43; Anne Marie Moulin, "Révolutions médicales et révolutions politiques en Egypte (1865–1917)," *Revue du monde musulman et de la méditerranée,* 52–53 (1989); Stolberg, *Cholera im Grossherzogtum Toskana,* pp. 62–64; A. A. MacLaren, "Bourgeois Ideology and Victorian Philanthropy: The Contradictions of Cholera," in MacLaren, ed., *Social Class in Scotland* (Edinburgh, n.d.), pp. 46–49; Stephen J. Kunitz, "The Historical Roots and Ideological Functions of Disease Concepts in Three Primary Care Specialities," *BHM,* 57, 3 (1983); Jürgen Diedrich, "Zwist der Könige," in Antje Kelm and Heidemarie Grahl, eds., *Der blaue Tod: Die Cholera in Hamburg 1892* (Hamburg, 1992), p. 58; S. Ryan Johansson, "Food for Thought: Rhetoric and Reality in Modern Mortality History," *Historical Methods,* 27, 3 (Summer 1994), p. 117.

④　Lesley Doyal with Imogen Pennell, *The Political Economy of Health* (London, 1979), pp. 31–35; Evan Stark, "The Epidemic as Social Event," *International Journal of Health Services,* 7, 4 (1977), p. 697; Simon Szreter, *Fertility, Class and Gender in Britain, 1860–1940* (Cambridge, 1996), pp. 86–89, 187–88, 235–36.

⑤　Jack D. Ellis, *The Physician-Legislators of France: Medicine and Politics in the Early Third Republic, 1870–1914* (Cambridge, 1990), p. 179; Meredeth Turshen, *The Politics of Public Health* (New Brunswick, 1989), pp. 20–22; Labisch, *Homo Hygienicus,* pp. 132–34; Labisch, "Hygiene ist Moral," pp. 276–77; Paul Weindling, *Health, Race and German Politics Between National Unification and Nazism, 1870–1945* (Cambridge, 1989), pp. 158–62; Zygmunt Bauman, *Modernity and the Holocaust* (Ithaca, 1989), pp. 70–71; Barbara Bromberger et al., *Medizin, Faschismus und Widerstand* (2nd edn.; Frankfurt, 1990), pp. 64–65; Jane Lewis, "Public Health Doctors and AIDS as a Public Health Issue," in Virginia Berridge and Philip Strong, eds., *AIDS and Contemporary History* (Cambridge, 1993), pp. 44–45; Janet McKee, "Holistic Health and the Critique of Western Medicine," *Social Science and Medicine,* 26, 8 (1988), p. 777; Rolf Å. Gustafsson, *Traditionernas ok: Den svenska hälso-och sjukvårdens organisering i historie-sociologiskt perspektiv* (Stockholm, 1987), pp. 308–09.

⑥　Theodore M. Brown, "J. P. Frank's 'Medical Police' and Its Significance for Medicalization in America," in Marten W. de Vries et al., eds., *The Use and Abuse of Medicine* (New York, 1982), p. 216.

然，这种联系的背后，是意识到了细菌学在两次世界大战之间的种族主义思想中激起的类比，尤其是纳粹意识形态提出的有害细菌和犹太人之间的类比。[①]

　　例如在防治天花方面，在废除了强制种痘的自由主义国家和坚持群体免疫是更高的公益的保守主义国家之间，存在着一个相似的两分法。[②] 在卖淫的管理上，当代史家发现也要感谢阿克尔克内希特，他们接受了废除主义者的说法：登记注册是专制主义在性病问题上的表现。[③] 埃文斯使自己陷入了阿克尔克内希特式的概念困境，他坚持监管主义是专制的，专制的普鲁士衬托出了自由主义的汉堡（但是汉堡有狂热的监管系统）。[④] 改革者提出的将传染性病的性行为刑事化和他们提出的其他监管技术，包括可能的强制性的生物医学治疗，都被打上了专制主义甚至是极权主义的烙印。[⑤] 最后，在艾滋病方面，一个相似的二分法出现了，即用传统的强制性

　　① Saul Friedländer, *Nazi Germany and the Jews* (New York, 1997), v. I, p. 100.

　　② R. M. MacLeod, "Law, Medicine and Public Opinion: The Resistance to Compulsory Health Legislation 1870–1907," *Public Law*, Summer/Autumn 1967, p. 211; Marie Clark Nelson and John Rogers, "The Right to Die? Anti-Vaccination Activity and the 1874 Smallpox Epidemic in Stockholm," *Social History of Medicine*, 5, 3 (December 1992), p. 386; Evans, *Death in Hamburg*, pp. 219–20; J. R. Smith, *The Speckled Monster: Smallpox in England, 1670–1970, with Particular Reference to Essex* (Chelmsford, 1987), p. 175; Mitchell, "Bourgeois Liberalism and Public Health," pp. 355–57; Eberhard Wolff, "Medikalkultur und Modernisierung: Über die Industrialisierung des Gesundheitsverhaltens durch die Pockenschutzimpfung und deren Grenzen im 19. Jahrhundert," in Michael Dauskardt and Helge Gerndt, eds., *Der industrialisierte Mensch* (Hagen, 1993), p. 198; Frederick F. Cartwright, *A Social History of Medicine* (London, 1977), pp. 89–90; Eberhard Wolff, "Prävention, Impfzwang und die Rolle der Medizinethnologie," *Curare*, 14, 1–2 (1991), p. 87. 相反，弗雷福特认为普鲁士政府没有能力而且也不愿意将疫苗注射到其臣民的喉咙里，因此这里强制注射的时间被推迟了：Ute Frevert, *Krankheit als politisches Problem 1770–1880* (Göttingen, 1984), pp. 73–74.

　　③ Alain Corbin, *Women for Hire: Prostitution and Sexuality in France After 1850* (Cambridge, MA, 1990), p. 256; Paul Weindling with Ursula Slevogt, *Alfred Blaschko (1858–1922) and the Problem of Sexually Transmitted Diseases in Imperial and Weimar Germany: A Bibliography* (Oxford, 1992), p. 7; Weindling, *Health, Race and German Politics*, p. 158; Mary Gibson, *Prostitution and the State in Italy, 1860–1915* (New Brunswick, 1986), pp. 62–63; Laurie Bernstein, *Sonia's Daughters: Prostitutes and Their Regulation in Imperial Russia* (Berkeley, 1995), pp. 17, 295; Anita Ulrich, "Ärzte und Sexualität–am Beispiel der Prostitution," in Alfons Labisch arid Reinhard Spree, eds., *Medizinische Deutungsmacht im sozialen Wandel* (Bonn, 1989), pp. 224–26; Paul Weindling, "The Politics of International Co-ordination to Combat Sexually Transmitted Diseases, 1900–1980s," in Berridge and Strong, *AIDS and Contemporary History*, p. 103; Jean-Pierre Machelon, *La république contre les libertés? Les restrictions aux libertés publiques de 1879 à 1914* (Paris, 1976), pp. 194–98, 234–35.

　　④ 他声称，在汉堡，监管主义是抵制普鲁士要求废除官方妓院的一种方式，这显然行不通：因此，专制主义的解决方案将成为抵抗普鲁士独裁者的自由主义的方法，普鲁士独裁者正暗中追求一个自由主义的准废除主义的路线 (Richard J. Evans, "Prostitution, State and Society in Imperial Germany," *Past and Present*, 70 [February 1976] , pp. 110–11), For a similar example, see Amy Hackett, "The German Women's Movement and Suffrage, 1890–1914: A Study of National Feminism," in Robert J. Bezucha, ed., *Modern European Social History* (Lexington, 1972), p. 355.

　　⑤ Richard J. Evans, *The Feminist Movement in Germany 1894–1933* (London, 1976), p. 169; Barbara Greven-Aschoff, *Die bürgerliche Frauenbewegung in Deutschland 1984–1933* (Göttingen, 1981), p. 234; Weindling, *Health, Race and German Politics*, p. 345; Lutz Sauerteig, "Salvarsan und der 'ärztliche Polizeistaat': Syphilistherapie im Streit zwischen Ärzten, pharmazeutischer Industrie, Gesund-heitsverwaltung und Naturheilverbänden (1910–1927)," in Martin Dinges, ed., *Medizinkritische Bewegungen im Deutschen Reick* (c. 1870-c. 1993) (Stuttgart, 1996).

的方法（医学监控、隔离和检疫）控制传染病是保守主义政府的偏爱，比较进步的政府偏爱教育和其他自愿的方法，说服公民改变他们的行为，减少风险。[①] 阿克尔克内希特把预防和政治关联起来，这一主张被概括为隐藏的意识形态的表现。[②]

　　我们可以说"预防是政治的延续"这个观点是阿克尔克内希特的态度，这是一个简洁有力的论断，在令人羡慕的卫生史学中持续发展，它试图解释不同的国家即使在面临同样的卫生问题时，为何采取不同的预防策略。正如最近一个观察家总结的那样，公共卫生的措施无疑带有政治含义。[③] 当我们审视德意志诸邦国、瑞典、英国和法国在漫长的 19 世纪，针对霍乱、天花和梅毒等接连不断的问题做出的反应时，至少有两个问题要牢记。首先，阿克尔克内希特式的相互关系成立吗？一方是传染主义—检疫隔离主义—专制主义，另一方是地方主义—卫生主义—自由主义，这些成组的因素有充分的一致性吗？我们可以说这些不同的因素（病因学的、预防的和政治的）在历史上是一致的吗？如果答案是否定的，那么我们如何更好地解释预防方面的分歧？怎样修正或补充对公共卫生和法律干预这最政治化的一面的政治解释？

　　其次，我们面对一个更广泛的问题，它把我们从医疗史带到一个范围更广的国家形成和法律干预主义的比较发展领域。如果存在一定程度的相关性，这种因果关系的方向可能是什么？阿克尔克内希特的观点暗示政治影响了病因学的观念和预防方法。知识再次愉快地成为权力的侍女。但是，如果我们从另外一个方向提出这个问题会是什么样呢？ 19 世纪是公共卫生策略发展形成的关键期，在这个时候，欧洲的国家（从一个大致相同的状况起步）开始分道扬镳。18 世纪初，所有人都是检疫隔离主义者，他们的预防策略很大程度上是由一个世纪前的瘟疫经历所决定的。英

---

　　①　Günter Frankenberg, *AIDS-Bekämpfung im Rechtsstaat* (Baden-Baden, 1988), pp. 14, 26; Roland Czada and Heidi Friedrich-Czada, "Aids als politisches Konfliktfeld und Verwaltungsproblem," in Rosenbrock and Salmen, *Aids-Prävention*, p. 257; Uta Gerhardt, "Zur Effektivität der konkurrieren-den Programme der AIDS-Kontrolle," in Bernd Schünemann and Gerd Pfeiffer, eds., *Die Rechtsprobleme von AIDS* (Baden-Baden, 1988), p. 76; Douglas A. Feldman, "Conclusion," in Feldman, ed., *Global AIDS Policy* (Westport, 1994), p. 239; Mohr, "AIDS, Gays, and State Coercion," p. 49; Roy Porter, "History Says No to the Policeman's Response to AIDS," *BMJ*, 293, 6562 (1986), p. 1590; Roy Porter, "Plague and Panic," *New Society* (12 December 1986), p. 13; Felix Herzog, "Das Strafrecht im Kampf gegen 'Aids-Desperados,'" in Ernst Burkel, ed., *Der AIDS-Komplex: Dimensionen eitier Bedrohung* (Frankfurt, 1988), p. 343; Daniel Defert, "Epidemics and Democracy," in Mérieux, *SIDA*, pp. 161–62; Larry Q Gostin, "Public Health Strategies for Confronting AIDS: Legislative and Regulatory Policy in the United States," *Journal of the AMA*, 261, 11 (17 March 1989), p. 1621. For a more general connection between politics and prophylaxis for AIDS, see Maria Paalman, "Epidemic Control through Prevention," in Alan F. Fleming et al., *The Global Impact of AIDS* (New York, 1988), p. 216; Karl Otto Hondrich, "Risikosteuerung durch Nichtwissen," in Burkel, *AIDS-Komplex*, p. 135; Patrick Wachsmann, "Le sida ou la gestion de la peur par l'état de droit," in Heilmann, *Sida et libertés*, pp. 102–03.

　　②　Sylvia Noble Tesh, *Hidden Arguments: Political Ideology and Disease Prevention Polity* (New Brunswick, 1988), ch. 1 and passim. 还有一种类似的看法，即对待疾病的态度通常是社会亚文化中不同世界观的结果，见 Mary Douglas, *Risk and Blame* (London, 1992), ch. 6.

　　③　Matthew Ramsey, "Public Health in France," in Dorothy Porter, *History of Public Health,* p. 58.

国充其量在 18 世纪早期开始自成一体，当 18 世纪 20 年代面临来自马赛的瘟疫的威胁时，英国改变了立场，放弃了检疫隔离措施而且对国内的黄热病也没有采用相似的策略，尽管它在地中海的属国采取了和其他地方一样严厉的预防政策。因此，正是在 19 世纪，从（应对）霍乱开始，这些国家在预防策略方面开始出现不同，最终在 19 世纪中期差异达到最大化，一端是查德威克卫生委员会的激进卫生主义，在另一端是普鲁士的虽然温和但仍然非常典型的检疫隔离主义；强制性的预防天花的种痘在德国、最终在法国得到执行，但英国和瑞典放弃了这一政策；欧洲大陆监管卖淫，但是英吉利海峡对岸和斯堪的纳维亚国家却废除了对卖淫的监管。因此，政治倾向和预防策略哪一个是首先出现的？哪一方决定了另一方？政治塑造了预防策略，还是预防的必要性影响了政治制度并塑造了意识形态传统？

第二章　霍乱来袭

回溯既往，霍乱最先到达欧洲的时间很明确，到达俄国是在 19 世纪 20 年代早期，十年后到达西欧，但是没有人知道发生了什么。这是一种非常凶猛的疾病，只有此前的黑死病和黄热病才如此恐怖。它起源于印度，沿着商业交往的主要道路，以一种不太确定但仍然可辨别的轨迹向西北快速地跳跃性地传播。可是，长期以来，这种疾病的基本性质甚至连最细心的观察家也不得而知，就像一个德国人所说的："虽然外面给它起了名字，但对它一无所知。"[①]

由于对霍乱的基本特性一无所知，医学专家的无能为力体现在各种千奇百怪的预防建议和治疗方法中。从无害的治疗（蒸汽浴、面纱遮面、喝淡水、针灸、按摩）到可怕的治疗——浇冰水、直肠注射松节油、用泵从内脏中抽出吸入的瘴气、用沸水灼烧胃部黏膜和无休止的放血。在病人的脱水和随之而来的血液凝固过程中，放血意味着如果血液能被挤出来的话，它几乎必须从静脉中被挤出来。[②]顺势疗法的医师抓住机会推进他们的事业，这至少不会造成什么伤害。[③]奥格斯堡（Augsburg）的施塔拉克（Strack）医生认为，不同的布料和颜色吸收不同数量的瘴气，他推荐恐惧不安的人用白色亚麻布代替黑色丝绸。[④]由于缺乏有效的治疗方法，

---

① B. W. Beck, *Was ist bei der anhaltenden Cholera zu lassen oder zu thun?* (Berlin, 1837), p. 1; Christoph Johann Heinrich Eisner, *Über die Cholera: Ein Versuch dieselbe zu deuten* (Königsberg, 1831), p. iv.

② Joharnn Ludwig Casper, *Die Behandlung der asiatischen Cholera durch Anwendung der Kälte: Physiologisch begründet, und nach Erfahrungen am Krankenbette dargestellt* (Berlin, 1832), pp. 30–35; AGM, 27 (1831), pp. 133, 267; Carl Ferdinand Kleinert, ed., *Cholera orientalis: Extrablatt zum allgemeinen Repertorium der gesammten deutschen medizinisch-chirurgischen Journalistik*, 2, 33 (Leipzig, 1831), p. 513; M. Oertel, *L'eau fraiche, spécifique infaillible contre le choléra* (Paris, 1831); M. Oertel, *Die indische Cholera einzig und allein durch kaltes Wasser vertilgbar* (Nuremberg, 1831); Sven-Ove Arvidsson, "Koleran i Sverige 1834," *Medicinhistorisk årsbok* (1967), pp. 144–45; Norman Howard-Jones, "Gholera Therapy in the Nineteenth Century," JHM, 27 (October 1972).

③ Leipziger Localverein homöopathischer Ärzte, ed., *Cholera, Homöopathik und Medicinalbehörde in Berührung* (Leipzig, 1831), pp. 3–4; Röhl, *Bestätigte Heilung der Cholera durch homöopathische Arzneien* (Eisleben, 1831); Samuel Hahnemann, *Sendschreiben über die Heilung der Cholera und die Sicherung vor Ansteckung am Krankenbette (Berlin, 1831)*; *Berliner Cholera Zeitung*, ed. Johann Ludwig Casper (1831), pp. 155, 172–73 196ff.

④ J. A. F. Ozanam, *Histoire médicale générale et particulière des maladies épidémiques, contagieuses et épizootiques, qui ont régné en Europe depuis les temps les plus reculés jusqu'a nos jours* (2nd edn.; Paris, 1835), v. II, pp. 303–04.

加上各种医学意见的冲突和斗争，受过学术训练并得到官方认证的医生的权威被动摇了。① 在这种真空中，江湖游医大肆兜售他们的"灵丹妙药"，从霍乱葡萄酒、白酒、巧克力和蛋糕、霍乱烟熏粉、烟草、精油到霍乱鞋——它们可用于身体的任何空窍和器官。② 但泽附近霍布德（Heubude）的鞋匠哈曼（Haamann）是其中最成功的人之一。第一次霍乱暴发前不久，他已经用药草混合各种酒治疗腹泻和痉挛。由于霍乱引发了一系列相似的症状，他的药很快成为但泽人朝圣的目标，在原本阴沉暗淡的气氛下又增加了一种狂欢的气息，不仅使哈曼发了财，也使霍布德餐馆老板们的口袋里有了钱。③

　　这方面的研究成果很少，并不是由于缺少关注和努力。单单关于 19 世纪 30 年代早期第一次霍乱流行病的文献就汗牛充栋。一位观察员判定是否属于真正的霍乱文献的标准是，将这个疾病归类为急性传染病，无论其患者是什么情况。④ 正如这位观察员沉痛地指出的，在这些堆积如山的文献中争论最激烈的，是霍乱的传播性的问题。由于各国政府急于保护其国民，他们采取的预防措施的性质很大程度上与这个问题的答案有关，所以他们急切地要求解决这个问题。然而，在 19 世纪 30 年代，医学界在这个问题上分歧很大，如何区分传染性疾病与其他疾病这一基本问题仍然没有定论。甚至传染性早已得到许多人承认的疾病，仍然被一些重要的观察家认为是地方原因带来的结果。在英国，由于一个对热病感兴趣的游医查尔斯·麦克莱恩（Charles Maclean）的刺激，霍乱的性质在 19 世纪 20 年代得到严肃讨论。⑤ 关

---

①　*Schlesische Cholera-Zeitung* (1831–32), pp. 35–37; [Bogislav Konrad] Krüger-Hansen, *Curbilder, mit Bezng auf Cholera* (Rostock, 1831), pp. vi–vii; Albert Saclis, *Betrachtungen über die unter dem 31. Januar 1832 erlassene Instruction durch welche das in Betreff der asiatischen Cholera im Preussischen Staate zu beobachtende Verfahren festgesetzt wird* (Berlin, 1832), pp. 18–19; M. Kalisch, *Zur Lösung der Ansteckungs–und Heilbarkeitsfrage der Cholera* (Berlin, 1831), p. 28 and passim; [Eucharius F. C. Oertel], *Medicinische Böcke von Ärzten welche sich für infallible Herren über Leben und Tod halten in der Cholera geschossen* (Bocksdorf, [1832]).

②　Lichtwerden, *Menschenrettung, oder die sichersten und einzigsten Mittel gegen die Cholera* (Berlin, 1831), p. 3; Michael Durey, *The First Spasmodic Cholera Epidemic in York, 1832* (York, 1974), p. 17; O. v. Hovorka and A. Kronfeld, *Vergleichende Volksmedizin* (Stuttgart, 1909), v. II, pp. 304–05.

③　*Geschichte der Cholera in Danzig im Jahre 1831* (n.p., n.d.), pp. 21–26; E. Bangssel, *Der Schuhmacher Haamann in Heubude und seine Wundertropfen wider die Cholera* (Danzig, 1831).

④　Friedr. Alexander Simon, Jr., *Die indische Brechruhr oder Cholera morbus* (Hamburg, 1831), p. vii; Leviseur, *Praktische Mittheilungen zur Diagnose, Prognose u. Cur der epidemischen Cholera* (Bromberg, 1832), p. iii; *Hansard*, 1846, v. 88, col. 227.

⑤　William Macmichael, *A Brief Sketch of the Progress of Opinion upon the Subject of Contagion* (London, 1825), pp. 5–7, 28–31; *Quarterly Review*, 27 (1822), pp. 524–53; 33 (1825), pp. 218–57; *London Medical Repository*, n.s., 3 (1825), pp. 390–95; *Medico-Chirurgical Review*, 6, 19 (1 January 1825), pp. 18–21; *Westminster Review*, 3 (1825), pp. 135–67; *British and Foreign Medical Review*, 16 (October 1843), pp. 289–91.

于霍乱和黄热病的相似争论在法国也很激烈。[1] 在欧洲第一次霍乱流行期间，只有在印度的英国医生有保存最久的关于霍乱的文献。尽管一些人认为，他们的证据使英国在处理霍乱问题上占了优势，使其倾向于一种反传染主义者的方法，但是这种经验在其他地方同样也有影响。[2] 此外，印度的医生远未得出一致的结论，虽然大部分人反对传染主义，但是仍然有明显的例外。[3]1831 年夏天，当这种流行病威胁到人们的生活时，一些曾经的反传染主义者改变了想法，这样的背叛被那些希望证明相反观点的人在其他地方加以利用。[4]

面对一种未知的、极具破坏性的疾病的侵袭，而且在医务人员只是提供了模棱两可的、甚至相互矛盾的意见的情况下，中欧和西欧负责采取预防措施的政府会受到类似于帕斯卡（Pascal）赌注中上帝是否存在的逻辑的诱惑，这是可以理解的。由于霍乱要么有传染性，要么没有，他们决定做最坏的打算，希望有意外惊喜。正如一位无名的英国人指出的："认为它有传染性——即使它没有传染性——这种看法害处很小，但是如果他有传染性，却被认为没有传染性，那将是毁灭性的。"[5]

认为霍乱具有传染性并通过人类之间的直接接触、通过物体或近距离的空气传播的看法，意味着要运用过去预防其他公认的有传染性的疾病时所使用的同样的措施，这些传染病中离其最近的是黄热病，但最重要的是黑死病。试图寻找先例进行模仿的政府，可以求助于过去使用的技术，可以学习这些疾病仍然普遍存在的国家的当代经验。例如，在土耳其居住的欧洲人，试图通过将自己与外部世界严格隔离

---

[1] *Conférence 1851*, 21, pp. 5–6; ASA, 3 (1838), p. 134; Jaehnichen, *Quelques réflexiotu sur le choléra-morbus* (Moscow, 1831), pp. 8–9, 118; *Gazettk médicale de Paris*, 2, 20 (1831), pp. 169–72; Joseph Adams, *An Inquiry into the Laws of Different Epidemic Diseases* (London, 1809), p. 20; *Annales*, 27 (1842), pp. 454–73; Erwin H. Ackerknecht, "Anticontagionism Between 1821 and 1867," BHM, 22,5 (September-October 1948), pp. 572–73, 584; Claire Salomon-Bayet et al., *Pasteur et la révolution pastorienne* (Paris, 1986), p. 97; Daniel Panzac, *Quarantaines et lazarets: L'Europe et la peste d'orient* (Aix-en–Provence, 1986), pp. 102–08.

[2] Michael Durey, *The Return of the Plague: British Society and the Cholera 1831–1832* (Dublin, 1979), pp. 109–10; *Staats-Zeitung*, 275 (4 October 1831), p. 1515; E. F. G. Herbst, *Untersuchung über die Verbreitungsart der asiatischen Cholera* (Göttingen, 1832), pp. 2, 86; Christian Friedrich Harless, *Die Indische Cholera nach allen ihren Beziehungen, geschichtlich, pathologisch-diagnostisch, therapeutisch und als Gegenstand der Staats–und Sanitäts-Polizei dargestellt* (Braunschweig, 1831), p. v; Simon, *Die indische Brechruhr*, pp. 220ff.; J. R. Lichtenstädt, *Die asiatische Cholera in Russland in den Jahren 1829 und 1830: Nach russischen amtlichen Quellen bearbeitet* (Berlin, 1831), p. xiii; *Hamburgisches Magazin der auslandischen Literatur der gesammten Heilkunde*, 23 (1832), pp. 9–10; LMG, 11 (1833), pp. 356–61.

[3] Reginald Orton, *An Essay on the Epidemic Cholera of India* (London, 1831); Whitelaw Ainslie, *Observations on the Cholera Morbus of India* (London, 1825), p. 20; W. White, *Treatise on Cholera Morbus* (London, 1834), p. 34; H. W. Buek, *Die Verbreitungsweise der epidemischen Cholera , mit besonderer Beziehung auf den Streit über die Contagiosität derselben* (Halle, 1832), pp. 7ff.; Mark Harrison, *Public Health in British India: Anglo-Indian Preventive Medicine 1859–1914* (Cambridge, 1994), pp. 102–05.

[4] PRO, PC 1 /106, "Evidence of Medical Practitioners in India taken before the Board of Health"; *Papers Relative to the Disease called Cholera Spasmodica in India, Now Prevailing in the North of Europe* (London, 1831); Kleinert, *Cholera orientalis* , 2, 21–40 (1831), pp. 443–48.

[5] *Directions to Plain People as a Guide for Their Conduct in the Cholera* (London, 1831), p. 5.

开来躲避黑死病；在一些情况下甚至家庭的每个成员都要隔离，每个人只有待在餐厅的隔离区才允许一起吃饭；隔离区用粉笔在地板上标识，一直划到中间的餐桌，为此要撤去任何障碍物。[①] 然而，更有影响的是国内的先例。就像经历过最近一场战争的将军一样，由于缺乏明确的科学知识，公共卫生当局最初用 18 世纪鼠疫（时间上距离霍乱最近的流行病）暴发期间处理鼠疫的经验与霍乱做斗争。[②] 这意味着两手准备。首先，清洁公共空间，通过纠正个人的饮食习惯和生活习惯减少他们的易染病因素，以此减少导致流行病暴发的地方因素。其次，实施检疫隔离主义者"武器库"中的所有措施：封锁国家边境；隔离传染地区；甄别、报告并隔离病人；消毒，熏蒸、清洁货物和旅客；实施专门的埋葬程序。[③] 对于检疫隔离主义者的技术，奥地利人拥有独特的经验优势，这来自其一直存在的上千英里的卫生警戒线。自 18 世纪以来，这条警戒线旨在防止输入其土耳其邻居的黑死病。[④] 在人们对霍乱的病因普遍无知而且对霍乱性质有巨大分歧的背景之下，中欧和西欧国家最初只是在边境做出反应，认为这种疾病有传染性，采用检疫隔离主义者的传统的预防措施。

专制政权的反应

中东欧的专制国家——俄国、奥匈帝国和普鲁士——果断有力地进行干预。由于地理上的巧合，霍乱在向西北方传播的过程中，首先受到威胁的国家很大程度上被迫在缺乏外国先例的情况下进行应对。当 1830 年 11 月霍乱袭击俄国时，普鲁士政府对这一疾病的性质还没有明确的认识。医学界向俄国派出了几个小组，希望驱散疑惑。12 月份他们提交了报告，认为霍乱极有可能具有传染性，因此要求采取相

① Friedrich Hempel, *Kurzer Bericht über die öffentlichen und privaten Schutz–Maassregeln, welche in den Jahren 1812–1814 in der Türkei und in Russland gegen Ansteckung durch die Orientalische Pest mit unzweifelhaftem Erfolge angewendet worden sind, in Rücksicht auf die Hemmung der Cholera zum Besten der Hospitäler zu Danzig* (Hamburg, 1831), p. 5; C. G. Ehrenberg, *Ein Wort zur Zeit: Erfahrungen über die Pest im Orient und über verständige Vorkehrungen bei Pest-Ansteckung zur Nutzanwendung bei der Cholera* (Berlin, 1831), pp. 3–17, 27; Franz Freiherr von Hallberg zu Broich, *Einige Erfahrungen bei ansteckenden Krankheiten, zur Bekämpfung der Cholera* (Jülich, 1831), pp. 4–5. For a general study, see Daniel Panzac, *La peste dans l'empire ottoman, 1700–1850* (Louvain, 1985), pp. 312–16.

② *Staats-Zeitung*, 283 (12 October 1831), p. 1548; Ragnhild Münch, *Gesundheitswesen im 18. und 19. Jahrhundert: Das Berliner Beispiel* (Berlin, 1995), p. 57.

③ 应对鼠疫的措施，见 Georg Sticker, *Abhandlungen aus der Seuchengeschichte und Seuchenlehre* (Giessen, 1912), v. II, p. 286; Jean-Noël Biraben, *Les hommes et la peste en France et dans les pays européens et méditerranéens* (Mouton, 1976), v. II, ch. 6B; Panzac, *Quarantaines et lazarets*, chs. 2, 3.

④ *Staats-Zeitung*, 275 (4 October 1831), p. 1516; Gunther E. Rothenberg, "The Austrian Sanitary Cordon and the Control of the Bubonic Plague: 1710–1871," JHM, 28,1 (January 1973), pp. 16–19; Erna Lesky, "Die österreichische Pestfront an der k.k. Militärgrenze," *Saeculum*, 8 (1957), pp. 102–05; Gunther Erich Rothenberg, *The Austrian Military Border in Croatia, 1522–1747* (Urbana, 1960); Gunther E. Rothenberg, *The Military Border in Croatia 1740–1811* (Chicago, 1966); Markus Mattmüller, *Bevölkerungsgeschichte der Schweiz* (Basel, 1987), v. I, p. 239.

应的措施防止其传播。三种原因使政府倾向于传染主义者的观点：（1）从逻辑上来说，在不同的气候和地方环境中都出现了这种疾病，因此这种病不可能仅由这些因素引起；（2）著名的医学团体持这种观点；（3）俄国政府的行动表明，它赞同这种方法。最后要考虑的是，波兰和俄国之间的战争意味着普鲁士的边界状况很可能助长了疾病的传播，需要小心谨慎。[1] 到年末，普鲁士人决定将霍乱视为可以通过个人接触而传播的疾病。几个月后，通过物体传播的可能性增加了，而且商品和货物现在像旅行者一样也要接受同样的检疫和消毒措施了。[2]

普鲁士当局已经下定了决心，颁布了法规。[3] 一个紧急委员会成立了，负责执行保护措施，有权独立于通常的政府机构行动。该机构 1831 年 4 月颁布的规章，在 5 月份霍乱传播到华沙后立即开始实施。从普鲁士人建立的预防机制中可以看出专制政权怀有建立一个结构清晰、层次分明的预防反应系统的野心。一旦霍乱传播到普鲁士，其警察委员会和医疗人员将立即执行卫生措施。这些措施建立在一个明确的指挥链之上，地方委员会每天开会，每周向地区委员会汇报。反过来，地区委员会要确保即使是最偏远的地方，也要遵守来自柏林的规定。同样，地区委员会要向相关部门负责，相关部门向地方的州长负责，州长向紧急委员会负责。针对柏林发布的措施也体现了类似的严谨的等级制度。为了防止这些预防措施失败，1831 年 6 月柏林设立了一个地方卫生委员会，为阻止疾病的传播做好准备。为了确定霍乱是否已经传入，报告的第一个病例将被全面审核。任何医生在面对一个疑似患者时，要找两个有资格的同事会诊，而且只要都同意或至少有两个人同意他们的诊断，或有一个人坚持他的意见时，就要报告这个病例。送到卫生委员会的报告要给出详细的讨论记录和三个医生的签字，同时要给柏林总卫生委员会送一份副本。[4]

以普鲁士为代表的秩序井然的行政结构已经就位，至少在理论上是这样，专制政权好像具有采取果断、彻底和相应的行动来对付霍乱的能力。每一个国家，执行的措施尽管有所不同，但大致相似，是他们应对流行病时最初反应的一部分。

国家边界上的警戒线是第一道防卫线。1823 年，当霍乱可能通过阿斯特拉罕（Astrakhan）传入俄国时，圣彼得堡派出军队阻止可能感染了的旅客和货物的进入。

[1] *Cholera-Archiv mit Benutzung amtlicher Quellen*, ed. J. C. Albers et al., 1 (1832), pp. 3–9, 15–17; "Bekanntmachung," *Staats-Zeitung*, 138 (19 May 1831); "Über die Cholera," *Beilage zu den Berlinische Nachrichten*, 105 (6 May 1831).

[2] *Amtliche Belehrung über die gegen die ansteckende oder asiatische Cholera anzuwendenden Schutzmaassregeln und ersten Hülfsleistungen* (Berlin, 1831), pp. 3–8; *Sammlung*, pp. 22–23, 26.

[3] 详细的描述见 Richard S. Ross, "The Prussian Administrative Response to the First Cholera Epidemic in Prussia in 1831," (Ph.D. diss., Boston College, 1991), ch. 3; Barbara Dettke, *Die asiatische Hydra: Die Cholera von 1830/31 in Berlin und den preussischen Provinzen Posen, Preussen und Schlesien* (Berlin, 1995), ch. 4.

[4] *Sammlung*, pp. 43, 45; *Berlinische Nachrichten*, 131 (8 June 1831); *Amts-Blatt*, 24 (17 June 1831), pp. 101–03; *Verordnung über das Verfahren bei der Annäherung und dem Ausbruche der Cholera in Berlin* (n.p., n.d.), p. 19.

1829 年，当疾病袭击奥伦堡（Orenburg）时，喀山（Kazan）几乎完全封锁了，任何人、动物或货物都不准进入，否则处死。[①]1830 年 9 月莫斯科面临这种流行病时，他们倾尽全力隔离了该城市：拉起了军事警戒线，所有道路被挖断，桥梁和码头被毁坏，除了四个入口全城封闭。10 月份，沙皇巡视了他这个第二大城市后，警戒线更严了，全副武装的卫兵翻倍并配备加农炮，卫兵相互之间的间隔在视觉范围内。任何试图冲破警戒线的人都将被逮捕，由军事法庭审判且当场处死。[②] 在奥地利，沿着加利西亚省（Galicia）、布科维纳（Bukovina）和比萨拉比亚（Bessarabia）的边界建立了三道军事警戒线，将被感染地区严格隔离开。[③] 普鲁士在其东部与俄国和波兰的边界，建立了一道巨大的军事警戒线，大约有二百英里长，由 60 000 名士兵执行警戒。[④] 通往波兰的方向，它自夸有三道防御线。警戒线最外围是覆盖着茅草的小木屋，每一栋小屋驻守 6 名士兵和 1 个士官，每栋小屋相距十五分之一英里。[⑤] 骑兵巡逻队构成第二道防御线，步兵在附近的村子，根据需要陆续派出，构成预防后备队。沿着普鲁士波罗的海海岸也是相似的安排，海滩由卫兵防守，建立炮台，确保船只服从命令。[⑥]

设立警戒线很少是为了切断所有交流，而是将交流限制在一些可以被控制的站点上，以使旅客和货物在通过前能得到检查、检疫和消毒。在俄国和奥地利，警戒线的一个普遍特点是设有检疫站。[⑦] 在普鲁士，柏林管理规章重视细节的特征也表

---

① [Carl Trafvenfelt], *Sammandrag af Läkares åsigter och erfarenhet af dm Epidemiska Choleran uti Asien och Europa* (Stockholm, 1832), v. Ill, pp. 17–28; Buek, *Verbreitungsweise*, pp. 20–21; Lichtenstädt, *Cholera in Russland*, pp. 31–32, 44; Victor Adolf Riecke, *Mittheilungen über die morgenländische Brechruhr* (Stuttgart, 1831), v. I, p. 110.

② G. Swederus, *Cholera morbus: Uppkomst, härjningar, kurmethod och preservativ, efter Skrifter utgifna i Tyskland och Moskwa år 1831* (Stockholm, 1831), p. 34; Riecke, *Mittheilungen*, v. III, p. 77–78; Roderick E. McGrew, *Russia and the Cholera 1823–1832* (Madison, 1965), pp. 78–81.

③ Buek, *Verbreitungsweise*, pp. 72–74; *Sammlung*, pp. 4–5; Joseph Johann Knole, *Darstellung der Brechruhr-Epidemie in der k.k. Haupt–und Residenzstadt Wien, wie auch auf dem flachen Lande in Oesterreich unter der Enns, in den Jahren 1831 und 1832, nebst den dagegen getroffenen Sanitäts-polizeylichen Vorkehrungen* (Vienna, 1834), p. 227; Sticker, *Abkandlungen aus der Seuchengeschichte*, v. II, p. 286

④ Johann Carl Friedrich Ollenroth, *Die asiatische Cholera im Regierungs-Bezirk Bromberg während des Jahres 1831* (Bromberg, 1832), p. 4; Auguste Gerardin and Paul Gaimard, *Du ckoléra-morbus en Russie, en Prusse et en Autriche, pendant les années 1831 et 1832* (2nd edn.; Paris, 1832), p. 78; *Sammlung*, pp. 22–23.

⑤ 相比之下，现代最长的警戒线之一———美国与墨西哥的边境，探员的数量在1993年翻了一番，达到每四分之一英里就有一个探员：*Economist*, 16 March 1996, p. 27.

⑥ Harless, *Indische Cholera*, pp. 711–12 ; Karl Christian Hille, *Beobachtungen über die asiatische Cholera, gesammelt auf einer nach Warschau im Aufkage der K.S. Landesregierung unternommenen Reise* (Leipzig, 1831), pp. 122–23; *Sammlung*, pp. 23–29, 69.

⑦ J. A. E. Schmidt and Joh. Christ. Aug. Clarus, ed., *Sammlung Kaiserlich Russischer Verordnungen zur Verhütung und Unterdrückung der Cholera* (Leipzig, 1831), pp. 1–2, 14–19, 68ff.; *Instruction für die Sanitäts-Behörden, und für das bei den Contumaz-Anstalten verwendete Personate, zum Behufe die Gränzen der k.k. öster-reichischen Staaten vor dem Einbruche der im kaiserlich-russischen Reiche herrschenden epidemischen Brechruhr (cholera morbus) zu sichern, und im möglichen Falle des Eindringens, ihre Verbreitung zu hemmen* (Hannover, 1831), pp. 3–10, 26–27; Knolz, *Darstellung der Brechruhr-Epidemie*, pp. 221–24.

现了出来。想要从波兰进入普鲁士的旅客可以从 12 个检疫站中的任何一个过境，根据来源地，他们需要接受不同时间的检疫隔离。[①] 这些检疫站位于城镇的郊区，周围有很深的壕沟，防止和周边居民有任何接触。旅客在检疫站停留期间要反复洗澡，洗澡水中加有肥皂和漂白粉，并用硝酸熏蒸消毒。那些被认为特别肮脏的流动人口（比如雇工和犹太小贩）可能要经历更彻底的清洗，他们的衣服要浸泡好几天。不可洗的衣物，尤其是皮草和纸制品要用烟熏并通风，所有其他物品都要用水、醋或氯化钙溶液清洗。对于特别旧的或特别脏的物品（毛皮、寝具等），清洗的时间更长，或完全拒绝过关。检疫结束后，向旅客签发检疫证书，并对乘坐马车到达的旅客的挽畜单独签发检疫单。

相应地，对于货物的检疫也有大量的程序：要打开包装，放在特制的格子架上晾晒、烟熏消毒，而且若有必要，需浸在流动的水中洗净。短毛动物要清洗一次，长毛动物要反复清洗。当边境地区出现霍乱时，绵羊和小羊羔只有剪毛后才允许入境，狗和家禽则无论如何都不能入境。穿越多国边界的硬币的运输适用专门的规则。不允许邮寄那些又小又脏且可能传播传染病的硬币，但其他货币若包装得当则允许邮寄。用耐用的纸和油布包装的成捆的钱一到检疫站，就立即用刷子或海绵辅以黑皂或绿皂刷洗。货币到达最终目的地时，要浸在肥皂水中拆包，还没干的时候统计数量，然后放在一块布上晾干，同样这块布也要在漂白粉溶液中浸泡，在柜台上数钱时也要用这样的布包手。信件也有自己的专门程序：在一个特殊的三重容器中熏蒸消毒，在这种书信的炼狱中要消毒 5 分钟，然后拿出来用锥子钻几个孔，有时是撕开一侧，再次熏蒸消毒，最后盖上政府的卫生章并送往目的地。[②]

为了减少对交流和贸易的限制，建立了一套卫生证明书制度。旅客只要能证明他们未路过感染区域，那么经过简单的检疫之后，就可以进入普鲁士。证明书不仅要说明他们从哪里来、怎样来，而且要提供一份他们随带货物的详细清单，说明这些货物的重量和包装方式。旅行证必须在每天晚上由当地的普鲁士公使馆或领事馆签字和盖章，并说明当地的健康状况。1831 年 6 月，霍乱刚袭击但泽，柏林就针对所有旅行者（军人和公务员的公干除外）实施了一套复杂的文书制度，不管他们通常情况下是否必须携带通行证。甚至动物也不能幸免，在 8 月份也要求它们有健康证明。不论是人还是动物，禁止被传染的地区为其签发旅行证明，以此阻止该地区

① *Sammlung*, pp. 23–29, 65–69; A. P. Wilhelmi, *Die bewährtesten und auf Autoritäten gegründeten Heilmethoden und Arznei-Vorschriften über die bis jetzt bekannt gewordenen verschiedenen Hauptformen der Cholera, oder das Wissenswürdigste über die sogenannte epidemische asiatische Brechruhr* (Leipzig, 1831), pp. 224–33.

② *Sammlung*, pp. 65ff., 82–86, 89f., 103–05; *Berlinische Nachrichten*, 189 (15 August 1831). For back-ground, see K. F. Meyer, "Historical Notes on Disinfected Mail," *Journal of Nervous and Mental Disease*, 116, 6 (December 1952), pp. 523–54.

的居民去外地旅行。[①]

一些国家国内的霍乱抗战

如果疾病突破了这些防线，新措施会生效。为了确保准确了解流行病的情况，所有病例都要立即上报。在俄国和奥地利，疾病状况若不上报，将受到严厉惩罚。在普鲁士，户主要报告所有病例和意外死亡；在柏林，房主每天早上第一件事是9点前向地方卫生委员会报告住在这里的患者的状况。[②]为霍乱病人建立了专门医院，不过鉴于当时的医学知识，这些医院与其说是治疗疾病，不如说是有效改善了住宿条件。那些有能力的就在家中隔离，医院留给住宿拥挤或不卫生的穷人。[③]在维也纳，17家医院共提供了3200个床位；在华沙，犹太人有他们自己的医院。在柏林，位于基尔沙利（Kirschallee）治疗天花的传染病院承担起了治疗霍乱的职责，还有5家医院为不能待在家中的患者免费开放，4家医院为军队服务。[④]

这方面最有争议的问题是能否违背患者的意愿，强迫他们进入医院。人们非常合理地认为，在一个充满（可能是）传染性疾病的机构里几乎没有治愈的希望，加上济贫院早已臭名远扬，这又加剧了人们对霍乱的恐惧，所以对住院治疗的恐慌普遍存在。就政府而言，他们将控制霍乱传播的大部分希望寄托在隔离感染患者上。自愿住院对于限制疫情收效甚微，强制隔离开启了民众的愤恨之门，结果就陷入了预防上的霍布森选择（Hobson's choice）（没有选择的选择，或可选的数量和质量都不能让人满意——译者）。1831年11月，坦波夫（Tambov）的俄国警察包围了霍乱患者，把他们送往医院，抓了所有疑似感染者，剥光了他们的衣服，给他们注射甘汞和鸦片，让他们浸泡在滚烫的浴池中，那些不服从者被鞭打至服从。这样老掉牙的治疗方法比疾病本身更糟糕，制造了更大的问题。两天的激烈干预，招致了抗议并最终成为暴乱，并在圣彼得堡也引起了相似的动荡。但是俄国的政策如果不坚持到底，将一无是处。在瑞威尔（Reval），当局面对人们普遍拒绝住院的情况，只好允许病人待在家中，设法平息民众的愤怒。[⑤]对于西方的人来说，预防策略就没

① *Sammlung*, pp. 23–29, 45, 90–93; *Amts-Blatt*, 34 (26 August 1831), Beilage; 24 (17 June 1831), pp. 102–03; 27 (8 July 1831), pp. 130–32.

② *Instruction für die Sanitäts-Behörden,* pp. 3–10, 26–27; Jaehnichen, *Quelques réflexions,* pp. i–iii; *Verordnung über das Verfahren,* p. 22.

③ *Verordnung über das Verfahren,* p. 24; Maria Petzold, "Die Cholera in Berlin unter besonderer Berücksichtigung sozialmedizinischer und städtehygienischer Gesichtspunkte" (MD diss., Freie Universität Berlin, 1974), p. 29.

④ W. Sander, *Die asiatische Cholera in Wien beobachtet* (Munich, 1832), p. 104; [Trafvenfelt], *Sammandrag af Läkares åsigter,* v. III, pp. 154–55; Berliner Cholera Zeitung (1831), pp. 91–93.

⑤ McGrew, *Russia and the Cholera*, pp. 50–51, 69ff., 108–15; Riecke, *Mittheilungen*, v. III, pp. 174–75; Gerardin and Gaimard, Du *choléra-morbus en Russie*, pp. 6–7.

那么严厉了。在波兰，中央卫生委员会仅仅建议将那些在家中得不到照顾的病人转移出去。在奥地利，好像也未采取强制措施。[1]

在普鲁士，没有明确的证据证明使用了强制手段。从一些材料来看，卫生委员会的医生好像有权决定患者的命运，命令住在肮脏环境中的人转移出去。在柏林，某些类别的人（独自生活的脆弱的个人和孤儿）若在家中不能得到合适的照顾，就要去医院；在但泽，第一批受害者被送到了传染病院，因为他们的家太小了而且肮脏不堪，没有进行治疗的条件。[2]但是与此相反，其他材料则暗示强制并非当局箭筒中的一支箭。如果霍乱患者家里没有充足的空间，医生会劝他们转移出去，但很明显除了劝说的权力之外没有其他权力。一个观察家宣称，普鲁士的规章从来没有允许强制住院，他坚持认为，强制住院会伤害公众的感情，引发广泛的不满。另一个观察家证明，许多人，甚至是比较穷的阶层，也没有被转移出去，对霍乱医院的偏见在普鲁士甚至比英国更严重。[3]实际上，当转移确实发生时，照例需要详细而亲切的说明。病人被小心翼翼地裹在毯子里，肚子上放着一个热水瓶，然后坐在一个用皮革覆盖的草垫做成的篮子里，由一辆两匹马拉着的、装有弹簧的马车运送，随行的有四个身穿黑色光滑亚麻布、戴着黑漆皮帽和手套的力工，还有一个警察和两个卫兵护送，他们至少要保持五步距离。[4]

对病人的隔离或扣留，是可能采取的比较激烈的措施之一。当1823年霍乱袭击俄国时，圣彼得堡当局建议采取扣留措施，奥地利的第一批规章也如法炮制。[5]在普鲁士，一旦发现一个病例并宣布一个地区受到感染，那么若不经过检疫隔离，任何人不准离开。所有病人或死人住的房子都要被隔离，甚至患者已经被转移出去的房子也要隔离。在柏林，其他已经离开的居民也被带回来并隔离。在但泽，那些回家时却发现家人在他们离开期间感染疾病的人也被禁止进入家门。为了封锁被感染的房屋，房主要交出房子的钥匙，拿着棍棒的卫兵在房前站岗巡逻，有时用警戒

① Brierre de Boismont, *Relation historique et médicale du choléra-morbus de Pologne* (Brussels, 1832), pp. 169–74; Knolz, *Darstellung der Brechruhr-Epidemie,* pp. 240–41.

② *Amts-Blatt*, 35 (2 September 1831), p. 192; *Verordnung über das Verfahren*, pp. 24, 39; *Sammlung*, pp. 46–48; GStA, 84a/4178, Königl. Pr. Gouvernement und Polizei-Präsidium hiesiger Haupt-und Residenz-Stadt, "Publikandum," Königsberg, 23 July 1831.

③ *Archiv für medizinische Erfakrung* (1831), pp. 319–21; Johann Wendt, *Über die asiatische Cholera bei ihrem Übertritte in Schlesiens südöstliche Gränzen: Ein Sendschreiben an seine Amtsgenossen in der Provinz* (Breslau, 1831), pp. 36–38; F. W. Becker, *Letters on the Cholera in Prussia: Letter I to John Thomson, MD, FRS* (London,1832), p. 50.

④ Allerhöchstverordnetes Gesundheits-Comité für Berlin, *Vorläufige Bestimmungen für den Fall des Ausbruchs der Cholera in Berlin*, 28 June 1831, copy in GStA, Preussisches Justizministerium, 84a/4178; *Verordnung über das Verfahren*, pp. 40–41; *Berliner Cholera Zeitung* (1831), pp. 91–93.

⑤ Lichtenstädt, *Cholera in Russland,* pp. 15–16; Riecke, *Mittheilungen*, v. I, pp. 147–48; Schmidt and Clarus, *Sammlung Kaiserlich Russischer Verordnungen,* pp. 14, 19; *Instruction für die Sanitäts-Behörden*, pp. 3–10, 26–27; Knolz, *Darstellung der Brechruhr-Epidemie,* pp. 240–41.

线把房子围起来，以此表明隔离的范围。[①] 在但泽，门上要画上大大的"×"号，门外竖着顶上有一些乱蓬蓬稻草的棍棒，这被当地人戏称为霍乱树。在利格尼茨（Liegnitz），门窗都要关闭并钉死，尽管在某些情况下可以用一根绳子使门开一英尺左右的缝。[②] 那些病情有所改善的隔离者，以及康复的病人、他们的照顾者和医生都要接受全面的隔离。在病房里要严格保持清洁，清除污染物，特别是排泄物，保证空气新鲜，每天进行熏蒸消毒。一栋房子解除隔离之前，必须要打扫干净并消毒，墙壁要刮掉表面重新粉刷，地面和门窗要用碱液或漂白粉液反复洗刷，整个建筑物要通风两周。不值得花费功夫的建筑物可能被烧掉。[③]

如果霍乱出现在几栋房屋或一个居民区中，那么整个区域都要被隔离并为隔离者提供所有的必需品。在被隔离者和其照顾者之间有一套详细的避免接触的规矩。购物时要求在一定的距离外大声喊叫，给卖方付款时，纸币要放在房间外的一张桌子上，硬币放在一个装有醋的碗里。接下来，卖方用一个钳子取回钞票和任何购物清单，消毒后把它们放进一个特制的袋子中，硬币用勺子舀出来。当卖方把商品给买方时，同样的程序反过来再做一遍，食物放在容器中（肉扔进一个充满水的容器中），以此避免顾客取食物时有任何直接的接触。政府要确保被隔离者正常的重要活动能够继续进行。一个被隔离的患者，其行为对整个居民区的健康幸福至关重要，大家可以要求他离开，可以要求他消毒或检疫。如果霍乱广泛传播，整个地区可能都会被军队封锁，有时还有双重的警戒线。在警戒线内，所有公共聚集场所——学校、剧院、酒馆——都要关闭，士兵要防止商店门口人群聚集。实施全面的房屋隔离，除非得到允许，否则任何人不准离开家，所有街道都有卫兵站岗，医生每天要检查每一个居民的身体状况。[④]

隔离动物带来了一些问题，它们不会遵守政府的规定。在普鲁士，猫、狗和其他宠物都被杀死，家禽的翅膀被剪短。在但泽，巴氏威茨（Barchewitz）医生反对检疫隔离以及其他严厉措施。他坚持认为，如果前后一致的话，就要把这样的预防措施扩展到鸟类和昆虫身上，而且事实上，在利格尼茨（Liegnitz），病房中的苍蝇都要被杀死。这样的流行病学微观管理招致了嘲笑奚落，被指责为迂腐，甚至出现了为苍蝇辩护的演说。在奥地利，动物的遭遇略微好一点：狗都被杀死，家禽被圈起来，鸟类被火枪的声音吓走，但是被隔离房屋中大一点的动物仅仅是被冲洗一番

---

① *Sammlung,* p. 45; *Verordnung über das Verfahren,* pp. 24, 31; Allerhöchstverordnetes Gesundheits-Comité, *Vorläufige Bestimmungen; Verhandlungen* (1831), p. 3.

② Eduard Bangssel, *Erinnerungsbuch für Alle, welche im Jahre 1831 die Gefahr der Cholera-Epidemie in Danzig mit einander getheilt haben* (Danzig, 1832), p. 38; *Cholera-Archiv,* 3 (1833), p. 397.

③ *Sammlung,* pp. 23–29, 51–52, 54.

④ *Sammlung,* pp. 23–29, 48, 50–51; *Amts-Blatt,* 24 (17 June 1831), p. 105; *Verordnung über das Verfahren,* pp. 36–39.

后带到牧场。[1]

政府也试图影响其臣民的个人行为，阻止感染者和健康人之间的接触。普鲁士鼓励健康的人避免接触被传染或疑似被传染的地区、人和物品。他们甚至建议，限制和这些人的社会交往：这些人唯一的错误是不能证明他们没有和疾病接触。在不改变惯常的社交模式的情况下，让自己和家人远离陌生人。在拥挤的房屋内，和同住的人要保持一定距离，注意仆人和学徒的来来往往。外出时，不要去大型聚会场所，不要去人多的地方，不要与其他人接触，用手杖使猫狗不要靠近。使用任何公共设施都要小心，要经常洗手洗脸。一旦处理完事务就去呼吸新鲜空气，否则就待在家中。[2]买食品也要小心，蔬菜、水果和面包不需要特别的注意，但是肉在处理前应浸在水中。从陌生人处收到的信件或其他纸张首先要熏蒸消毒，钱币要放在醋中用勺子搅动消毒。那些必须和病人交流的人（医生、牧师之类的）至少应该避免直接的接触，要遵循特殊的规则：永远不要空腹去探视，而是喝一些刺激性的饮料（咖啡、茶、葡萄酒或白酒）之后再去，在病房中要咀嚼一些姜、菖蒲、橘子皮或薄荷饼干，或抽点烟草，要把口中积的唾液小心地吐出来。如果你感觉自己病了，如果你彻夜未眠，如果你喝醉了或身体过热或过冷，或你刚经历了情绪上的大起大落，那么不要去探视病人。当离病人非常近的时候，要穿一件漆布的外套，屏住呼吸，避免吸入病人呼出的气体。触碰病人之前要用玫瑰油擦手。一离开病房，就要用氯溶液洗手洗脸，用醋或红酒与水的混合溶液漱口，要擤鼻涕、梳头发、换衣服，要每周至少洗一次温水浴。[3]

消毒作为一种额外的预防措施，也非常流行。在俄国，氯是重要的选择，在客厅和卧室喷洒氯气；家具、食品和钱币都用漂白粉擦洗；胸甲、手套、帽子和外套都用含氯溶剂消毒；人们经常提及装有氯的各种袋子和瓶子。在莫斯科，建议与病人接触过的人进行全身的清洗，或者至少要用漂白粉或醋洗手、额头和耳朵后面的

---

[1] *Sammlung*, pp. 46–47; *Geschichte der Cholera in Danzig*, p. 27; *Cholera-Archiv*, 3 (1833), p. 398; Knolz, *Darstellung der Brechruhr-Epidemie*, p. 251.

[2] Friedrich Ludwig Kreysig, *Versuch einer leichtfasslichen und ausführlichen Belehrung über die rechten Mittel, durch welche ein Jeder die Cholera von sich meistens abwenden, oder auch grösstentheils selbst heilen könne* (Dresden, 1831), p. 19.

[3] *Amts-Blatt*, 24 (17 June 1831), p. 109; K. F. Burdach, *Belehrung für Nichtärzte über die Verhütung der Cholera: Im Aufirage der Sanitätskommission zu Königsberg verfasst* (Königsberg, 1831), p. 17; *Amtliche Belehrung*, pp. 15–26; *Sammlung*, pp. 59–60; *Anweisung zu dem die Zerstörung des Ansteckungsstoffes der Cholera bezweckenden Reinigungsveifahren (Desinfectionsverfahren)* (n.p., n.d.); Dyrsen, *Kurzgefasste Anwoeisung die orientalische Cholera zu verhüten, zu erkennen und zu behandeln, für Nichtärzte, insbesondre aber für die Bewohner des flachen Landes im Livländischen Gouvernement* (Riga, 1831), p. 18; *Anhang zur Gesetz-Sammlung*, 1835, Beilage B zu No. 27 gehörig, p. 10.

部位。① 醋在普鲁士是首选的治疗用品，居民被告知在疑似感染的地区附近时要带一瓶醋嗅一嗅。为减少可能有传染性的物品的数量，减轻日后清洁和消毒的负担，普鲁士人被劝说将所有非日常物品打包收藏起来，把各种箱子密封起来，待疫情过去后再打开。② 为了防止霍乱的传播，更多的精力放在了对个人行为的指导上，控制臣民的活动和行为。为了防止瘴气，俄国的宗教礼拜活动在户外举行，一般不准居民在公共场合聚集，而且晚上 7 点后实行宵禁。在波兰，限制酒馆和咖啡馆的人数；在奥地利，学校、客栈、酒吧和商店都要关闭。在柏林，禁止不必要的集会，卫兵在商业区站岗，如果有必要，学校、剧院和酒吧都要关闭。③

对传染的恐惧甚至促使专制政府对他们臣民的死后事宜也做出了规定。感染者的遗体只有按照精确的操作规程处理才能下葬，这些操作规程经常赤裸裸地违背传统和先例，让人愤怒不已。葬礼在死后立即举行，有时甚至在同一天举行，葬礼队伍点缀少量的宗教仪式和几个哀悼者——如果有的话。葬礼安排在清晨或深夜，以最大限度减少与旁观者的接触。生前被检疫和隔离的霍乱感染者，死后也要隔离，他们的遗体埋在单独的公墓中，或至少埋在现存墓地中用围墙隔离出来的单独区域。葬礼仪式也改变了。在俄国，禁止亲属葬礼期间亲吻或抚摸尸体，而且无论如何，葬礼都是在坟墓边而非教堂举行。在波兰，当局建议不要查看尸体。在柏林，为尸体清洗、修面和穿衣服的习俗都被禁止，感染者一断气就放入棺材中。霍乱死者的坟墓特别深，至少 6 英尺，或者在上面相应地额外堆一层土，尸体上撒满石灰，一些报告说有些尸体没用棺木，一起裸葬在万人坑中。在奥地利，霍乱感染者的尸体 50 年内不许挖掘出。在普鲁士，葬礼随从戴着至肘部的黑漆皮长手套，避免赤手接触尸体。挖墓穴者住在墓地边上的专门房间里，他们受到保护，被禁止离开，每一次葬礼后都要消毒。经向政府申请，允许死者的家属探视墓地，但是禁止公众自由进出。④

为了执行这样的预防措施，专制政府以严厉的惩罚相威胁。旅行者若无视在边界警戒线上巡逻的普鲁士士兵的警告，会被就地射杀。后来，这样的命令被修正

① *Post*, 257 (5 November 1830); Burdach, *Belehmng für Nichtärzte*, pp. 10–11. For a general view, see Rudolph Brandes, *Über das Chlor, seine Verbindungen und die Anwendung derselben, besonders bei ansteckenden Krankheiten, als luftreinigende und desinficirende Mittel, so wie auch in der Ökonomie und Techmk* (Lemgo, 1831).

② *Amtliche Belehrung*, pp. 15–26; *Sammlung*, pp. 46, 59–60.

③ Schmidt and Clarus, *Sammlung Kaiserlich Russischer Verordnungen*, pp. 13–19; Brierre de Boismont, *Relation historique*, pp. 169–74; Knolz, *Darstellung der Brechruhr-Epidemie*, pp. 225, 251; *Instruction für die Sanitäts-Behörden*, p. 11; *Verordnung über das Verfakren*, p. 21.

④ Brierre de Boismont, *Relation historique*, pp. 169–74; *Berliner Cholera Zeitung* (1831), p. 245; Schmidt and Clarus, *Sammlung Kaiserlich Russischer Verordnungen*, pp. 14–19, 28, 44; Knolz, *Darstellung der Brechruhr-Epidemie*, pp. 240–41, 251; *Sammlung*, pp. 54–55; *Verordnung über das Verfahren*, pp. 43–46; Albert Sachs, ed., *Tagebuch über das Verhalten der bösartigen Cholera in Berlin* (Berlin, 14 September–31 December 1831), p. 276; *Verhandlungen* (1831), pp. 4–5.

为，只有那些真正试图跑着穿越警卫室之间的警戒线者才被开枪射杀。虽然如此，公众还是被警告说，甚至最轻微的反抗都可能招致开枪，尽管另一种说法认为，只有明确的不服从才会遇到官方的暴力。[①] 那些试图躲开军队的巡逻或逃离检疫站者，冒的风险是遭受危害国家的指控，面临监禁 10 年甚至死刑的处罚。[②] 帮助别人违反检疫规定（收留或运送没有合适证件的陌生人，或没能报告违规行为）的人也要受到惩罚。从检疫站、医院或被封锁的房子中偷东西，如果随后造成疾病传播的话，也被视为可处死刑的犯罪。没有报告病例或可疑的死亡，没有经过医学批准就埋葬，这些行为都可能导致监禁。审判和判决可以快速完成，不超过 3 天就可以执行刑罚。执行预防政策的公务员若违法将被严惩，不排除处死。[③]

卫生主义

然而，专制政府采取传染主义者和检疫隔离主义者的方法时并没有拒绝其他方法。警戒线、检疫隔离和扣押，不可否认是他们预防措施中的首选，但是处理可能导致霍乱的地方因素的努力也很重要。最简单地说，当局认为，对地方性致病因素的关注，并不会削弱霍乱有传染性的论断。只有进入疾病范围内的人才会被无情感染，从这个意义上来说，没有一种疾病是具有绝对传染性的。很明显，地方的状况——不论是个人习惯还是环境状况——能促进霍乱的发展或阻碍其发展，但霍乱不会因此而减少传染性，也不会因此对检疫隔离主义者的政策少一点敏感性。[④] 普鲁士的官方立场是承认霍乱的传播能力，同时也坚持认为个人能减少或增加自身的染病概率。[⑤] 这种易染病的因素从个人的、社会的到自然的都有，包括个人的饮食习惯和卫生习惯，心情以及不卫生的、拥挤的居住环境和空气状况。其中一些因素

---

① Hille, *Beobachtungen*, p. 123; *Berlinische Nachrichten*, 108 (10 May 1831); 208 (6 September 1831); 130 (7 June 1831).

② 然而与此相反的是，波茨南用两种语言（德语和波兰语）描述的威胁采取的惩罚措施。在这里，那些设法偷越警戒线的人只会被处以 20 天的监禁，但是如果他们正常穿过警戒线的话，也只是被隔离 20 天而已：*Kurze Übersicht des Seitens des Königl. Preussischen Staates zur Abwendung der durch die asiatische Cholera drohenden Gefahr erlassenen Verordnungen* (Posen, 1831), p. 6.

③ *Kurze Übersicht*, p. 12; *Gesetz-Sammlung*, 1831, 8/1290, pp. 61–64. 毫无疑问，这些规定在多大程度上得到了严格执行，这比法律条文想要强制执行什么更难判定。有关违反警戒线和条例的记录表明，这种违规行动是例外，法律基本上得到了遵守：*Cholera-Archiv*, 3 (1833), pp. 162, 398; *Berlinische Nachrichten*, 130 (7 June 1831).

④ *Kurze Anweisung zur Erkenntniss und Heilung der Cholera* (Berlin, 1831), pp. 10–11; *Sammlung*, pp. 23, 26; *Amtliche Belehrung*, pp. 3–8; Harless, *Indische Cholera*, pp. 331–33; *Die Erkenntniss und die Behandlung der nach Deutschland verschleppten asiatischen Cholera: Zum Gebrauch für Civil-und Militär-Ärzte und Wundärzte nach den besten Quellen zusammengestellt* (Dresden, 1831), pp. 16–17; *Belehrung über die asiatische Cholera für Nichtärzte: Auf allerhöchsten Befehl in dem Königreiche Sachsen bekannt gemacht* (Dresden, 1831), pp. 22–25; *Instruction für die Sanitäts-Behörden*, p. 9.

⑤ *Staats-Zeitung*, 138 (19 May 1831); *Kurze Übersicht*, p. 14.

个人可以控制，一些社会可以控制，一些只有上帝才能控制，改善前两类就有希望降低流行病的发生率和严重性。因此，从一开始，医学界和官方的建议就是鼓励公众改善他们能够改变的诱发因素，为此出版了一系列小册子，宣传一种有规律的、温和的、有节制的生活方式，将其作为最可靠的防御方法，即使不是最好的进攻手段。

潜在的霍乱患者被警告，要当心气温的剧变，不要露天睡觉，晚上待在室内。要避免有毒的气体，不论是拥挤的人群制造的还是腐烂物分解产生的。如果你住的地方过度拥挤，至少要保持干净。每周要清洗房间，用稻草洗刷墙壁。为了呼吸新鲜空气，一天要开窗几次，当然不能一直吹风。要保持身体干净，要洗温水澡，不要在河流、池塘或海洋中洗冷水澡。俄国人在蒸汽浴方面有专门的规定，警告蒸汽浴后不要马上走到室外，当然也不能赤身裸体；柏林人被劝告一天要多次清洗手和脸。[1] 早上不要空腹外出。[2] 要穿保暖干爽的衣服，不要穿亚麻布，衣服若潮湿了，要立即更换。身体不要着凉，尤其是胃，否则很危险。要使脚保持温度干爽，晚上不要外出，除非穿着整齐。要勤换衣服，尤其是内衣和床上用品。腹带是强烈推荐的，尤其是那些买不起一整套法兰绒衣服的人。在什切青（Stettin），卫生委员会把它们分给穷人；在但泽，每个人都要穿一套；当远行时，要穿毛皮衣服，甚至在进入客厅时也不要先摘帽子。[3] 要避免劳累，实际上在柏林，官方建议不要进行高强度的体力和脑力劳动。但是建议要适当地活动身体——例如，每天到户外散步或骑马一小时。[4]

这些建议背后暗含的理论是，有规律的生活习惯和简单的生活可以预防疾病。但泽人被建议，他们习惯的日常生活在面对霍乱时不应该改变。为了保持连续性，即使是坏习惯和其他易染病的习惯坚持下去也比在流行病时期陡然变化要好。[5] 应

① Schmidt and Clarus, *Sammlung Kaiserlich Russischer Verordnungen*, pp. 6–13; Riecke, *Mittheilungen*, v. I, pp. 165–74; *Amts-Blatt*, 24 (17 June 1831), pp. 107–09; *Unterricht, wie Nichtärzte die asiatische Cholera verhüten, erkennen und behandeln sollen, zum Nutzm der gebildeten Landbewohner bekannt gemacht von dem Königlichen Schleswig-Holsteinischen Sanitätscollegium in Kiel* (Kiel, 1831), pp. 5–7; *Sammlung*, p. 58; Dyrsen, *Kurzgefasste Anweisung*, p. 4; *Berlinische Nachrichten*, 211 (9 September 1831).

② *Gründliche und fassliche Anweisung für den Bürger und Landmann zur Verhütung der Ansteckung durch die Cholera und zur Erhaltung der Gesundheit beim Herannahen dieser Krankheit* (Dresden, 1831), pp. 18–21; *Allgemein fassliche Anweisung zur Erkennung, Verhütung und Heilung der asiatischen Cholera, nebst Andeutungen über die Gefahr derselben im Allgemeinen, zur Belehrung und Beruhigung der Nichtärzte herausgegeben von einem praktischen Arzte* (Leipzig, 1831), p. 25; Brierre de Boismont, *Relation historique*, pp. 169–74.

③ *Unterricht, wie Nichtärzte die asiatische Cholera verhüten*, pp. 8–9; *Sammlung*, p. 58; Patrice Bourdelais and Jean-Yves Raulot, *Une peur bleue: Histoire du choléra en France 1832–1854* (Paris, 1987), p. 238; *Berlinische Nachrichten*, 135 (13 June 1831); *Geschichte der Cholera in Danzig*, p. 36.

④ *Amts-Blatt*, 24 (17 June 1831), pp. 107–09; Riecke, *Mittheilungen*, v. I, pp. 168ff.; Bisset Hawkins, *History of the Epidemic Spasmodic Cholera of Russia* (London, 1831), pp. 3–5; McGrew, *Russia and the Cholera*, p. 165; *Sammlung*, p. 56; *Anhang zur Gesetz-Sammlung*, 1835, Beilage B zu No. 27 gehörig, p. 9.

⑤ Ernst Barchewitz, *Die Behandlung der Cholera in ihren verschiedenen Perioden und Graden* (Danzig, 1831), p. 6; *Sammlung*, p. 56.

保持平和镇静，有成效的工作和社交是健康的消遣方式。[1] 按时睡眠的习惯是很重要的，熬夜可能带来最坏的结果。[2] 每天按时就餐使身体的消化有一定的可预测性。在所有事情上适度是最好的，暴饮暴食会招致毁灭。[3] 过度的思考和智力活动是有害的，适量的思考是有益的。频繁的性生活是最让人担心的习惯，经常会立即招致疾病侵袭，这解释了有新婚夫妇在洞房之夜死亡的原因。[4]

　　饮食上的建议令人垂涎三尺，官方指南推荐了详细的饮食清单，详细到什么酒、什么量是可接受的。最令人害怕的是难以消化的食品，可能加剧甚至招致霍乱的攻击：油腻的糕点、肘子、鲤鱼、鲑鱼、熏制的鱼、油腻的鹅肉和鸭肉、重口味的奶酪、煮的时间过久的鸡蛋，所有这些都是严格禁止的；生蔬菜和水果也是一样，尤其是苹果、李子、甜瓜、西瓜、蘑菇、芜菁、黄豆、豌豆、甘蓝、芸苔、沙拉和黄瓜。[5] 吃陈干酪很危险，尤其是在晚上。相反，官方推荐的是新鲜的、健康的食品，用辣椒、山葵和芥末适当调味，尤其是比较嫩的肉类，诸如牛肉、羊肉、家禽肉、鹿肉，还有面粉、大米、粗粒小麦粉、去壳的燕麦和马铃薯等。关于生食水果的禁令中有一个例外：熟透的樱桃、草莓或树莓，加点朗姆酒或红酒被认为是无害的。至于饮料，容易沸腾的液体（酸啤酒和牛奶）要避免，当然也要避免过量饮酒。相反，推荐的是有点苦的饮品，好葡萄酒（梅多克，陈年匈牙利干红）或用葛缕子、茴香、菖蒲，塞维利亚橙子或刺柏的果实调味的烈酒。有时饮料根据社会阶层划分：富裕阶层喝红酒，较穷的喝苦艾酒或柑香白兰地酒，啤酒爱好者喝和香菜、糖以及豆蔻一起煮的黑啤酒。在石勒苏益格-荷尔斯泰因（Schleswig-

　　[1] *Unterricht, wie Nichtärzte die asiatische Cholera verhüten*, pp. 5–7; *Belehrung über die asiatische Cholera für Nichtärzte*, pp. 27–28; *Ansprache ans Publicum, zunächst der Herzogthümer Schleswig und Holstein über die epidemische Cholera vom königl. Schleswig-Holsteinischen Sanitätscollegium zu Kiel* (Kiel, 1831), p. 6; *Anweisung wie man bei etwa eintretender asiatischer Cholera seine Gesundheit erhalten, die Krankheit erkennen, und der Ansteckung und Weiterverbreitung vorbeugen kann: Bekannt gemacht durch die oberste Sanitäts-Kommission zu Cassel* (Cassel,1831), pp. 5–6.

　　[2] *Sammlung*, pp. 56–57; *Instruction für die Sanitäts-Behörden*, pp. 10–11; J. R. Lichtenstädt, *Rathschläge an das Publikum zur Verhütung und Heilung der herrschenden asiatischen Cholera* (Berlin, 1831), pp. 15–16; *Die Cholera morbus, eine allgemem fassliche und belehrende Abhandlung über das Entstehen und die Verbreitung dersel-ben, deren Symptome, wie auch Vorbauungsmaasregeln, um sich beim Ausbruche der Krankheit gegen dieselbe zu schützen* (Breslau, 1831), pp. 12–15.

　　[3] J. Ennemoser, *Was ist die Cholera und wie kann man sich vor ihr sicher verwahren?* (Bonn, 1831), p. 43; A. v. Pohl, *Über die Cholera oder Brech-Ruhr und deren Behandlung und Verhütung für Micht-Ärzte* (Moscow, 1831), p. 40; *Instruction für die Sanitäts-Behörden*, p. 11.

　　[4] Ernst Barchewitz, *Über die Cholera:Nach eigener Beobachtung in Russland und Preussen* (Danzig, 1832), p. 56; Pulst, *Cholera im Königreich Polen* (Breslau, 1831), p. 25; Moritz Hasper, *Die epidemische Cholera oder die Brechruhr* (Leipzig, 1831), pp. 30–31; *Die Erkenntniss und die Behandlung*, p. 17.

　　[5] *Anweisung wie man bei etwa eintretender asiatischer Cholera seine Gesundheit erhalten*, pp. 9–11; *Amts-Blatt*, 24 (17 June 1831), pp. 107–09; Riecke, *Mittheilungen*, v. I, pp. 168ff.; Hawkins, *History*, pp. 3–5; Hille, *Beobachtungm*, pp. 13–18; *Unterricht, wie Nichtärzte die asiatische Cholera verhüten*, pp. 5–7; *Belehrung über die asiatische Cholera für Nichtärzte*, pp. 27–28.

Holstein），凉水加荫萝白兰地是田间劳动者的首选饮料，但在普鲁士，农民被警告说，烈日下劳作后不要喝冷饮。[1]

最后，从胃到精神的进程使人相信，精神状态会影响人们对疾病的抵抗力。精神对于保持身体健康至关重要，心态失衡是容易致病的一个重要因素，官方意见认为这是理所当然的。[2] 在流行病暴发期间，不论多困难，都要避免极度的忧郁心情，愉悦的心情有助于加强身体的抵抗力。[3] 改善情绪，分散注意力并使人心满意足的活动被屡次推荐。对霍乱本身的恐惧——"霍乱恐惧症"——被广泛认为是一个危险的因素。[4] 相比之下，穷人还是富人更容易受到这种焦虑的折磨，这仍是一个有争议的问题。[5] 看到患者、服务人员、力工、运送灵柩或装尸体的大篮子可能是危险的，看到某人呕吐可能在观察者自己身上也会产生相似的反应。[6] 仅仅由霍乱恐惧导致的病例也有报道，尽管被普鲁士政府否认了。为了消除不必要的担忧，医生在死亡证明上使用了其他疾病名称，以免令幸存者惊慌害怕。[7]

由于普遍相信易染病因素在流行病学上有一定的影响，政府从来没有只是单方

---

[1]　Barchewitz, *Behandlung der Cholera*, p. 7; Lichtenstädt, *Cholera in Russland*, p. 29; *Sammlung*, pp. 57 58; *Unterricht, wie Nichtärzte die asiatische Cholera verhüten*, pp. 5–7; *Amts-Blatt*, 29 (22 July 1831), p. 146.

[2]　*Sammlung*, p. 56. On body-mind connections in nineteenth-century medicine, see Biraben, *Les hommes et la peste*, v. II, p. 37; Charles E. Rosenberg, *Explaining Epidemics and Other Studies in the History of Medicine* (Cambridge, 1992), ch. 4.

[3]　Schmidt and Clarus, *Sammlung Kaiserlich Russischer Verordnungen*, pp. 6–13; Riecke, *Mittheilungen*, v. I, pp. 165–74; Barchewitz, *Über die Cholera*, p. 56; Pulst, *Cholera im Königreich Polen*, p. 25; Hasper, *Cholera*, pp. 30–31; *Die Erkenntniss und die Behandlung*, p. 17.

[4]　*Berliner Cholera Zeitung* (1831), p. 286; Lichtenstädt, *Rathschläge,* p. 15; J. Ch. v. Loder, *Über die Cholera-Krankheit: Ein Sendschreiben* (Königsberg, 1831), pp. 13–14; Anton Friedrich Fischer, *Es wird Tag! Deutschland darf die herrschende Brechruhr (Cholera) nicht als Pest und Contagion betrachten: Ein Wort an die hohen Staatsbeamten Deutschlands und zur Beruhigung des Publikums* (Erfurt, 1832), p. 7; *Verhandlungen*, 1 (1832), pp. 373–75; *Cholera-Zeitung* (1832), pp. 38,94; Wilhelm Cohnstein, *Trost-und Beruhigungsgründe für die durch das Herannahen der Cholera aufgeschreckten Gemüther* (Glogau, 1831), pp. 4–5; *(Allgemeine Cholera-Zeitung)*, 2 (1832), p. 136; Barchewitz, *Behandlung der Cholera*, pp. 9–10; *Magazin für die gesammte Heilkunde*, 42 (1834), pp. 104–06; *Post*, 267 (17 November 1830); Carl Mayer, *Skizze einiger Erfahrungen und Bemerkungen über die Cholera-Epidemie zu St. Petersburg* (St. Petersburg, 1832), p. 61; *Sammlung*, p. 59; [Trafvenfelt], *Sammandrag af Läkares åsigkr*, v. II, pp. 24–34.

[5]　*Cholera-Archiv*, 2 (1832), p. 278; *Staats-Zeitung,* 283 (12 October 1831), p. 1548; Friedrich Schnurrer, *Die Cholera morbus, ihre Verbreitung, ihre Zufälle, die versuchten Heilmethoden, ihre Eigenthüm-lichkeiten und die im Grossen dagegen anzuwendenden Mittel* (Stuttgart, 1831), p. 75; Hartung, *Die Cholera-Epidemie in Aachen* (Aachen, 1833), pp. 79–80.

[6]　Barchewitz, *Über die Cholera*, p. 56; *Die asiatische Cholera in der Stadt Magdeburg 1831–1832: Geschichtlich und ärztlich dargestellt nach amtlichen Nachrichten auf höhere Veranlassung* (Magdeburg, 1832), p. 48; Barchewitz, *Behandlung der Cholera*, p. 8.

[7]　E. Housselle, "Gutachten über die Häusersperre," in *Vorläufige Nachricht von des Herrn Dr. Leviseur, Kreisphysicus im Regierungsbezirk Bromberg, glücklicher Methode gegen die Cholera* (Kiel, 1831), p. 20; Sachs, *Tagebuch*, p. 165; *Cholera-Archiv*, 1 (1832), p. 22; *Über die Furcht vor der herrschenden Brechruhr, zuglekh enthal-tend eine wissenschqftlich begründete Vorstellung an die oberpolizeilichen und Gesundheitsbehörden zu Beruhigung des Publikums* (Leipzig, 1831); Knolz, *Darstellung der Brechrukr-Epidemie*, pp. 362–63.

面地采取检疫隔离主义者的方法。除了劝告其臣民改变风俗习惯之外，专制政府也追求卫生主义者的公共卫生措施，最明显的是各种基本的城市卫生改革。在俄国，好像很少采取这方面的措施，尽管圣彼得堡医学理事会警告过生活区太拥挤了。一个有远见的军医建议减少人口密集地区的人口，但他认为最好的解决办法是将多余的居民迁出城市，以便为军队和公务员等重要人物创造更好的居住条件。[①] 在波兰，中央卫生委员会建议警察去穷人和犹太人家里巡视，劝阻过分拥挤。在维也纳，流行病期间启动了各种改善措施：打扫庭院、清洁排水沟和污水坑，检查饮用水。[②] 在普鲁士，地方卫生委员会得到指示，每天要打扫街道和公共场所，清除腐烂的物质，使排水沟保持畅通。有时也会尝试一种原始的工业卫生措施，比如一个纱线清洗厂，因为污染了当地的一条河流，被关闭了。也有规章涉及了食品卫生。个人住处的清洁也是地方霍乱委员会的职责，如果必要，可以以法律制裁相威胁。[③] 建议个人保持住所清洁，打扫公共厕所，清除垃圾，排干地面，睡在腐烂物分解产生的毒气达不到的高处。[④]

普遍承认，穷人更容易得病，或者是因为他们不利于健康的生活条件，或者是因为营养不良或不好的习惯，都使其成为特别注意的对象。在柏林，穷人救济机构要确保接受救济者遵守各方面的清洁规则，检查他们的房屋，汇报拥挤程度，在卫生预防措施方面指导居民，劝诫他们相应地调整其习惯。由于任何过度行为——尤其是酗酒——会增加患病概率，地方卫生委员会要告诫那些公开行为受到了这种影响的人，并对顽固不化者处以适当的惩罚。检疫和其他规章授权当局控制流浪者、乞丐、不法商贩、雇工之类人的活动轨迹和卫生状况，这被认为是一种善行。[⑤] 更仁慈一点的努力是改善平民大众的健康。免费分发药品和食品，利用各种方法使

① Lichtenstädt, *Cholera in Russland*, pp. 15–16; Riecke, *Mittheilungen*, v. I, pp. 147–48; Tilesius v. T., *Über die Cholera und die kräftigsten Mittel dagegen, nebst Vorschlag eines grossen Ableitungsmittels, um die Krankheit in der Geburt zu ersticken* (Nuremberg, 1830), pp. 129–31.

② Brierre de Boismont, *Relation historique*, pp. 169–74; Knolz, *Darstellung der Brechruhr-Epidemie*, pp. 239–40, 303–05; *Instruction für die Sanitäts-Behörden*, pp. 3–10, 26–27.

③ *Archiu für medizinische Eifahrung*, 1 (1832), pp. 41–54; Schmidt and Clarus, *Sammlung Kaiserlich Russischer Verordnungen*, pp. 13–14; Brierre de Boismont, *Relation historique*, pp. 169–74; *Sammlung*, p.44.

④ *Amts-Blatt*, 29 (22 July 1831), p. 146; 24 (17 June 1831), pp. 107–09; *Verordnung über das Verfahren*, pp. 10–11, 13; *Unterricht, wie Nichtärzte die asiatische Cholera verhüten*, pp. 5–7; *Anweisung wie man bei etwa eintretender asiatischer Cholera seine Gesundheit erhalten*, p. 7; Carl Brockmüller, *Ansichten über die herrschende Cholera, Vergleiche derselben mit dem Wechselfieber und Beweise, dass dieselbe so wenig ansteckend ist, noch werden kann, als das Wechselfieber* (Jülich, 1832), pp. 36–39.

⑤ Joh. Christ. Aug. Clarus, *Ansichten eines Vereins prakdscher Ärzte in Leipzig über die Verbreitung der asia–tischen Cholera auf doppeltem Wege* (Leipzig, 1831), p. 12; Carl Barriés, *Ein Wort zu seiner Zeit. Was ist in der jetzigen Lage Deutschlands nothwendig die Cholera abzuwenden, ohne dass der Handel dadurch gesperrt wird: Rathschläge für Regierungen, Orts-Obrigkeiten und für jeden einzelnen Privatmann* (Hamburg, 1831), p. 29; *Sammlung*, pp. 179–82; *Berliner Cholera Zeitung* (1831), p. 284; *Amts-Blatt*, 32 (12 August 1831), p. 164; 36 (9 September 1831), Beilage, pp. 7–8; Brierre de Boismont, *Relation historique*, p. 118; *Verordnung über das Verfahren*, pp. 10–11, 13.

穷人就业。在维也纳和柏林，为减少劳工市场的竞争，驱逐了外国工人和工匠。尽管有流行病，工厂和作坊还在设法运转，只是要求工人每天早上出示当地卫生委员会提供的他们家乡没有霍乱的证明。由于霍乱，许多本来没有工作的人也能找到工作，可以做随从、挑夫、卫兵和信使等。政府为了维持生产和就业也乐意曲解卫生规章，建立公共工程项目，吸收失业人员。[①] 最后，也最虚无缥缈的是，为了振奋臣民的精神，增强其抵抗力，政府试图改善日常生活条件。在柏林，愉快地消遣被认为是至关重要的，所以剧院和其他娱乐场所不关门。学校和教堂仍然开放，1831年大学的秋季学期仅仅是推迟到了 11 月份开学。因为认为烟草能预防疾病，所以破例允许在公共街道和蒂尔加藤公园（Tiergarten）抽烟（此前被认为与大城市的尊严不相符，所以禁止）。在维也纳，皇家剧院专门拨款用于给穷人表演。[②]

政府的温和

就像早期的黑死病一样，针对霍乱，专制政府采取了两个并行的方法，一个是地方主义者和（准卫生主义者）的方法，另一个是检疫隔离主义者的方法。但是，就具体的规章制度、这个计划的雄心和付出的努力而言，检疫隔离主义者的方法占了支配地位。地方主义者的努力大多限于劝告改变个人习惯和风俗，最初还有一些改善公共卫生的努力。相比而言，检疫隔离主义者的方法动员了巨大的力量，要求激烈的干预。至少，理论上是这样的。然而，实践上，政府追求的等级制的、有效率的、全覆盖的检疫隔离主义者的预防措施能否得以实现完全是一个不同的问题。至少有两个因素共同妨碍了他们最初构想的预防策略的全部实现，而且这两个因素减轻了他们最初所颁布的措施的严厉程度。实践中，执行困难的第一个因素，就是他们的臣民对其措施的抗拒，这些措施违反了根深蒂固的习惯和庄严的传统，行政官员不可能执行这些虽然合理但不切实际的预防措施。第二个因素与政府的学习过程有关，它逐渐意识到最初的措施即使按计划得以执行，也很少能起到保护作用，所以得出结论必须改变（这些措施）。

颁布的许多规章所体现出的对隐私领域和个人权利的严重侵犯据说 19 世纪初在这些国家中已经存在了，此外，这些规章也和传统的风俗习惯不符，而且激起了反

---

① Schmidt and Clarus, *Sammlung Kaiserlich Russischer Verordnungen*, pp. 6–19; Riecke, *Mittheilungen*, v. I, pp. 165–74; Hille, *Beobachtungen, p. 21; Verordnung über das Verfakren*, pp. 21, 38; *Berlinische Nachrichten*, 136 (14 June 1831); 208 (6 September 1831); Carl Zeller, *Die epidemische Cholera beobathtet in Wien und Brünn im Herbste 1831* (Tübingen, 1832), pp. 126–27, 130; *Sammlung*, pp. 200–01; *Berliner Cholera Zeitung* (1831), pp. 131–33.

② Zitterland, ed., *Cholera-Zeitung* [Aachen], 6 (18 October 1831), p. 43; *Berliner Cholera Zeitung* (1831), pp. 141–43; *Berlinische Nachrichten*, 136 (14 June 1831); H. Scoutetten, *Relation historique et médi-cale de l'epidémie de choléra qui a régné à Berlin en 1831* (Paris, 1832), p. 7; Knolz, *Darstellung der Brechruhr-Epidemie*, pp. 239–40, 303–08.

抗。① 例如，坚持立即埋葬死亡病例的主张与庄重停尸的实践相冲突，也与法律要求直到确定死者事实上已经断气才能埋葬的规定相冲突。② 相应地，这不仅和宗教戒律相关，而且和普遍地害怕把未死的人埋葬有关，在医生区分昏迷和真正死亡的能力并不比普通人靠经验来区分的能力高的时代，后者尤其可以理解。③ 例如，在柏林，直到尸体腐烂才开始下葬是正常的，而现在关于霍乱的规定则试图推翻这样的实践。④ 为了克服对快速埋葬的反对，政府提出了各种方法，保证只有真正的死者才被埋葬。在维也纳，因霍乱而死者在床上放置 6 小时之后，医生把滚烫的蜡滴在他们的胃部，或用烧红的烙铁烫他们的脚掌，以确定他们已经死去。在普鲁士，由卫生委员会的医生检查后才能埋葬，虽然这样做的动机也是为了防止隐瞒霍乱死亡者。⑤

在墓地问题上，也有人对未加区分的霍乱墓地提出了反对意见，认为这没有尊重宗教差异。穷人，不论是怎么死亡的，都迫切想要一个体面的葬礼，对可能像罪犯、自杀者和瘟疫感染者一样与家人分开埋葬非常愤怒。在但泽，最初，因霍乱而死者不论宗教信仰如何都埋在一起，埋在一个普通的非封闭的地方。考虑到人们对这种做法的忧虑，柏林当局建立了两座霍乱墓地，一座是新教徒和天主教徒的，可以得到适时的宗教仪式，另一座是犹太教徒的，后者是一个特殊的霍乱墓地，旁边就是普通的犹太人墓地。在克拉科夫（Cracow），允许犹太人违反规定继续按照传统方法埋葬死者，不用放入棺材，只要把尸体包起来就可带到墓地。⑥ 许多冒犯大众感情的规定好像是为了贬低死者的身份：特殊的坟墓，没有体现必要的尊严的埋葬，用金属钩子钩住尸体，而且最重要的是，用石灰消毒。哥尼斯堡（Königsberg）

①　19世纪30年代，欧洲下层民众普遍反对霍乱法规，这与19世纪末印度人反对英国殖民者制定的鼠疫法规的做法惊人地相似：对中毒的恐惧，对不尊重死者的愤怒，对医学检查人员的不信任，对强制隔离和住院的恐惧 (David Arnold, *Colonizing the Body: State Medicine and Epidemic Disease in Nineteenth-Century India* [Berkeley, 1993], pp. 211–26, 233–39)。不管它的其他意义是什么，这种相似的情况都削弱了阿诺德（Arnold）的主张，即印度人拒绝"西方"殖民者的药物，至少不比西方人自己拒绝的多。

②　在普鲁士，直到完全确定他们死亡了才能下葬（ALR, II, 11, §§474–76）。

③　*Schlesische Cholera-Zeitung* (1831–22), pp. 124–25; Sachs, *Tagebuch*, p. 276; Sachs, *Betrachtungen*, pp. 2ff.; *Geschichte der Cholera in Danzig*, pp. 15–16; Bangssel, *Erinnerungsbuch für Alle*, p. 47; *Systematische Über-sicht der Veranstaltungen gegen die Cholera in den Herzogthümern Schleswig, Holstein und Lauenburg* (Kiel, n.d. [1831/32]), pp. 11–12; Alfons Fischer, *Geschichte des deutschen Gesundheitswesens* (Berlin, 1933), v. II, pp. 226–29. 在英国，有类似的恐惧，见 Stephen Brougham, *On Cholera: A Treatise, Practical and Theoretical on the Nature of This Disease* (London, 1834), p. 69.

④　*Medicinischer Argos*, 1 (1839), p. 317; Sachs, *Tagebuch*, p. 276; *AGM*, 28 (1832), pp. 281–82.

⑤　Bernard Röser and Aloys Urban, eds., *Berichte bayerischer Ärzte über Cholera Morbus*, Erste Abtheilung (Munich, 1832), p. 55; *Sammlung*, pp. 23–29, 44–45.

⑥　Friedrich Dörne, *Dr. Louis Stromeyer zu Danzig in Ost-Preussen: Ein Beitrag zur Geschichte der Cholera-Contagionisten* (Altenburg, 1832), p. 11; Sachs, *Tagebuch*, pp. 175–81; *Geschichte der Cholera in Danzig*, pp. 15–16; Bangssel, *Erinnerungsbuch für Alle*. p. 45; *Berliner Cholera Zeitung* (Berlin, 1831), pp. 91–93; *Verordnung über das Verfahren*, pp. 43–46; [Trafvenfelt], *Sammandrag af Läkares åsigter*, v. III, pp. 41–42.

的妇女宣称宁可自杀也不要火化后撒石灰。穷人对这种预防措施极为不满，因为这种措施对他们的影响特别大。就像强制住院一样，富人能够避免社会为保护所有人而要求的最坏后果。① 有时因霍乱而死的普通人的尸体在医院被解剖，进一步刺激了这种不公平感。政府对此的回应是，强调他们行为的合理性，而且赋予了遗体体面的葬礼。在俄国，出于对民众情感的尊重禁止解剖尸体，只有在军事总医院以及对死因有疑问的情况下才可以解剖。②

公众不满的另一个因素是传染主义者的地理区分和相应的检疫隔离主义者的态度，他们普遍认为检疫隔离主义是最适合乡村和小城市的方法。在这里，单个的家庭符合流行病学的透明状况，较低的人口密度和邻里之间的相互认识，使疾病的传播能从一个人或家庭准确地追踪到下一个人或家庭。此外，以传染主义病因论为基础的检疫隔离主义的预防措施更适合农村的状况，因为他们比城市居民更能独立地为自己提供生活必需品，乡村居民更容易被隔离。③ 乡镇的商业关系比大城市更不容易遭受破坏，而且更能承受严格的警戒和检疫隔离。④ 相比而言，反传染主义被认为是适合大城市的一种思想观点，大城市有复杂的内部关系，模糊了传染的路径。⑤ 人们还普遍认为，富人支持检疫隔离主义，他们能承受得起霍乱期间的经济停滞，而穷人此时还要挣每天的面包。富裕的人支持检疫隔离主义者的政策，希望能不被传染，然而穷人则非常清楚，在经济困难的情况下他们要遭受什么样的痛苦。⑥ 一位观察员打赌说，假如在霍乱和自由贸易之间做选择，一方是没有疾病但另一方是贸易禁运，穷人宁愿选择流行病而非经济灾难。正如老话所言，落入上帝之手好于落入人类之手。⑦

政府坚持认为，要用无情的措施与传染病做斗争，首先而且最重要的是警戒

① [Bogislav Konrad] Krüger-Hansen, *Zweiter Nachtrag zu den Curbildern, mit Bezug auf Cholera* (Rostock, 1831), p. 16; *Geschichte der Cholera in Danzig*, pp. 15–16; *Scklesische Cholera-Zeitung* (1831–32), pp. 31–32; *Sammlung*, pp. 54–55; *Verhandlungen* (1831), pp. 4–5; Dettke, *Die asiatische Hydra*, pp. 287–91.

② Sachs, *Tagebuch*, pp. 175–81; *Berliner Cholera Zeitung*, p. 103; *Supplement to the EMSJ* (February 1832), p. cxiii. For similar themes in Britain, ,see Ruth Richardson, *Death, Dissection and the Destitute* (London, 1987).

③ 这在所有国家都是一个普遍的观念：*Staats-Zeitung*, Beilage zu No. 285, 14 October 1831, pp. 1557–59; *Cholera-Archiv*, 2 (1832), p. 264; 3 (1833), p. 235; *(Allgemeine Cholera-Zeitung)*, 2 (1832), p. 281; Becker, *Letters on the Cholera*, p. 21; *Schlesische Cholera-Zeitung* (1831–32), pp. 139–40,143; D. M. Moir, *Proofs of the Contagion of Malignant Cholera* (Edinburgh, 1832), p. 70; Jacques Piquemal, "Le choléra de 1832 en France et la pensée médicale," *Thales*, 10 (1959), pp. 52–53; François Delaporte, *Disease and Civilization: The Cholera in Paris, 1832* (Cambridge, MA, 1986), pp. 169ff., 175–76; Chantal Beauchamp, *Delivrez-nous du mal: Epidémies, endémies, médecine et hygiène au XIXe siècle dans l'Indre, l'Indre-et-Loire et le Loir-et-Cher* (n.p., 1990), pp. 133–34; *Annales*, 2/25 (1866), p. 343; Charles-Edward Amory Winslow, *The Conquest of Epidemic Disease* (Princeton, 1944), p. 282.

④ *Cholera-Archiv*, 1 (1832), p. 286; Kreysig, *Versuch einer leichtfasslichen und ausführlichen Belehrung*, p. 20.

⑤ *Heidelberger Klinische Annalen*, 8 (1832), pp. 154–55; *(Allgemeine Cholera-Zeitung)*, 2 (1832), p. 281.

⑥ *Verhandlungen*, 1 (1832), pp. 335–40, 344; *Cholera-Zeitung* (1832), pp. 91–92; Housselle, "Gutachten über die Häusersperre," p. 22.

⑦ Fischer, *Es wird Tag!*, p. 22; *Conférence* 1874, p. 157; *Verhandlungen* (1831), p. 9.

线、检疫和隔离，这些措施表明了这样一种信念——为了公众健康采取的牺牲个人幸福的措施，即使不正当也是合理的。这在最穷的人和大部分城市臣民中激起了愤怒和不满，结果就导致了民众的骚乱、暴动和造反。在俄国的萨拉托夫（Saratov），较穷阶层的病人被警察挨家挨户搜查到后粗暴地赶到医院。这样的行为为大量骚乱制造了土壤，结果骚乱在莫斯科、圣彼得堡、诺夫哥罗德（Novgorod）、佩斯特（Pest）、哥尼斯堡、波兹南（Posen）和什切青（Stettin）大量爆发。[①] 严厉的预防措施——尤其是隔离和强制入院——导致的第一批骚乱发生在威特格拉（Witegra）。1831 年 7 月，威特格拉的一群暴徒冲了出来，破坏医院，撬开被密封的房子，撕掉霍乱标志并放出患者。在圣彼得堡，民众对强制住院的抗议升级成攻击医院，放出患者。相似的骚乱在诺夫哥罗德和新拉多加湖（New Ladoga）也爆发了，隔离设施都被破坏了。[②] 在耐登堡（Neidenburg），地方卫生委员会试图禁止酸啤酒，结果酿酒商直接罢工了。木匠不做棺材了，只是在警方提供木材并派警员强制执行后才被说服为医院做床。在哥尼斯堡，穷人不相信霍乱有传染性，或不认为需要采取特别的措施来应对霍乱。预防传染病的规章被认为是侵扰最底层民众的工具，封锁城市被认为是涨价的借口，扣押被认为是使感染者失业、贫穷和饥饿的方法。秘密送进医院，隔离病人，天黑后偷偷下葬：所有这一切都暗示其动机不是为了公共福利。他们得出结论，霍乱只是一种恐吓，官方的预防措施事实上是为了用毒药和饥饿消灭穷人。[③] 事实上，哥尼斯堡最清楚地表达了这种信念，这种信念在其他动乱地区也很普遍，即霍乱是有钱有势之人的阴谋，目的是削弱原本难以管理的民众。[④]

毫不奇怪的是，人们还为霍乱及其预防措施带来的痛苦寻找了更具体的替罪羊。犹太人和耶稣会士以及富人和政府当局，被视为疾病背后的力量和传播媒介，但是医生也被专门挑出来遭受辱骂和身体攻击，因为这个群体显然深涉其中。医生被视为政府的同盟军，合谋压制——在最坏的情况下毒害——底层人民。有人指控说，医生通过夸大霍乱的危害寻求增加他们的权力，以此使他们自己不可或缺。在布劳恩斯堡（Braunsberg），人们相信，医生在政府的吩咐之下正在毒害穷人，每死一人政府奖励 4 个基尔德（荷兰的货币单位——译者）。人们想象的最狂热的阴谋中，尤其值得一提的是圣彼得堡流传的谣言，说外国的医生正在参与一个来自伦敦的国际阴谋，要使用最早在英属印度使用的灭绝底层阶级的技术，因为底层人民太

①　Huber, *Rettung von der Cholera: Tagebuch aus Saratow vom 10ten bis 31sten August 1830* (Dessau, 1831), pp. 6–9; Harless, *Indische Cholera*, p. 716; Buek, *Verbreitungsweise*, pp. 52–53.

②　Buek, *Verbreitungsweise*, pp. 51–52; Riecke, *Mittheilungen*, v. III, pp. 174–75; McGrew, *Russia and the Cholera*, pp. 50–51.

③　*Cholera-Zeitung* (1832), pp. 92–93, 102–03.

④　*Cholera-Zeitung* (1832), p. 9; *Verhandlungen*, 1 (1832), pp. 335–40, 344. 柏林和圣彼得堡类似的恐惧，见 PRO, PC1/101, Board of Health, minutes, 19 September 1831, Chad to Viscount Palmerston, 11 September 1831; Charles C. F. Greville, *The Greville Memoirs* (2nd edn.; London, 1874), v. II, p. 193.

多了，不方便统治。①

　　对霍乱医院的保密和隔离在减轻民众对于医生在干什么的恐惧方面毫无帮助。在布雷斯劳（Breslau），一个关于囚犯被毒死或被折磨的谣言广泛流传，信者甚众。为了辟谣，一家医院公布了两个被治愈病人的名字和住址，希望他们的证词能证明主治医生无私的努力。在布龙伯格（Bromberg），民众相信患者会被用硫磺熏晕或者服用了毒药。患者的突然死亡（早上还非常健康，晚上就成了放在地上的尸体）以及尸体深蓝的颜色，用来熏蒸和消毒的腐蚀性物质，所有这些好像都证实了这些恐惧。② 在哥尼斯堡，一个医生曾使用发出磷光的乙醚，目击者就深信患者被燃烧的药品杀死了。在但泽，传染病院修建在海湾中的一个岛屿——霍尔姆（Holm）上，当地人确信没有一个人能从这个小岛回来。人们私下说，卫兵配有真枪实弹，大量的生石灰被运送到一个埋葬尸体的深沟中。霍尔姆每天都会升起大片浓烟，当居民在陆地上看到时，他们就说正在火化尸体，而且无疑一些尸体只是表面看起来像死了。③ 因为有这样的恐惧，在圣彼得堡的街上被抓到带有醋瓶子或氯粉的人都被当作下毒者而受到攻击，医生也被追杀。在瑞维尔（Reval），对被毒害的恐惧导致许多人拒绝任何形式的援助，包括分配的食品。在布雷斯劳，以奉行传染主义出名的温特（Wendt）医生的窗户被暴徒打破。在但泽附近一些村庄里，医生若没有警察的保护就不能工作。有一个例子，在奥赫拉（Ohra），甚至有警察都不行，政府被迫撤退，让这个地方听天由命。④ 在哥尼斯堡，医生受到攻击：一个医生设法逃走了，另一个被打，还有几个人眼睁睁看着他们的马车被砸。郊区的一个药店遭到攻击并被捣毁，人们获得武器，警察总部也遭到了攻击。骚乱持续了数小时，直到军队到来才恢复了秩序，此后一些医生担心他们的安全问题，拒绝再为患者治疗。1831 年 7 月末，数百个哥尼斯堡人因和霍乱骚乱有关而被逮捕，结果由于监狱满了，他们反而都被释放了。⑤ 正如一个观察家指出的，有人提出了一个站不住脚

　　① *Allgemein fassliche Anweisung*, p. 6; AGM, 27 (1831), pp. 558–59; Bangssel, *Erinnerungsbuch für Alle*, pp. 4–5; Fischer, *Es wird Tag!*, p. 22; *Cholera-Archiv*, 3 (1833), pp. 225–26; PRO, PC1/101, Board of Health, minutes, 19 September 1831, Chad to Viscount Palmerston, 11 September 1831; Greville, *Memoirs*, v. II, p. 193.

　　② *Schlesische Cholera-Zeitung* (1831–32), pp. 31–32; *Die asiatische Cholera in der Stadt Magdeburg*, p. 4; Housselle, "Gutachten über die Häusersperre," p. 21; Ollenroth, *Asiatische Cholera,* pp. 18–19; August Vetter, *Beleuchtung des Sendschreibens die Cholera betreffend, des Präsidenten Herrn Dr. Rust an den Freiherrn Alexander von Humboldt* (Berlin, 1832), pp. 42–43.

　　③ *Verhandlungen*, 1 (1832), p. 342; *Cholera*-Zeitung (1832), p. 9; *Geschichte der Cholera in Danzig*, pp. 15–16; Bangssel, *Erinnerungsbuch für Alle*, pp. 46–47.

　　④ Riecke, *Mittheilungen*, v. III, pp. 174–75; Gerardin and Gaimard, *Du choléra-morbus*, pp. 6–7; Buek, *Verbreitungsweise*, pp. 51–52, 68; *Verhandlungen*, 1 (1832), p. 448.

　　⑤ Krüger-Hansen, *Zweiter Nachtrag*, pp. 14–16; *Verhandlungen*, 1 (1832), pp. 335–40, 342–44; Dettke, *Die asiatische Hydra*, pp. 134–40; GStA, Rep 84a, 4178, Bekanntmachungen from the Criminal-Senat des Königl. Oberlandes-Gerichts, 29 July 1831.

的建议，认为霍乱可以通过检疫隔离主义的措施加以控制，这一建议却成功实现了一件不可能的事情：普鲁士的动乱。①

风雨欲来

然而，穷人和劳工阶层在反对检疫隔离主义者的措施方面并不孤单。至少在一个关键问题上，那些以商业和贸易为生的人支持他们：从预防的角度来说，警戒线、检疫隔离和扣押政策可能是可取的，但在经济上它们是一场灾难。商业和贸易利益集团反对政府最初的策略，认为霍乱没有传播性，不需要那样的程序，无论如何，霍乱都是不能这样控制的，或者（他们最后的态度是）这些预防措施在理论上无论多么可取，但实践中这些所谓的治疗方法带来的痛苦比疾病更糟糕。② 政府并非不受这些意见的影响。预防传染病的限制政策对经济活动的打击，不仅意味着更多的贫穷人口需要救助，而且意味着税收的下降，无论如何，这样的预防措施代价不菲。③1831 年初，按照普鲁士最初的政策，如果严格执行的话，将会消耗巨大的资源。对中央政府来说，警戒线上要派出数以千计的士兵；对地方政府来说，为病人和被隔离者提供检疫站、医院、食品和药品等开支巨大。④ 仅仅在埃尔宾（Elbing），就雇用了 200 个工人看守隔离房屋并为里面的人提供生活必需品；在布龙伯格，总人口为 6683 人，有 407 人被隔离。1831 年 7 月，但泽隔离了 285 个居民，迫使市政当局用公费维持 1076 个居民的生活。因为检疫隔离使商业活动停滞，170 名技工靠政府生活，当剧院关闭时，27 个演员又上了靠公共财政维持生活的名单。⑤

害怕激起民众的骚乱、商业集团的压力和政府自身矛盾的立场——政府既要考虑公共福利又不能不顾由此产生的代价，所有这些因素促使专制政府缓和了最初规章措施的严酷性。在 1829—1830 年冬天，俄国政府审查了检疫隔离政策，放松了对经济最具破坏性的政策。在莫斯科，商业集团的压力有助于缓和医学界的意见，

---

① *Cholera-Zeitung* (1832), pp. 102–03.

② Friedrich Alexander Simon, Jr., *Weg mit den Kordons! quand meme . . . der epidemisch-miasmatische Charakter der indischen Brechruhr, ein grober Verstoss gegen die Geschichte ihres Zuges von Dschissore in Mittelindien nach dem tiefen Keller in Hamburg* (Hamburg, 1832), p. 44; *Staats-Zeitung*, 283 (12 October 1831), p. 1548; *Cholera-Archiv*, 2 (1832) p. 274; Ross, "Prussian Administrative Response," pp. 171–73.

③ 在法国，这是切尔文（Chervin）反对检疫隔离主义的主要论点之一：*Annales*, 10, 1 (1833), p. 222; Delaporte, *Disease and Civilization*, pp. 141–42.

④ Heinrich Georg Schäfer, "Staatliche Abwehrmassnahmen gegen die Cholera in der Rheinprovinz während der Seuchenzüge des 19. Jahrhunderts, dargestellt am Beispiel der Stadt Aachen" (MD diss., Technische Hochschule Aachen, 1978), p. 20. 后来在巴伐利亚也有类似的考虑，见 Wolfgang Locher, "Pettenkofer and Epidemiology: Erroneous Concepts–Beneficial Results," in Yosio Kawakita et al., eds., *History of Epidemiolopy* (Tokyo, 1933), pp. 97–98.

⑤ *Cholera-Zeitung* (1832), p. 101; *Verhandlungen*, 1 (1832), pp. 439, 443–44; *Cholera-Archiv*, 3 (1833), pp. 107–11; Ollenroth, *Asiatische Cholera*, pp. 10, 22; Dettke, *Die asiatische Hydra*, pp. 108–09.

使其逐步偏离传染主义。莫斯科的商人坚持认为，即使霍乱有传染性，也只是通过人的接触而传播，从来不会通过商品和货物传播。[①] 莫斯科医学理事会受到与当地商界关系密切的 F. C. M. 马库斯（Markus）医生的部分影响，相信霍乱不会通过人或货物传播进来，霍乱的出现是由于地方因素导致的，检疫隔离和警戒线是无用的。政府也被说服，免除来自疫区的商品进入莫斯科时的检疫，只是运货人和拉货的马不在免除范围内。[②] 同样，1831 年秋，对执行检疫隔离主义措施所需费用及其对商业和税收的毁灭性影响的考虑，在奥地利皇帝决定采取缓和政策时发挥了重要作用。[③]1831 年 12 月，在波兰边境普鲁士的古宾嫩地区（Gumbinnen），由于缺少全面执行检疫隔离主义措施的资金，严格的措施得以缓和。对最初检疫隔离主义者的严厉方法的调整，现在被理解为是减少对商业贸易的干预。[④]

但是，即使政府想严格执行，他们也不能完成其最初规章中包含的所有过分的细节。决定减缓最初措施严厉性的另一个因素是（暂时不考虑花费问题），其影响范围在多大程度上超出了他们的控制能力。这些措施所提出的限制条件，范围广且复杂，要求一个强大的行政机构来执行，事实上它们是做不到的。大量证据表明，政府无力实现自己的雄心。圣彼得堡由于最初不幸选择了一个敌对且无能的使者扎克里夫斯基（Zakrevskii）伯爵，使得自己的力量遭到了削弱。但是，即使最能干的行政管理者，在这个斯拉夫的广袤土地上也会面临艰巨的任务。俄国的行政区域太大了，缺少必要的军事人员进行有效的警戒，以至于当需要隔离整个省份时，最可能的结果只不过是中断了主要道路的交通而已。[⑤] 在波兰，和俄国的战争带来的混乱状况鼓动了一个反传染主义者的联盟，要求少执行一些代价不菲的措施，传染主

---

① PRO, PC1/4395/pt. 1, Heytesbury to the Earl of Aberdeen, 20 October 1830; Hawkins, *History*, pp. 280–86; *Supplement to the EMSJ* (February 1832), pp. cxxiv-cxxix; *PP* 1831 (49) xvii, pp. 12–14; Brüggemann, *Über die Cholera: Einige Worte zur Beruhigung über die Möglichkeit und die Grösse der Gefahr* (Leipzig, 1831), pp. 10–11; McGrew, *Russia and the Cholera*, p. 49.

② F. C. M. Markus, *Rapport sur le choléra-morbus de Moscou* (Moscow, 1832), pp. 176–77, 188, 209–10; *Hamburgisches Magazin der ausländischen Literatur der gesammten Heilkunde*, 23 (1832), p. 18; *LMG*, 11 (1833), p. 358; F. C. M. Markus, *Pensée sur le choléra-morbus* (Moscow, 1831); Buek, *Verbreitungsweise*, p. 37.

③ *Haude-und Spener-Zeitung*, 232 (4 October 1831), copy in the Stadtarchiv Berlin, 01–02GB/257; Knolz, *Darstellung der Brechruhr-Epidemie*, pp. 230–33. For a similar argument, see Johannes Wimmer, *Gesundheit, Krankheit und Tod im Zeitalter der Aufklärung: Fallstudien aus den habsburgischen Erbländern* (Vienna, 1991), pp. 114–15.

④ *Cholera-Archiv*, 3 (1833), pp. 107–11; *Einiges über die Cholera: Ein Sendschreiben des Präsidenten Dr. Rust an Se. Excellenz den Königl. Preussischen wirklichen Geheimen Rath und Kammerherrn, Freyh. Alex. v. Humboldt in Paris* (Berlin, 1832), p. 5.

⑤ McGrew, *Russia and the Cholera*, pp. 15, 61–63; Riecke, *Mittheilungen*, v. I, pp. 156, 166–67; v. III, pp. 77–79, 173.

义者建议的许多预防措施无论如何不能被执行。[1] 甚至在官方的野心和行政能力最接近的普鲁士，在执行这些措施时遇到的问题也是非常大的。亚历山大·莫罗·德琼斯（Alexandre Moreau de Jonnès）是法国一个著名的传染主义者，也是他自己国家限制措施的代言人，宣称普鲁士的规章"如此紧张，如此僵硬，如此细致"，只是存在于纸上。[2] 鉴于法国和普鲁士的敌对关系，他的评论虽然有点夸张，但抓住了问题的核心。由于商业和人员的交流是跨越国界的，所以警戒线更像筛子而非大坝，尤其是当他们试图封闭国家边界线时。例如在布龙伯格附近，沿着波兰边界线的警戒线很容易通过。尤其是在晚上，当农作物比较高时，偷偷穿过农田易如反掌。[3] 普鲁士-波兰边界线的随意性又进一步妨碍了这里的警戒线发挥作用。例如，在波兹南，边界线穿过了人口拥挤的街区，有的还把本属于一家的房子与花园分开了。有一个地区，边界双方的居民说同样的语言，他们关系密切，所以根本不可能存在任何真正的隔离。走私者想方设法穿越警戒线，有时是偷偷摸摸的，有时是当着持枪哨兵的面公开越界。布里埃尔·德布瓦斯蒙（Brierre de Boismont）在为法国写的关于波兰的报告中说，在斯特里扎尔科沃（Strizalkovo），他在接受检疫隔离时，听到哨兵整晚都在向走私者开枪。[4] 俄国和波兰的战争也阻碍了切断普鲁士和波兰联系的企图，这场战争实际上与普鲁士的外交政策和检疫隔离政策相互冲突。普鲁士官方虽然在俄波冲突中保持中立，实际上允许俄国军队的给养穿过普鲁士的边界，尤其是哥尼斯堡和但泽。[5]

对感染居民的住所的封锁同样充满漏洞。在但泽，卫生委员会承认，在住着患者的房屋前站岗的卫兵不可能确保无人进出。这里的隔离被普遍认为是一个笑话，因为几乎每栋房屋都有一个后门，这里没有卫兵看守。[6] 一家连同嫖客被一起封锁的妓院，通过一个秘密出口把嫖客送了出去，成功保护了他们的名声。还有一个例子，一个富有的霍乱死者的遗孀，希望避开官方严格的规定，将她丈夫按照正常方式下葬，于是就和一个因其他原因而死亡的穷人的老婆达成交易。他们将尸体掉包，这个贫穷的妇女被隔离（有合适的报酬）；下葬时尸体再次调包，富人的遗体

[1] *Verhandlungen* (1831), p. 103; Carl Julius Wilhelm Paul Remer, *Beobachtungen über die epidemische Cholera gesammelt in Folge einer in amtlichem Auftrage gemachten Reise nach Warschau, und mit höheren Orts einge–holter Genehmigung herausgegeben* (Breslau, 1831), p. 57.

[2] PRO, PC1/108, Moreau de jonnès to Pym, 17 September 1831; 21 September 1831.

[3] Ollenroth, *Asiatische Cholera*, p. 17; Dettke, *Die asiatische Hydra*, pp. 113–14.

[4] Brierre de Boismont, *Relation historique*, p. 115; *Supplement to the EMSJ* (February 1832), p. ccxvi; *(Allgemeine Cholera-Zeitung)*, 2 (1832), pp. 276–77.

[5] J.-A. Buet, *Histoire générale du choléra-morbus, depuis 1817 jusqu'en août 1831* (Paris, 1831), p. 34; Simon, *Weg mit den Kordons!*, pp. 30–34; *Verhandlungen*, 1 (1832), p. 331; *Cholera-Archiv*, 3 (1833), pp. 112, 161; Greville, *Memoirs*, v. II, p. 157.

[6] *Verhandlungen*, 1 (1832), pp. 438–39; Ollenroth, *Asiatische Cholera*, pp. 48–49; Dörne, *Dr. Louis Stromeyer*, p. 13; Bruno Valentin, "Cholera-Briefe," *Sudhoffs Arckiv*, 37, 3/4 (November 1953), p. 420.

得以按照其妻子认为的合适的方式下葬，就这样上演了一出霍乱丑剧。在另外一个例子中，事情就更丑陋了。在基辅（Kiev），一个鞋匠的学徒由于心怀怨恨，想使其师傅的房屋被封锁，他故意喝醉，然后呕吐，表现出与霍乱相似的症状。结果出乎意料（这个醒世故事有很大的警诫味道），这个学徒真感染了霍乱并去世了。[1]

医学上的再审视

促使政府重新审议其最初规章的因素有很多，其中最重要的是，随着经验的积累，人们对霍乱及其预防措施的看法发生了转变。在医学界内外，都能看到发生了一个巨大变化。总的来说，对霍乱的熟悉程度提高了人们对其传染性的认识，并促使人们重新评估可能限制霍乱传播的措施。尽管有无数记载与这个规则不同，但它仍然是正确的。至少就像在普鲁士一样，最初认为霍乱具有直接传播性是确定无疑的事实，现在则对霍乱的性质及如何预防产生了激烈的争论。

医学界意见的变化经历了几个阶段。19世纪20年代及此前的十年，欧洲在流行病学领域还处于原始状态，而印度医生的证据证明了地方主义者的假设。然而，在19世纪20年代，霍乱传入欧洲时，俄国政府和很多医学人开始认为它具有传染性。许多人从法国传染主义者莫罗·德·琼斯那里得到启示，琼斯是以波旁王朝法国医生的报告为基础得出结论的。[2] 圣彼得堡中央医学委员会的传染主义受利希滕施塔特（Lichtenstädt）医生的影响，他认为，霍乱可能是瘴气，是印度当地的因素导致的，但是它在传入俄国时性质已经变了。[3] 相比而言，这里的医生，尤其是站在流行病前沿、面对面接触疾病的，容易成为非传染主义者，尽管不情愿，他们还是坚持服从圣彼得堡的命令。莫斯科医学临时委员会成员耶尼兴（Jaehnichen）深信霍乱没有传染性，甚至怀疑黑死病的传播性。在第比利斯（Tiflis），医生是坚定的非传染主义者，他们鼓励居民分散到周边的乡村。[4] 随着霍乱在大城市的蔓

---

[1] *Geschichte der Cholera in Danzig*, pp. 36–37; A. L. Köstler, *Anweisung sich gegen die epidemische Cholera zu schützen, und dieselbe bey ihrem Beginn zweckmäs.sig zu behandeln* (Vienna, 1831), pp. 8–9; *Cholera-Zeitung* (1832), p. 96.

[2] *Instruction für die Sanitäts-Behörden*, pp. 25–26; *Bemerkungen über die Furcht vor der herschenden Brechruhr, zugleich enthaltend eine wissenschaftlich begründete Vorstellung an die oberpolizeilichen und Gesund-heitsbehörden zu Beruhigung des Publikums* (Leipzig, 1831), p. v; Buek, *Verbreitungsweise*, p. 17; Jaehnichen, *Quelques réflexions*, pp. 10–11, 21.

[3] *Cholera-Zeitung* (1832), p. 24. 然而，在其他著作中，他似乎两面下注，不偏袒任何一方。见 Lichtenstädt and Seydlitz, eds., *Mittheilungen über die Cholera-Epidemie in St. Petersburg im Sommer 1831, von praktischen Ärzten daselbst herausgegeben und redigirt* (St. Petersburg, 1831), pp. 54–55; McGrew, *Russia and the Cholera*, p. 22.

[4] Buek, *Verbreituvgsweise*, pp. 20–21, 26–27; Lichtenstädt, *Cholera in Russland*, pp. 29, 36ff., 63ff., but also pp. 90ff.; Jos. Herm. Schmidt, *Physiologie der Cholera* (Berlin, 1832), pp. 167–68; Riecke, *Mittheilungen*, v. II, pp. 43–44; *Gazette médicale de Paris*, 2, 20 (1831), pp. 169–72; *EMSJ*, 58 (July 1831), p. 140.

延，这种观点开始流行起来。最先改变态度的是莫斯科的医生。在还没有霍乱的直接经验时，他们一般是传染主义者，但随着对霍乱越来越熟悉，他们的观念也开始改变。[1] 在圣彼得堡，尽管医生的观念跟着改变，但从来没有和莫斯科完全一致。[2]

1831 年后，霍乱一到达德语区，简单的确定无疑的第一阶段就结束了。在奥地利，一旦获得经验，医学界的舆论很快就抛弃了传染主义，随之而来的是管理的困难变得明显了。[3] 在普鲁士，传染主义者和其反对者的意见各占一半，病原学上的"肉搏战"爆发了。[4] 顽固的传染主义者坚持认为病人呼出的气体、排泄物和其他臭气传播了霍乱。[5] 反传染主义者用个人冒险的英雄般的功绩（为佩滕科费尔后来的吸入试验埋下了伏笔，也使佩滕科费尔自愧不如）作为反击，证明霍乱不会通过直接的接触传播。一位叫科赫的军医试图通过尽最大努力感染上霍乱来证明它没有传染性：他把裸露的双手贴身放在他的患者的衣服里面并吸入他们呼出的气体，在病人刚死亡时就进行解剖，以至于割开时他们的胃和胸腔还冒热气，然后直接将他的手深深地插入尸体里面，结束后只是用水冲洗一下手，而且赤身裸体和病人及将死的病人躺在一起。[6] 医学界许多人的意见在两个极端之间，他们尽力避免在传染主义和地方主义之间做出明确的选择，满足于个人易染病的因素、环境影响和传染性

---

①   Buek, *Verbreitungsweise*, pp. 32–33; *PP* 1831 (49) xvii, pp. 3, 8–9; B. Zoubkoff, *Observations faites sur le cholera morbus dans le quartier de la Yakimanka à Moscou, en 1830* (Moscow, 1831), p. 15.

②   *Staats-Zeitung*, Beilage zu No. 285, 14 October 1831, pp. 1557–59; Lichtenstädt and Seydlitz, *Mittheilungen*, pp. 124–25, 95–102,154–55; *Berliner Cholera Zeitung* (1831) , pp. 51–53; [Paul] Horaninow, *Beitrag zur Geschichte und Behandlung der epidemischen Cholera* (St. Petersburg, 1832), pp. 12–13; *LMG*, 9 (1832), pp. 792–93; *Cholera-Archiv*, 1 (1832), p. 2; J. G. Lindgren, *Der epidemische Brechdurchfall, beobach-tet zu Nishni-Nowgorod* (Dorpat, 1831), pp. 30–33; [Trafvenfelt], *Sammandrag af Läkares åsigter*, v. II, pp. 35–41.

③   Knolz, *Darstellung der Brechruhr-Epidemie*, pp. 234–35; Egon Schmitz-Cliever, "Die An-schauungen vom Wesen der Cholera bei den Aachener Epidemien 1832–1866," *Sudhoffs Archiv*, 36, 4 (December 1952), p. 262.

④   迄今为止对各种观点的描述最为详尽的，见Buek, *Verbreitungsweise*, sect. 1.布约克（Buek）本人是来自汉堡的相信瘴气论的反传染主义者。See also H. W. Buek, *Die bisherige Verbreitung der jetzt besonders in Russland herrschenden Cholera, erläutert durch eine Karte und eine dieselbe er-klärende kurze Geschichte dieser Epidemie* (Hamburg, 1831), pp. 24–26.

⑤   *Kurze Anweisung zur Erkenntnis und Heilung der Cholera*, pp. 10–12; *Anweisung zur Erhaltung der Gesundheit und Verhütung der Ansteckung bei etwa eintretender Cholera-Epidemie* (revised edn.; Berlin, 1831), pp. 8–9; *Cholera-Archiv*, 1 (1832), pp. 236, 333.

⑥   Sachs, *Tagebuch*, pp. 45–47; *Cholera-Archiv*, 1 (1832), pp. 20–21. For similar examples from other nations, see *Supplement to the EMSJ* (February 1832), p. cxxxvii; Casimir Allibert et al., *Rapport lu a l'Académie royale de médecine, et remis a M. le Ministre du Commerce et des Travaux publics . . .* (Paris, 1832), pp. 64–65; Buek,*Verbreitungsweise*, p. 31; Horaninow, *Behandlung der epidemischen Cholera*, p. 13; [Trafvenfelt], *Sammandrag af Läkares åsigter*, v. III, p. 36; Brierre de Boismont, *Relation historique*, p. 93; *AGM*, 26 (1831), pp. 274, 437–38; *Supplement to the EMSJ* (February 1832), p. xi; Delaporte, *Disease and Civilization*, p. 165.

等因素的和平共处。①

对于霍乱，在医学界之外，也有争论——这是一场关于恰当对策的普遍和持续的讨论，如果不是当时的人们自己也在使用这样的措辞，历史学家呼吁公众舆论的方法可能会引起时代错乱的感觉。②在奥地利，当局援引认为霍乱有传染性的舆论，将它作为要求采取严格措施的借口。反过来，一旦这里的公共舆论确信警戒线和检疫隔离比霍乱还糟糕，官方的政策就转变了，更倾向于废除它们。③在普鲁士，霍乱袭击之前，公共舆论支持警戒线和检疫隔离，但是一旦它们的影响变得明显之后，他们就拒绝了。④普鲁士反对警戒线和隔离者再三强调几个主要的观点：检疫隔离主义者的措施是自相矛盾且不现实的。对检疫隔离后果的恐惧，意味着病人会隐瞒他们的病情而非寻求帮助。严格的隔离措施是行不通的。即使不考虑必然出现的违法欺骗行为，仍然有各种例外：医生、牧师、卫生检查员、法律人员等所有这些人都有合法的理由接触病人。诊断结果一出来，病人经常就飞奔出去享受他们最后的自由时光，或通知熟人或搜集必需品，这种情况下疾病的传播比一开始就没有隔离措施还要严重。⑤检疫隔离主义提出的保护措施前景渺茫，它只是给社会带来了一种虚幻的安全感。对隔离的恐惧不必要地放大了焦虑，妨碍了身体康复。⑥这些政策激起了反抗，破坏了对权威的尊重，打破了和平，扰乱了社会。检疫隔离主义违反了人类好交际的基本准则，拆散了家庭，隔断了自然的联系，为粗暴自大的

① Johann Adolph Schubert, *Heilung und Verhütung der Cholera morbus* (Leipzig, 1830), pp. 19ff.; Tilesius v. T., *Über die Cholera*, pp. 72–73; Clarus, *Ansichten eines Vereins*; Hartung, *Cholera-Epidemie in Aachen*, pp. 68–69; *(Allgemeine Cholera-Zeitung)*, 2 (1832), pp. 133–34; *Mittheilungen über die ostindische Cholera zunächst für die Ärzte und Wundärzte Kurhessens: Herausgegeben von den ärztlichen Mitgliedern der ober–sten Sanitäts-Kommission* (Cassel, 1831), pp. 59–60; *Magazin für die gesammte Heilkunde*, 42 (1834), pp. 69–70; Ludwig Wilhelm Sachs, *Die Cholera: Nach eigenen Beobachtungen in der Epidemie zu Königsberg im Jahre 1831 nosologisch und therapeutisch dargestellt* (Königsberg, 1832), pp. 110–11; Dyrsen, *Kurzgefasste Anweisung*, pp. 19–20; Barchewitz, *Über die Cholera*, p. 52.

② Buek, *Verbreitungsweise*, pp. 2–3; Ollenroth, *Asiatische Cholera*, pp. 48–49; *Geschichte der Cholera in Danzig*, pp. 30–31; *Berliner Cholera Zeitung* (1831), pp. 179–83, 207–08; *Schlesische Cholera-Zeitung* (1831–32), p. 70. For Sweden, see *Preste*, 1834, v. 10, p. 84; *Ridderskapet och Adeln*, 1834–35, v. 12, pp. 357–61. For Britain, see Greville, *Memoirs*, v. II, pp. 156–57, 278.

③ Gerardin and Gaimard, *Du choléra-morbus*, p. 268; Knolz, *Darstellung der Brechruhr-Epidemie*, pp. 237–38.

④ John Hamett, *The Substance of the Official Medical Reports upon the Epidemic Called Cholera, Which Prevailed Among the Poor at Dantzick, Between the End of May and the First Part of September, 1831* (London, 1832), p. 95; Brigitta Schader, *Die Cholera in der deutschen Literatur* (Gräfelfing, 1985), pp. 47–51.

⑤ Sachs, *Tagebuch*, pp. 159–61; *Verhandlungen* (1831), pp. 2, 4–5; 1 (1832), pp. 433, 436, 439–40; *Cholera-Zeitung* (1832), pp. 93ff.; *Berliner Cholera Zeitung* (1831), pp. 31–32; Housselle, "Gutachten über die Häusersperre," pp. 18–20.

⑥ *Berliner Cholera Zeitung* (1831), pp. 179–83, 207–08; *Schlesische Cholera-Zeitung* (1831–32), p. 70; K. F. Burdach, *Historisch-statistische Studien über die Cholera-Epidemie vom Jahre 1831 in der Provinz Preussen, insbesondere in Ostpreussen* (Königsberg, 1832), p. 37; *Bemerkungen über die Furcht*, pp. 39–40.

利己主义提供了出口，使健康的人不愿帮助病人。① 最普遍的是，检疫隔离主义者的政策，侵犯了个人自由，暴露了官方对个人权利的不尊重。②

　　检疫隔离主义的支持者用同样的"炮火"回击：制度中的偶然问题不应该掩盖总体的优势。很自然，执行这些政策花销巨大，但是从整体的社会核算层面来看，它比以下方面的花费还是便宜的。医疗援助、因疾病和死亡导致的生产停滞、感染而死者的家属的抚养费以及缺乏预防措施导致的其他开支，更不用说流行病肆虐造成的代价，所有这些花费加起来比检疫隔离主义者的措施成本更高。无论如何，其他可选的预防方法也不可能便宜，往往也会妨碍商业和生产。① 检疫隔离主义者的政策也使穷人受惠，因为许多被隔离或检疫的人的生活水平实际上提高了，或至少有公费为他们提供生活用品。④ 这些政策中固有的严格控制也有降低犯罪率和减少流浪者的好处。⑤ 然而，比这些具体细节的争论更重要的是，检疫隔离主义者计划的核心所体现的帕斯卡式逻辑：无论霍乱的真实性质是什么，在缺乏可靠知识的情况下，政府应该做最坏的打算。如果发现检疫隔离主义者是错误的，那么一些不必要的预防措施就是最坏的结果。反之，若他们是正确的，但没有采取这样的措施限制疾病传播，那么就会面临恐怖事情的发生。⑥

　　当然，两个阵营对于预防策略的看法是不同的。检疫隔离主义者的立场很明确，但是卫生主义者却还处于对一个老问题寻找新办法的探索中。他们的最高目标是要求所有人处于卫生健康的生活环境中。正如里加（Riga）的医生们 1831 年夏天愉快地总结的那样，不要警戒线和检疫隔离，只要优质的食品、干净的房屋和保暖的衣服。⑦ 为了防止流行病，除了重建这个世界、解决社会不平等问题之外，还有各种更容易实现而且适度的方法，它们和检疫隔离主义者的标准方法不同。最简单

　　① 　Gottfried Christian Reich, *Die Cholera in Berlin mit Andeutungen zu ihrer sichern Abwehrung und Heilung* (Berlin, 1831), p. 137; *Verhandlungen* (1831), p. 3; 1 (1832), pp. 433–36; *Cholera-Zeitung* (1832), pp. 93ff., 101–03; *(Allgemeine Cholera-Zeitung)*, 1 (1831), pp. 187f.

　　② 　*Moskau und Petersburg beim Ausbruch der Cholera morbus. Blätter aus dem Tagebuch eines Reisenden: Mit Bemerkungen über die bisher gemachten Erfahrungen von dieser Krankheit von Dr. Theodor Zschokke* (Aarau, 1832), p. 86; Sachs, *Tagebuch,* p. 164.

　　① 　*Cholera-Archiv*, 3 (1833), pp. 417–18; 2 (1832), pp. 384–85; *(Allgemeine Cholera-Zeitung)*, 2 (1832), pp. 275, 279.

　　④ 　*Berliner Cholera Zeitung* (1831), pp. 42, 155, 179–83, 242–44; *Cholera-Archiv*, 3 (1833), pp. 397, 417; 2 (1832), pp. 367–68; *Gesckichte der Cholera in Danzig*, p. 19; Sachs, *Tagebuch*, p. 336; Thomas Stamm-Kuhlmann, "Die Cholera von 1831: Herausforderungen an Wissenschaft und staatliche Verwaltung," *Sudhoffs Archiv*, 73, 2 (1989), p. 183; Ross, "Prussian Administrative Response," p. 164.

　　⑤ 　*Cholera-Archiv*, 2 (1832), p. 181.

　　⑥ 　*Cholera-Archiv*, 2 (1832), pp. 383–84; Carl Heinrich Ebermaier, *Erfahrungen und Ansichten über die Erkenntniss und Behandlung des asiatischen Brechdurchfalls* (Düsseldorf, 1832), p. 106; Sachs, *Tagebuch*, p. 66; [Trafvenfelt], *Sammandrag af Läkares åsigter*, v. I, p. 61.

　　⑦ 　[Trafvenfelt], *Sammandrag af Läkares åsigter*, v. II, pp. 24–34.

的方法就是给穷人分发大麦汤、长筒羊毛袜、毯子、热水瓶和几盎司烘焙过的咖啡豆，这样就被认为达到了目的。给患者消毒而非隔离就能限制疾病的传播；清洗干净的建筑物和通风良好的医院应取代检疫隔离。[①] 不要将患者隔离在传染病院，医生应去病人家中探视。病人在家中，有熟悉的环境，有爱他的伴侣。

　　不同预防策略之间的这种斗争超出了公共卫生领域的范围，进入了政治领域。在俄国，一方是传染主义、检疫隔离主义和专制政府，另一方是地方主义、卫生主义和自由主义，双方内部的联系并不紧密或一致。[②] 然而在普鲁士，阿克尔克内希特的理论早已存在并盛行，政治战线的分歧就像流行病的争论一样明确。地方主义者指责他们的对手有专制倾向，指责他们受制于柏林卫生主义者的主要期刊戏称的专制主义者－传染主义者的理论。[③] 一个评论这场斗争的非普鲁士人把卫生主义者划为左派，检疫隔离主义者划为右派，前者得到大多数普通民众和自由贸易者的支持。[④] 反传染主义者将自己描绘作普鲁士政治中的反对派。柏林一位著名的卫生主义者阿尔伯特·萨克斯（Albert Sachs）反对检疫隔离主义的强制性的一面，并因此受到处罚，当局试图（最终没有成功）审查他的杂志。[⑤] 检疫隔离主义者被他们的对手描绘作当权派，试图加强他们的权威。医学界中杰出的和有地位的成员往往是检疫隔离主义者，而级别较低的医生则反对。据说公务员的态度也是同样划分的。[⑥] 反过来，检疫隔离主义者攻击他们的对手破坏了国家的权威，他们自己追求的是公共利益而非地方的和自我的利益。[⑦] 这样的两个观点特别流行。首先，为了公众的利益或国家的利益，部分团体和个人不可避免要做出牺牲。[⑧] 其次，认为检疫隔离主义的敌人是那些与商业和贸易有利益关系的小集团。偶尔也会把犹太人单独挑出来说，因为无论是用警戒线还是用检疫隔离都无法阻止他们进行贸易，波兰的犹太

① Fischer, *Es wird Tag!*, pp. 13–14; *Berliner Cholera Zeiung* (1831), pp. 179–83, 207–08; *Schlesische Cholera-Zeitung* (1832–32), p. 70; Housselle, "Gutachten über die Häusersperre," p. 24; D. A. Gebel, *Aphorismen über die Brechruhr, nebst Angabe ihrer Heilung, Vorbeugung und sonstigen polizeilichen Maassregeln* (Liegnitz, 1831), p. 19. 然而，另一些人则进一步争辩说，消毒和清洁就像检疫隔离一样没用，因为如果没有传染性病毒，试图摧毁它又有什么意义呢？：Ollenroth, *Asiatische Cholera*, p. 52.

② McGrew, *Russia and the Cholera*, p. 49.

③ Sachs, *Tagebuch*, p. 82.

④ *Heidelberger Klinische Annalen*, 8 (1832), pp. 154–55. 另一些人则声称这一方是记者和作家：*Cholera-Archiv*, 2 (1832), p. 380.

⑤ Ebermaier, *Erfahrungen und Ansichten*, p. 106; Sachs, *Tagebuch*, pp. 353, 370; Dettke, *Die asiatische Hydra*, pp. 199–200.

⑥ Petzold, "Cholera in Berlin," p. 8; *(Allgemeine Cholera-Zeitung)*, 2 (1832), p. 132; Sachs, *Betracht-ungen*, pp. 18–24; *Cholera-Archiv*, 2 (1832), p. 380.

⑦ *Cholera orientalis*, 2, 21–40 (1831), p. 444.

⑧ K. F. H. Marx, *Die Erkenntnis, Verhütung und Heilung der ansteckenden Cholera* (Karlsruhe, 1831), pp. 271–72.

人在偷越边境上比阻挡他们的普鲁士卫兵更胜一筹。[1] 但更常见的情况是，这方面的敌人通常被认定为中产阶级和商业阶级，商业利益集团自私的野心将其商业交易置于流行病的公共利益之上，妄图使商业不受限制。[2]

前线

在这场政治-流行病学的激烈争论中，反检疫隔离主义的一系列观点对政府影响很深，柏林就是这样的情况。沿着国家的边界，首次面对霍乱的共同体支持反检疫隔离主义的观点。最先感染霍乱的地区，不仅承受了霍乱最初的攻击，而且要承担执行预防措施的重任，他们要忍受中央政府政策的弊端，所以成为要求改变检疫隔离主义立场的强大推动力。尽管受到了零星的质疑，在东部边界地区的医学界和政界，检疫隔离主义仍然是一个强大的竞争者。[3] 普鲁士东部的斯特拉松德（Stralsund）完全控制住了霍乱（至少到 1832 年 11 月），当局把这个可喜的结果归功于他们的检疫隔离主义的政策；甚至其他地区正在放松他们的政策时，利格尼茨（Liegnitz）仍然坚持毫不放松的限制策略；西里西亚（Silesia）政府也采取了相似的方法。[4] 同时，卫生主义者的方法也得到了很好的表现。在布龙伯格，军事警戒线被打破后，人们不受惩罚，仍然轻松自在，再加上当地霍乱疫情的消失，这一切都使人们怀疑霍乱是否具有传染性。在波兹南，卫生委员会在隔离当地感染地区时未能赢得公共舆论的支持，这是一个毫不奇怪的结果，也许是因为中尉大人弗洛特威尔（Flottwell）自己也认为检疫隔离弊大于利。[5] 流行病的发展壮大了这些怀疑者的力量。

流行病前线在舆论和政策方面最有启发意义的例子来自波罗的海的两个港口，

[1] *Cholera-Archiv*, 2 (1832), p. 237; Schmidt, *Physiologie der Cholera*, p. 179; Dettke, *Die asiatische Hydra*, pp. 114–15.

[2] *Cholera-Archiv*, 3 (1833), pp. 419–22; 2 (1832), pp. 57, 83, 398; *Gründlicke und fassliche Anweisung für den Bürger und Landmann zur Verhütung der Ansteckung durch die Cholera und zur Erhaltung der Gesundheit beim Herannahen dieser Krankheit* (Dresden, 1831), p. 12. See also *Gesetz-Sammlung*, 1835, 27/1678, pp. 260–62.

[3] *Hypothese über die Cholera-Morbus. Nach Ansichten des allgemeinen Natur-Lebens: Auf Verlangen und zum Besten des Pommerensdorfer Schul-und Kirchen-Wesens herausgegeben* (Stettin, 1832), p. 11; Adolph Schnitzer, *Die Cholera contagiosa beobachtet auf einer in Folge höheren Auftrages in Galizien während der Monate Mai, Juni und Juli, und im Beuthner Kreise in Oberschlesien im August gemachten Reise* (Breslau, 1831); *Cholera-Archiv*, 2 (1832), pp. 277ff.; 3 (1833), pp. 226–27; *Rathgeber für alle, welche sich gegen die Cholera morbus schützen wollen* (6th edn.; Breslau, 1831), pp. 27–28; *Berliner Cholera Zeitung* (1831), pp. 164–67.

[4] *Cholera-Archiv*, 3 (1833), pp. 246ff, 298–302, 413–15; *Schlesische Cholera-Zeitung* (1831–32), pp. 139–40, 217–21.

[5] *Cholera-Archiv*, 1 (1832), p. 19; 2 (1832), pp. 273–75; *Schlesische Cholera-Zeitung* (1831–32), pp. 92–93; Ollenroth, *Asiatische Cholera*, pp. 17, 21; *Cholera-Zeitung* (1832), pp. 69–70,96–97; *Berliner Cholera Zeitung* (1831), pp. 156–57.

但泽和哥尼斯堡，这两个港口从严格的检疫隔离主义者的方法迅速转向了它的对立面。这里最初的措施和全普鲁士初期的检疫隔离主义的官方政策并无不同。但泽将它的防御力量放在了波兰边界的警戒线上。1831 年 5 月末，霍乱首次袭击普鲁士的土地，为了弥补最初的松懈，接下来的措施特别严厉。为了控制霍乱，但泽被一条军事警戒线围了起来，成为唯一长期被隔离的大城市。[1] 这两个城市都实施了类似普鲁士一般规章的措施。正如一位观察家指出的，商业因此而受到损害，在交易所里，唯一的交易是支持还是反对"霍乱具有传染性"这一观点。[2] 由于接下来的艰难情况，官方和医学界的意见很快转向了反检疫隔离主义。当地的医生用怀疑的眼光审视着传染主义，认为霍乱源于寒冷和放纵欲望。[3] 在但泽，削弱传染主义者的地位的一个重要因素是巴氏威茨医生（Barchewitz）的出现。巴氏威茨是普鲁士驻俄国的官方观察员之一，他从莫斯科返回时经过但泽，从 1831 年 7 月到 11 月一直待在但泽。他不害怕与患者接触，谴责隔离政策，帮助说服商人共同体、政府和公共舆论拒绝检疫隔离主义。[4]

当但泽被动员起来反对检疫隔离主义时，情况发生了变化。传染病院从霍尔姆（Holm）搬了回来，在施陶森堡（Stolzenberg）开放了霍乱墓地，使每一个家庭都可以在这里为逝者安排一个个人的有标记的墓地。在所有这些活动中，巴氏威茨起了重要作用。然而，更深远的变革需要得到柏林的批准，或者至少是默许。现在，这两座城市的地方官员，在已经转变的舆论的推动下，准备在高层为自己辩护。[5] 但泽卫生委员会将检疫隔离主义本身不可行的观点进行了讨论，但这个商业港口最重要的是考虑商业因素。用城市公共财政隔离了 1000 多人，穷人遍野，食品价格大涨，商业和贸易活动衰退，法律机关陷于停顿。在农村，强制实行隔离几乎也不可行。在收割季节，每一个身体健全者都需要在农田劳作，地方官虽然受命在村庄里面执行检疫隔离，但他们对找到更多的人手收割庄稼更感兴趣。检疫隔离主义者的措施带来的只是破坏和痛苦。它的结论是，如果但泽三分之一的居民死亡，灾难就不会那么严重，因为至少其余的人会很好。[6] 所以卫生委员会寻求减轻柏林所要

---

[1]　*Geschichte der Cholera in Danzig*, pp. 5–6; *Cholera-Archiv*, 2 (1832), pp. 131ff.; Buek, *Verbreitungsweise*, p. 58.

[2]　*Verhandlungen*, 1 (1832), pp. 424–54; *Geschichte der Cholera in Danzig*, pp. 10–12.

[3]　Hamett, *Substance of the Official Medical Reports*, p. 71; Sachs, *Die Cholera*, pp. 110–11; *Die Cholera-Krankheit in Danzig* (Danzig, 1831), pp. 6–7, 17; *Verhandlungen* (1831), pp. 10–35; 1 (1832), p. 437; *Cholera-Zeitung* (1832), pp. 92–93; Bangssel, *Erinnerungsbuch für Alle*, p. 119; Ross, "Prussian Administrative Response," ch. 4.

[4]　*Geschichte der Cholera in Danzig*, pp. 26–27, 29–31; *Cholera-Zeitung* (1832), p. 27; Barchewitz, *Über die Cholera*, pp. 30, 33, 61; *Verhandlungen*, 1 (1832), pp. 424–54; Bangssel, *Erinnerungsbuch für Alle*, p. 69. Königsberg: Sachs, *Die Cholera*, p. 119.

[5]　Hamett, *Substance of the Official Medical Reports*, p. 91; *Verhandlungen* (1831), p. 7; 1 (1832), pp. 341–42; Gerardin and Gaimard, *Du choléra-morbus*, pp. 254–55; *Cholera-Zeitung* (1832), p. 92.

[6]　*Verhandlungen*, 1 (1832), pp. 439–40, 448–49; *Cholera-Zeitung* (1832), p. 96; *(Allgemeine Cholera-Zeitung)*, 1 (1831), p. 181; *Heidelberger Klinische Annalen*, 8 (1832), p. 128.

求的方法的严厉性：撤销城市或其感染地区的警戒线，终止对所有房屋的隔离，不再焚化寝具和衣服。劳工阶层白天工作，回家只是睡觉，生活在拥挤的环境中。因为一名感染者就封锁了整个房子，这可能会伤害到很多人。由于大多数工人家庭只有一张床，只要出现一个病人就把床烧掉的话，其他人只能睡地上了。取而代之的改进措施是这样的：仅仅清洗患者的住所，不再隔离和患者住在同一房屋的健康者。对于患者，无论如何只隔离 10 天。如果必须封锁，那么充其量只封锁感染者的寓所，而非整栋建筑物。应该给病人新的寝具，以免他们拒绝丢掉旧的。[①]

在哥尼斯堡，当地人讨厌检疫隔离主义至少有两个原因：历史的和当时的。1708 年《普鲁士瘟疫法》强制实行的严格规定在哥尼斯堡的城市记忆中仍然历历在目。目前还不清楚该城在这方面是否比其他城市受到了更严厉的对待，但是这里针对黑死病采取的检疫隔离主义的非常严厉的预防措施激起了成功的抗议，尤其是当地一个牧师在 1708 年初冬做了一个布道，提出了一个大胆的看法：政府当局用严厉的规章杀死的人比黑死病自身导致的死亡人数更多，应该由他们而非违反了官方规定的人上绞刑架。这个抗议（这个布道被查封，但是牧师没受任何惩罚，而且此后不久城市的警戒线就被废除了）很明显成为哥尼斯堡众多历史事件中的一个重要篇章，当采取相似的措施防御霍乱时很容易想起这个抗议。[②]结果是这里的地方政府也缓和了来自柏林的检疫隔离主义政策。为了安抚公众情绪，医疗人员和殡仪人员的标志是袖子上有一个标签，不再要求穿着黑死病时期的油布。对感染者所住房屋的漫长的隔离缩减为两天，而且若医生同意，患者可以在家里治疗，不必住院。允许葬礼使用传统的方式，尽管仍然在深夜或大清早举行。那些用公款埋葬的，要去专门的霍乱墓地，但是家庭支付埋葬费用的可以自己选择墓地。只有直接和患者接触的人才被限制活动。[③]霍乱袭击的时间比较晚也是哥尼斯堡的优势。哥尼斯堡很早已经制定了严厉的措施，但是直到 1831 年 7 月底，也就是在但泽和其他城市之后，霍乱才出现，民众早已经到了他们忍耐的极限，一旦霍乱最终袭来，他们就走上街头抗议。7 月份，哥尼斯堡向柏林呼吁之时，中央政府已经开始理解他们的观点了。7 月 25 日，也就是霍乱袭击哥尼斯堡两天后，普鲁士的行省总督西奥多·冯·舒恩（Theodor von Schön），一个坚定的反传染主义者，允许对城市通道不加限制。第二天，一份皇家公告承认，国内的警戒线已经证明是无用的，检疫隔离主义者的策略引发的恐惧和焦虑只会使情况更糟。房屋不再被封锁，患者若能在

[①]　*Verhandlungen*, 1 (1832), pp. 424–54.

[②]　*Verhandlungen*, 1 (1832), pp. 321–26, 335–40, 344.

[③]　*Verhandlungen* (1831), pp. 1–9, iv-vi; 1 (1832), pp. 340–41; G. Hirsch, *Über die Contagiosität der Cholera: Bemerkungen zu dem Sendschreiben des Herrn Präsidenten Dr. Rust an A. v. Humboldt* (Königsberg, 1832), p. 21; *Cholera-Zeitung* (1832), p. 93.

家中得到治疗仍然可以待在家中，而且应家庭的要求，可以在往常的墓地埋葬。[①]

向后转

由于这样的原因——主要是由于检疫隔离主义者的严厉制度在实践中的障碍以及公众对霍乱性质看法的改变，使得检疫隔离主义者的政策好像不合理而且无效，当然也因为霍乱自身正在消失——专制政府修改了他们最初的方法。从最严格的意义上来说，检疫隔离主义被证明是有内在矛盾的，经济上难以为继，政治上其政策不能执行。在俄国，沙皇于1831年7月命令终止警戒和检疫隔离。对波兰来说，它与邻居的战争影响了它的反应。虽然霍乱早在敌军到来之前已经出现，但政府还是宣传说霍乱是俄国攻击的一部分，他们企图消灭波兰人民。波兰政府希望宣传霍乱具有传染性，因此最初采取了适当的措施。另一方面，波兰的医疗机构很快就相信了相反的观点，最后只建议人们不要害怕，保持镇静，没有试图限制交流，也不采取检疫隔离主义者的预防措施。[②]在奥地利，这种转变是迅速的。1831年秋，皇帝与其官员，部分受宫廷首席医师史蒂夫特（Stifft）男爵的推动，认定检疫隔离主义已经让政府负担不起且不切实际，所以终止了最严厉的政策。在9月份，对住所的封锁隔离被一个全面清洁的政策取代。匈牙利和奥地利领土之间隔离带上的检疫隔离期，从20天缩减到10天，在10月份进一步减少到5天，最后完全取消。普鲁士-西里西亚边界一直到多瑙河的军事警戒线撤销了，只是执行往常的边界手续，而且卫生委员会和其他霍乱行政机构解散了。专门的霍乱葬礼被暂停了；剩余警戒线的戒严令被终止了；对违反者的死刑也废除了，惩罚移交给刑事法庭处理。[③]

在普鲁士，官方政策的转变首先发生在东部地区，但泽和哥尼斯堡最明显，但是像布雷斯劳（Breslau）、古宾嫩（Gumbinnen）和埃尔宾地区也有转变。[④]在柏林，论调也正在转变，但是转变的速度比较慢。这里的公共舆论很快就反对检疫隔离主

---

① *Cholera-Zeitung* (1832), p. 92; Stamm-Kuhlmann, "Die Cholera von 1831," pp. 181–82; Ross, "Prussian Administrative Response," pp. 128—37.

② Riecke, *Mittheilungen*, v. III, p. 176; McGrew, *Russia and the Cholera*, p. 100; Hille, *Beobachtungen*, pp. 1–3, 13–16; Hawkins, *History*, pp. 273–75; Henry Gaulter, *The Origin and Progress of the Malignant Cholera in Manchester* (London, 1833), pp. 20–21; Buek, *Verbreitungsweise*, pp. 43–45; Ollenroth, *Asiatische Cholera*, p. 17; Brierre de Boismont, *Relation historique*, pp. 169–74.

③ Gerardin and Gaimard, *Du choléra-morbus*, p. 271; *Haude-und Spener-Zeitung*, 232 (4 October 1831), copy in the Landesarchiv Berlin, 01–02GB/257; Buek, *Verbreitungsweise*, pp. 69–74; Zeller, *Die epidemische Cholera*, pp. 128–29; Sander, *Die asiatische Cholera in Wien*, p. 103; Knolz, *Darstellung der Brechruhr-Epidemie*, pp. 229–33.

④ *Cholera-Archiv*, 3 (1833), pp. 107–11; Göppert et al., *Die asiatische Cholera in Breslau während der Monate October, November, December 1831* (Breslau, 1832), p. 91; Buek, *Verbreitungsweise*, p. 59; Dettke, *Die, asiatische Hydra*, ch. 6.

义，但是著名的传染主义者和那些把声誉押在已颁布的政策上的官员们的影响却没有那么快消退。① 最初的变化是模糊的。一些实际上是将最初预防措施按比例缩减；另一些是重新部署而非方向性的改变。对房屋隔离的规定在 8 月已有所减弱，允许隔离只限于患者的生活区甚至患者的病房。从 11 月开始，隔离只限于还有患者的建筑物，患者一旦转移走，建筑物及里面的东西都要清洁，然后隔离解除。患者的家人和其他接触者早期是要住院的，现在只需在家接受 10 天的隔离，并遵守往常的消毒程序即可；被感染房屋中的其他居民只需要对自身和个人物品清洗、烟熏消毒即可。9 月，政府在强制住院方面明确了态度，解释说是完全自愿，患者可以尽可能地待在家中。现在，葬礼只要不危及公共健康，就允许在正常的墓地举行，尤其是远离人口稠密地区的墓地。②

相比而言，人们对警戒线的效力的信心更持久。然而 8 月初，即使是严格的军事警戒线也失败了，它正在贪婪地消耗资源，地方的警戒线若按早期的操作指南来执行，将不再可行了，这些对普鲁士霍乱委员会来说已经变得很明显了。为了保护西部省份，开始在东部分类确定优先顺序。一个妥协性的方法被采用了，将国家分成两部分，在最东边省份的西部边界设置了一条卫生警戒线。向西部去的旅客就像早期经过普鲁士的东部边界一样，接受同样的限制，在语言上加强了对违反者开枪击毙的命令。然而，到 9 月，同样的程序不得不再次沿着一条新的退让线——易北河（Elbe）、施普雷（Spree）、奈塞河（Neisse）和上奥德河（upper Oder rivers）重复，当时霍乱进一步向西传播，8 月末袭击了柏林。因此普鲁士人至少建立了三条军事警戒线，每一条都设立了控制霍乱的机构，然而每一条都没有阻止霍乱。③ 正是因为这一点，他们开始寻求新方法了。

在 8 月和 9 月期间，最开始颁布的规章被废除了。一份皇家公告宣称，霍乱方面的经验和经济生活，都需要改善。严格的检疫隔离主义已经损害了商业和贸易，威胁了生计，其效果比霍乱本身还糟糕。无论如何，考虑到秋天（而且可能还有收割）的来临，不可能将那么多军队绑在霍乱上，急需一个新的策略。检疫隔离时间被缩短，地方共同体在保护自己方面承担了更多的责任。④ 如果地方政府愿意，他们可以通过限制与感染地区的交流来寻求安全，但不能做的太过分。为了防止国内交流的中断，不允许地方政府阻挡旅客过境，但是他们仍然可以禁止旅客逗留。没

① Sachs, *Tagebuch*, pp. 189–93; Buek, *Verbreitungsweise*, pp. 64–65; Dettke, *Die asiatische Hydra, ch.* 7; Ross, "Prussian Administrative Response," ch. 6.

② *Amts-Blatt*, 44 (4 November 1831), pp. 301–03; 35 (2 September 1831), pp. 191–93; *Die asiatische Cholera in der Stadt Magdeburg*, p. 6; *Sammlung*, pp. 109–10; "Bekanntmachungen," *Berlinische Nachrichten*, 213 (12 September 1831).

③ *Sammlung*, pp. 105–12, 482–83; Ollenroth, *Asiatische Cholera*, p. 18; *Amts-Blatt*, 35 (2 September 1831), p. 189.

④ *Amts-Blatt*, 37 (16 September 1831), pp. 219–21.

有感染的地区不能把自己封闭起来，只能满足于健康证明系统和旅行证明系统提供的保护。只有整个省份未被霍乱袭击时，才允许切断和邻居的接触，但是即使在这里，传统的跨界交易也只允许在未感染一方的 3 英里内进行。在限制接触和疾病传播方面，一套不太严厉且代价不高的规章制度生效了。军事警戒线大多数被撤销了，除了国内保护最西部、保护未感染省份和沿着西里西亚外侧边界的警戒线外。普鲁士国界上的检疫站，检疫隔离期减少至 5 天，但是国内的检疫站关闭了。国内东部试图隔离感染地区的新的卫生警戒线由于难以实施也放弃了，被更广泛的健康证明和护照系统取代。①

到 9 月，对货物检疫和消毒的规定也放松了。经验表明，霍乱通过物体传播是很少见的，而且清洁是有效的。为了开放市场，只有特定的商品（二手的衣服和寝具、破布、羽毛饰品、动物的皮毛等之类的东西）才要求消毒。检疫官员接到指示，出于商业的考虑，要降低对公共卫生的积极性，在给货物消杀时不要毁坏它们，例如给毛皮消毒时不要将它们浸泡在水中。在其他情况下，只有带包装的物品才需要清洁。在 11 月初，对大部分货物不再进行消毒，只有衣服、寝具和其他被霍乱患者用过的物品，才要求使用前再次全面清洁。只要孩子们都来自未感染的家庭，学校就可以开学，学生到校时应干净整洁，若有可能，在学校时也要清洗；每天上课时间也被缩短为 2 小时，年轻的学者也不用费力地工作。② 到 11 月，普鲁士《施塔茨报纸》发表文章——其中一些文章由皇家医生胡费兰（Hufeland）所写——表明了官方态度的变化。这些文章宣称，霍乱是由地方因素导致的，它没有传染性，早期的预防措施很多是无用的。③ 在柏林，同样的缓和措施已经生效。被传染的房屋不再安装警告标识；只隔离患者，而非被传染房屋里面的所有居民；平民看门人取代士兵看守被隔离的住所；逝者和患者用近乎往常的方法运送；检疫隔离期缩短到了 5 天；申请死亡证书和验尸官调查的程序被简化，以减少弄虚作假的诱惑。为了防止食品价格的上涨，柏林与内陆的联系没有被警戒线切断。④

到 1831 年 11 月，检疫隔离主义者最初的预防措施大部分已经废除或改进了。从圣彼得堡去柏林的法国观察员沿途没有遇到检疫隔离主义者设置的障碍，而且他

① *Sammlung*, pp. 105–11. 斯特拉尔松德（Stralsund）继续自费隔离自己：*Cholera-Archiv*, 3 (1833), pp. 246ff. See also *Amts-Blatt*, 37 (16 September 1831), pp. 221–23; *Einiges über die Cholera*, pp. 3–4; "Bekanntmachung," from the Immediat-Commmission, 12 September 1831, copy in GStA, 84a/4179.

② *Amts-Blatt*, 38 (23 September 1831), pp. 235–37; 44 (4 November 1831), pp. 301—05; Ollenroth, *Asiatische Cholera*, p. 19.（82）

③ *Staats-Zeitutig*, 275 (4 October 1831), pp. 1515ff.; 307 (5 November 1831), pp. 1647–48. See also Sachs, *Tagebuch*, pp. 82–84; C. W. H., "Ein Wort an meine lieben Mitbürger über die Ansteckung der Cholera und die beste Verhütung derselben," *Berlinische Nachrichten*, 213 (12 September 1831); *Cholera-Zeitung* (1832), pp. 74–75.

④ *Berliner Cholera Zeitung* (1831), pp. 131–33; *Verordnung über das Verfahren*, pp. 29–30; *Die asiatische Cholera in der Stadt Magdeburg*, p. 6.

们发现当地医学界在反对警戒线上意见一致。到 1831 年底，普鲁士国王对违反霍乱规章者不再进行惩罚，赦免了那些已被宣判的人，并且终止了正在进行中的调查；霍乱委员会在 1832 年 2 月被解散。[1]1832 年 1 月，皇家的一个赦令正式说明了当局从霍乱经验中得到的教训。[2]地方政府现在可以决定什么时候采取预防措施，在他们可以采取的措施中包含了一系列卫生主义者的技术方法：改善当地不卫生的状况，提供有营养的食品和保暖的衣服。他们将建造医院，建造独立的墓地（但前提是，一开始就认为有必要这样做）。就严格的一面而言，它仍然要求报告所有与霍乱相关的病例和死亡情况，并且禁止在没有医生许可的情况下埋葬这些尸体。一旦霍乱袭来，护照和合法的证件只发给健康的人。公共娱乐和其他集会场所，除了教堂，都要关闭；渎职法将被严格执行，如果没有紧急的理由，学校不会关闭。这次商业利益集团赢得了更多的照顾。每周开一次的市场可能关闭，但是每年一次的集市只有在该省总督要求和相关部门指导下才能关闭。是否住院取决于在家是否能被照顾，但是一般来说没有一个患者在户主不同意的情况下被送往医院，户主的意愿只有当地卫生委员会的决策才能推翻。

隔离也变得温和了。在乡村和宽敞的家庭中，可以尝试隔离整栋房子；其他地方只需要隔离感染者的房间。家庭的健康成员，消毒后可以进出。除非医生证明需要赶快埋葬，否则可以按照惯例停尸一段时间后再埋葬。如果普通墓地处于安全的位置，那么就可以在此埋葬，否则就需要特别的墓地，按宗教划分并相应地供奉。货物、信件或货币的流通没有施加限制，除了禁止从近两个月内遭受霍乱袭击的地区进口穿过的衣服和寝具之外。这样的变化表明，普鲁士当局根据他们第一次应对霍乱的经验，做出了反应。当时颁布的这些措施仍然打击了最热情的反检疫隔离主义者，他们认为这些措施让步得还不够，一些措辞仍然很模糊，使官僚机构有很大的操纵空间。虽然如此，这些措施表明，其与柏林的最初态度有很大的不同。[3]因此，在霍乱出现几个月后，每一个专制政府都彻底改变了应对霍乱的最初计划。

学习曲线

在欧洲国家对霍乱的应对中，有一个重要的因素，从专制政府开始，很大程度上不依赖于他们的政治制度。由于霍乱主要是通过人类中的带菌者传播，所以这种病沿着商业交往的路线传播。对于那些很幸运、暂时还没有被传染的国家来说，这

---

[1] *Gazette médicate de Paris*, 2, 52 (1831), pp. 437–38; Ollenroth, *Asiatische Cholera*, p. 20; *Amts-Blatt*, 52 (30 December 1831), pp. 382–83; *Berliner Intelligenz-Blatt*, 42 (18 February 1832).

[2] *Gesetz-Sammlung*, 1832, 5/1343, pp. 43–55.

[3] Sachs, *Betrachtungen*, p. 2; Ross, "Prussian Administrative Response," pp. 262–67.

条线路上最初被传染的国家就成了他们实验室的白鼠。随着霍乱在欧洲从东到西的广泛传播，经验的积累像滚雪球一样增加；一条学习曲线出现了，那些稍晚出现霍乱的国家可以从最初遭受霍乱袭击的国家所犯的错误中吸取教训。指导欧洲国家采取预防措施的信息源，除了过去的疾病和可能相似的疾病之外，主要是来自其他国家的新闻。由于霍乱总体上是向西移动（从俄国开始，经波兰、奥地利-匈牙利等德语国家，跳跃至英国，然后从这里到法国，外围只有瑞典在 1834 年遭到攻击），后来遭到袭击的国家受惠于他们东部邻居以巨大的代价进行的试验。

俄国刚开始采用严格的检疫隔离主义的决策最初被认为塑造了欧洲其他国家的模式，而且实际上奥地利和普鲁士起初也追随了它的先例。[1] 然而很快就明确了，从俄国传来的信息是相互矛盾的。俄国医学界的意见，和外国观察员送回的报告一样，传递了非常混乱的让人绝望的信号。[2] 大部分意见建议采取温和的检疫隔离主义。在加利西亚，人们认为霍乱没有传染性，因为俄国卫生当局就是这样宣称的；在华沙，1831 年 4 月，中央卫生委员会将俄国的先例当作权威，得出了相似的结论。相应地，从波兰传出的消息说，霍乱的传染性不强，取决于特定的环境和易染病的因素，但是它像黑死病一样可以直接传播。[3] 在但泽，当地的意见很大程度上受波兰和俄国的影响，同时经过了巴氏威茨医生反检疫隔离主义的调和，反过来，哥尼斯堡和德国的其他地区又向但泽学习。[4] 在普鲁士，从东部吸取的教训产生的缓和作用是很明显的。[5] 在这么多含糊的意见之下，可以找到任何人想要的几乎任何立场的先例和权威。然而，这些经验的总趋势是，远离检疫隔离主义最初的这些严格措施。实际上，所有国家的观察员都提出了一个普遍的观点，对霍乱的传染性以及

---

[1] *EMSJ*, 58 (July 1831), p. 120; Buek, *Verbreitungsweise*, pp. 24–25; Liclitenstädt, *Cholera in Russland*, pp. iv-v, 151, 218; Lichtenstädt, *Rathschläge*, p. 12; *Instruction für die Sanitäts-Behörden*, pp. 3–10, 26–27.

[2] V. Loder, *Cholera-Krankheit*, pp. 3–4, 14; v. Loder, *Zusätze zu seiner Schrift über die Cholera-Krankheit* (Königsberg, 1831); Theodor Friedrich Baltz, *Meinungen über die Entstehung, das Wesen und die Möglichkeit einer Verhütung der sogenannten Cholera* (Berlin, 1832), p. 4; *Über die Cholera: Auszug aus einem amtlichen Berichte des königl. preuss. Regierungs-und Medicinal-Raths Dr. Albers* (n.p., dated Moscow, 9/21 March 1831), pp. 8–13; Riecke, *Mittheilungen*, v. III, pp. 105,109; Buek, *Verbreitungsweise*, pp. 38–39; *Cholera orientalis*, 1, 1–20 (1832), p. 87; *Moskau und Petersburg beim Ausbruch*, pp. 5–7, 19–23, 50–53.

[3] *Berliner Cholera Zeitung* (1831), pp. 282–87; Hahnemann, *Sendschreiben über die Heilung der Cholera*, p. 7; Hille, *Beobachtungen*, pp. 16–18; Pulst, *Cholera im Königreich Polen*, p. 24; *Zeitschrift über die Staatsarzneikunde*, 22 (1831), p. 195.

[4] *Verhandlungen* (1831), pp. iv-vi, 1–35, 102–04. Danzig presented itself as "the painful cholera school for civilized Europe": *Geschichte der Cholera in Danzig*, pp. 5, 17–19.

[5] *Staats-Zeitung*, Beilage zu No. 285 (14 October 1831), pp. 1557–59; Burdach, *Historisch-statistis-che Studien*, pp. 13–14.

由此而来的检疫隔离主义的相信程度同人们对霍乱的经验多少是成反比的。[1] 正如维也纳的一个医生给其巴黎的一个同事所说的交心之话："从远处看，霍乱就是一个恶魔；从近处看，就没有那么让人害怕了。"[2]

随着疫情从奥地利和普鲁士向西蔓延到德意志其他邦国，这种学习曲线也在继续延伸下去。这些南部和西部的国家与他们的东部邻居反应不同，有两个原因：首先也是最明显的一个原因是与传染病直接源头的地理距离这个简单的事实；其次是对普鲁士和奥地利预防措施能够提供的保护的信任。[3] 在萨克森（Saxony），当局最初依赖普鲁士和奥地利的警戒线，自己没有建立任何警戒线，只是规定旅客要在本王国之外接受检疫隔离，或离开感染地区 20 天及以上才能进入。[4] 在巴伐利亚（Bavaria），对来自俄国、波兰和加利西亚的旅客也采取了类似的措施，对来自奥地利和波西米亚（Bohemia）的旅客则允许履行较少的程序就可以进入该王国，只需要官方的通行证和奥地利的健康证明即可，但仍然只限于设有海关办公室的边界口岸。在符腾堡（Württemberg），来自东欧、后来也有来自普鲁士的旅客和货物穿过巴伐利亚进入符腾堡时，只要有巴伐利亚或奥地利政府提供的合适的证明就被允许通行。巴登（Baden）和梅克伦堡-什未林（Mecklenburg-Schwerin）同样觉得几乎没必要采取自己的防御措施，坚持认为旅客只要经历过他们东部邻居的程序就可以了。[5]1831 年秋，普鲁士和奥地利缓和了他们的策略，而这时他们的西部邻居仍然将传染主义视为正统，对普奥两国这样随便的做法非常震惊，争先复制了检疫隔离主义者的那些预防措施。在萨克森、巴伐利亚、汉诺威、梅克伦堡、汉堡和吕贝克，当局现在准备重建被普鲁士人放弃的检疫隔离主义者的防卫措施。[6] 相应地，巴登面临两条战线。在这里，远离东部传染源头带来的良好效果被同一时期其他方向造成的威胁削弱了。1831 年 7 月，巴登对来自邻国的所有入境人员的更严格的隔离和消毒，取代了对来自北部和东部的旅客和货物的关注。[7] 与流行病前线的距离

　　[1]　 *Cholera-Zeitung* (1832), p. 26; Buek, *Verbreitungsweise*, pp. 29–30; Krüger-Hansen, *Zweiter Nachtrag*, p. 14; Sticker, *Abhandlungen aus der Seuchengeschichte*, v. II, p. 287; [Trafvenfelt], *Sammandrag af Läkares åsigter*, v. I, pp. 4–6, 31, 185; *Svenska Läkaresällskapets Handlingar*, 1 (1837), p. 331; *PP* 1849 (1070) xxiv, p. 21; Aladane de Lalibarde, *Etudes sur le choléra épidémique: Sa nature et son traitement* (Paris, 1851), pp. 56–58.

　　[2]　 *Gazette médicaie de Paris*, 3, 15 (1832), p. 155.

　　[3]　 *Systematische Übersicht*, p. 4.

　　[4]　 *Sammlung*, pp. 118–19. 莱比锡博览会吸引了来自远方的游客，也给了萨克森不驱逐或扣留游客的理由：[S. J. Callerholm], *Några ord om kolera, spärrningar och krämare-intresse* (Stockholm, 1853), p. 16.

　　[5]　 *Sammlung*, pp. 114–17, 177–79, 189, 194–96; *Amts-Blatt*, 32 (12 August 1831), p. 164.

　　[6]　 Simon, *Weg mit den Kordons!*, p. 39ff.; Simon, *Die indische Brechruhr*, ch. 5; *Die morgenländische Brechruhr (Cholera morbus), von der Sanitäts-Commission in Lübeck bekannt gemacht* (Lübeck, 1831), pp. 3–4; *Sammlung*, p. 118; Buek, *Verbreitungsweise*, pp. 75–76.

　　[7]　 *Sammlung*, pp. 198–200, 202–04; Francisca Loetz, *Vom Kranken zum Patienten: "Medikalisierung" und medizinische Vergesellschaftung am Beispiel Badens 1750–1850* (Stuttgart, 1993), pp. 160–61.

有助于西部的国家采取温和的措施，但霍乱一逼近，这种简单的安全感就消失了，检疫隔离主义也在这里试行了。

影响距防疫战场一定距离的德意志各邦国采取预防措施的另一个因素是积累的经验。认为检疫隔离主义在不断地、不可避免地衰落当然具有误导性，因为隔离线后的地区受益于流行病学先锋派来之不易的知识。就像在普鲁士和奥地利一样，官方的反应像用各色布片缝缀成的被子一样，严厉的检疫隔离主义与温和的检疫隔离主义共存。德意志的其他地区在不同时间内都施行过检疫隔离主义者的预防措施。① 在梅克伦堡－什未林，针对受感染船只的指示同普鲁士人制定的指令一样冗长、详细和严厉。在安哈尔特－德绍（Anhalt-Dessau），惩罚也是很严厉的。萨克森人起初采取了和普鲁士人相似的规则，而且经常照搬他们的做法，尽管他们对细节的追求与普鲁士不同。② 吕贝克将墓地移到城外，关闭周边乡村的小酒馆，用武装的卫兵、警戒线把自己与外界隔离起来；非法穿越警戒线者有被射杀的风险，没有永久住所的患者要强制收容住院，连普鲁士人自己都抱怨说吕贝克的措施太过分了。③ 在符腾堡，旅客每天都要接受检疫和消毒，他们的马匹也要用力刷洗，所携带的物品要清洗并通风晾晒。在石勒苏益格－荷尔斯泰因，要建立检疫站，进行海岸巡逻，陆地旅客要有健康证明，进口的商品要检查，患者要被隔离或住院，公共场所要关闭。一旦普鲁士沿着奥德河的卫生警戒线被突破，石勒苏益格－荷尔斯泰因公国就建立自己的警戒线；汉堡和吕贝克被传染后，警戒线也转而防范它们。④ 在某些情况下，霍乱首先横扫临近国家的事实也给追随者提出了新问题。例如，被奥地利和普鲁士驱逐的雇工威胁要传播这种传染病，而驱逐他们正是为了避免这种结果。因此，萨克森、巴登和布伦瑞克在雇工的入境处施加了各种限制，但没有完全禁止。⑤

然而，严格来说，德国其他地区采取的措施也得益于其东部邻居的经验。由于从东部吸取了经验教训，萨克森的医学界才被认为少了一点传染主义的色彩。石勒苏益格－荷尔斯泰因当局害怕社会动荡，担心严格的预防措施会在东部激起反抗，

① 　当然，也有检疫隔离主义者的医学意见：Georg Freiherrn von Wedekind, *Über die Cholera im Allgemeinen und die asiatische Cholera insbesondere* (Frankfurt am Main, 1831), pp. 47f.

② 　*Belehrung über die asiatische Cholera,* pp. 25–27, 39; *Sammlung,* pp. 137–50, 333–53, 479–81.

③ 　E. Cordes, *Die Cholera in Lübeck* (Lübeck, 1861), p. 53; Dietrich Helm, *Die Cholera in Lübeck* (Neumünster, 1979), pp. 14–19.

④ 　*Sammlung,* pp. 184–88; *Instruktion für die Ärzte der Herzogthümer Schleswig und Holstein über das Verfahren bei einem Ausbruche der epidemischen Cholera in den Herzogthümern, von königl. Schleswig-Holsteinischen Sanitätscollegium zu Kiel* (Kiel, 1831), pp. 3, 8–9; *Ansprache ans Publicum,* p. 7; *Systematische Übersicht,* pp. 1–5, 6–11; *Unterricht, wie Nichtärzte,* pp. 7–9.

⑤ 　*Sammlung,* pp. 153–55, 200–01; *Amts-Blatt,* 34 (26 August 1831), pp. 179–81; Anneliese Gerbert, *Öffentliche Gesundheitspflege und staatliches Medizinalwesen in den Städten Braunschweig und Wolfenbüttel im 19. Jahrhundert* (Braunschweig, 1983), p. 105.

所以做好了施压的准备，在各个城市部署了充分的军事力量或有组织的民兵。但是，它在棍棒上也加了胡萝卜。当需要宗教安慰的时候，教堂不关闭；学校教师和教堂牧师要帮助宣传关于霍乱的消息；要确保有足够数量的医生，尤其是乡村地区，从基尔（Kiel）派比较年轻的医生下乡。在科布伦茨（Koblenz），政府从但泽、哥尼斯堡、波兹南和马德堡（Magdeburg）的经验中吸取了教训，即严格的隔离促使弄虚作假并激起了抵抗。在卡塞尔（Cassel），患者要隔离，但允许在家中隔离。早在 7 月，将患者隔离在家方面，萨克森已经允许有一定的灵活性，大约一个月后普鲁士也接受了这一点。普鲁士的东部地区派出军队防止在食品商店前拥挤，而萨克森只是警告不要这样做。[1] 当德意志南部和西部的邦国发布关于霍乱的指示时，地理上的距离因素和学习曲线因素的综合影响已经越来越明显了。在巴伐利亚（一直到 1836 年都没有霍乱），医学界的意见是坚决反对传染主义者，相反推荐了一些卫生措施：大兴工程、开挖水渠预防洪水泛滥，排干死水，移除秽物，兴建医院。[2]亚琛（Aachen）虽然在普鲁士的管理之下，但在霍乱传入时已经放弃了任何检疫隔离主义者的倾向，而且它的医学界也是卫生主义者。亚琛非常讨厌普鲁士最初的管理规章，就像莱茵兰的其他地方一样，亚琛的制造业、工业和贸易在其经济中占统治地位。检疫隔离，甚至健康证明和合法的证件制度都被认为是很麻烦的，所以大多数每天都穿越边界者被免除了这些步骤。在布伦瑞克（Braunschweig），很快得出的结论是，封锁城市代价极大，最终也不可行。[3]

在德意志联盟的西北前哨汉堡，医学界和官方大多是反检疫隔离主义者，所以国内很少采纳预先警戒性的措施。在这里，没有一个地区被封锁，被传染的房屋没有标识出来，逝者的住所只是在最初的时候消了一下毒。[4] 然而在其他方面，这里采取的措施遵循的模式与其他地方相似。酒吧要关闭；大街上流浪的家畜要杀死；逝者要迅速埋葬而且（除了有家庭墓地的）要分开埋葬；外国的工匠、乞丐

[1] *(Allgemeine Cholera-Zeitung)*, 1 (1831), pp. 179ff.; *Systematische Übersicht*, pp. 6–13; Alexander Stollenwerk, "Die Cholera im Regierungsbezirk Koblenz," *Jahrbuch für westdeutsche Landesgeschichte*, 5 (1979), p. 247; *Anweisung wie man*, pp. 16–17, 20; *Sammlung*, pp. 137ff.

[2] Sander, *Die asiatische Cholera in Wien*, pp. 100–04; Georg Kaltenbrunner, *Über die Verbreitung der Cholera Morbus und den Erfolg der dagegen in den k. preussischen und k.k. österreichischen Staaten ergriffenen Massregeln* (Munich, 1832), pp. 175, 197, 204.

[3] Hartung, *Die Cholera-Epidemie in Aachen*, pp. 74–78; *Heidelberger Klinische Annalen*, 8 (1832), pp. 154–55; Schäfer, "Staatliche Abwehrmassnahmen," p. 30; Gerbert, *Öffentliche Gesundheitspflege*, pp. 122–26.

[4] Richard J. Evans, *Death in Hamburg: Society and Politics in the Cholera Years 1830–1910* (Oxford, 1987), p. 233; Woldemar Nissen, *Über die Ursachen der Cholera, nebst Vorschlägen zur Bekämpfung derselben* (Altona, 1831),pp. 23–24; Buek, *Verbreitungsweise*, 70–71; K. G. Zimmermann, *Die Cholera-Epidemie in Hamburg während des Herbstes 1831* (Hamburg, 1831), pp. 4–5.

和流浪者要驱逐。根据官方的命令，在家里得不到照顾的病人要住院。[①] 针对外部的那些措施也不例外。汉堡作为一个贸易城市，其强大的商人阶层使它反对检疫隔离及其他打乱贸易的措施。正如一位观察员指出的，贸易禁运比霍乱本身更糟糕。但与此同时，汉堡由于缺乏预防措施，面临英国要对其船只进行检疫隔离的威胁，所以它在北海和易北河建立了警戒线。后来，当普鲁士放松监管时，汉堡又加入了萨克森和汉诺威的行列，针对东部来的旅客制定了严厉的措施。直到 1831 年 10 月，霍乱在汉堡的暴发使这样的措施成为多余的东西，它在易北河口的库克斯港（Cuxhaven）开始检疫隔离；还没有在其他地方经历检疫隔离的船只，由基斯塔（Geesthacht）的一艘护卫船负责。遍布全汉堡的骑兵可以盘问任何看起来不是当地的人，在城门口，警察可以审查任何外国的旅客，只允许健康的人或已经过检疫隔离的人进入。为了给商业提供便利条件，已经被普鲁士在萨克罗（Sacrow）检疫隔离过的船只不需要再检查，可以直接进入。[②] 可以看出，汉堡的做法与除了普鲁士以外的德意志其他邦国没有明显的不同。它严重依赖其东部邻国设置的警戒线和检疫隔离提供的保护，与普鲁士初期相比，它采取的国内预防措施要少一些。就像德意志其他邦国一样，汉堡在霍乱刚暴发时就急切推行的检疫隔离主义者的大多数措施，到 1832 年初都已经被废除了。[③]

一直向西：学习成为自由主义者

霍乱从波罗的海开始，传播到英国，然后到爱尔兰、荷兰和法国，最终到瑞典。沿着霍乱传播的道路向西走，可以进一步将由国内政治制度引起的官方反应，与由欧洲范围内逐渐积累的经验引起的官方干预区别开来。以三个政治制度不同却都面临可怕的流行病肆虐的国家为例：在欧洲有最典型的议会制的瑞典，资产阶级准君主立宪制的法国，在新当选的辉格党政府的领导下由于议会改革法案而动荡不安的英国。第一个要明确的疑问是，这些国家是否有能力推行严厉的检疫隔离主义者的措施？若有必要的话他们是否愿意这样做？我们知道他们有能力这样做，因为事实上至少他们中的两个在第一次霍乱暴发前几年已经这样做了。黑死病虽然恐怖，但在 19 世纪初已经是一件遥远的事情了，不过政府利用人们对黑死病的制度记忆，对黄热病做出了官方的反应。瑞典和法国都实行了检疫隔离主义者的措施防

①　Friedrich Wolter, *Das Auftreten der Cholera in Hamburg in dem Zeitraume von 1831–1893 mit besonderer Berücksichtigung der Epidemie des Jahres 1892* (Munich, 1898), p. 220.

②　Barriés, *Ein Wort zu seiner Zeit,* p. v; Buek, *Verbreitungsweise,* pp. 75–76; PRO, PC1/4395/pt. 1, "Mandat. Gegeben in Unserer Raths-Versammlung, Hamburg am 21 September 1831"; Zimmer-mann*, Cholera-Efiidmie in Hamburg,* pp. 14–16, *Simon, Weg mit den Kordons!,* p. 40.

③　Evans, *Death in Hamburg,* pp. 245–47; Wolter, *Das Auftreten der Cholera in Hamburg,* p. 241.

治黄热病，当轮到霍乱时，他们就模仿了此前的做法。

瑞典 1806 年颁布了一部新的检疫隔离法，此时正处在准专制主义统治的最后时期，这部法律在第一次霍乱流行期间仍然有效。由于瑞典鲱鱼业需要的盐主要从西班牙南部进口，而且这时和北美恢复了贸易往来，所以这些地区的黄热病就是一件让人担心的事。瑞典 1806 年的法律大体上延续了 1770 年的，也像那些措施一样严格。[1] 所有来自疫区的船只，都要在西海岸哥德堡（Gothenburg）附近的堪撒（Känsö）的永久站点——两年前专门为了防疫建立的——接受检疫隔离。[2] 该法有详细的指导程序，到达船只的证明文件在当局检查之前都要消毒、浸泡在海水中并用烟熏。对于未能在堪撒停泊的船只，或试图偷偷溜进来的船只，为了监控并阻止它们任何停泊的图谋，船只的状况将通知到整个沿海地区，并在当地教堂由神职人员大声宣读。海岸线每 3 英里任命了一名监控员，防止船只未经检疫隔离就登陆；同时，在西海岸的巡逻船要确保没有任何船只偷偷溜进来。当地的居民被警告不要和从遇难船只里面拯救出来的乘客或船员接触，取而代之的是为幸存者提供一个隔离的空房子作为避难所；不要触碰被冲上岸的货物。船长未经批准擅自离开堪撒者，可能被罚款，如果传播了像瘟疫一样的疾病则被处死，对乘客和船员也是如此。船长若对他的船只的流行病状况撒谎，可能招致 10 年的监禁。那些隐瞒船上有疑似瘟疫疾病的人——他们的疾病来自一个被传染的港口，或隐瞒船上有感染了传染病的乘客和货物者，可能被处以死刑。[3] 在哥德堡，医生有义务向检疫委员会报告发热病例。同样的规定也适用于通过陆路从挪威向西部去的旅客。

堪撒的程序同样也很严厉。[4] 在船上，死亡者要海葬；如果全体船员在检疫隔离时死亡，那么这艘船要被放火烧掉沉入大海。提供食品和其他必需品的服务人员要穿着上蜡的亚麻布防护服，他们若偷窃所负责的财物可能会被处死。患者被带下船后要用醋清洗，并剪掉头发，到传染病院后，不脱衣服就被放进浴室并浸入水中，然后他的衣服被用钩子和锋利的工具扒掉，整个过程其他人不能直接触碰到病人。病房每餐饭之前消毒，每天消毒三次，对于可能感染的货物有详细的清洗指

---

① P. Dubb, "Om den Svenska Qvarantaines-Anstalten på Känsö," *Kongl. Vetenskaps Academiens Handlingar*, 1818, p. 29; Sven-Ove Arvidsson, *De svenska koleraepidemierna: En epidemiografisk studie* (Stockholm, 1972), p. 106; Lars Öberg, *Känsö karantänsinrättning 1804–1933* (Gothenburg, 1968), pp. 35ff.; Rolf Bergman, "De epidemiska sjukdomarna och deras bekämpande," in Wolfram Kock, ed., *Medicinalväsendet i Sverige, 1813–1962* (Stockholm, 1963), p. 368.

② "Kongl. Maj:ts Nådiga Quarantains-Förordning," *Kongl. Förordningar*, 1806.

③ 同样详细且严苛的程序已于一年前公布，涉及流行病期间船上的操作程序：*Kongl. Quarantaine Commissionens Underrättelse för Svenske Skeppare, om hvad de böra iakttaga så väl på Utrikes orter som vid återkomsten til Svenska hamnar* (Gothenburg, 8 January 1805), pp. 1–13.

④ "Kongl. Maj:ts Nådiga Reglemente för Quarantains-Inrättningen på Känsö," *Kongl. Förord-ningar*, 1807. Details are in Dubb, "Om den Svenska Qvarantaines-Anstalten"; *Rapport sur l'établsse-ment de quarantaine à Känsö* (Stockholm, 1819).

南。1813 年关于传染性疾病的规定，总体上延续了这种传染主义者的方法。牧师要报告疾病情况，要发出警告，防止健康的人和被传染者接触。要劝阻公共聚会，可能传染疾病的衣服不经清洗不准转售。[①]尸体一有腐烂的信号立即埋葬，葬礼仪式从简，如果必要可以规定只允许出现少数送葬者，尸体埋在分开的墓地中。[②]

在法国，霍乱出现之前也有防止黄热病的严格预防措施。1819 年，西班牙也出现了这个流行病，尤其是 1821 年巴塞罗那暴发了黄热病，使其令人不安地关闭了边界，并迫使复辟王朝做出了卫生方面的改进。18 世纪初，很多人认为应把黄热病当黑死病对待，巴黎在 1819 年 9 月指示比利牛斯山沿线的警长，一旦加的斯（Cadiz）被传染了，就要监视来自西班牙的旅客，尤其是乞丐和流浪者。要围捕托钵僧并遣返，禁止进口羊毛，从西班牙来的信件要用烟熏消毒。1822 年夏天，法国设立卫生警戒线，并在警戒线上大约派出了 30 000 名士兵。通往西班牙的边界除了三个点之外都关闭了，这三个点上设有检疫站，来自未感染地区的旅客要经受传统的 40 天的检疫隔离，对于那些来自感染地区的人，则完全拒绝其进入。[③]对违反卫生措施的惩罚不论实际上是什么，但听起来都很严重。非法进入法国的动物和货物被无偿销毁，违反警戒线者将被"全力击退"。那些已经逃避掉检疫隔离的人将被强制接受治疗，或根据革命前的法令被逮捕起诉。可以预见，他们要接受的将是严厉的惩罚，包括死刑，尽管死刑在实践中会被减刑。集市和市场被禁止开业，警戒线 5 里格（1 里格约等 3 英里——译者）范围内禁止不法商贩活动。[④]

传染主义者的假设也被应用到黄热病上了，1822 年 3 月 3 日通过的卫生法赋予政府建立卫生警戒线的权力。所有输入传染病的人都要面临死刑的风险，对那些故意不报告症状的人要监禁 3 个月并罚款，医生要被吊销执照。[⑤]对船舶的入境实行两级检疫（观察和严格检疫），根据出发港口的情况用卫生清单系统（污染，疑似，卫生）对船舶进行分类。[⑥]因此，1822 年通过的卫生法就是这样以检疫隔离主义者的前提为坚固基础的，这在议会中反对它通过的那些人看来，该法和复辟王朝及其

① "Kongl. Maj:ts Nådiga Circulaire Til Samtelige Landshöfdingarne Och Consistorierne, Om Hvad iakttagas bör i afseende på Smittosamma Sjukdomar," 25 August 1813, *Kongl. Förordningar*, 1813.

② *Underrättelse Om Hwad iakttagas bör til förekommande af smittosamma Sjukdomars och Farsoters utbre-dande* (Stockholm, 1813), §§8–10.

③ *Moniteur universel*, 273 (30 September 1821), pp. 1373–74.

④ George D. Sussman, "From Yellow Fever to Cholera: A Study of French Government Policy, Medical Professionalism and Popular Movements in the Epidemic Crises of the Restoration and the July Monarchy" (Ph.D. diss., Yale University, 1971), pp. 57–61, 74–75, 97–105.

⑤ *Annales*, 6 (1831), pp. 424–25. A detailed account of the law and its supplementing ordinance of 7 August 1822 can be found in F.-G. Boisseau, *Traité du ckoléra-morbus, considéré sous le rapport médical et administratif* (Paris, 1832), pp. 293–372.

⑥ *Moniteur universel*, 223 (11 August 1822), pp. 1189–91. See also Ordinance of 20 March 1822, arts. 32–34, *Annales*, 6, 2 (1831), pp. 450–73.

政治特性紧密相连。批评者抱怨说，该法授予了个人巨大的权力，允许政府暂停宪章授予人们的基本权利。它在外交政策上的体现甚至更为露骨的保守。复辟王朝不仅支持检疫隔离主义者的策略，它还利用预防黄热病的军事警戒线作为干涉西班牙政治的工具，动员士兵聚集在边界线，在 1823 年准备入侵西班牙、恢复波旁国王的统治，因此在法国人心中检疫隔离主义和反共和主义天然联系在一起。①

　　19 世纪 20 年代，瑞典和法国针对黄热病采取了严格的检疫隔离措施，如果它们愿意，也可以对霍乱采取类似的措施；在这方面，英国身处局外，反应独特，在最近一次流行病暴发的前夜，它放宽了对这些实践的限制。检疫隔离在英国的实践相对比较晚，一直到 16 世纪才出现，尽管和波罗的海有重要贸易的苏格兰开始的早一点。从具体的表现来说，英国的检疫隔离也不是特别令人印象深刻。与比萨（Pisa）、威尼斯（Venice）、热那亚（Genoa）和马赛（Marseilles）巨大的传染病院相比，英国人就是吝啬鬼，他们更喜欢临时的权宜之计，他们的传染病院就像棚屋或者旧军舰上漂浮的残骸。② 然而，一直到 18 世纪初，英国当局仍然有权采取严厉的措施。如果瘟疫暴发，国王可以命令实行检疫隔离，建立传染病院，快速设置国内警戒线并且将违反者处死。船主若隐瞒其船舶信息可能被处死，任何拒绝离开船只不去检疫隔离的人可以用任何暴力强制其执行，也可以被处以死刑；可以把患者从他们的家中转移走，可以命令公民监视被检疫隔离的船只，可以烧毁被传染的商品。③ 在 18 世纪 20 年代初，人们一旦清楚地认识到，当时对普罗旺斯（Provence）造成严重破坏的黑死病不会威胁到自己时，就开始反对 1721 年实施的检疫隔离主义者的严厉的预防措施。面对商人和沃波尔（Walpole）政府的对手的反对，议会通过了一个更温和的政策。④ 然而到 18 世纪中期，当局重申有权在必要时对船只强制施行检疫隔离，对各种违反者处以死刑。到 18 世纪末，检疫隔离措施从黑死病扩展到了所有的传染病上。⑤ 由于英国的疫情还没有到在国内实施检疫隔离措施的程度，所以主要依赖国外推行的预防措施。在 18 世纪，英国要求去东方的船只回到母国

　　① Sussman, "From Yellow Fever to Cholera," pp. 7–10, 175–81; Léon-François Hoffmann, *La peste à Barcehne* (Princeton, 1964), ch. 3; Peter Sahlins, *Boundaries: The Making of France and Spain in the Pyrenees* (Berkeley, 1989), pp. 204–07.

　　② J. C. McDonald, "The History of Quarantine in Britain During the 19th Century," *BHM*, 25 (1951), pp.22–24.

　　③ E. A. Carson, "The Customs Quarantine Service," *Mariner's Mirror*, 64 (1978), pp. 63–64; Charles F. Mullett, "A Century of English Quarantine (1709–1825)," *BHM*, 23, 6 (November–December 1949), pp. 530–31.

　　④ Alfred James Henderson, *London and the National Government, 1721–1742* (Durham, NC, 1945), pp. 35–39, 53–54; Paul Slack, *The Impact of Plague in Tudor and Stuart England* (London, 1985), pp. 331–33.

　　⑤ Leon Radzinowicz, *A History of English Criminal Law* (London, 1948), v. I, pp. 625–26; Mullett, "English Quarantine," pp. 532–34; Carson, "Customs Quarantine Service," pp. 65–66.

前在地中海完成检疫隔离，事实上许多进口的商品都经历了这样的程序。①

在 19 世纪，正是在英国的属国中，检疫隔离主义者的策略得到了最彻底的应用。1813 年，当瓦莱塔（Valetta）遭到霍乱袭击时，托马斯·梅特兰爵士（Thomas Maitland）命令围绕该城画一条警戒线，违者枪决。②1804 年，尽管检疫隔离主义者做了最好的努力，黄热病仍然吞噬了直布罗陀大量的人口。在英国国内，医生学会支持对患者实施检疫隔离并严格执行卫生警戒线。这个时期曾短暂存在过的中央卫生委员会，提出了一个防止流行病传播的方法，仍然是坚定的传染主义者的方法。如果黄热病威胁到了英国，那么建议采取的措施除了在海上实施检疫隔离之外，还包括命令沿海地区的医生汇报有可能发烧的陌生人或从外面来的人的情况；如果黄热病真的到来了，要把传染地区置于准戒严法之下，由军队切断患者和健康者之间的接触。在伦敦和较大的商业城镇，患者将被隔离在独栋房屋中。医务人员得到了用最佳方法隔离患者的指导，做好了被派往英国任何地方的准备。隔离、消毒、烟熏和清洁被视为对付瘟疫和其他传染病的最好方法。③

但也正是在检疫隔离主义仍然流行之时，争论开始了，最终将事情转向了一个不同的方向。政府在传统医学观点的支持下，仍然对检疫隔离抱有信心。④ 他们的对手，认为大部分疾病与地方因素有关，拒绝接受这样的措施，认为这些措施没必要，而且对经济有害。非传染主义者的带头人是查尔斯·麦克莱恩，他是东印度公司的一名巡回工作者，也是一位博学的医学者，一生中投入了大部分精力证明所有传染病的非传播性。麦克莱恩具有非凡的毅力，他坚信霍乱没有传染性，甚至他自己得此病后也活了下来。这个病是他为了证明自己的观点，故意住在君士坦丁堡的希腊瘟疫医院时得上的。麦克莱恩（Maclean）认为，传染主义和检疫隔离主义在道德上和经济上都是失败的。从伦理上来说，传染主义是自私、贪婪和野心导致的。每个国家都拒绝承认疾病源于本地，相反都喜欢将此归因于别国的输出。传染主义促使道德崩溃，令人放弃患者，对穷人的打击尤其大，剥夺了他们赖以生存的资源。为了拯救一部分人，检疫隔离要牺牲另一部分人，这是不道德的。既然检疫隔离的目标是将病人从有害的空气中移走，那么将他们关闭在检疫站这种专门聚集有

① John Baldry, "The Ottoman Quarantine Station on Kamaran Island 1882–1914," *Studies in the History of Medicine*, 2, 1/2 (March-June 1978), p. 9; Sticker, *Abhandlungen aus der Seuchengeschichte*, v. I/2, p. 311; J. M. Eager, *The Early History of Quarantine: Origin of Sanitary Measures Directed Against Yellow Fever* (Washington, DC, 1903), pp. 23–24.

② Sherston Baker, *The Laws Relating to Quarantine* (London, 1879), p.15.

③ C. Fraser Brockington, *Public Health in the Nineteenth Century* (Edinburgh, 1965), ch. 1.

④ Margaret Pelling, *Cholera, Fever and English Medicine 1825–1865* (Oxford, 1978), p. 27.

害气体的地方，无疑是合法的谋杀。[①]麦克莱恩（Maclean）作为商业利益集团的代言人，在拿破仑战争期间开始寻找关于检疫隔离的旧规章中对经济的过分限制，在道德的基础上又添加了经济的动机。19世纪20年代，棉花进口商就已经开始从埃及用船进口棉花，他们害怕来自法国的竞争，对这种预防措施导致的耽搁和额外开支（麦克莱恩估计有货物总价值的一半）非常愤怒，所以他们是检疫隔离的最激烈的反对者之一。[②]

　　英国议会下院在自由派议员约翰·史密斯（John Smith）和激进的约翰·卡姆·霍布豪斯（John Cam Hobhouse）的压力之下，加上麦克莱恩（Maclean）的观点的推动，对流行病及其预防进行了一系列的调查。[③]1824年，一个官方委员会认为，没有理由怀疑诸如鼠疫和霍乱之类的疾病具有传染性，但是它得出结论，要改善检疫隔离系统。商业的因素开始变得越来越重要。在实践中，由于荷兰的预防措施比较宽松，检疫隔离措施可能会削弱英国对荷兰的竞争力，使英国成为地中海产品转运、寄存和供应欧洲大陆的中转站的希望变得渺茫。例如，很多丝绸商开始经陆路从意大利的港口出发，以避开英国检疫隔离产生的开支和延误。从黎凡特（Levant）开船运往英格兰的货物，取道荷兰反而比直接去英格兰快而且便宜。尽管医务人员担心，把这种决定权交给商业利益集团意味着放弃对传染性疾病的所有预防，但委员会同意，应该改革检疫隔离制度，减少对经济的不利因素。[④]1825年，一部新的检疫隔离法改善了现存程序。[⑤]正如麦克莱恩和其同道所希望的，1825年的这一法规并非废除检疫隔离，而是使这个系统更灵活，在预防问题上赋予枢密院自由裁量权。为防止被隔离者在规定的时间前离开，使用"任何必要的力量"仍然是可能的，但是另一方面，缓和却是那时的通例。旧规章明确规定了来自特定港口的船只的检疫隔离时间，现在枢密院就能确定其检疫隔离时间。严厉性也减轻了，最显著的是废除了对违反者的死刑。[⑥]

　　然而，如果认为在这方面英国已经脱离了欧洲进程，得出流行病学上的逻辑结果，说英国已是自由主义和自由贸易之地，已经抛弃了鼠疫时期检疫隔离主义

[①]　Charles Maclean, *Results of an Investigation, Respecting Epidemic and Pestilential Diseases; Including Researches in the Levant Concerning the Plague* (London, 1817), v. I, pp. 274–75, 424–25, 429; Charles Maclean, *Evils of the Quarantine Laws and Non-Existence of Pestilential Contagion* (London, 1824), pp. 236–37; *Fraser's Magazine for Town and Country*, 47 (1853), p. 79.

[②]　Charles Maclean, *Observations on Quarantine* (Liverpool, 1824), p. 33; R. J. Morris, *Cholera 1832: The Social Response to an Epidemic* (New York, 1976), p. 24; McDonald, "Quarantine in Britain," p. 26.

[③]　Pelling, *Cholera, Fever and English Medicine*, pp. 27–28; Michael Durey, *The Return of the Plague: British Society and the Cholera 1831–1832* (Dublin, 1979), p. 13.

[④]　*PP* 1824 (417) vi, pp. 3–4, 6–11, 21, 94–95.

[⑤]　6 George IV, c. 78.

[⑥]　Durey, *Return of the Plague*, p. 9; Mullett, "English Quarantine," p. 538.

的最后一丝残余，那么就会产生误导。法国也产生了类似麦克莱恩所激起的争论，这里的斗争是围绕黄热病展开的，结果动摇了法国的病因学。尼古拉斯·切尔文（Nicolas Chervin）是一位在西班牙和美洲广泛研究过这种疾病的内科医生，也是一个坚定的非传染主义者，他在 1825 年使法国国民议会暂停了 1822 年的法规。两年后，医学会对切尔文的观点进行了正面报道。1823 年，复辟政府对西班牙进行干预，同时又试图重组巴黎医学系，所有这些使复辟政府正在快速丧失它在医生当中的同盟军，医学会决定支持切尔文也反映了医学界在反对传染主义、检疫隔离主义和复辟政府方面更大的转变。[1]1828 年，一份关于直布罗陀黄热病疫情的报告——切尔文是作者之一——有助于将观念进一步转向非传染主义者的方法。在 19 世纪 30 年代早期，切尔文继续用同样的反传染主义者的精神迫使政府调查霍乱和鼠疫问题，在这个过程中他取得了医学会和科学协会的支持。法国政府以莫罗·德·琼斯之类的专家的建议为基础制定卫生政策，触怒了医学会和科学协会，因为琼斯之类的专家不是医务人员，他们的检疫隔离主义者的方法被医学会和科学协会拒绝。[2]法国的商业集团像英国的一样，倾向拒绝应用严格的检疫隔离，但是这里的情况又因法国独特的地理状况变得复杂了。[3]法国大西洋和英吉利海峡沿岸的港口城市支持缓和的预防措施，但是地中海沿岸的城市，尤其是马赛和土伦（Toulon），与黎凡特有更近、更直接的接触，它们害怕黑死病，检疫隔离制度事关其长期的经济利益，因此没有什么好理由使它们放弃防护。再者，马赛在自己的检疫隔离程序上有控制权，不像勒阿弗尔（Le Havre）之类的法国大西洋港口城市仍然还能感受到巴黎颁布的规章所引起的刺痛。大西洋沿岸的城市希望在卫生问题上更多地进行地方自治，但是在检疫隔离方面南部的港口试图加强中央控制，希望最大限度地减少地方差异，因为一个地方控制的宽松就破坏了其邻居的严厉性。[4]

即使在英国，认为商业利益集团一致反对检疫隔离的看法也具有误导性。传染和检疫隔离是一把双刃剑。除了明显需要权衡公众卫生和经济发展各自的利益之外，狭隘的商业利益也并非毫无例外地一致支持或反对检疫隔离。在这个问题上，进口业和出口业有相反的利益。19 世纪 20 年代，在讨论麦克莱恩的观点时，

[1] Sussman, "From Yellow Fever to Cholera," pp. 149–52; Ackerknecht, "Anticontagionism Between 1821 and 1867," pp. 572–73; Salomon-Bayet, *Pasteur et la révolution pastorienne*, pp. 97–98; Ann F. La Berge, *Mission and Method: The Early Mineteenth-Century French Public Health Movement* (Cambridge, 1992), pp. 90–94; Erwin H. Ackerknecht, *Medicine at the Paris Hospital 1794–1848* (Baltimore, 1967), p. 158; Jacques Léonard, "La restauration et la profession médicale," in Jean-Pierre Goubert, ed., *La médicalisation de la société française 1770–1830* (Waterloo, Ontario, 1982), pp. 73–74.

[2] *Annales*, 10,1 (1833), p. 213; *AGM*, 2nd ser., 1 (1833), pp. 608–09; William Coleman, *Yellow Fever in the North: The Methods of Early Epidemiology* (Madison, 1987), ch. 2.

[3] M. J. Mavidal and M. E. Laurent, eds., *Archives parlementaires de 1787 à 1860* (Paris, 1888), v. II/69, pp. 591–93.

[4] Sussman, "From Yellow Fever to Cholera," pp. 24–25, 31–33.

下院一些议员对此给予了关注，以免英国国外的贸易伙伴留下检疫隔离将要被废除的印象，由此对航运施加限制。英国贸易委员会主席威廉·赫斯基森（William Huskisson）担心，对检疫隔离表现出的漠不关心可能会损害商业关系。英国政府明确表示，它支持传染主义者的方法是为了支持英国的航运，英国的航运最近在地中海受到了打击，因为有流言说英国将改变政策。商业利益集团发现，在持续施加压力以缓和限制方面，麦克莱恩和其他激进的反检疫隔离主义者有用，但不能支持他全面废除这些预防措施。[①] 这种复杂的动机延续到了霍乱时代。商人和贸易界反对采取不必要的更严格的检疫隔离主义者的措施，他们很高兴地了解到，许多医学观点认为这种疾病是不会传染的。[②] 船主抱怨说，检疫隔离的代价像公共卫生的代价一样，应由整个国家而非仅仅一个集团来承担。约瑟夫·休谟（Joseph Hume）在议会下院为他们辩护，宣称警戒线和检疫隔离"在鼠疫上又增加了饥荒，使两者的罪恶增加了十倍"。[③] 有一个广为流传的故事，桑德兰（Sunderland）的商业利益集团通过他们所拥有的交通工具——占了当地交通工具的大部分——迫使医生撤回了他们最初关于霍乱到来的准确报告，之后又迫使医生少算了患者的数量，使得伦敦不再打算隔离这个城市的患者。[④] 其他意见指出，英国拥有重要的制造业基地，承受不起严格的检疫隔离。[⑤] 但是同时，一旦霍乱暴发，商业利益集团的矛盾也是明显的。政府不愿意公布霍乱的严重程度（为了避免承认它的存在，他们咬文嚼字、迂回曲折、吹毛求疵），以免英国的贸易伙伴对其船只实施制裁。[⑥] 然而，英国也意识到，如果它不顾船上有病人存在的事实，仍然给船只颁发健康卫生证明的话，那么只要引起其他国家的怀疑，他们就会采取更加严厉的措施。[⑦] 某些城市的商业利益集团并不反对检疫隔离本身，只是寻求将其限制在必要的最低限度内，并把其代价

①   Mullett, "English Quarantine," pp. 542–43; McDonald, "Quarantine in Britain," p. 27; *Fraser's Magazine for Town and Country*, 47 (1853), pp. 80–81.

②   "普雷特·汤姆森（Poulett Thomson）是一名商人，也是枢密院的官员。作为商人的他，非常厌恶枢密院的那些措施，但是作为枢密院的官员，又不得不同意那些措施"：Greville, *Memoirs*, v. II, pp. 152, 224. 具体见 James Kennedy, *The History of the Contagious Cholera* (London, 1831), pp. 252–53.

③   PRO, PC1/4385, 4 August 1831, Letter from the Treasury with Petition from Ship Owners of Kincardine; *Hansard*, Commons, 1832, v. 10, col. 268.

④   Morris, *Cholera* 1832, pp. 44ff.; Durey, *Return of the Plague*, pp. 143ff.; Norman Longmate, *King Cholera* (London, 1966), ch. 4; William Ainsworth, *Observations on the Pestilential Cholera (Asphyxia pesti-lenta), as It Appeared at Sunderland in the Months of November and December, 1831 and on the Measures Taken for Its Prevention and Cure* (London, 1832), pp. 23ff. But see also S. T. Miller, "Cholera in Sunderland 1831–1832," *Journal of Regional and Local Studies*, 3, 1 (1983), pp. 12–17. 卫生委员会从它在桑德兰的密使那里准确地知道了发生了什么：Robert Daun: PRO, HO 31/17, Daun to the Board, 9 November 1831, Board of Health, minutes, 12 November 1831; Daun to the Board, 15 November 1831, Board of Health minutes, 15 November 1831. 曼彻斯特和利物浦也是同样的情况，见 J. Delpech, *Etude du choléra-morbus en Angleterre et en Ecosse* (Paris, 1832), pp. 145–48.

⑤   *Quarterly Review*, 46 (1831), p. 266; Durey, *Return of the Plague*, p. 23.

⑥   *Hansard*, Commons, 1832, v. 14, col. 520.

⑦   *Hansard*, Commons, 1832, v. 10, cols. 691–92; Durey, *Return of the Plague*, p. 10.

转给整个共同体。还有一种情况是，商人考虑到霍乱没有在他们的工人当中传播，所以支持检疫隔离的规定。[1]

这就是那时霍乱暴发时的状况：对一个世纪前预防鼠疫的规章的制度性记忆，激活了人们在这种精神之下处理黄热病的尝试，商业利益集团想要缓和过时的检疫隔离主义的愿望，反过来又鼓舞了医学界对霍乱总体上具有传染性的看法产生初步怀疑。在每一种情况下，政府都发现它们自己深陷流行的帕斯卡逻辑困境，所以起初都选择了检疫隔离主义者的方法。

第一次尝试

1831 年，瑞典面临正在到处传播的霍乱时，已经有 1806 年检疫隔离法了。由于远离流行病常走的中欧路线，而且自己三面环水，所以瑞典认为它的首要任务是防止通过船只输入传染病。堪撒的检疫站已经设在了西海岸，目标是隔绝鼠疫和黄热病，阻断与地中海的交流；东海岸此前是没有防护的，现在面对穿过波罗的海而来的霍乱的威胁，在这里建立了一系列的检疫站，[2] 要求从疫区来的船只接受检疫隔离，禁止进口各种商品。[3] 若有必要，将用武力阻挡被感染的船只与岸上接触。为了增加防御力量，在斯文德松德（Svindesund）和库伦（Kullen）之间的西海岸配备了 3 艘装有加农炮的驳船拦截船只，派驻军队在所有登陆码头和港口防守。50 名轻骑兵和 330 名步兵在西海岸站岗并传递消息，同时在山顶建立了信号站。若不遵守规则，任何船只不准登陆。[4]

1831 年 7 月，瑞典当局目睹霍乱在欧洲大部分地区蔓延，仍然坚信霍乱是可以直接传播的，所以颁布了预防措施。霍乱一旦传入瑞典，这些措施立即生效。在多数情况下，瑞典都效仿了普鲁士的做法，只是在基调上没有柏林最初的管理规章那么严厉，但同样不厌其详。[5] 医院要为穷人和在家里得不到照顾的人提供服务，但是像在德国一样，不服从者是否强制住院并没有明确。[6] 在送往医院的途中，只有

---

[1]　P. Swan, "Cholera in Hull," *Journal of Regional and Local Studies*, 3, 1 (1983), p. 8; Morris, *Cholera 1832*, p. 29.

[2]　RA, Medicinalväsendet, v. 5, Karantän, "Beskrifning öfver Känsö"; *Rapport sur l'établissement de Quarantaine*, p. 5; Öberg, *Känsö karantänsinrättning*, pp. 28–29; *SFS*, 1831/16, pp. 94–95.

[3]　*SFS*, 1831/17, pp. 97–98; 1831/21, pp. 114–15; 1831/32, pp. 233–35; Post, 128 (7 June 1831); 139 (20 June 1831); 143 (25 June 1831); 146 (29 June 1831); Buek, *Verbreitungsweise*, p. 77; Brita Zacke, *Koleraepidemien i Stockholm 1834* (Stockholm, 1971), p. 20.

[4]　*Sammandrag ur Gällande Författningar och Föreskrifter af hwad iagttagas bör till förekommande af Uirikes härjande Farsoters inträngande i Riket* (Stockholm, 1831), pp. 5, 9; Öberg, *Känsö karantänsinrättning*, pp. 92–93.

[5]　*SFS*, 1831/30.

[6]　不只是穷人，只要空间允许，也准许较高阶层的人在医院寻求庇护：RA, Äldre Kommittee, v. 689, no. 266, 20 June 1831.

在经过的大街很宽阔且车辆逆风通过时才允许搬运工休息。患者一旦康复出院，在回家的路上要避免和健康的人有任何接触，要穿专门的衣服使其他人知道他们的状况。死者只能在大清早或晚上下葬，而且要埋在专门的墓地中，除非家庭能负担得起其他埋葬方式，否则采用深坟和普通埋葬，棺材上撒石灰，有数量限制的送葬队伍和哀悼者要像刚出院的患者一样戴着同样的明显的标记。如果有不止一名牧师，职责应分开，以便他完成霍乱葬礼后不再负责健康人的正常仪式。被隔离地区的教堂只有健康的人才能进入，宗教仪式前后都要消毒。学校和行政办公室都要关闭，市场、拍卖行和其他公共集会都被禁止。传染的房屋要封锁并做标记，针对动物如何处理、多余衣服如何打包的指示和普鲁士的都很相似。就物质供应而言，瑞典人比普鲁士人小气，只有无法完成卫生当局分配的任务的被隔离者才能由公费供应。被传染房屋中健康的居民，只有经过两周的检疫隔离后才能离开，整个地区可能都由军事警戒线封锁。对于违反者，瑞典人的处罚只是比普鲁士人略微仁慈。地方卫生委员会能征收罚款，上限取决于个人违法的严重性。试图暴力逃避的隔离者会被武力击退，并且允许卫兵杀死他们。违反警戒线者，将和他们的接触者一起重新隔离，违反者负责隔离期间的物资供应等开支，也要赔偿其他因此被隔离者的损失。运输的动物和货物，若非法穿越警戒线，政府抓到后立即没收，由官方清洗消毒并出售。

在英国，官方刚开始的反应也是基于传染主义者的假设。正如德意志西部诸邦国一样，英国最初依赖外国的预防措施保护自己。他们强迫汉堡实行检疫隔离，否则威胁将采取措施禁止汉萨同盟和波罗的海其他港口的航运，对瑞典也施加了相似的压力。1831年夏初，霍乱到了里加（Riga），英国国内也实行了检疫隔离。[1]为了为其行为寻求医学上的合法性，英国政府要求皇家医学院进行评估，确定霍乱是否具有传染性，有的话是否能通过货物传播、是否需要检疫隔离。[2]此后，英国政府立即建立了中央卫生委员会，在霍乱问题上为枢密院提供建议，但是中央卫生委员会做的工作比政府当初预想的要多。英国政府试图寻找一种检疫隔离主义，既能消灭霍乱又不会对商业和贸易造成不必要的限制，然而政府现在听到的是一种极端的方法。[3]中央卫生委员会的第一批措施（14天的检疫隔离期和关于商品通风晾干

[1]　PP 1831 (49) xvii, p.15; Buek, *Verbreitungsweise*, pp. 75–77;; Morris, *Cholera 1832*, p. 24; Swan, "Cholera in Hull," pp. 6–7; Öberg, *Känsö karantänsinrättning*, p. 91.

[2]　PP 1831 (49) xvii, pp. 15–19; Greville, *Memoirs*, v. II, p. 151; Morris, *Cholera 1832*, p. 25; Durey, *Return of Plague*, p. 11. 事实上，1831年6月15日，哈尔福德（Halford）的报告以皇家医学院的名义，告诉枢密院俄国的霍乱可以从一个人身上传到另一个人身上，但人们怀疑它能通过商品进行传播。然而，在缺乏更多信息的情况下，它建议对来自疫区的货物进行检疫：PRO, MH 98/1, Halford to Privy Council, 15 June 1831; Henry Halford, Turner, Macmichael, Hawkins, untitled report, 9 June 1831.

[3]　PRO, MH 98/1, Greville to Halford, 16June 1831; Halford to Greville, 18June 1831; Durey, *Return of the Plague*, pp. 12–15; Brockington, *Public Health in the Nineteenth Century*, ch. 2; Morris, *Cholera 1832*, pp. 26–29.

的详尽程序）很大程度上继承了此前关于鼠疫的规定。由于枢密院不愿意直接反对它刚刚建立的这个机构，起初默许了委员会的指示。①

　　然而，当委员会 6 月末建议在全国实行严格的检疫隔离主义者的预防措施时，就超出了枢密院容忍的限度。委员会建议的国内警戒线由于不可行被拒绝了，枢密院转而支持将第一批霍乱病例隔离、把患者和健康者分开的政策。为达此目的，它提出了一个前所未有的地方卫生委员会制度，去搜寻并处理早期的病例。一旦发现病人，没有与普通民众生活在一起的"清除者"就会被派过去，病人会在警察或军队的特别看守下，用特制的运输工具转移到传染病院。医院和被隔离房屋周围的卫兵可以扣押病人或嫌疑人。所有联络人最好带到靠近传染病院的隔离屋中，允许在隔离屋和传染病院之间建立的屏障处交付物品，但不能交流。霍乱的第一波袭击过后，富裕阶层可以自费住在通风好的独栋房屋中，但除此之外他们要和穷人一样遵守严格的规则。清除者要清洁被传染的房屋，烧毁破布、绳索、纸张和旧衣服，而且（很明显）对这些东西的所有者没有任何补偿；要把衣服和家中其他用品放在强碱液体中煮沸并清洗，在下水道和厕所中倒一些漂白粉，用熟石灰清洗墙壁，接下来房间要通风一周。死者要立即埋在被隔离房屋的附近地区，不能埋在正常的墓中。在约克（York），埋葬的程序和欧洲大陆相似：迅速下葬（死后 12 小时），在坟墓边举行简短的仪式，棺材中撒上生石灰。② 政府承诺，对于举报病例者给予各种金钱奖励，隐瞒不报者处以罚款。卫生委员会意识到，这样的措施将会伤害商业，破坏社会交往的平常心态，尤其是家庭可能分裂，但面对如此致命的威胁，它仍然得出结论说，"私人感情必须让位于公共安全，国家有权要求它的臣民服从绝对必要的总体政策。"③

　　在法国，官方最初的反应同样是传染主义的。法国人第一次遇到霍乱的同时黄热病也暴发了。1819 年，复辟王朝正在制订防止黄热病的计划时，霍乱袭击了印度洋的毛里求斯（Mauritius），这是英国的一个属地。相邻的圣丹尼斯（St. Denis）是法国波旁王朝的一个岛屿，尽管它施行了严格的检疫隔离，霍乱还是入侵了，许多居民被迫离岛，围绕该岛还建立了一条军事警戒线。为了保护家乡，马赛对来自该岛的船只施行 30 天的检疫隔离，内政部命令其他港口也施行同样的检疫期。从当地医生的记述可知，P. F. 克洛德朗（Keraudren）和莫罗·德·琼斯断定，霍乱是有传染性的。19 世纪 20 年代初，关于印度洋霍乱的问题，莫罗·德·琼斯写了一系

　　① Greville, *Memoirs*, v. II, pp. 154–57.

　　② Margaret C. Barnet, "The 1832 Cholera Epidemic in York," *Medical History*, 16, 1 (January 1972), pp. 29, 32; Morris, *Cholera 1832*, pp. 104–05.

　　③ PRO, PC1/101, ,Board of Health ,minutes, 11 July 1831; also MH 98/1, "Report" 10 July 1831; Brockington, *Public Health in the Nineteenth Century*, pp. 69–71; Morris, *Cholera 1832*, pp. 31–32; Durey, *Return of the Plague*, pp. 15–16.

列的报告，而且后来霍乱在欧洲出现时，他还为他的传染主义者的结论赢得了一场听证会。[①] 当霍乱开始从东欧传播时，法国政府在 1831 年 3 月派出了观察员并向它的医学会寻求意见。然而，霍乱传播迅速，超出了官方咨询机构的预料，政府被迫在听取专家意见之前行动。根据波旁王朝的结论，当局当即开始行动，采取了检疫隔离主义者的方法。1831 年 6 月和 7 月，法国在边界采取了和其他地方相似的措施。普遍认为，霍乱具有传染性，即使并不总是如此。从波罗的海来的船只，根据它们的卫生状况，要接受 3~25 天的检疫隔离，俄国的船只要接受最长期限——25天——的检疫隔离。在加来（Calais），卫生委员会提出对所有北方来的船只进行检疫隔离，为确保船只服从规定，要在东部码头的顶端装一门大炮。8 月，20 个东北部的边界机构建立了针对旅客的检疫隔离制度，同时清洗物品，限制某些商品的进口。[②] 随着 9 月份法兰克福（Frankfurt）商品交易会的临近，法国人关闭了临近该城的东部边界，但是保留了 6 个配有检疫所并有清洁程序的海关哨所，强制隔离 5~20天。1831 年 9 月，所有来自德意志的信件都要被穿孔并浸泡在醋中，这一程序只是使邮件（根据当代的邮政标准）奇迹般地延迟了短短的 24 小时。9 月末，所有军事区都建立了卫生警戒线。11 月，随着霍乱在桑德兰的暴发，西部也面临同样的威胁，新条例对英国船只的入境港口进行了限制，规定了检疫隔离的要求。[③] 1832年 2 月，要求从泰晤士河来的船只进行为期 5 天的隔离观察。在布洛涅（Boulogne-sur-Mer），市政当局试图做出尽可能让人愉快的限制，在码头修建了漂亮的营房和陈设精美的大房子，这套大房子最近只有符腾堡的国王住过，现在改成了临时的传染病院。[④]

东欧和中欧的教训

　　尽管瑞典、英国和法国最初采用了检疫隔离主义者的方法，但和专制政府不同的是它们有外国经验的优势，在学习曲线中处于有利的位置。地理上的隔绝状态给了瑞典额外的时间，直到 1834 年直面霍乱之前都可以思考如何处理。它们是邻国经

　　① F. E. Foderé, *Recherches historiques et critiques sur la nature, les causes et le traitement du choléra-morbus* (Paris, 1831), pp. 290–93; Sussman, "From Yellow Fever to Cholera," p. 214; Buek, *Verbreitungsweise*, pp. 16–17.

　　② *AGM*, 26 (1831), p. 444; 27 (1831), p. 277; *Gazette médicale de Paris*, 2, 27 (1831), pp. 233–34; *Moniteur universel*, 184 (3 July 1831), p. 1168; 231 (19 August 1831), p. 1419; 233 (21 August 1831), p. 1435; *Dictionnaire encyclopédique des sciences médicales* (Paris, 1874), v. III/1, pp. 49–51; Jacques Léonard, *Les offi-ciers de santé de la marine française de 1814 à 1835* (Paris, 1967), p. 247; Sussman, "From Yellow Fever to Cholera," p. 218.

　　③ *Moniteur universel*, 239 (27 August 1831), p. 1463; Henri Monod, *Le choléra (Histoire d'une épidémie–Finistère, 1885–1886)* (Paris, 1892), p. 600; *Berlinische Nachrichten*, 211 (9 September 1831); Delaporte, *Disease and Civilization*, p. 25.

　　④ *Moniteur universel*, 47 (16 February 1832), p. 459; 67 (7 March 1832), p. 662.

验成果的细致收集者，出版了详尽无遗的外国意见摘要，并且资助翻译来自俄国和德国的相关成果。[1] 最终得出的经验与教训是，霍乱很大程度上源于地方因素，无论如何，不论霍乱是什么性质，东部最初采取的检疫隔离主义者的方法弊大于利。1830 年末，从俄国传出的第一波消息是其他地方都可以见到的寻常的意见。从瑞典驻圣彼得堡大使处传来了乐观的希望：警戒线能阻止目前在莫斯科的霍乱传到首都圣彼得堡。[2] 但是，霍乱一传入圣彼得堡，两个瑞典医生的报告就改变了基调：在阻挡霍乱方面，无论警戒线和检疫隔离多么有用，霍乱只要突破外围防线，封锁个人的房屋就基本无用了。到 1831 年 10 月，其中一名医生，从吉斯灵厄（Gisslinge）的传染病院写信说，他坚信霍乱不可能通过人的接触传播，最好的预防措施是良好的卫生系统。[3] 巴氏威茨成功地使但泽和哥尼斯堡脱离了检疫隔离主义，在瑞典也惊人地完成了相似的转变。[4] 一位瑞典人在圣彼得堡发表报告指出，世界应该感谢俄国人，他们自己在严格的检疫隔离主义的管理之下遭受痛苦，以此向世界证明了检疫隔离主义的无用。[5]

这样的教训影响了瑞典医学界的观点。大多数医生相信使人易患病因素的重要性，只有少数人——若有的话，是严格的检疫隔离主义者。[6] 他们对病因学的贡献在于，为全世界所汇编的易患病因素的清单上添加了忧郁的乐观性格和强烈的患痔疮的可能。[7] 一位外国舆论选集的编辑特拉芬费特（Trafvenfelt）总结说，霍乱的传播需要空气中有瘴气和个人易染病体质，所以无论如何，它不像黑死病那样具有传染性。[8]1834 年，当霍乱最终袭击瑞典时，大多数医生已经加入了反检疫隔离主义

① [Trafvenfelt], *Sammandrag af Läkares åsigten*, Sven-Ove Arvidsson, "Epidemiologiska teorier under 1800-talets koleraepidemier," *Nordisk medicinhistorisk årsbok* (1971), p. 183.

② *Årsberättelse om Svenska Läkare-Sällskapets arbeten*, 1830, pp. 121–22; *Post*, 257 (5 November 1830); N. O. Schagerström, *Korrt Underrättelse om Cholera* (Helsingborg, 1831), p. 4; Swederus, *Cholera morbus*, pp. 36–43,120; Zacke, *Koleraepidemien*, p. 18.

③ *Bihang till Post* (6 September 1831); Post, 171 (28 July 1831); Zacke, *Koleraepidemien*, pp. 29–30; [Trafvenfelt], *Sammandrag af Läkares åsigter*, v. II, pp. 12–13,126–31; v. III, pp. 30ff.

④ Bangssel, *Erinnerungsbuch für Alle*, p. 98; [Trafvenfelt], *Sammandrag af Läkares åsigter*, v. I, pp. 56–57; *Bihang till Post* (21 June 1831), copy in RA, Karantänskommissionen, 580b, Skrivelser till Kungl. Maj:t, 1831, no. 659.

⑤ Carl von Haartman, *Tankar om choleran* (St. Petersburg, 1832), pp. 26–27.

⑥ 塞德施约德（Cederschjöld）是瑞典最接近传染主义的医生，他的方法是有条件的：P. G. Cederschjöld, *Om cholera* (Stockholm, 1831), pp. 4–6; *Tidskrift för läkare och phar-maceuter*, 12 (December 1834), pp. 493–94; J. A. Engeström, *Anvisning på skyddsmedel mot smittosamma sjukdomar i allmänhet och mot farsoten cholera* (Lund, 1831).

⑦ [Trafvenfelt], *Sammandrag af Läkares åsigter*, v. I, p. 107. 本来，如何避免霍乱是有严格标准的：*Årsberättelse om Svenska Läkare-Sällskapets arbeten*, 1831, pp. 50–51.

⑧ [Trafvenfelt], *Sammandrag af Läkares åsigter*, v. I, pp. 4–6, 31, 185; v. III, p. 114.

者的阵营，许多人认为毫无疑问应该采取卫生主义者的方法。[①] 同时，人们也注意到，与欧洲其他地方相比，瑞典很早就消灭了霍乱。[②] 许多人相信，这种好运并不仅仅源于上天对北方人的偏袒或地处外围的优势，还归功于对船只和旅客施加的预防措施。所以他们准备在国家边界上接受警戒线和检疫隔离，尽管反对在国内的隔离点划警戒线并封锁个人房屋。[③]

在英国，像在其他地方一样，关于霍乱的性质和预防策略的意见是矛盾冲突的。最初来自俄国和东部其他地方的报告提供的意见五花八门。被派往圣彼得堡的医生威廉·拉塞尔（William Russel）和大卫·巴里（David Barry）认为霍乱具有传染性。圣彼得堡的一位医生沃克（Walker）在被枢密院咨询意见时，谨慎地拒绝完全支持一方或另一方，认为霍乱不能通过商品传播，但人与人之间可能传染。[④]《爱丁堡医学和外科杂志》最初根据俄国的新闻暂时得出了传染主义者的结论，而政府收集的报告也提出了类似的观点。普鲁士的一位医生贝克尔（Becker）从柏林发出的报告，认为霍乱具有传染性，而且它一旦传播进来，就毒害了空气，把空气变成了瘴气。另一方面，乔治·威廉·勒费弗尔（George William Lefevre）报告了他从圣彼得堡得出的非传染主义者的结论，约翰·哈姆特和英国驻但泽领事亚历山大·吉布森（Alexander Gibsone）都受到了但泽这个城市的非传染主义传统的影响。[⑤]

英国国内医学界的意见更是五花八门，至少一开始是这样的。一方面，有印度经历的医生也有非传染主义者，而且无论这方面的意见如何，都在 19 世纪 20 年代关于霍乱的争论中出现了。[⑥] 另一方面，与黑死病进行历史类比在英国仍然很有市场，因为它很幸运地躲过了 1665 年以来的任何重大的流行病。由于这种偶然的流行病学上的处女地状况，从黑死病时代的立法中流传下来的检疫隔离主义者的措施

---

① Arvidsson, *De svenska koleraepidemierna*, p. 100; Arvidsson, "Epidemiologiska teorier," p. 185; Post, 204 (4 September 1834); *Svenska Läkare-Sällskapets nya handlingar*, 1 (1837), p. 331; Arwid. Henr. Florman, *Underrättelse om bruket of de mest bepröfwade Preservativer och Botemedel, mot den nu i Europa grasserande Cholera-Sjukdomen* (Lund, 1831); J. Ouchterlony and A. E. Setterblad, *Anteckningar öfver den epidemiska, asiatiska Choleran* (Stockholm, 1832), pp. 75–76.

② 1834 年 3 月，人们在讲道坛上大声朗读了一段祷告，感谢上帝拯救了这个国家。8 月份疫情暴发后，另一种更为谦卑的祈祷随之出现：SFS, 1834/4, pp. 1–2; 1834/18.

③ [Trafvenfelt], *Sammandrag af Läkares åsigter*, v. I, pp. 185–86; Ouchterlony and Setterblad, *Anteckningar*, pp. 3–9, 75–76.

④ PRO, PC1/2660, Letter of instruction, C. C. Greville to Dr. Russell, 17 June 1831; Hawkins, *History*, pp. 247ff. Walker's reports are reprinted in *PP* 1831 (49) xvii. The originals are in PRO, PC1/106.

⑤ *EMSJ*, 58 (July 1831), pp. 118ff.; *PP* 1831 (49) xvii, p. 9; Becker, *Letters on the Cholera*; George William Lefevre, *Observations on the Nature and Treatment of the Cholera Morbus Now Prevailing Epidemically in St. Petersburg* (London, 1831), pp. 32–33; PRO, PC1/106, John Harnett to C. C. Greville, 2 September 1831; Hamett, *Substance of the Official Medical Reports*, pp. 87ff.

⑥ *Instruction für die Sanitäts-Behörden*, pp. 3, 24.

仍然还未得到检验，既没有不足信，也没有被修正。皇家医学会是传染主义者，部分是因为它的观念还完全停留在一个世纪前的知识水平上。[1] 爱丁堡卫生委员会除了其东印度的成员之外，暂时都是传染主义者。[2] 医学界其他的意见则无所不包。[3] 但是像其他地方一样，正在增加的霍乱经验促使许多观察员远离传染主义，转向卫生主义者的方法。[4] 在反传染主义者当中，他们的意见与欧洲大陆的模式基本相同：检疫隔离主义是不道德的，撕裂了家庭和社会的自然联系。过分激烈的干预可能导致逃避，与最初的目标背道而驰。合适的解决之道是提供保暖的衣服、有营养的食品，保持个人卫生，住所整洁，心情平和。个人的缺陷、淫逸和不道德被认为是使人容易患病的因素。[5] 对于卫生主义者的方法，欧洲大陆发展得尚不充分，英国的贡献甚微。在避免易染病体质的烹饪创新中，英国推荐的是烤肉而非煮肉；在实践中，它建议取消肥皂的关税，以此鼓励下层民众注意清洁卫生。法兰绒的腰带也很流行，1832 年流行病期间，仅埃克塞特（Exeter）就分发了 7000 多条。[6] 英国也受益于在地理流行病学习曲线中所处的有利位置。很明显，英国政府不希望引起任何骚乱，检疫隔离主义者的严厉的措施在东部已经引发了各种骚乱。他们援引国外的先例，反对那些已经证明不可行且无用的预防措施。[7] 甚至英国的传染主义者也倾

---

① Durey, *Return of the Plague*, p. 108. 另一方面，在鼠疫问题上的非传染主义者可能因为缺乏任何直接经验而受到鼓舞：Slack, *Impact of Plague*, p. 330.

② *Report of the Edinburgh Board of Health*, 16 November 1831; *Supplement to the EMSJ* (February 1832), pp. cclxvi–cclxix.

③ 传染主义者包括 James Butler Kell, *The Appearance of Cholera at Sunderland in 1831; With Some Account of That Disease* (Edinburgh, 1834), pp. vii, 18; William MacMichael, *Is the Cholera Spasmodica of India a Contagious Disease?* (London, 1831), pp. 3- 4; W. Haslewood and W. Mordey, *History and Medical Treatment of Cholera, as It Appeared in Sunderland in 1831* (London, 1832), pp. 141-49; James Copland, *Of Pestilential Cholera: Its Nature, Prevention and Curative Treatment* (London, 1832), pp.99–101; D. M. Moir, *Practical Observations on Malignant Cholera as That Disease Is Now Exhibiting Itself in Scotland* (Edinburgh, 1832); D. M. Moir, *Proofs of the Contagion of Malignant Cholera* (Edinburgh, 1832). 对于非传染主义者，见 Brougham, *On Cholera*, p. 6; Gaulter, *Origin and Progress*; George Hamilton Bell, *Treatise on Cholera Asphyxia* (2nd edn.; Edinburgh, 1832); W. Reid Glanny, *Hyperanthraxis; or, the Cholera of Sunderland* (London, 1832), pp. 87, 101–05.

④ Arvidsson, "Epidemiologiska teorier," p. 182; Morris, *Cholera 1832*, pp. 180–81.

⑤ Brougham, *On Cholera*, pp. 70–71; White, *Treatise on Cholera Morbus*, p. 1; [James Gillkrest], *Lettters on the Cholera Morbus* (London, 1831), p. 42; George Hamilton Bell, *Letter to Sir Henry Halford. . .on the Tenderly of the proposed Regulations for Cholera ...* (Edinburgh, 1831), p. 6; *London Medical and Surgical Journal*, 1 (1832), pp. 118–23; T. M. Greenhow, *Cholera: Its Non-Contagious Nature and the Best Means of Arresting Its Progress* (Newcastle, 1831), pp. 4–5; *Hansard*, Commons, 1832, v. 10, col. 268; William Fergusson, *Letters upon Cholera Morbus* (London, 1832), pp. 10–11.

⑥ *Lancet*, 2 (1831–32), p. 653; *Hansard*, Commons, 1831, v. 8, col. 901; W. Hobson, *World Health and History* (Bristol, 1963), p. 82.

⑦ PRO, PC1/4395 pt 1, Board of Health to Gilbert Blane, 4 October 1831; *Hansard*, Commons, 1831, v. 9, cols. 310–14; Durey, *Return of the Plague*, p. 21; *Supplement to the EMSJ* (February 1832), pp. cclxv, ccxvi-ccxvii; Greenhow, *Cholera*, pp. 10–11; Fergusson, *Letters*, p. 11; *Official Correspondence on the Subject of Spasmodic Cholera in Ireland* (Dublin, 1832), Appendix, p. 10.

向于拒绝卫生警戒线，因为它试图将一个本来与其周边密切交流的地区隔离开来。[①]

　　同样，法国也因其位置而受益，它处在霍乱经验的金字塔塔尖。由于从东欧和中欧传来的消息是相互矛盾的，为了查清问题，法国政府派出了观察员。[②] 派往俄国的观察组悠闲地经过德国时，在魏玛浪费了几个小时与歌德（Goethe）愉快地闲聊了石珊瑚岛（the Madrepore islands），然后继续前行，经过丹麦、瑞典和芬兰，最终到达圣彼得堡，然后在 9 月份从这里发回了非传染主义者倾向的报告：过度严厉的措施激起了愤怒的反抗，而且没有阻挡住霍乱的传播。卫生警戒线在法国的边界上可能有效，但是城市内的隔离和扣押以及强制患者住院等手段在法国不可能起作用。[③] 派往波兰的观察组强调了霍乱的非传染性，鼓励法国政府转而依靠卫生和城市改造。[④] 驻俄国大使报告说，霍乱既有传染性又没有传染性，虽然外部的警戒线可能会起到延缓流行病的作用，但内部的警戒线和检疫只不过是徒增麻烦而已。派往普鲁士和其他地方的观察员返回的消息，同样拒绝严格的检疫隔离主义。[⑤] 从英格兰发回的报告中，一位观察员得出结论，霍乱是有传染性的，虽然外部的警戒线和检疫隔离没用，但对个人的隔离则是有效的。其他人，包括马让迪（Magendie），都认为霍乱不会传染。[⑥]

　　传染主义者的观点，或至少愿意考虑霍乱传染可能性的观点，当然在法国也能找到。[⑦] 奥撒南（Ozanam）在他关于流行病的详尽研究中，依靠俄国和波兰的观察

　　① Ainsworth, *Observations on the Pestilential Cholera*, p. 99; Copland, *Of Pestilential Cholera*, pp. 99–101.

　　② 会传染的：*AGM*, 25 (1831), p. 423. 不会传染的：*AGM*, 25 (1831), pp. 433–34, 438–39; 26 (1831), p. 274; 28 (1832), pp. 134, 280; *Gazette médicate de Paris*, 2, 20 (1831), pp. 169–70. 没有说的：Sophianopoulo, *Relation des épidémies du choléra-morbus observées en Hongrie, Moldavie, Gallicie, et a Vienne en Autriche, dans les années 1831 et 1832* (Paris, 1832), pp. 4–5, 157. 困惑的：*Gazette médicate de Paris*, 2, 10 (1831), pp. 85–87.

　　③ Gerardin and Gaimard, *Du choléra-morbus*, pp. vii–ix, 6–13. 英国人对这份报告的经验基础持非常悲观的看法：*LMG*, 11 (1833), pp. 356–61.

　　④ Allibert, *Rapport lu*, pp. 119–20; Casimir Allibert et al., *Rapport de la commission medicate envoyée en Pobgne, par M. le Ministre du Commerce et des Travaux publics, pour étudier le choléra-morbus* (Paris, 1832), pp. 86–93. 关于其他反传染主义者从波兰发回的意见，见 F. Foy, *Du choléra-morbus de Pologne* (Paris, 1832), pp. 134–43; Buek, *Verbreitungsweise*, pp. 46–47; Brierre de Boismont, *Relation historique*, pp. 110ff., 121; *Supplement to the EMSJ* (February 1832), p. ccxv; *Gazette médkale de Paris*, 2, 40 (1831), pp. 337–40.

　　⑤ *Observations sur le choléra-morbus, recueillés et publiées par l'ambassade de France en Russie* (Paris, 1831), pp. 7–17; Scoutetten, *Relation historique*; M. B. Mojon, *Conjectures sur la nature du miasme producteur du choléra asiatique* (Paris, 1833), pp. 20–21; *Gazette médicale de Paris*, 2, 44 (1831), pp. 372–73.

　　⑥ Delpech, *Etude du choléra-morbus en Angleterre*, pp. 151, 274; Halma-Grand, *Relation du choléra-morbus épidémique de Londres* (Paris, 1832), pp. 140–43; *Gazette médicale de Paris*, 3, 53 (1832), p. 383. 然而，当马让迪 1831 年 12 月从桑德兰发出消息时，他并没有提出任何意见：*Gazette médicale de Paris*, 2, 52 (1831), p. 444.

　　⑦ B. Brassier, *Considérations sur le choléra-morbus des Indes* (Strasbourg, 1831), p. 17; L. P. Aug. Gauthier, *Rapport sur le Choléra-Morbus fait a la Société de médecine de Lyon* (Lyons, 1831), pp. 69, 90; L. J. M. Robert, *Lettre a M. de Tourguenef . . . sur le choléra-morbus de l'Inde* (Marseille, 1831); Foderé, *Recherches historiques; Le traitement domestique et les préservatifs du ckoléra oriental* (Paris, 1831); J.-N. Guilbert, *Moyens à opposer au choléra pestilentiel* (Paris, 1832); J.-C.-A. Récamier, *Recherches sur le traitement du choléra-morbus* (Paris, 1832), pp. 51–52; Larrey, *Mémoire sur le choléra-morbus* (Paris, 1831), p. 35; H. M. J. Desruelles, *Précis physiobgique du choléra-morbus* (Pciris, 1831), p. 69; *Gazette médicate de Pans*, 3, 37 (1832), p. 282.

员的报告得出结论，霍乱可以通过空气传播，因此比黑死病等通过人类接触传播的疾病更难控制。然而，他推荐的预防措施和防止鼠疫、黄热病的措施大多相同：个人卫生和城市卫生，隔离患者且给病房消毒，但是他没有明确警戒线和检疫隔离对霍乱来说是否也是必须的。[1] 莫罗·德·琼斯，是最著名的传染主义者，法国政府最初的预防措施就是以其建议为基础的。在科学院，他和马让迪激战一场，后者认为，除了普遍的卫生原则之外，没有其他预防措施是可行的。[2] 尽管传染主义者仍然坚持他们的观点，但反对派的观点逐渐成为医学界的主流。[3] 巴黎大多数医生是非传染主义者，1832 年 7 月，当霍乱袭击法国时，他们的立场仍然很坚定。非传染主义者驳斥说，检疫隔离主义即使无害也是无用的，他们宁可将资源浪费在穷人身上。[4] 布鲁赛（Broussais）认为霍乱是肠道发炎，因此最坏的情况下会传，但不具传染性，在任何情况下都取决于使人易患病的因素。可惜的是布鲁赛的名声不好，他热衷于使用他的治疗方法（水蛭和放血相结合），导致许多患者死亡。霍乱最有名的受害者之一卡西米尔·佩里埃（Casimir Périer），不幸成了布鲁赛治疗方法的牺牲品。佩里埃的死所起的作用仅仅是进一步让人们注意到布鲁赛可怜的成功率。[5] 毫不奇怪的是，对于霍乱，切尔文（Chervin）发现没有理由改变他的观点。[6] 医学会对于法国政府没有等到它的报告就行动非常愤怒，因为政府假定霍乱有传染性，而且最糟糕的是，政府依靠莫罗·德·琼斯的建议采取行动，琼斯是一个军人

---

① Ozanam, *Histoire médicale générale*, v. II, pp. 252–54, 266; v. IV, pp. 63–73.

② Moreau de Jonnès, *Rapport au conseil supérieur de santé sur le choléra-morbus pestilentiel* (Paris, 1831), p. 122. He liked the measures taken by the Swedes and recommended them to the Conseil supèrieur de santé: PRO, PC1/108, Moreau de Jonnès to W. Bathurst, n.d., but probably December 1831; *Gazette médicale de Paris*, 3, 50 (1832), p. 363; 3, 53 (1832), p. 383; *AGM*, 28 (1832), pp. 431–32. Generally, see M. F, Magendie, *Leçons sur le choléra-morbus, faites au Collége de France* (Paris, 1832).

③ La Berge, *Mission and Method*, pp. 67–69, 91–94,185–86; Erwin H. Ackerknecht, "Hygiene in France, 1815–1848," *BHM*, 22, 2 (March-April 1948); Sussman, "From Yellow Fever to Cholera," p. 183; Ange-Pierre Leca, *Et le choléra s'abattit sur Paris 1832* (Paris, 1982), p. 140; Piquemal, "Le choléra de 1832," p. 49; Bourdelais and Raulot, *Une peur bleue*, pp. 70–72.

④ *Gazette médicate de Paris*, 3, 64 (1832), p. 454; *Moniteur universel*, 92 (1 April 1832), p. 939; 99 (8 April 1832), p. 1002; 123 (2 May 1832), p. 1152; A.-T. Chrestien, *Etude du choléra-morbus, à l'usage des gens du monde* (Montpellier, 1835), pp. 53–54; Scoutetten, *Histoire médicale et topographique du ckoléramorbus* (Metz, 1831), pp. 67–73; *Journal de médécine et de chirurgie pratiques*, 111 (1832), pp. 241–45; Stanislas Sandras, *Du choléra épidémique observé en Pologne, en Allemagne et en France* (Paris, 1832), pp. 94–95; Félix Maréchal, *Rapport statistique et médical sur l'épidémie de choléra qui a régné à Metz et dans le départmient de la Moselle en 1832* (Metz, 1839), p. 35; Boisseau, *Traité du choléra-morbus*, pp. 287–89.

⑤ *Moniteur universel*, 112 (21 April 1832), pp. 1104–05; *Examen de la doctrine physiologique appliquée à l'étude et au traitement du choléra-morbusy suivie de l'histoire de la maladie de M. Casimir Périer; par les rédacteurs principaux de la "Gazette médicate de Paris"* (Paris, n.d. [1832]); *Gazette médicale de Paris*, 3, 23; 3, 24 and 3, 26 (1832); *Journal des Débats* (19 May 1832), pp. 1–2; Bourdelais and Raulot, *Une peur bleue*, pp. 139–40.

⑥ *Gazette médicale de Paris*, 3, 31 (1832), p. 240; *Journal universel et hebdomadaire de médécine et de chirurgie pratiques et des institutions médicales*, 12 (1833), pp. 84–90.

而非医生，他的结论是基于二手信息而非个人经历。[①] 当医学会最终冒险发表意见时，它采取了一种温和的立场：霍乱可能通过人传播，但是这一点不能完全确定，能确定的是不会通过货物传播。医学会也赞同一个普遍认可的看法，检疫隔离和警戒线虽然可能在边界上有效，但在国内却有害，妨碍了经济活动而且增加了痛苦。[②] 在其他方面，医学会的意见和其他地方的大体相似。环境因素——死水和腐烂物，不卫生的住所——被认为是重要的。使人易于患病的因素非常关键，不论是个人的还是社会的。[③] 对个人行为的建议和其他地方差不多也是一样的：开窗，勤换内衣，避免过冷过热，多活动，注意营养。在医学会的建议里面，唯一的新奇之处是法兰绒腰带的统治似乎已经达到了它的地理界限，根据观察，这种来自北欧的建议只有在冬天的法国才有意义。[④]

得出结论

由于经验和舆论的潮流对严格的检疫隔离主义变得越来越不利，瑞典当局改变了行动方向。7 月份的规章被抨击为大惊小怪，而且对商业和文化有害。据说国王自己也对它很不满意，担心可能引发骚乱。医学执行管理委员会报告了治疗和转移

---

① *AGM*, 26 (1831), p. 273; 27 (1831), p. 277. 类似的抱怨，见 Scoutetten, *Histoire médicale*, pp. 67–68; Jaehnichen, *Quelques réflexions*, pp. 6–7. 莫罗·德·琼斯用同样的谩骂回报了医学会的报告：PRO, PC1/108, Moreau de jonnès to William Pym, 1 December 1831. 当代学者认为他是当时最具洞察力的观察家，他的声誉从此得到了恢复：Bourdelais and Raulot, *Une peur bleue*, p. 47; Jean Théodoridès, *Des miasmes aux virus: Histoire des maladies infectieuses* (Paris, 1991), p. 117. 7 月，医学界的自尊心又受到了冒犯，因为有消息说，在高等卫生委员会扩大了的十个新成员中，没有一个是医学人：*AGM*, 27 (1831), p. 278.

② *Rapport sur le choléra-morbus, lu à l'Academie royale de médecine, en séance générate, les 26 et 30 Juillet 1831* (Paris, 1831), pp. 142–44, 161–69; *AGM*, 26 (1831), pp. 428–34; *Journal des Débats* (18 February 1832), p. 4; *Gazette médicale de Paris*, 2, 42 (1831), pp. 351–52. 经过讨论，报告最后说霍乱基本上是流行病，在某些情况下它可以通过人传播：*AGM*, 26 (1831), p. 576; *Gazette médicale de Paris*, 2, 33 (1831), pp. 285–86.

③ *Mémoires*, 3 (1833), p. 391; A. N. Gendrin, *Monographic du choléra-morbus epidémique de Paris* (Paris, 1832); E. L. Jourdain, *Conseils hygiéniques pour se préserver du choléra-morbus* (Colmar, 1832), pp. 3–5; Desruelles, *Précis physiologique*, p. 11; Boisseau, *Traité du choléra-morbus*, pp. 160–66; Trolliet, Polinière et Bottex, *Rapport sur le Choléra-Morbus* (Lyons, 1832), pp. 42, 51; Sandras, *Du choléra*, p. 93; Robert, *Lettre*, p. 21; L. A. Gosse, *Rapport sur l'épidémie de choléra en Prusse, en Russie et en Pologne* (Geneva, 1833), p. 328; J. R. L. de Kerckhove dit de Kirckhoff, *Considérations sur la nature et le traitement du choléra-morbus* (Anvers, 1833), pp. 202–03; *Gazette médicale de Paris*, 3, 58 (1832), p. 416; 3, 106 (1832), pp. 727–32; Delaporte, *Disease and Civilization*, pp. 31, 69–70.

④ P. A. Enault, *Choléra-morbus: Conseils hygiéniques a suivre pour s'en préserver* (Paris, 1831), pp. 12–13; *Instruction populaire sur le choléra-morbus et rapport fait a l'Intendance sanitaire du départment du Bas-Rhin par son Comité médical, et publié par cette intendance* (n.p., n.d. [1832]), pp. 10–11 *Annales*, 6 (1831), pp. 438–39; Gayol, *Instruction pratique sur le régime et le traitement du choléra-morbus épidémique au printemps de 1832* (Paris, 1832); *AGM*, 29 (1832), pp. 122–40; *Moniteur universel*, 51 (20 February 1832), pp. 497–98; 90 (30 March 1832), pp, 911–12; Trolliet et al., *Rapport*, pp. 52–53. 另一方面，腰带仍然很流行：*Moniteur universel*, 196 (15.July 1831), p. 1216; 51 (20 February 1832), pp. 497–98; *Gazette médi-cale de Paris*, 3,55 (1832), p. 390.

病人时遇到的困难和相关的骚乱与犯罪。^① 变化发生了。对旅客的检疫隔离期从 30 天缩减到 8 天，解除了早期对船只施加的各种严格限制。那些严重妨碍了他们目标的严厉措施得到了缓和。例如，1806 年的法规要求销毁非法进口的货物。由于担心这反而会导致隐匿不报和传染，现在仅仅要求将货物清洗，烧毁货物只是最后的选择。^② 改革的必要性正变得越来越明显，瑞典成立了一个委员会修改预防措施。尽管讨论过程没有详细记载下来，但是通过记录还是能看出，委员会中那些拒绝国内警戒线和检疫隔离的成员赢得了最后的胜利，他们的观点是基于国外的经验和国外这样的措施明显无用得出的。^③1831 年 11 月，瑞典通过了新的规章，再次模仿了普鲁士，这次从严格的检疫隔离主义中退了出来。^④ 瑞典边界的警戒线和检疫所虽然仍然被认为是无用的，但保留了下来；国内相似的措施对陆路来的旅客不再具有强制性，尽管对内陆的航道仍然有效，而且仍然允许监视流动人口和旅客。强制住院的做法现在明确规定，需要患者或其主人的同意。^⑤ 隔离措施也被缓和，允许自由进出病房，只是要求探视者离开前要清洗一番。

直到 1834 年夏，瑞典才暴发了霍乱，但即使野兽已经到了家门口，反检疫隔离主义者的倾向仍然很强大，根本无法逆转。检查所有外国船只并隔离危险人员的原则在 1806 年法中根深蒂固，1834 年 2 月，这一原则在霍乱问题上被再次确认。^⑥ 但是国内的措施，基调更温和。医疗机构继续给政府施压要求抵制收紧措施的诱惑，因为其他地方已经证明检疫隔离主义很少能缓解流行病。可以预见，商务部支持这样的结论，而且甚至检疫隔离委员会都反对沿着国内道路进行检疫隔离。^⑦ 在议会市民院（the Estates）（15—19 世纪中叶，瑞典议会实行四院制，由代表贵族、教士、市民和农民的 4 个特殊利益集团分别组成。1867 年后，议会改行两院制，1971 年议会改行一院制——译者），这个问题争论激烈，来自尚未受感染地区的代表站在自我保护的立场上，与那些抱怨内部隔离带来的不便和限制的代表针锋相对。有

---

① RA, Skrivelser till Kungl. Maj:t, Collegium medicum, 1834, v. 62, no. 397; Zacke, *Koleraepidemien i Stockholm*, pp. 30–31.

② *SFS*, 1831/21, pp. 115–16; 1831/36, pp. 249–50; 1831/49, pp. 329–30. 1832-34 年，针对抵达瑞典的船只，制定了缓和检疫隔离的其他规定：*Bidrag till allmänhetens upplysning i fiågan om spärrnings–och karantäns-anstalterna mot koleran* (Stockholm, 1854), pp. 89–91; *SFS*, 1832/9, pp. 85–95; 1833/1, pp. 1–10; 1834/6.

③ RA, ÄK 690, De under H.K.H. Kronprinsens ordförandeskap utsedde Committerade att föreslå erforderliga jämkningar uti K.K. den 9 Juli 1831 ang. ätgårder i händelse Cholerafarsoten yppades inom Riket, minutes, 5 September 1831; *Bidrag till allmänhetens upplysning*, pp. 53–54.

④ *SFS*, 1831/51, pp. 337–56.

⑤ 尽管病人是否真的被强迫住院仍有一些问题。扎克发现了两个病例：Zacke, *Koleraepidemien i Stockholm*, pp. 32–33, 99–100.

⑥ *SFS* 1834/6, §§5–6.

⑦ RA, Skrivelser till Kungl. Maj:t, Collegium Medicum, 1833, v. 60, no. 16; 1834, v. 62, nos. 397, 507; Skrivelser till Kungl. Maj:t, Kommerskollegium, 1834, v. 469, no. 506, 9 September 1834; *Post*, 210 (11 September 1834).

一个恐怖的故事说，斯德哥尔摩附近有一个农场主，由于邻居拆毁了一个出口上的桥，另一个出口又有卫兵看守，他实际上就被封在了自己的家中。[①] 在议会中，除了双方在每一个阵营中都有代表之外，很难做出其他分类。议会中的贵族院、教士院和农民院总体上赞同检疫隔离主义造成了伤害，付出了太高的代价，要求采用卫生主义者的政策，但是市民院中的许多议员相信外部的警戒线使瑞典在早些时候躲过了霍乱的袭击，而且国内的检疫隔离仍然能起到作用。[②] 市民院支持检疫隔离背后的考量，似乎是公共舆论要求地方有保护自己的权利，否则会有动荡的风险。[③] 那些已经被传染的省份在是否继续实行检疫隔离方面意见是不一致的，那些没有被传染的省份则支持检疫隔离。[④] 在流行病地理学上影响检疫隔离主义的地区争论的另一个因素是海港，他们看不出有什么理由让其独自为保卫国家付出代价；反过来，内陆地区则认为，从贸易的角度来考虑，检疫隔离是做生意的代价。[⑤] 外省和农村被认为比城市更担心霍乱的袭击，更希望施行警戒线和检疫隔离。[⑥]

尽管它的部长们和三个议院提出了建议，瑞典政府还是支持市民议院，重申了在主要道路上撤销警戒线的政策，但是允许地方自己出资隔离自己。[⑦] 允许城镇驱逐可能已被传染的旅客，但是不允许驱逐路过的旅客，不能拒绝来自疫区的访问者的借宿。城镇与周边农村的联系不能切断，市场可以迁往郊区。如果一个城镇愿意承担费用，那么内陆航道的船只可以被检查，也可能被隔离。斯德哥尔摩对来自疫区的旅客实行了 10 天的隔离观察。奥比陆（Örebro）被疾病包围，为了保护自己，在路口堆了一些木头以堵塞交通。其他地方甚至更严格，比如在法伦（Falun），所

[①]   *Bihang*, 1834–35, v. 10/1, no. 125; 1834–35, v.8, no. 115; *Ridderskapet och Adeln*, 1834–35, v.12, pp. 357–61; v.13, pp.151–52; *Borgare*, 1834–35,v. 5, pp. 570, 574; *Ridderskapet och Adeln*, 1834–35, v. 13, pp. 38–56.

[②]   *Bihang*, 1834–35, v. 10/1, no. 125; *Ridderskapet och Adeln*, 1834–35, v. 13, pp. 90,156; *Bonde*, 1834, v. 6, pp. 497–99; *Borgare*, 1834–35, v. 5, pp. 557–58. 反对检疫隔离主义的最普遍的一些证据来自神职人员：*Preste*, 1834, v. 10, pp. 57–76. 至于市民的立场，见 *Borgare*, 1834–35, v. 5, pp. 562–65; *Bonde*, 1834, v. 7, pp. 44–45; Preste, 1835, v. 16, p. 286. 农民们担心，如果允许警戒，他们将无法购买药品、无法看病：*Bonde*, 1834, v. 6, p. 502; Preste, 1834, v. 10, pp. 57–76. 对于不同的意见，见 *Bonde*, 1834, v. 7, pp. 76–77; *Bidrag till allmänhetens upplysning*, pp. 58–77.

[③]   *Borgare*, 1834–35, v. 5, pp. 560–62, 568–69, 572–74.

[④]   Zacke, *Koleraepidemien i Stockholm*, pp. 67–69; *Bihang*, 1834–35,v.80, no. 145; *Ridderskapet och Adeln*, 1834–35,v.18, p. 72; *Bonde*, 1834, v. 6, pp. 500, 504.

[⑤]   *Borgare*, 1834, v. 1, pp. 361–64; *Borgare*, Bilagor, 1834, no. 61, pp. 202–05; no. 79, pp. 243–44; no. 83, pp. 249–50; no. 110, pp. 320–21. 这一直是一个有争议的问题，也引起了沿海社区的愤怒，为了国家的卫生，他们被迫承担检疫隔离的代价：*Borgare*, 1847–48, iv, pp. 386–89; *Bihang*, 1847–48, iv, 2, no. 73; *SFS*, 1850/25; 1850/53; *Bihang*, 1853–54, viii, no. 85; 1853–54, 10, 1, v. 1, no. 84.

[⑥]   Preste, 1834, v. 10, pp. 84,139–40. 除了公众舆论的力量，当局可能还担心，在1834年秋天——"正好是在斯德哥尔摩遭到袭击之后"——就取消国内的隔离，这将被外省视为一个他们几乎只关心首都健康的信号：Zacke, *Koleraepidemien i Stockholm*, pp. 65–67; SFS, 1834/22.

[⑦]   *Bihang*, 1834–35, v. 8, no. 115; Arvidsson, *De svenska koleraepidemierna*, p. 110; Zacke, *Koleraepidemien i Stockholm*, p. 64.

有聚会，不论是在小旅馆、小酒馆，还是在私人场所，都严格禁止，否则罚款。①

因此，瑞典第一次经历霍乱时采取的措施，比最初预想的检疫隔离主义者的全面措施要弱一点。这种部分后撤背后的动机和德意志的相似。商业利益集团有一定的影响，尽管议会中的市民院支持检疫隔离主义，其影响至多也是模糊的。南部地区，作为第一批受害者，已经发现预防措施比疾病更糟糕，这有助于减少检疫隔离主义者的倾向。瑞典陡峭的地形也与检疫隔离主义者的方法背道而驰，这里的居民和土地面积的比例极不平衡，以致在人口那么稀疏分散的一个国家实施隔离任务似乎毫无可能。② 然而，瑞典能够从严格的检疫隔离主义中后退，最重要的原因是它在学习曲线上的位置。霍乱到来的晚，意味着这些限制措施的价值已经失去了吸引力，而处在霍乱前线的东欧和中欧专制政府在心理上是认可这些措施的价值的。③

在英国，最初的严格管理措施也没有维持多久。议会在情感上不支持检疫隔离主义者的方法。1831 年 10 月，霍乱已达汉堡，布里奇波特（Bridgeport）的港口之一沃伯顿（Warburton）——实际上只有它支持检疫隔离主义，指出应在疫区周围设置警戒线。④ 枢密院不愿接受中央卫生委员会实行严格的检疫隔离措施的建议，但也不能立即拒绝他们，只能善意地无视。枢密院答应散发中央卫生委员会的规章，只要它们不与法律冲突。枢密院完全知道，根据 1825 年检疫法的要求，各种规定（尤其是强制转移患者）不可能执行，除非官方正式宣布本国已经有了传染病。⑤ 枢密院要处理各种利益关系。商业界反对检疫隔离主义者不必要的更严格的措施。另一方面，公共舆论和医学界大多希望政府采取严格的预防措施。医生督促政府不要理睬商人的要求，要支持公共福利而非私人利益。"商业的一点不便对于获得免疫机会而言是一个很小的代价。"⑥ 英国政府高兴地抓住医生中对霍乱性质的不同意见，作为不采取激烈干预的借口。枢密院不希望采取措施将军队派进工人阶级居住区，不希望这些措施产生对抗的幽灵。局势已经很紧张了，在中央卫生委员会提出检疫隔离主义建议的前几天，议会改革法案刚刚在下院通过二读。类似于欧洲大陆的霍乱骚乱和暴动时有发生。枢密院收到的关于霍乱的信息对卫生委员会的结论越来越不利，无论如何，它从国外经验中得出的教训是，警戒线和国内的检疫隔离在穷人

① *SFS*, 1834/28; 1834/22; Arvidsson, *De svenska koleraepidemierna*, p. 110; *Borgare*, 1834–35, v. 5, p.562; *Bidrag till allmänhetens upplysuing*, p. 78. 其他措施，见 *SFS*, 1834/19.

② *Preste*, 1835, v. 16, p. 287.

③ 神职人员恩格斯托姆（Engeström）教授说，起决定作用的不是拒绝隔离的商人的影响，而是俄国、普鲁士和奥地利的经历，这些地方不管是否采取严格的措施，霍乱都传播了：*Preste*, 1835, v. 16, p. 287.

④ *Hansard*, Commons, 1831, V.8, col. 900; V.9, cols. 308-09; 1832, v. 10, cols. 267-68.

⑤ PRO, PC1/101, C. C. Greville to Dr. Seymour, 8 August 1831.

⑥ EMSJ, 58 (July 1831), p. 144.

中激起了焦虑不安。[1]

但是，霍乱不会为了枢密院的方便而停下来。到 10 月，霍乱袭击汉堡时，就需要政府采取果断行动了，而且官方至少表面看起来要一致。可能在枢密院的压力之下，中央卫生委员会现在提交了经过修改的、接受度更高的规章，其中删除了令人恐惧的术语，如"清除者""传染病院"，不再提"强制转移"。患者可以自愿转到专门的隔离房屋，如果拒绝转移，就在他们的住所上面做一个明显的标志（"病人"），标明已被隔离。受感染房屋里的居民，在清洁之前，不能自由移动或和其他人交流。下葬的方式未变。患者的看护人要住在远离共同体其他人的地方，患者的家人要住在隔离的房子里，以避免与公众进行不必要的交流，给他们送食物和其他必需品时也不能有接触。恢复期的患者及其接触者要观察 20 天，病例要立即报告给当地委员会。治安法官要在其权力范围内，尽最大努力阻止任何人与被传染城镇及其周边乡村的所有交流。另一方面，新规章提出了更严厉的要求。如果霍乱在英国以"一种可怕的方式"出现，可能就必须派出军队或一支强大的警察队伍到被传染地区，切断它和周边乡村的所有联系。11 月，对所有从桑德兰来的船只实施 15 天的隔离，纽卡斯尔（Newcastle）暴发霍乱后，对它施加 10 天的隔离。[2] 在苏格兰，当局更愿意执行严格的措施。在高速路上驻扎的警察，将想待在爱丁堡的乞丐和流浪者赶走，并监视路上的行人，防止周边乡村里面的人去城市探访。接下来由委员会对房屋和物品进行消毒及清洗，销毁破旧的物品。用除了直接的武力之外的任何方法将贫穷的患者收容住院，与患者接触者也被转移到临时的地点，由警察看管 8—10 天。医生每天要报告所有病例。[3]

11 月，霍乱到了英国桑德兰，枢密院推翻了它自己的卫生委员会，把它的职能转给了一个在枢密院内新建立的委员会，由更有经验的全天工作的医生负责，包括在俄国已经见证过霍乱的拉塞尔和巴里。老的卫生委员会倾向于欧洲大陆常见的那些强制措施，新委员会则把它的信心放在了说服上面。拉塞尔和巴里见证了俄国强制制度的失败和随之发生的骚乱，认为英国人更不愿意接受这样的措施。巡查员现在每天挨家挨户探访，报告穷人中的秽物和食品、衣服、寝具短缺状况，住处的通风、空间状况，卫生习惯和饮食习惯。[4] 例如，在约克，巡查员要承担公共场所和私人住所的深度清洗，至少每隔一天，就会有一队巡视员检查所有的街道和大部分

---

① *Hansard*, Commons, 1831, v. 9, cols. 310–14; Richardson, *Death, Dissection and the Destitute*, pp. 223–30; Durey, *Return of the Plague*, pp. 16–17; *Gazette médicale de Paris*, 2, 52 (1831), p. 444.

② *Lancet*, 1 (1831–32), pp. 158–60; Brockington, *Public Health in the Nineteenth Century*, pp. 112–16; Longmate, *King Cholera*, pp. 29–30; Durey, *Return of the Plague*, pp. 19–20, 147.

③ *Supplement to the EMSJ* (February 1832), pp. cclxvi-cclxix; *Report of the Edinburgh Board of Health*, 16 November 1831.

④ 1831 年，英国人对法国的一个程序表示赞赏：*LMG*, 9 (1832), pp. 158–62.

的房屋，而医生每天早上都要报告新的病例。所有的强制措施现在都遭到了反对，"良好的判断和同情心"是支持检疫和隔离的基础。[1]12月的规章要求根据专门的预防措施，迅速直接地下葬。检疫隔离不再被提及，卫生主义者的方法现在有了更大的发言权。地方共同体被督促尤其要关注穷人，确保他们有像样的饮食和保暖的衣服，或者至少有法兰绒腰带和羊毛长筒袜。1832年2月，霍乱袭击了伦敦，委员会现在提出了人们熟悉的卫生主义者和适度检疫隔离主义者结合的预防措施：粉刷房屋，打扫街道，清扫秽物，建立医院并隔离病人。在霍乱高峰期关闭剧院和公共娱乐场所。将流浪者赶出城镇或监禁，但是其他形式的通讯交流基本上畅行无阻；市场、集市和节日虽然可能有危险，但允许继续开放。[2]

有效应对的一个主要障碍在于《1825年检疫隔离法》，它规定直到霍乱实际到来且官方正式宣布它的存在之后才允许采取防御措施，然而根据这种界定，预防措施基本不可能执行。资金的筹措同样是一个问题，因为政府不能命令为了公共卫生征收济贫税，这是地方税收的主要来源。[3]这样的限制令人很失望。为此，政府为枢密院争取了更大的权力，2月中旬通过了一部霍乱法案，赋予枢密院成员执行预防措施的权力，有救济患者和快速下葬的权力，若违反这些措施则处以罚款。[4]资金问题的解决方案是允许枢密院要求济贫法的地方监控者或保护者用通过往常方式筹集的资金支付委员会的开支。在国会激进派和托利派的提议下，政府只得不顾反对意见，被迫接受由枢密院补偿个别无法支付费用的教区的开支。就这样，在疫情全面暴发前几周，地方政府获得了资金保障，中央政府也承担了应对疫情的大部分责任。[5]

在将霍乱患者从家里转移出来方面，英国和它的欧洲大陆邻居几乎没什么区别。第一届中央卫生委员会明显认为，一旦霍乱来袭，是可以强制转移患者的。[6]1831年12月，新委员会的比较温和的规章指出，由于宽敞的空间、干净卫生和纯净的空气是康复的最好方法，所以患者应在他们自己的家中隔离，否则"应诱导他们立即搬到"一个被隔离的建筑物中。1832年，在爱丁堡，如果过度拥挤，穷人和他们的邻居都要从家里转移到避难所里面接受观察，直到他们的住处被消毒和

[1] Barnet, "The 1832 Cholera Epidemic in York," pp. 27–31, 38; Durey, *First Spasmodic Cholera Epidemic*, p. 4; Morris, *Cholera 1832*, pp. 32–35; Durey, *Return of the Plague*, p. 25.

[2] Durey, *Return of the Plague*, p. 149; Morris, *Cholera 1832*, pp. 35,71,103,117–18; *PP* 1831–32 (155) xxvi, p. 479.

[3] *PP* 1831–32 (155) xxvi, pp. 10–11; Durey, *Return of the Plague*, pp. 5, 21–22, 84–85; Durey, *First Spasmodic Cholera Epidemic*, pp. 5–6,18–19.

[4] *PP* 1831–32 (153) i, 323.

[5] Longmate, *King Cholera*, p. 89; Morris, *Cholera 1832*, pp. 72–73; Durey, *Return of the Plague*, pp. 98–99, 204; *Hansard*, Commons, 1832, v. 10, cols. 337–38.

[6] 委员会承认，在正式宣布霍乱存在之前，1825年的《检疫隔离法》禁止强行转移，无论如何，这种行为都是对公民自由的无理侵犯，并使个人和财产遭受极大损失。但是后来发生的就是另外一回事了，虽然这里没有讲：PRO, PC1/4395 pt 1, Board of Health to Gilbert Blane, 4 October 1831.

打扫干净为止。[1]1832 年 3 月，枢密院提高了转移的可能性。患者可以自愿转移到一家医院，但是任何人，只要有两名医生认为他不能与患者交流或需要远离拥挤的场所，那么委员会可以不经其同意，将他安置在观察屋中。然而，到了 8 月，中央卫生委员会缓和了这一做法。现在它强烈反对在欧洲大陆已经证明是毫无用处的所有强制性措施。对患者来说，通过公共慈善机构为其提供医疗照顾，是使他们承认患病而且自愿与家庭隔离的最有希望的诱因。[2]

1832 年初，霍乱已传播到法国，政府、医疗机构和公共舆论从大方向上来说，对于如何处理霍乱已经达成了一致。医学会和其他许多医学意见认为，边界上的检疫和卫生警戒线是有用的，但是反对在国内采用类似的预防措施，建议采取公共卫生和私人卫生措施。[3]政府很快就调整了它的态度。在 1831 年 9 月时，政府仍然坚持严厉的检疫隔离主义者的方法。由于害怕疏远医学界，法国政府对霍乱的性质没有采取强硬的立场，而是谨慎地指出，霍乱随贸易和旅行而变化的趋势表明它具有传播性。其他国家已经在有传染性的前提下采取了行动，但是法国政府拒绝放弃它的安全措施，尽管这些安全措施甚至是以一个已经被证明是错误的理论为基础的。法国没有拒绝仿效警察国家（指沙俄、普鲁士——译者）已经采取的措施。然而，两星期后，榜样的力量正在减弱。有人指出，即使严格执行警戒措施也没能挽救莫斯科、圣彼得堡或柏林，但与此同时，在某些情况下，尤其是大群人聚在一起时，很明显使霍乱有了传染性。[4]

法国实施的预防措施实际上很大程度上是由只在边境实行隔离主义、在国内实行卫生主义的观念指导的。来自国外的旅客和商品被检疫隔离、清洗，而国内的规章采取了一种更纯粹的环境主义者的方法，隔离和扣押的建议基本被忽视了。[5]国内的政策实际上最后成了地方卫生系统的临时应急措施。清洁住所被认为是最好的预防方法。1831 年 8 月，巴黎警方命令成立地区卫生委员会，以改善地方的卫生。委员会要检查住宅是否卫生，并提醒房主注意这方面的规定。检查员检查公共聚会场所、仓库、堆货场和私人住所，控制有害的或有危险的工业，检查下水道连接点、水井、化粪池、公共厕所和屋外厕所；会写信给房主说明哪些地方必须修补，房主若拒绝修补会被起诉。街区卫生委员会检查不卫生的地方，设法说服有地位的

---

① PP 1849 (1115) xxiv, pp. 107–08; *Supplement to the EMSJ* (February 1832), pp. cclxvi–cclxix; Morris, *Cholera 1832*, pp.35,103;Hilary Marhnd, *Medicine and Society in Wakefield and Huddersfield 1780–1870* (Cambridge, 1987), p. 43.

② PP 1831–32 (258) xxvi, p. 490; *Lancet*, 2 (1831–32), pp. 652–53.

③ *Annales*, 6 (1831), pp. 429, 433; Delaporte, *Disease and Civilization*, pp. 24, 141–42; Beauchamp, *Delivrez-nous du mal*, pp. 88–89.

④ Mavidal and Laurent, *Archives parlementaires*, v. II/69, pp. 456, 591–93.

⑤ *Rapport sur la marche et les effets du choléra-morbus dans Paris* (Paris, 1834), pp. 13–14; *Mémoires de M. Gisquet, ancien Préfet de police* (Paris, 1840), v. I, pp. 429–30; Delaporte, *Disease and Civilization*, pp. 26–27.

公民，然后由他们说服工人相信卫生的价值，征召工人清洁城市。[1] 仅在卢森堡区，两个月内就查访了 924 处房产；据报告说，不卫生的有 400 多处，送给警察局的报告有 200 多份。相关人员接到命令，大街要不断地清扫，喷泉要不间断地喷，请房主粉刷他们屋内的墙壁，用氯化物溶液冲刷水池和脸盆。外省的地方行政长官被要求效仿巴黎的做法。在土伦（Toulon），街道每天都要清洗，当局被授予广泛的权力进入私人住宅查看不卫生的现象，将不服从者报告给市长。在梅茨（Metz），地方政府下令粉刷处于传染中心的房屋。帕格尼尼（Paganini）为巴黎穷人举办音乐会的建议也被欣然接受了。[2]

巴黎一暴发霍乱，就在每一个街区建立了援助站，医疗人员去患者家中为其治疗，或和搬运工一起把患者转移到医院，患者的住所用氯化物溶液净化。医生、房主和房客有义务向警方直接报告病例。警察局长的意见是，患者最好在家中治疗，只有那些在自己的住处没法治疗的患者才被收容入院，而且似乎不存在强制不愿住院者入院的问题。[3] 就像更靠东的国家一样，许多穷人拒绝住院，因为他们害怕被挑出来进行医疗毒害。[4] 医院总理事会为霍乱患者开放了所有医院，但也设法将他们隔离在单独的病房内，禁止任何人和他们交流并且拒绝亲友探视。逝者的尸体不允许停放在教堂，也不能交给他们的家人，如果有必要，死后 24 小时内就要转移走。然而，像在其他国家一样，这些最初的严格预防措施在一些事件的压力之下很快被放弃了。[5]

因此，专制的和更自由的国家都遵循了帕斯卡逻辑的原则，在困境中，面临未知但可能造成毁灭性后果的事件时，都做了最坏的打算。本书研究的所有国家都以检疫隔离主义开始，结果却得出结论：这种严格的干预是不可执行的，也是没必要的。在每一个国家，广大民众都抗拒这种与其传统相冲突的预防规定，虽然有时支持但更多的是拒绝检疫隔离主义者的措施。在每个国家，商业和贸易利益集团的动机都是复杂的，一般都尽力缓和预防措施的严厉性。所有国家的中央政府最初都想从首都控制各地的反应，但很快就把权力和主动性交给了地方政府。它们的不同之

① *Mémoires de M. Gisquet*, v. I, pp. 433–34; Mavidal and Laurent, *Archives parlementaires*, v. II/69, p. 456; *Rapport sur la marche*, pp. 15–18; *AGM*, 27 (1831), pp. 279–82; Sussman, "From Yellow Fever to Cholera," pp. 232–37; Delaporte, *Disease and Civilization*, pp. 28–29.

② *Mémoires de M. Gisquet*, v. I, pp. 422–24; *Moniteur universel*, 90 (30 March 1832), p. 911; 93 (2 April 1832), p. 949; A. Dominique, *Le choléra à Toubn* (Toulon, 1885), pp. 8–10; Maréchal, *Rapport statistique et médical sur l'épidémie de choléra*, p. 7; *Journal des Débats* (13 April 1832), p. 2.

③ *Mémoires de M. Gisquet*, v. I, pp. 435–36. 尽管至少有一个案例：一个男人独自躺在阁楼里，躺在自己的呕吐物和粪便中，虽然他在抗议，但还是被转移走了：Sussman, "From Yellow Fever to Cholera," pp. 269–70.

④ AN, F7 9734A, Préfecture de l'Indre, 2e Bureau, to the Minister of the Interior, Ghateauroux, 20 June 1832; Sussman, "From Yellow Fever to Cholera," pp. 276ff., 282ff.; Delaporte, *Disease and Civilization*, p. 55.

⑤ M. Blondel, *Rapport sur les épidémies cholériques de 1832 et de 1849, dans les établissements dépendant de l'administration générale de l'assistance publique de la ville de Pans* (Paris, 1850), pp. 46–47.

处在于让步的速度和程度。自由主义的国家，依靠它们东欧和中欧邻居在前线的经验中得出的教训，能够更快更进一步地让步。它们在流行病地理学的学习曲线中处于有利地位的事实并非巧合。从这个意义上来说，瑞典略微不合规则，它有两年的额外时间思考霍乱的教训，但仍然愿意效仿普鲁士的先例，只是部分撤回了检疫隔离主义者的方法。

即使是专制政府，在霍乱出现的几个月内，也彻底改变了应对霍乱的最初计划。这样一种在惊人的小范围内调整政策机制的能力，削弱了阿克尔克内希特宣称的政治制度和公共卫生策略之间有内在的契合、专制政府自然倾向于检疫隔离主义的论调。实际上，一个相反的论调似乎同样有道理：尽管干涉主义者气势汹汹，但专制政府最不可能维持侵犯其臣民自由的政策。由于缺乏那种支持更自由政体的民众合法性，在要求其公民做出牺牲的能力方面，专制政府终归是更弱一点。由于害怕激起抵抗，每一个预防措施都必须小心翼翼地调整，随着对民众骚乱、有时是直接造反的威胁的恐惧，政府很快改变了政策。

法国的检疫隔离主义者莫罗·德·琼斯，在研究跨莱茵河地区的发展时，刻薄地提出，德国人把一个基本正确的方法做得过头了。他认为，害怕暴动甚于霍乱的普鲁士人和奥地利人，实际上是依靠民众的心情来执行预防措施。一开始，他们采取了一种苛刻的干涉主义方式，但在不满的威胁下，他们被迫改变了基调。但是这种反复无常的行为，突然放弃最初执行的以死刑作为威胁的措施，迅速从严格的检疫隔离主义转向一种比较温和的检疫隔离主义——这样的背叛破坏了他们的权威。由于这些政府好像没有能力采取稳定的预防措施，它们的许多臣民就有理由相信霍乱及其随之而来的预防措施是一场反对穷人的阴谋，无论当局希望宣称的意图是多么的为民着想，都会遭到嘲笑。[①]

虽然莫罗·德·琼斯低估了所有国家在预防策略方面普遍存在的犹豫不决——无论这些国家的政治谱系是什么——他的论点的优势是，没有根据专制政府对自己防止霍乱能力的评估进行表面判断，而这一点阿克尔克内希特含蓄地接受了，相反琼斯的观点打破了对专制政府决断权力的迷信。但是纵然他推翻了阿克尔克内希特的论断，莫罗·德·琼斯仍然像阿克尔克内希特一样，预先在政治体制与其采取的预防干预策略之间假定了一个紧密联系。这一点的真实性仍然是许多有待检验的问题之一。此外，就政治和预防策略之间有什么程度的联系而言，一个有趣的问题是：谁导致了谁？是政治本能决定预防反应，还是他们在学习曲线上的让人骄傲的位置——使英国和法兰西在预防上漫不经心——帮助巩固了他们政治上的自由主义？当霍乱在19世纪成为欧洲的一个常客时，我们必须要解决这些纠缠在一起的问题了。

---

① PRO, PC1/108, Moreau de Jonnès to Pym, 9 October 1831; 17 September 1831; 21 September 1831.

第三章　进入霍乱时代

　　第一波霍乱毫无预兆地袭击了欧洲，最初激起的反应只是应用过去瘟疫袭击时留下的经验教训。然而，在第一次大流行期间，很明显，从过去继承下来的检疫隔离主义者的策略这次被证明未必有效。各国都在检查自己及其先辈的经验，每个国家都经历了一次流行病学上的学习过程，这个过程削弱了检疫隔离主义的地位。在霍乱的第二阶段，从 19 世纪 80 年代末到 19 世纪 90 年代初期，官方逐渐接受了其预防策略，此时离 19 世纪 30 年代末科赫发现霍乱产生的罪魁祸首是霍乱弧菌已经半个世纪了。这期间延续了一个相似的过程：实验、继续尝试、出错并积累经验。知识经验的增长，虽然是所有国家都可以共同分享的，但是却没有在任何意义上自动导致同样的预防策略。各国继续采用不同的方法应对霍乱和其他传染病；各国预防策略的差异实际上可能还增加了。既然越来越多的公认的基础知识是普遍共享的，为什么对于同一个问题却一直存在不同的应对方法，这个疑问需要回答。

　　在第一波霍乱袭击后的几十年里，医学界的意见仍然未定型，但是公共卫生当局继续从他们最初严格的检疫隔离主义措施中后撤。霍乱不像黑死病那样具有直接传染性——这一点变得越来越明确，经验表明，与患者接触最紧密的医疗人员未必比其他人更容易被感染，霍乱的发病率因阶级、季节、地区、街区和个人而异。越来越多的证据表明，除了传染物外，还有其他一些东西——或与个体，或与局部，或与个体和局部两者都有联系的地方性的因素及使个人易患病的因素——都在起作用，这些是整个事件的重要的一部分，而且可能实际上就是整个事件本身。由此，传染主义让位于各种地方主义者的方法。[①]

　　在德意志诸邦国，很多医学意见认为，传染主义者与其对手之间不断发展的争论之所以未解决，经常只是因为缺乏足够的知识。[②] 其他人从警戒线和其他相似的

　　① *Monatsblatt für öffentlizche Gesundheitspflege,* 17, 6 (1894), pp. 89–90; Lorenz von Stein, *Handbuch der Verwaltungslehre* (2nd edn.; Stuttgart, 1876), pp. 170–71.

　　② *(Allgemeine Cholera-Zeitung),* 5, 101 (22 August 1832), cols. 65–71; H. W. Buek, *Die Verbreitungsweise der epidemischen Cholera, mit besonderer Beziehung auf den Streit über die Contagiosität derselben* (Halle, 1832), p. 3; Moritz Bruck, *Das Wesen und die Behandlung der asiatischen Cholera* (Berlin, 1841), p. v; Karl Julius Wilhelm Paul Remer and Ludwig Ad. Neugebauer, *Die asiatische Cholera, ihre Behandlung und die Mittel sich gegen sie zu verwahren* (Görlitz, 1848), p. ix.

限制性措施的失败中得出结论，检疫隔离主义是难以维持的。[①] 一个普遍的看法是，霍乱可能兼有不同疾病的特征，或者根据过去的二分法是不能分类的。[②] 瘴气论者和其他各种谱系的地方主义者，发现他们的队伍在不断壮大，他们的意见被认为是主流意见。[③] 很大程度上因为检疫隔离主义者防止霍乱的方法失败了，所以他们现在处于守势。一些人坚信过去所确信的事情；另外一些人只是哀叹他们地位不断下降的命运。[④] 然而，大多数人缓和了最初采取的严格立场，相反，现在提倡的是为民众提供充分的保护，同时尽可能不要触怒民众：限制检疫隔离的使用，或用其他措施取代检疫隔离，用不那么激烈的方法隔离患者。[⑤] 在瑞典，相似的模棱两可的观点占主导地位。反传染主义很有代表性，从 1834 年流行病中得到的教训是，霍乱不能直接传播。在哥德堡，19 世纪中期时，大部分医生进一步得出结论，霍乱是地方的自然环境引起的，而且在 1851 年召开的全北欧科学大会上，反检疫隔离主义者占了绝对统治地位。在医生当中，而且尤其是在瑞典医生协会中，过时的瘴气

① Ernst August Ludwig Hübener, *Die Lehre von der Ansteckung, mit besonderer Beziehung auf die sanitäts-polizeiliche Seite derselben* (Leipzig, 1842), p. 320; C. J. Le Viseur, *Über die Cholera und die erfolgreichste Kur derselben* (2nd edn.; Posen, 1868), pp. 7–8.

② Moritz Ernst Adolph Naumann, *Grundzüge der Contagienlehre* (Bonn, 1833), pp. 12–18; *ASA,* 3 (1838), pp. 135–36; Karl Christian Anton, *Die bewährtesten Heilformeln für die epidemische. Cholera* (Leipzig, 1849); *DZSA,* 3 (1855), pp. 11–13; n.F., 8 (1856), pp. 3–4; *Vierteljahrsschrift für gerichtliche und öffentliche Medicin,* 5 (1854), pp. 288–89; E. Cordes, *Die Cholera in Lübeck* (Lübeck, 1861), pp. 9–10, 60; *Medicinisches Correspondenz-Blatt des Württembergischen ärztlichen Vereins,* 48, 19 (10 July 1877), p. 145; William Bulloch, *The History of Bacteriology* (London, 1938), p. 1

③ E. H. C. Kölpin, *Skizze der Seuchen-Lehre* (Stettin, 1838), pp. 7–9, 36; *Cholera Orientalis,* 4, 61-80 (1833), pp. 1039–40; G. Ludwig Dieterich, *Beobachtung und Behandlung des wandernden Brechdurchfalles in München* (Nuremberg, 1837), pp. 44–45; Anton, *Heilformeln,* pp. 58–59; Otto Behr, *Die Cholera in Deutschland* (Leipzig, 1848), pp. 5–13; G. F. Stiemer, *Die Cholera: Ihre Ätiologie und Pathogenese, Ihre Prophylaxe und Therapie* (Königsberg, 1858), pp. 234–35, 240–41; C. J. Heidler, *Die Schutzmittel gegen die Cholera mit Rücksicht auf ein ursächliches Luftinfusorium und dessen nicht-contagiöse Natur* (Prague, 1854); Fr. Oesterlen, *Choleragift und Pettenkofer* (Tübingen, 1868); Fr. Schneider, *Verbreitung und Wanderung der Cholera* (Tübingen, 1877), pp. 34–41; G. Honert, *Die Cholera und ihre Ursache* (2nd edn.; Iserlohn, 1885), p. 1; Remer and Neugebauer, *Die asiatische Cholera,* pp. 51–52; *Allgemeine Zeitung für Chirurgie, innere Heilkunde und ihre Hülfswissenschaften,* 48 (26 November 1843), p. 389.

④ *Medicinische Zeitung* (Berlin), 20, 1 (1851), pp. 1–2; Carl Axmann, *Die indische Cholera und das Ganglien-Nervensystem nebst Bemerkungen über die Verhütung der Cholera* (Erfurt, 1867), pp. 46–47; Hübener, *Lehre von der Ansteckung,* pp. vii–x; [Franz] Pruner-Bey, *Die Weltseuche Cholera oder die Polizei der Natur* (Erlangen, 1851), pp. 57–60; Julius Wilbrand, *Die Desinfection im Grossen bei Cholera-Epidemien* (2nd edn.; Hildesheim, 1873), p. 123.

⑤ Franz Brefeld, *Die endliche Austilgung der asiatischen Cholera* (Breslau, 1854), pp. 48, 55ff.; *Magazin für die gesammte Heilkunde,* 43, 2 (1835), pp. 316–20, 334, 340–46; *Medicinische Zeitung* (Berlin), 21, 36 (8 September 1852), pp. 169–71; Mecklenburg, *Was vermag die Sanitäts-Polizei gegen die Cholera?* (Berlin, 1854), pp. 29–31; August Hirsch, *Über die Verhütung und Bekämpfung der Volkskrankheiten mit spezieller Beziehung auf die Cholera* (Berlin, 1875).

论者比比皆是。① 认为霍乱的传播是靠人的接触的传染主义者也大量存在。② 还有许多人采取了中间立场：有条件的传染主义。③

　　在德意志和瑞典，当第一阶段的放弃传染主义和检疫隔离主义的运动还处在犹豫不决和模棱两可的状况时，法国和英国的意见在这个问题上已经比较清晰了。在19世纪30年代时，法国医学界和政界已经有人激烈反对传染主义了，这次霍乱之后几乎一致倾向于放弃传染主义。在19世纪中期，广泛吸取的教训是，与针对地方性因素所采取的措施相比，检疫隔离主义基本是无用的。④ 官方的预防指南强调和患者正常接触的安全性，对1849年巴黎流行病的分析强调了霍乱传播背后的社会和卫生因素，提倡改善卫生条件。⑤ 相应地，支持传染主义者的寥寥无几。⑥ 传染主义这个学说被斥为危言耸听、自私自利、吓唬民众、损害了照顾病人的努力。⑦ 在19世纪40年代，切尔文继续对整个传染观念及随之而来的检疫隔离主义进行抨击，霍乱就是在此背景下被医学会反复辩论的。⑧ 在19世纪40年代初，奥贝尔-罗氏（Aubert-Roche）曾呼吁取消海上的检疫隔离。1846年，由医学会任命并由普吕

① *Hygiea*, 10, 2 (February 1848), p. 97; H. I. Carlson, *Iakttagelser om Choleran under epidemien i Göteborg 1850* (Gothenburg, 1851), p. 42; Lars Öberg, *Göteborgs Läkarsällskap: En historik* (Gothenburg, 1983), pp. 120–21; *Bidrag till allmänhetens upplysning i frågan om spärrnings-och karantäns-anstalterna mot koleran* (Stockholm, 1854), p. 44; Gust, von Düben, *Om karantäner och spärrningar mot kolera, enligt svensk erfarenhet* (Stockholm, 1854), pp. 35–38; Hilding Bergstrand, *Svenska Läkaresällskapet 150 år: Dess tillkomst och utveckling* (Lund, 1958), pp. 188, 196–97, 200–01; F. Lennmalm, *Svenska Läkaresällskapets historia 1808–1908* (Stockholm, 1908), pp. 288–89; *Post*, 242 (17 October 1850).

② Fr. Th. Berg, *Sammandrag af officiella rapporter om Cholerafarsoten i Sverge år 1850* (Stockholm, 1851), p. 340; [Georg Swederus], *Till Svenska Läkaresällskapet, från En af Allmänheten (Om Koleran)* (Stockholm, 1850), pp. 9–12; *Hygiea*, 18, 1 (January 1856), p. 23; 10, 8 (August 1848), p. 494; 11, 1 (January 1849), p. 4.

③ A. Timoleon Wistrand, *Kort skildring af Sveriges tredje kolera-epidemi i jemförelse med andra samtidigt gängse farsoters härjningar* (Stockholm, 1855), pp. 83–85; L. A. Soldin, *Åtgärder, egnade att i betydlig mån skydda såväl kommuner som enskilda mot asiatisk kolera* (Gothenburg, 1855), pp. 8–13; [Ewerlöf], *Några ord om den sednaste Cholera-epidemien med hufvudsakligt afseende på Svenska Quarantaine-väsendet* (Copenhagen, 1854), pp. 3–5; *Bidrag till allmänhetens upplysning*, p. 18.

④ Aladane de Lalibarde, *Etudes sur le choléra épidémique: Sa nature et son traitement* (Paris, 1851), pp. 56–58; C. Rousset, *Traité du choléra-morbus de 1849* (Paris, 1851), pp. 10–13, 124–25; Martinenq, *Choléra de Toulon* (Toulon, 1848), pp. 35–38; Ambroise Tardieu, *Du choléra épidémique* (Paris, 1849), pp. 188–93; Tardieu, *Dictionnaire d'hygiène publique et de salubrité* (Paris, 1852), v. I, p. 301; Félix Maréchal, *Rapport statistique et médical sur l'épidémie de choléra qui a régné à Metz et dans le département de la Moselle en 1832* (Metz, 1839), p. 35; *Moniteur universel*, 102 (12 April 1849), pp. 1331–32.

⑤ *Moniteur universel*, 91 (1 April 1849), p. 1168; 113 (23 April 1849), pp. 1497–98; *Annales*, 2/1 (1854), p. 95; *Mémoires*, 17 (1853), p. 383.

⑥ 有一个个案，见 Delagrange, *Mémoire contre le choléra d'asie, la peste d'orient et les fléaux dits contagieux ou diversement transmissibles* (Paris, 1850), p. 5.

⑦ Amédée Latour, "A propos du cholera de l'Angleterre," *L'union médicale*, 7, 111 (17 September 1853); J.-F. Sérée, *Traité sur la nature, le siége et le traitement du cholera* (Pau, 1865), p. 126; *Bulletin*, 14 (1848–49), p. 824.

⑧ *Bulletin*, 6 (1840–41), pp. 532–33, 664–65, 787–94; 7 (1841–42), pp. 60, 307ff., 429ff.; *L'union médicale*, 7, 72 (18 June 1853), p. 285; *Moniteur universel*, 20 June 1843, p. 1566; *Lancet*, 1 (1844), pp. 20–23; Ilza Veith, "Plague and Politics," *BHM*, 28, 5 (September–October 1954), p. 409.

（Prus）担任主席的委员会对霍乱进行了调查，调查报告强调了当地的诱发因素，并对隔离措施的极端做法提出了质疑。[1] 接下来能做很多事来实践反检疫隔离主义者的理论，但是 1848 年的革命中断了这个进程。两年后，法国成功实现了他们的目标，召开了第一届国际卫生大会，希望在地中海港口实施的检疫规范化并减少检疫隔离期，而且更重要的是，使通信、商业和贸易的自由与公共卫生的要求相协调。[2]

当法国在 19 世纪中期全面放弃传染主义时，英国在放弃检疫隔离主义、转向一个成熟的卫生主义者的立场方面走得更远，而且是最彻底的。反传染主义和反检疫隔离主义在英国已经变得根深蒂固了，尽管在整个医学思想范围内还远未达成一致。19 世纪 30 年代后，很多人在霍乱和其他流行病方面，已经变成坚定的反传染主义者了，接下来的数十年内一直如此。麦克莱恩点燃的关于霍乱的争论持续到了 19 世纪 40 年代，印度的医生再次站了出来，检疫隔离主义受到抨击，认为它对贸易、繁荣和幸福有害。[3]19 世纪 40 年代，正是在查德威克和索思伍德·史密斯领导之下的中央卫生总委员会统治时期，卫生主义不仅得到了经典的表述，而且在一个时期内也成为官方的政策，确立了病因学和预防上的地方主义者的方法，使英国的战略与欧洲大陆追求的战略产生了分歧。[4] 根据委员会的观点，霍乱不是传入的某种东西的产物，而是有毒空气造成的，有毒的空气通常是由污物和腐烂的有机物散发出来的。[5] 由于污物的源头总是能追溯到对卫生措施的疏忽，因此通过检疫隔离将它驱逐在外，就像弥尔顿作品中的人一样，通过关闭公园的大门来驱赶乌鸦，注定是徒劳的。[6]

---

[1] *Annales*, 33 (1845), pp. 240–43; *Moniteur universel*, 171 (20 June 1843), p. 1566; *Bulletin*, 9 (1843–44), pp. 200–12; *Rapport à l'Académie royale de médecine sur la peste et les quarantaines fait, au nom d'une commission, par M. le Dr Prus* (Paris, 1846).

[2] 普吕报告带来的结果是，政府缩短了检疫期，并在外国港口建立了公共卫生检查员制度：George Weisz, *The Medical Mandarins: The French Academy of Medicine in the Nineteenth and Early Twentieth Centuries* (New York, 1995), p. 77; *Conférence 1851*, 2, p. 3; 7, annexe; 11, pp. 5–12.

[3] *Mémoires*, 28 (1867–68), p. 176; *British and Foreign Medical Review*, 16 (October 1843), pp. 289–91; Gavin Milroy, *Quarantine as It Is, and as It Ought to Be* (London, 1859), pp. 4–7; *PP* 1849 (1070) xxiv pp.125–26; 1854–55 (1869) xlv, pp. 76–77; J. Gillkrest, *Cholera Gleanings* (Gibraltar, 1848), pp. 2–15; *London Medical and Surgical Journal*, 7 (1835), pp. 699–702; *LMG*, n.s., 3 (1846), pp. 201–03; Gavin Milroy, *The Cholera Not to Be Arrested by Quarantine* (London, 1847), pp. 32–35; White, *The Evils of Quarantine Laws and Non-Existence of Pestilential Contagion* (London, 1837); *Medical Times*, n.s., 3 (1851), pp. 100–01; *Journal of Public Health*, 2 (1849), pp. 15–16.

[4] Margaret Pelling, *Cholera, Fever and English Medicine 1825–1865* (Oxford, 1978), pp. 36–39; W. M. Frazer, *A History of English Public Health 1834–1939* (London, 1950), pp. 38–39.

[5] PRO, FO 881/299, "Letter from the General Board of Health respecting the spread of Cholera in this Country, and the inutility of Quarantine Regulations for preventing its introduction," 1 December 1848; *PP* 1850 (1273) xxi, 3, pp. 45–58; *Hansard*, Lords, 1848, v. 101, col. 614.

[6] PRO, MH 5/1, General Board of Health, minutes, 26 April 1849; *BFMCR*, 5, 9–10 (January 1850), pp. 223–25; *PP* 1852 (1473) xx, p. 3; *Edinburgh Review*, 96 (1852), p. 408; William Fergusson, *Letters upon Cholera Morbus* (London, 1832), pp. 10–11.

用解释一切的查德威克的观点来说，卫生主义不只是对病因学的一种描述。从广义上来说，卫生主义是一种整体性的世界观，基于自然平衡、疾病在宇宙的神圣和谐中的角色等某些预设。[1]1851 年，约翰·萨瑟兰（John Sutherland）在国际卫生大会上，针对卫生主义者立场的核心，做了极其简洁明了的陈述：流行病是大自然对那些无视其规则的人的报复。[2]疾病是自然平衡被打破的结果，是污物和腐烂导致的，是可以预防的。与这种单一的病因相对应的是疾病本身是一个整体的观点。卫生主义者的病因学无视各种流行病的区别，将疾病统一分为污物产生的疾病和热病。流行性感冒、黄热病、瘟疫、斑疹伤寒和霍乱——所有这些具体的疾病都是不卫生的环境导致的。一般来说，臭气表明存在对健康有害的腐烂物，而且在仍然无害的原工业时代，有机物难闻的分解过程被认为比更看得见的工业污染的害处大一点。[3]查德威克式的卫生主义者不考虑一般的大气成因和使个体易患病因素的影响——大气成因在早期曾是理解流行病的一个重要的分析范畴，而是将注意力集中在了肮脏的都市环境卫生的改善上。当通过卫生系统可以彻底预防黄热病时，其他疾病，甚至公认的传染病，至少通过这种方式能得到缓解。预防性的卫生主义暗示，预防比治疗更好，影响整个社会的措施比针对某个群体的措施更有效——无论是为了及时给他们治疗还是为了通过隔离病人而预防传播。[4]通过广泛的卫生改革，提供可以喝的水和可以呼吸的空气，消除污物、瓦砾和排泄物，提供体面、宽敞、采光好而且通风流畅的房屋，这些都直击疾病的根源，与核心是打破传染链的检疫隔离主义者的方法相比，前者使后者的有效性黯然失色。其他国家在国内实施的措施，与在边界对抵达的船只和旅客采取的措施之间，有一定的区分，但是卫生主义者的方法对此却没有区别。在都市采取的卫生措施同样也在海上强制执行，使船只整洁有序，不需要求助于检疫隔离也能够防止疾病暴发。通过卫生主义者的改革，最终所有国家都可以不受流行病的影响，防止流行病传入的任何预防措施

[1] Lloyd G. Stevenson, "Science down the Drain: On the Hostility of Certain Sanitarians to Animal Experimentation, Bacteriology and Immunology," *BHM*, 29, 1 (January–February 1955) ; Gerry Kearns, "Private Property and Public Health Reform in England 1830–1870," *Social Science and Medicine*, 26, 1 (1988), pp. 188–89, 196.

[2] *Conférence 1851*, 39, pp. 9–14.

[3] Pelling, *Cholera, Fever and English Medicine*, pp. 46–49 and passim; Charles E. Rosenberg, *Explaining Epidemics and Other Studies in the History of Medicine* (Cambridge, 1992), pp. 93–94; *PP* 1850 (1273) xxi, 3, pp. 45–58; *Conférence 1851*, 29, annexe 1, annexe 1 to annexe 1; John M. Eyler, *Victorian Social Medicine: The Ideas and Methods of William Farr* (Baltimore, 1979), p. 102; James C. Riley, *The Eighteenth-Century Campaign to Avoid Disease* (New York, 1987), p. 111.

[4] *PP* 1886 (4873) xxxi, 763, pp. 107–09.

都是多余的。①

卫生主义是一个非常一致和统一的愿景，将社会改革和公共卫生结合在一个无缝的整体中。所有流行病都将一下子得到防止，或至少可以缓解，同时，社会问题也得到了解决。但在检疫隔离主义者看来，这些社会问题对于流行病学来说是次要因素。例如，住房改革和疾病预防是齐头并进的，它们都是社会宏伟愿景的重要组成部分，而社会通过关注公共卫生也改善了最贫困人口的生活。卫生改革为所有人提供饮用水和及时的垃圾清理，社会变革保证最穷的人有以前中产阶级的居住和饮食标准：这是卫生主义者为预防流行病开出的温和的药方。最重要的是，卫生主义是一项自我支持的改革计划，不仅改善了所有人的生活，而且带来的好处足以支付改革所需的费用。从眼前利益来看，从城市运出的排泄物和垃圾能给周边农田施肥，提高了生产率。②从长远来看，卫生条件差造成的损失预计将超过改善它们的成本。国家的利益除了狭隘的金钱之外，也有卫生上的利益。卫生的生活环境能培养出知足的工人、体格健全的新兵和生育能力强的父母。早期死亡率高和工作生命短的社会代价将会减少，与贫穷的生活环境相关的犯罪也会减少。最后，卫生还有望提高公共道德，因为体面的住所会推动改善工人阶级的习惯、穿衣、家具、品位和精神面貌。就像法国人讽刺英国的漫画所表现的那样，所谓的卫生实际上就是文明。③

但是，即便卫生主义是委员会的官方政策，它也并非没有受到挑战。医学界大多数仍然是传染主义者，例如，皇家医学院在 1848 年承认人类的交往在霍乱传播中所起的作用。④卫生委员会极端的立场使其与那些仍然认为某些疾病（包括霍乱）有传染性的人起了冲突。传染主义者认为，查德威克和索思伍德领导下的委员会被基本没有医学知识的门外汉所控制。反过来，查德威克驳斥这些反对者说，他们更感兴趣的是治疗疾病而非预防疾病，对卫生科学的基本要点一无所知。⑤1848 年，卫生委员会发表了它迄今为止最教条的卫生主义者的公告，认为医学专家的意见妨碍了对它的深刻见解的理解，攻击那些仍然认为霍乱有传染性、检疫隔离有用的医生，结果遭到了医学共同体的怒斥。⑥就是这个报告，充满了"胆大包天的胡

---

① PRO, MH 5/1, General Board of Health, minutes, 23 April 1849, 25 May 1849; *PP* 1849 (1070) xxiv, pp. 100–01; 18 & 19 Vict. c. 116, s. 11; William Baly and William W. Gull, *Reports on Epidemic Cholera Drawn up at the Desire of the Cholera Committee of the Royal College of Physicians* (London, 1854), pp. 214–32; *Conférence 1851*, 39, pp. 9–14.

② 尽管这一点是有争议的，见 Christopher Hamlin, "Providence and Putrefaction: Victorian Sanitarians and the Natural Theology of Health and Disease," *Victorian Studies*, 28, 3 (Spring 1985), pp. 381–411.

③ *Conférence 1851*, 39, pp. 9–14.

④ Baly and Gull, *Reports on Epidemic Cholera*, pp. 214–32.

⑤ R. A. Lewis, *Edwin Chadwick and the Public Health Movement 1832–1854* (London, 1952), pp. 191–94; Michael Durey, *The Return of the Plague: British Society and the Cholera 1831–1832* (Dublin, 1979), p. 208.

⑥ *PP* 1849 (1070) xxiv, p. 20.

言乱语"，使其对手相信，这个委员会（引用《柳叶刀》的话）"和这个理论结了婚"。①1854 年，受查德威克式委员会中央集权化野心的推动，议会发起了反击，用更温和的官员取代了卫生委员会的成员。然而，尽管在公共卫生的发展过程中出现了从极端到更温和的形式的转变，但英国当局采取的基本方法比欧洲大陆任何国家更卫生主义化。

向三十年代学习

第一次霍乱时采取的那种克制的方法——对欧洲大陆检疫隔离主义本能的克制甚至是否定，以及英国对卫生主义的尝试——在官方政策中有所反映。1835 年，普鲁士从霍乱中得出了结论，它第一次颁布的传染病规章，虽然没有完全摆脱三十年代初严格的检疫隔离制度，但已有所缓和。②霍乱仍然被认为是通过接触传播的，但是现在它的传染性和毒性排在了其他疾病（性病、天花和斑疹伤寒）的后面，防御它的措施也温和了。③与早期相比，卫生系统扮演了更重要的角色，所有城市都建立了委员会去改善不卫生的状况。另一方面，1835 年的规章使 1831 年秋采纳的温和的检疫隔离主义成为官方的规则：疏散拥挤的人群，关闭除了教堂和学校之外的公共机构，暂时关闭或限制市场，限制旅行，将病人送往医院，但是一般在不违背户主意愿的情况下部分隔离被感染房屋，尸体如果无害就埋葬在往常的墓地中，否则埋在专门忏悔的神圣墓地中，棺材密封，墓穴要深，不能守丧。在最初的措施中，违反规定的惩罚是监禁，而且有死刑，现在则减轻到罚款。④从疫区来的船只仅需要 4 天的观察隔离期，如果港口本身暴发了流行病，那么船只免于检疫隔离。

如果说普鲁士朝着一种温和的检疫隔离主义者的方向前进，那么巴伐利亚则完全向不同的海岸扬帆远航。巴伐利亚直到 1836 年都没有暴发霍乱，这是因为它在流行病地理学上的有利位置，允许巴伐利亚人避免动用检疫隔离主义者的武器库。巴伐利亚 1831 年的第一批规章基本模仿普鲁士，但是到了 1836 年，一旦确定这种

① Pelling, *Cholera, Fever and English Medicine*, pp. 63–65, 74–75; J. C. McDonald, "The History of Quarantine in Britain During the 19th Century," *BHM*, 25 (1951), pp. 32–33; John Simon, *English Sanitary Institutions* (London, 1890), pp. 225–26.

② *Gesetz-Sammlung*, 1835, 27/1678, pp. 239–86; Richard S. Ross, "The Prussian Administrative Response to the First Cholera Epidemic in Prussia in 1831" (Ph.D. diss, Boston College, 1991), pp. 207–11. 这一规定一直有效，直到 1905 年被普鲁士关于传染病的法律所取代: Schmedding and Engels, *Die Gesetze betreffend Bekämpfung übertragbarer Krankheiten* (2nd edn.; Münster, 1929), pp. 20,196.

③ "Belehrung über ansteckende Krankheiten," *Anhang zur Gesetz-Sammlung*, 1835, Beilage B zu No. 27 gehörig, pp. 2–4.

④ Maria Petzold, "Die Cholera in Berlin unter besonderer Berücksichtigung sozialmedizinischer und städtehygienischer Gesichtspunkte" (MD diss., Freie Universität Berlin, 1974), p. 92.

措施几乎不起作用，巴伐利亚人就放弃了原有措施，向卫生主义者的方向转变。[1] 后来推广到整个巴伐利亚的公共卫生新技术，就是在加米施-帕滕基兴（Garmisch-Partenkirchen）附近的米腾瓦尔德（Mittenwald）首次试行的[2]——给有需要的人分发汤和衣服，清扫大街，检查食品；为所有逝者每天集体敲响一次钟声，停止了原来持续不断的让人烦躁的铃声。然而，主要的革新是医学探视方面的。霍乱最初经常是以腹泻为前兆，如果早治疗有望被治愈，以此为基础，他们的目标是在出现症状时为最贫穷的人提供治疗。10 名年轻的医生被派遣到米腾瓦尔德，支援两个已经在这里的医生，每一位医生负责大约 20 栋房屋，每天探视所有房屋寻找腹泻病例，开出限制饮食的食谱并提供合适的治疗。

此后不久，即于 1836 年 9 月颁布了适用于全巴伐利亚的规章，这些规章都模仿了米腾瓦尔德这里的先例。[3] 他们得出结论，即使霍乱有传染性，检疫隔离主义者的方法也是难以承担的，而且不可行，对居民的干扰带来的害处大于好处。相反，现在强调的是促进清洁的措施，检查食品，将排泄物消毒，并打扫厕所、排水沟和下水道。酒吧和餐馆属于潜在的过度饮食的地方，要在指定的时间内关闭，但小酒馆不关闭，因为害怕激起骚乱，市场和集市也不禁止，除非当地居民要求关闭。绝不能违背家庭的意愿要求他们转移——否则就是一个不合理的行政干预——但是可以利用空置的房屋疏解过度拥挤的现象。学校仍然开放，父母决定是否送他们的孩子上学。患者死后若要遗体告别，需要立即进行，但葬礼可以像往常一样举行。对及时进行医疗干预的关注也促使人们尝试模仿米滕瓦尔德挨家挨户进行的巡视，医生每天要去其照顾的家庭一到两次，检查早期的症状，并根据需要为他们提供食品、燃料、寝具和衣服。[4]

德意志其他邦国的政策处于普鲁士温和的检疫隔离主义和巴伐利亚的卫生主义之间。巴登在 1836 年终止了强制患者入院的政策。[5] 当 1848 年欧洲革命爆发、霍乱又来临之时，许多地方都放弃了防御，很少试图采取任何措施控制霍乱。一位观察员哀叹说，专家对霍乱的性质没有达成一致意见，而且 19 世纪 30 年代针对霍乱的防治失败后，一些政府干脆认输了事。亚琛的官员得出结论，霍乱没有传染性，所以希望在政治混乱时期避免增加开支和法律干预，于是放弃了隔离，既不设立检

---

① Aloys Martin, ed., *Haupt-Bericht über die Cholera-Epidemie des Jahres 1854 im Königreiche Bayern* (Munich, 1857), pp. 838–40; Max von Pettenkofer, *Über Cholera mit Berücksichtigung der jüngsten Choleraepidemie in Hamburg* (Munich, 1892), pp. 36–37.

② Karl Pfeufer, *Bericht über die Cholera-Epidemie in Mittenwald* (Munich, 1837).

③ *ASA*, 3, 1 (1838), pp. 235–47; Freymuth, *Giebt es ein praktisch bewährtes Schutzmittel gegen die Cholera? Versuch zur Rettung der Haus-zu-Hausbesuch?* (Berlin, 1875), pp. 2–6.

④ Martin, *Haupt-Bericht*, pp. 856–57; Freymuth, *Giebt es ein praktisch bewährtes Schutzmittel*, pp. 10–11.

⑤ Francisca Loetz, *Vom Kranken zum Patienten: "Medikalisierung" und medizinische Vergesellschaftung am Beispiel Badens 1750–1850* (Stuttgart, 1993), p. 166.

疫站也不建立霍乱医院。在吕贝克，警戒线被宣布无用，所以很少采取措施。在杜塞尔多夫（Düsseldorf），早期的规章被缓和了。^①汉堡当局像其他地方一样，力求避免任何可能引起公众害怕的事情，无论是在霍乱到达前发布公告呼吁公众注意霍乱，还是此后采取检疫隔离主义者的措施，当局都没有做。一位观察员指出，19世纪30年代时检疫站和警戒线没有发挥作用，他阐释了19世纪中期德意志在这方面的共识，而现在由于政治剧变和经济衰退，这些措施将具有更大的灾难性。充其量采取一些常识性的预防措施就够了：允许市场和集市开放，但低俗的娱乐场所和夜间狂欢场所则关闭。关闭公共剧院无疑会被认为是对个人自由的重击，尽管大型演出应该受到限制，但在阳光明媚的日子里举办花园音乐会则是无可非议的。公共舞会和化装舞会也被禁止，酒吧要早早关门，但是学校和教堂照常开放。^②

　　在普鲁士温和的检疫隔离主义和巴伐利亚初期的卫生主义之间的这种二元对立之中，瑞典冲向了普鲁士这一边，追随检疫隔离主义者的阵线一直到19世纪中期，随后在犹豫中放弃了它。在1834年霍乱之后的年月里，预防措施开始放松。1838年，针对外国船只的检疫隔离期缩减到5天；1840年，废除了1834年立法规定的对船只的检查。^③这种放弃限制性措施的趋势在40年代放缓了。尽管反对意见认为，瑞典继续采取检疫隔离主义者的方法表明了它在文化上的低等，和欧洲其他地方反思预防措施的步调不一致，但是瑞典政府继续以传统精神为指导。^④1847年霍乱袭击俄国时，从俄国和芬兰来的船只再次遭到瑞典的检查，如果在船上发现感染者，就要接受检疫隔离。随后瑞典要求来自俄国和芬兰的所有船只出示健康证明，没有证明的，即使船上没有感染者，也要接受5天的观察隔离。霍乱一到圣彼得堡，瑞典东海岸再次建立了检疫站，而且在哥德堡之外，又在斯德哥尔摩成立了一个独立的检疫委员会。这样的预防措施，随后扩展到来自任何疫区的船只，要求所有船只证明它们始发港口的流行病状况，可疑船只要接受检疫隔离，所有船只在接触瑞典的土地之前，都要接受检查、清洗并消毒。为了强调这个问题的严重性，1848年7月，瑞典派出了两艘炮艇，一艘开往马尔默（Malmö），另一艘派往赫尔辛堡

　　① Brefeld, *Die endliche Austilgung*, pp. 4–5; Egon Schmitz-Cliever, "Die Anschauungen vom Wesen der Cholera bei den Aachener Epidemien 1832–1866," *Sudhoffs Archiv*, 36, 4 (December 1952), pp. 264–65, 273–74; Georg Fliescher, *Die Choleraepidemien in Düsseldorf* (Düsseldorf, 1977), pp. 15–16; Dietrich Helm, *Die Cholera in Lübeck* (Neumünster, 1979), p. 30; Gordes, *Die Cholera in Lübeck*, pp. 7–8, 53.

　　② Richard J. Evans, *Death in Hamburg: Society and Politics in the Cholera Years 1830–1910* (Oxford, 1987), pp. 250–51; Friedrich Wolter, *Das Auftreten der Cholera in Hamburg in dem Zeitraume von 1831–1893 mit besonderer Berücksichtigung der Epidemie des Jahres 1892* (Munich, 1898), pp. 259–61; Anton, *Heilformeln*, pp. 118–23.

　　③ *SFS*, 1840/10, pp. 1–2; 1834/6, §§5–6.

　　④ Von Düben, *Om karantäner*, p. 52; Klas Linroth, *Om folksjukdomarnes uppkomst och utbredning* (Stockholm, 1884), p. 78; Carlson, *Iakttagelser om Choleran*, p. 41; *Bidrag till allmänhetens upplysning*, pp. 12–13; *Conférence 1866*, 37, annexe, p. 3.

（Helsingborg），加强沿海的防御力量。[1]

　　针对国外的航海者，瑞典也采取了相似的措施，现在要求他们必须携带健康证明。如果邻国暴发霍乱，入境就被限制在某些过境点上，而且在最坏的情况下可能要切断所有通信，除了邮件和皇家批准的之外。来自疫区的旅客要接受检查：那些离开疫区已经在路上至少 10 天且本身健康者，在清洗完他们的衣服之后可以继续旅行；其他人要接受检疫隔离。1850 年，瑞典南部马尔默发生霍乱时，来自这里的船只像国外的一样接受检疫隔离。在霍乱期间，许多地方共同体利用自我封闭的权利，针对旅客和船只采取了预防措施。例如，克里斯琴斯特德（Christianstad）采取了自我隔离的措施，在城门派卫兵站岗，建立检疫站，对非法进入者征收罚款，对可能传染的货物进行广泛的清洗。一些城镇拒绝旅客进入，要求他们在外面寻找住宿地，检疫委员会去那里探视他们。还有一些城镇，只允许他们在白天进来工作。在其他地方，旅客穿过城镇时，前面有护送人员举着一个小旗子，上面写着"小心传染"，而且即使尊贵的客人是一群牛，这样的预防措施也照样实施。[2] 患者仍然要送往医院。[3] 在 19 世纪中期以后，检疫隔离主义者的这些措施主要在偏远农村地区实施，其他地方趋于减少，这与瑞典以外正在试验卫生主义的地区，形成了鲜明对比。[4]

　　19 世纪中期，瑞典议会对这些问题进行了辩论，提出修改官方的检疫隔离主义的方法。市民院现在将他们早期的观点颠倒了过来，提出终止地方自我封闭的权利，在全国范围内寻求统一的法规，减少国内检疫站和警戒线的严厉性和普遍性，使旅客自由流动。在这些地方，一旦流行病袭击，应确保穷人能够获得医疗照顾，采取措施确保穷人干净卫生，为穷人提供保暖的衣服和充足的食品。虽然有关的委员会认为检疫隔离对外国船只仍然有用，但它也同意不应在国内采取类似的预防措施。议会中的贵族院、农民院和市民院同意上述意见，但教士院坚持地方所宣称的保护自己的自然权利，即自我封锁。[5] 1854 年的结果是针对国外船只在入境处的检疫隔离期被缩短到 5 天，国内的预防措施达成了妥协。所有人都同意，一大堆不同

---

[1]　*SFS*, 1847/34; 1847/35; 1847/37; 1847/38; Berg, *Sammandrag af officiella rapporter*, p. 15.

[2]　*SFS*, 1848/1; 1850/44; 1850/59; 1853/37; Berg, *Sammandrag af officiella rapporter*, pp. 17–18, 343, 364; *Hygiea*, 14, 3 (March 1852), p. 136; *Bidrag till allmänhetens upplysning*, pp. 36, 100; *Borgare*, 1853–54, v. 1, p. 184.

[3]　从 Sundhets-Collegium 所担忧的事情可以判断，人员流动往往是有害的，病人最好在家里接受治疗："Kongl. Sundhets-Collegii Circulär till Konungens Befallningshafwande i Riket, rörande Cholera-sjukwården," 26 August 1850, copy in Riksdagsbibliloteket, Stockholm. 这个通告在 A. Hilarion Wistrand, ed., *Författningar angående medicinal-väsendet i Sverige* (Stockholm, 1860), pp. 588–90; *Förhandlingar*, 1866, pp. 170–71; 1867, pp. 31, 34. 中也有摘录。

[4]　A. Timoleon Wistrand, *Kort skildring*, pp. 6–7, 86; A. Timoleon Wistrand, *Sundhets-Collegii under-dåniga berättelse om kolerafarsoten i Sverige år 1853* (Stockholm, 1855), p. 371; *Hygiea*, 18, 1 (January 1856), p.24.

[5]　*Bihang*, 1853–54, viii, no. 85, pp. 1–2; viii, no. 102; x/1, v. 1, no. 84; *Bonde*, 1853–54, v, p. 92; *Ridderskapet och Adeln*, 1853–54, vii, pp. 473ff.; *Preste*, 1853–54, iv, pp. 478–90.

的措施是一件麻烦事，但是每一个地方都有保护自己的特权。最后，禁止疫区旅客入境的权力以及所有的内部警戒线都被取消了，但允许地方自费检查船只，将患病的旅客收容入院，并将船只隔离两天，清洁船只和任何可能被传染的货物。3 年后，新措施允许当局监视可疑的流动人口，为患病的旅客提供医疗照顾，防止他们和当地居民接触。[①]

除了一个重要的例外，这一时期法国的措施遵循了反检疫隔离主义倾向的医学意见。1847 年，检疫隔离期被缩短，而且在某些情况下，当土耳其和埃及没有流行病的时候，法国完全废除了对来自这些国家的船只的检疫。1848 年，法国没有实施检疫隔离，继续和被霍乱袭击的国家保持公开的交流。1853 年的卫生法，无疑试图在竞争的利益集团之间保持平衡。在法国国内，第二共和国在每一个地区建立了公共卫生委员会，负责国内卫生，采取措施防止传染病，给穷人分发药品，负责工厂、学校、医院和监狱的卫生系统。1849 年，土伦施行的预防措施几乎没有体现检疫隔离主义者的影响。这些措施是：检查屠宰场，不准卖猪肉和腌肉，推迟学校开学时间，提供治疗站和救护车，终止教堂的钟声和其他公共悼念的标志，创建一个公共卫生委员会。1854 年，济外公社（法国的一个公社——译者）在穷人区为穷人提供了像样的食品，开放了一家医院，但是除此之外，似乎没有实施任何检疫隔离主义者的措施。[②] 在法国的舆论和实践中，这种反检疫隔离主义者倾向的例外之地是地中海沿岸，尤其是马赛。法国 1822 年的法规将采取措施的权力授予了地方，在该法的支持下，马赛的防疫监管部门实施了严格的检疫隔离主义者的措施，1835 年颁布的检疫隔离规章正式认可了已经在使用的技术，随后地中海的其他港口也采纳了这样的规章。主要是考虑到对霍乱极端传染性的恐惧，这些规章规定了诸如将患者隔离并置于严格看守之下的预防措施，患者看医生时要自己打开他们的腹股沟，以免医生与其有任何的身体接触，而且医生要用望远镜在 12 米外做医学检查。[③]

第一次霍乱暴发后的几十年内，卫生委员会总会的卫生主义和查德威克针对疾病的总体方法在英国的预防措施上打上了烙印。总体的卫生改善，虽然是理想的解决方法，但充其量只是一个长期目标。同时，英国也要求实施了其他各种措施，而且委员会的卫生主义者很难要求采取不干涉的立场。虽然是出于不同的理由，查德威克主义者像检疫隔离主义者一样坚定，试图把患者从其住处转移走。如果霍乱袭

---

① *Hygiea*, 17, 1 (January 1855), pp. 44–52; 17, 2 (February 1855), pp. 118–27; *SFS*, 1854/51; 1854/54; 1857/69.

② Sherston Baker, *The Laws Relating to Quarantine* (London, 1879), p. 413; *Moniteur universel*, 209 (28 July 1850), p. 2591; 356 (21 December 1848), p. 3629; William Coleman, *Yellow Fever in the North: The Methods of Early Epidemiology* (Madison, 1987), pp. 93–94; A. Dominique, *Le choléra á Toulon* (Toulon, 1885), pp. 54–55; P. Al. Niobey, *Histoire médicate du choléra-morbus épidémique qui a régné, en 1854, dans la ville de Gy (Haute-Saône)* (Paris, 1858), pp. 23–26.

③ *Rapport à l'Académie royale de médecine … par M. le Dr. Prus*, pp. 204–07, 220–22; Georg Sticker, *Abhandlungen aus der Seuchengeschichte und Seuchenlehre* (Giessen, 1912), v. I/2, pp. 334–35, 343–44.

击了过度拥挤的房屋，卫生医疗官能使患者或者其他居住者转移，并要求监护官提供其他的住处。如果一个霍乱患者死在狭窄逼仄的环境中，那么尸体或者幸存者都要被转移走。[1] 因为委员会认为有毒的空气和过度拥挤的环境都是危险的因素，所以它建议尚未得病的家庭成员搬到避难所。[2] 这种隔离健康者的相反做法，在某些被认为脏得不可救药的地方——康沃尔（Cornwall）的一个小渔村沃尔夫汉普顿（Wolverhampton）和梅瓦吉西（Mevagissey）——实施，这里的居民被从家中疏散到从军队借来的帐篷中。在布里斯托尔（Bristol），警方从一个不卫生的出租屋中疏散出了64个人。1854年，在泰恩（Tyne）河畔的纽卡斯尔（Newcastle），当局遇到了抵抗，直到他们开始在集市上搭建酒馆老板所用的那种帐篷，并配备木板做地板才结束了反抗。[3]

委员会建议的更直接的干涉措施是挨家挨户的巡视。[4] 这样的检查在预防措施的武器库中是一个新的策略，它是基于这样一种观点：霍乱在患者身上全面暴发之前的症状是腹泻，在这个阶段进行医疗干预能防止最坏的情况。[5] 由于腹泻这样的症状对患者来说经常是微不足道的，患者的自我报告就不可靠，所以对穷人住所定期的频繁检查就非常必要。[6] 在检查期间，医疗检查员询问居民的肠道状况和其他问题，这些事项通常不是国家与其国民之间交流的主题。在每一个病例身上，检查员要花费2到7分钟的时间，每天检查的家庭数量为72到1000个。检查的人数以

---

① *PP* 1849 (1115) xxiv, pp. 95–96; *MTG*, 7 (1853), pp. 354–55; *PP* 1850 (1274) xxi, 185, p. 131.然而，委员会谨慎地指出，它是强制搬走尸体，但是并没有因此同意霍乱会传染的观点：PRO, MH 5/1, General Board of Health, minutes, 19 January 1849.

② *PP* 1849 (1115) xxiv, pp. 108–09; Norman Longmate, *King Cholera* (London, 1966), p. 161; *PP* 1847–48 (917) li, pp. 7, 44–45. See also PRO, MH 113/9, LGB, "General Memorandum on the Proceedings which are advisable in Places attacked or threatened by Epidemic Disease," April 1888, p. 2.

③ *Sanitary Record*, n.s., 3 (1881), pp. 270–71; *PP* 1849 (1115) xxiv, p. 108; Benjamin Ward Richardson, *The Health of Nations* (London, 1887), v. II, pp. 227–28; *PP* 1850 (1273) xxi, 3, p. 125; *PP* 1854 (1818) xxxv, p. 10.

④ 卫生检查这项技术的发明权在各国间是有争议的。法国人声称挨家挨户检查是他们的想法，巴伐利亚人是1836年最早实行这项技术的国家之一，英国人在1831年和1832年试行过，在1848年第一个大规模实行：Patrice Bourdelais, "Présentation," in Jean-Pierre Bardet et al., eds., *Peurs et terreurs face à la contagion* (Paris, 1988), p. 35; *L'union médicale*, 7, 121 (11 October 1853), p. 477; 7, 136 (15 November 1853), p. 541; Tardieu, *Dictionnaire d'hygiène publique*, v. III, pp. 594–95; *Annales*, 2/1 (1854), pp. 85–86; *GHMC*, 1, 5(4 November 1853), p. 53; 2, 2 (1865), pp. 650–51; *Moniteur universel*, 113 (23 April 1849), pp. 1497–98; 259 (15 September 1864), pp. 1140–41; *Revue médicale française et étrangère*, 2 (31 October 1853), pp. 449–50; G. Danet, *Des infiniment petits rencontrés chez les cholériques* (Paris 1873), p. 83.

⑤ 先兆症状早在1832年的流行病中就已经被发现了，但直到1848年才有了广泛的实际影响：*Sanitary Record*, n.s., 3 (1881), p. 272; *PP* 1849 (115) xxiv, pp. 74, 80; *PP* 1854–55 (255) xlv, 18; *PP* 1849 (1070) xxiv, pp. 10–13; Pelling, *Cholera, Fever and English Medicine*, pp. 51–52; Simon, *English Sanitary Institutions*, pp. 173–75, 218; Tardieu, *Dictionnaire d'hygiène publique*, v. I, p. 297; *Annales*, 2/41 (1874), pp. 17, 20.

⑥ *PP* 1849 (1115) xxiv, p. 9; *PP* 1850 (1273) xxi, 3, p. 95; PRO, FO 881/331, "Statement explanatory of the Preventive Measures adopted in Great Britain by the General Board of Health in 1848 and 1849, with the view of arresting the progress of Epidemic Cholera," p. 1.

及详细记录的检查的所谓效果，与这一时期任何其他国家采取的流行病学上的干预相比，都是引人注目的。[①] 1848 年，在大城市人口最密集的地区，发现约 13 万感染者有先兆腹泻。同年在伦敦，检查了 44 000 个家庭；在 1854 年霍乱期间，纽卡斯尔检查了差不多同样数量的家庭。[②] 除了关于肠道的调查之外，检查员还施加影响，使居民从被传染的房屋转移，使患者入院。他们也去检查腐烂的有机物，并清扫污秽的房屋。为了加强检查，户主、校长和雇主每天都要亲自或通过代理人检查他们雇用的每个人是否腹泻。[③]

作为上述措施的补充，要确保公共场所和肮脏的私人住所——"邋遢之地，疾病的先兆"——有良好的卫生环境。[④]1846 年，《污物清理法》授予农村地区的济贫法监护官使房屋被清扫、粉刷和洁净的权力，使污物被清理的权力，以及在被拒绝的情况下由他们亲自采取这种行动的权力。两年后，济贫法监护官清理污物的权力进一步扩大，若怀疑存在有毒物质或因传染病而死的情况，监护官有权进入私人房屋。[⑤]卫生委员会针对 1848 年霍乱制定的规章包括：每天冲洗所有被医疗官宣布为危险的街道、院落和胡同小巷；马厩和畜舍的粪便每天都要运走，房主清除家里的污物，可能的话用氯气消毒。医疗官能进入出租屋，要求租客通风并清扫。1853 年，允许医疗官检查最近出现过病人的房屋，检查他们的清洁度和其他使人易患病的因素。[⑥]

1848 年，卫生主义者的方法在《公共卫生法》中得到重要的体现，建立了卫生委员会总会，帮助每个地区达到最健康的卫生标准。[⑦] 它规定了一系列的卫生问题：下水道及其维护——要求新房屋配备饮水系统、下水管和厕所的建筑条例，街道清洁，工业卫生和城市土地分区利用。为防止传染病，委员会可以命令清洁或粉刷房屋，地方政府提供搬运尸体的工具，不再允许在任何教堂内或教堂地下安葬。1855 年的《污物清理和疾病预防法》将伦敦以外地方的卫生处理程序化。[⑧] 任命了污物检查员，如果他们怀疑存在污物，有权在工作时间内不经通知就进入私人住所，有权命令减少、中断和禁止对公共卫生存在威胁的活动。地方政府可以要求房主为房客提供充足的私人空间、提供良好的排水和通风设施，要求对房屋粉刷、清洁或消毒，要排干水池、沟渠和阴沟，要求房主承担修缮卫生缺陷的基础工作并支付费

---

① *PP* 1850 (1275) xxi, 365, p. 534; *PP* 1854 (1837) lxi, 109.

② *PP* 1850 (1273) xxi, 3, pp. 140–43; *PP* 1854–55 (1893) xlv, 69, p. 124; *PP* 1854 (1768) xxxv, 1, pp. 8–9.

③ *PP* 1850 (1274) xxi, 185, p. 53; *PP* 1849 (1115) xxiv. pp. 79–80.

④ *MTG*, 7 (1853), pp. 355–56.

⑤ 9 & 10 Vict. c. 96; 11 & 12 Vict. c. 123.

⑥ *PP* 1849 (1115) xxiv, pp. 83ff., 97–98, 102–05; *MTG*, 7 (1853), pp. 354–56.

⑦ 11 & 12 Vict. c. 63.

⑧ 18 & 19 Vict. c. 121; Royston Lambert, *Sir John Simon 1816–1904 and English Social Administration* (London, 1963), p. 226.

用。他们可以禁止将不能修补的不卫生的房屋让人居住，对允许房屋内居住太多人的房主征收罚款。①

六十年代的新转变

19世纪六七十年代经历了一个逐渐转向新方法的过程：不是回归检疫隔离主义，而是放弃19世纪中期简单的卫生主义，发展出一种新的检疫隔离主义，这种新检疫隔离主义是建立在霍乱经验累积的基础之上的。尽管有斯诺（Snow）、巴德（Budd）、佩滕科费尔以及其他人的研究成果，但是一直到19世纪80年代科赫发现霍乱是由病菌引起的，才有了科学的突破。换句话说，科学上的研究成果最终将促使采取符合其原则的措施。如何预防和限制霍乱传播的共识逐渐形成，这是海关、殖民地和公共卫生官员在来之不易的实践经验成果基础上形成的一个共识。最初支持传染主义的医学界，受19世纪30年代各种令人失望的事情的推动，到19世纪中期转向了各种形式的地方主义。相比之下，官方措施更加多样化，各国之间差异显著。普鲁士和瑞典仍然对检疫隔离主义的原则抱有最坚定的信念；英国向着卫生主义者的方向前进，为雄心勃勃的城市更新和公共卫生计划奠定了基础，这使它接下来为此计划忙碌了半个世纪；法国摆出了卫生主义者的姿态，但是在实践中做的很少。尽管如此，所有国家显然都与30年代严格的检疫隔离主义拉开了距离，采纳了更温和的方法。随着新检疫隔离主义的发展，这种渐渐远离检疫隔离主义的趋势停止了、稳定了，甚至在19世纪中期之后又发生了逆转。

这种转变的背后是1865年霍乱流行病带来的有力的经验，它揭示了霍乱从东方传入欧洲的程度，尤其是宗教朝圣者在这场流行病传播的过程中所起的作用。现在确定，霍乱是跟随宗教朝圣者传播的，他们从中东和远东各地到麦加朝圣，然后又从麦加返回到各自的家乡。②再加上最近从埃及穿越地中海和沿着红海的朝圣之路引进了汽船，而且铁路也逐渐发展了起来，虔诚宗教徒到麦加朝圣这种宗教活动带来的一个结果是，霍乱以空前的速度传播。4年后，苏伊士运河就要通航，到时候事情只会更糟糕。1865年，朝圣者将霍乱从爪哇岛和新加坡带到汉志（Hejaz），又通过苏伊士运河传到埃及。在爪哇岛和新加坡，霍乱都是流行病。霍乱暴发后，35 000人从亚历山大港逃离，地中海和欧洲其他地区的港口都被传染。最终，6个月内，一艘从马赛出发到瓜德罗普岛（Guadaloupe）的船只继续航行到了纽约，将霍乱带到了新世界。之前，从印度到欧洲需要五到六年的时间，但是这次，通过汽

---

① 在1866年的卫生法中，对这种违法行为的反复定罪可能会导致查封这种房屋：29 & 30 Vict. c. 90, s. 36.

② *Annales*, 2/30 (1868), pp. 5–7; *Moniteur universel*, 280 (7 October 1865), p. 1297; 300 (27 October 1865), p. 1358; *Recueil*, 25 (1895), p. 395; PRO, FO 78/2005, Earl Cowley to Earl Russell, 9 October 1865, no. 1092.

船霍乱只用了两年。[1] 无论当地环境如何阻碍或助长霍乱的传播，霍乱最终还是传入了：这就是 1865 年后许多人得出的结论。传染主义者担心的事情好像已经被证实了，现在帮助霍乱传播的环境（越来越多的和更快速的旅行、贸易和交流）也意味着，控制其传播的老方法将不再起作用了。由于它们的速度，汽船到达之后必须在检疫站隔离的更久。传统的做法是隔离疑似的人和物体，一直到他们安全地通过一个潜伏期，以此证明他们是无害的；现在由于运送的旅客和货物大量增加，这种做法必须扩展到一个无法想象的史诗般的规模。过时的检疫隔离在大规模运输的时代正在变得越来越不可能，无论在理论上它是多么的有效。[2]

为了应对这一困境，出现了一种新的检疫隔离主义的思想和实践，接受霍乱和其他流行病的传染性，同时寻求新方法防止它们的传入（这个系统有时被称为修订系统）。寻找霍乱患者并检查他们的症状，将病情通知政府，隔离患者，对旅客进行医疗监控，对船只隔离观察，将人、货物、船只和住所消毒：现在这些都成了新检疫隔离主义者预防措施的主要信条。这种方法在假定霍乱的基本传染性和设法阻止其在人类间传播方面，仍然是检疫隔离主义的。同时，新检疫隔离主义者也接受过去的检疫隔离是不切实际的，而且是不能实现的看法。从本质上讲，新检疫隔离主义者试图将切断传播链的手段从检疫站转移到整个社会，方法是监控可能的感染者，确认患者，采用必要的消毒和隔离措施使他们不会将霍乱传染给其他人。[3] 新检疫隔离主义不仅承诺比传统的措施更有效，而且认为有可能克服过去的霍布森选择，即自由交流的好处和公共卫生的要求之间的冲突。检查、隔离和消毒的新技术有望调和昔日的两个敌对阵营：一方是公共卫生和安全，另一方是商业、贸易和不受限制的旅行。[4] 通过检查乘客，只扣留那些有传染病的人，船只被耽误的时间不会超过必要的监视和清洗的时间。通过消毒，船只、货物和旅客不会传播疾病了，同时也减少了检疫隔离带来的麻烦和对商业的破坏。[5] 净化患者的住所取代了影响更大的对房屋、街区或整个城镇的隔离。

---

① Neville M. Goodman, *International Health Organizations and Their Work* (2nd edn.; Edinburgh, 1971), p. 5; *Conférence 1866*, 37, annexe, pp. 12–13; Erwin H. Ackerknecht, *History and Geography of Important Diseases* (New York, 1965), p. 28.

② 尽管也有人为陆路隔离辩护，说铁路的发展，将旅客集中在几个边境口岸，理论上使卫生警戒线比旅行大多是布朗式运动（指连续的不规则的移动——译者）的那个时代更有效：*Annales*, 3/2 (1879), p.544.

③ Paul Bert, *Le choléra: Lettres au "Tagblatt" de Vienne* (Paris, 1884), pp. 14–20.

④ Trolard, *De la prophylaxie des maladies exotiques, importables et transmissibles* (Alger, 1891), pp. 3–4; A. Proust, *La défense de l'Europe contre le choléra* (Paris, 1892), pp. 415–19; *JO*, 28, 20 (21 January 1896), pp. 357–58.

⑤ *Sanitary Record*, 10 (14 February 1879), pp. 98–99; *Annales*, 3/14 (1885), p. 154; *JO*, 16, 298 (29 October 1884), p. 5684.

消毒和隔离经常与检疫一起被认为是"典型的传染主义者的方法"。[1] 这种技术基于这个假设：有一个通过人和货物传播的接触传染物（至今未知），这种传染物通过消毒能被消灭掉，或通过隔离使其无害。虽然如此，消毒也是卫生主义者提倡的一个措施。当未来公共卫生完善之时，废物得到妥善处理，污秽之物不会积攒到腐烂，人口拥挤不会过度到危害身体的呼吸，这时消毒将不再必要。但是，短期内，这是消除腐烂有机物和有毒气体的有害影响的一个方法，这个方法在公共卫生趋于完美之前实现了卫生改革的目标。消毒是穷人的卫生设施，这个方法与彻底的卫生改革的目标相同，却是一条捷径，没有后者要求的基础设施所需的巨额费用。从卫生主义者的角度看，消毒阻碍了腐烂；从检疫隔离主义者的角度看，它破坏了接触传染物。虽然原因不同，但是双方至少都同意新检疫隔离主义的这一主要原则。[2] 因此新检隔离疫主义没有像它过去的先辈一样，站在卫生主义的对立面。卫生主义者和新检疫隔离主义者都同意运用一些预防性的技术：检查、清洁和消毒，防止传染性的疾病。相反，没有一个人顽固坚持他们的检疫隔离主义、拒绝承认改善公共卫生的必要性。这个问题更多的是优先顺序问题。卫生主义者的最高计划暗示了一个革命性的变化，赋予穷人很大程度上富人已经获得的生活环境。就是这个乌托邦式的要素，促使新检疫隔离主义者行动起来。正如普鲁士和法国代表在1866年国际卫生大会上指出的，穷人可以得到的命运改善永远不可能和富人相同。仅仅拓宽街道、改善排水系统等之类的措施是不够的。宽敞且通风的住所、像样的食品和高标准的干净度——简言之，舒适富裕的生活环境——同样是必需的，但是这样有抱负的改革是一个不现实的预防策略。史诗般的卫生改革，即使并非不可能，最好的情况下也要付出巨大的成本，通过许多年的努力才能实现。法国人在1894年国际卫生大会上指出，从长远来看，卫生的改善是霍乱和其他流行病的解决之道。不用消毒，甚至不用预防，有益健康的环境才是公共卫生的最终目标。但是这样的措施不可能草率而就，而且在此期间，需要采取更直接的措施防止流行病的传播。[3]换句话说，除非从最广泛的角度来看，社会改革似乎不可能取代疾病的预防。

---

[1]　Evans, *Death in Hamburg*, p. 490; "Reichsseuchengesetz und Diktatur der Medizin," *Gr. Lichtenfelder Wegweiser*, 8 (17 February 1893); BA, R86/946, v. 2,1974/93, "Petition gegen den Entwurf eines Gesetzes, betr. die Bekämpfung gemeingefährlicher Krankheiten."

[2]　*Conférence 1874*, pp. 67–74; Martinenq, *Appendice au choléra de Toulon de 1835* (Grasse, 1866), pp. 50–53; Carl Barriés, *Relation über die Natur der asiatischen Cholera* (Hamburg, 1832), pp. 63–64; Freymuth, *Giebt es ein praktisch bewährtes Schutzmittel*, p. 62.

[3]　Wolff, *Bericht über die Cholera-Epidemie des Jahres 1866 in Quedlinburg, vom Standpunkte der öffentlichen Gesundheitspflege* (Quedlinburg, 1867), p. 69; *Conférence 1866*, 26, pp. 4–6; *Conférence 1894*, pp. 6–7, 9, 199; Monod, *La santé publique* (Paris, 1904), p. 78. 正如参加1866年国际卫生会议的英国代表所说，这种环境不是一朝一夕能创造出来的，只能是时间的产物：PRO, FO 78/2006, p. 400。

新检疫隔离主义的模糊性

在德意志，新的中间立场，尴尬地徘徊在承认霍乱和其他流行病事实上有传染性的观点与旧的预防策略是失败的观点之间。这种新的中间立场，首先和佩滕科费尔有关。佩滕科费尔是流行病学史上最著名、最多才多艺、最古怪、最雄辩、最顽固而且最具悲剧性的人物之一。他提出了一个影响巨大的理论，横跨了 19 世纪 30 年代以来的地方主义者和传染主义者的争论。他的理论指出，一场霍乱流行病依赖 X、Y 和 Z 三个因素的互动：特定的病菌，将病菌转化成一场流行病所需要的地方性和季节性的先决条件，个人的易染病体质——解释了为什么有的人尤其容易被流行病打垮。[①] 在地方性因素中，最重要的是土地的性质，易渗透的土壤，地面积满了水且被排泄物污染，这些对于霍乱的发展非常关键。[②] 由于霍乱依赖病菌的输入，所以具有传染性；由于只有病菌不足以造成一场流行病，所以霍乱没有（自主的）传染性。将这两个术语分开，是佩滕科费尔能够避免在地方主义和传染主义之间做出任何二元抉择的核心能力。由于这种病因学上的大跨越，佩滕科费尔经常被误解。有人认为他是一个彻底的卫生主义者，与巴伐利亚的查德威克观点相似。[③] 反过来，从一个严格的地方主义者的观点来看，无论有什么条件，强调从外面传入的病菌的必要性使佩滕科费尔成为一个传染主义者。[④]

佩滕科费尔的平衡做法在他漫长且多面的生涯中有各种不同的形式。最初他建议消毒，以此使患者排泄物中的霍乱病菌无害。然而，他拒绝检疫隔离——不是因为误解，而是因为不可行。从理论上来讲，排除所有的 X，就可以预防流行病，但实际上即使对所有旅客进行检疫隔离，都不可能阻挡病菌的进入。从准传染主义的立场来看，佩滕科费尔把他的重点从病菌的输入转向了所谓的使病菌有危险性的地

① Max Pettenkofer, *Untersuchungen und Beobachtungen über die Verbreitungsart der Cholera nebst Betrachtungen über Massregeln, derselben Einhalt zu thun* (Munich, 1855), pp. 247–49; Pettenkofer, *Über Cholera*, p. 4; Pettenkofer, *Cholera: How to Prevent and Resist It* (London, 1875), p. 26.

② 在这方面，他受到了在印度的英国医生的影响：W. Rimpau, *Die Entstehung von Pettenkofers Bodentheorie und die Münchner Choleraepidemie vom Jahre 1854* (Berlin, 1935), pp. 13, 34, 37. 这种对土壤的关注在金德利恩（Gendrin）那里已经有了预兆，见 A. N.Gendrin, *Monographie du choléra-morbus epidémique de Paris* (Paris, 1832), pp. 287–88.

③ Jean-Pierre Goubert, *The Conquest of Water: The Advent of Health in the Industrial Age* (Cambridge, 1989), p. 61; Bruno Latour, *The Pasteurization of France* (Cambridge, MA, 1988), p. 23; Rene Dubos, *Mirage of Health* (New York, 1959), p. 125.

④ Th. Ackermann, *Die Choleraepidemie des Jahres 1859 im Grossherzogthum Mecklenburg-Schwerin* (Rostock, 1860), p. 142; A. Bernhardi, Sr., *Die Cholera-Epidemie zu Eilenburg im Sommer 1866* (Eilenburg, 1867), pp. 4, 6; Ernst Delbrück, *Bericht über die Cholera-Epidemie des Jahres 1855 in der Strafanstalt zu Halle, in Halle, und im Saalkreise* (Halle, 1856), pp. 8–9; Oesterlen, *Choleragift und Pettenkofer*, pp. 1–2, 111–12; Emanuel Pochmann, *Die Cholerapilz-Massregeln von Prof. Robert Koch mit ihren Irrthümern und Gefahren und das Cholera-Elend in Hamburg* (Linz a/d Donau, 1892), pp. 34, 43; *GHMC*, 2, 2 (1865), pp. 679–82, 709–16.

方因素。19世纪60年代末，他得出结论，排泄物是无害的，因为若有害，医疗服务人员会大批死亡，所以消毒是没必要的。反过来，影响患病因素的地方因素变得重要了，诸如安装良好的排水系统、水净化和街道铺沥青成了解决之道。[1]佩滕科费尔直接兼有地方主义者和传染主义者的特征，由于处于这样有利的位置，当1884年科赫提出霍乱弧菌时，毫不奇怪，佩滕科费尔基本没有什么压力就修正了他自己的想法。佩滕科费尔愉快地接受了科赫的弧菌，把它作为他的X因素，继续坚持认为，若没有Y和Z的进一步影响，流行病不会发生。[2]科赫和佩滕科费尔争论的主要点在于，究竟是病菌（和个体的易染病因素）本身导致了霍乱，还是还需要地方性和季节性的因素。

佩滕科费尔在德意志的影响是巨大的。19世纪50年代，他的注意力从医疗监管转向公共卫生，1865年他在慕尼黑被任命为这个学科的第一个教授，标志着德国卫生主义的制度化，这一点最初和菲尔绍有关。[3]他和科赫及细菌学的斗争经常被描绘作南北德意志的斗争，是巴伐利亚人对优越的普鲁士人新建帝国的霸权的一种抵制。[4]如果是这样的话，这是一场很难找到一个明确的赢家的争论，佩滕科费尔和科赫的影响力相同，佩滕科费尔的卫生主义者的方法在德意志帝国产生了很大的影响。在德国统一之前的几年里，他的理论在普鲁士受到激烈的批评。在1866年国际卫生大会上，普鲁士的代表团（巴伐利亚没有派代表参加）采取了严格的检疫隔离主义者的方法。[5]但是到1874年大会时，佩滕科费尔是德国代表团的一名成员，

---

[1] Pettenkofer, *Untersuchungen und Beobachtungen*, p. 290; Edgar Erskine Hume, "Max von Pettenkofer's Theory of the Etiology of Cholera, Typhoid Fever and Other Intestinal Diseases," *Annals of Medical History*, 7, 4 (Winter 1925), pp. 331, 337; Friedrich Küchenmeister, *Handbuch der Lehre von der Verbreitung der Cholera und von den Schutzmaassregeln gegen sie* (Erlangen, 1872), pp. 5–6, 28–29; *Berichte*, Heft 2, p. 3; Heft 4, p. v; *Archiv für Hygiene*, 18 (1893), pp. 131–32; Peter Münch, *Stadthygiene im 19. und 20. Jahrhundert* (Göttingen, 1993), p. 132.

[2] Max von Pettenkofer, *Choleraexplosionen und Trinkwasser* (Munich 1894), p. 5; *Archiv für Hygiene*, 18 (1893), p. 117; *DVöG*, 27 (1895), p. 159.

[3] Paul Weindling, *Health, Race and German Politics Between National Unification and Nazism, 1870–1945* (Cambridge, 1989), p. 157.

[4] *Eira*, 9, 5 (1885), p. 152; *SB*, 1892/93, 21 April 1893, p. 1957B; Preussischer Medizinalbeamten-Verein, *Verhandlungen*, 10 (1893), pp. 8–9, 45; *DVöG*, 27 (1895), p. 159; *Annales de l'Institut Pasteur*, 4 (1890), pp. 299ff.; "Reichsseuchengesetz und Diktatur der Medizin," *Gr. Lichtenfelder Wegweiser*, 7 (10 February 1893); "Das Reichsseuchengesetz," *Berliner Tageblatt*, 65 (4 February 1893); *Münchner neueste Nachrichten*, 135 (23 March 1893); "Das Reichs-Seuchen-Gesetz und die bayerische Medizinal-verwaltung," *Augsburger Abendzeitung*, 57 (26 February 1893), Zweites Blatt.

[5] Bernhardi, *Die Cholera-Epidemie*, pp. 4–6; Wilbrand, *Die Desinfection*, pp. 101–03; Ernst Delbrück, *Bericht über die Cholera-Epidemie des Jahres 1866 in Halle, in der Straf-Anstalt zu Halle und im Saalkreise* (Halle, 1867), pp. 36–38; Rudolf Virchow, *Collected Essays on Public Health and Epidemiology* (Canton, 1985), v. I, pp. 197–204; *Conférence 1866*, 6, pp. 6–7; 26, pp. 4–6.

他的影响处于支配地位，所以追求了一个更卫生主义者的方法。[1] 在 1873 年，佩滕科费尔领导的德国霍乱委员会证明了这种新方法的影响。它得出结论，霍乱无疑是从俄国和奥地利传入的，同时其他因素，包括地方的和个人的，都解释了霍乱为什么传播，尤其是为什么侵袭了一些地方和人。因此，霍乱的传播取决于当地的情况，它不是一种直接传染的疾病，所以对船舶的检疫隔离意义不大，除非明确知道霍乱是什么、要防止什么入境。[2] 到 19 世纪 80 年代，佩滕科费尔及其反检疫隔离主义者的盟友被认为代表了德意志的主流意见，甚至到了科赫的影响处于高峰时期的 90 年代，佩滕科费尔的意见在医学界仍然很流行。[3]

在法国，舆论戏剧性地远离了 19 世纪中期的卫生主义，与佩滕科费尔魔咒下的德国正好相反。在 19 世纪 60 年代，官方和医学界反传染主义者的立场已经开始减弱，[4] 传染主义反弹。到 1854 年霍乱暴发时，平衡已被打破，开始向传染主义倾斜，到 1865 年时，传染主义取得了明确的支配地位。[5] 甚至反对者都承认，传染主义横扫这个领域，将新兴的一代医生置于其影响之下。[6] 一如既往，中间立场——有条件的传染主义，也被广泛接受。[7]1867 年，曾经是反传染主义者的医学会也接受了

---

① *Conférence 1874*, pp. 28–29, 112–13; Norman Howard-Jones, *The Scientific Background of the International Sanitary Conferences 1851–1938* (Geneva, 1975), p. 38; August Hirsch, *Handbuch der historisch-geographischen Pathologie* (Erlangen, 1860), v. I, pp. 134–41.

② *Berichte*, Heft 1 (2nd edn.), pp. 21–25; Heft 6 (Berlin, 1879), pp. 308–10, 312. For similar views, see H. Zeroni, *Das Auftreten der Cholera in den Provinzen Posen und Preussen im Jahre 1873: Eine Besprechung des Reiseberichts des Herrn Prof. Dr. A. Hirsch über diese Epidemie* (Mannheim, 1874), pp. 1–3, 10–11. 然而，严格来说，佩滕科费尔的影响不应该追溯到德意志帝国时期。1866 年柏林官方的流行病报告接受了他的基本观点：E. H. Müller, *Die Cholera-Epidemie zu Berlin im Jahre 1866: Amtlicher Bericht erstattet im Auftrage der königlichen Sanitäts-Commission* (Berlin, 1867), pp. 1, 51–53; *Amts-Blatt der Königlichen Regierung zu Marienwerder*, 35 (29 August 1866), pp. 230–31 (copy in GStA, A181/10524).

③ *Annales*, 3/10 (1883), pp. 474–75; Howard-Jones, *Scientific Background*, p. 75. 佩滕科费尔在 1901 年自杀后，他的学生们继续支持他的立场，尤其是鲁道夫·艾默里奇（Rudolf Emmerich），*Max Pettenkofers Bodenlehre der Cholera Indica* (Munich, 1910).

④ 反传染主义的观点仍在传播：*L'union médicale*, 7, 14 (3 February 1853), p. 54; J.-P. Bonnafont, *Le choléra et le congrès sanitaire diplomatique international* (Paris, 1866), pp. 17, 23; Em. Rebold, *Moyens simples et faciles de combattre le choléra asiatique, la peste et la fièvre jaune* (Paris, 1865), p. 3; Rézard de Wouves, *Du choléra: Preuves de sa non-contagion* (Paris, 1868), pp. 47ff.; Bruck, *Le choléra ou la peste noire* (Paris, 1867), pp. vi–vii, 430–35.

⑤ *GHMC*, 2, 2 (1865), pp. 679–82, 709–16; 25, 3 (22 June 1866), pp. 399–400; Sirus Pirondi and Augustin Fabre, *Etude sommaire sur l'importation du choléra et les moyens de la prévenir* (Marseilles, 1865), pp. 12, 39, 59–60; V. Seux, *Encore quelques mots sur la contagion du choléra épidémique* (Marseilles, 1867), pp. 5–7, 87–91; *Mémoires*, 30 (1871–73), pp. 347–48, 354–55, 400,415; *Recueil*, 5 (1876), p. 44.

⑥ *Journal de médécine et de chirurgie pratiques*, 37 (1866), pp. 193–94; *Gazette médicale de Paris*, 3, 21 (1866), pp. 150–52; Jules Girette, *La civilisation et le choléra* (Paris, 1867), pp. ii, 2, 29, 213ff.; G.-P. Stanski, *Contagion du choléra devant les corps savants* (Paris, 1874), pp. ii–7; *Le choléra n'est ni transmissible, ni conta-gieux: Etude critique et pratique par un rationaliste* (Paris, 1885), pp. viii–ix.

⑦ Niçaise, *Etude sur le choléra* (Paris, 1868), pp. 33–39; *Mémoires*, 28 (1867–68), pp. 69, 104, 161–64; *Bulletin*, 34 (1869), pp. 279–80; Duboué, *Traitement prophylactique et curatif du choléra asiatique* (Paris, 1885), pp. 2–5; Danet, *Des infiniment petits*, pp. ii–vii, 81–85.

这样的观点。1871 年，公共卫生咨询委员会加入了这一边，同意病菌的传入和地方因素对于一场流行病的暴发来说都是必要的。[1]19 世纪 80 年代和 90 年代，尽管反检疫隔离主义者在科学论坛上仍然滔滔不绝，但是著名的公共卫生官员现在都是坚定的检疫隔离主义者，从一开始就谨慎地接受了科赫的杆菌可能是霍乱的原因的看法。[2]

甚至在反传染主义的大本营英国，情况也发生了变化，官方 19 世纪中期的卫生主义逐渐消失。1849 年，斯诺关于水传播霍乱的第一批著作并不令人信服，但他 1853 年在宽街水泵井做的著名实验充分表明疾病可以通过污染的饮用水传播。[3] 卫生委员会坚持认为霍乱是有机物分解的产物。1854 年，卫生委员会勉强接受了饮用水的作用，但不是斯诺意义上的作用——疾病具体是通过水传播的——只是一般的卫生主义者所理解的那样，水被腐烂物污染后是一个使人易患病的因素，就像被污染的空气一样。某种普遍存在的空气仍然被认为是霍乱的根源。[4] 但是从 19 世纪 50 年代中期开始，传染主义的论调开始腐蚀到那时为止在英国官方舆论中还是铁板一块的卫生主义。斯诺的观点的影响越来越大，对卫生委员会的立场构成了一个重大的攻击。斯诺同意，国内的卫生改革，而非检疫和警戒线，是合适的预防措施，但是这样的措施要符合实际的传播模式，而非愚蠢地以每一个都市的讨厌的气味为目标。他指出，委员会坚持认为霍乱不会传染的观点，实际上有助于增加最近这场流行病的死亡率，而且针对它的一些卫生改善措施明显非常危险。例如，排干化粪池的政策，意味着每天更多的粪便（查德威克误导性的冲洗下水道的政策使粪便更快地到了目的地）排进了泰晤士河，然后又从泰晤士河进入伦敦人的酒中。斯诺自己的预防建议包括：避免污染的水，鼓励穷人养成个人卫生习惯，所有接触要绝对干净，把健康的人与患者分开，如果患者除了病房外没有其他可以吃饭的地方，就将其转移走。[5] 这种对避免与病人的排泄物接触等方法进行的微调，很明显不是查德

① *Mémoires*, 28 (1867–68), pp. 60,161–70; *Recueil*, 3 (1874), pp. 316–28; Martha L. Hildreth, *Doctors, Bureaucrats, and Public Health in France, 1888–1902* (New York, 1987), pp. 114–17. 在接下来的几年里，传染主义者和地方主义者在学术界的激烈争论，见 *Bulletin*, 36 (1871), pp. 605–06, 689–90; 2, 2 (1873), pp. 796ff., 801; 2, 3 (1874), pp. 321–40; 2, 4 (1875), p. 476; H. Mireur, *Etude historique et pratique sur la prophylaxie et le traitement du choléra basée sur les observations fournies par l'épidémie de Marseille (1884)* (Paris, 1884), pp. 5–6.

② *Annales*, 3/12 (1884), pp. 351–68; 3/13 (1885), p. 239; 3/15 (1886), p. 472; *Bulletin*, 2, 13 (1884), pp. 961–62, 968, 993 and passim; 3, 28 (1892), pp. 527–43.

③ Margaret Pelling, "The Reality of Anticontagionism: Theories of Epidemic Disease in the Early Nineteenth Century," *Society for the Social History of Medicine: Bulletin*, 17 (1976), pp. 5–7. 早期对供水担忧的一个预兆是建议将水煮沸，以此防止霍乱，见 *Heidelberger Klinische Annalen*, 8 (1832), p. 150.

④ *PP* 1854–55 (1980) xxi. 1, pp. 46–48, 57; *PP* 1854–55 (1989) xlv, 1, pp. 5–7; Christopher Hamlin, *A Science of Impurity: Water Analysis in Nineteenth-Century Britain* (Berkeley, 1990), pp. 105–07; Wolfgang Locher, "Pettenkofer and Epidemiology: Erroneous Concepts–Beneficial Results," in Yosio Kawakita et al., eds., *History of Epidemiology* (Tokyo, 1993), pp. 111–12.

⑤ *Medical Times*, 3 (1851), pp. 559–62, 610–12.

威克主义者想要的史诗般的社会改革。但是，从斯诺的角度来看，与卫生主义者模糊的、善意的但可能是长期性的、无希望的、雄心勃勃的卫生高论相比，对疾病传播的具体机制的了解使预防措施更有效。由于霍乱通过一种特定的水中污染物进行传播，不纯净的水并不是常见的诱发因素，它可以像挠痒一样很容易避免。就像他说的那样："每个人都可以是他自己的检疫官，在流行病期间，他在病人中可以到处走动，就像流行病不存在一样。"① 斯诺观点的缺陷在于，他不能确定通过水源携带霍乱的具体物质。因此，他的宽街水泵井试验在当时缺少共鸣，虽然它确实有助于使卫生委员会激进的瘴气主义名声扫地。②

尽管 1854 年后新的卫生委员会很大程度上仍然相信瘴气主义的方法，但是在其他地方，人们逐渐放弃了纯正的卫生主义。1855 年，有人对于卫生委员会的核心前提之一提出了明确的质疑，这个前提就是让嗅觉不舒服和对健康构成威胁的，差不多是同样的东西，即查德威克著名的公理："所有臭气都是疾病。"当泰晤士河被描述作伦敦最大的下水道，散发着刺鼻的臭味，但人们认为没有增加死亡率时，1858 年的"大恶臭"终于为巴德的观点提供了佐证，他认为污秽和恶臭并不是黄热病产生的原因。③ 从 19 世纪 50 年代末和 60 年代初开始，霍乱在某些情况下能被传播和它并不只是在不卫生的条件下产生的声音，像在其他地方一样，越来越多了。④ 印度长期以来都是非传染主义的温床，1861 年的霍乱专门委员会承认，一种特定的霍乱病菌通过人类的交流四处传播。在 1866 年霍乱期间，注册总署的威廉·法尔（William Farr）证实，大多数霍乱死亡病例集中在某家水务公司的客户中，由此斯诺的观点得到了有力的支撑。⑤ 约翰·西蒙在 19 世纪 60 年代中期开始的工作

① *MTG*, 11 (1855), pp. 31–35, 84–88.

② R. J. Morris, *Cholera 1832: The Social Response to an Epidemic* (New York, 1976), p. 209; Kathleen Jones, *The Making of Social Policy in Britain 1830–1990* (London, 1991), p. 40; Frazer, *History of English Public Health*, pp. 64–65.

③ *PP* 1854–55 (82) xlv, 227; *PP* 1854–55 (1893) xlv, 69, pp. 40–48; *PP* 1850 (1273) xxi, 3, pp. 57–72; *Hansard*, 1855, v. 139, cols. 449–50; Christopher Lawrence, "Sanitary Reformers and the Medical Profession in Victorian England," in Teizo Ogawa, ed., *Public Health* (Tokyo, 1981), p. 149; George Rosen, "Disease, Debility, and Death," in H. J. Dyos and Michael Wolff, eds., *The Victorian City* (London 1973), v. II, pp. 637–38; Charles-Edward Amory Winslow, *The Conquest of Epidemic Disease* (Princeton, 1944), p. 288.

④ C. Macnamara, *A Treatise on Asiatic Cholera* (London, 1870), pp. 328–29, 463; Richard Hassall, *Cholera: Its Nature and Treatment* (London, 1854), pp. 6–15; Henry Wentworth Acland, *Memoir on the Cholera at Oxford in the Year 1854, with Considerations Suggested by the Epidemic* (London, 1856), pp. 73–74, 83; Alexander Bryson, *On the Infectious Origin and Propagation of Cholera* (London, 1851), pp. iii–iv, 5, 47. 在 19 世纪 60 年代，普遍转向微生物理论的早期形式，见 J. K. Crellin, "The Dawn of Germ Theory: Particles, Infection and Biology," in F. N. L. Poynter, ed., *Medicine and Science in the 1860s* (London, 1968), pp. 57–76.

⑤ H. W. Bellew, *The History of Cholera in India from 1862 to 1881* (London, 1885), pp. 4–9, 772ff.; W. Luckin, "The Final Catastrophe: Cholera in London, 1866," *Medical History*, 21,1 (January 1977), pp. 32–41; John M. Eyler, "William Farr on the Cholera: The Sanitarian's Disease Theory and the Statistician's Method," *Journal of the History of Medecine and Allied Sciences*, 28, 2 (April 1973).

标志着从严格的卫生主义的偏离。西蒙是伦敦市的第一任卫生医疗官，然后在英国政府担任卫生医疗官，他能够调和斯诺那种新的病菌理论和过去的地方主义者的观点。西蒙和他的同事在坚持霍乱具有传播性的同时，也认为只有在某些使人易患病的环境下，污物和有害物质的比例较高，才会造成一定程度的流行病。[①] 所以防止霍乱的传播就涉及卫生改革，与此同时，西蒙接受其传播性也使他支持老卫生委员会偶尔实践但却不是卫生主义者愿景核心的措施：转移患者并使其入院，将尸体转到太平间，将物品和运送工具消毒，防止患者出现在公共场所或使用公共交通工具。

新检疫隔离主义站稳脚跟

尽管英国有卫生主义者的名声和实践，但实际上它拒绝在相互冲突的两种预防措施中做出绝对的选择，而是采取了双管齐下的公共卫生措施。它的核心是国家在基础设施建设方面大规模地投资，致力于改进污物处理系统，安装自来水系统，处理废物，修建照明和通风好、居住面积宽敞的房屋。这样的努力在浩如烟海的法律全集中得到了体现，包括《1872年公共卫生法》。正如利昂·普莱费尔（Lyon Playfair）指出的，1872年法试图保证每个英国人获得纯净的空气、水和土壤的权利，为此授予政府重要的新权力。[②] 除了改善总体的公共卫生状况之外，卫生改革最终也有望防止传染病。根据这种观点，针对流行病的真正防御不在于沿着海岸实施的预防措施，而在于在全国范围内实施的卫生措施。[③] 这样的改革，也是许多著作的研究主题，这里就不详述了，其背景是更加专注于研究预防传染病的技术如何得到应用。[④]

当然，卫生改革不是全部，至少从短期来看不是。这样的成果需要花时间才能实现，在这期间，政府意识到，要放缓查德威克式的改革，一些疾病实际上是从国外传进来的，最好通过防止它们进入从而预防其危害。[⑤] 在充分的卫生进步允许降低外部防卫之前，英国公共卫生策略的另一面是简单延续传统的检疫隔离主义

---

① *PP* 1866 (3645) xxxiii, p. 459; Winslow, *Conquest of Epidemic Disease*, p. 264; Lambert, *John Simon*, pp. 368–69; Pelling, *Cholera, Fever and English Medicine*, pp. 295–96. 然而，西蒙有时还是坚持查德威克的旧观点，认为霍乱只是由污秽引起的一种发烧而已：*PP* 1875 (1370)xl, 143, p. 9; Arthur Newsholme, *The Story of Modern Preventive Medicine* (Baltimore, 1929), pp. 83–84; L. Fabian Hirst, *The Conquest of Plague* (Oxford, 1953), pp. 87–89.

② *Lancet*, 71, 2 (1 July 1893), pp. 50–51; *BMJ*, 2 (13 August 1887), pp. 339–40; PRO, FO 881/5424, FO CP 5424, April 1887, no. 35; *Hansard*, 1872, v. 209, cols. 860–61.

③ *PP* 1886 (4873) xxxi, 763, pp. viii–ix; *PP* 1894 (8215) xxxvii, 667, p. v.

④ 安东尼·沃尔（Anthony Wohl）描绘了这项技术的现状：Anthony Wohl, *Endangered Lives: Public Health in Victorian Britain* (London, 1983).

⑤ *Conférence 1874*, pp. 440–44; PRO, MH 113/5, LGB, "Precautions against the Infection of Cholera," 5 July 1873, p. 2.

者的技术。英国一直到觉得躲在卫生改革的堡垒后安全时，才抛弃了检疫隔离的保护。[①]19 世纪 40 年代，来自东方的船只若健康证明显示不卫生，要在南安普顿（Southampton）、法尔茅斯（Falmouth）和利物浦（Liverpool）接受两天的检疫隔离。在 19 世纪 60 年代，检疫隔离仍然实施，被霍乱袭击的船只要隔离 3 天并接受检查，患者也要隔离。[②]英国在 1866 年君士坦丁堡国际卫生大会上的代表热情洋溢地支持检疫隔离主义者的措施。[③]1871 年夏，桑德兰和锡厄姆（Seaham）采取措施，对被感染的船只进行严格的检疫隔离。1879 年，由于害怕霍乱，枢密院援引《1825 年检疫隔离法》，扣留了一艘从俄国来的、装载破布的瑞典船只"初波号"，但是在消毒后就放行了。1885 年，从西班牙和其他疑似霍乱感染地区来的、正在进入布里斯托尔海峡（Bristol Channel）的船只被检疫观察，船上的病人被转到为此目的在一个岛上修建的传染病院中，进口的破布被禁止输入。[④]然而，到此时还很少运用检疫隔离，以致 1886 年一艘可能感染黄热病的船只出现在多佛（Dover）时，以及 3 年后"涅瓦号"由于同样的原因被命令进入南安普顿的检疫站时，人们普遍还不知道黄热病和霍乱仍然是枢密院管辖范围内应被检疫隔离的疾病。[⑤]1892 年，港口的卫生医疗官虽然仍然愿意认真考虑检疫隔离的价值，但结果还是拒绝了。最终《1896 年公共卫生法》彻底终止了检疫隔离。[⑥]

随着传统检疫隔离主义的重要性持续减弱，比其更有趣的是英国新检疫隔离主义技术的发展，它在 19 世纪 60 年代末和 70 年代初应对霍乱之外的疾病时，取得了最早而且最显著的成功，在英国防御系统的发展过程中变得非常有名。[⑦]早在 19 世纪 60 年代初，加文·米尔罗伊（Gavin Milroy）已经预示了检查、隔离、消毒和监控等新检疫隔离主义者的原则。1858 年，米尔罗伊被全国社会科学促进协会任命

---

① 法国内政部公共卫生局局长、眼光敏锐的亲英观察家亨利·莫诺(Henri mond)把这个日期定在1884年：*Lancet*, 1 (9January 1892), p. 111.

② *Lancet*, 1 (1844), pp. 20–23; *Mémoires*, 12 (1846), p. 555; *Berliner klinische Wochenschrift*, 10, 42 (1873), p. 505. 1865 年和 1866 年，分别有 13 艘和 7 艘船被隔离：*PP* 1867 (423) lxiv, p. 619. 与此同时，英国人愤怒地否认了在法国传播的谣言，即英国对来自海外霍乱流行的港口的船只实施隔离：PRO, FO 97/217, International Sanitary Conference, no. 83, 2 November 1859.

③ PRO, FO 78/2006, p. 266, British Cholera Commissioners to the Earl of Clarendon, 25 May 1866.

④ *Lancet* (12 August 1871), p. 226; *Sanitary Record*, 10 (21 March 1879), p. 187; 1 (26 September 1874), p. 231; n.s., 7, 83 (15 May 1886), p. 543; *Recueil*, 4 (1875), pp.250–55; *Veröffentlichungen*, 9, 2 (28 July 1885), p. 36.

⑤ *Sanitary Record*, n.s., 8, 90 (15 December 1886), p. 264; *Practitioner*, 43 (July–December 1889), pp. 67–69; PRO, FO 881/6401*, R. Thorne Thorne, "Disease Prevention in England," 7June 1893, p. 2.

⑥ *Sanitary Record*, n.s., 14, 178 (15 February 1893), p. 395; 59 & 60 Vict. c. 19.

⑦ Simon, *English Sanitary Institutions*, pp. 303, 314; Hirst, *Conquest of Plague*, p. 384; J. C. McDonald, "The History of Quarantine in Britain during the 19th Century," *BHM*, 25 (1951), pp. 35–36; Anne Hardy, "Cholera, Quarantine and the English Preventive System, 1850–1895," *Medical History*, 37, 3 (July 1993); Anne Hardy, "Public Health and the Expert: The London Medical Officers of Health," in Roy MacLeod, ed., *Government and Expertise: Specialists, Administrators and Professionals, 1860–1919* (Cambridge, 1988), pp. 135–36.

为一个委员会的领导，调查检疫隔离问题。两年后，他得出结论，对船只的医疗检查和消毒应取代传统的技术。新方法的目的是颁发反映船只到达时的卫生证明——以此表明它在流行病学上的状况，而非它出发港口的卫生状况。① 若卫生证书能证明船只干净卫生，应立即允许其自由进港，其他船只的患者要住院，但是不能耽搁健康的人。因此，检查取代了或至少缓和了检疫隔离，检查针对的目标是确实有病的人而非来自传染源头的所有旅客。英国从19世纪60年代末开始贯彻米尔罗伊的建议。《1866年卫生法》允许清除污物的机构将乘船到来的被传染的旅客收容住院。1872年，英国建立了港口卫生机构，与其岸上的同事相比，它获得了更大的权力来应对传染病。② 接下来的一年，船只被要求接受医疗检查，转移病人，海葬逝者，将患者的衣服、寝具和其他物品消毒或销毁。遭受疑似症状折磨的人可以被隔离两天，但是一完成隔离，健康的人就可以自由登陆，船只自由入港。《1875年公共卫生法》继续强制将被传染的患者转移出船只，允许港口卫生当局制定规章，强制要求传染病必须上报、隔离并消毒。③1883年，一个医疗监控制度进一步加强了新检疫隔离主义者的这种技术。对于健康的乘客，过去允许检查后登陆，现在必须提供名字和目的地，而且连续5天被探视以检查可能的症状。到1896年，如果乘客到了并非他们登记的地方，要在48小时内通知当局，而且明确禁止提供虚假的名字和地址，尽管违反了这样的规定好像也没有惩罚。④

虽然这些措施一开始就是为了防止疾病的输入，但其他措施的目的是限制疾病到达后的传播。这些措施包括：继续执行挨家挨户巡查制度，检查是否有霍乱前兆症状，将被污染的家庭日用纺织品消毒并将居民从被传染的住所转移出去。从19世纪60年代开始，建立了专门的发热和隔离医院，1893年的立法也鼓励这样做，许多卫生机构为穷人免费提供这样的服务，有些甚至还补偿被隔离者的误工费。最终，到19世纪80年代初，对那些无法安全待在家里的非贫民也提供了医院隔离。⑤

① C. W. Hutt, *International Hygiene* (London, 1927), p. 4. 这是英国关注的一个问题，特别是因为来自印度的船只携带的健康证明不可避免地是不健康：MH 19/239, Thorne Thorne, untitled report, 23 November 1893.

② *MTG*, 2 (4 April 1874), p. 385; 29 & 30 Vict. c. 90, ss. 29–30; 35 & 36 Vict. c. 79, s. 20; Hardy, "Cholera, Quarantine," pp. 256–58.

③ *London Gazette*, 23999 (18 July 1873), pp. 3408–09; *Lancet* (26 July 1873), p.121; *Conférence 1874*, pp. 445–49; *DVöG*, 9 (1877), pp. 749–52; 38 & 39 Vict. c. 55, s. 125; Anne Hardy, "Smallpox in London: Factors in the Decline of the Disease in the Nineteenth Century," *Medical History*, 27, 2 (April 1993), pp. 124–26.

④ *PP* 1886 (4873) xxxi, 763, pp. 102—05; PRO, FO 881/6401*, R. Thorne Thorne, "Disease Prevention in England," 7 June 1893; *Conférence 1897*, pp. 48ff.; Arthur Whitelegge and George Newman, *Hygiene and Public Health* (12th edn.; London, 1911), pp. 524–25.

⑤ *PP* 1867–68 (4072) xxxvii, 1, pp. x–xii, lxxxv; 45 & 46 Vict. c. 35, s. 7; *Practitioner*, 22 (1879), p. 145; *Sanitary Record*, 5 (2 December 1876), p. 362; 6 (20 January 1877), p. 42; 6 (27 January 1877), p. 57; 19 (5 February 1897), p. 109; *Journal of the Sanitary Institute*, 17, 1 (April 1896), p. 44; Jeanne L. Brand, *Doctors and the State: The British Medical Profession and Government Action in Public Health, 1870–1912* (Baltimore, 1965), p. 51; John M. Eyler, *Sir Arthur Newsholme and State Medicine, 1885–1935* (Cambridge, 1997), p. 107; 56 & 57 Vict. c. 68; *Hansard*, 1893, v. 9, col. 1549.

强制隔离患者，在欧洲大陆也是一个很棘手的问题，但在号称自由主义的英国却很快成了法律。如果家中空间不足，《1866 年卫生法》允许强制将患者送往医院。70年代初，也采取了一些非正式的方式强制隔离。例如，在布里斯托尔，处理出租屋斑疹伤寒的医疗官员为了隔离被传染者，可以吓跑其他住户。《1874 年卫生法修正案》对拒绝转移者处以罚款。[①]《1875 年公共卫生法》允许地方政府为了强迫家中没有充足空间的患者——包括公共出租屋中的房客——住院，可以用罚款相威胁。[②]某些地方政府在这些方面现在也被授予了专门的权力。到 1876 年，哈德斯菲尔德（Huddersfield）能让没有适当住所的人住院，格菱诺克（Greenock）（1877）可以将健康的居民从被感染的住所转移到安置房中，1881 年布拉德福（Bradford）和沃林顿（Warrington）通过了它们的地方法规，允许将传染病患者强制转移。[③]

隔离受到了足够的重视，以至于专门立法详细规定了运送病人的方法。1860 年，允许地方当局提供专门的车辆将患者从家中转移出来。《1866 年卫生法》和《1875年公共卫生法》威胁说，任何染病者若使用公共运输工具就被罚款，并赔偿运输工具所有者清洁费用和损失。[④]消毒同样受到了重视。房主被要求清洗房屋及室内物品，然后消毒。地方政府可以要求销毁寝具、衣服或其他被传染的物品，并对这样做造成的损失进行赔偿，用任何方式传递这些没有经过消毒的物品是犯罪行为。公共运输工具的所有者运送患者后要清洗工具。那些没有消毒就将病人的房间或房子租出去的人会被罚款，六周内若房主在是否存在租户生病的问题上撒谎，可能被监禁。卫生机构授权将被污染的东西免费消毒。[⑤]多亏了 1866 年和 1875 年的法规，地方政府在流行病期间有权进入私人住所。他们可以将过度拥挤住所中的尸体搬到停尸间，而且可以要求在一定时间内下葬。1877 年，格菱诺克的医疗官获得了更大的出入权，可以禁止销售被感染农场的牛奶，可以禁止可能被感染的儿童上学，否则要受到惩罚。甚至更引人注目的是，传染病患者本人也成了刑事责任的目标，如

① 29 & 30 Vict. c. 90, s. 26; *Transactions of the National Association for the Promotion of Social Science*, 1870, p. 409; 37 & 38 Vict. c. 89, s. 51; Albert Palmberg, *A Treatise on Public Health* (London, 1895), pp. 146ff.

② 38 & 39 Vict. c. 55, s. 124; *Sanitary Record*, n.s., 8, 88 (15 October 1886), p. 160. 这在1936年的《公共卫生法》中得以延续：26 Geo. 5 & 1 Edw. 8 c. 49, ss. 168–69.

③ *BMJ*, 1 (14 February 1880), pp. 259–60; *PP* 1882 (164) lvii, 587, pp. 18, 46–48. 例如，在伯肯黑德，警方下令带走一个患猩红热的孩子，他的母亲声称他在家隔离，实际上却让他在公共场合玩耍：*Sanitary Record*, n.s., 15, 200 (30 September 1893), p. 177; Eyler, *Arthur Newsholme and State Medicine*, p. 104.

④ 23 & 24 Vict. c. 77, s. 12; *PP* 1863 (41) ii, 1; *Hansard*, 1863, v. 169, cols. 1590–95; 29 & 30 Vict, c. 90, ss. 24–25; 38 and 39 Vict. c. 55, ss. 123,126. 1891 年，威尔士亲王剧院的员工因用出租马车送一名患有猩红热病的同事而被处以 40 先令的罚款：*Sanitary Record*, n.s., 12, 143 (15 May 1891), p. 583.

⑤ 29 & 30 Vict. c. 90, ss. 22–23; 38 & 39 Vict. c. 55, ss. 120–22, 128–29; PRO MH 113/5, LGB, "Precautions against the Infection of Cholera," 5 July 1873, p. 2; MH 113/9, LGB, "General Memorandum on the Proceedings which are advisable in Places attacked or threatened by Epidemic Disease," April 1888, p. 1; *Sanitary Record*, n.s., 8, 90 (15 December 1886), p. 268.

果他将其他人置于危险的境地，那么就犯了罪。患者如果没有做合适的预防措施就故意出现在公共场所，或者没有对自身的状况发出警告就进入任何公共运输工具，那么患者或其监护人都可能会被罚款。[1]

最终，强制要求向政府报告传染病也成为新检疫隔离系统的一部分。在1848年霍乱流行期间，出现了一个初步报告制度，不仅要求向总卫生委员会报告死亡情况，而且每天要向总委员会告知由监护官搜集的感染名单。《1875年公共卫生法》要求，公共出租屋的负责人要报告发热和传染病病例。从19世纪70年代末开始，各种地方法规也要求这样上报。[2]在这种所谓的双重制度之下，不仅要求主治医师汇报，而且在主治医师不在的情况下，那些对患者负责的人、户主、患者住处的其他居民，甚至患者本人都要上报，否则会被罚款。尽管医生存在害怕失去患者或者对卫生医疗官随后的干预很愤怒等问题，但是他们为每个病人开的疾病证明都有报酬，所以对此还是很欢迎的，这样的行为很快变得越来越普遍了。[3]19世纪80年代初的努力失败之后，在1889年通过了一部全国性的法律，只要有要求，任何地区都要将疾病情况上报。[4]到19世纪90年代初，这项规定已经取得了巨大的成就，英格兰和威尔士约六分之五的人口已经处于强制报告之下。1889年的这部法律允许医疗官起诉各种各样的公民，从利思（Leith）一个出租屋的经营者——他若忘记通知麻疹情况，会被罚款两镑且剥夺执照三年——到一个没能汇报其孩子猩红热且把孩子放在婴儿车带到外面危及公众的母亲，这位母亲将被罚款4镑。一个狂热的医疗官雇用了一个侦探跟踪停在私人住宅前的一辆救护车，当这辆车驶向发热医院时，医疗官对车内乘客提起了诉讼，因为他们没有汇报这个情况。[5]到1899年，要求报告的规定扩展到了全国。[6]

尽管新检疫隔离主义经常被称作英国的系统，但英国并不是唯一实施这种新预

---

[1] 29 & 30 Vict. c. 90, ss. 27–28, 38; 38 & 39 Vict. c. 55, s. 126; *BMJ*, 1 (14 February 1880), pp. 259–60.

[2] *PP* 1849 (1115) xxiv, pp. 95–96; *MTG*, 7 (1853), pp. 354–55; 38 & 39 Vict. c. 55, s. 84; *BMJ*, 1 (14 February 1880), pp. 259–60; *Sanitary Record*, 7 (2 November 1877), pp. 287–88; n.s., 14, 170 (15 October 1892), p. 202; John C. McVail, *Half a Century of Small-Pox and Vaccination* (Edinburgh, n.d. [1919]), p. 48.

[3] *PP* 1882 (164) lvii, 587, pp. 7–14; PRO, MH 23/1, Town Clerk, Borough of Huddersfield, to LGB, 31 October 1878; Edward Sergeant, *The Compulsory Registration of Infectious Disease with Especial Reference to its Practical Working in the Borough of Bolton* (Bolton, 1878); *Sanitary Record*, n.s., 8, 88 (15 October 1886), pp. 151–57; n.s., 8, 90 (15 December 1886), p. 277; *Transactions of the Seventh International Congress of Hygiene and Demography*, London 1891 (London, 1892), v. IX, pp. 166–67.

[4] 52 & 53 Vict. c. 72; *PP* 1881 (229) ii, 367; *PP* 1882 (52) ii, 509; *PP* 1883 (100) vi, 285; *PP* 1884 (303) ii, 35; *Hansard*, 1883, v. 280, cols. 1650–52; *PP* 1889 (293) iii, 269; Dorothy E. Watkins, "The English Revolution in Social Medicine, 1889–1911" (Ph.D. diss, University of London, 1984), pp. 214–17.

[5] *Sanitary Record*, n.s., 14, 170 (15 October 1892), p. 202; n.s., 14, 178 (15 February 1893), p. 412; n.s., 12,138 (15 December 1890), p. 316; n.s., 17, 297 (9 August 1895), p. 135. 扩展1889年法案的尝试在下面的法案中也能发现：*PP* 1894 (209) iv, 621; *PP* 1899 (111) v, 253.

[6] 62 & 63 Vict. c. 8.

防措施的国家。欧洲大陆也发生了向检查、上报、隔离和消毒等技术方面的类似转变。在德意志，佩滕科费尔的影响和过时的检疫隔离主义的逐渐衰落，导致在19世纪60年代和70年代流行病期间预防策略上出现了一个新阶段。佩滕科费尔观点的核心是，霍乱病菌在被排泄物污染的土壤中发生了转变。为了避免流行病学上的这种突变，现在的规章要求将人的排泄物从住所清理出去，并使用不漏水的容器避免粪便渣滓污染。19世纪60年代，受佩滕科费尔观点的启发，为使霍乱病菌无效，规定了广泛的消毒措施。化粪池、下水道和排水沟要清理且要用水冲洗，公共厕所要消毒。来自疫区的游客可能使用的厕所，尤其是火车站餐馆中的厕所，要频繁消毒，包括游客每次用不恰当的方法用完厕所之后，都要消毒。流行病期间，排泄物要用专门的容器收集、消毒并清理，患者的衣服、寝具和其他物品要消毒。[①] 在巴伐利亚，1836年已经要求清洁下水道和公共厕所，到19世纪中期消毒扩展到了患者的生活区及其个人物品。19世纪70年代初，要求慕尼黑的餐馆、剧院、兵营和火车站夏天期间将他们的厕所和化粪池消毒；1873年，一项强制要求将所有厕所和病房进行消毒的规定出台。[②] 在奥格斯堡，餐馆和酒吧老板要阻止他们的客人在人行道上随地大小便，而且无论如何每天都要用石炭酸混合液擦洗房子的外墙。在德累斯顿（Dresden），霍乱死者的房间、物品、厕所和房屋的下水道都要消毒。对衣服、寝具及其他类似物品的消毒是很常见的。在奥格斯堡，病房用烟熏消毒法消毒，三天后还要重复消毒；必须10到20天后警察才把房屋钥匙还给住户。[③]

在科隆（Cologne），最初未能说服当局将厕所之类的地方消毒，当地的公共卫生委员会用自己的钱承担了这项责任，一直到1867年警方才承担了这项职责。其他地方的政府发现，简单地命令公民将他们的厕所消毒，即使很便宜地或免费提供

① Martin, *Haupt-Bericht*, pp. 892–96; *DVöG*, 16 (1884), pp. 140–44; Helm, *Cholera in Lübeck*, pp. 50–51; Wolff, *Bericht,* pp. 73–74, 81–86; W. Griesinger, Max v. Pettenkofer and C. A. Wunderlich, *Cholera-Regulativ* (Munich, 1866), pp. 16–17; Robert Bolz, *Die Cholera auf dem badischen Kriegs-schauplätze im Sommer 1866* (Karlsruhe, 1867), pp. 51–52; *Ärztliche Mittheilungen aus Baden*, 27, 19 (24 September 1873), pp. 155–59; Anneliese Gerbert, *Öffentliche Gesundheitspflege und staatliches Medizinalwesen in den Städten Braunschweig und Wolfenbüttel im 19. Jahrhundert* (Braunschweig, 1983), p. 135; Marianne Pagel, *Gesundheit und Hygiene: Zur Sozialgeschichte. Lüneburgs im 19. Jahrhundert* (Hannover, 1992), pp. 91–92.

② *ASA*, 3, 1 (1838), pp. 235–47; M. Frank, *Die Cholera-Epidemie in München in dem Jahre 1873/74, nach amtlichen Quellen dargestellt* (Munich, 1875), pp. 46, 54–55, 83, 283–84; Martin, *Haupt-Bericht*, pp. 775, 819 –20; Wilbrand, *Die Desinfection*, pp. 127–32; Carl Friedrich Majer, *General-Bericht über die Cholera-Epidemieen im Königreiche Bayern während der Jahre 1873 und 1874* (Munich, 1877), p. 10.

③ L. Fikentscher, *Die Cholera asiatica zu Augsburg 1873/74 vom sanitätspolizeilichen Standpunkte aus geschildert* (Augsburg, 1874), pp. 18–20, 36; *DVöG*, 17 (1885), pp. 610–14; Gustav Warnatz, *Die. asiatische Cholera des Jahres 1866 im K.S. Regierungsbezirke Dresden* (Leipzig, 1868), pp. 40–43; Friedr. Aug. Mühlhäuser, *Über Epidemieen und Cholera insbesondere über Cholera in Speier 1873* (Mannheim, 1875), pp. 87–88; Carl Julius Büttner, *Die Cholera Asiatica, deren Ursachen, Behandlung und Verhütung auf Grund der während der 1866er Epidemie in der Seidau bei Budissin gemachten Erfahrungen* (Leipzig, 1868), p. 170; Carl Richard Lotze, *Die Choleraepidemie von 1866 in Stötteritz bei Leipzig* (Leipzig, 1867), p. 5; Wilbrand, *Die Desinfection*, p. 103.

消毒用品以及用罚款相威胁，都不起作用。尽管有各种法律上的困难，但是在某些国家还是直接采取了这样的措施。在茨维考（Zwickau），城市议会1865年11月命令将所有厕所消毒，为此雇用了13名工人擦洗了7周。莱比锡是第一批有计划地利用城市工人强制消毒的主要城市之一。该城被划分为100个区，从周日开始，所有房屋每天都要消毒。1873年，德累斯顿一个由48名工人组成的小队，在警察的监督下，挨家挨户将厕所和化粪池消毒，这个特殊的小队专门处理那些堆积着"可观"的垃圾的住所，全城一周清理一次。[1] 在这方面，普鲁士打破了一直以来给大家留下的印象，首先采取了行动。1866年，柏林卫生委员会试图让警方直接消毒，但是警方拒绝了，他们怀疑这样的预防措施事实上能否起到作用，在这样一个大城市实施这样的措施是很困难的，为此目的征税也缺乏权威。相反，这些措施应由房屋所有者执行，只有在他们不履行职责的情况下才由政府执行。虽然如此，穷人可以在每周五下午带着他们的寝具免费消毒，而且在1873年，清洁他们住所的费用也由公共财政承担。1871年，对未住院的患者设置了专门的消毒程序：排泄物要浸泡在石炭酸中，病房附近的空间每天要用氯消毒几次，地板要喷洒石炭酸，然后是全面的通风。衣服、寝具和其他物品要浇上石炭酸，然后煮沸，无用的东西烧掉，尸体上要喷洒酸或氯。[2]

强制患者住院的问题仍然和以前一样棘手。法规很少允许强制转移，但事实上强制转移在私底下偶尔也发生。[3] 在巴伐利亚，人们对扣押持怀疑态度，所以也没有严格执行。1854年，这个问题在慕尼黑出现了，当时挨家挨户的巡视发现了一些本可以从转移住院中获益的病例。尽管鼓励医生说服患者住院，但是患者的同意仍然是必要的。1873年，在巴登，如果可能，患者可以被转到专门的隔离区。奥格斯堡采取了谨慎的做法，将第一批霍乱病例隔离在兵营医院，相应地医生也去说服患者这样做。在德累斯顿，大量无法在家得到照料的病人集中在了市医院，显然已进行了强制转移。[4]1866年，在柏林，由于救济院挤满了俾斯麦战争（普奥战争——

① Comité für öffentliche Gesundheitspflege in Köln, *Bericht über die zweite Cholera-Epidemie des Jahres 1867 in Köln* (Cologne, 1868), pp. 28–52; Rudolf Günther, *Die indische Cholera in Sachsen im Jahre 1865* (Leipzig, 1866), pp. 115–16; Wolff, *Bericht*, pp. 64–68, 81–86; Thomas, ed., *Verhandlungen der Cholera-Konferenz in Weimar am 28. und 29. April 1867* (Munich, 1867), pp. 36–37; *Berichte*, Heft 3, pp. 94–95.

② Thomas, *Verhandlungen der Cholera-Konferenz*, pp. 72–77; Müller, *Cholera-Epidemie zu Berlin 1866*, pp. 14–15, 60–63, 146–47; Küchenmeister, *Handbuch*, pp. 214–15; E. H. Müller, *Cholera-Epidemie zu Berlin im Jahre 1873: Amtlicher Bericht* (Berlin, 1874), pp. 53–55; Wolter, *Das Auftreten der Cholera*, p. 311; Albert Guttstadt, *Deutschlands Gesundheitswesen* (Leipzig, 1891), v. II, p. 131.

③ Ute Frevert, *Krankheit als politisches Problem 1770–1880* (Göttingen, 1984), p. 68; Palmberg, *Treatise on Public Health*, p. 369. 证据经常是模棱两可的：Mühlhäuser, *Über Epidemieen und Cholera*, pp. 87–88.

④ Martin, *Haupt-Bericht*, pp. 858–60; *Ärztliche Mittheilungen aus Baden*, 27, 19 (24 September 1873), pp. 155–59; Fikentscher, *Cholera asiatica zu Augsburg*, pp. 18–20, 26; Majer, *General-Bericht*, p. 56; Warnatz, *Asiatische Cholera*, pp. 40–43; Frank, *Cholera-Epidemie in München*, pp. 68–69. 其他证据只是表明他们试图说服病人转移走：*Berichte*, Heft 3, pp. 91–92.

译者）的伤员，于是建立了 4 个霍乱传染病院。若没有户主的允许，不能将患者转移走，但如果医生坚持而户主拒绝，那么这个地区的领导要运用他的影响力，可以以汇报给卫生委员会作为威胁。一旦流行病暴发，操作指南的调门就变得更尖锐了，尽管仍然不直接强迫。[①] 英国的"外出住帐篷"制度也被采用，即将健康者从被污染住所的有毒空气中转移出去。在慕尼黑，19 世纪 80 年代，允许将健康的居民从暴发传染病的建筑物中疏散出来；在奥格斯堡，患者的家庭成员也被隔离。在施派尔（Speyer），1873 年疏散了约 200 人，他们的住所被清洗消毒。在马德堡，住在一个臭气熏天的脏屋子里的人被强制疏散，然后房子被查封。同样的事情也发生在一个收容无家可归者的营房里，这些流浪者被转到城外的帐篷居住，只是在转移过程中遭到了反抗。在德累斯顿，对于住在受灾严重且拥挤的房子里的居民，医生试图说服他们搬到疏散站，在这里每天接受三次医疗检查，有症状的人会被送到霍乱营房。在普鲁士，住在严重感染的房屋里的居民要被疏散，而且只有消毒后才可以再次入住。[②]

在边境采取的预防措施中，也可以看到向注重检查和消毒的新检疫隔离主义的转变。对于从东方来的通过内陆航道做生意的运货商，普鲁士也对其实施了新检疫隔离主义者的预防措施。1866 年，当局对所有通过蒲吕岑西（Plötzensee）水闸上游的船只消毒。[③] 在 1873 年夏末的三个月，柏林附近的内陆航道上有 4000 多艘船只和 11 000 名旅客被检查和消毒。1873 年，进入普鲁士和波兹南的撑筏人要接受检查，而且如果证实他们患病了，就要执行 1835 年关于传染病的严格规章。一发现霍乱病例，就在施力诺（Schilno）建立一个检查所，撑筏人要接受 5 天的检疫隔离。然而，这种退回过时方法的做法很快就被抛弃了，因为运货商的数量很难控制，而且运货商通过在下游付钱给撑筏人，然后从陆路前行，这样就躲过了严苛的规定。因此，检疫站被一系列的检查站取代，在这里检查全体船员，埋葬尸体，收容患者住院，但允许船只通过。为了防止撑筏人经陆路回家时传播疾病，雇主要提供专门的列车，且随后要对列车消毒。到 7 月，所有已经到达的撑筏人都要站在一个只露出头的箱子中用氯气消毒十分钟。[④]

[①] Müller, *Cholera-Epidemie zu Berlin 1866*, pp. 146–47, 150–51; Küchenmeister, *Handbuch*, p. 214; *Berichte*, Heft 6, p. 112.

[②] *DVöG*, 16 (1884), pp. 140–44; Fikentscher, *Cholera asiatica zu Augsburg*, pp. 18–20; Joseph Heine, *Die epidemische Cholera in ihren elementaren Lebenseigenschaften und in ihrer physiologischen Behandlungsmethode aus der grossen Epidemie von Speyer 1873* (Würzburg, 1874), pp. 42–47; Majer, *General-Bericht*, p. 41; Gähde, *Die Cholera in Magdeburg* (Braunschweig, 1875), pp. 25–28; *Berichte*, Heft 3, pp. 91–92; Heft 6, p. 112.

[③] Müller, *Cholera-Epidemie zu Berlin 1866*, pp. 60–63; Müller, *Cholera-Epidemie zu Berlin 1873*, p. 15. 在威克瑟尔河（Weichsel）上对约 7000 人进行了检查和消毒: [Woldemar] Berg, *Die Cholera, eine ansteckende Volksseuche, der Import und die Verbreitung derselben im Kreise Marienburg vom Jahre 1873* (Marienburg, 1874), p. 4.

[④] *Berichte*, Heft 1 (2nd edn.), pp. 44–46; *Medicinisches Correspondenz-Blatt des Württembergischen ärztlichen Vereins*, 47, 22 (10 August 1877), p. 171.

  瑞典人比他们的邻居更相信传统的预防措施，更晚些时候，瑞典人才在犹豫不决中开始实施新检疫隔离主义。瑞典直到 19 世纪 70 年代才开始引进经过修正的检疫制度，而其他斯堪的纳维亚的国家在 19 世纪 60 年代时已经开始这么做了。1875年，瑞典用检查和隔离缓和了旧的检疫制度。被感染船只上的健康乘客可以登陆，但是船只、船员和患者要隔离，逝者要被抬走，患者的物品要消毒，而且有时甚至整条船都要消毒。[①] 在农村，过时的检疫隔离主义也被改革。地方共同体执行的措施，不再无谓地妨碍全王国的流通。瑞典严格执行隔离，它认为自己模仿的是英国的先例。患者被强制住院，除非在家中能得到照顾——而且他们所在的房间必须是单独且有标识的——或者撤离会危及他们的健康。患者一旦死亡或康复，他们生活的地方和衣服都要消毒。愿意承担开支的地方政府可以疏散住在不卫生的或被感染的房屋中的居民，或限制某些住所的居民数量。尸体要消毒，而且放进棺材时要在尸体上覆盖折下来不久的云杉嫩枝。[②] 尽管瑞典在预防改革的方向上有这样的进步，但过时的检疫隔离主义在这里仍然有旺盛的活力，这可以视作对 19 世纪 70 年代末霍乱威胁的反应。被传染国家的陆地旅行彻底关闭了；来自传染国的船只要停靠在检疫站接受检查，疑似被传染的船只要接受两周的隔离，各种不同的商品要接受不同的禁令和清洗方法。传统意义上的隔离是将所有人从疫区隔离开来，看谁会死于感染。1883 年，埃及暴发霍乱，瑞典再次实施传统的隔离方法，来自埃及和土耳其的船只都要在堪撒登陆。两年后，类似的规则同样扩展到了来自其他地方的船只。[③]

  在法国，口头上支持新检疫隔离主义的原则，但是实际行动很少。1871 年，关于霍乱的官方指示认为，对海上交通的限制很困难，对陆上交流的限制不切实际；相反，他们将重点放在了疏散霍乱病人时产生的危险的接触上，他们建议饮用纯净水，检查食品并将厕所消毒。在 19 世纪 70 年代初，法国高官仍然推荐检疫隔离的方法。然而到 19 世纪 70 年代中期，各种修正意见达成了一个妥协。1876 年，根据19 世纪 60 年代初针对黄热病制定的先例，法国施行了一套新的海上卫生措施，对疑似感染的船只和船上实际感染霍乱的人进行观察隔离，对正在登陆的乘客和卸载的货物进行严格的检疫。[④] 尽管这意味着并非每艘船都被传统检疫措施全力折磨，

  ① *Förhandlingar*, 1866, pp. 166–69; 1868, pp. 162–65; 1897, p. 225; *Conférence 1874*, p. 135; *SFS*, 1875/21; Bergstrand, *Svenska Läkaresällskapet*, p. 208; *Upsala Läkareförening*, 13, 1 (1877–78), pp. 11–12.

  ② *SFS* 1874/68, §§13, 29, 32, 36; 1875/21, §22; *Hygiea*, 37, 3 (March 1875), p. 178; 37, 11 (November 1875), p. 641; A. Kullberg, ed., *Forfattningar m.m. angående medicinalväsendet i Sverige, omfattande tiden från och med år 1860 till och med år 1876* (Stockholm, 1877), pp. 538–45; Aug. Haeffner, ed., *Lexikon öfver nu gällande författningar, m.m., rörande kolera* (Gothenburg, 1894), p. 33.

  ③ *Hygiea*, 41, 2 (February 1879), pp. 130–40; 41, 4 (April 1879), pp. 265–77; 41, 5 (May 1879), pp. 329–33; *SFS*, 1879/28; 1885/37; Sven-Ove Arvidsson, *De svenska koleraepidemierna: En epidemiografisk studie* (Stockholm, 1972), p. 108.

  ④ *Recueil*, 3 (1874), pp. 316–28; 4 (1875), pp. 250–55; 5 (1876), pp. 4–24; Coleman, *Yellow Fever in the North*, pp. 104–05.

但是修订系统的核心原则（允许健康的人通过，只扣留患者）仍然未被遵守。然而同时，检疫隔离期被缩短了。[①] 虽然起步缓慢，但是法国人继续追随新检疫隔离主义者的潮流，只是与他们的邻居相比，不那么情愿，成果也没有那么多。进入 19世纪 80 年代和 90 年代，虽然消毒仍然被视作补充和缓和检疫隔离措施的一个手段，但是逐渐受到了人们的重视。1884 年，阿德里安·普鲁斯特（Adrien Proust）——法国不知疲倦的流行病预防总检查员、马塞尔（《追忆似水年华》的作者——译者）的父亲——建议对来自疫区的旅客进行检疫隔离，同时对他们被污染的物品消毒，二者要结合起来。在 1885 年罗马国际卫生大会上，法国代表带着最近刚刚转变观念的热情出现在会场上，他们支持针对来自东方的船上的乘客采用卫生管理的新技术（消毒、清洗、检查乘客、隔离患者），允许他们不用检疫就可以在欧洲登陆。到 19 世纪 80 年代末，正在马赛接受检查的船只，若卫生状况令人满意，允许通过而非不加区别地一起接受检疫隔离。迟至 1896 年，若船只的卫生证明书证明船只卫生，那么允许船上的健康乘客和疑似感染的乘客登陆，只是要接受监控；但是如果船上暴发了霍乱，那么未感染的旅客仍然要接受 5 天的观察检疫。[②]

虽然针对外来者，法国人在他们的港口施行了一种变异的新检疫隔离主义者的措施，但是在国内几乎没有采取任何措施，甚至上述寥寥无几的措施也姗姗来迟。类似于英国的卫生改革在法国推行得断断续续，直到出现像豪斯曼（Haussmann）那样宏大的革新规划。但是，甚至新检疫隔离主义者更温和的干预措施，在法国很明显也是不存在的。隔离和检疫系统在 19 世纪 70 年代和 80 年代初期仍然被看作防御措施中出现的一种新趋势，英国尤其如此。当 1884 年霍乱袭击土伦时，马赛市政当局重新要求采取针对土伦的卫生警戒线（公认没有结果）。隔离患者的做法并不普遍，尽管在其他国家，尤其是英国，许多人提倡并赞赏这种做法。[③] 但是，这种技术，尤其是隔离技术，也遭到了怀疑。在传染病流行期间，将穷人隔离在医院和

① Proust, *La défense de l'Europe*, pp. 399–404; Henri Monod, *Le choléra (Histoire d'une épidémie–Finistère, 1885–1886)* (Paris, 1892), pp. 615–16; *Medical Record*, 43,1 (1893), p. 1.

② *JO*, 17, 185 (9 July 1885), pp. 3523–24; Proust, *La défense de l'Europe*, pp. 25–26; Trolard, *De la prophylaxie*, p. 11; *JO*, 16, 298 (29 October 1884), pp. 5682–84; *Annales*, 3/16 (1886), pp. 419–20; *Conférence 1885*, pp. 124, 131–35, 151; A. Proust, *L'orientation nouvelle de la politique sanitaire* (Paris, 1896), pp. 271–75; *JO*, 28, 20 (21 January 1896), pp. 360–61.

③ *Bulletin*, 2, 6 (1877), pp. 447–49; *Annales*, 3/10 (1883), p. 357; Frank M. Snowden, *Naples in the Time of Cholera, 1884–1911* (Cambridge, 1995), p. 64; Chartier, Laennec and Lapeyre, "Rapport sur l'isolement des malades atteints d'affections contagieuses présenté au Conseil de santé des hospices civils de Nantes," *Rapport sur les travaux du Conseil central d'hygiene publique et de salubrité de la ville de Nantes et du département de la Loire-Inférieure* (1880), pp. 98–100, 105; *Annales*, 2/49 (1878), pp. 267–69; 3/5 (1881), pp. 550–51; 3/15 (1886), pp. 219–29; A. Proust, *Le choléra: Etiologie et prophylaxie* (Paris, 1883), pp. 45, 200; L.-H. Thoinot, *Histoire de l'épidémie cholérique en 1884* (Paris, 1886), pp. 173–75, 246–49, 353; *Mémoires*, 17 (1853), p. 383.

兵营的建议，引起了人们的担心，担心这些措施会沦为对病人的强制转移。[1] 因此，对这种措施的采纳非常慢，也很不情愿。1884 年，土伦的卫生委员会希望出现霍乱死亡病例时，撤出住所的其他居民，然后对住所消毒并清洗，但是发现将居民安置在其他地方代价太高。在非尼斯泰尔省（Finistère），1885—1886 年，当局为防止过度拥挤，试图说服 2000 名旅游垂钓者搬进为此目的搭建的军事帐篷中，结果只有一部分人愿意。[2] 但是潮流逐渐地变了。1886 年霍乱流行期间，里尔（Lille）的一个卫生委员会试图疏散不卫生房屋中的居民，而且可能还疏散他们的邻居。1884 年霍乱流行期间，在塞纳河畔，霍乱患者被转移到专门的马车上，他们的住所被消毒。巴黎警方成立了一支专门的队伍，将死者的房间消毒，或将已住院患者的房屋消毒，其中一个不能修复的破屋被烧掉。1888 年，巴黎开始为运送传染病人的专门马车修建车站，到 90 年代，全面推进消毒工作。[3]

在第一次霍乱流行期间，这些国家都强制要求报告传染病状况。像英国一样，欧洲大陆国家现在也继续要求报告，并且把报告正式化，这也是新检疫隔离主义的一部分，强调发现病人是为了隔离病人。[4] 在 19 世纪，德意志许多地方引进了这种严格措施：安施帕赫（Anspach）1807 年要求汇报天花情况，柏林在 1810 年、吕贝克在 1823 年都做了这样的要求；后来许多地方将报告疾病情况扩展到了其他疾病上，比如巴伐利亚在 1862 年，卡塞尔（Cassel）在 1877 年，巴登在 1881 年，萨克森在 1890 年。[5] 在普鲁士，18 世纪末以来的法令要求医生和牧师报告这些疾病。1835 年的规章要求户主、牧师、旅店老板和医生报告传染病，但在 1845 年又规定只限于医疗人员报告。汉堡在 1818 年已经不仅要求医生，而且要求每个公民都报告病例。1836 年，当最终面临霍乱时，慕尼黑的医生报告了所有病例。[6] 到 19 世纪中

[1] Mireur, *Etude historique*, pp. 156, 159; *Bulletin de la Société de médecine publique et d'hygiène profession-nelle*, 2 (1879), pp. 328–30.

[2] Dominique, *Le choléra a Toulon*, p. 116; Monod, *Le choléra*, pp. 87–88; Monod, *La santé publique*, p. 48.

[3] *Bulletin médical du Nord*, n.s., 7 (1886), pp. 224–26; *Veröffentlichungen*, 9, 2 (7 July 1885), pp. 5–6; *BMJ*, 2 (23 August 1884), p. 381; Monod, *La santé publique*, p. 76; *Annales*, 3/19 (1888), p. 282; 3/26 (1891), pp. 305ff. 1902 年法虽然严重依赖消毒，但并没有使用隔离：Jean Humbert, *Du role de l'administration en matière de prophylaxie des maladies épidémiques* (Paris, 1911), pp. 181–83.

[4] *Conférence 1893*, p. 79.

[5] John Cross, *A History of the Variolous Epidemic Which Occurred in Norwich in the Year 1819, and Destroyed 530 Individuals, with an Estimate of the Protection Afforded by Vaccination* (London, 1820), pp. 245–46; F. L. Augustin, *Die Königlich Preussische Medicinalverfassung* (Potsdam, 1818), v. I, pp. 175–76; Regulativ über das Verfahren beim Ausbruche der Menschenblattern, 15 October 1823, in BA, Reichskanzleramt, 14.01/999; *Recueil*, 23 (1893), pp. 170–71; *DVöG*, 17 (1885), pp. 605–06.

[6] Augustin, *Preussische Medicinalverfassung*, v. I, pp. 35–36; Franz Brefeld, *Die endliche Austilgung der asiatischen Cholera* (Breslau, 1854), p. 64; Fliescher, *Die Choleraepidemien in Düsseldorf*, pp. 15–16; Guttstadt, *Deutschlands Gesundheitswesen*, v. II, p. 92; Franz Xaver Kopp, *Generalbericht über die Cholera-Epidemie in München einschlüssig der Vorstadt Au im Jahre 1836/37* (Munich, 1837), pp. 59–60.

期，许多地方要求医生和家庭成员报告霍乱病例。1892 年，那些没有要求报告的国家也提出了要求，而且普鲁士将这个要求扩展到了所有疑似病例，包括每个腹泻和呕吐的病例，除了 2 岁以下的儿童。[①] 普鲁士还允许官方的医生检查尸体并进行解剖，以确定是否存在疾病。德意志帝国《1900 年传染病法》要求报告确定的和疑似的病例，但是普鲁士害怕过度报告，所以没要求报告后者。[②] 在斯德哥尔摩，从 1850 年开始要求报告所有像霍乱之类的重大疾病。在 1874—1875 年，这种要求被推广到瑞典全国，要求医生和牧师汇报；到 1919 年，也要求户主报告。[③] 在法国，1822 年的法律、各种地方法规和 1882 年 3 月 3 日的一个法律，都要求报告霍乱、鼠疫和黄热病。然而一直到 1892 年出台行医法，程序才有了更新，然后持续到 1902 年的公共卫生法。尽管法国也曾经试图效仿英国的宽泛做法，要求医生和家庭成员都要报告，但最终还是只要求医务人员报告。[④]

因此，新检疫隔离主义意味着对无症状旅客进行检查和医疗监控以代替检疫隔离，将患者、他们的物品和住所清洗和消毒，以便缩短隔离时间或减小隔离的必要性。然而，另一方面，19 世纪 30 年代的许多惯例延续到了 19 世纪末。公共设施、娱乐和聚会场所被关闭或受限。1873 年，慕尼黑做了最大的牺牲，取消了啤酒节，人们怀疑跳舞和溜冰可能会导致暴饮暴食和发冷。[⑤] 政府仍然害怕死人有危险性，

① Gähde, *Cholera in Magdeburg*, pp. 25–28; Bolz, *Cholera auf dem badischen Kriegsschauplatze*, pp. 56–57; *Ärztliche Mittheilungen aus Baden*, 27, 19 (24 September 1873), pp. 155–59; Wolff, *Bericht*, pp. 81–86; Müller, *Cholera-Epidemie zu Berlin 1866*, pp. 60–63; *Der amtliche Erlass, betreffend Massnahmen gegen die Choleragefahr: Vom 19. August 1893* (Königsberg, 1893), pp. 3–5; Prussia, Haus der Abgeordneten, *Anlagen zu den Stenographischen Berichten*, 1892/93, Akst. 76, pp. 2067, 2095, 2106.

② *SB*, 1892/93, Akst. 172, p. 916; *Anweisung zur Bekämpfung der Cholera. (Festgestellt in der Sitzung des Bundesrats vom 28. Januar 1904): Amtliche Ausgabe* (Berlin, 1905), pp. 7–10; Wilhelm Markull, *Die Gesetze betreffend die Bekämpfung übertragbarer Krankheiten* (Berlin, 1906), p. 2; Martin Kirchner, *Die gesetzlichen Grundlagen der Seuchenbekämpfung im Deutschen Reiche unter besonderer Berücksichtigung Preussens* (Jena, 1907), pp. 32–33.

③ "Kongl. Sundhets-Collegii Cirkulär till samtlige i Stockholm anställde eller praktiserande Läkare," 26 August 1850, copy in Riksdagsbiblioteket, Stockholm; *SFS*, 1851/17; 1875/21, §21; 1874/68, §33; *Betänkande med förslag till hälsovårdsstadga för riket och epidemistadga* (Stockholm, 1915), pp. 131ff.; *SFS* 1919/443, §2.

④ *Recueil*, 21 (1891), pp. 406 –07; 23 (1893), pp. 170–72,548; Alfred Fillassier, *De la détermination des pouvoirs publics en matière d'hygiène* (2nd edn.; Paris, 1902), p. 169; Jacques Léonard, *La France médicale: Médecins et malades au XIXe siècle* (n.p., 1978), p. 77; Hildreth, *Doctors, Bureaucrats, and Public Health*, pp. 196–98; *JO*, 25, 354 (30 December 1893), pp. 6173–75; Ann-Louise Shapiro, "Private Rights, Public Interest, and Professional Jurisdiction: The French Public Health Law of 1902," *BHM*, 54,1 (Spring 1980), p. 20; Mosny, *La protection de la santé publique* (Paris, 1904), p. 21; *Annales*, 3/31 (1894), pp. 182–89; 3/16 (1886), p. 468; *Mémoires*, 34 (1884), pp. clviii–clix. 在 1908 年和 1914 年，这一规定被修改为包括家长和那些照顾病人或为病人提供房屋的人：*JO*, 40, 255 (19 September 1908), pp. 6493–94.

⑤ Mühlhäuser, *Über Epidemieen und Cholera*, pp. 87–88; Gähde, *Cholera in Magdeburg*, pp. 25–28; Bolz, *Cholera auf dem badischen Kriegsschauplatze*, pp. 58–59; *Recueil*, 3 (1874), pp. 316–28; Proust, *La défense de l'Europe*, pp. 429–30; Mireur, *Etude historique*, pp. 162–63; *SFS*, 1874/68; 1875/21; *Conférence 1866*, 24, annexe; Wilbrand, *Die Desinfection*, p. 147; Frank, *Cholera-Epidemie in München*, pp. 66, 72, 75, 95–97; Fikentscher, *Cholera asiatica zu Augsburg*, pp. 18–20.

要求尸体要迅速运走埋掉，禁止参加人数很多的烦琐的葬礼。[①] 被传染的房屋要打上标记。

科赫与九十年代

科赫 1884 年发现霍乱弧菌是霍乱产生的原因，这成为 19 世纪末细菌学革命的一部分。这也是知识上的一次大突破，这些知识是以巴斯德开创性的工作为基础的。后来进一步发现，微生物也是其他传染病暴发的原因。从病因学上来看，科赫的突破最终解决了传染主义者和地方主义者长期以来日益激化的争论。科赫的发现证明，无论诱发因素怎样有利于疾病传播，没有出现一种专门的微生物的话，霍乱不可能出现。然而从预防方面来看，他的结论的影响更温和。科赫的发现和官方以此为基础做出的预防措施的变化，并不代表卫生主义者努力的倒退，更不是说回到传统的检疫隔离主义。几十年前，人们已经开始远离简单的地方主义和卫生主义，科赫仅仅是促进了这个转变，开始强调已经存在的新检疫隔离主义者的方法，这些方法——重点更加突出，但没有从根本上改变新检疫隔离主义预防措施的原则——至少可以追溯到霍乱弧菌发现之前的二十年。[②] 了解霍乱传播的具体方式意味着可以使检查、隔离和消毒技术更有效，但是远在霍乱弧菌首次出现在流行病学上之前，这些程序已经被详细阐述过，而且已被采纳了。

以科赫主义者的主要武器之一——消毒为例。消毒、烟熏和其他消灭接触传染物的方法，在 19 世纪 80 年代和 90 年代远非新奇的事物，中世纪黑死病时期已经尝试了，19 世纪 30 年代暴发霍乱时再次尝试，随着新检疫隔离主义在 19 世纪 60 年代末的发展，它以一种更系统的方式再次出现。[③] 细菌学时代之前，消毒的问题当然是黑暗中的胡乱摸索，没有人知道他们正在设法消灭的是什么，因此也没有人知道怎样做。因此，除了间接的了解之外，几乎不可能知道哪一种消毒物质最有效，而且实际上也不知道整个消毒事业是否真的起作用。[④] 因此，消毒对于防止霍乱的传播经常收效甚微，经过 19 世纪 60 年代最初的热情迸发后，幻想破灭了。消毒程序能否在流行病传播或毒性减弱方面带来显著的差异，要证明这一点太困难了，这

---

① Heine, *Die epidemische Cholera*, pp. 42–47; Majer, *General-Bericht*, p. 41; Gähde, *Cholera in Magdeburg*, pp. 25–28; Wolff, *Bericht über die Cholera-Epidemie*, pp. 81–86; Proust, *La défense de l'Europe*, pp. 429–36; *Hygiea*, 37, 11 (November 1875), p. 641; Kullberg, *Forfattningar*, pp. 538–45.

② 把科赫的发现和埃文斯提出的新隔离主义措施简单地联系起来是不够的：Richard J. Evans, "Epidemics and Revolutions: Cholera in Nineteenth-Century Europe," *Past and Present*, 120 (August 1988), p. 145.

③ 例如，见 *Conférence 1866*, 24, annexe, appendix, pp. 1–2, 17–18.

④ *Berichte*, Heft 1 (2nd edn.), pp. 21–25; *DVöG*, 7 (1875), p. 274; *Annales*, 2/43 (1875), p. 248; 2/41 (1874), pp. 8–13; Heine, *Die epidemische Cholera*, pp. 47–48; J. A. Gläser, *Gemeinverständliche Anticonta-gionistische Betrachtungen bei Gelegenheit der letzten Cholera-Epidemie in Hamburg 1892* (Hamburg, 1893), p. 46.

令人沮丧。[①] 例如，针对撑筏人采取的措施，在阻止疾病沿着普鲁士水路传播方面起的作用非常小。正如加利西亚一个木筏主指出的，发货商经历的复杂的烟熏消毒，"甚至连虱子都没有消灭。"[②] 佩滕科费尔最初是排泄物消毒的热情支持者，后来注意到霍乱的传播丝毫未减弱，所以他的消毒热情在 19 世纪 70 年代中期消失了。在 1874 年国际卫生大会上，差不多只有英国人在为消毒辩护，对抗奥地利和德意志代表的抨击。在 1885 年罗马国际卫生大会上，对消毒的信心达到了最低点。此时距科赫宣布他的发现不久，还没有变得广为人知或被普遍接受。[③] 但是到 19 世纪 90 年代初，科赫的发现使这些正要退出历史舞台的预防措施重新流行起来。在威尼斯国际卫生大会上，在其他方面意见不一致的国家代表们联合起来共同支持恢复消毒技术。[④] 化学清洗现在成为新检疫隔离主义者预防大厦的根基，这一措施的效果可以通过其消灭霍乱弧菌的能力直接判断。[⑤] 所以消毒并不是细菌学出现才创造出的一种技术，或者说不是细菌学的出现才首次使其成为可能的一种技术，实际上已经使用很长时间了，在科赫之前的二十年已经成为常规的预防方法。它的命运现在被转变，得到了新知识的认可和支持，影响进一步扩大。[⑥]

　　受科赫的发现及科赫的支持者们最终采取的预防措施的影响，地方主义者和传染主义者的争论持续到了 19 世纪末。在德意志，佩滕科费尔对直接的环境因素的强调受到了科赫主义者的挑战，后者坚持认为霍乱弧菌不需要根据地方环境进行任何转化就能引发一场流行病。一向善变的佩滕科费尔虽然乐意将科赫的弧菌视作他的因素 X，但是被他的对手日益增长的影响力激怒了。他们在病因学上的敌对在 1892 年汉堡暴发霍乱期间达到了高潮，当时佩滕科费尔正在设法证明只有霍乱弧菌不可能产生霍乱，为此他喝了大量的弧菌，从此将他自己恰如其分地放在了一个令人尊

　　① Lotze, *Choleraepidemie von 1866*, p. 5; Wilbrand, *Die Desinfection*, p. 137; Comité, *Bericht*, pp. 28–52; Müller, *Cholera-Epidemie zu Berlin 1866*, pp. 63–65; Müller, *Cholera-Epidemie zu Berlin 1873*, p. 16; Warnatz, *Asiatische Cholera*, p. 49; Mühlhäuser, *Über Epidemieen und Cholera*, p. 87; Thomas, *Verhandlungen der Cholera-Konferenz*, pp. 36–37; Heine, *Die epidemische Cholera*, pp. 42–47; Majer, *General-Bericht*, p. 41.

　　② *Berichte*, Heft 1 (2nd edn.), p. 46; *Medicinisches Correspondenz-Blatt des Württembergischen ärztlichen Vereins*, 47, 22 (10 August 1877), p. 171.

　　③ Frank, *Cholera-Epidemie in München*, pp. 46, 54–55, 76–77, 80– 81, 83, 283–84; *Conférence 1874*, pp. 67– 74; *Conférence 1885*, pp. 124–35, 168.

　　④ *Conférence 1892*, pp. 127–28, 175; *Recueil*, 22 (1892), p. i.

　　⑤ 这也包括瘴气论者旧假说——恶臭和不健康是同义词——的终结。新的细菌学带来的告诫是，消毒和除臭不应该混淆，单是难闻的气味不一定有害：A. Heidenhain, *Desinfection im Hause und in der Gemeinde* (Cöslin, [1888]), pp. 4–7. 也见 Alfred Conrad Biese, *Der Sieg über die Cholera* (Berlin, 1893), p. 27. 现在人们还认识到，熏蒸对霍乱不起作用：Ernst Barth, *Die Cholera, mit Berücksichtigung der speciellen Pathologie und Therapie* (Breslau, 1893), pp. 145–47.

　　⑥ 推动了流行病学上辉格主义式的方法。该方法认为与其说是巴斯德和科赫促进了消毒的发展，不如说消毒依赖巴斯德和科赫：*Recueil*, 22 (1892), pp. i–ii; 23 (1893), pp. viii; *Annales*, 4/11 (1909), p. 323; Claire Salomon-Bayet et al., *Pasteur et la révolution pastorienne* (Paris, 1986), pp. 301–06.

敬的霍乱自我实验的谱系中——代价是一场不严重的腹泻。[1] 科赫及其支持者最终占据了优势，而且表现得更有雅量。那些没有立即加入交战阵营的人当中，有许多人能够调和双方的重要矛盾，描述出关于传染病的事实：传染病的传播，尽管最终依赖一个特定因素的输入，但是被其他诱发因素——地方的和个人的——所决定。[2] 尽管证明了霍乱的传播性，科赫自己却不认为检疫站和警戒线有实际意义，除非在罕见的、非常特殊的环境中。[3] 甚至最狂热的坚持细菌学的传染主义者，也不否认改善公共卫生对于抗击霍乱的价值。[4] 在 1895 年科赫主义的影响正处于高峰期时，科赫大师著名的学生之一加夫基（Gaffky）指出，尽管霍乱弧菌作为疾病的直接原因非常重要，但时间性的、地方的和个人的因素在疾病传播时都值得给予充分关注。为防止霍乱，最可靠的保护是提供卫生系统，尤其是提供清洁的饮用水并清理垃圾。就像普鲁士 1892 年关于霍乱的规章指出的那样，清洁卫生比实施可怜的消毒更好。[5]

实践中的科赫

在德意志，消毒继续扮演重要的角色，自 19 世纪 60 年代，它已经开始承担了这样的责任。伦敦和利物浦的公共机构对穷人的物品消毒的做法在 19 世纪 70 年代被竞相仿效，尽管构建这个系统实际上还需要 10 年。[6] 柏林的第一个消毒站在 1886 年开放，汉堡 1892 年建立了 20 个程序复杂的消毒站。到 1887 年，柏林要求对霍

---

① Kisskalt, ed., *Briefwechsel Pettenkofers: Auszüge aus sämtlichen im Archiv des Hygienischen Instituts der Universität München befindlichen Briefen* (n.p, n.d. [1935]), pp. 267ff.; Pettenkofer, *Über Cholera*, pp. 6–11.

② *Die Cholera in Hamburg in ihren Ursachen und Wirkungen: Eine ökonomisch-medizinische Untersuchung* (Hamburg, 1893), pt. 2, pp. 8, 24–26, 39–40; Barth, *Cholera*, pp. 88–91, 96–97; *DVöG*, 17 (1885), pp. 556–59; R. J. Petri, *Der Cholerakurs im Kaiserlichen Gesundheitsamte: Vorträge und bakteriologisches Praktikum* (Berlin, 1893), pp. 83–84; Linroth, *Om folksjukdomarnes uppkomst*, p. 76; *Deutsche Medicinische Wochenschrift*, 10, 33 (14 August 1884), p. 533; R. Kutner, ed., *Volksseuchen: Vierzehn Vorträge* (Jena, 1909), pp. 16–17; Johanna Bleker, "Die historische Pathologie, Nosologie und Epidemiologie im 19. Jahrhundert," *Medizinhistorisches Journal*, 19, 1/2 (1984), pp. 47–48.

③ *Conférence 1885*, p. 92; PRO, FO 542/3, FO CP 7819, November 1902, p. 18; *Sanitary Record*, n.s., 14, 178 (15 February 1893), p. 394.

④ Barth, *Cholera*, p. 98; Otto Riedel, *Die Cholera: Entstehung, Wesen und Verhütung derselben* (Berlin, 1887), p. 72; Prussia, *Stenographische Berichte, Haus der Abgeordneten*, 86 (4 July 1893), p. 2518; *SB*, 1892/93, Akst. 172, p. 923; *SB*, 1892/93, 21 April 1893, p. 1957C.

⑤ *DVöG*, 27 (1895), p. 139; *Amtliche Denkschrift über die Choleraepidemie. 1892* (Berlin, 1892), p. 99; *Der amtliche Erlass*, p. 25.

⑥ *DVöG*, 5 (1873), pp. 358–64; Königliche Eisenbahn-Direction Frankfurt a.M., *Massnahmen zur Abwehr der Cholera* (Frankfurt am Main, 1884), pp. 9–23; *Deutsches Wochenblatt für Gesundheitspflege und Rettungswesen*, 1, 24 (15 December 1884), pp. 285–86; *Vierteljahrsschrift für gerichtliche Medicin und öffentliches Sanitätswesen*, 3 F., 4, Suppl. Hft. (1892), p. 161.

乱患者的住处和物品消毒。[1]在汉堡,有过病人或死人的房屋要消毒,而且要将居民从房屋里面疏散出来,并清洗他们的物品。销毁物品而不是对物品进行消毒要赔偿,以免民众隐瞒物品的风气盛行。一个古怪且新奇的措施要求用面包擦拭墙纸,烧掉由此产生的面包屑。[2]《1900年传染病法》要求在全德国建立消毒机构,被传染病袭击的住所在重新入住之前要清洗。霍乱患者、疏散出的居民和他们的物品在流行病期间要不断地清洗,如何处理各种物品都有非常详细的指导说明。回归正常生活之前,康复的人要彻底清洗身体,洗一个痛快的澡。1900年,对于下葬和尸体的处理颁布了严格的规章。逝者的衣服不用洗不用换,将尸体包在一件充满消毒剂的寿衣中,然后直接放进铺了一层锯末、腐叶土或其他吸水的物质的棺材中。[3]密封棺材之前,还要进行最后的消毒。宗教对尸体的净身礼要在官方医生的指导下进行,只能用消毒液净身。棺材要立即送到停尸房,禁止瞻仰,限制送葬人数,要立即下葬,而且只能在合适的墓地下葬。[4]

将病人与健康的人隔离开,同样是科赫主义者预防方法中的重要内容。未感染地区的居民被建议避免接触有可能被感染的旅客和住所,而且避免往常的大型聚会。禁止集市、市场和其他公共集会,如果没有警方的允许,禁止患者旅行。[5]1884年,由于来自法国的霍乱的威胁,普鲁士人将患者送入医院,或在家中隔离,将健康的人从被感染住所中疏散出来的可能也列入了后备计划。在梅克伦堡(Mecklenburg),如果必要可以强制患者被隔离或住院。在汉堡,住所被感染的居民要转移到其他地方隔离一段时间才能回家。感染霍乱的孤儿和住院的儿童,要在一个避难所中隔离6天后才能被送回正常的住所。[6]很明显,存在一些非自愿的、强制住院的情况,至少从报告中可以判断许多人是拒绝的,不得不在警察的协助

① *Annales*, 3/17 (1887), p. 184; 3/18 (1887), p. 222; *Veröffentlichungen*, 10 (1886), p. 557; Wolter, *Das Auftreten der Cholera*, p. 160; *Deutsche Militärärztliche Zeitschrift*, 22, 6 (1893), p. 243; *Stenographische Berichte über die öffentlichen Sitzungen der Stadtverordneten-Versammlung der Haupt-und Residenzstadt Berlin*, 19 (1892), 11 February 1892, p. 57; *Veröffentlichungen*, 11 (1887), p. 110; Palmberg, *Treatise on Public Health*, pp. 395–400.

② Hugo Borges, *Die Cholera in Hamburg im Jahre 1892* (Leipzig, n.d.), p. 87; *Der amtliche Erlass*, pp. 9, 25; Wolter, *Das Auftreten der Cholera*, p. 161; Petri, *Cholerakurs*, p. 178. 显然,这采自预防天花和猩红热的程序:Carl Flügge, *Die Verbreitungsweise und Abwehr der Cholera* (Leipzig, 1893), p. 82.

③ 在此期间,关于是否允许火葬的争论还在继续,菲尔绍支持火葬,认为火葬是最卫生的尸体处理方式:Prussia, Haus der Abgeordneten, *Stenographische Berichte*, 86, 4 July 1893, pp. 2531–32.

④ *Anweisung zur Bekämpfung der Cholera*, pp. 5, 15–16, 19; *Desinfektionsanweisung bei Cholera: Amtliche Ausgabe* (Berlin, 1907), pp. 6–11; *Reichs-Gesetzblatt*, 17 (1907), pp. 95–98.

⑤ Kabierske, Jr., *Wie schützt sich ein Jeder selbst am besten vor der Cholera?* (Breslau, [1893]); *Belehrung über das Wesen der Cholera und das während der Cholerazeit zu beobachtende Verhalten* (Königsberg, 1892), p. 3; *Amtliche Denkschrift*, pp. 91ff.; *Der amtliche Erlass*, p. 5; *Veröffentlichungen*, 11 (1887), p. 591; O. Rapmund, *Polizei-Verordnung betreffend Massregeln gegen die Verbreitung ansteckender Krankheiten* (Minden i. W., 1899), pp. 1–6.

⑥ Königliche Eisenbahn-Direction, *Massnahmen zur Abwehr*, pp. 9–23; G. Maas, *Schutzmassregeln gegen die Cholera* (Calbe a.S., 1892), p. 9; *SB*, 1898/1900, Akst. 690, p. 4222; Wolter, *Das Auftreten der Cholera*, p. 163; Borges, *Cholera in Hamburg*, p. 87.

下被强制送往医院。[①] 1884 年，在符腾堡，患者要被送到隔离房间，或至少在家中隔离，由警察守卫，将疾病通知张贴在他们的住所上或在报纸上宣布他们已感染。[②]

1892 年，尽管仍然没有直接强制，但普鲁士的规章表达了使贫穷的患者和住房简陋的患者入院的愿望。[③] 但是接下来的一年，它的措施变得严厉起来。一旦通过细菌检测确定了霍乱存在，患者要与所有人隔离开，除了他们的照顾者之外；如果可能的话，可以在家中隔离，如果官方的医生认为有必要，要在医院隔离。[④] 有一家人，不幸被强制在学校的房屋中隔离，被扒光衣服用酚皂彻底清洗，然后穿上发的新衣服。他们的住所被消毒，寝具和各种物品被烧掉。他们囤积的土豆藏在床底下，因此也被排泄物污染了，所以都被扔进一个壕沟里捣成碎泥，并且倒进未稀释的石炭酸浸泡——这都没有能阻止他们的邻居（据官方记载，这些邻居受到一种近乎无知的宿命论的激励）设法偷他们的东西，吃他们的食物。在某些情况下，甚至连（患者的）接触者也在警察的守卫之下被隔离起来。普鲁士的黑尔戈兰岛（Helgoland）试图自我保护，1892 年切断了和外界的所有交流；反过来，基辅村（Kiewo）被隔离开来，其居民被禁止离开，以保护周围的地区。在靠近科布伦茨的迈森海姆（Meisenheim），一个父亲因霍乱已经失去了一个孩子，当政府要求隔离另一个孩子时，他拒绝了。当地的检察官介入，政府取得了成功，但是当地人民站在反对政府的一方，甚至当市长批评这种不隔离的行为时，他的轻率言论遭到了应有的谴责。[⑤]1900 年，随着《传染病法》的通过，强制隔离患者正式化。患者和疑似患者不论是在家里还是医院，要和所有人隔离，除了家人和照顾者之外。[⑥] 无临床症状的接触者要接受 5 天的医疗监控而不用被隔离，除非官方医生有隔离他们的

① Evans, *Death in Hamburg*, p. 333; *Die Misserfolge der Staatsmedicin und ihre Opfer in Hamburg* (Hagen i. W., [1892]), p. 30. 但是有人声称转移是自愿的，见：Wolter, *Das Auftreten der Cholera*, p. 164.

② Guttstadt, *Deutschlands Gesundheitswesen*, v. II, p. 147; Rapmund, *Polizei-Verordnung*, p. 18.

③ *Amtliche Denkschrift*, pp. 91ff.; *Massnahmen der Behörden für den Fall des Auftretens der asiatischen Cholera: Nebst einer Anweisung zur Ausführung der Desinfection: Nach den Berathungen der Commission im Reichsamt des Innern am 27. u. 28. August 1892* (Berlin, 1892), p. 6.

④ 这只有在那些法律允许强制住院的邦才有可能：*Ministerial-Blatt für die gesammte innere Verwaltung in den Königlich Preussischen Staaten*, 54 (1893), pp. 173–93; *Der amtliche Erlass*, p. 5. 显然，柏林的受害者是被强行转移走的：*Stenographische Berichte über die öffentlichen Sitzungen der Stadtverordneten-Versammlung der Haupt-und Residenzstadt Berlin*, 19 (1892), 8 September 1892, pp. 276–77.

⑤ *Medizinischer Bericht über den Verlauf der Cholera im Weichselgebiet 1892* (Danzig, 1893), p. 11; Petri, *Cholerakurs*, p. 183; Prussia, Haus der Abgeordneten, *Anlagen zu den Stenographischen Berichten*, 1892/93, Akst. 76, p. 2069; Alexander Stollenwerk, "Die Cholera im Regierungsbezirk Koblenz," *Jahrbuch für westdeutsche Landesgeschichte*, 5 (1979), p. 266.

⑥ *Anweisung zur Bekämpfung*, pp. 12–13. 从帝国议会的辩论中可以明显看出，隔离被认为是对个人自由的重大干预，所以通过法案时议员的心情并不轻松。虽然已经很明确，隔离的决定不依赖患者或家属的同意，但除了官方医生之外，还需要主治医生的同意，以此作为保护患者免受不必要的转移的条件：*SB*, 1892/93, Akst. 172, p. 918; 1898/1900, Akst. 796, pp. 5346–47; Kirchner, *Die gesetzlichen Grundlagen*, pp. 113–14.

理由，这样的话他们就要接受细菌检测。例如，可能需要隔离与霍乱患者一起生活的健康的人。官方医生也可以命令健康的居民从被感染的生活区转移出来，或者特殊情况下撤出房屋的全部居民并做上相应的标记。[1]

正如消毒和隔离是科赫系统在国内的主要工具一样，类似的预防措施在边界也付诸了实践。与传统的检疫隔离主义相比，新的检疫隔离主义至少使公共卫生官员少了一个重要的麻烦。由于现在已认识到霍乱主要是由人传播的，只有在特殊情况下才由物品传播，因此可以放弃对货物、行李和物品进行清洗、通风和检疫的整套措施了。甚至早期被认为具有高度传染性的货物，比如破布，现在只要分类处理并打包进行批发贸易，也允许进口。[2] 另一方面，消毒有望使大多数货物无害。相比而言，对于带菌的人类，科赫的发现带来的问题和解决的问题一样多。随着表明疾病的客观标记的确定，无临床症状的携带者的问题抬头。[3] 只有通过最过时且最不实用的检疫隔离的方法——将所有旅行者关起来，一直到过了传染病的潜伏期，才能发现那些携带弧菌却没有症状者。而且即使如此，某种程度上也是徒劳的，因为一个带菌者可能从来不生病。检查旅行者并隔离明显患病的人——这些是细菌时代之前修正后的检疫隔离主义系统的要点——对于预先阻止无临床症状者的进入毫无用处。理论上，科赫的发现扩大了阻止所有潜在的传染病携带者的可能性，但是与过时的检疫隔离相比，实际的效果（对所有旅行者的排泄物进行病菌检测）只是有望减少一点麻烦。[4]

逻辑上来讲，从科赫的理论出发，一些预防措施同样是可行的：重新恢复范围最广的老式的检疫隔离；对所有旅行者进行病菌检测；设计其他系统，监视可能被感染的旅客，直到能够鉴别事实上已经感染的旅客，然后对其隔离并治疗。这些解决方法没有一个有望很容易地执行。对于边界上有成千个进出口、人流持续不断涌入的国家而言，对每一个过境者实施检疫隔离或病菌检测是后勤上的一个噩梦。但是监视旅客的其他方法，也都有一个同样复杂的监控和控制机制作为前提。从 19 世纪 60 年代开始，英国的检查和医疗监控技术——当时还不知道病菌检测——试图用一套系统取代检疫隔离。这个系统阻挡有症状者，同时监控健康的旅

---

① 初期在讨论这部法律时，反对这类措施的人群中流传着一些可怕的故事，其中包括汉堡的一个案例，一个女仆因为与救护车司机的友谊险些被隔离："Aus Kunst, Wissenschaft und Leben," *Tägliche Rundschau*, 59 (10 March 1893); *Anweisung zur Bekämpfung*, pp. 13–15.

② *Hygiea*, 55, 6 (June 1893), pp. 609–23.

③ John Andrew Mendelsohn, "Cultures of Bacteriology: Formation and Transformation of a Science in France and Germany, 1870–1914" (Ph.D. diss., Princeton University, 1996), pp. 459–75. 早在 1855 年，佩滕科费尔就发现了这个问题：Erwin H. Ackerknecht, "Anticontagionism Between 1821 and 1867," *BHM*, 22, 5 (September–October 1948), p. 581. 其他研究，见 *DVöG*, 7 (1875), p. 282; C. G. Ehrenberg, *Ein Wort zur Zeit: Erfahrungen über die Pest im Orient und über verständige Vorkehrungen bei Pest-Ansteckung zur Nutzanwendung bei der Cholera* (Berlin, 1831), p. 6.

④ 尽管 1911 年，在埃及对朝圣者进行了大规模的细菌学检查：*Annales*, 4/18 (1912), pp. 72, 80.

行者，后者可以继续到处走动，直到确认他们是否被感染。现在，科赫的发现为这种检查或修订后的检疫隔离主义系统带来了科学的证据。科赫主义者认同地方主义者的看法：传统意义上的检疫站和警戒线很大程度上不能有效执行，而且无论如何对于商业和交通都会造成巨大破坏。同时，与佩滕科费尔主义者不同，科赫主义者认为防止带菌者进入尚未被传染的地方是值得的。[1] 他们的解决方法集中在检查和医疗监控上，用新的细菌技术补充了英国的检疫隔离主义修订系统。所有健康的旅行者不经检疫隔离都可以进入，但在传染病 5~6 天的潜伏期内要处于医疗监控之下，通过这种方法找到第一批病人并将其隔离，以此将潜在的流行病扼杀在萌芽中。

科赫的发现提出了一个重要问题，涉及那些接受监控、隔离和消毒的人的身份问题。19 世纪 30 年代的检疫试图隔离每一个来自疫区的人，这对商业来说是不能忍受的错误方法，在大规模旅行和商业贸易开始的时代，执行这些措施更加不可行。随着 19 世纪 60 年代检疫隔离主义修订系统的出现，检查员已经试图发现并隔离那些存在明显症状的人。当科赫的发现提出了无临床症状的带菌者的问题之后，新问题又出现了。检查症状的旧方法——包括法国人的一个惊人技术，让医生在边界火车站与乘客混在一起，希望在自助餐厅发现那些没有用必要的愤怒攻击站在旁边等着他们吃完的人（意即霍乱患者为了避免被发现，一般不愿意主动惹事——译者）不再足够可靠。[2] 科赫之前，外部的症状，即使只是间接的，也是疾病的唯一信号；现在霍乱弧菌提供了一个客观的标志物。借用《伊奥兰丝》（是一部音乐剧，剧中有一个情节：上议院应该通过竞争性考试公开择优录取。女王在某个场景中说，在基督教世界中，贵族将大量涌现，公爵的崇高地位可以通过竞争性考试获得——译者）的一句名言：国家内的疾病，应通过细菌学测试来确定。理论上，用显微镜对霍乱弧菌的搜索，可能有助于缩小和精确描绘那些作为目标的病菌类型。[3]但是在实践中，它反而让更多的人害怕传染。

霍乱弧菌的发现，就找到限制它的措施而言，是一把双刃剑。一方面，它在理论上允许找到更有针对性的精确的预防措施。但是另一方面，事实上很难对所有可能被感染的人进行病菌检测，加上科赫的发现，人们开始重视人与人之间的传播，这个事实意味着潜在的感染范围被扩大到包括了那些接触过患者但没有症状的人。1892 年霍乱疫情之后，公共卫生当局开始治疗那些疑似霍乱患者和无临床症状的带

---

① C. K. Aird, *Die Cholera 1886 und die nach 55jährigen Erfahrungen gegen dieselben angewandten Schutzmittel* (Berlin, 1887), pp. 54–55; *DVöG*, 17 (1885), pp. 556–59; 27 (1895), p. 162; Riedel, *Die Cholera*, pp. 62–63; R. Grassmann, *Schutzmassregeln gegen die asiatische Cholera* (Stettin, 1892), p. 1.

② *Bulletin*, 3, 25 (1891), p. 143.

③ *Hygiea*, 55, 6 (June 1893), pp. 611–12; *Förhandlingar*, 1895, p. 54. 至于背景，见 Mendelsohn, "Cultures of Bacteriology," chs. 9–11.

菌者，就像他们事实上被感染了一样，使他们与真正的患者一样遭受隔离。[①] 尽管这样的程序在 1895 年遭到了最高法院一个判决（基于普鲁士 1835 年的一个规章，这个规章预示了只能隔离事实上遭受疾病折磨的人）的挑战，但是由于害怕可能的带菌者的影响，所以《1900 年传染病法》正式将可能的带菌者与事实上的霍乱患者同等对待。[②] 那些虽然没有症状但与患者或被污染的物品有接触者，被怀疑有传染性，要接受监控和可能的隔离。[③] 通过对排泄物进行病菌检测，如果看起来健康的人存在霍乱弧菌，法律规定可以使其接受治疗，就像实际的病人一样。例如，若发现一艘船上有乘客是带菌者，那么这个乘客要作为被传染的对象接受治疗，即使船上没有一个明显的霍乱病例。[④]

同时，基于临床症状的老标准仍然有效。[⑤] 此外，新的病菌检测（例如用于排除没有携带霍乱弧菌的腹泻患者）并没有使证据变得更明显或更集中，现在举证的负担放在了有过症状的患者身上，患者要证明他们没有或不再携带霍乱弧菌，所以是在老标准上增加了新标准而非用一个标准取代了另一个。根据《1900 年传染病法》，要在病人、疑似病人和疑似具有传染性的病人之间做出区分。疑似病人，是那些有症状但相隔一天连续做两次病菌检测后，仍然无法证明实际上是否被感染的人。甚至两次检测都是阴性之后，仍然有理由被怀疑得了霍乱，那么这种情况下至少需要做三次病菌检测。要求三次检查为阴性才能排除得病嫌疑的做法，自然增加了长时间隔离的可能性，至少在一个事例中是这样：一个霍乱弧菌的携带者被隔离了 250 天，直到他达到了这些标准。[⑥] 其他国家也出现了由细菌学带来的对潜在传染性定义的类似扩展。例如，1890 年，法国在和西班牙接壤的边界处采取了一些措施，所有有肠胃炎的旅客都被拦下当场治疗，那些虽然没有症状但被怀疑有传染病者也被观察。1910 年，法国又采取了类似措施，允许当局将与患者或疑似患者接触过的人留下观察。1915 年在瑞典，那些被怀疑患有疾病的人——即使无法确定疾病是否存在，和那些被怀疑是带菌者的人——尽管没有症状，也要接受监控或隔离。[⑦]

①　*Der amtliche Erlass*, pp. 7–8; Rapmund, *Polizei-Verordnung*, pp. 163–64.

②　GStA, 84a/11011, printed, untitled sheet sent to Bundesrat by the Geschäftsausschuss des Berliner Ärzte-Vereins-Bundes, 1 December 1895.

③　*Anweisung zur Bekämpfung*, p. 13; *Reichs-Gesetzblatt* (1904), 9/3020, p. 69; Kirchner, *Die gesetzlichen Grundlagen*, pp. 105–06; *Centralblatt für allgemeine Gesundheitspflege*, 12 (1893), p. 77; Petri, *Cholerakurs*, p. 183.

④　Schmedding and Engels, *Gesetze*, p. 57; *Reichs-Gesetzblatt* (1907), 15/3316, pp. 91–92; M. Weirauch, *Die Bekämpfung ansteckender Krankheiten* (Trier, 1905), p. 199; *Conférence 1911*, p. 415.

⑤　例如，见 *Amtliche Denkschrift*, p. 96.

⑥　*Anweisung zur Bekämpfung*, pp. 12–13; *Reichs-Gesetzblatt* (1916), 8/5019, pp. 29–30; Kirchner, *Die gesetzlichen Grundlagen*, pp. 105–06; *Conférence 1911*, p. 544.

⑦　Monod, *Le choléra*, pp. 603–05; Proust, *La défense de l'Europe*, pp. 420–23; *JO*, 42, 210 (4 August 1910), pp. 6762–63; *JO Débats*, Chambre, 19 December 1912, p. 3320; *SFS*, 1915/539; *Betänkande med förslag till hälsovårdsstadga för riket och epidemistadga*, pp. 131ff., 191–92; *SFS*, 1919/443.

　　德国采取的措施追随了新科赫主义者的理论，强调对可能具有传染性的人进行检查和隔离，但不一定因此终结隔离主义。检查内陆航道交通至少是自 19 世纪 50 年代以来的一项有效预防措施，而且这项措施并没有受到科赫理论任何具体意义上的启发，它至多只是让人们的生活没有中断。1873 年，然后又在 1892 年，德国首先是沿着易北河，然后是奥德河、莱茵河和威克瑟尔河（Weichsel），精心设计了一套负责检查和隔离船只的管理站系统。船只平均一天检查一次，舱底水要消毒，鼓励水手改掉不卫生的习惯，例如直接将排泄物倒在船上。启用退役的军医作为检查员，部分原因是希望他们的制服能获得海员的尊重。[①]1892 年，他们检查了不少于150 000 艘的船只，87 000 艘被消毒，680 000 人被检查，其中 127 人证实被传染。到了 19 世纪末 20 世纪初，规章要求船只每天检查，转移患病船员，被传染的船上的明显健康者要接受 5~6 天的观察检疫期，船只要消毒。1883 年，德国海港实施检疫隔离。来自土耳其、波斯湾、红海和非洲西海岸的船只，或来自被传染港口的船只以及所有有病例的船只都要被检查，患病的或被怀疑患病的旅客要隔离到过了传染病潜伏期或直到他们康复，他们的物品被消毒或销毁。健康的旅客接受 6~7 天的隔离观察期并进行了消毒处理。[②]

　　如果说这种海上措施将新科赫主义的检查制度和旧式检疫隔离主义的残余结合了起来，那么 19 世纪 80 年代和 90 年代的创新就是加强了对陆地尤其是铁路交通的控制。到这个时候，欧洲大陆在陆地交通要道上建立的检疫站，很多已经废弃了，因此预防的负担落在了检查上面。就像后面要讨论的，源源不断的经由德意志前往新世界的斯拉夫移民，为德国采取的预防措施打上了深深的印记。现在，在主要的边界路口对旅行者进行医疗检查而非检疫隔离，只有对患者才遣返或留下观察。1884 年，普鲁士和巴伐利亚边界处的医生检查了从正在暴发霍乱的法国乘火车而来的旅客，隔离了患者和疑似病人，并对火车车厢消毒。两年后，普鲁士和萨克森在他们与奥地利接壤的边界处推行了类似的措施。1892 年，普鲁士关闭了与加利西亚和奥地利西里西亚接壤的除了铁路通道处以外的边界，在阿尔萨斯边界施加了相似的控制。[③]然而，情况很快变得很明显了，对所有陆路旅客进行医疗检查，无论多么粗放，都是不可能的，因此施行了一种更灵活的医疗监控制度。铁路员工 1892 年

---

　　① Mecklenburg, *Was vermag die Sanitäts-Polizei*, pp. 45–46; Prussia, Haus der Abgeordneten, *Anlagen zu den Stenographischen Berichten*, 1892/93, Akst. 76, p. 2070.

　　② Petri, *Cholerakurs*, pp. 191–94; *Conférence 1893*, pp. 255–56; *Amtliche Denkschrift*, pp. 24, 82ff; Kaiserliches Gesundheitsamt, "Übersicht über den Verlauf der Cholera im Deutschen Reiche während des Jahres 1894" (copy in Stabi); *Anweisung zur Bekämpfung*, pp. 55–61; Weirauch, *Bekämpfung*, pp. 320–29.

　　③ *Amtliche Denkschrift*, pp. 17–18; Königliche Eisenbahn-Direction, *Massnahmen zur Abwehr*, pp. 9–23; Guttstadt, *Deutschlands Gesundheitswesen*, v. II, pp. 140–41; Ottfried Helmbach, *Die Cholera, ihr Auftreten, ihre Ursachen und die gegen sie nothwendigen Schutzmassregeln* (Brandenburg a.H., 1887), pp. 21–22; *Veröffentlichungen*, 10 (1886), p. 612.

得到指示，要注意有霍乱症状的乘客，要求他们接受进一步的检查。可以阻止有症状的乘客离开火车，除非火车站有医院能接收他们。如果乘客拒绝治疗，就要求他们留下名字和地址。1904 年，禁止鼠疫患者作为乘客坐火车，只有经过出发站官方医生的批准，那些患有霍乱、麻风病、斑疹伤寒、黄热病或天花的人才能旅行，但是他们只能待在有厕所的单独的车厢中。由于并非所有陆地旅客都能被扣留几天，而且由于无临床症状的带菌者无论如何都能逃脱，当局对最近刚到的旅客采取了监控措施，这种做法在《1900 年传染病法》中被正式化。来自疫区的旅客要向警方报告，警方要将他们置于医疗监控之下达 5 天之久；若有必要，将对他们的排泄物进行病菌检测，但更普遍的做法是每天简单地询问他们的健康状况。[①]

在瑞典，科赫与佩滕科费尔之间的争论，在如何最好地预防霍乱方面也引发了相似的争吵。19 世纪中期支持各种地方主义的医学意见，现在则转向了传染主义，当然也有一些例外。早期，佩滕科费尔有强大的影响，随着科赫的影响逐渐增加，他和其他的地方主义者现在则受到了抨击。[②] 在 19 世纪 80 年代中期，双方的影响力基本相同，但是到 19 世纪 90 年代时，科赫和瑞典人支持的柏林的方法占了上风。[③] 可是，就像在德国一样，瑞典传染主义的回归并不意味着完全拒绝佩滕科费尔主义或卫生主义者的遗产。对于霍乱，科赫关于弧菌必不可少的观点可能是对的——所以他的结论广泛传播，但从社会到个人的各种前提条件解释了霍乱为什么传播或不传播。[④] 人们对科赫的发现及其意义给予了密切关注，医学界在 19 世纪 80 年代中期发生了一场争论：发现了霍乱弧菌之后是否有必要接着进行检疫隔离。到 19 世纪 90 年代，这个问题被归结为：瑞典是否应完全放弃过时的检疫隔离主义，采用新的检查系统，或检疫隔离是否仍然还可以发挥作用。[⑤]

瑞典出台了一个与德国相似的妥协方法，重申检疫隔离，并结合检查，而且最终又加了一个对旅客进行医疗监控的系统。瑞典对 1892 年流行病做出的反应是，修

① *Amtliche Denkschrift*, pp. 108, 112; *Der amtliche Erlass*, pp. 6, 11–12; *Anweisung zur Bekämpfung*, pp. 6, 65–73; *Reichs-Gesetzblatt* (1904), 4, p. 29; *Massnahmen der Behörden*, p. 5.

② *Förhandlingar*, 1885, pp. 174–76; Linroth, *Om folksjukdomarnes uppkomst*, pp. 21, 31, 74; E. W. Wretlind, *Koleran* (Stockholm, 1892), p. 17; G. L. Laestadius, *Om koleran samt skydds-och botemedel deremot* (Stockholm, 1884), p. 13; *Eira*, 9, 5 (1885), p. 156; *Hygienische Rundschau*, 19, 15 (1909), p. 869.

③ *Förhandlingar*, 1884, pp. 265ff.; 1893, pp. 50, 73; Ernst Almquist, *Om koleran enligt Svensk erfarenhet* (Gothenburg, 1886), pp. 26–28; Ernst Almquist, *Thatsächliches und kritisches zur Ausbreitungsweise der Cholera* (Gothenburg, 1886), pp. 12–19; *Koleran. Dess uppträdande och orsaker samt de skyddsåtgärder som emot densamma böra användas: Af en Svensk läkare* (Lund, 1892), pp. 8–11; Ernst Almquist, *Om koleran, dess sätt att utbreda sig ock dess sätt att smitta* (Stockholm, 1893), pp. 5–7.

④ *Förhandlingar*, 1892, pp. 93–94; *Koleran*, pp. 8–11; Wretlind, *Koleran*, pp. 11–13, 18–19; *Helsovännen*, 8, 8 (1893), p. 111; E. W. Wretlind, *Huru förhindras farsoters spridning* (Stockholm, 1892), p. 6.

⑤ *Förhandlingar*, 1884, pp. 268–71, 281; 1895, pp. 33ff.; *Förhandlingar vid Helsovårdsföreningens i Stockholm sammankomster år 1884*, pp. 53ff., 86ff.; Richard Wawrinsky, *Om förebyggandet af epidemier genom anordning af isoleringslokaler* (Stockholm, 1901), pp. 43, 54–57.

改了 19 世纪 70 年代中期提出的检疫隔离主义修订系统，倒退到更加检疫隔离主义者的方向。然而，早期曾允许在任何港口进行检查，现在来自被传染港口的船只以及船上有病例的船都要停靠在海岸边的观察站，接受 48 小时的隔离和检查。更重要的是，被传染船只上的健康乘客，1875 年的规章允许其登陆，但现在要和船只一起隔离 6 天。[①] 对于铁路运输，使用了专门的操作指南，表明了现在对进入瑞典的交通施加控制的强度。按照规则，疫区的火车不能进来。对于丹麦来说，由于只有日德兰暴发了传染病，因此就允许某些例外，瑞典的空货车可以通过船从丹麦的埃尔西诺（Elsinore）运到瑞典的赫尔辛堡，船上禁止运送乘客、邮件或其他货物，作为交换，这样的船不用接受两天的隔离观察。还要求证明车辆没有与疫区接触，而且货车本身要在医疗监控之下清洗消毒。[②]

在国内，瑞典也采取了一个和德国相似的方法。1892 年，瑞典发布了处理铁路上的霍乱问题的特别指示。被传染的车厢要消毒，每一列长途火车都要拉一辆专门的车厢用来隔离病人，车票不能售给患有或疑似患有霍乱的人，应劝告他们去最近的医院寻求帮助，同时书面通知政府，当局要对他们进行隔离并治疗。在途中患病的旅客要被隔离，或者撤出车厢中的其他人。若发现车上有霍乱病例，站长要打电报通知前方安排检查和运送。1893 年，瑞典实行医疗监控系统，通过几个方法缓和了检疫隔离：来自被传染港口的船只，若航行超过 10 天没有意外发生，那么允许它不经过两天的隔离观察就靠岸登陆。然而，与 1875 年采用的自由主义的修订原则不同的是，被传染船只上的健康乘客仍然要接受检疫隔离。现在除了两天的隔离观察期之外，还对允许自由入港的船上的乘客增加了 3 天的医疗监控（船员是 5 天）。乘客要告诉政府，他们打算在哪里登陆，登陆地的政府接到通知后，旅客要携带符合规定的证明文件，报告给他们登陆地的检查员并留下一个地址。[③] 在医疗监控期间，旅客每天要接受检查，如果在这期间他们离开了，要到他们的新目的地报到；如果到达新目的地 12 小时之内没有去当地登记，警方就要去追捕。那些把房间租给来自疫区或可疑地区的旅客的人，要立即将这一情况汇报。每一个地方都要建立隔离或照看患病旅客的医院或病房。[④] 在瑞典，不同寻常的是对进口货物制定了复杂的消毒程序。为应对 1892 年俄国的霍乱，使用过的非自用寝具和衣服，只有在

① *SFS*, 1892/57, §§4–5; 1892/95, §2; 1875/21, §5; *RD prot*, FK 1895:8, pp. 44, 50.

② *SFS*, 1892/67.

③ Haeffner, *Lexikon*, pp. 38–40, 47, 77; *SFS*, 1893/60, §§2–5; 1893/73; *Förhandlingar vid sjette allmänna svenska läkaremötet*, 1893, pp. 162–63; *Hygiea*, 56, 2 (February 1894), pp. 170–86; *RD prot*, FK 1894:37, pp.16–17.

④ *SFS*, 1893/61; *Hygiea*, 56, 2 (February 1894), p. 179. 这种监测系统在议会中引起了争议，主要是因为中央政府要求提供隔离病人的医院，给地方预算带来了负担：: *Bihang*, AK, 1894, Motioner, No. 111; Första Kammarens Tillfälliga Utskotts (No. 2) Utlåtande No. 6, 1894; Andra Kammarens Tillfälliga Utskotts (No. 4) Utlåtande No. 10; *Bihang*, 1894, 8 Saml., 2 Afd., 2 Band, 10 Häft, No. 10, 15 March 1894; Wawrinsky, *Om förebyggandet af epidemier*, pp. 90–91.

广泛清洗之后才能进口；针对破布的进口限制比较多：要来自特定国家、被包装成捆，在特定的条件下通过特定的交通工具运到专门的目的地，要有瑞典或挪威领事馆的原产地证明，一到达就要消毒并贮存在有双重锁的仓库中，两套钥匙也要分别保管。①

与欧洲的邻居相比，这样的措施将瑞典放在了一个更过时的检疫隔离主义者的立场中。瑞典针对进口货物采取了详细的预防措施，所有来自疫区的旅客都要接受两天的观察，甚至要求被传染船只上的健康乘客也要接受完整的检疫隔离期。当欧洲其他国家正在采纳检查系统时——这个系统在 1893 年德累斯顿国际卫生大会上被正式化——瑞典人仍然保留了他们传统的检疫隔离主义者的大部分预防方法。② 直到 19 世纪末 20 世纪初，瑞典人在防止瘟疫的规章上才追随了其他地方的先例，不再对所有接触过疫区的船只施行两天的隔离观察，但是对被传染船只上的健康乘客的隔离仍然持续。1905 年，在这种精神之下，瑞典把霍乱与鼠疫放在了一起处理，没有自动的隔离观察和各种缓和方法，比如允许一些被传染船只上的健康乘客避免隔离，只接受医疗监控。③ 然而，1915 年，由于战争可能增强流行病暴发的可能性，瑞典人再次变卦。④ 地方在预防措施上的主动权——曾经是社会改革者的痛苦之源，现在又被允许了。检疫隔离机构由中央政府组织，但是如果自治的城市愿意的话——比如，港口想要通过自己的检查站防止瘟疫和霍乱——也可以建立自己的机构。被感染船只上的健康乘客再次遭受 5 天的隔离观察，想要获得自由入港许可也需要复杂的程序。如果发现病例，乘坐与疫区有过接触的普通渡轮（否则就免受这种烦琐的限制）的乘客要接受检查和隔离，健康的乘客要接受 5 天的医疗监控，与疫区有接触的陆地旅客亦是如此。如果挪威或芬兰暴发霍乱，瑞典可能封锁边界，或派遣卫兵在主要道路上站岗把守，指导乘客去接受监控；来自疫区的火车上的工作人员要注意乘客的健康，隔离并治疗有症状者。1919 年，第一次世界大战结束时，一部主要规定国内预防措施的综合性的流行病法，使瑞典在准检疫隔离主义者的独特道路上继续前行。⑤ 那些在家中得不到照顾的人，要在医院或其他隔离的环境中得到照顾。患者从家中转移出去后，无论康复还是死亡，他生活的地方、衣服和寝具都要清洗，无价值的物品要销毁。可以禁止患者上学或到公共娱乐场所，学校

---

①　*SFS*, 1892/57; 1892/66; 1893/72; 1905/46.

②　*RD prot*, AK 1895:8, pp. 70–71; *Hygiea*, 56, 2 (February 1894), pp. 186–90.

③　*SFS*, 1899/47; J. E. Bergwall, *Om pesten och dess bekämpande* (Stockholm, 1901), pp. 60–61; *SFS*, 1905/46, §§2–5; 1909/6.

④　*SFS*, 1915/539.

⑤　*SFS*, 1919/443; *Betänkande med förslag till hälsovårdsstadga för riket och epidemistadga*, pp. 131ff.; *Bihang*, Prop. 1919:153; *Bihang*, 1919, Andra lagutskottets utlåtande Nr. 38; Ch. Lundberg, "Den svenska epidemilagen den 19 juni 1919," *Nordisk Hygienisk Tidsskrift*, 1, 4 (July–August 1920).

可能关闭，而且要驱散不必要的人群聚集。病人住过的地方，事先若未清洗，禁止人群在此聚集。像德国 1900 年的法律一样，瑞典无临床症状的带菌者可能被隔离，或者其自由遭到其他限制。

当 19 世纪 80 年代中期霍乱从西班牙和其他地方威胁法国，而且 90 年代初再次威胁法国时，法国的反应是新检疫隔离主义。法国援引关于传染病预防的基本法律——1822 年的法律，建立了观察站，禁止进口寝具、水果和某些蔬菜。[①] 来自西班牙的旅客在法国要申报他们的目的地，到达目的地后要在 24 小时内向当地市长报告以备检查。所有为来自受感染国家的访客提供住宿的人都要通知政府，申报可疑的病例。在里昂，来自南方的乘客，在被允许进入之前，要在身上喷洒 15 分钟的碳酸钠；在其他地方，人们在燃烧的煤火堆旁用硫黄烟熏消毒。1884 年，所有在城门外没有完成 5 天检疫隔离的人，尼斯（Nice）禁止其进城。[②] 19 世纪 90 年代初，法国很大程度上采纳了英国模式的修订系统，减少检疫隔离期，多数情况下代之以检查和医疗监控。来自可疑港口的船只，要将日用织品和其他个人物品消毒。1876 年规章要求的隔离观察期，到 1892 年被缩减为 24 小时。[③] 1896 年，船只被进一步详细分类，而且每一种状况都得到了改进：给来自可疑船只的健康乘客颁发了健康通行证并允许其登陆，乘客只需要在他们最终的目的地接受 5 天的监控；那些被传染船只上的乘客继续接受隔离观察，只是现在对于霍乱的隔离观察减少到了 5 天以内。1908 年，要求陆地上的被怀疑患有霍乱的旅客接受隔离观察，两年后也是如此要求。[④]

所有过境的旅客都要接受医学检查。他们从火车上下来时，要在隔离带之间排成两列，由医生检查。患者和疑似患者，包括所有肠胃炎患者，都要留在专门的隔离房中。要检查行李，以免日用织品没有经过蒸汽消毒就蒙混过关。[⑤] 健康的旅客会收到卫生护照，上面记载了他们的检查记录及其在法国目的地的地址，在他们到达后的 24 小时内要出示给当地的市长（会通过邮件预先告知），在目的地他们要被重新检查

[①] *Bulletin*, 57, 3rd ser., 29 (1893), p. 586; *JO*, 22, 167 (22 June 1890), p. 2912; *Recueil*, 22 (1892), pp. 702–04; Monod, *Le choléra*, p. 609; Monod, *La santé publique*, p. 12; Humbert, *Du role de l'administration*, pp. 14–15. 1822 年的法律条文在 1953 年的《公共卫生法》中得以延续，但 1965 年 7 月 1 日的法律基本上终止了这一规定：Jean-Marie Auby, *Le droit de la santé* (Paris, 1981), p. 240.

[②] Monod, *Le choléra*, pp. 606–08; *Annales*, 3/12 (1884), pp. 156,160–61; 3/14 (1885), pp. 206–07; 3/24 (1890), pp. 110–11; *JO*, 24, 236 (31 August 1892), p. 4374; *BMJ*, 2 (4 October 1884), pp. 667; *Medical Record*, 43,1 (1893), p. 1.

[③] *Annales*, 3/24 (1890), pp. 199, 203; *Hygiea*, 55, 6 (June 1893), pp. 609–23; *Recueil*, 21 (1891), p. 948; *Bulletin*, 57, 3rd ser., 30 (1893), p. 597.

[④] *JO*, 28, 20 (21 January 1896), pp. 360–61, arts. 57–59; *Recueil*, 25 (1895), pp. 426–30; 32 (1902) , p. 241; A. Chantemesse and F. Borel, *Hygiène internationale: Frontières et prophylaxie* (Paris, 1907), pp. 248–54; *JO*, 40, 255 (19 September 1908), pp. 6493–94, art. 3; *JO*, 40, 306 (10 November 1908), p. 7623; *JO*, 42, 210 (4 August 1910), pp. 6762–63; Humbert, *Du rôle de l'administration*, pp. 38–39.

[⑤] 1890 年，13.5 万人从西班牙越过边境进入法国接受检查。法国对 8000 多件行李进行了消毒，每件大约耗时 20 分钟。检查后，有三四个旅行者被拘留，但只有一例霍乱传入，一个旅行者把它传染给了他的母亲，后者去世了：*Recueil*, 22 (1892), pp. 63–64; *Annales*, 3/24 (1890), pp. 193–203; *Conférence 1892*, p. 128.

而且接受医疗监控至少 5 天。旅客去其他地方若没有事先通知，要在 12 小时内报告给当地政府。来自西班牙的铁路乘客，如果在原目的地之前下了车，要告知当局并接受医疗检查。在这方面，旅客明显也可以帮忙，可以告发同车乘客中频繁使用火车厕所的可疑者。可以预见的惩罚是以 1822 年法为基础的，包括监禁两周和罚款。[1] 在 1892 年霍乱流行期间，比利牛斯山的观察站从 2 个增加到了 30 个，其他边界增加的更多，尤其是东北边界，缺乏自然屏障，很难看守。旅客被污染的衣服要消毒、清洗并熨平，然后在几个小时内通过火车用微小的代价送到他们的目的地。[2]1908 年，为应对俄国的霍乱，来自疫区的可疑乘客要留在边界隔离 5 天。那些去巴黎的没有检疫隔离的乘客，若在火车站被遇到，要在国内接受检查并被医疗监控 5 天。[3]

相比而言，针对国内的措施明显没有那么复杂。在某些地方，规章要求将患者住的地方及其物品消毒，清理他们住处的灰尘并焚烧垃圾，禁止站在窗户边、楼梯井或庭院内拍打地毯。在卢瓦雷（Loiret），（当局）考虑禁止患者出现在公共场所或使用公共交通工具。[4]1902 年，经过长达数十年的立法酝酿，议会最终出台了一部关于公共卫生的法律。只是到了这个阶段的后期，公共利益才被置于私人利益之上，（就像一个观察员指出的）正当性的地位终于高过了财产。[5] 为了弥补法国在这方面可怜的滞后（正如改革者悲哀地承认的，巴斯德的故乡却是最后一个将他的发现应用于实践的地方），法律加强了中央政府对地方实施公共卫生措施的权力。对于传染病，在流行病暴发期间或地方的措施证明无效时，中央可以命令地方采取特别的预防措施。[6] 现在要将被传染的住所或物品消毒，如果必要可以销毁，而且强制要求报告病情。[7] 该法本身对于隔离避而不提，但是第二年一个内阁通告就阐明

[1] Monod, *Le choléra*, pp. 603–08; Proust, *La défense de l'Europe*, pp. 420–23; *Bulletin*, 3, 25 (1891), pp. 143, 762–71; *Recueil*, 21 (1891), pp. 570–74; 22 (1892), pp. 702–04; Monod, *La santé publique*, pp. 148–49; *Annales*, 3/24 (1890), pp. 478–79.

[2] *JO*, 24, 236 (31 August 1892), p. 4374; *JO*, 24, 250 (14 September 1892), p. 4561; *Bulletin*, 57, 3rd ser., 30 (1893), p. 592; *Annales*, 3/28 (1892), pp. 335ff.; *Medical Record*, 43,1 (1893), p.1. 在 60 天的时间里，有 268 561 名陆路旅客通过 32 个车站中的其中一个接受了医疗检查，另外还有 81 351 名旅客乘船抵达。

[3] *JO*, 40, 255 (19 September 1908), pp. 6493–94. 因此，从俄国到巴黎的旅客总共至少要接受四次医疗检查：在法国边境一次，在巴黎两次，在家两次：*Annales*, 4/10 (1908), pp. 356–62; Mosny, *La protection de la santé publique*, p. 86.

[4] *Recueil*, 21 (1891), pp. 953–55; 22 (1892), p. 2.

[5] François Burdeau, "Propriété privée et santé publique: Etude sur la loi du 15 février 1902," in Jean-Louis Harouel, ed., *Histoire du droit social: Mélanges en hommage à Jean Imbert* (Paris, 1989), p. 125; Shapiro, "Private Rights, Public Interest," p. 5.

[6] Paul Strauss, *La croisade sanitaire* (Paris, 1902), p. 52; *JO*, 1901, Doc., Chambre, 2807, pp. 193–97; Paul Strauss and Alfred Fillassier, *Loi sur la protection de la santé publique (Loi du 15 Février 1902)* (2nd edn.; Paris, 1905), p. 301. 它的第 8 条最终取代了 1822 年的法律：*Annales*, 3/49 (1903), p. 169.

[7] 1914 年，报告的义务从医生扩大到户主和其他人身上：Léon Bernard, *La défense de la santé publique pendant la guerre* (Paris, 1929), p. 9. 这一点在 1953 年的《公共卫生法》中得到了延续。至于消毒，见 Evelyn Bernette Ackerman, *Health Care in the Parisian Countryside, 1800–1914* (New Brunswick, 1990), p. 101.

了这样的措施，勾勒出了规则要点，希望地方政府予以颁布。患者要被隔离，如果有可能可以在家中隔离，如果有必要可以在医院隔离，送往医院时要使用专门的运输工具，随后要对工具进行消毒。患者康复之后，若没有清洗和消毒，不能贸然进入公共场合。禁止患者使用公共交通工具，而且尤其禁止将传染病患者的排泄物扔到大街上、公园或庭院中。[1]

尽管英国是第一个执行新检疫隔离主义者的修订系统的国家，但卫生主义者的旧信仰在医学界和官方仍然很强大。针对霍乱和其他疾病的细菌学上的新方法在这里的接受过程非常缓慢。印度的医生仍然是反传染主义的强大来源，J. M. 坎宁安（Cuningham）是印度的卫生委员，也是最杰出的以东方经验为基础反对检疫隔离主义者。[2] 他指出："在印度，所有的经验表明，利用检疫隔离或警戒线防止霍乱比派一队士兵站岗以阻止季风更没逻辑或更无效。"[3]19 世纪 80 年代中期，当地中海沿岸国家对彼此的船只实施无理的检疫隔离时，英国的医学界和官方轻蔑地拒绝了这样的措施，视之为不幸重新陷入了过去的流行病学概念。英国的船只被认为配备有最好的卫生预防设备，因此不会被传染。正如一位观察员傲慢地指出的："在任何被黄热病困扰的港口，到处都伸着要证明文件的钳子，这让人想起一个老生常谈的评论：钳子在错误的人手中。"[4] 科赫的发现最初受到英国负责评估它们的官员——包括印度和大城市的官员的质疑，他们支持佩滕科费尔主义者的观点，认为在霍乱弧菌传播疾病之前，需要某种必须的转化。[5] 这或许也不奇怪，因为 1883 年科赫在印度待了几周后，设法完成了他的工作，但是这期间他一直避开了英国科学界的强大力量，因此用在英国后院发掘的证据挑战它的反传染主义者的方法，使英国陷入了难堪之地。[6] 科赫的理论，即使被英国接受了，也不被认为是支持旧的检疫隔离理论

---

① A.-J. Martin and Albert Bluzet, *Commentaire administratif et technique de la loi du 15 février 1902, relative a la protection de la santé publique* (Paris, 1903), pp. 55ff.; Monod, *La santé publique*, pp. 229–31.

② Lambert, *John Simon*, pp. 848–55; Bellew, *Cholera in India*, pp. 4–9, 772ff.; PRO, FO 407/80, In continuation of CP No. 5003, FO, January 1888, no. 2; FO 407/84, FO CP No. 6106, June 1891, p. 221; David Arnold, *Colonizing the Body: State Medicine and Epidemic Disease in Nineteenth-Century India* (Berkeley, 1993), ch. 1 and pp. 189–93.

③ J. M. Cuningham, *Cholera: What Can the State do to Prevent It?* (Calcutta, 1884), pp. 25, 130; Proust, *La défense de l'Europe*, p. ix.

④ *Indian Medical Gazette*, 19 (January 1884), p. 11; John Murray, *Observations on the Pathology and Treatment of Cholera* (2nd edn.; London, 1884), Preface to the 2nd edn.; *Lancet*, 2 (14 July 1883), p. 77; *BMJ*, 2 (4 October 1884), pp. 666–67; PRO, FO 881/5155*, FO CP 5155*, p. 33; PRO 30/29/365, FO CP 5011, 2 October 1884; *BMJ* (16 September 1882), p. 521.

⑤ *Cholera: Inquiry by Doctors Klein and Gibbes, and Transactions of a Committee Convened by the Secretary of State for India in Council* (n.p., 1885), pp. 4–9; *PP* 1886 (4873) xxxi, 763, p. xiii.

⑥ 更不用说推翻了英国流行的关于 1883 年埃及霍乱的官方观点，即霍乱是在埃及内部暴发的，并非从印度传入：PRO, FO 881/5155*, FO CP 5155*, p. 35; Howard-Jones, *Scientific Background*, p. 52; Mark Harrison, *Public Health in British India: Anglo-Indian Preventive Medicine 1859–1914* (Cambridge, 1994), pp. 111–12; Arnold, *Colonizing the Body*, p. 194; Robert L. Tignor, "Public Health Administration in Egypt Under British Rule, 1822–1914" (Ph.D. diss., Yale University, 1960), pp. 62–64.

或实践的理由。英国地方政府委员会的医疗官理查德·索恩·索恩把他自己深深地扎根在了其先辈的流行病学传统中。索恩承认，霍乱弧菌对于分辨仅仅是单纯的腹泻还是真正的霍乱是有用的，但是细菌学不可能削弱卫生的重要性。索恩在 1888 年宣称，30 年前，他的先辈约翰·西蒙说过，"到处渗透着排泄物的土地、充满排泄物臭气的空气和被排泄物污染的水，这些就是我们患上霍乱的原因"，这种看法一直到现在仍然是对的。①19 世纪 90 年代初，英国受人尊敬的公共卫生专家仍然拒绝承认科赫的弧菌是霍乱产生的原因，相反认为是空气状况或日常污秽之物导致的。他们仍然认为，单单卫生改革就足以防止流行病。1886 年，自信的卫生主义者得出结论，英国还没有暴发霍乱的原因是卫生习惯，该国家没有为"霍乱的出场提供一个合适的舞台"。实际上，整体而言，微生物理论仍然受到怀疑，而且一直到 19 世纪末还被嘲笑。②

虽然如此，这种未经过改造的卫生主义不再代表官方的主流意见。对于国内的政策，英国政府游走于印度官员的卫生主义和南欧 19 世纪 80 年代中期的流行病所激活的检疫隔离之间，后者重申要坚持 19 世纪 60 年代第一次详细阐述的检查、隔离和消毒的新检疫隔离主义者的系统。③对检疫隔离主义技术的修正在 19 世纪 80 年代中期得到了巩固。1885 年，《公共卫生（航运）法》将地方官员处理传染病的权力扩展到了港口卫生当局身上，允许他们清洗和消毒，销毁被传染的寝具并将没有像样住所的患者收容住院。1884 年，创立了一个旨在查明通过海路到达的病例的系统，这促进了全国港口机构之间的合作，防止船只通过停靠在其他地方逃避卫生检查。1890 年，英国地方政府委员会根据霍乱能通过病人的排泄物传播的这个假设颁布了规章，允许海关官员扣留可能感染霍乱的船只 12 小时，允许他们将患者收容住院并将可能被传染的乘客隔离 2 天。④

在国内，英国政府也增强了他们识别、隔离并将传染病患者消毒的能力。1890 年，加强了《1866 年卫生法》和《1875 年公共卫生法》的规定。关闭可能销售被感

① R. Thorne Thorne, *On the Progress of Preventive Medicine During the Victorian Era* (London, 1888), pp. 58–59; *PP* 1894 (7539) xl, 1, pp. xviii, xxix–xxxii; *BMJ*, 2 (4 October 1884), pp. 666–67; *Cholera: Inquiry by Doctors Klein and Gibbes*, pp. 4–9; Eyler, *Arthur Newsholme and State Medicine*, pp. 41–43; Steven J. Novak, "Professionalism and Bureaucracy: English Doctors and the Victorian Public Health Administration," *Journal of Social History* (Summer 1973), pp. 456–57.

② *Sanitary Record*, n.s., 13, 154 (15 February 1892), pp. 389–90; n.s., 14, 165 (1 August 1892), pp. 55 –56; n.s., 16, 273 (23 February 1895), p. 1415; *PP* 1886 (4873) xxxi, 763, pp. viii–ix; *PP* 1894 (8215) xxxvii, 667, p. v; *Sanitary Record*, n.s., 8, 85 (15 July 1886), p. 2; 18 (9 October 1896), p. 301; Watkins, "English Revolution in Social Medicine," pp. 267–74.

③ PRO, FO 881/4678, FO CP 4678, November 1882, pp. 18–19; FO, 407/115, FO CP 6368, July 1893, pp. 87–88; *BMJ*, 2 (13 August 1887), pp. 339–40; Harrison, *Public Health in British India*, p.115.

④ Hardy, "Smallpox in London," pp. 127–33; Hardy, "Cholera, Quarantine"; Frazer, *History of English Public Health 1834–1939*, pp. 212–13; *Sanitary Record*, n.s., 12, 135 (15 September 1890), p. 135; *Conférence 1893*, p. 118.

染牛奶的乳品店，扩大地方政府消毒的权力，现在允许他们直接清洗房屋和物品，而且房主要自己清理房屋，清理时间只有 24 小时。可以命令将寝具、衣服和其他类似的物品消毒，损坏的要赔偿，而且若故意将被传染的垃圾扔在垃圾箱，就构成了犯罪。在格里姆斯比（Grimsby）和赫尔（Hull），要把霍乱患者房屋中的排泄物装在金属提桶中运走、消毒，送到远离人烟的堆积粪便的地方，混合锯末和石油后烧掉。[1]尸体仍然被认为是危险的。《1846 年污物清理法》允许枢密院命令将尸体迅速埋葬，1866 年和 1875 年法授权地方官员从过度拥挤的住所中搬走尸体。1890 年，要求将尸体 48 小时内埋葬，除非尸体放在太平间或被隔离开的房间，除了灵车之外不能使用其他运输工具运送尸体。在 1892 年霍乱流行期间，格里姆斯比和克里索普斯（Cleethorpes）禁止守灵，而且尸体要埋在生石灰中；后来尸体要包在用石炭酸浸泡过的被单中，污物检查员要看着每一具尸体装进棺材而且撒上漂白粉埋掉，为此他要待在墓地一直等到墓穴封土。[2]

1890 年的《传染病（预防）法》继续授予 1866 年和 1875 年法中已经存在的权力，允许阻止任何没有合适住所的感染者和已经住院者返回家中。在一些地方，房屋中若有一个因霍乱而死的人，那么居住者都要撤离该房屋，同时对他们的住所消毒。在罗瑟拉姆（Rotherham），被传染房屋的健康居民若拒绝去医院中的避难所，那么就要在家中每天接受探视，接受健康状况检查。1891 年，利物浦发现一例瘟疫病例之后，接触者要隔离，而且被传染的住所要小心地消毒：壁纸要撕掉，寝具和衣服要烧掉。受感染的街道及其附近街道上的所有灰坑都要清洗，排水沟和下水道要用消毒剂全面冲洗。与患者有联系的人要停止工作，他们的工资照付，儿童上的学校要暂时关闭。[3]1891 年，《（伦敦）公共卫生法》继续规定，被传染的人，若没有合适的预防措施，不能故意出现在公共场合，不能传递未消毒的寝具或衣服。禁止患者从事给动物挤奶、采摘水果，或其他和食品有关的工作，禁止其从事其他可能传播疾病的工作。地方政府有很好的理由——加上一个法官的判决，可以用武力履行他们的职责。不卫生房屋的居住者，若拒绝说明或故意说错房主的名字或地址，将被罚款。[4]

三十年代的回归

就个人对霍乱的易感性而言，不断增加的经验以及通过科赫所获得的知识，只

[1] 53 & 54 Vict. c. 34; *PP* 1894 (7539) xl, pp. 136, 179.

[2] 9 & 10 Vict. c. 96, s. 5; 29 & 30 Vict. c. 90, s. 27; 38 & 39 Vict. c. 55, ss. 141–42; 53 & 54 Vict. c. 34, ss. 8, 11; *PP* 1894 (7539) xl, pp. 134–36; Whitelegge and Newman, *Hygiene and Public Health* p. 521.

[3] 53 & 54 Vict. c. 34, s. 12; *PP* 1894 (7539) xl, pp. 197, 248; PRO, MH 19/247, E. W. Hope to Public Health Department, 14 November 1901.

[4] 54 & 55 Vict. c. 76, ss. 68, 69, 115, 117.

是非常细微地改变了 19 世纪 30 年代以来人们所熟知的建议，这一点也许出人意料。这些改变更强调的是个人的清洁，尤其是口腔和肛门的卫生——这是根据微生物知识确定的。在病人在场的情况下，吸烟、饮酒、吃饭，或以其他方式用手接触口腔的行为，都是应该小心的。拿过钱的商店店员不能接触食物；在饭店，餐巾纸比餐布更可取；邮差每外出一趟后都要洗手。为了应对霍乱和其他传染病的威胁，针对个人卫生制定了更普遍的措施，今天在完成工业化的国家，这些已经是培养孩子的常规做法：使用公共厕所要小心，只能清洁完坐垫后，或有纸坐垫的情况下，才能使用它们；饭前和便后都要用肥皂和刷子洗手；翻书或使用书写工具时不要舔手指；一般不要把手指放嘴里，避免亲吻也是出于同样的原因。[1] 在其他方面，虽然官方的政策在 19 世纪反复无常，从检疫隔离主义到反检疫隔离主义再到新检疫隔离主义，但流行病期间针对个人行为的建议却明显一致：有规律的生活习惯、不要过度劳累、保持适度的运动和温和的情绪，脚要干爽；晚上要避免潮湿的空气，早睡，不要洗冷水澡，保持心情愉悦，房间通风，避免危险的食品和饮料。甚至法兰绒的腰带仍然流行。[2]

对于个人如何避免传染病，19 世纪末出现的建议和官方告诫的一个显著特征是，那些关于个人易感性的过时方法现在又重新提了出来。尽管这些措施在 19 世纪中期没有得到重视，但在 19 世纪 80 年代和 90 年代，饮食和个人习惯方面的建议却大行其道。暴饮暴食仍然是危险的，但其理论基础不再是模糊的道德观念，即过量的饮食消耗了身体的力量，使人更容易感染，而是更普通的因素——胃里面充满的胃液被稀释了，对霍乱弧菌的杀伤力就减弱了。细嚼慢咽有助于减少胃的消化负担，不能用香料，因为妨碍了咀嚼。很热的时候喝冷饮仍然是危险的，过熟的水果也有危险。适度、有规律的生活方式和避免焦虑仍然可以减少个人的易感性，但是恐惧——不再是削弱抵抗力的精神干扰——现在对人们来说更平淡了，恐惧仅仅

---

[1] Kabierske, *Wie schützt sich;* Maas, *Schutzmassregeln;* Königliche Eisenbahn-Direction, *Massnahmen zur Abwehr,* pp. 9–23; *Anweisung zur Bekämpfung,* pp. 65–73; *Förhandlingar,* 1892, pp. 94–95,125–28; 1893, p. 157; Grassmann, *Schutzmassregeln,* pp. 5, 15–16; Boleslaw Kapuscinski, *Was ist Cholera und wie bekämpft man sie?* (Posen, 1892), pp. 19–22; *Anweisung zur Bekämpfung gemeingefährlicher Krankheiten im Bereich der Deutschen Reichspost* (Berlin, 1931), p. 7; Barth, *Cholera,* pp. 221–24; Wretlind, *Koleran,* pp. 11–13,18–19; Paul A. Koppel, *Die Cholera: Wesen, Vorbeugungs-und Verhaltungsmassregeln* (Mühlhausen i. Ch., 1892), pp. 14–15; Borges, *Cholera in Hamburg,* pp. 37–39; *Vierteljahrsschrift für gerichtliche Medicin und öffentliches Sanitätswesen,* 3 F., 4, Suppl. Hft. (1892), p. 168; *Koleran,* p. 15; *Amtliche Denkschrift,* Anlage 7; Gläser, *Gemeinverständliche Anticontagionistische Betrachtungen,* p. 49.

[2] Martin, *Haupt-Bericht,* pp. 840–47; Günther, *Die indische Cholera,* pp. 112–24; *Bulletin,* 14 (1848–49), pp. 619–22; *Recueil,* 3 (1874), pp. 316–28; *Annales,* 3/12 (1884), pp. 194ff.; Proust, *La défense de l'Europe,* pp. 429–36; *LMG,* 7 (1849), pp. 595–97; Longmate, *King Cholera,* p. 161; *PP* 1847–48 (917) li, pp. 66–68; *SFS,* 1874/68; 1875/21; Grassmann, *Schutzmassregeln,* p. 2; Borges, *Cholera in Hamburg,* pp. 37–39; *Koleran,* p. 15; *Moniteur universel,* 102 (12 April 1849), pp. 1331–32; 106 (16 April 1849), p.1390; C. Hergt, *Geschichte der beiden Cholera-Epidemien des südlichen Frankreichs in den Jahren 1834 und 1835* (Koblenz, 1838), pp. 63–65; *Annales,* 2/1 (1854), p. 94; Barth, *Cholera,* p. 151.

是一种非理性的情绪，妨碍了理性的判断，可能导致鲁莽的、不明智的行为。劣质的啤酒、烈酒和奶酪仍然要避免，而好的红酒仍然能发挥良好的影响。①

病因学认识论

到目前为止，我们一直着眼于预防策略的发展，某种程度上他们是相似的或穿越国界逐渐趋同。19 世纪 30 年代，人们普遍认为，霍乱像鼠疫一样具有传染性，需要严格的检疫隔离主义者的预防措施，但随着经验的积累，人们认识到霍乱一般不会直接传播，其他因素会导致其传播。最初，这种认识使人们对卫生产生了信心，认为不卫生的状况，即使不是霍乱产生的真正原因，根除它也有利于防止传染病。相应地，纯正的卫生主义者的方法逐渐被越来越多的证据所修正，这种修正在科赫的发现中达到顶峰。科赫的发现表明，霍乱实际上是可以传播的，通常是通过霍乱患者的粪便所污染的水传播的，而且新检疫隔离主义者的检查、隔离和消毒的技术短期内有助于阻止霍乱的传播，同时普遍的卫生改革在长期内有望使流行病不那么常见。从广义上来讲，卫生主义和新检疫隔离主义的结合成了主流。②

传统的检疫隔离主义最终在逻辑上变得不可能了。各种过时的方法假设人类有能力在传染病潜伏期间，隔离所有可能被传染的旅客。运输工具大规模快速的发展和过去的预防措施给商业所造成的麻烦，都有助于终结这些过时的方法。为了限制检疫隔离主义功能失调的影响，检疫隔离越来越有针对性。政府最初密切注意有可疑症状的旅客，将他们隔离起来，而且寻求使隔离期更短，使隔离时间与传染病的潜伏期尽量一致。至于检疫隔离主义的修订系统，它的检疫隔离在严厉程度上缓和了，但范围上更广了，整个国家都成了一个没有围墙的检疫站。旅客一到达就被检查，隔离明显的病例，其他人继续他们的事务，除非他们病倒了才能识别。最终人们认识到人之外的带菌者（鼠疫中的老鼠和跳蚤，黄热病中的蚊子）所起的作用，这也削弱了检疫隔离的作用，削弱了打破人与人之间直接传播链条的有效性，同时加强了害虫控制。至于霍乱，主要的困境是无临床症状的人类带菌者造成的，他们甚至对检疫隔离主义的修订系统都提出了严峻的考验。到 20 世纪初，对旅客在监控期间可能会出现症状的期望，被无临床症状的带菌者甚至几个月后仍然能传播疾病的认识所打破。③

---

①　Kabierske, *Wie schützt sich;* Grassmann, *Schutzmassregeln*, p. 2; Petri, *Cholerakurs*, p. 170; *Der Choleralärm in Europa 1884* (Hannover, 1884), p. 108; Maas, *Schutzmassregeln*; Koppel, *Cholera*, pp. 14–15; Helmbach, *Cholera*, pp. 27–29; Barth, *Cholera*, pp. 149–50; *Belehrung über das Wesen der Cholera; Amtliche Denkschrift*, Anlage 7; *Der amtliche Erlass*, pp. 26–28.

②　Pelling, *Cholera, Fever and English Medicine*, pp. 295ff.

③　Howard-Jones, *Scientific Background*, p. 90; *Conférence 1911*, pp. 22–23.

日益增多的关于霍乱的知识（海关检查员、执业医师、公共卫生官员和检疫官员积累的各种实践方面的知识，以及科学家的各种系统化的知识，不论是斯诺的预言、佩滕科费尔兼收并蓄的知识探索，还是科赫最终对细菌学革命的贡献），从长远来看，是霍乱和其他传染病预防策略变革的基础。一般而言，在对流行病的科学理解与防止流行病的技术之间，当然有一个全面的内在联系。19 世纪初，对于霍乱的来源和性质很少有一致的意见，所以相应地各国也很少有一致的预防策略。每一个国家都在想自己的办法，国际卫生大会，从 1851 年以来定期召开，希望找出一致的方法，结果几十年来也没有达成一致。由于有这样的分歧，而且有时是持有相互冲突的信条，所以 19 世纪中叶的预防措施更多的是根据政治而非科学共识决定的。例如，隔离期的长短，主要是由地方行政官员武断的命令决定的，很少考虑潜伏期。[①] 然而，从 1866 年国际卫生大会开始，科学知识的发展开始在预防措施中得到更准确的反映。[②] 到 19 世纪 90 年代，科赫发现的有效性被普遍赞同，而且随后，国际社会在新检疫隔离主义原则上出现了很大程度的趋同，尽管不是完全趋同。[③] 关于传染病潜伏期的新知识使霍乱的隔离观察期缩短，在 1893 年国际卫生大会时缩短至 5 天。1897 年，对鼠疫的隔离观察期被缩短到 10 天，1903 年减少到 7 天。1911 年，一个令人不安的消息出现了：传染病潜伏期失去了太大意义，因为现在知道无临床症状的带菌者在几个月后也能传播疾病，这一情况开始得到应对。[④] 与之相似的是，1897 年，老鼠在鼠疫传播中的作用被发现了，而且到 1903 年国际卫生大会时，消灭老鼠的措施被认可，但是跳蚤在啮齿类动物当中传播鼠疫的作用还没有充分明确到要对其采取行动的地步。[⑤]

这样的知识当然并没有局限在任何一个国家之内，尽管由于民族自尊心偶尔也会暂时抵制这样的知识，所以这些国家在预防策略上逐渐趋同也就不足为奇了。到 19 世纪 80 年代末和 90 年代初，预防方面的共识达成了，虽然不是整齐划一的，但至少是融洽的。虽然自 1851 年以来已经开始召开国际卫生大会了，但是直到 19 世纪 90 年代才达成足够的共识产生了若干协议，使大多数参加的国家同意签字。1892 年的维也纳国际卫生大会、1893 年的德累斯顿会议和 1894 年的巴黎会议，通过协商取得了谅解，全欧洲和中东国家一起执行新检疫隔离主义的原则，即最初由英国

---

① *Conférence 1903*, pp. 23–24.

② *Conférence 1866*, 37, annexe, pp. 2–7. 然而，不应忽视持有不同病因观点的国家之间的政治活动。1897 年威尼斯会议的代表们通过布罗代尔提到的"荷兰式拍卖"（喊价逐步减低的拍卖——译者），商定了 10 天的鼠疫潜伏期：PRO, FO 542/3, FO CP 7819, November 1902, p. 32.

③ *Conférence 1894*, p. 14; *Conférence 1893*, p. 32.

④ *Conférence 1893*, p. 138; *Conférence 1897*, pp. 111–13; *Conférence 1903*, pp. 18, 88–90, 93; Howard-Jones, *Scientific Background*, p. 90; *Conférence 1911*, pp. 22–23, 44.

⑤ Howard-Jones, *Scientific Background*, p. 85; *Conférence 1897*, pp. 111–13; *Conférence 1903*, pp. 18, 88–90, 93; *L'echo médical du Nord*, 7, 38 (20 September 1903), pp. 425–29.

发展起来的修订系统。[①] 到 19 世纪 90 年代初，一些国家，比如希腊，原来是检疫隔离主义阵营中的坚定派，现在逐渐被说服承认检查和消毒能取代过时的预防措施；1897 年之后，西班牙也经历了一个自由化的过程。[②] 法国人开始是卫生主义者，然后转向检疫隔离主义，在 19 世纪最后几十年又逐渐倒退回了原先的立场。意大利慢慢地放弃了最初的检疫隔离主义者的方法，1865 年霍乱之后开始转变立场，在 1884 年霍乱期间发现了旧的管制措施无用，最终在 1893 年决定支持类似于英国的原则。[③] 到 19 世纪 90 年代初，经历过 19 世纪 80 年代末尤其是 1892 年的流行病之后，旧式的检疫隔离主义由于不能控制霍乱，受到了质疑，新检疫隔离主义的原则正在被普遍接受。[④]

到 19 世纪末 20 世纪初，这种正在形成的一致性产生了令人满意的结果，最终实现了目标。一名意大利的代表表达了这种预防上的辉格主义，即巴黎国际卫生大会把卫生问题和政治经济的需求结合了起来。自由主义的原则现在已经扩展到了公共卫生方面，这在很大程度上对商业和航海非常有利，国家间的文明团结的原则得到了肯定。[⑤] 总的来讲，这种一致性在卫生主义和传染主义之间取得了平衡。没有一个人会否认，疾病一旦传进来，当地不卫生的状况就会促进其传播，所以改善卫生的努力是值得的。反过来，如果疾病产生的原因有很多种，那么即使最完美无缺的环境也不能仅仅凭借干净卫生来抵抗疾病。细菌学及支持它的科学为传染主义和卫生主义的结合提供了基础，从而提出了一种统一的公共卫生的方法：有益健康的环境加上隔离观察、消毒，或对可能的带菌者的监控等预防措施。在第一次世界大战爆发前的十年，人们普遍认为，通过确保每个国家内部进行有效的卫生改革，即使不能废除边境上施加的控制，至少也可以减缓。[⑥] 国内的卫生意味着国外的新检疫隔离主义。

由于对病因学理解的加深，针对传染病做出反应的叙事之一，无疑是预防策略跨越国界，逐渐一致。同时，虽然科学知识的进步带来了预防措施的发展，但前者并非完全控制后者。有时，正确的措施是在最终的科学论证之前采取的。检疫隔离主义的修订系统，首先由英国在 19 世纪 60 年代提出，后来细菌学的知识为其奠定

[①] *Conférence 1885*, pp. 237–42, 299–301; *Conférence 1892*, pp. 127–28; *Comptes rendus* (1893), pp. 933–37; *Conférence 1893*, pp. 79, 99–110; PRO, FO 83/1279, George Strachey to the Earl of Rosebery, No. 6A, 19 July 1893.

[②] *Conférence 1892*, p. 175; *Conférence 1903*, p. 53; *Conférence 1911*, p. 656.

[③] *Conférence 1874*, pp. 172–73; *Conférence 1885*, p. 97; *Revue d'hygiène et de police sanitaire*, 8 (1886), p. 145; PRO, FO 881/6405, FO CP 6405, p. 73; Snowden, *Naples in the Time of Cholera*, pp. 84–85.

[④] *Conférence 1893*, pp. 33–39.

[⑤] *Conférence 1903*, pp. 218–19.

[⑥] Monod, *La santé publique*, pp. 36–37; Jack D. Ellis, *The Physician-Legislators of France: Medicine and Politics in the Early Third Republic, 1870–1914* (Cambridge, 1990), p. 180; *Conférence 1903*, pp. 33–34; *Conférence 1911*, pp. 23, 575, 592–93.

了基础，但是在细菌学认识论的地基出现之前，细菌学的知识大厦至少已经构建20年了。有时正确的措施是基于错误的理由提出的，就像19世纪中期英国的公共卫生学家错误地以为，提供纯净的饮用水和快速清理人类的垃圾可以防止霍乱。反过来，也可能因为错误的理由拒绝错误的措施，就像19世纪中期英国攻击警戒线和检疫站的理论基础已经和当时所知的最可靠的知识相矛盾，英国人认为他们无力阻止空气导致的疾病的传播，因为空气这个因素是没法控制的。[①]半个世纪后，索恩·索恩试图宣称英国拒绝检疫隔离完全符合科学原则，这种说法只是凸显了流行病学知识和预防措施在很大程度上是相互独立的。他承认，他们现在相信霍乱在人与人之间可以传播，但是英国和世界其他地区之间的交流太多了，不允许采用检疫隔离主义者的隔离。换句话说，在选择预防措施时，科学规定的内容没有商业和社会交流的需求重要。[②]

有时同样的预防技术可能有不同的，甚至是完全相反的病因学基础。许多预防措施很明显与人们对疾病成因的各种看法密切一致：只有在相信疾病的传播是通过人的直接接触的情况下，隔离病人才有意义；只有在疾病是由瘴气或者至少通过空气传播时，良好的通风才有望是一个有效的预防措施。但是，被采取其他预防措施的理由却相当不同。例如，消毒既得到了那些认为霍乱是瘴气导致的人的支持（因为消毒除掉了有害的水汽），也得到了那些认为霍乱是通过排泄物传播的人的支持（因为消毒消灭了运送病菌的传染物），然而那些认为疾病是直接通过人传播的观察员则很难看到这样的政策有多大的用处。[③]污物处理之类的卫生改革，对斯诺主义者——他们认为霍乱通过排泄物传播——和那些认为污秽之物是霍乱的根源的人来说，是有意义的。

有时科学知识提供不同的预防技术，或者至少不会对不同的预防技术区别对待，但是国家选择不同的技术却可以出于科学以外的原因。比如，无临床症状的带菌者提出了一个明显的预防困境：要么在边界回归严格的检疫隔离主义，要么更加强调地方的措施，包括卫生主义和医疗监控。要抓住无临床症状者，意味着要拦住边境的所有旅客，对他们的排泄物不断地做细菌检查，直到一系列的持续很久的检查都呈现阴性，才能免除由于可能传染给其他人所带来的恐惧，同时隔离那些检查呈阳性的人——实际上这又回到了那种最老式的检疫隔离。另一种方法是放弃边界的严格措施，依赖地方的预防措施——无论是改善每一个国家内部的卫生状况，还

---

① Howard-Jones, *Scientific Background*, p. 100; *Conférence 1851*, 9, p. 3. 一位观察员警告说，不要忘记，不管隔离措施多么有效，放弃它都是基于一个错误的、几乎被推翻的理论，即流行病是由某种神秘的大气变化引起的：*Public Health*, 5 (1892–93), pp. 105–06.

② *Conférence 1893*, pp 49–50. 另一位英国观察员说，"与科学的观点相比，政府更容易受到军队的调动和商品的运输的影响"：PRO, FO 407/80, In continuation of CP No. 5003, FO, January 1888, no. 2.

③ *Conférence 1874*, pp. 67–74.

是通过医疗监控进行细菌检查，并以一种便于管理的方式隔离并照顾那些有理由怀疑可能被传染的人，以及在那些事实上已经暴发霍乱的地方实施这些措施。因此，可以在每一个国家的边界，也可以在其内部施行预防措施；可以用检疫隔离主义者的方法，也可以用更卫生主义者（或至少新检疫隔离主义者）的方法。[1] 对一个预防领域的忽视，相应地就要求更加注意其他领域。地方政府控制疾病的行动，减少了施行严厉措施保护边界不受流行病侵害的必要性。反过来，严厉的边界控制让各国在国内政策上有更大的回旋余地。改革者希望每个国家都能选择改善它的国内卫生状况，把注意力集中在被传染的地区和疑似带菌者身上，而非施行外部的预防措施。然而，在预防方面，在霍乱病因学的科学知识中，除了严格的检疫隔离主义者的方法外，没有任何内容是必然导致这一结果的。[2] 对所有旅客进行检疫并对其排泄物进行细菌检查，一直到证明没有传染性，这不是一件容易的或方便的事情——而且许多国家认为这不切实际——但从科学知识的状况来说，这是最合理的。[3] 因此如何在这些方法之间做出选择，有赖于其他因素。

岔路口

然而，除了就新检疫隔离主义的原则与国内卫生改革相结合逐渐形成共识之外，在预防策略的发展中一个同样重要的因素是，每一个国家或国家集团，在面对共同的挑战时往往采取它自己的预防方法，而且这些方法经常是不同的。如果说预防策略仅仅是由病因学的知识决定的话，尽管趋势是融合，但方法的差异比预料的更明显。这种差异在 19 世纪中期非常明显，英国被查德威克式的卫生主义牢牢掌控，而欧洲大陆国家正在被刚刚回转、沿着检疫隔离主义道路前进的法国领导。[4] 但是，在接下来的几十年，尽管有融合的趋势，而且明显共同执行新检疫隔离主义的修订系统，但差异仍然存在。英国与欧洲大陆的基本差异，反映了广义上的卫生主义者和通常的检疫隔离主义者的差异。但是即使在欧洲大陆，不同的方法也出现了，而且差异还在扩大，一些国家（荷兰和后来的德国，有时还有部分斯堪的纳维亚国家，偶尔还有俄国）变成了支持英国的预防同盟，他们反对地中海周边顽固坚持检疫隔离主义的国家。

在 19 世纪 90 年代——当时科赫的理论正在被普遍接受，新检疫隔离主义者的修订系统明显也被接受了——对于霍乱的意见分歧几乎像 19 世纪中期一样明

---

[1]   *Conférence 1911*, pp. 30, 255, 463, 575, 592–93.

[2]   Howard-Jones, *Scientific Background*, p. 100.

[3]   西班牙人后来声称，他们在1885年建立的陆地隔离——这是自1843年以来的第一次——是基于对细菌学新发现的"误解"，西班牙人这样说是不诚实的：*Conférence 1893*, p. 52.

[4]   Richardson, *Health of Nations*, v. II, p. 235.

显。整个 19 世纪 80 年代和 90 年代，英国与其他大多数欧洲国家，在中东如何实施预防措施的问题上展开了没完没了的争论。在此期间，一方是英国及其印度盟友采取的基本的卫生主义者的方法，另一方是欧洲大陆的主要国家采取的检疫隔离主义的方法，两者形成了鲜明对比。[1] 例如，在 1892 年威尼斯国际卫生大会上，英国的代表认为，英国的科学家和公共舆论在检疫隔离问题上仍然与欧洲大陆"大不相同"，以至于他们要为重大不同意见做好准备。[2] 在 1894 年巴黎国际卫生大会上，法国人提出了本应该是共识的意见：用以巴斯德和科赫的发现为基础的现代预防的合理原则——消毒和检疫隔离主义修订系统的其他要素——取代过时的检疫隔离。[3] 然而，坎宁安、英属印度的其他代表和他们在预防方面的同盟者，在霍乱方面所持的立场基本仍然是瘴气论的。[4] 同时，西班牙人尽管对新系统的各项原则表示了尊重，但是坚持认为新检疫隔离主义只不过是对其旧式变体的基本原则的现代调整。尽管科赫的发现推动了知识和实践的发展（缩短了观察期，有效的消毒剂，确定人类及其物品是唯一的疾病传播媒介），但过去的检疫隔离主义的准则仍然有效：扣留疑似病人，隔离患者，并禁止健康者随意与患者接触，直到确定他们不再传染。在西班牙人眼里，这些都是久经考验的检疫隔离原则，是一种合理的、不那么严格的检疫隔离，但也是一种真正的、始终如一的、基本不变的检疫隔离。上一年，土耳其几乎用同样的方法指出：科赫的发现很重要而且也很有用，但还不足以说服他们放弃这种检疫隔离，因为这种检疫隔离使他们免于霍乱已经有半个世纪之久。[5]

就采用的预防措施而言，差异也继续存在。这种差异显示了不同的预防策略之间持续的紧张关系。土耳其人和西班牙人宣称，无论细菌学的新发现对预防有什么意义，他们仍然继续坚持严格的检疫隔离。[6] 但是并非只有极端的检疫隔离主义者在抗拒已经被其他地方接受的一致意见。在 1893 年德累斯顿国际卫生大会上，英国接受了一个提议，被传染船只上的乘客最多只能接受 5 天的观察，条件是不能将之

---

① PRO, FO 407/32, E. Baring to Earl Granville, 5 November 1883, p. 10; FO 881/5197, FO CP 5197, February 1886, p. 7.

② PRO, FO 83/1281, pp. 37–38, FO to British Delegates, 22 January 1892; p. 100, Marquis of Salisbury to Phipps and Thorne Thorne, 17 May 1892. 由于这些差异，在中东接受检查的船只是否存在霍乱，对这个问题的判断"很大程度上取决于医务人员在哪个学校接受培训以及他所属的国籍"：FO 83/1281, p. 45; FO 83/1283, Thorne Thorne, memo, 15 January 1892.

③ *Conférence 1894*, pp. 90–91; *Recueil, 22* (1892), pp. i–ii; 23 (1893), pp. viii.

④ *Conférence 1894*, pp. 189–90; *Conférence 1897*, pp. 83, 86–89; *Sanitary Record*, n.s., 13, 154 (15 February 1892), pp. 389–90; n.s., 14, 165 (1 August 1892), pp. 55–56; PRO, MH 19/244, J. M. Cuningham, "Memorandum on the Cholera in Egypt," 9 July 1883, p. 2.

⑤ *Conférence 1894*, pp. 87–88; PRO, FO 83/1330, Paris Sanitary Conference, no. 9, Phipps, 1 March 1894; *Conférence 1893*, pp. 68–70.

⑥ *Conférence 1893*, pp. 68–70; *Conférence 1894*, pp. 86–89.

理解为一种隔离观察，而是就像修订系统规定的那样，旅客将在家中接受监控，而不是被扣留在专门的场所中接受检查。[1] 在英国人看来，新的检查、隔离和消毒系统应该以新检疫隔离主义的形式来理解，而不是作为重新实施隔离观察的借口。这种对同一个框架内可以有不同理解的临时协议，扩大了国家间的争论，一部分国家支持修订系统，另一部分通过施行隔离观察继续依赖更旧式的原则。在 1903 年巴黎国际卫生大会上，爆发了公开的争论。英国反对隔离观察，认为是过时的，并设法使荷兰、德国和俄国站在了它的一边。[2] 这种分歧的结果——是否仍然应该允许检疫隔离和检疫隔离的残余——是由每一个国家自由决定，自己选择它喜欢的系统：观察隔离或医疗监视。

在或多或少执行检疫隔离主义的国家中，这种二分法继续存在，在 1911 年巴黎国际卫生大会上，这个问题通过使旅客接受细菌检测又体现了出来。关于无临床症状的带菌者的新知识出现了，带菌者虽然健康，但其潜伏期比此前认为的霍乱潜伏期更长。这些传播疾病的新媒介，自 1892 年霍乱以来已被怀疑，但只是在 1903 年国际卫生大会上才被作为一个科学发现正式提出，这意味着新检疫隔离主义往常的做法不能再确保安全。[3] 细菌检测现在有望检测出所有带菌者，不论有无症状。然而，像旧式的检疫隔离一样，在大规模的运输时代，对所有旅客进行细菌检测在后勤上面临可怕的障碍：搜集排泄物样本，然后要么拦住所有乘客等待结果，要么用其他方法再次确定带菌者的位置。大部分国家都认为，对所有旅客进行细菌检测是不可能的，必须有针对性地检测：要针对出现了霍乱病人或卫生状况非常糟糕的船上的所有旅客，与患者接触过的乘客，那些使用了某种交通模式的乘客（比如三等舱的乘客）。[4] 在这场争论中，也有一个明显的分歧，一些国家支持在边界进行大规模的细菌检测，有些国家不愿意使用检疫隔离主义者的这种策略。双方争论的焦点是：（1）无临床症状的带菌者最终不可避免地使检疫隔离主义者的方法破产，为了普遍增加人们对流行病的抵抗力，改善国内卫生状况是唯一的方法；（2）检疫隔离主义者令人尊重的识别和隔离传染病人的原则，不论在执行时存在什么实际问题，事实上由于细菌的发现而恢复了活力。葡萄牙、奥地利、匈牙利、罗马尼亚、巴西和土耳其支持在边界进行细菌检测，将乘客扣留在边界直到得到检测结果，而此时埃及实际上已经实施了这样的制度。德国支持检测，但加上了监控系统，一旦知道了检查结果就能查到被传染的乘客的位置，所以没有令乘客滞留在边界。法国对于重新寻找被传染旅客的能力没有信心，同时也不愿意扣留旅客；意大利和荷兰赞同

---

① *Conférence 1893*, p. 121; PRO, FO 83/1277, "The British Delegates to the Dresden Sanitary Conference to the Earl of Rosebery," 18 April 1893, p. 4.

② *Conférence 1903*, pp. 275, 281–82; PRO, FO 83/2055, Thompson to Power, 22 October 1903.

③ Howard-Jones, *Scientific Background*, p. 90; *Conférence 1911*, pp. 22–23, 463; *Annales*, 4/14 (1910), pp. 433–38.

④ *Conférence 1911*, pp. 30, 156–58, 464, 596, 607, 628, 677–78.

法国的看法。英国认为长途旅行能消灭大部分危险，检查将对商业造成麻烦，而且无论如何，细菌检测都是一个令人讨厌的程序，经常要求强制乘客服用泻药，这对无辜的乘客来说很可恶。[①] 这场旷日持久的对抗带来的一个扭曲的结果就是妥协，允许政府对旅客进行细菌检测，但不论是监控还是隔离观察，乘客滞留的时间不能超过 5 天。[②]

即使关于霍乱的科学知识已经明确了，但在预防策略方面继续存在着基本的差异。为什么面临同样问题的国家在这些方面仍然不同呢？在 19 世纪中期，当这些分歧最明显时，强人的影响与有激烈争论的理论起了重要作用：查德威克和索思伍德·史密斯帮着指导英国确立了卫生主义者的方向；佩滕科费尔在巴伐利亚以及后来的德意志帝国的影响，有助于缓和 19 世纪 30 年代以来检疫隔离主义者的影响。但是这些改革者在另一场闹哄哄的争吵领域中没有一个人发出更强有力的声音，他们的观点可能有助于使预防的天平向他们的方向倾斜，但是在没有其他因素的帮助下只靠他们很难形成符合他们口味的观点和行动。那些巩固了这些改革者提出的方法的其他因素必然也是非常重要的。随着有关霍乱和其他传染性疾病的经验和科学知识的积累，促使预防策略趋于一致的向心力增加了，但是差异仍然存在。现在我们必须讨论它们的源头了。

检疫隔离的乐趣

在某些国家，抛弃检疫隔离主义的一个障碍是公共舆论。密切关注科学知识的官方很快认识到，从传染病的角度而言，霍乱没有传染性。但在准备减少旧的预防措施时，由于民众的压力，他们往往无法放弃过时的方法。无数例子证明，各国政府在违反人民意愿的情况下，难以废除或减缓检疫隔离。1850 年，当法国政府因马赛检疫委员会采取过于严厉的措施而将其解散时，它发现自己缓和严格的预防措施的权力受到了当地舆论的限制。由于霍乱袭击了突尼斯和马耳他，而船只已经出发了三天，所以在地中海沿岸引起了普遍的恐慌。法国政府推翻自己过去的决定，不情愿地承认在流行病时期减少防卫是不可能的，再次允许城市当局命令来自被传染港口的船只采取隔离措施，即使船上没有霍乱疫情，也要接受 3~5 天的隔离观察。迟至 1897 年，在马赛被隔离的英国轮船上的乘客还被禁止上岸，这既是为了他们自身的安全——考虑到沿海民众的焦虑达到了顶点——也是为了避免加剧霍乱引起

---

① *Conférence 1911*, pp. 30,44–45, 255, 418–25,421, 594–99, 600–02, 614, 625, 635, 643.

② *Conférence 1911*, pp. 113, 130–31, 677–78.

的恐慌。[1] 国际卫生大会上也有类似证据证明检疫隔离的流行。1851 年，西班牙代表抱怨说，公众舆论不允许他们终止沿海的检疫隔离。事实上，地中海代表坚持进行无记名投票，希望避免因投票过于自由导致投票结果超出国内的接受度，从而受到本国政府或国内舆论的指责。[2] 1866 年，应公众的要求，再加上这一年对霍乱的恐惧，意大利人拒绝了 1851 年国际公约。在 19 世纪 50 年代，爱奥尼亚群岛拒绝放松检疫隔离，以免公共舆论惊慌。[3] 1893 年，德国、瑞典和意大利的代表详细阐述了废除民众非常支持的检疫隔离的困难。瑞典当局抱怨说，向新检疫隔离主义者方向改革的努力遭到了公众舆论的阻碍，无论何时，只要霍乱逼近沿海，公众就会受到惊吓，吵吵闹闹着要求采用过去的安全系统。在希腊，民众认为他们免遭 1855 年霍乱袭击的原因是采用了严厉的检疫隔离措施，所以抗拒任何变革；一直到 1903 年，希腊政府还声称，因为公众舆论他们不能放弃防止鼠疫的检疫隔离措施。[4]

1892 年，德国民众把全部希望寄托在了严格的预防措施上。个别城市和地方走得更远，超出了法律的许可，相互检查、消毒，尤其是寻求控制来自汉堡的旅客，汉堡成了德国城市中的"伤寒玛丽"。在汉堡，处于交通要道的火车站的医生要阻止有明显症状的患者离开。在杜塞尔多夫及其他地方，到达的乘客在获准出去之前要接受检查。威滕伯格（Wittenberg）的消毒员向来自汉堡的旅客喷洒消毒液，而且甚至向行驶中的车厢喷洒漂白粉和石炭酸混合液。在柏林，所有来自汉堡的火车要单独停在一个车站，乘客接受检查，行李消毒。[5] 在普鲁士，行李用蒸汽消毒，这个过程经常会损坏私人物品；旅客要遭到熏蒸消毒，要将石炭酸浇在身上，或者用石炭酸洗他们的衣服，偶尔也用石炭酸直接浇到他们未穿衣服的身体上进行擦洗。所有来自汉堡的旅客都要在 12 小时内向警察报告，他们要被观察 6 天，而且若被怀疑患病还要接受检查。汉堡和其他疫区邮寄的所有包裹拆封之前都要报告，由警方决定包裹是否包含了禁止邮寄的物品。在吕贝克，自 19 世纪 30 年

---

① Baker, *Laws Relating to Quarantine*, p. 414; *Medical Times*, 1 (1850), p. 152; *Gazette des hopitaux* (1880), p. 755; *Moniteur universel*, 209 (28 July 1850), p. 2591; 225 (13 August 1850), p. 2815; PRO, FO 881/6984, FO CP 6984, December 1898, no. 166.

② *Conférence 1851*, 11, p. 25. 西班牙人遗憾地说，任何其他措施，无论多么严格或彻底，都无法满足公众的要求，地中海人民要求的是扣留，哪怕是几天：PRO, FO 97/211, Perrier to Addington, 25 September 1851; PC 1/4533, John Sutherland and Anthony Perrier, Report of Proceedings, no. 7, 7 August 1851.

③ *Conférence 1885*, p. 19; PRO, MH 98/1, untitled ms., signed Anthony Perrier, 5 February 1856; FO 97/216, Draft to Sir Anthony Perrier, no. 3, 14 June 1859; International Sanitary Conference, no. 29, 15 June 1859; PC1/2670, International Sanitary Convention, no. 70, 27 August 1859.

④ *Conférence 1893*, pp. 19, 33, 53–54; RD *prot*, AK 1895:8, pp. 70–71; *Conférence 1892*, p. 175; *Conférence 1903*, p. 51; PRO, FO 83/2056, Grenfell to Chamberlain, no. 185,9 December 1901; MH 19/238, FO CP February 1893, p. 10.

⑤ Wolter, *Das Auftreten der Cholera*, p. 158; Fliescher, *Choleraepidemien in Düsseldorf*, pp. 26–27; Pagel, *Gesundheit und Hygiene*, p. 98; Ferdinand Hueppe, *Die Cholera-Epidemie in Hamburg 1892* (Berlin, 1893), pp. 46–47; *Vierteljahrsschrift für gerichtliche Medicin und öffentliches Sanitätswesen*, 3 F., 4, Suppl. Hft. (1892), p. 165.

代以来，首次禁止或限制进口某些商品。在魏玛（Wismar），直接简单地禁止非本地居民在此停留。威斯特伐利亚（Westphalia）的一个治安官为缓解疫情，要求他的下属每天要抓一定数量的苍蝇，否则罚款。[①] 为了限制公共舆论提出的过分要求，防止随意采取监管措施，当局对于某些程序的应用经常提出明确的限制条件。1892年，德国政府推行了严格的管理措施，希望以此避免地方政府惊慌失措之下采取更严格的措施。1911 年国际卫生大会讨论细菌检测时，法国代表煞费苦心地提出了允许旅客入境的详细的条件，以免公共舆论（"平时对卫生毫不在意，但一有疾病的迹象就马上恐慌"）坚持对每一个旅客采取那样的措施。[②]

为什么公共舆论有这样的影响？检疫隔离主义，是最看得见且最能感觉到的预防方法，在那些既不跨越边境做生意也不跨越边境旅行的广大民众当中也最受欢迎。[③] 它能直接安抚民众对传染产生的恐惧，满足公众对尽快采取明显的应急措施的渴望，而这是卫生主义做不到的。卫生主义需要几十年的努力和巨大的基础设施投资。但是为什么在一些国家，赞成检疫隔离主义的公共舆论比其他国家更强烈呢？瑞典的一位观察员认为，这要归结为总体的教育水平。当中欧在废除限制性的措施方面已经走得很远时，欧洲最北边和南边的一些国家由于相似的教育水平采取了相似的检疫隔离主义。根据这位观察员清晰但未加详细说明的标准，瑞典在这方面稍微落后于丹麦，略微领先于那不勒斯。但是用警戒线、检疫站和限制性措施对公共舆论的吸引力来衡量发展程度的话，[④]19 世纪中期的这种分析与接下来几十年内法国重新采取检疫隔离主义者的方法相矛盾，最引人注目的是，与1892 年汉堡发生流行病时德国其他地方为了心理安慰匆忙采取过分的限制性预防措施相矛盾。结果证明，中欧国家的文化像欧洲边缘上的国家一样，受检疫隔离主义者诱惑的影响。但是，这种分析也有可取之处，因为它强调了这个事实：从广义上来说，检疫隔离主义者的公共舆论在那些无论如何都倾向于这种预防方向的国家是有效的，而在那些预防方法限制性较小的国家则不那么有效，或者完全没有影响。因此，各国的预防策略为什么不同的问题，不能仅用公共舆论来解释。

---

① Flügge, *Verbreitungsweise und Abwehr*, p. 75; Prussia, Haus der Abgeordneten, *Anlagen zu den Stenographischen Berichten*, 1892/93, Akst. 76, p. 2071; Helm, *Cholera in Lübeck*, pp. 56–57; "Sanitäts-Gesetzgebung," *National-Zeitung* (8 September 1892); Preussischer Medizinalbeamten-Verein, *Verhandlungen*, 10 (1893), p. 8. 在瑞典，一些地方受到挑唆，也发生了类似的过分行为：*RD prot*, FK 1894:37, pp. 15–16.

② *Amtliche Denkschrift*, pp. 21–22; Prussia, Haus der Abgeordneten, *Anlagen zu den Stenographischen Berichten*, 1892/93, Akst. 76, p. 2071; *Conférence 1911*, pp. 566–68.

③ 正如爱德华·马利特（Edward Malet）指出的，检疫隔离带来的麻烦只有少数商人能感受到，但是所有人都能感受到霍乱的可怕：PRO, FO 881/5197, FO CP 5197, February 1886, p. 7.

④ Carlson, *Iakttagelser om Choleran*, p. 41. 弗洛伦斯·南丁格尔(Florence Nightingale)对"欧洲南部和教育程度较低的地区"的传染论也持类似的轻蔑态度：Rosenberg, *Explaining Epidemics*, p. 95.

商业和检疫隔离

任何国家面对霍乱和其他更常见的传染病的威胁时，决定其如何反应的因素里面，有两个起着重要作用。这两个因素既不令人惊讶也不微妙，但对于理解不同国家之间反应的差异至关重要。第一个因素涉及商业和贸易在这些国家经济中的地位，尤其是外贸。一方面，商业和贸易利益集团希望他们的生意不受检疫隔离或卫生警戒线阻碍的愿望是明确清晰的。例如，苏伊士当局施行的过分严格的检疫隔离首先削弱了运河对地中海沿岸众多港口的优势，迫使东方来的船只像德勒塞普（De Lesseps）（开凿苏伊士运河的法国人——译者）之前的日子一样，绕道好望角到达英国的港口。[1] 反过来，像希腊之类的国家，商业、工业和旅游不像在其他国家那样占有非常重要的地位，他们发现检疫隔离主义对经济的破坏较小。[2] 反对检疫隔离主义的商业利益集团当然在所有国家都能找到，问题是他们在多大程度上使国家感受到了他们的利益。例如，普鲁士 1835 年关于传染病的规章对商业进行了限制，禁止从被传染国家进口各种商品。另一方面，它注意到了商业的担忧，从地方政府手中收回了关闭集市的决定权，允许警方暂停或限制每周的市场，但是保留了更高级的官员关闭年度集市的权力。关税同盟的建立及其促进德意志各邦更自由的贸易的雄心有助于用一个普遍的方法缓和这里的旧式的预防措施，而且汉堡和汉萨同盟的其他城市有抵制检疫隔离主义的悠久传统。[3]

在瑞典，预防技术的发展同样也重视商业利益。在商业和船舶利益集团的请求下，1834 年规定的检疫检查于 1840 年废除了。同时，在 1847 年，旅客的活动受到严格的控制，要求他们提供健康证明，或接受 5 天的隔离观察，货物的进口通过分类获得了便利，只把来自传染港口的船员和乘客的寝具及衣服划为有传染性的物品，允许除了破布之外的所有物品进入。在 19 世纪中期的大讨论期间，正是议会中的市民院——在 19 世纪 30 年代是检疫隔离主义最坚定的支持者，现在对地方上施行不同的措施所需要的花费表达了关心，对这些措施给商业、贸易和外国投资造成的有害影响表达了忧虑。[4]1834 年，法国政府的一份报告详细论述了地中海沿岸每个国家采取不同的预防措施造成的商业代价。法国征服阿尔及利亚之后，瘟疫检疫妨碍了

---

① PRO, FO 83/1280, p. 71.

② *Conférence 1893*, p. 72; *Annales*, 2/30 (1868), pp. 21–22.

③ *Gesetz-Sammlung* (1835), 27/1678, pp. 239–86; H. Reinhard, *Die Verbreitung der Cholera im Königreiche Sachsen nach den Erfahrungen der Jahre 1832–1872* (Dresden, n.d.), pp. 1–3; Evans, "Epidemics and Revolutions," pp. 140–41. 一个有趣的对比——埃文斯在他关于汉堡的书中没有详细说这个对比，尽管它指出了这一点——是汉堡的邻邦吕贝克，正如他所说的，它和汉堡一样是资产阶级的，是以贸易为导向的，然而为什么却是更激烈的检疫隔离主义者，而且没有像汉堡一样遵循据说是亲英派的自由放任的倾向。

④ *SFS*, 1840/10; 1847/38, §§3–4; *Bihang*, 1853–54, viii, No. 85; *Borgare*, 1853–54, i, pp. 172ff., 183; *Bilagor till Borgare*, 1853–54, Memorial No. 33.

与非洲的交流，检疫开始受到憎恨。19 世纪 40 年代初，奥伯特–罗氏公司（Aubert-Roche's）希望重新夺回商业优势，呼吁放松这样的控制措施——英国和奥地利通过缓和检疫隔离主义已经赢得了优势——由此恢复法国临近中东的优势。[①]1846 年，关于黑死病的普吕报告鼓动缓和在地中海港口实施的检疫隔离措施，设法平息对流行病的恐惧，同时对于旅行和商业活动不设置无用的障碍。正是出于这样的考虑，法国人于 1851 年在巴黎召集了第一届国际卫生大会，目标是地中海周边国家一致调整检疫隔离措施。减少公共卫生计划造成的商业障碍，有助于所有国家从该时期正在兴起的蒸汽动力推动的旅行、商业和交流的扩大中获益。[②]

当然，检疫隔离主义不是一个简单的支持或反对的二元问题。这种预防措施可能有不同的执行方法，但或多或少都给商业带来了负担。如果任何地方都不会通过放宽限制措施而获得竞争优势，那么商业利益集团至少更可能接受各地都相同的限制措施。[③] 如何为这些预防措施提供资金也是非常重要的。例如，19 世纪 40 年代，瑞典的商业利益集团羡慕地注视着英国，英国政府把检疫看作全国性的问题，所以由国家支付其费用，而在瑞典国内，对船舶和旅客征收税费，以此支付检疫站产生的开支。[④] 结果，他们抱怨说，如果公共卫生的代价就是船舶方面的商业支出，那这个代价就太大了、无法预测而且不公平，是在错误的时间和错误的地方发生的不幸。经过充分的施压后，1847 年，检疫的一些费用由国家和航运业分担。[⑤] 同时，在安抚商业利益集团方面，瑞典政府只愿意做这么多。它指出，政府已经支付了这方面大部分的费用，航运业没有理由不承担剩余的部分，或者正如议会贵族院的一名成员指出的，国家为什么要承担富商的商业开支。无论如何，政客们认为，不论商人如何抱怨，开支最终都会通过价格的不断上涨而落到所有社会成员身上。[⑥] 检

①　Howard-Jones, *Scientific Background*, p. 11; *L'union médicale*, 7, 72 (18 June 1853), p. 285; Paul Faivre, *Prophylaxie internationale et nationale* (Paris, 1908), p. 74; *Annales*, 33 (1845), pp. 243–44, 286–88; *Moniteur universel*, 171 (20 June 1843), p. 1566; Tardieu, *Dictionnaire d'hygiène publique*, v. III, pp. 269–70; *DVöG*, 8 (1876), p. 238; *Bulletin*, 9 (1843–44), pp. 200–12.

②　*Rapport à l'Académie royale de médecine. . . par M. le Dr. Prus*, p. 217; *Conférence 1851*, 2, p. 3; 7, annexe; 11, pp. 5–12; Ch. Bernard, "Congrès Sanitaire Européen," *Le Siècle*, 6, 5731 (11 August 1851).

③　*Moniteur universel*, 171 (20 June 1843), p. 1567; *Recueil*, 9 (1880), pp. 29–52.在早期的鼠疫流行中，这也是一个令人担忧的问题，后来在美国依然如此：Ch. Carrière et al., *Marseille ville morte: La peste de 1720* (Marseilles, 1968), p. 313; Howard Markel, *Quarantine! East European Jewish Immigrants and the New York City Epidemics of 1892* (Baltimore, 1997), pp. 171–72.

④　*SFS*, 1847/38; 1848/36.英国拒绝按吨位支付检疫费用，认为这是为了被容易传染的、商贸活动少的南方国家的利益而对干净的以贸易为主的北方国家征税：PRO, FO 97/215, Board of Trade, "Report Upon Proposed Sanitary Convention"; FO 881/406, FO CP 406, p. 12; MH 98/24, "Memorandum relative to the Negotiation respecting the System of Quarantine in the Mediterranean," 11 April 1853, p. 24.

⑤　*Bilagor till Borgare*, 1840–41, No. 122; *Borgare*, 1840–41, i, p. 409; vii, pp. 132–33; *Bihang*, 1840–41, 1. Saml., 2 Afdl., no. 165; *SFS*, 1847/34.

⑥　*Ridderskapet och Adeln*, 1853–54, vii, p. 475; *Borgare*, 1847–48, iv, pp. 386–89; *Bihang*, 1847–48, iv, 2, no. 73; 1853–54, viii, no. 85.

疫隔离主义者执行措施的方法也说明了容忍性和不可能之间的差异。例如，在 1851 年巴黎国际卫生大会上，讨论缓和对东方来的船只的限制时，争论的一个主要焦点是需要对哪些货物进行检疫并消毒。关于易感染的和安全的货物之间的差异的规定，源自过去针对鼠疫的条例，在 19 世纪 30 年代应用到了霍乱上，现在遭到了激烈的争论。在动物和植物的问题上，提倡一个新的方法，动物要接受消毒，植物则听凭物主意愿。然而，一旦各国认识到这种新方法背后的动机是英国希望使棉花（进口）不受限制，那么达成一致的努力就失败了。[1]

这样的调整表明，商业利益集团并不总是反对检疫。英国卫生总委员会估计，英国的商人对于检疫的负担根本不关心，因为最终会转嫁给消费者，因此，对这些措施的有效反对将不得不来自代表了公共利益的政府。[2]19 世纪后半叶，地中海周边国家的商业利益集团并不反对检疫。在商业利益和公共卫生的二元对立中，政府经常支持后者，他们从更深层次的自身利益出发，认为一场流行病的代价比限制性措施的更大。不管怎么样，他们认为商业在流行病期间失去的，在流行病结束后，随着商业活动的增加，很快就会得到弥补。[3]在某些情况下，一些港口，尤其是马赛和土伦，垄断了与黎凡特地区之间的商业，它们设有传染病院和检疫机构，通过这样的措施吸引到了更多的船只。[4]

商业利益集团采取什么样的态度，主要取决于他们的商业伙伴的措施，但这也是双向的。根据经典的囚徒困境理论，那些主要与实施检疫隔离主义的国家做生意的商人必须入乡随俗，而那些与实施反检疫隔离主义措施的国家做生意的伙伴也要做适当调整。[5]在 19 世纪 40 年代和 50 年代，法国地中海一带的商业利益集团支持检疫隔离主义者的措施，希望避免意大利和其他害怕法国不够谨慎小心的国家的报复。葡萄牙，虽然倾向于自由主义，但不得不遵从西班牙检疫隔离主义的领导，而那不勒斯一般追随西班牙和罗马。反过来，1879 年，一些欧洲大陆国家禁止从暴

① *Conférence 1851*, 7, annexe, pp. 26–29; 19, 20, 2I, pp. 13–18.

② PP 1849 (1070) xxiv, pp. 76–77. See also John B. Blake, "Yellow Fever in Eighteenth-Century America," *Bulletin of the New York Academy of Medicine*, 2/44, 6 (June 1968), pp. 682–83.

③ *Conférence 1874*, pp. 118–27; *Recueil*, 5 (1876), p. 51; *Annales*, 4/11 (1909), pp. 314–15; *Revue d'hygiène et de police sanitaire*, 3 (1881), pp. 728–29; *Conférence 1866*, 24, annexe, p. 4; 29, annexe, pp. 3–5, 50–51; 37, annexe, p.6.

④ *Annales*, 33 (1845), pp. 288–92; *Moniteur universel*, 171 (20 June 1843), p. 1567; Daniel Panzac, *Quarantaines et lazarets: L'Europe et la peste d'orient* (Aix-en-Provence, 1986), p. 55; Françoise Hildesheimer, *Le bureau de la santé de Marseille sous l'ancien régime* (Marseilles, 1980), pp. 20–21, 203; Charles Carrière, *Négociants marseillais au XVIIIe siècle* (Marseilles, n.d.), v. I, p. 220.

⑤ 在霍乱第一次肆虐的时候，奥地利很快就放弃了针对他们邻居的警戒线，只是针对意大利保留了南部的警戒线，因为世界上其他地方仍然相信霍乱会传染，导致的里雅斯特和威尼斯担心，如果他们不这样做，就会有被封锁的危险：Joseph Johann Knolz, *Darstellung der Brechruhr-Epidemie in der k.k. Haupt-und Residenzstadt Wien, wie auch auf dem flachen Lande in Oesterreich unter der Enns, in den Jahren 1831 und 1832, nebst den dagegen getroffenen Sanitäts-polizeylichen Vorkehrungen* (Vienna, 1834), pp. 230–33; W. Sander, *Die asiatische Cholera in Wien beobachtet* (Munich, 1832), p. 103.

发鼠疫的俄国进口货物，瑞典由于害怕商人的反应，提出了严格的新措施，以免这些欧洲大陆国家针对瑞典采取类似的预防措施。希腊人仍然相信他们的检疫隔离主义者的方法，因为土耳其是其主要的商业纽带，迫使他们追随奥斯曼土耳其帝国的预防方法，而且基本由于同样的原因，罗马尼亚和保加利亚也效法了土耳其。① 英国在地中海的属地（马耳他、塞浦路斯、直布罗陀和爱奥尼亚群岛）最明显地表现了这种商业上的模仿性。尽管英国这些属地的政府持反检疫隔离主义的立场，而且经常令伦敦难堪，但是他们施行了和地中海国家完全相似的措施，以免他们的船只不能获得自由入港许可。② 正如英国的一位观察员在解释直布罗陀的限制措施和英国的官方立场相冲突时指出的，在检疫问题上没有一个国家能单独行动，直布罗陀实际上受西班牙的影响。③ 相反，那些与反检疫隔离主义者做生意的国家必须效仿，以保持竞争力。例如，法国在 19 世纪 40 年代已经知道他们的检疫隔离主义者的方法不是没有机会成本。当英国——奥地利紧随其后——改变规则，来自黎凡特的船只持有卫生证明就可以自由入港时，对法国商业造成的压力也上升了。从君士坦丁堡或亚历山大港去巴黎的旅客，取道伦敦或维也纳就节省了时间。商业利益集团抱怨说，蒸汽船已经加快了运输节奏，但是这样的好处却浪费在了检疫中。1882 年，正是苏伊士运河的建造者德勒塞普，代表商业利益集团在法国科学院提出了反对检疫的主张，这在科学院引起了轰动，此事绝非巧合。④

由于这些限制措施对商业造成了损害，一直以来最反对它们的国家无疑就是英国。只有在这里，反对检疫的观点才以普遍性的术语得到了表述——不是以相对较小的比较优势，而是一个自然和经济的一般法则问题，只有在不造成重大损失的情

①　*Moniteur universel*, 209 (28 July 1850), p. 2591; 171 (20 June 1843), p. 1567; *Conférence 1851*, 2, p. 3; 7, annexe; 11, pp. 5 12; PRO, FO 97/211, Perrier to Viscount Palmerston, 23 October 1851; *Hygiea*, 41, 2 (February 1879), pp. 130–40; 41, 4 (April 1879), pp. 265–77; 41, 5 (May 1879), pp. 329–33; *Conférence 1859*, 31, pp. 3–4; *Conférence 1903*, p. 52; *Conférence 1897*, p. 69; PRO, FO 881/6405, FO CP 6405, p. 73; PC1/2670, letter to Lord J. Russell, 29 July 1859.

②　*Conférence 1874*, pp. 172–73. 当然，其他国家并没有错过这个机会，痛斥英国这种明显的前后矛盾: *Conférence 1851*, 10, pp. 4–5; *Conférence 1874*, pp. 172–73; *Lancet*, 1 (9 January 1892), pp. 111–12; *BMJ*, 1 (23 January 1892), pp. 161–63; *Recueil*, 5 (1876), p. 51. 至于英国的反应，见 *Conférence 1897*, p. 203; *Practitioner*, 42 (January-June 1889), pp. 399–400; PRO, FO 83/1330, British Delegates to the Earl of Kimberley, 7 April 1894; FO 97/217, International Sanitary Conference no. 70, 27 August 1859; MH 19/239, Thorne Thorne to the President [of the LGB] and Hugh Owen, 21 January 1897; MH 19/244, T. Thomson, "Intercolonial Conference as regards Plague and Cholera Regulations," 21 January 1903; MH 19/278, Armand Rüffer to Viscount Cromer, 17 May 1900.

③　Milroy, *Quarantine as It Is*, pp. 10–12; *Transactions of the National Association for the Promotion of Social Science* (1862), p. 877; PRO, FO 83/2056, Government House, Nicosia, to Chamberlain, 5 January 1901; FO 542/3, FO CP 7819, November 1902, pp. 1–2, 18; MH 19/238, Thorne Thorne to President of LGB, 5 January 1893.

④　*Bulletin*, 9 (1843–44), pp. 237–43; *Lancet*, 1 (1844), pp. 20–23; *Conférence 1851*, 48, p. 5; *Annales*, 3, 7 (1882), pp. 565–67; *BMJ* (16 September 1882), p. 520. 在 19 世纪 30 年代霍乱流行期间，这位德·雷赛普作为法国驻中东领事，为了保护自己和 200 名同胞，将他们隔离在阿勒颇（Aleppo, 叙利亚的一个城市——译者）城外面的他的庄园中: Jacques Poulet, "Épidémiologie, sociologie et démographie de la première épidémie parisienne de choléra," *Histoire des sciences médicales*, 3–4 (July–December 1970), p. 148.

况下才能违反这些法则。就像约翰·西蒙指出的，一个国家只有远离商业的高速通道，或准备使其商业从属于政治考量之时，检疫才是可能的。但是，他预测说，即使那些愿意付出这些代价的国家，也会发现它们的努力是徒劳的。反对检疫是所有违反规则的行为中，影响最大的：急不可待的商业利益和对狭隘的自我保护的本能的蔑视使他们走上了这条路。"因此，从实践上来讲，对贸易大国而言，很难想象检疫的限制措施会比详细说明漏洞更受欢迎。"[1] 英国作为最大的海上强国，加上其本土与帝国其他部分的商业联系，尤其是与印度的联系，使得检疫在商业上不受欢迎。19世纪40年代，与地中海东部的海上联系开始使用蒸汽动力，这激起了人们放松限制措施的期望。与欧洲大陆的不断交流，以及总体上与其他国家交往的频率使检疫很难实施。例如，19世纪末期，8月份一周有5800人到达多佛，不可能将他们所有人都隔离。在国际卫生大会上，正是英国人自始至终不断地提出议案反对监管，从1866年开始他们已经坚持说，激增的自由交流，无论增加了多少流行病传播的机会，与其带来的巨大利益相比，都只是一个微不足道的缺点。英国人认为，与检疫隔离主义国家的商业利益相反，监管行为给自己国家的商业带来的损失比流行病造成的损失大。[2]

英国由于坚定地追求商业利益，强调预防的后果，导致它与其他欧洲大国——尤其是法国——在中东冲突不断。在1881年国际卫生大会上，欧洲大国同意设置一套卫生监控系统，监控红海、埃及的港口和朝圣者去麦加的路线。然而，第二年，英国占领了埃及，于是改变了主意，终止了盎格鲁-法兰西的合作。现在英国统治了亚历山大港的卫生委员会——名义上是一个国际机构，通过与埃及代表的战略结盟保护英国的利益。委员会中的几个代表，包括主席，实际上都是英国人。由于这意味着印度和英国本土之间的航运很大程度上不受妨碍，欧洲其他国家指责他们为了自己的利益无视欧洲的公共卫生。[3] 1883年霍乱袭击埃及后，英国对亚历山大港卫生委员会的操作令欧洲其他国家恼火。1885年的罗马国际卫生大会试图打破这种僵局。英国在这次会议上提出，印度到英格兰的持有卫生证明的船只，若中途不在其他港口停留，那么在苏伊士运河不用接受检查或检疫。尽管英国只是笼统地提出

---

① *PP* 1866 (3645) xxxiii, pp. 461–62; Baly and Gull, *Reports on Epidemic Cholera*, pp. 214–32; *Conférence 1874*, pp. 145–49; Sven Lysander, *Några synpunkter och iakttagelser angående karantänsinrättningar* (Stockholm, 1902), p. 3.

② PRO, FO 83/1280, p. 136, Chamber of Shipping of the UK to Earl Granville, 5 March 1885; *Lancet*, 71, 2 (1 July 1893), pp. 50–51; *Conférence 1893*, pp. 49–50; *Sanitary Record*, n.s., 14, 175 (1 January 1893), p. 326; *Conférence 1866*, 5, p. 43; 33, p. 10; 30, p. 4.

③ Harrison, *Public Health in British India*, pp. 125–26; PRO, FO 407/32, Memorandum by Sir E. Baring, 8 June 1884, p. 113; *Gazette médicale de Paris*, 36 (6 September 1890), pp. 430–31; *Comptes rendus* (1892), pp. 1458–62; *Annales*, 3/10 (1883), pp. 114–15; Oleg E Schepin and Waldemar V. Yermakov, *International Quarantine* (Madison, CT, 1991), pp. 49–50.

了他们的要求（检疫隔离主义是对人类自由的侵犯，公共卫生的真正保障在于卫生改革），但是英国的竞争对手还是拒绝了这个提议，认为这不过是披着普世主义外衣为英国航运业集团的利益辩护而已。[①] 反过来，英国坚决主张，关于运河的决策应考虑这个地区的航运，为他们的话语优先权辩护。[②] 尽管英国在罗马会议上失败了，但它的商业利益集团最终取得了成功。由于英国控制了亚历山大港委员会，他们能威胁征收过河费而且通过使自己的船舶（占运河交通的 4/5）沿着老路线绕道好望角通行（在苏伊士有 5 天的隔离观察期，所以绕道航行仅仅比取道苏伊士运河多了两天）威胁到股东所持股票的价值，所以实际上英国的船只只要不与岸上有任何接触，就被允许立即通过运河，这个程序被称为过境检疫。[③] 在 1892 年维也纳国际卫生大会上，通过谈判达成了一个妥协，欧洲大陆国家同意把过境检疫作为一个正式程序，英国的回报是同意重组亚历山大港委员会。欧洲大陆国家通过减少埃及的影响，剥夺了英国人的垄断地位。[④] 当最终确认老鼠是鼠疫的传播媒介时，仍然是英国试图反对针对啮齿类动物采取过度谨慎的措施，以免阻碍商业的步伐。[⑤]

英国反检疫隔离主义与商业因素的联系非常紧密，以致欧洲大陆的观察员不断抨击英国，宣称英国把商业利益置于公共卫生——流行病因素——之上，无疑，在外国人眼里，英国就是店主的国家。正如迫切希望占领道德高地的地中海周边国家的代表指出的，人的生命既不是一种可携带的财产，也不是一种制造利息的资本。英国有一个格言，时间可能是财富，但公共卫生是黄金。许多更顽固的检疫隔离主义国家经常重复的一个批评是，管制措施中唯一真正的输家不是商业和贸易本身，而是没有那么重要的各种悠闲的旅游者，他们不耐烦地待在传染病院蹉跎时光。这是对英国人的赤裸裸的抨击，英国人是那时不知疲倦的观光客。[⑥] 英国的反检疫隔离主义者机智地回击说，他们的国家以在卫生改善方面的庞大投资为荣，在卫生主义者的改革中处于领先地位，从而实现死亡率稳步下降。就像索恩·索恩所说的，

---

① Goodman, *International Health Organizations*, p. 64; *Conférence 1885*, pp. 169–70, 176, 183.

② PRO, FO 78/2007, p. 161, No. 336, 12 September 1866; FO 83/1278, Walpole to Under Secretary of State, FO, 9 February 1893; FO 83/1281, FO to the British Delegates, No. 6, 29 January 1892; FO 83/1330, Phipps, 20 February 1894; FO 407/32, Memorandum by Mr. Lister, 18 August 1884, p. 175.

③ *Comptes rendus* (1892), pp. 1458–62; *Conférence 1885*, pp. 367, 374; McDonald, "History of Quarantine," pp. 40–41; PRO, FO 407/32, T. Farrer to Lister, 27 August 1884, pp. 191–92; FO 881/5328, FO CP 5328, October 1886, pp. 200, 200D; 407/80, In continuation of CP No. 5003, FO, January 1888, p. 7.

④ *Conférence 1892*, pp. 15–16, 108–09, 193; PRO, FO 407/80, In continuation of CP 5003, FO, January 1888, no. 1; FO, 407/115, FO CP 6368, July 1893, p. 30.

⑤ PRO, FO 83/2055, Thomson to Power, 1 November 1903; FO 83/2056, LGB to Under Secretary of State, FO, 12 March 1903; MH 19/244, T. Thomson, "Rats and Ship-Borne Plague," 24 July 1903.

⑥ *Conférence 1851*, 10, pp. 8–9; 12, p. 20; 11, pp. 15–18; *Conférence 1866*, 6, pp. 6–7; *Conférence 1892*, p. 156; PRO, FO 407/32, Horace Walpole to Lister, 4 September 1884; FO 881/5424, FO CP 5424, April 1887, p. 30; *Conférence 1866*, 24, annexe, p. 4; 29, annexe, pp. 3–5, 50–51; 37, annexe, p. 6; 33, pp. 11–12; Almquist, *Om koleran, dess sätt att utbreda sig*, p. 29.

公共卫生是英国繁荣的不可分割的一部分；就像他们的欧洲大陆对手将来要接受的那样，两者不冲突。①

当然，英国在保护商业利益不受过度的预防措施的影响方面并不孤单。在 19 世纪 40 年代，蒸汽推动的穿越多瑙河的旅行使奥地利与君士坦丁堡建立了快速的海上联系，而且通过减少限制措施获得了商业利益，这样的状况一直持续到 19 世纪 80 年代。②德国在整个 19 世纪 60 年代都延续着检疫隔离主义者的方法，迟至 19 世纪 90 年代初才开始改变立场。1892 年霍乱流行期间，其他国家针对德国船只、货物和游客施行的管制措施，再加上德国国内每个地方都急切地对其邻居实施制裁造成的严重破坏，使人们对这些预防措施产生不满从而激发了对英国立场的同情。③到 19 世纪 90 年代初，德国在东非获得了一些殖民地，促使它与英国有了共同的利益：放松对苏伊士运河交通的限制。自 19 世纪 80 年代以来，德国的航运业已经取得了非常大的发展，德国人像英国人一样要穿过苏伊士运河，而且像英国一样，他们的船比其他国家的船要大，货船而非客船占支配地位。德国在一些特定货物的出口方面也有重要的利益。人造羊毛或再生羊毛，这是德国一个地方的特产，用破布制成，在国外被怀疑明显有传染性，德国费尽全力希望阻止对它的禁令。在 1893 年德累斯顿国际卫生大会上，德国人与英国人结盟赢得了一场胜利，人造羊毛或破布用水力压紧并打包后允许批发进口。索恩·索恩是一名准卫生主义者，原则上反对检疫；科赫的发现表明，霍乱尽管有传播性，但是很少通过货物传播。因此索恩和科赫二人可能会同意缓和对进口商品实施的限制措施。④

科赫的发现有助于解决流行病防治方面的商业困境，缓和商业利益不同导致的国家间的敌意。19 世纪 80 年代中期，欧洲大陆国家对彼此的贸易施加了让人头痛的限制；1892 年，同样的情况再次发生。然而，到目前为止，科赫的理论已经开始明确在何种程度上禁止哪些商品或将哪些商品消毒是有用的，它发现霍乱弧菌除了通过少数物品（主要是用过的和被污染的衣服以及像牛奶、黄油和奶酪之类的食品）可以传播之外，其他货物是无害的，限制它们的流通不仅在经济上有害，而且是无用的。⑤1892 年，德国人禁止从俄国、法国和荷兰进口用过的家庭日用织

---

①　*BMJ*, 2 (13 August 1887), pp. 339–40; *Conférence 1885*, p. 290.

②　*Lancet*, 1 (1844), pp. 20–23; FO 407/80, In continuation of CP No. 5003, FO, January 1888, Inclosure in No. 1; Panzac, *Quarantaines et lazarets*, p. 110.

③　*Conférence 1866*, 6, pp. 6–7; 26, pp. 4–6; *Conférence 1893*, p. 17. 对英国来说，1882 年它占领埃及后，疏远了法国，所以有理由与德国和奥匈帝国加强合作：Harrison, *Public Health in British India*, pp. 125–26; PRO FO 881/5424, FO CP 5424, April 1887, no. 118.

④　Harrison, *Public Health in British India*, pp. 130–31; PRO, FO 83/1282, Lowther and Mackie to the Marquis of Salisbury, No. 2, 6 January 1892; *Amtliche Denkschrift*, pp. 44, 56; *Conférence 1893*, pp. 100, 235–36.

⑤　Flügge, *Verbreitungsweise und Abwehr*, pp. 76–77; Kabierskc, *Wie schützt sich*, p. 3; *Amtliche Denkschrift*, pp. 32, 118–19; Petri, *Cholerakurs*, pp. 85–90.

品、衣服、寝具、破布、水果、蔬菜和黄油。相比而言，1893 年只禁止疫区出口的牛奶和破布，邮寄的包裹要在包装上注明物品名称。《1900 年传染病法》规定，疫区不能出口牛奶、用过的衣服、寝具和破布，但是对邮寄的限制取消了。1892 年，为了结束地方政府随意施加的各种限制措施，不再禁止从德国国内的疫区进口商品。[①]1893 年德累斯顿国际卫生大会从去年的流行病中吸取了教训，反检疫隔离主义者的力量（英国和德国得到了奥匈帝国的支持）取得了胜利，他们达成协议，在流行病暴发期间，对各国可能相互施加的限制设置上限。在 1903 年巴黎国际卫生大会上，消毒的价值得到了赞颂。多亏了细菌学，有针对性且有效的杀毒剂有望通过尽量减少在边境采取必要措施，来调和长期以来商业交流和公共卫生之间的艰难选择。现在人们一致认为，商品自身是不能传播霍乱或鼠疫的，它们只有在被传染物污染的情况下才传播疾病。因此可以只对被污染的物品进行消毒，尽管有一些物品（家庭日用织品、用过的衣服和寝具等类似的物品），不论是否被污染，都可能要消毒，甚或禁止。[②]

流行病地理学

有助于解释不同国家面对同样的问题，却采取不同方法的第二个因素涉及地理学。在 19 世纪 30 年代，那些离霍乱传播路线非常远的国家处在学习曲线的有利位置上，那些首先遭到流行病袭击的国家获得的来之不易的经验，能使前者从中获益。接下来的半个世纪中，关于霍乱的经验日渐增多，这些地理的因素开始制度化，各国采取了与其在流行病地理学中的位置相符的长期预防策略。

从最简单的层面来讲，远离流行病的源头及其传播路径就给了一些国家幸运的安全感和准备的空间，那些靠近流行病前线的国家则很难找到可以效法的国家。从这方面来看，英国是最幸运的。尽管蒸汽动力和苏伊士运河的开通减弱了这种距离上的保护，但是由于它的位置，很大程度上仍然能够免于霍乱最直接的破坏。面对霍乱，英国基本无动于衷，它能坚持说，霍乱很少能通过海路输入进来，尽管来自印度的船只不断到达，但是这些船只在航行期间等于自动隔离了。[③]正如法国内政部公共卫生处的主任亨利·莫诺（Henri Monod）指出的，"保护她的隔离措施就

---

① *Amtliche Denkschrift*, p. 16; *Der amtliche Erlass*, p. 7; *Anweisung zur Bekämpfung*, pp. 18–19; SB, 1892/93, Akst. 172, p.919.

② *Conférence 1893*, pp. 79,99–110,199; *Comptes rendus* (1893), pp. 933–37; *Conférence 1903*, pp. 21–23, 159–60.

③ A. Netter, *Vues nouvelles sur le choléra* (Paris, 1874), pp, 2, 93; *Conférence 1885*, pp. 101, 170–71, 369; *Conférence 1892*, pp. 169–70; PRO, 407/32, Farrer to Lister, 27 August 1884, pp. 190–91.

是到达港口需要的漫长的时间。"[1] 最不利的是那些紧挨霍乱的东方源头的国家，和挨着黄热病源头的美洲国家。例如，1851 年，距离苏伊士运河开凿还有 15 年，位于欧亚非三洲交汇处的两西西里王国把自己描绘作世界流行病的中心，周围环绕着世界上最具生产力的国家，它的港口要接待成千艘的船只。土耳其，由于其地理位置以及使其暴露于霍乱之下的地形，所以不论温和的新修订系统具有多大的科学价值，都拒绝放弃严格的检疫。反过来，希腊站在——在它看来——传染病的风口浪尖，所以它认为针对流行病的自满态度是不可取的。霍乱只袭击了希腊一次（在 1854 年，当时检疫还没有完全执行，希腊的首都和比雷埃夫斯港被法国和英国的军队占领），自此这里对检疫隔离主义的信奉就非常强烈。西班牙用它的地理、气候以及 19 世纪初黄热病带来的大灾难为其检疫隔离主义者的倾向辩护。[2]

从一个更普遍的角度来看，地中海周边国家和大西洋国家的基本分裂体现了地理的这种重要性，地中海国家与霍乱的东方源头联系密切；大西洋国家则离得较远。大西洋和地中海把欧洲国家分成了两部分，一部分是害怕东方的传染病直接威胁的国家；另一部分是那些一旦传染病袭击了欧洲本土，对它来说就成了一个主要问题的国家。这个分类经常被打破，在 19 世纪的百年进程中，其阵营不断分化重组。它也是有许多例外的二分法：拥有几个波罗的海港口的德国，开始是传染主义者，结果到 19 世纪 90 年代却与英国结盟；拥有广阔领土的俄国和奥匈帝国，既面临东方又面对西方，他们偶尔愿意在西部边境减少防卫，但更关注东部边境的预防措施；意大利，一些邦国是检疫隔离主义者，另一些则不是。[3] 虽然如此，地中海和大西洋、南方和北方的划分，却是一个基本的地理二分法。这种基本的流行病地理学上的划分，能够解释许多扭曲和脱节背后的充分的一致性，所以在预防策略的发展过程中，它是一个重要的因素。

在 1851 年巴黎国际卫生大会上，流行病学上的对立将仍在查德威克的卫生主义中挣扎的英国，与地中海周边检疫隔离主义者的国家——希腊、西班牙和意大利各种邦国，但并非全部的邦国——分割开来。其他国家在这两个极端之间，他们根

① *BMJ*, 1 (23 January 1892), pp. 161–63. For similar views, see *DVöG*, 12, 1 (1880), p. 13; *Transactions of the Seventh International Congress of Hygiene and Demography*, 10–17 August 1891 (London, 1892), p. 55; *Lancet*, 1 (9January 1892), pp. 111–12; *Conférence 1892*, pp. 129–30; PRQ, FO 407/84, FO CP 6106, pp. 172–73; FO 407/110, FO CP 6157, February 1892, pp. 50–51; JO, 16, 298 (29 October 1884), p. 5683.

② *Conférence 1851*, 12, p. 20; *Conférence 1866*, 23, annexe, pp 28–29; PRO, FO 407/32, Précis of a Paper read to Earl Granville by Count Nigra, 10 June 1884, p 127; FO 407/40, CP 5005, FO, September 1884, no. 1; *Conférence 1893*, pp. 68–71; *Conférence 1851*, 35, p. 22; PRO, FO 97/215, Xavier de Isturiz to Earl of Clarendon, 5 April 1853; MH 98/24, "Memorandum relative to the Negotiation respecting the System of Quarantine in the Mediterranean," 11 April 1853, p. 27.

③ *Deutsche Medizinal-Zeitung*, 11, 74 (15 September 1890), p. 831; Hirsch, *Über die Verhütung*, pp. 14–15; *Conférence 1874*, pp. 161–62; *Conférence 1851*, 12, pp. 4–10; *Conférence 1897*, p. 144. But see also *Conférence 1903*, p. 48.

据一些因素而变化：俄国与东方有直接的陆地边界，不愿意立即拒绝检疫隔离主义；奥地利人支持英国针对霍乱采取的卫生措施，但是不愿意抛弃他们针对鼠疫采取的检疫隔离主义者的防卫措施；葡萄牙人之所以愿意在两个阵营之间达成妥协，可能是因为他们所处的特殊困境：一方面与其他地中海国家有共同的利益，另一方面，英国是其首要的贸易伙伴；萨丁人深受英国的影响，是意大利半岛检疫隔离主义色彩最少的邦国；最后是法国，从精神上来说它乐意摒弃检疫隔离主义，但其国民横跨大西洋和地中海，所以限制性的方法对它仍然有诱惑。[①] 地中海检疫隔离主义者的中坚力量（托斯卡纳、两西西里、教皇国、西班牙和希腊）成功削弱了英国和法国（暂时联合起来成为主要的反检疫隔离主义者）提出的一个计划，后者试图把霍乱排除在检疫之外，将监管措施限制在鼠疫和黄热病上。前者认为，卫生当然是非常好的，但是很明显只有卫生也是不够的，因为自上一次鼠疫流行以来，已经取得的所有的卫生进步，都不能预防霍乱。[②]

1874 年，讨论修订系统取代检疫隔离时，相似的界线又出现了。现在希腊和葡萄牙率先反对放松检疫隔离。卫生也许能减轻流行病的破坏，但基本不能阻止它的输入。南欧有它自己独特的预防利益，尽管大西洋国家对管制性预防措施的恐惧甚于流行病，但它们没有理由把自己的喜好强加给地中海国家。欧洲在地理上和人种上都不是一个统一的整体，同样的预防策略不可能在每个地方都适用。相比之下，在这方面，奥匈帝国和俄国已经缓和了它们此前的检疫隔离主义者的方法。有着辽阔陆上边界的俄国断定，在它与波斯交界处，人们交往密切，人流稠密，对此检疫是不可能的。由于多年来霍乱在它的领土上肆虐不止，检疫的缺陷已变得日益明显。虽然流行病地理学的基本的两分法持续存在，但是没有任何共同的系统是各国都同意的，妥协的方法是允许两个系统——修订的和检疫的——并存，由各国决定选择哪一种。[③] 统治某地，也就控制了这里的预防。

这种南北之间持续的分裂在 1885 年有了结果，当时采纳了一个包含专门措施的修订系统，满足了地中海国家的要求。船只到达经过检查后，授予其自由入港许可，乘客和船员安置在专门的舱室中进行消毒和隔离，航行时间少于 10 天的船只要接受 24 小时的观察，被传染船只上的乘客要接受 5 天的检疫隔离。在陆地，所有被流行病侵袭的国家的火车都要在边界换掉，而且需要一个医生陪同。1892 年，对于

① *Conférence 1851*, 7, annexe, pp. 8–9; 5, pp. 7–8; 10, pp. 6–7, 12–13, 15–17; 5, pp. 6–7; pp. 8, 12; 12, pp. 4–10, 21; 11, pp. 30–31; 18, p. 6; PRO, FO 97/210, Sutherland, 26 August 1851; FO 97/211, Perrier to Viscount Palmerston, 23 October 1851. 整个 19 世纪后半期，葡萄牙对英国的出口比例远远高于西班牙：B. R. Mitchell, *European Historical Statistics* (New York, 1975), F2, pp. 549, 561.

② *Conférence 1851*, 7, annexe, pp. 11, 18, 39; 10, pp. 4–5; 9, pp. 6–7; 10, pp. 8–9; 39, pp. 4–7.

③ *Conférence 1874*, pp. 82–83, 86–87, 118–27, 172–73; *Annales*, 43 (1875), pp. 252–53; FO 881/3421, FO CP 3421, 7 January 1878, p. 2; *Recueil*, 5 (1876), p. 46.

是否允许来自印度的英国船只通过苏伊士运河时进行过境检疫，引发了争论。在这场争论中，南北的分歧仍然存在。[①] 在1893年德累斯顿国际卫生大会上，针对强制消毒问题，这个分歧又表现了出来。检疫隔离主义者的核心国家仍然拒绝这个检查系统。法国的态度已经软化了，它支持修订系统，但仍对其能否确保公共安全感到担忧，在预防问题上将自己定位为南北方的中间人。根据这种精神，法国试图要求对商品和个人物品进行消毒，而英国和德国则坚持只对霍乱患者的衣服进行清洗，其他物品采取自愿的办法。也正是在这里，此前提到的分裂——坚持把隔离观察作为修订主义者方法的一部分的国家和宣称有权在旅客的家中监控他们而非对其隔离的英国——得到了解决，解决方式是允许每个国家采取它们认为合适的措施。[②] 1894年，西班牙重申了它对检疫隔离主义原则——无论如何修正、如何现代化——的信心，为这种长期存在的地理决定论的另一种表述创造了条件。在1897年关于鼠疫的国际卫生大会上，西班牙和葡萄牙，现在又加入了保加利亚和俄国，重申了检疫隔离主义的理由。就像法国人所描绘的那样，流行病地理学的这种纷争半个世纪以来都没有变：紧挨传染病源头的国家仍然坚持严格的检疫隔离主义，而英国，由于距离上的安全保障和完善的卫生主义者的改革，所以不害怕疾病。在这之间的那些国家，只有在欧洲的第一道防线被突破之后才试图调和这些极端的方法。1911年，面对无临床症状的带菌者，在争论细菌调查能否使检疫隔离主义者的策略重新流行起来，或这一障碍是否使这个方法无用时，南北的分歧又体现了出来。[③]

当然，流行病传播的路径比简单的由南向北扩散或从印度向西渗透复杂多了，而且每一个国家经常都有一些需要紧盯着的近邻。对德国来说，是波兰、加利西亚及俄国；对法国来说，是西班牙；对英国来说，是爱尔兰；对瑞典来说，是丹麦和俄国。在1874年国际卫生大会上，英国人试图转移人们对印度作为传染源的注意力。他们宣称，霍乱成为俄国的地方病已经好几年了，最直接的威胁就来源于这个地方。[④] 法国发现，自己处于一个特殊的位置，跨在了流行病学断层线上。它的一个海岸在地中海，另一个靠着大西洋，利益就产生了分歧。当巴黎试图将法国放在反检疫隔离主义者的阵营时，地中海地区的地方政府，尤其是马赛，不断地把法国

① *Conférence 1885*, pp. 237–42, 254, 292–96; *Conférence 1892*, pp. 113–14, 135, 156–60; *Conférence 1893*, 14–16.

② *Conférence 1893*, pp. 47–48, 52, 68–70, 120–21, 138, 237–40, 245–46; *Comptes rendus* (1893), pp. 933–37.

③ *Conférence 1894*, pp. 87–88; *Conférence 1897*, pp. 38, 92–93,175, 268; *Conférence 1911*, p. 463.

④ *Conférence 1874*, pp. 299–304. 法国人不仅关注印度霍乱的源头，还指责英国人忽视了对印度基础设施的维护，导致霍乱的蔓延：PRO, FO 78/2006, pp. 198, 399.

拉往另一个方向。[①]1850年，两艘来自马耳他的船只到达马赛后接受检疫。当时巴黎的命令是，只有出现过死亡或病例的船只才能拦下，但马赛当局拒绝放松这个限制。马赛检疫委员会因此被解散了，整个机构搬出了马赛城，医学科学院的梅丽尔（Melier）博士受命以更自由的精神重组委员会。例如，新的委员会出台规定，将严格的约束条件限制在来自被传染港口的船只上，那些没有病例的船只完全免除检疫。但是，尽管有来自首都的果断的行动，预防策略在几个月内再次改变了。大众对从突尼斯和马耳他输入霍乱的恐惧，再加上对其他国家可能进行报复的商业焦虑，使得检疫隔离重新出现。[②]1851年巴黎国际卫生大会达成协议，并于1853年正式颁布，在这些相互竞争的利益集团之间实现了一个妥协，允许法国两个海岸的港口施行不同的规定。[③]然而对于鼠疫，两个海岸的措施是相似的，但是卫生证明显示沾染霍乱的船只，在大西洋港口的检验时间可以比地中海港口的少两天。1876年，一套新的海上卫生措施延续了这种折中。法国大西洋的港口，由于有低地国家和英国的竞争，允许其把检疫带来的限制降到最小限度。例如，对于疑似感染的船只，他们设置了24小时的观察和检查期。相比而言，在地中海，这样的船只要接受3~7天的隔离观察，尽管1天也是允许的。[④]19世纪中期采用并在巴黎得到捍卫的卫生主义者的方法，被证明与地中海沿岸的流行病地理学的实际情况不符合。19世纪60年代和70年代，法国由于害怕疾病甚于商业野心，其独特的位置促使其预防利益向检疫隔离主义者的方向发展。19世纪90年代，法国开始缓和这种方法，但是它在流行病地理学上的分裂仍然使其对双方的观点都抱有同情之心，这是一股调和地中海的检疫隔离主义和英国的卫生主义两个极端的力量。[⑤]

德国也出现了一个类似的、但却是相反的分裂，其东北是检疫隔离主义者，南方和西南方是反检疫隔离主义者。19世纪60年代和70年代，巴伐利亚继续执行从30年代学来的政策，与普鲁士相比，它感受到的来自东欧的威胁要小一点，所以更愿意接受佩滕科费尔关于检疫无法实施的结论。[⑥]从巴伐利亚的态度来看，它和英

① *Recueil*, 5 (1876), p. 51; Goodman, *International Health Organizations*, p. 46; Panzac, *Quarantaines et lazarets*, p. 112. 并不是所有地中海城市都是传染主义者：艾克斯（Aix）（当然不是港口城市）在1835年就倾向于反对传染主义：Daniel Panzac,"Aix-en-Provence et le choléra en 1835," *Annales du Midi*, 86,119 (1974), pp. 435–37. 北方和南方的分裂，虽然没有那么突出，但在18世纪也很明显：Françoise Hildesheimer, "La protection sanitaire des côtes françaises au XVIIIe siècle," *Revue d'histoire moderne et contemporaine*, 27 (July–September 1980), pp. 466–67.

② Baker, *Laws Relating to Quarantine*, p. 414; *Medical Times*, 1 (1850), p. 152; *Gazette des hopitaux* (1880), p. 755; *Moniteur universel*, 209 (28 July 1850), p. 2591; 225 (13 August 1850), p. 2815.

③ 虽然在1822年3月20日的法令中已经对两个海岸制定了不同的严格规定：*Annales*, 6, 2 (1831), p. 459.

④ Baker, *Laws Relating to Quarantine*, pp. 414–15; *Recueil*, 5 (1876), pp. 4–24,46; 9 (1880), pp. 16–24; Proust, *La défense de l'Europe*, pp. 395, 399–404; Monod, *Le choléra*, pp. 615–16; *Medical Record*, 43, 1 (1893), p. 1.

⑤ *Conférence 1874*, pp. 172–73; *Conférence 1893*, pp. 47–48; *Conférence 1897*, p. 268; *Conférence 1911*, p.23.

⑥ 例如，它1883年的法规建议消毒，但不建议隔离：*DVöG*, 16 (1884), pp. 140–44.

国一样，属于卫生主义阵营。[1] 相比而言，普鲁士政府虽然在某些方面接受了佩滕科费尔的说法，但仍然是更坚定的检疫隔离主义者。在 1866 年君士坦丁堡国际卫生大会上，普鲁士代表仍在为教条的检疫隔离主义者的路线辩护，其动机与 19 世纪 30 年代已令其担忧的流行病地理学的考虑相同。普鲁士东部诸省受到了来自其邻居的霍乱的威胁，尤其是波兰和加利西亚。尽管普鲁士承认限制措施普遍无用，但它的位置——在他们看来——非常危险地处于流行病的前沿，所以它试图躲在检疫隔离主义者的堡垒后面。甚至以前是地方主义温床的东部边境，例如哥尼斯堡，在此期间都采取了传染主义者的方法。[2]

然而，地理并不只是不可移动的自然特征，不是布罗代尔（Braudel）所说的一个庞大的常数，反而经常会产生不可估量的影响。山不转水转，移民坐三等车厢而来。紧挨传染病源头造成的对传染病的恐惧，激起了许多预防行为，19 世纪最后几十年的移民大潮又加剧了这种恐惧。19 世纪 80 年代和 90 年代，斯拉夫的移民洪流在去英国和新世界的道路上经过德国，尤其是汉堡和不来梅（Bremen），使当局的注意力集中在了这批可能的带菌者身上。[3] 边境在对所有旅客施行严格的控制时，移民受到了特别的注意，尤其是贫穷的斯拉夫犹太人，对他们的运输——公共卫生和利润的经典矛盾——发展出了包括巴林帝国在内的德国乘客专线。在官方看来，这些人因为他们的生活方式、懒惰、贫穷、不干净和营养不良，构成了危险因素。一些易受侵袭的地点——与被传染的邻国的接壤处、来自疫区的大批移民或旅客经过的地方——得到的建议是，对乘客及其物品进行全面的医学检查，可能的话也要对行李消毒。[4] 1892 年，普鲁士针对俄国的移民采取了专门的措施。由于害怕激起非法越界，所以他们并不禁止移民进入，只是在边境进行医学检查，旅客要用水冲洗，他们的衣服和物品要消毒，患者要隔离。然后用专门的、中途不停留的火车将健康的人送出德国，除了在柏林外的鲁勒本（Ruhleben）修建的专门补给食品处可能会短暂停靠之外，不可和首都接触。如果缺少专列，要在正常的火车上划出专用车厢，并采取措施在火车站设立移民专用的候车室、餐馆和厕所。根据移民的来源，他们要接受不同的管理：对来自奥匈帝国的人的限制比俄国人要宽松一点；在

---

① *Conférence 1866*, 37, annexe, p. 5; 38, pp. 8–11.

② *Vierteljahrsschrift für gerichtliche Medizin*, n.F., 18 (1873), pp. 74–84; *Conférence 1866*, 6, pp. 6–7; 26, pp. 4–6; W. Schiefferdecker, *Die Ckoleraepidemie vom Jahre 1871 in Königsberg* (Königsberg, 1873), pp. 65–66; *Berichte*, Heft 6, pp. 117, 121–22.

③ 季节性农业劳工，尤其是来自波兰的，虽然不像斯拉夫移民那样直接受到关注，但是在 19 世纪 80 年代和 90 年代，也成为本土主义者普遍排外潮流的一部分，他们担心的是文化污染，而不是流行病学污染：Ulrich Herbert, *A History of Foreign Labor in Germany, 1880–1980* (Ann Arbor, 1990), pp. 10–12, 18; Martin Forberg, "Foreign Labour, the State and Trade Unions in Imperial Germany, 1890–1918," in W. R. Lee and Eve Rosenhaft, eds., *The State and Social Change in Germany, 1880–1980* (New York, 1990), pp. 07–16.

④ S. Adler-Rudel, *Ostjuden in Deutschland* 1880–1940 (Tübingen, 1959), pp. 3–5; *Amtliche Denkschrift*, pp. 91ff.; Prussia, Haus der Abgeordneten, *Anlagen zu den Stenographischen Berichten*, 1892/93, Akst. 76, p. 2066.

普鲁士政府支持下，一些重要的海运公司设立了一些边境所，俄国人要在这里接受检查、冲洗、消毒并隔离 24 小时。[①] 移民一旦到了一个港口城市，就要住在专门的地方，不能与当地有接触，直到离开为止。为此，汉堡的亚美利加（Amerika）码头在 1892 年修建了专门的棚屋，乘客坐火车到达后要在这里进一步进行冲洗、医学检查和消毒。1901 年，这里建立了新的经过改善的设施，可以一次安置 1000 名移民，然后在与城市隔绝的状态下将他们从铁路上运送到船上，离开汉堡市。[②] 根据见证者的说法，这里的状况或是令人愉快的，移民得到了良好的照顾，饮食符合他们的习惯，有音乐听，由说着他们语言的人和各种宗教信仰的代表带领他们举行宗教仪式；或者是另一种情况，他们拥挤在一起，食物很糟糕，被警察控制——简而言之，比囚犯还糟糕，为了这种令人怀疑的乐趣，移民们每天要被收取 1 马克，这真是雪上加霜。在汉堡，俄国人也受到异常严格的对待，被隔离在威德尔（Veddel）郊区，全身脱光接受医学检查，如果是健康的，此后还要每天冲洗并被检查。来自疫区的移民要被隔离、洗澡、检查，而且要接受 5 天的检疫隔离，这和美国政府要求的一样。[③]

当然，在流行病期间，移民带来的问题会更大。1892 年，当汉堡暴发霍乱时，普鲁士拒绝持有统舱船票或根本没有船票的俄国移民进入。[④] 当美国由于流行病开始拒绝移民时，低地国家和其他地方的俄国人，由于不能继续西进，试图经过德国返回家乡，结果被拒绝再次入境。由于美国拒绝接受来自霍乱肆虐的汉堡的移民，而船务公司急于进行有利可图的贸易，开始在登船前对乘客进行为期 6 天的检疫隔离。[⑤] 但是港口城市也面临一个霍布森选择（没有选择余地的选择——译者），要么施行管制措施安抚美国人，要么采取严格的措施迫使移民走其他路线。[⑥]《1900 年传染病法》延续了这样的措施，用检查和隔离设施限制来自受感染国家的移民进入过境点，用专门的火车或者至少用独立的车厢运送他们，而且他们只能待在没有装饰的隔间中，不可避免地只能在有这种设施的车站过夜，所有这些每

---

① Amtliche Denkschrift, p. 19; Chantemesse and Borel, Hygiène internationale, p. 284.

② Die Cholera in Hamburg, p. 37; Jack Wertheimer, Unwelcome Strangers: East European Jews in Imperial Germany (New York, 1987), pp. 14, 26, 50–51; B. Nocht, Vorlesungen für Schiffsärzte der Handelsmarine über Schiffshygiene, Schiffs-und Tropenkrankheiten (Leipzig, 1906), pp. 47–55.

③ Lysander, Några synpunkter, p. 47; JO, 1911, Chambre, Doc., Annexe 1218, p. 1058; BMJ, 1 (1 April 1893), p. 715; Chantemesse and Borel, Hygiène internationale, pp. 285–86; René Lacaisse, L'hygiène internationale et la Société des nations (Paris, 1926), p. 169; Markel, Quarantine!, pp. 74–75; Alan M. Kraut, Silent Travelers: Germs, Genes and the "Immigrant Menace" (New York, 1994), pp. 50–51.

④ Amtliche Denkschrift, p. 19. 俄国通常拒绝接纳又回国的俄国移民，因此，俄国移民到德国后就变成了德国的问题：Prussia, Haus der Abgeord-neten, Anlagen zu den Stenographischen Berichten, 1892/93, Akst. 76, p. 2103.

⑤ 汉堡 1887 年 1 月的法律有相似的措施：DVöG, 20 (1888), p. 329.

⑥ GStA, 84a/11012, Kaiserliches Gesundheitsamt, Reichs-Gesundheitsrat, Ausschuss für Seuchenbekämpfung einschliesslich Desinfektion, minutes, 9 September 1905, Tjaden.

用一次就要消毒。①

　　基于与传染病源头的接近度进行的地理分析，即使像移民这样的源头出现在家门口时，也不是以一种直接的方式起作用。例如，瑞典好像处在（至少从地中海的视角来看）流行病的外围，是安全的，但与其斯堪的纳维亚的邻居相比，它一贯坚持更检疫隔离主义的方法，就像其对手抱怨的，它把自己放在巴尔干半岛和地中海国家的阵营中，而非与那些明显更相似的国家——像丹麦、挪威和英国——站在一起。② 当瑞典仍然还在使用老式的方法策略时，丹麦和挪威早已经采用了更缓和的方法。③ 部分原因是瑞典认为，不论对错，自己受到了来自几个方向的传染病的威胁。19 世纪 90 年代，霍乱已经被认为变成了俄国的流行病，瑞典认为来自俄国的威胁是对其东部边界的直接威胁，因为它比这个地区其他国家更靠近俄国。19 世纪 90 年代初，当德国人限制来自俄国的移民流时，这个问题就转移到了北方，想要移民的人现在正在穿过瑞典。相应地，瑞典对这些旅客实施了特别的隔离和其他限制性预防措施。④ 但是，俄国不是唯一的问题。尤其是 1892 年霍乱威胁德国时，瑞典害怕丹麦也成了一个传染源。当 1893 年有人提出，针对霍乱，斯堪的纳维亚人出台共同防御政策的想法时，许多瑞典人拒绝和丹麦人合作，认为它与德国离得太近了，让人不舒服。与它的南方邻居采取一致的政策，意味着使瑞典的流行病边界离被传染的欧洲大陆更近了。就像一位医生指出的，当危险来临时，若没有紧急的理由，没有一个人会交出他房屋的钥匙。⑤

　　在法国，对邻国传染的恐惧也很强烈。就像 19 世纪 20 年代一样，西班牙再次扮演了流行病替罪羊的角色，促使比利牛斯山地区采取了新措施。在意大利，也引发了恐惧，对东方人表达了模糊的焦虑。⑥ 鉴于在这里的移民相对比较少见，所以通过这条途径输入疾病的恐惧不像在德国那样普遍，但也能听到。⑦1896 年，运送来自卫生状况比较差的地区的移民、朝圣者和其他大批人口的船只要接受专门的预防措施。根据官方的分析，移民的质量自 19 世纪中期以来已经下降了。现在他们

①　*Anweisung zur Bekämpfung*, p. 7; *Reichs-Gesetzblatt*, 9/3020 (1904), p. 72.

②　*RD prot*, FK 1895:8, p. 52.

③　[S. J. Callerholm], *Några ord om kolera, spärrningar och krämare-intresse* (Stockholm 1853), p. 3; [Johan Carl Hellberg], *Om åtgärder till Cholerafarsotens Utestängande* (Stockholm, 1853), p. 4; *Bidrag till allmänhetens upplysning*, p. 125; *Conférence 1851*, 24, pp. 11–13.

④　*Förhandlingar*, 1895, pp. 33–34,51; *Hygiea*, 56, 2 (February 1894), p. 172; *SFS*, 1893/68; 1893/95.

⑤　*Upsala Läkareförening*, 28 (1892–93), p. 288; *Förhandlingar*, 1893, pp. 40–41.

⑥　*JO*, 1911, Chambre, Doc., Annexe 1218, p. 1059.

⑦　*Bulletin*, 57, 3rd ser., 29 (1893), pp. 592–600; 3, 55 (1906), pp. 69–71; Chantemesse and Borel, *Hygiène internationale*, pp. 269–71.

主要来自东欧和东方，疾病的威胁也成比例地增长。① 法国人羡慕德国人在运输途中就对移民进行隔离的模式，试图采取相似的措施。② 在第一次世界大战期间，这样的问题再次出现，但是直到 20 世纪 20 年代，随着非传统来源的移民的增长——部分为了弥补一战导致的劳工短缺，对这种后果的担忧才更加清晰地表达出来。③

英国有卫生主义的传统，以嘲笑欧洲大陆的检疫隔离主义为乐，但是它也没能避免各种检疫隔离主义者的影响。1893 年，来自疫区的货物，包括旅客用过的寝具和衣服，都要接受严格的消毒措施或被销毁。④ 就像在德国一样，移民也成了一个问题。⑤ 目的地是美国的移民，主要来自斯堪的纳维亚，他们有充足的资金（在当地政府眼里），往往比前往英国的移民更干净，更不令人反感。到英国去的主要是俄国人、波兰人和德国人，而且通常是犹太人。⑥ 英国施行的预防措施使人想起了欧洲大陆——得了霍乱的移民被强制住院，处在肮脏的或不卫生的环境中的健康者被滞留在船上，一段时间后对他们再次检查，如果足够干净，那就"解放了"。在哈特尔普尔（Hartlepool），移民在上火车之前要一直待在船上，上火车时走 300 码到专门为他们预留的车厢中。在伦敦，所有的移民都要接受检查，必须提供名字和最终的目的地，检查人员对于他们预定的地址会仔细盘问（那里的地方政府对他们的即将到来很警惕），如果答案不能令他们满意，会把移民丢给犹太人避难所。1892 年，移民登陆之前提供名字和目的地地址的要求被强化，扩展到不仅包括感染霍乱的船只，而且包括处在肮脏的环境中但健康的乘客——这个措施很明显是针对俄国来的犹太移民。⑦1897 年出台的《个人清洁法》，允许想清洁的人免费清洗，表达了对据说是外国移民带进来的鼠疫的担心。1905 年的《外侨法》正式终结了英国在处理外国移民抵达问题上的自由放任政策，把移民限制在几个港口上，可以对

---

① *JO*, 28, 20 (21 January 1896), p. 361; JO, 1911, Chambre, Doc., Annexe 1218, p. 1061; *Annales*, 4/5 (1906), pp. 278–81; *Bulletin*, 3, 65 (1911), pp. 114 –16; Chantemesse and Borel, *Hygiène internationale*, p. 277.

② *JO*, 1911, Chambre, Doc., Annexe 1218, p. 1058; *Annales*, 4/14 (1910), pp. 437–38; Humbert, *Du role de l'administration*, pp. 33 –38; [André] Cavaillon, *L'armement antivénérien en France* (Paris, n.d. [1927]), p. 109.

③ Bernard, *La défense de la santé publique pendant la guerre, ch. 4; Revue d'hygiène*, 48 (1926), pp. 804–09; William H. Schneider, *Quality and Quantity: The Quest for Biological Regeneration in Twentieth-Century France* (Cambridge, 1990), ch. 9; Gary S. Cross, *Immigrant Workers in Industrial France: The Making of a New Laboring Class* (Philadelphia, 1983), pp. 63–68, ch. 8.

④ *PP* 1894 (7538) xl, 363, pp. 944–46.

⑤ 1854 年，载着一批移民的迪力格（Dirigo）号轮船，已经激发了预防措施：*PP* 1854 (492) xlvi, p. 7. 19 世纪 70 年代也有类似的担心，见 Brand, *Doctors and the State*, p. 42.

⑥ 在此之前，与刻板的民族印象相反，德国人也被认为特别肮脏，甚至爱尔兰人都无法忍受他们，而英国的卫生改革者通常对爱尔兰人的卫生习惯也不能容忍：*PP* 1849 (1115) xxiv, p. 127.

⑦ *PP* 1896 (137) lxvii, pp. 732–33, 736; *Sanitary Record*, n.s., 14, 168 (15 September 1892), p. 138; n.s., 14, 175 (1 January 1893), p. 326; *Conférence 1893*, p. 51; *Amtliche Denkschrift*, p. 43; PRO, FO 881/6401*, R. Thorne Thorne, "Disease Prevention in England," 7 June 1893, p. 2; MH 19/238, Thorne Thorne to President of LGB, 5 January 1893.

乘坐统舱的未来居民进行检查，患者被拒绝入境。①

然而，不论从基本的流行病地理学的角度还是从移民的角度而言，纯粹的距离或紧邻传染病源头，只是地理的一个因素在起作用。地形也发挥了作用，尽管并不总是很清楚在起什么作用。在 1851 年国际卫生大会上，俄国人对于像瑞典和西伯利亚之类的边缘地区通过检疫隔离主义者的方法控制霍乱的能力印象深刻。他们得出结论，一般来说，检疫隔离在某些地理位置（岛或者半岛、海港）是有用的，但是在内陆地区作用就比较小，因为后者的交通不可能完全被控制。② 在瑞典，对于它的位置在传染病的传播问题上所起的作用，有两个相反的观点。一方面，瑞典人口稀少，辽阔的国土上有漫长的海岸线，点缀着许多海港，因此它很难施行检疫。③ 但更常见且很明显更有影响的是相反的一个观点：这种独特的地理状况意味着检疫隔离主义是为其困境量身定做的一个解决方法。由于它处在欧洲遥远的边缘，它的南方诸省，在地形上就像一个脚尖，小心翼翼地浸入了欧洲流行病的沼泽中，但是北方广阔的，尤其是无人居住的地区，则在感染的范围之外传播，瑞典的这种地理环境促进了传染主义的观点的传播。不像欧洲南部以及人口更稠密的地区，在那里疾病可以从罗盘上的所有点传入，而且疾病是自然出现的、事实上根本不是传进来的观点，似乎有一定的道理。瑞典在传染病传播过程中的位置从很早开始就非常清楚地表明，霍乱仅仅是因为它的人员闲逛时穿越了边界带回来的。④ 拜其偏远的位置以及不适宜居住的气候所赐，这种疾病——根据推理——不会在瑞典自然产生，只可能通过外国的船舶引进来。当疾病确实到达时，瑞典稀疏的住宅和疾病传播路径所需跨越的辽阔的国土能够清楚地表明，疾病是怎么样从一个地方传播到下一个地方的。⑤ 至于预防措施，其遥远的准海岛的地理位置，而且最容易进入的地方都被水包围，意味着检疫隔离主义是首选的策略。它与挪威接壤的边界是安全的，因为遥远的距离和高原的健康状态被认为足以保护安全。海疆比陆地边疆更容易防卫，因为只需要设置几个检疫站就能控制整个海岸线，而且群岛对于可能被传染旅客的隔离非常方便。与其他地方相比，瑞典相对较低的贸易水平、稀疏的居住环境

---

① 　　60 & 61 Vict. c. 31; *PP*1897 (147) vii, 441; *Hansard.*, 1897, v. 50, cols. 1298–99, 1303, 1305; 1897, v. 51, col. 133; 26 Geo. 5 & 1 Edw. 8 c. 49, s, 85; Bernard Gainer, *The Alien Invasion: The Origins of the Aliens Act of 1905* (London, 1972), p. 199; Michael R. Marrus, *The Unwanted: European Refugees in the Twentieth Century* (New York, 1985), pp. 36–37; Bridget Towers, "Politics and Policy: Historical Perspectives on Screening," in Virginia Berridge and Philip Strong, eds., *AIDS and Contemporary History* (Cambridge, 1993), pp. 65–66.

② 　　*Conférence 1851*, 12, pp. 4–10.

③ 　　[Callerholm], *Några ord om kolera*, p. 20; *Borgare*, 1853–54, iii, pp. 502–21; *Förhandlingar*, 1868, pp. 162–65; 1895, p. 51; *Conférence 1874*, pp. 130–31; *Annales*, 4/12 (1909), pp. 239–40.

④ 　　Rolf Bergman, "De epidemiska sjukdomarna och deras bekämpande," in Wolfram Kock, ed., *Medicinalväsendet i Sverige*, 1813–1962 (Stockholm, 1963), p. 361.

⑤ 　　*Sammandrag ur Gällande Författningar och Föreskrifier af hwad iagttagas bör till förekommande af Utrikes härjande Farsoters inträngande i Riket* (Stockholm, 1831), p. 5; *Eira*, 9, 5 (1885), pp. 150–51.

以及国内缺乏高频率的交流，使其更容易实施警戒线和检疫隔离。[①]

这种以地形为依据的争论贯穿于整个 19 世纪。在 19 世纪 90 年代，这个问题归结为瑞典是否应该完全放弃检疫，采用修订的系统。支持检疫的观点通常把老系统描绘作像瑞典这样的国家——被水有利地包围着，有漫长的海岸线和许多港口——可以实施的理想制度，但是这些国家辽阔的国土和稀疏的人口妨碍了修订系统的实施。瑞典政府的论据支持它继续隔离观察的决策，而非完全转向检查。这一决策的依据详细说明了地形与保留旧的预防措施的匹配性。在 1893 年德累斯顿国际卫生大会上，瑞典和挪威加入了限制主义者的大合唱，坚持隔离观察。为半岛的地形唱赞歌，这使它们有可能在边境上建立起防止疾病输入的屏障。[②]

丹麦也感受到了相似地形的影响。在预防方面，最初丹麦采取了自由主义的立场，1884 年丹麦人转变了立场，重建了检疫站。到 1885 年国际卫生大会时，他们已经加入了限制主义者的阵营，认为对预防措施的忽视已经使该国在 1853 年暴发了霍乱，而且多亏了地理环境（半岛和海岛），它实际上处在一个能有效执行检疫的位置上。在 1893 年德累斯顿国际卫生大会上，丹麦与希腊、葡萄牙和土耳其一起，不再谴责陆上和海上的检疫。由于丹麦的地理位置，它的代表宣布，丹麦不能放弃采取任何手段保护自己的权利，包括检疫。[③] 挪威人也屈服于有利地形的诱惑。挪威商人的船队在全球的大海上到处航行，所以为了获得经济利益反对限制性的措施，但是保佑斯堪的纳维亚半岛的有利于采取检疫隔离主义的地理特征也不能忽视。[④] 除了有相似的水域地形之外，希腊与斯堪的纳维亚国家很少有共同之处，它也追随了检疫隔离主义者的预防策略。这不仅仅是一个临近传染病源头的问题，而且也是地形学上能执行检疫隔离主义者的预防措施的问题。当 1874 年把修订系统作为检疫的一个替代品提出来讨论时，希腊人为老系统辩护，坚信在他们的环境中——人口稀疏而且被水包围——它是有效的。[⑤] 葡萄牙人代表地中海国家也为之辩护，他们有漫长的海岸线，要求保留检疫。但是，水并不是检疫隔离主义对地形的绝对要求。瑞士人——不可否认，没有伟大的航海家，但是由于他们多变的地

① [Swederus], *Till Svenska Läkaresällskapet*, p. 20; *Förhandlingar*, 1892, p. 124; 1893, pp. 40–41; Koleran, p. 11; *Förhandlingar vid det allmänna Svenska Läkaremötet*, 1886, p. 92; *Upsala Läkareförening*, 28 (1892–93), p. 287; Bergwall, *Om pesten*, p. 54; [Hellberg], *Om åtgärder*, pp. 9–10; von Düben, *Om karan-täner*, pp. 1–2.

② *Förhandlingar*, 1895, pp. 33ff.; *RD prot*, AK 1895:8, pp. 70–71; FK 1895:8, pp. 43–44; *Conférence 1893*, pp. 53–54, 120. 然而，在 1897 年的威尼斯会议上，瑞典和挪威淡化了这种预防道路，认为尽管他们既没有批准德累斯顿会议的协议，也没有批准巴黎会议的协议，但实际上已经执行了这两次会议达成的协议：*Conférence 1897*, p. 68.

③ *Conférence 1885*, p. 98; *Conférence 1893*, pp. 40, 107, 120.

④ *Conférence 1893*, pp. 53–54; *Conférence 1897*, p. 176.

⑤ *Conférence 1874*, pp. 82–83. See also *Annales*, 3/10 (1883), p. 131; Daniel Panzac, *La peste dans l'empire Ottoman, 1700–1850* (Louvain, 1985), pp. 461–63; Emile Y. Kolodny, *La population des îles de la Grèce* (Aix-en-Provence, 1974), pp. 146–47.

形，能比大多数欧洲大陆国家更好地控制入境通道——也倾向于检疫隔离主义，在1874年反对修订系统，而且在支持限制主义的国家中属于中坚分子。在法国，也听到了相似的观点，当1890年霍乱袭击西班牙时，自然障碍阻碍了跨越西南边境的长途旅行，而且事实上只有两条铁路线穿过了比利牛斯山，这就有助于采取检疫隔离主义者的方法。[1]

因此地理是一个重要的因素。部分因素是距离传染病源头的远近问题，这个源头不论是通常所说的东方还是不那么远的邻居。还有一部分是地形和位置问题，这决定了检疫隔离主义是否可行。不论是通过水还是山，与其邻居隔开的国家和能够控制入口的国家，与欧洲大陆大部分国家相比，都有理由考虑将检疫隔离主义作为一个更长远的切实可行的选项。在人烟稀少的国家，传播的路径比人口稠密的国家更明显，而且传染主义和检疫隔离主义貌似都是更合理的方法。在这些方面有利的国家，其处境与19世纪30年代农村相对于城市的处境大致相同：疾病的发展路径能被准确地追踪到，不会把自己迷失在乱七八糟、不辨东西南北且密度高的城市中，在城镇这里，非传染主义者的方法遭到了怀疑。[2]

采取极端措施的瑞典和希腊，是部分地理决定论的两个例子：因为它们处在能有效执行这些措施的位置，因为它们感受到了邻居的威胁，所以检疫隔离主义的动力非常强。面对滚滚而来的流行病，地理位置谱系的另一端被荷兰占据。荷兰的商业利益使其像英国一样有相似的反检疫隔离主义者的动机，但是如果没有商业利益，荷兰将会采取什么行动也是不清楚的。荷兰作为交通要道上的一个小国，地处欧洲心脏，大量接连不断的货物和旅客洪流穿越而过，这种状况使得它无法采取检疫隔离主义者的策略，实际上它自己也无法采取任何措施来控制霍乱。[3] 在这样的流行病地理学环境之下，甚至修订系统都很难执行。1903年，荷兰后悔未能利用任何有用的方法，执行修订系统规定的对过境旅客进行医疗监控的要求；1911年有人提出了一个类似的观点，认为细菌检测不可行。[4] 从更普遍的意义来说，大多数欧洲大陆国家的处境都类似。由于穿越陆地边境的交通无法控制，19世纪30年代后，陆地上的检疫很快就被绝望地抛弃了。[5] 接下来几十年的争论，几乎只局限在海运的检疫上面，海运的瓶颈意味着，检疫虽然仍然很麻烦，但至少在这个领域是可行的。因此，大西洋和地中海对欧洲的分割并不仅仅是一个距传染病源头的远近

---

[1] *Conférence 1874*, pp. 118–27, *Conférence 1885*, pp. 292–96; *Conférence 1893*, p. 236; Faivre, *Prophylaxie internationale*, p. 182.

[2] *Eira*, 9, 5 (1885), pp. 150–51; *BMJ* (4 November 1882), p. 918; (25 November 1882), pp. 1066–68; *Conférence 1874*, pp. 53–54; *Annales*, 30 (1868), p. 24; 3/12 (1884), p. 365.

[3] *Conférence 1866*, 30, pp. 14–15. Similar arguments from Belgium are in *Conférence 1874*, p. 248.

[4] *Conférence 1903*, p. 282; *Conférence 1911*, p. 48.

[5] 1843年后，甚至西班牙也没有实行陆上隔离或设立警戒线，除了1885年之外：*Conférence 1893*, p. 52.

问题，也是一个地形问题。中欧国家的陆地边界基本上是根据自然特征武断地划分的，而且国民间的交流比较频繁密集，结果他们发现检疫很难执行。相比而言，地中海国家和斯堪的纳维亚国家的交通大多数是通过比较容易控制的海运路线开展的，所以检疫隔离主义是一个更诱人的主张。[①]

相应地，英国的困境一如既往地略显反常。理论上，它的海岛位置就像瑞典一样，地理影响应该发挥作用，使之对检疫隔离主义感兴趣，虽然在另一方面，它的海岸线的长度也成了这种预防措施不能起作用的原因。[②]而且实际上，它在流行病学上的优势位置经常受到赞赏，大海将它与欧洲大陆隔离开来，"水就像隔离带，升起了一道屏障，为我们提供了非常宝贵的服务，阻挡了传染病的入侵，不那么幸运的欧洲大陆国家则不得不与之战斗"。[③]然而，英国人的不同之处在于，他们认为其流行病地理学上的位置与欧洲大陆的邻居相同。从英国人的角度来看，鉴于它与欧洲大陆的距离和联系，海上检疫并不比陆地更可行。[④]从流行病学上来讲，英国是一个欧洲大陆国家。流行病从印度开始传播，传到欧洲需要一段时间，英国在这期间受到了保护，所以它不像地中海国家那样害怕与东方国家进行未经隔离的接触。由于英国和世界其他地方交流的多样性和密集性，所以海上检疫没有在英国受到连续不断的欢迎，反而是欧洲大陆一些国家欢迎它。

欧洲对东方的防备

流行病地理学因素，不仅在欧洲各国采取各种各样的预防策略方面发挥了作用，而且在整个欧洲采用什么方法防备东方方面也扮演了重要的角色。预防工作的最终目标是对每一个国家进行消毒，不论是西方的还是东方的，从而防止疾病的传播。但是从欧洲的观点来看，这种卫生乌托邦的幸福日子到来之前，通过明智地运用检疫隔离主义以及后来新检疫隔离主义的技术，可以为东西方之间的联系做出很大贡献。此外，西方放宽检疫隔离主义的措施、从旧式的预防措施转向修订系统以及更普遍地转向新检疫隔离主义的努力，在很大程度上依赖于欧洲对东方实施的比它在国内越来越愿意容忍的更严厉的管制。这里的自由依赖对外排斥，当欧洲国家试图在国内放松措施时，他们对东方的态度变得不那么友好了。尽管泛欧协议取得了重大进展，但是英国和欧洲大陆的分裂再次出现，前者普遍愿意像对待其他国家

① *Conférence 1874*, p. 248; *Recueil*, 5 (1876), p. 51.

② Joseph Adams, *An Inquiry into the Laws of Different Epidemic Diseases* (London, 1809), pp. 46–47.

③ *Sanitary Record*, n.s., 14,167 (1 September 1892), p. 108; n.s., 14,178 (15 February 1893), p. 395.

④ *Conférence 1885*, p. 369; PRO, FO 78/2006, p. 401, The British Cholera Commissioners to Lord Stanley, 3 October 1866; FO 881/5328, FO CP 5328, October 1886, p. 200B; *Conférence 1874*, p. 146; JO, 16, 298 (29 October 1884), p. 5683.

一样对待东方，不管他们表面慷慨的背后动机是多么的唯利是图，而后者更加一致地相信需要对东方采取严格的预防措施。

从拿破仑开始，欧洲国家，尤其是法国，将针对鼠疫和霍乱的检疫隔离主义的预防原则带到中东，逐渐使当地的精英们相信这些措施的有效性和可取性。[①] 到19 世纪中期，欧洲人对他们的所作所为很满足了。针对中东国家的良好意图支配了1851 年国际卫生大会，疾病威胁（尤其是鼠疫）在这些国家中表现得最为明显。法国和英国带头欢迎土耳其和埃及加入卫生管理良好的国家行列。来自奥斯曼帝国的船只，无论其卫生状况如何或其始发港是否确实受到感染，通常都要被检疫隔离，目前的问题是是否放松这种严格的限制。1847 年，法国在整个中东建立了一套报告鼠疫的医学观察员网络，而且在这期间，由于没有观察到一个病例，他们准备得出结论，这种疾病不是地方性的，在没有实际流行的情况下，来自这里的船只不需要自动接受检疫隔离。时机已经成熟，法国人和英国人试图说服他们更谨慎的邻居，承认并奖励土耳其和埃及完成的卫生改进，只对其卫生证明不合格的船只检疫。[②] 总的要旨之一是对中东仁慈，或者至少对奥斯曼帝国的土耳其部分仁慈。正如奥斯曼帝国的代表指出的，几个世纪以来，欧洲人的检疫系统就是以不信任为基础，以对东方不卫生状况的恐惧——这种恐惧不再合理——为驱动的。英国代表萨瑟兰用救世主式的方式表达了东西方之间的和解，欢迎奥斯曼人采用新方法，这是卫生主义者的哲学带来的结果。传染病分裂了人类大家庭，在东西方之间制造了障碍。沿着它的边界，欧洲在平时就准备了一支防备东方疾病的军队。然而，一旦这里普遍吸取了公共卫生的教训，检疫隔离主义者的这些排外措施可能就终止了。欧洲应把公共卫生的教训传给东方，并用它的经验和科学使其更丰富，就像西方早期从东方接受了相似的指导一样。[③]

然而，到 1866 年，气氛急剧变化。由于长期的战败投降和外国人享有治外法权，奥斯曼人在谈判时，只拥有部分主权，被迫与外国人讨论本应属于内政的问题。[④]1865 年的流行病使人们认识到，麦加朝圣者扮演了带菌者的角色，19 世纪中期的卫生主义者的和谐消失了，法国坚定地站在了检疫隔离主义者的阵营一边，语气明显变得冷淡。与 1851 年相比，这一次的辩论一方是土耳其人和波斯人，另一方是法国人，辩论基调很激烈，每一方都指责其对手忽视卫生因素，指责对方不守

① Panzac, *La peste dans l'empire Ottoman*, ch. 16.

② *Conférence 1851*, 7, annexe, pp. 14–15; 29, annexe 1, pp. 1–26; 7, annexe, pp. 19–21; 35, pp, 11–12; Proust, *L'orientation nouvelle*, p. 34; *Annales*, 49 (1853), pp. 461–65. 法国的一个代表、撒丁王国的一个代表和英国的代表支持土耳其；两西西里王国、葡萄牙、西班牙、俄国和希腊的代表以及奥地利的一个代表反对土耳其，换句话说，基本是南北之间的对立：*Conférence 1851*, 35, pp. 16–22; 36, pp. 3–6.

③ *Conférence 1851*, 35, pp. 13–16; 39, pp. 9–14.

④ *Conférence 1866*, 10, pp. 4–12; 8, pp. 13, 21; Robert L. Tignor, *Modernization and British Colonial Rule in Egypt, 1882–1914* (Princeton, 1966), pp. 51–52.

信，甚至亵渎神灵，双方对对方所谓的亚洲逻辑缺陷的讽刺挖苦性的评论更加激化了争论。法国人现在推出了战争比喻，以证明他们极端建议的合理性，将采取果断行动防止霍乱从埃及蔓延开来的必要性与战时封锁、忍受饥饿甚至轰炸敌国相提并论。[①] 旧式的检疫隔离主义在地中海以外的大部分欧洲国家中已经失宠，但是在1851 年仍然很活跃的一种信念，即卫生改革将很快解决流行病的问题，已被证明是救世主式的卫生主义中更幼稚的一面。现在普遍认为，虽然欧洲境内的检疫很大程度上是行不通的，但当与传染病源头更接近之时，它们仍然还是有用的。[②] 其目标是在流行病期间封锁东方，使欧洲免于在国内采取类似措施带来的各种麻烦。法国人建议，当霍乱在麦加的朝圣者当中暴发时，土耳其当局应该暂停与阿拉伯港口和埃及沿海地区的所有海上联系，以此保护地中海和欧洲。反过来，朝圣者在霍乱暴发期间应该要么留在麦加，要么坐大篷车沿陆路通过沙漠前行，用法国代表的话说，这样的旅程由于极其偏远而且时间长，"对大多数人来说，这是最好的检疫隔离方法"。[③] 就像一个法国人指出的，检疫是一个讨厌的东西，但是他们不敢放弃这样的防御。[④]

因此，解决的办法是，将检疫隔离主义的措施转移到离传染病最初源头更近的地方，或像 1866 年卫生大会上的一位代表指出的，使土耳其人成为"公共卫生的看门人"。[⑤] 作为这种新检疫隔离主义向东迁移的一部分，欢迎东方加入卫生国家行列的态度，现在让位于把东方当作正在化脓的疾病源头的恐怖比喻。就像戈比诺（Gobineau）用梅特涅（Metternich）臭名昭著的地理扩张理论改编的一个不那么戏剧性的版本阐述的，亚洲开始于苏伊士运河。东方被描绘成推行检疫隔离主义措施的天然场所，而这些技术在欧洲已经没用了。亚洲这些国家经常是人烟稀少，商业关系不那么活跃而且自然屏障有助于控制疾病的传播。[⑥] 就像英国的一位代表在1874 年说的那样，这些国家的人口流动缓慢，对时间的价值几乎没有概念，他含蓄地说，这里与西方相比，检疫不那么让人烦恼。[⑦] 当埃及人要求欧洲式的卫生主义时，法国人在 1903 年回应说，检疫隔离主义者的措施在东方是必要的。交流的手

---

①　*Conférence 1866*, 4, p. 18; 5, pp. 5, 27; 33, p. 13.

②　欧洲列强更容易接受对朝圣者实行隔离的政策，因为这与国际贸易无关：W. F. Bynum, "Policing Hearts of Darkness: Aspects of the International Sanitary Conferences," *History and Philosophy of the Life Sciences*, 15 (1993), p. 430.

③　*Conférence 1866*, 1, annexe, pp. 1–6; 29, annexe, p. 49; *Annales*, 3/13 (1885), p. 238.

④　Girette, *La civilisation et le choléra*, p. 35.

⑤　*Conférence 1866*, 10, p. 12.

⑥　Bonnafont, *Le choléra et le congrès*, p. 14; André Siegfried, *Suez, Panama et les routes maritimes mondiales* (Paris, 1941), p. 126; *Corférence 1866*, 29, annexe, p. 6; 37, annexe, p. 6. 然而，我们不应该过分强调这种方法在 1866 年的新奇性，因为 1851 年也有类似的观点：*Conférence 1851*, 37 annexe, pp. 9–11.

⑦　*Conférence 1874*, p. 84.

段已经超越了社会的发展，埃及仍然还未准备好接受现代预防措施的原则。提出将应用于利物浦或伦敦公民的措施，同样施加到贝都因人和阿拉伯国家的农夫身上的建议是非常轻率的。在卫生方面，是否能像对待欧洲那样对待东方，一直到1911年还在争论。在这方面，埃及人得到了英国人以及一系列非西方国家的支持。埃及人请求控制他们自己的事务，以便执行一种欧洲式的卫生措施，抵制正施加在他们身上的检疫隔离主义，要求在卫生方面受到与西方同等对待的权利。[①]

从欧洲的角度来说，地理取代了检疫隔离主义者的努力。当流行病传播到中欧时，已经不容易封锁了，比方说，对于有着辽阔的海岸线和漫长的陆地边界的意大利和西班牙就是如此，所以地中海东部，尤其是埃及，就成了有效控制人员流动的瓶颈。由于乘客必须经过苏伊士运河，地形提供了一个防止外来疾病的自然屏障，西方在这里施行限制措施也是合理的，这也是普鲁斯特所说的"欧洲卫生宪章"的一部分。[②] 法国人将苏伊士运河看作"欧洲人的外城门，欧洲国家有权逮捕靠近的亚洲病人"。[③] 它的总的目标是防止朝圣者把印度或其他地方的霍乱或鼠疫带到中东，若未能把传染病隔离在汉志，而且，最终，如果埃及暴发了传染病，就要采取专门的预防措施，掐断与传染地区的人员来往。为此目的采取的措施，包括检疫隔离、检查东方和欧洲之间的海上交通并且对朝圣者采取卫生措施。朝圣者从全球各地聚集到一起，把麦加变成了一个流行病的大转盘。就像意大利的一位代表所指出的，朝圣者是非常危险的细菌传播者。[④]

在这方面，东西方之间在预防上的沟通联系非常重要。欧洲放松预防措施转向新检疫隔离主义的过程，实际上是以在红海和苏伊士运河进行检疫隔离和检查为前提的，以此防止霍乱进入地中海后又进入欧洲。像普鲁斯特指出的那样，与欧洲放松预防措施相对应的是确保红海的疾病通道彻底关闭。[⑤] 1866年，在红海入海口佩里姆（Perim）岛上设立的一个检疫站被认为是防止霍乱向西传播的屏障。1874年维也纳国际卫生大会首次提出了修订的观点，取代欧洲过时的预防措施，很明显，这种改革的前提是在中东建立一条检疫隔离主义者的预防前线。1881年，在卡马

① *Conférence 1903*, p. 532; *Conférence 1911*, pp. 99–104, 122, 301–06.

② *Conférence 1866*, 39, p. 6; *Conférence 1903*, p. 471; R. Dujarric de la Rivière, *Prophylaxie nationale et internationale des maladies épidémiques* (n.p., 1948), pp. 199–200; *Recueil*, 21 (1891), p. 831; PRO, FO 78/2005, Earl Cowley to Earl Russell, 9 October 1865, No. 1092.

③ PRO, FO 83/1281, p. 37, FO to British Delegates, 22 January 1892; FO, 407/115, FO CP 6368, July 1893, p. 30.

④ *Conférence 1866*, 29, annexe, pp. 10–15; 37, annexe, pp. 9–10; *Conférence 1874*, pp. 107 –11; *Conférence 1885*, p. 219; *MTG* (5 May 1866), pp. 480–81; *Transactions of the Seventh International Congress of Hygiene and Demography*, pp. 61ff.; *Indian Medical Gazette, 26* (December 1891), pp. 372–74; *Conférence 1894*, p. 44.

⑤ *MTG* (5 May 1866), pp. 480–81; Artur Luerssen, *Die Cholera, ihre Erkennung und Bekämpfung: Ein Erfolg der modernen Naturforschung* (Berlin, [1906]), p. 25; *Conférence 1885*, pp. 171–72; *Conférence 1892*, p. 25; *Recueil*, 25 (1895), p. 404.

兰（Kamaran）岛修建了一所传染病院，朝圣者在这里都被当作感染者，接受至少 10 天的检疫隔离。[1] 在 1885 年罗马国际卫生大会上，经过修改，新的修订系统扩展到了中东，但是比欧洲更严格。针对去麦加的信徒采取了特别严格的专门措施，反复检查进出麦加朝圣的船只，并威胁说，如果发现病人，就要进行隔离观察并消毒。[2]1892 年，这样的预防措施被进一步收紧，汉志或阿拉伯红海沿岸其他港口的船只，若驶往苏伊士或地中海，发现有朝圣者感染，就要在埃尔托（El-Tor）接受 14 天的检疫隔离。这些船只在检疫期通过运河时，会有蒸汽驱动的大艇相随，河岸有骑着单峰骆驼的哨兵，他们接到命令，可以射杀企图登岸的朝圣者。如果埃尔托和苏伊士之间出现了霍乱，船只就要返航。在埃尔托检疫后，埃及的朝圣者还要接受 3 天的观察和检查，对于非埃及的信徒只是简单地禁止他们在埃及登陆。朝圣者既没有享受到修订系统的成果，也没有享受到细菌革命的果实。由于朝圣者人数众多，他们即使没有感染，也要接受观察检疫而非欧洲意义上的医学检查。货船很容易检查，但是对于一艘载着 2000 名乘客的朝圣船来说，等着看是否有人生病要比检查每个旅客简单得多。[3]

1894 年召开了一个国际卫生大会讨论如何防止霍乱从中亚地区，尤其是通过麦加朝圣之旅进行传播的问题。应法国的要求，再次对穆斯林朝圣者施行严格的措施，将正在采取的预防措施从红海扩展到了波斯湾。正如不知疲倦的普鲁斯特在反复强调他的观点时所说的那样，不要等到霍乱到了欧洲才与之战斗，应该在它惯常通过的路上进行阻拦。[4]1897 年面临鼠疫时，有几个国家考虑彻底禁止到麦加朝圣，罗马尼亚付诸了行动，完全禁止朝圣，英国由于受到了压力，此后几年禁止虔诚信徒从孟买离开。[5] 比彻底禁止温和一点的建议是，要求信徒证明他们能够提供这种艰巨旅行必需的费用，以此把朝圣者限制在较富裕的人群之中，而且希望以此遏制疾病的传播。荷兰人坚持对其印度殖民地的朝圣者采取这样的措施，法国人和奥地利推行了相似的措施，其他人建议对英属印度殖民地也采取相似的措施。然而，英国担心冒犯穆斯林的情感，加上运输信徒的垄断生意带来的利益驱动，导致它反对

---

[1]　*Conférence 1866*, 29, annexe, pp. 26–27; *Conférence 1874*, pp. 107–11, 384ff.; *Conférence 1894*, pp. 62, 129; Proust, *L'orientation nouvelle*, p. 135. For details on Kamaran, see Fréderic Borel, *Choléra et peste dans le pèlerinage musulman, 1860–1903* (Paris, 1904), ch. 5; John Baldry, "The Ottoman Quarantine Station on Kamaran Island 1882–1914," *Studies in the History of Medicine*, 2, 1/2 (March–June 1978).

[2]　*Conférence 1885*, pp. 142–43, 228–34.

[3]　*Conférence 1892*, pp. 218–19, 227–28, 236; Faivre, *Prophylaxie inter Rationale*, pp. 35–44.

[4]　*Conférence 1894*, pp. 16–17, 27, 29–30, 120–31; *Conférence 1903*, p. 167; *Annates*, 3/28 (1892), p. 55; Proust, *L'orientation nouvelle*, p. 126; *Recueil*, 27 (1897), p. 278; PRO, FO, 407/115, FO CP 6368, July 1893, p. 10.

[5]　*Conférence 1897*, pp. 23, 93–95, 96, 101, 104; PRO, MH 19/279, CP 4033 of 1902; *Recueil*, 27 (1897), pp. 319–20.

这样的限制，坚持认为朝圣是一个宗教戒律，不能只有富人才能完成。[1]这种将预防的重点转到中东的企图一直持续到 20 世纪，直到 1957 年麦加的朝圣才摆脱了专门的国际卫生立法。[2]

尽管这些措施使欧洲作为一个整体与黎凡特战斗，但西方的舆论绝非一致。法国一贯带头鼓动在中东采取严格的措施，而且总体而言，它得到了欧洲大陆检疫隔离主义国家的支持。1866 年，法国的观点——应该通过在中东采取严格的措施将霍乱拒之于欧洲之外——被葡萄牙人强硬地提了出来。[3]意大利人，在 19 世纪后期涉及欧洲人的问题上，放弃了检疫隔离主义者的方法，但对东方人更乐意采取强硬路线。他们认为，朝圣之旅不论多么值得，都不是像商业那样的不可缺少因此应该不受限制的社会必须行为。[4]毫不奇怪，中东国家反对这种专横的卫生策略。过分的严格措施威胁了政治的稳定，穆斯林的君主被怀疑勾结欧洲列强控制或限制朝圣之旅，他们担心会遭到虔诚信徒的攻击。[5]但更根本的是，这样的预防上的偏袒是非常不公正的。例如，土耳其人和波斯人抨击法国人使朝圣者由陆路穿越沙漠返回的计划，谴责他们以公共卫生的名义使朝圣者陷入饥饿、痛苦和死亡的悲惨境地。[6]1866 年，波斯的一名代表试图用欧洲人的流行病地理学的推理反击他们，指出检疫隔离主义者的技术实际上在西方是最能有效执行的，因为西方的国家边界清晰明确，必需的行政机关准备就绪，而且当地人不爱活动、服从命令。土耳其人，虽然一般来说是检疫隔离主义者，但是拒绝了 1885 年所提出的国际预防方法，认为这些预防方法是单方面的，保护西方免于东方的传染无疑是必要的，但黎凡特同样有权保护自己免于欧洲流行病的侵袭。埃及人反对在苏伊士运河对朝圣者施行检疫，因为这里对穆斯林来说是一个外国的环境，穆斯林信徒被基本不说他们语言的基督徒所包围。在讨论时，更普遍的是，东方的代表经常用礼貌但充满讽刺的语言说：唉，东方承担不起欧洲采取的各种卫生措施，欧洲经过几百年的发展已经非常

---

[1] *Conférence 1866*, 29, annexe, pp. 19–25; *Conférence 1894*, pp. 122–23, 158–59; PRO, FO 83/1330, British Delegates to the Earl of Kimberley, 7 April 1894, p. 2; Goodman, *International Health Organizations*, p. 57. 到 1903 年的卫生大会时，限制麦加朝圣者的企图已经被放弃了：*Conférence 1903* p. 105.

[2] Goodman, *International Health Organizations*, p. 6.

[3] 得到了普鲁士、奥地利、希腊、比利时、西班牙、意大利、荷兰、瑞典和挪威的支持：*Conférence 1866*, 2, pp. 9–10; 4, p. 21.

[4] *Conférence 1894*, p. 44.

[5] *Conférence 1866*, 3, pp. 6–7; 5, p. 10; *Conférence 1894*, p. 165; PRO, FO 78/2005, Earl Cowley to Earl Russell, 9 October 1865, No. 1092; FO 78/2007, Herman Merrivale to Under Secretary of State for Foreign Affairs, 15 March 1866; letter, 2 March 1866, p. 55.

[6] 别忘了骆驼的问题。19 世纪 40 年代红海上开始用汽船运输，为大篷车提供给养的能力逐渐减弱了。陆路朝圣需要的大约 5 万头骆驼根本就搜集不到：*Conférence 1866*, 5, pp. 6–8.

繁荣昌盛，要求东方做出这种牺牲就不公平了。[1]

　　然而，在反对法国人带头提出的建议上，黎凡特地区的国家并不孤单。例如，在 1866 年，俄国人对于霍乱的传播性仍然还不确定，仍然不相信法国式的计划是有效的。奥地利人指出，1897 年讨论的禁止去麦加朝圣非常虚伪，因为这样的措施从来没有用到去卢尔德（Lourdes）的天主教徒身上。[2]甚至葡萄牙人和法国人，在其他方面都是在中东对霍乱进行检疫隔离的热情支持者，有时也承认黎凡特地区有同样的权利要求受到西方的保护。[3]但是，是英国人最积极地试图浇灭法国人对限制措施的热情。英国人的不在乎部分源自距离带来的安全，霍乱很少通过漫长的海上路线到达英国；[4]部分源自他们普遍信奉卫生主义者的方法。例如，《本地客船法》试图通过卫生设备为船上的朝圣者创造卫生的环境，以此避免更严格的检疫隔离主义者的措施；[5]部分是因为商业利益问题。他们认为，霍乱的非传染性和地方主义者的病源论意味着来自印度的船只——在这里，霍乱是地方性疾病，印度的船只不可避免被他们的目的地港口当作被传染船只对待——将摆脱限制，而且预防的焦点将从检疫转向卫生改革。[6]英国反对对来自印度的船只施加限制，印度政府甚至比英国更反对检疫隔离主义，所以在这一点上也支持英国。[7]在中东，对所有东方来的船只施加严格的预防措施，而非在欧洲的港口有选择地对个别船只施加限制，这意味着允许地中海国家对英国和其他反检疫隔离主义国家的贸易进行检疫，保护南部国家，而不带来任何随之而来的商业劣势。[8]人们普遍担心，法国人正以公共卫生警告为借口，在其它方面施加商业限制，例如，剥夺了英国人运送阿尔及利亚朝圣者的利益。[9]

---

[1]　*Conférence 1866*, 38, p. 10; *Conférence 1855*, pp. 96, 217; *Conférence 1892*, p. 142; *Conférence 1911*, p. 122; *Conférence 1903*, pp. 444–51, 455; PRO, FO 78/2006, p. 354, letter, Goodeve and Dickson, 10 September 1866; *Conférence 1894*, p. 165.

[2]　*Conférence 1866*, 3, p. 6. 土耳其人威胁说，对穆斯林采取的任何措施，都将同样应用于前往耶路撒冷的所有其他朝圣者：*Conférence 1897*, pp. 93–95; *Conférence 1911*, p. 444.

[3]　*Conférence 1866*, 33, p. 14; *Conférence 1855*, p. 217.

[4]　*Annales*, 3/10 (1883), pp. 253–58; *Conférence 1885*, pp. 101, 170–71; *Transactions of the Seventh International Congress of Hygiene and Demography,* pp. 61ff.; *Indian Medical Gazette*, 26 (December 1891), pp. 372–74.

[5]　*Conférence 1866*, 29, annexe, pp. 19–24; *Conférence 1894*, pp. 51–52; Harrison, *Public Health in British India*, pp. 118–20.

[6]　英国驻亚历山大港领事馆的外科医生麦凯(J. Mackie)反问到，如果霍乱可以在不卫生的印度暴发，为什么不卫生的达米埃塔没有暴发呢：PRO, FO 881/4863, FO CP 4863, October 1883, p. 43; FO 881/5155*, FO CP 5155*, p. 29.

[7]　PRO, FO 83/1331, "Memorandum of the views of the Secretary of State for India regarding the attitude to be taken in behalf of India at tlie Paris Sanitary Conference of February 1894."

[8]　PRO, FO 407/32, T. Farrer to Lister, 27 August 1884, p. 190; FO 407/40, FO CP 5005, September 1884, no. 15; FO 407/110, FO CP 6157, February 1892, pp. 120, 219; FO, 407/115, FO CP 6368, July 1893, p. 31; FO 423/13, FO CP 4814, 22 June 1883, p. 15.

[9]　PRO, FO 83/1280, p. 71; FO 83/1281, telegram to Lowther, 20 January 1892 and p. 46.

在中东采取预防措施方面，英国与欧洲大陆国家的根本分歧使商业动机和反殖民主义的意识形态动机和谐地交织在了一起。当法国人、意大利人、奥地利人和德国人把苏伊士运河和亚历山大港卫生委员会执行的措施看作保护欧洲免于霍乱和鼠疫的手段时，英国从更狭义的角度看这个问题，承认埃及人享有所有国家都有的保护自己不受流行病侵害的权利，不希望为了西方的利益使他们承担起流行病学上的看门人的职责，也不希望欧洲人控制他们的预防行动。① 英国人在 1892 年威尼斯国际卫生大会上指出，西方不应该强迫埃及成为欧洲的传染病院，中东应该得到同样的保护，避免欧洲的流行病。② 在商业利益和殖民考虑偶然幸运地重合时，英国人支持埃及人对苏伊士的主权，而且在如何决定苏伊士运河的预防措施问题上，支持他们反对法国人希望国际化的图谋。英国人的这些观点，更多的是希望能够影响埃及人在预防问题上采取温和的立场，而非在原则上站在埃及人的一边，否则在一个真正国际化的委员会中，它和检疫隔离主义的欧洲列强一样只有一个席位，英国就不能发挥影响了。③ 英国人内心承认，如果在苏伊士运河推行的预防措施直接关系到欧洲的利益，而不仅仅是埃及的利益问题，那么这种限制措施将处在国际控制之下，不再是盎格鲁-埃及人决策的结果，而且英国人的船只将被检疫隔离主义者的国家管理。④ 对亚历山大港卫生委员会角色的狭义理解，使得英国人支持埃及人在预防策略方面的自治，反对法国人希望欧洲控制中东的企图，同时这也正好幸运地与它的航运利益契合。

最后，欧洲列强与其殖民地人民的关系仍然是一个问题。一些国家，像德国，很少有穆斯林殖民地，所以没有朝圣者问题的麻烦，能够毫无保留地支持法国人的提议。相比而言，那些殖民地有大量穆斯林人口的国家，不得不游走在限制朝圣之旅带来的流行病危险和不能冒犯宗教感情之间。荷兰支持法国人的提议，试图把霍乱问题当作仅限于英属印度的问题。奥匈帝国在波斯尼亚和黑塞哥维那有穆斯林的

① PRO, FO 881/5424, FO CP 5424, April 1887, p. 15; FO, 407/115, FO CP 6368, July 1893, P. 30.

② *Conférence 1892*, p. 105. 换句话说，与这种情况类似：当美国人对患病移民入境施加限制时，欧洲人提出了反对意见，因为美国那样做的话就将欧洲变成了纽约和新奥尔良检疫站的分部：*JO*, 1911, Chambre, Doc., Annexe 1218, p. 1062; *Conférence 1894*, pp. 283–84; *Conference 1881*, pp. 76–77; Weindling, *International Health Organisations*, p. 5.

③ PRO, FO 83/1281, pp. 37–38, FO to British Delegates, 22 January 1892; p. 100, Marquis of Salisbury to Phipps and Thorne Thorne, 17 May 1892. 同样的道理也适用于英国反对法国 19 世纪 50 年代以及后来所提出的建议：法国主张让欧洲的卫生观察员驻守中东，而不是把事务交给君士坦丁堡和亚历山大卫生委员会，由当地人来处理：*Conférence 1859*, 29, pp. 1–2; FO 97/217, Draft to Sir Anthony Perrier, no. 6, 5 July 1859; PC 1/2670, International Sanitary Conference, no. 53,18 July 1859, no. 55,20 July 1859; FO 407/32, E. Baring to Earl Granville, 5 November 1883, pp. 10–11; Memorandum by Dr. Buchanan, 21 November 1883, p. 16.

④ PRO, FO 407/32, T. Farrer to Lister, 27 August 1884, p. 190; FO 423/13, FO CP 4814, 22 June 1883, p. 15. 这种情况在 20 世纪初发生了变化：Baldry, "Ottoman Quarantine Station," p. 85.

臣民，它和俄国都考虑防止感染了霍乱的朝圣者从麦加返回。① 相比之下，英国在印度有六千万穆斯林臣民，许多穆斯林认为法国人寻求的预防措施是一种侮辱，制造了不便，侵犯了自由而且带来了不必要的开支，这使英国比其他欧洲国家面临更大的任务。② 由于穆斯林和印度教徒对朝圣的卫生或其他方面的任何规定都很敏感，印度政府害怕检疫隔离主义者的策略会触发骚乱，所以支持一般的卫生措施。③

管理能力

最后，在解释一个特定国家采取的预防策略的因素中，有一个管理能力的问题，即国家的官僚机构、财政收入和法律处罚权——广义上说就是国家权力——在多大程度上能够制定所选择的保护措施。至少有两个因素是非常重要的：社会总体上掌握的财富和资源以及政府直接的管理能力。尽管检疫隔离所需开支巨大，但要使 19 世纪欧洲的城市达到卫生标准，需要大量的基础设施投资，相比之下，这些资金就显得微不足道了。总体来说解决紧急且直接问题的检疫隔离的成本与卫生改革的缓慢、旷日持久、大规模且开支不断增长相比，从政治上更容易证明其合理性。此外，尽管海上检疫需要相当多的工作人员，主要是士兵、哨兵、检查员和其他类似人员，但新检疫隔离主义者的检查系统可能需要更多的官僚。检疫隔离主义，在 19 世纪 30 年代失败后，至少在海事方面已经成为唯一现实的选择，因为它有一定的地理上的瓶颈优势。流行病威胁期间，一旦陆地的警戒线被放弃（最极端的就是奥地利人的措施，部署了大量的人力和物力防止霍乱），检疫在海上的优势就体现了出来，允许行政力量集中在特定地方的具体人身上。因此，检疫隔离主义不仅对处在流行病地理学特定位置的国家有吸引力，也是穷国的战略选择。例如，希腊人和土耳其人曾经赞同检疫隔离主义在流行病方面为穷国带来了最大的安全希望。他们的城市在卫生方面不达标，一旦流行病渗透进来，就无法消灭它，而且他们负责公共卫生的行政机构还没有准备好把所有旅行者置于监控之下，而这一点是修订系统要求的。因此，检疫隔离是最好的解决之道。④

本书论述的一个主旨是：英国是少数能承担得起改善卫生所需的巨大花费的

---

① *Conférence 1894*, pp. 56–58,85; *Conférence 1866*, 2, pp. 13–14; 4, p. 21; *Conférence 1892*, p. 217; PRO, MH 19/239, Consul-General Freeman to the Marquess of Salisbury, 12 February 1897.

② 不阻碍印英关系的商业利益和关注本土情感的需要结合在了一起，见PRO, FO7/982, letters dealing with the Vienna Conference, dated September and October 1875.

③ Harrison, *Public Health in British India*, pp. 107–08,117–18; FO 78/2007, Herman Merrivale to Under Secretary of State for Foreign Affairs, 15 March 1866 and pp. 373, 505–07.

④ Snowden, *Naples in the Time of Cholera*, p. 84; *Conférence 1893*, pp. 71–72; *Conférence 1903*, pp. 94, 282; *Conférence 1894*, pp. 87–89; PRO, FO 83/1277, British Delegation to the Dresden Conference, account no. 5, 29 March 1893.

国家之一，而且只有他们的政府有能力把修订系统作为检疫隔离的替代品来执行。有钱的英国人——人们经常带着羡慕和嫉妒的复杂心情提到——能支付得起改善卫生所需的费用，这使他们在面对疾病传入时，比其他国家更淡定。就像土耳其的代表指出的，人们真的能把西班牙、意大利的一些省份、法国的米迪（Midi）、希腊或奥斯曼帝国的卫生状况与英国相比吗？在过去 30 年里，英国在卫生措施上花费了巨额资金，其土壤、港口和居民几乎对传染性疾病免疫。[①] 从管理能力来看，也是英国人遥遥领先。尽管英国对此类事件的历史往往摆出一种自我贬低的姿态，认为中央政府几乎没有有效的公共卫生权力，但是提供了这一结论的隐含——比较，似乎是与 20 世纪的情况相比，而不是与当时其他地方的情况相比。[②] 当时，英国人是其他欧洲公共卫生改革家羡慕的对象，邻国也羡慕英国，因为后者在城市规划和城市基础设施建设方面用卫生主义的方法进行了持续的投资。就像帕姆伯格（Palmberg）在他的很有权威的比较研究中所总结的，没有任何一个国家的卫生规范如此完整和精确。可以理解的是，佩滕科费尔支持英国人的卫生改革，他相信这样的改革将逐渐赋予人们对霍乱的免疫力。[③] 流行病方面的亲英派莫诺承认，在卫生改革上，当法国仍然还处在空论阶段时，英国已经开始了实践。[④] 其他人甚至更热情地称赞英国。[⑤] 尽管英国有庞大的商业贸易，但是卫生改革使得英国不用检疫隔离就能享受相对不受霍乱影响的好处。此外，此类干预有效，而且与个人自由和财产权完全协调。从最普遍的层面来看，当检疫隔离主义者使各国相互斗争时，英国却受到称赞，因为它追求卫生主义者的预防方法，在卫生愿景上最可能把欧洲团结

① *Conférence 1892*, pp. 129–30, *Transactions of the Seventh International Congress of Hygiene and Demography*, p. 55; *Conférence 1885*, p. 290; *Conférence 1892*, p. 143; *Recueil*, 27 (1897), p. 322.

② R. A. Lewis, *Edwin Chadwick and the Public Health Movement 1832–1854* (London 1952), p. 159; George Rosen, *From Medical Police to Social Medicine* (New York, 1974), pp. 176–200, Evans, *Death in Hamburg, Morris, Cholera 1832*, p. 54; Longmate, *King Cholera*, pp. 11, 29–30; Michael Durey, *The First Spasmodic Cholera Epidemic in York, 1832* (York, 1974), pp. 5–6; Durey, *Return of the Plague*, pp. 8–9, 88–89; Coleman, *Yellow Fever in the North*, p. 140.

③ Palmberg, *Treatise on Public Health*, p. iii; Max von Pettenkofer, "Über die Cholera von 1892 in Hamburg und über Schutzmassregeln," *Archiv für Hygiene*, 17 –18 (1893), p. 126; *BMJ*, 2 (23 August 1884), p. 380; Pettenkofer, *Choleraexplosionen*, p. 23; Pettenkofer, *Über Cholera*, p. 32.

④ *Annales*, 3/25 (1891), pp. 134–35; 3/5 (1881), pp. 553–54; Monod, *Le choléra*, pp. 625ff; *JO*, 1901, Sénat, Débats, 21 May 1901, p. 663; Richard Harrison Shryock, *The Development of Modem Medicine* (New York, 1947), pp. 238–39. Generally, see Lion Murard and Patrick Zylberman, *L'hygiène dans la république: La santé publique en France, ou l'utopie contrariée (1870–1918)* (Paris, 1996), ch. 5. For a modern echo, see Aquilino Morelle, *La défaite de la santé publique* (Paris, 1996), pp. 231–35.

⑤ Luerssen, *Die Cholera*, p. 23; Hirsch, *Über die Verhütung*, p. 36; *Förhandlingar vid HeLsovårds-föreningens i Stockholm sammankomster år 1884*, p. 79; *DVöG*, 27 (1895), p. 148; *Vierteljahrsschrift für gerich– tliche und öffentliche Medicin*, 5 (1854), p. 288; *Revue d'ygiène*, 48 (1926), pp. 1152–64.

起来。①

　　但是英国并不只是作为卫生榜样赢得了称赞；在控制传染性疾病时，它更明确的有针对性的干预机制也给它的邻居留下了深刻的印象。尤其是在法国，19 世纪中期流行病暴发时授予卫生总委员会的权力遭到了公共卫生学者的嫉妒。后来，英国的地方政府委员会变成了法国人在这些方面想要获得成就的典范，尽管英国的所有趋势是中央的权力下放。英国的公共卫生行政机关有 8000 名卫生官员，为对旅客进行医疗监控和执行修订系统的其他方面做好了准备，这尤其让其他国家羡慕。②一位观察员哀叹说，英国人全力推行的像消毒之类的措施，丝毫没有法国行政机关拖延马虎的特征。当法国人最终在 1902 年通过了一部全国性的公共卫生法律时，他们仿效的对象就是英国。③其他国家也是毫不吝惜地发出赞美之辞。德国和瑞典的观察员称赞英国的卫生委员会，说它具有明确界定的性质和有效的权力，可以盘问居民和房主、检查当地情况、完成必须的工作和提出改进建议。《污物清理法》受到了赞扬，它允许在任何时候改进不卫生的环境，而不仅仅是受到流行病威胁的时候，消毒制度和挨家挨户探视系统也受到了称赞。④

　　就公开的预防措施而言（穿着制服的官员用钳子向到达的船只传递详细的调查表，检疫站充满了等待疾病潜伏期的无聊的旅客等），英国与欧洲大陆的一些邻居相比，在预防上也许没那么具有干涉主义色彩。但是它采取的更强硬的卫生主义者要求的措施，不仅在资金方面，在其他许多方面都比英吉利海峡对面更激烈。⑤编纂英国公共卫生的干预史时，很容易误入歧途把重点放在英国政府未完成或没有能力完成的东西上，而没有过多地费心去调查它的邻国同时在做什么。例如，卫生总委员会的很多故事，无疑涉及了维多利亚时代对行政集权的反感和地方主义者对查德威克的边沁主义的野心的反击，这种野心最终使新委员会只对议会负责而且更加

　　① *Monatsblatt für öffentliche Gesundheitspflege,* 17,6 (1894), p. 99; Hueppe, *Cholera-Epidemie in Hamburg,* p. 12; Gähde, *Cholera in Magdeburg,* p. 34; Monod, *La santé publique,* p. 8; *DVöG,* 12,1 (1880), p. 13.

　　② *L'union médicale,* 7,121 (11 October 1853), p. 477; *Revue médicale française et étrangère,* 2 (31 October 1853), pp. 450–54; *Annales,* 36 (1881), pp. 553–54;3/49 (1903), p. 163; *Conférence 1897,* p. 450; *Recueil,* 22 (1892), p. 42; Paul Brouardel, *La profession médicale au commencement du XXe siècle* (Paris, 1903), p. 182.

　　③ *Annales,* 3/1 (1879), p. 269; Strauss, *La croisade sanitaire,* pp. 53–54; JO, 1901, Sénat, Debat, 21 May 1901, p. 664; *Recueil,* 21 (1891), pp. 870–71.

　　④ A. Liévin, *Danzig und die Cholera: Ein statistisch-topographischer Versuch* (Danzig, 1868), p. 1; *Upsala Läkareförening,* 13, 1 (1877–78), p. 18; Alfons Labisch, "Die gesundheitspolitischen Vorstellungen der deutschen Sozialdemokratie von ihrer Gründung bis zur Parteispaltung (1863–1917),"*Archiv für Sozialgeschichte,* 16 (1976), p. 337; *DVöG,* 7 (1875), pp. 276–77; Friedrich Sander, *Untersuchungen über die Cholera* (Cologne, 1872), p. 40; Cordes, *Cholera in Lübeck,* p. 62; Helm, *Cholera in Lübeck,* p. 41; Freymuth, *Giebt es ein praktisch bewährtes Schutzmittel,* p. 15; *L'union médicale,* 7, 121 (11 October 1853), p. 477.

　　⑤ Gerard Kearns et al., "The Interaction of Political and Economic Factors in the Management of Urban Public Health," in Marie C. Nelson and John Rogers, eds., *Urbanisation and the Epidemiologic Transition* (Uppsala, 1989), pp. 33–34.

依赖地方政府。[1] 实际上，即使查德威克的委员会也不能完成理论上它打算完成的工作。委员会的许多指示被地方政府拒绝或无视，它对地方当局几乎没有直接的权力。[2] 部分由于查德威克卫生主义思想的教条主义，部分由于地方政府及议会下院对集权化的普遍抗拒，旧委员会失败了，但是即使如此，英国的相关官员，无论是以各种形式出现的委员会还是监护官，都能采取法国公共卫生的热衷者在梦中才能采取的措施：执行城市分区法规，进入私人住所检查卫生状况，而且若有必要可以改进卫生环境，清理污秽之物，其行使的权力是海峡对岸半个世纪后才能拥有的。此外，地方层面的卫生改革的例子表明，即使在权力分散的英国，这样的措施也可能是有效的。19 世纪 50 年代早期，约翰·西蒙担任卫生医疗官时，充分利用了当时的立法将伦敦变成了卫生改善的一个橱窗。西蒙利用他的权力，强制排水、提供饮用水、清理污秽之物，利用卫生医疗官的权力命令改善住所卫生，对不服从的房主罚款，甚至从自由放任的体制中挤出了强制的权力，检查员每周检查并确认此前指示的工作的进度，警告玩忽职守者，而且当所有这些方法都失败时，当局会直接干预。西蒙的"卫生值班表"命令检查员每隔一定的时间检查数百栋房屋，由此将流行病期间设想的临时巡视的措施，转为一个针对穷人住所的永久、定期的卫生监控系统。[3]

因此，管理能力的问题对于预防策略的选择非常重要，但是干预能力和干预方法之间却没有必然的相关性。与拿破仑式的集权国家相比，被称为自由放任主义典范的英国在公共卫生方面采取了更为严厉的措施，这是最鲜明的对比之一。相反，一些国家选择阻力最小的检疫隔离主义的道路，是因为他们缺乏执行其他政策的行政资源。[4] 根据阿克尔克内希特主义者的观点，检疫隔离主义者／干预主义者与卫生主义者／自由放任主义者并不是对应关系。这一点在一些奇怪的伙伴身上体现得最为明显，有时还与行政能力问题联系在一起。在争论监控和隔离观察的相对优势时，俄国支持英国。由于他们国内的通行证系统，俄国人在追踪疫区来的乘客方面没有什么大困难，所以他们很乐意用监控取代隔离观察。在 1911 年国际卫生大会上，德国人也认为，对于被监控的乘客，如果细菌检查表明受到了感染，那么定位

---

① Morris, *Cholera 1832*, p. 205; *Hansard*, 1854, v. 134, col. 1417; 1854–55, v. 136, cols. 912–13; Simon, *English Sanitary Institutions*, p. 205.

② Lewis, *Edwin Chadwick*, pp. 188–89; *PP* 1849 (1115) xxiv, p. 22, 27–28, 35; *PP* 1850 (1273) xxi, 3, pp. 138–42; *PP* 1854–55 (1893) xlv, 69, pp. 6, 24–25, 49–50, 62–63; Jones, *Making of Social Policy*, p. 37; Durey, *Return of the Plague*, p. 211; Longmate, *King Cholera*, p. 163.

③ Lambert, *John Simon*, pp. 185, 196–97; Christopher Hamlin, "Muddling in Bumbledom: On the Enormity of Large Sanitary Improvements in Four British Towns, 1855–1885," *Victorian Studies*, 32 (Autumn 1988); Mark Brayshay and Vivien F. T. Pointon, "Local Politics and Public Health in Mid-Nineteenth-Century Plymouth," *Medical History*, 27, 2 (April 1983), pp. 177–78.

④ 正如索恩·索恩（Thorne Thorne）说的那样，检疫隔离主义让他们很容易选择推迟必要的卫生改革：MH 19/239, Thorne Thorne, untitled report, 23 November 1893.

到他们没什么困难。埃及人也支持监控，针对他们的臣民推行了另外一种修订系统，实际上比隔离观察更严厉。为了避免 5 天的隔离，所有乘客都要提供一个地址而且要存一些现金，如果他们每天都接受医疗检查，那么 5 天后会归还部分现金。[①]与这些国家相比，法国对于追踪旅客的能力很有信心，它承认对于能控制国内流通或愿意实行埃及式措施的国家来说，监控是有效的，但是对于那些迁徙自由的国家，这样的方法是很难执行的，因此就需要将隔离观察作为备选方法。有人提出，对所有旅客进行细菌检查、然后对他们进行持续的追踪，直到出现检查结果，但是这样的建议也遭到了类似的反对。就像法国人抱怨的，由于不可能在每一个人身后都派一名警察，根本没希望重新找到被证实已经感染的旅客。最专制和最自由的国家可能都同意建立一套监控系统，但是那些既没有政治意愿实施必要的控制，也没有行政资源追踪已经入境的旅客的国家，只能后退到在边境采用更简单的检疫隔离的方法。[②]

因此，需要一系列的因素解释某个特定国家所采取的预防策略。阿克尔克内希特主义者提出的解释一切的一个因素——政治文化和制度，无疑是重要的，但只有它是不够的，而且它好像指向不同的方向。19 世纪 30 年代，德国人奉行严格的检疫隔离主义，但在没有相应政治变革的情况下，他们还是迅速地将自己的立场转向了更自由的方向。19 世纪 70 年代末，他们深受佩滕科费尔的影响，若政治决定预防措施的话，他们本应该变得更保守，但是直到 90 年代和 1900 年通过《传染病法》时，他们才采纳了一个更严格的新检疫隔离主义者的方法。瑞典在整个 19 世纪都是一个更一以贯之的检疫隔离主义者。与之相反，法国人在这方面更难解释清楚：在第二共和国和拿破仑第二帝国早期的专制阶段，他们是反检疫隔离主义者，后来在向自由帝国演进时以及在第三共和国最初的几十年，他们向检疫隔离主义的方向后退。因此，还需要用其他因素解释预防措施的倾向：在某种疾病的流行病地理学中的位置，朝圣者和移民在本来固定不变的地理因素上带来的流动性；根据地形，有效利用某些技术的可能性；在追求或反对检疫隔离主义者的方法中商业和贸易所起的支配作用。最重要的是这样的事实，这些因素好像没有一个能单独解释预防上的选择为什么不同。甚至英国人都小心谨慎地支持商业，无视普遍的公共卫生利益。[③]这些各式各样的理由，只有放在一起才能解释某个国家所选择的道路。例如，英国理论上有可能采取检疫隔离主义者的方法但事实证明商业利益因素更强大。相比而言，在控制动物疾病方面，英国人过去是，而且现在仍然是严格的检疫隔离主义

---

① *Conférence 1903,* pp. 94, 283; *Conférence 1911*, p. 418.

② *Conférence* 1903, p. 284; *Conférence 1911*, p. 420. In "backward countries," 正如英国人指出的，监控是行不通的：PRO, FO 83/1279, Report of British Delegates, 18 April 1893; FO 542/3, FO CP 7819, November 1902, p. 20.

③ 外交部愤怒地对地方政府事务部说，如果我们争论的只是海运的利益而非检疫隔离，那么我们永远不能说服其他国家跟随我们的步伐来减轻这种负担：FO 83/2056, FO to LGB, 66, 436/1903, 19 May 1903.

者，商业贸易的利益还没有紧迫到令英国无视地形因素的影响，他们急于将这种可以避免的疾病挡在国门之外。对瑞典人来说，情况和英国人正好相反，他们商业的因素没有强大到使其放弃地理位置和地形提供的安全保障。法国人和德国人反而调和了各自在商业和地理上的需求：对于移民的流动采取严格的措施，但是在 19 世纪末德国人基本不支持检疫隔离，流行病地理学的影响在南北之间是分裂的，而且法国人越来越担心通过苏伊士运河传播疾病的问题。

第四章 面对柳叶刀的天花

在流行病学上，天花听起来就像是霍乱的第一个变种。天花比典型的传染病更具有地方性，通常被认为是人类最严重的灾难之一，这是一种不分性别或生活方式的疾病，它袭击所有人，尤其是年轻人，其幸存者除了其他症状之外，又遭到毁容的羞辱。没有人能幸免于爱或天花，这是我们人类相信死神和大劫难逃的近代早期的说法，是更加悲观和世俗的信条。[①] 天花被认为是最痛苦和最令人虚弱的疾病，也是最致命的疾病，而且对经济造成的破坏也最大。19 世纪早期残酷的计算表明，如果不是我们通常只计算从天花中幸存的儿童的生命而没有统计整体死亡人数，甚至黑死病的致死性也没有它那么大。[②]

天花虽然是对人类命运的最严重的一击，但也是第一个被发展出有效的医疗预防方法的传染病，而且是第一个最终被消灭的传染病，被消灭的日期官方确定为 1979 年。[③] 因此，天花成为一种允许人类检验其预防技术的疾病，就像洛雷恩（Lorain）指出的，是唯一一种"可耻"的疾病，因为这种病是最容易避免的。接种天花痘疮和后来的种牛痘使人类具有了超越传统的打破传播链的预防能力。柳叶刀以及后来的注射针使人们对自然的控制达到了前所未有的程度，能干预基本的生物进程，驯服了本来会造成可怕后果的事件。预防性的接种天花痘疮和种牛痘是启蒙运动信仰——相信人类能够控制自己命运——不可分割的一部分，它在医学上的地

---

① "Belehrung über ansteckende Krankheiten," *Anhang zur Gesetz-Sammlung*, 1835, Beilage B zu No. 27 gehörig, p. 23; Maria Stoiber, "Aus der bayerischen Impfgeschichte," *Münchner Medizinische Wochenschrift*, 117, 7 (14 February 1975), p. 259.

② Christian August Struve, *Anleitung zur Kenntniss und Impfung der Kuhpocken* (Breslau, 1802), pp. 1–2; Joh. M. Ekelund, *Barn-koppor och vaccinen: Jemförde, och såsom Identiske, samfällt afhandlade* (Nyköping, 1802), p. 168; August Hirsch, *Handbook of Geographical and Historical Pathology* (London, 1883), v. I, p. 140; Eberh. Munck af Rosenschöld, *Til Allmänheten om kokoppor, et säkert Förvaringsmedel emot Menniskokoppor* (Lund, 1801), pp. 1–2; PP 1813–14 (243) xii, p. 377.

③ Donald A. Henderson, "The History of Smallpox Eradication," in Abraham M. Lilienfeld, ed., *Times, Places, and Persons: Aspects of the History of Epidemiology* (Baltimore, 1980), pp. 99–108; Jack W. Hopkins, *The Eradication of Smallpox* (Boulder, 1989).

位相当于物理学中的牛顿主义。[1] 传统观点将天花视为人类生活中不可避免的一部分，由于这种激烈的转变，天花痘疮接种员和牛痘接种员必须反驳以前的说法，即预防天花与上帝惩罚人类罪孽的神圣目的相冲突，通过耐心地接受我们的脓包命运，让我们有机会得到提升。他们指出，天花在某一历史时刻出现，不可能是人类固有的一部分，而且因为它是从其他地方传到西方的，所以没有理由不被根除。由于婴儿尤其容易受到天花的侵袭，遭受容貌被毁的痛苦，所以从最善意的角度出发，天花也不可能被看作提升了人类的价值。预防天花远不是站在了上帝的对立面，实际上是其神圣计划的一部分，是上帝授予人类在更大层面上完成其任务的一个工具。[2] 柳叶刀早期的一个支持者根据经典的归谬法指出，毕竟，没有一个人会说，吃饭穿衣是不虔诚的（暗指伊甸园时代亚当夏娃不穿衣服——译者）。上帝从来没有许诺帮助人类，除非人类自助。[3]

因此，天花提供了异常有利的预防环境。针对这种破坏性很强的疾病，由于接种天花痘疮，尤其是随后的种牛痘，是有效的预防技术，政府就有理由鼓励、推动并且最终要求使用这种技术。像瑞典和巴伐利亚，在 19 世纪初已经支持种牛痘了，但是英国在几十年后、法国又在此半个世纪后，政府才对柳叶刀表现出了强烈的兴趣。种牛痘属于国家权力通过预防性的穿刺直接触及所有公民身体的最早领域，坚定地把提高共同体的健康放在了个人的自主权和不可侵犯权之上。[4] 从 18 世纪末第一次广泛应用接种天花痘疮，到随后一个世纪中颁布强制种牛痘法律，这期间政府挥动柳叶刀的动机各不相同。早期，重商主义者为已经处于晚期的绝对君主制的统治考虑，说接种天花痘疮和种牛痘有望增加人口和财富，这种观点是基于每一个公

---

[1]　*Annales*, 4/24 (1915), p. 27; Genevieve Miller, *The Adoption of Inoculation for Smallpox in England and France* (Philadelphia, 1957), p. 195.

[2]　Bernhard Christoph Faust, *Versuch über die Pflicht der Menschen, Jeden Blatternkranken von der Gemeinschaft der Gesunden abzusondern: Und dadurch zugleich in Städten und Ländern und in Europa die Ausrottung der Blatternpest zu bewirken* (Bückeburg, 1794), pp. 3,7–8; Struve, *Anleitung zur Kenntniss,* pp. 2, 85–87; E. Z. Munck af Rosenschöld, *Förslag till Hämmande af den på flere orter nu härjande koppfarsoten* (Lund, 1802), pp. 9–11; Johann Karl Sybel, *Erfahrungen über die Kuhpocken* (Berlin, 1801), p. 5.

[3]　James Sanders, *A Comprehensive View of the Small Pox, Cow Pox, and Chicken Pox* (Edinburgh, 1813), pp. 73–74; Joseph Friedrich Thierfeld, *Prüfung einiger gangbaren Vorurtheile wider die Blatternimpfung: Eine Predigt zur Belehrung für solche Eltern, die sich bis jetzt nicht entschliessen konnten, von diesem bekannten Rettungsmittel Gebrauch zu machen* (Freyberg, 1812), pp. 9–24; David Schultz, *Berättelse om koppors ympande, öfverlämnad till högloflige Kongl. Sundhets-Commissionen* (Stockholm, 1756), pp. 92–93.

[4]　J. Rogers Hollingsworth et al., *State Intervention in Medical Care: Consequences for Britain, France, Sweden and the United States, 1890–1970* (Ithaca, 1990), pp. 117–22; Georges Vigarello, *Le sain et le malsain* (Paris, 1993), pp. 204–05.

民都带来了金钱价值，通过复杂的成本 / 利益计算而得出的。[①] 柳叶刀——就像重商主义者高兴地幻想的那样——允许政府的利益和人民的幸福恰当地结合起来。[②] 相应地，对公共利益的普遍考虑——为了保护共同体，需要限制个体的传染性——成为 19 世纪末的主要考量。

接种天花痘疮之前的时代

欧洲在 18 世纪末接种天花痘疮流行之前，预防天花的策略和对抗其他传染病的策略并没有什么不同。但即使开始接种之后，老技术在很长一段时间内仍然是预防措施箭筒中的一支箭。虽然警戒线对于公认的地方病的预防基本起不到作用，但是隔离和消毒却是合适的反应。在琴纳（Jenner）的发现之前，隔离是一个备选项或者是对接种天花痘疮的一个补充，而且这种状况一直持续到了种牛痘时代。[③] 在德国，容克提出把隔离和广泛的接种天花痘疮结合起来，打算——通过将感染上天花的人隔离 5 年或者 10 年——一劳永逸地解决欧洲的天花问题。其他人承认，只有隔离不能根除疾病此后再次出现的可能性，提出把隔离作为一个临时的预防措施，直到被感染地区的所有居民种牛痘为止。例如，远至霍屯督人（Hottentot）、非洲黑人（Kaffir）和罗德岛（Rhode Island）的好公民都被当作具有隔离能力预防疾病的例子。[④]

1806 年最早强制种牛痘的皮翁比诺（Piombino）和卢卡（Lucca），也隔离被传染的住所。在法国，被传染的房屋要做标识并隔离，有时病愈后还要隔离一个月；

① Preste, 1815, v. i, pp. 521–29; Handbok för Vaccinatörer och Vaccinations-Föreståndare: På Kongl. Maj:ts Nådigste Befallning, igenom Dess Sundhets-Collegium Författad och Utgifven År 1813 (Stockholm, 1813), p. 4; Rosenschöld, ,Til Allmänheten,p.27;Zeitschrift für die Staatsarzneikunde (1821), p. 15; DZSA, 15 (1828), pp.237–58; Ekelund, Barn-koppor och vaccinen, p. 177; Faust, Versuch über die Pflicht, p. 13; H. Stickl,"Zur Entwicklung der Schutzimpfung aufgezeigt an der Entwicklung der Bayerischen Landesimpfanstalt im 19. und 20. Jahrhundert," Fortschritte der Medizin, 95, 2 (13January 1977), p. 76; Miller, Adoption of Inoculation, ch. 7; Johannes-Peter Rupp, ,"Die Entwicklung der Impfgesetzgebung in Hessen," Medizinhistorisches Journal, 10, 2 (1975), p. 104p;, Rolf Å. Gustafsson, Traditionernas ok: Den svenska hälso-och sjukvårdens organisering i historie-sociologiskt perspektiv (Stockholm, 1987), pp. 164–66.

② Rosenschöld, Förslag till Hämmande, p. 6; Sv. Hedin, Kopporna kunna utrotas eller Vaccinationen til sina lyckligaste följder(Stockholm, 1802), p. 22.

③ Annales, 18 (1837) pp. 74–75; Pierre Darmon, La longue traque de la variole: Les pionniers de la médecine préventive (Paris, 1986), pp. 71–72; Jean-Pierre Peter, "Les médecins français face au problème de l'inoculation variolique et sa diffusion (1750–1790)," Annales de Bretagne et des pays de l'ouest, 86,2 (1979), p. 261.

④ Faust, Versuch über die Pflicht, pp. 10,13–17,28; F. L. Augustin, Die Königlich Preussische Medicinalver-fassung (Potsdam, 1818), v. I, pp. 169–70; Sybel, Erfahrungen über die Kuhpocken, pp.5–7; Journal der prac-tischen Arzneykunde und Wundarzneykunst, 19, 1 (1804), pp. 63–69; Johann Jakob Günther, Geschichte der Vaccine und ihrer Impfung (Cologne, 1802), pp. 34–36; Otto Lentz and H. A. Gins, eds., Handbuch der Pockmbekämpfung und Impfung (Berlin, 1927), pp. 495–96; Chr. H. Eimer, Die Blatternkrankheit in patholo-gischer und sanitätspolizeilicher Beziehung (Leipzig, 1853), p. 204.

在孩子痊愈前，禁止父母允许孩子出现在公共场所，并且康复 3 个月后才允许患者去教堂、学校或剧院。不允许死者在教堂接受殡葬服务，患者的监护官要汇报所有病例。[1]1807 年，巴伐利亚禁止天花患者进入安施帕赫，警察要防止健康的人接触被感染的住所。[2] 在巴伐利亚和德国其他邦，感染的住所就像感染的人一样，要隔离一个月，而且允许使用针对传染病的所有方法防止天花。[3]19 世纪 20 年代，当种牛痘的第一波有利结果逐渐消失而且天花再次传播时，那些不相信需要再次种牛痘的人提出使用检疫隔离主义者的方法。1833 年，萨克森的包岑（Bautzen）附近暴发天花时，当地努力推动种牛痘和严格的隔离，对其进行双重阻击。1835 年，普鲁士关于传染病方面的规定更多的是将天花和其他传染病同等对待。除了特定的状况之外，普鲁士并不强制接种，患者在家中隔离，或者至少在房屋上张贴警告的标识。如果天花传播开了，就要建立隔离场所，并采取类似于针对霍乱和鼠疫的其他预防措施。[4]

在种牛痘逐步被接受的这段时间内，英国对检疫隔离主义原则的支持仍然很强劲。[5]18 世纪末，患者被隔离，如果患者属于接受救济者，可以强制隔离，而且要将患者和接种过的人从城镇中驱逐出去。隔离患者并将被传染的住所做标记，对受害者的衣服进行消毒或销毁，这些都是经常采取的措施。在一个案例中，一个小村庄的医疗官员封闭了一栋被传染房屋的花园门，从篱笆上面扔进食品和其他必需

---

① *Jahrbuch der Staatsarzneikunde*, 1 (1808), pp. 121–23; *Bulletin*, 3, 55 (1906), p. 112; "Circulaire du Préfet de Marengo à MM. les Maires de son département," "Arrêté de M. le Baron de Roujoux, Préfet du département de Saone-et-Loire," 8 June 1813, "Arrêté du Préfet du département de Gènes" and "Extrait de l'Arrêté du Préfet du département des Landes,"in *Collection des bulletins sur la vaccine publiés par le Comité central* (Paris, 1814); G. Borne, *Vaccination et revaccinations obligatoires: En appli-cation de la loi sur La Protection de la Santé Publique* (Paris, 1902), p. 31; *Annales*, 3/50, 3 (July 1903), pp. 257–58; Franz Seraph Giel, *Die Schutzpocken-Impfung in Bayern* (Munich, 1830), pp. 390–91.

② John Cross, *A History of the Variolous Epidemic Which Occurred in Norwich in the Year 1819, and Destroyed 530 Individuals, with an Estimate of the Protection Afforded by Vaccination* (London, 1820), pp. 245–47.

③ *Jahrbuch der Staatsarzneikunde*, 1 (1808), pp. 119–20; Giel, *Schutzpocken-Impfung in Bayern*, pp.157–58; G. Cless, *Impfung und Pocken in Württemberg*(Stuttgart,1871), p. 80; Lübeck, "Regulativ über das Verfahren beim Ausbruche der Menschenblattern," 15 October 1823, a printed version in BA, Reichskanzleramt, 14.01/999; *Magazin für die gesammte Heilkunde*, 3 (1834), p. 537; Augustin, *Preussische Medicinalverfassung*, v. I, pp. 175–76; v. II, p. 622; Yves-Marie Bercé, *Le chaudron et la lancette: Croyances populaires et médecine préventive (1798–1830)* (Paris, 1984), p. 72; Anneliese Gerbert, *Öffentliche Gesundheitspflege und staatliches Medizinalwesen in den Städten Braunschweig und Wolfenbüttel im 19. Jahrhundert* (Braunschweig, 1983), p. 14.

④ *DZSA*, NF, 20 (1862), p. 5; Dietrich Tutzke, "Blatternsterblichkeit und Schutzpockenimpfung in der Sächsischen Oberlausitz 1800–1875," *Wissenschaftliche Zeitschrift der Martin-Luther-Universität Halle-Wittenberg*, Mathematisch-Naturwissenschaftliche Reihe, 4, 6 (1954–55), P. 1102; *Gesetz-Sammlung*, 1835, 27/1678;*Zeitschrift für die Staatsarzneikunde*, 58 (1849), P. 231.

⑤ Cross, *History of the Variolous Epidemic*, p. 221; *Edinburgh Journal of Medical Science*, 1 (1826), pp. 282–84; *Hansard*, 1853, v. 125, cols. 1011–12; Iconoclastis, *Pethox Parvus: Dedicated, Without Permission, to the Remnant of the Blind Priests of That Idolatry* (London, 1807), pp. 12–18; *Cobbett's*, 1806, v. 7, cols. 886–87.

品，给养家糊口的人支付工资，在隔离期间照顾儿童，而且最后把家具和衣服烧掉，小屋子差不多也拆毁了。[①] 在瑞典，这些古老的预防方法也一直延续到种牛痘时代。1816 年关于天花的法律汇集了检疫隔离主义者的所有武器。患者差不多要隔离一个月，或者住院；若有必要，市长可以命令不能保护自己的家庭成员转移出去暂住其亲戚家，或用市政开支为其寻找临时住所。像其他传染病一样，允许日落后迅速埋葬尸体，只是不能有送葬队伍。[②]

在 18 世纪，针对天花，接种天花痘疮代替了检疫隔离主义者的方法，但从来只是部分替代而已。新技术主要在地位较高的阶层中流行，在一些国家比另外一些国家更受欢迎一点。在英国，18 世纪 20 年代和 30 年代已经广泛接种天花痘疮。到 19 世纪中期，对弃婴做了预防注射，而且在社会的另一端，过往的天花病史或种牛痘史差不多逐渐成为贵族家庭雇用仆人的一个先决条件。[③] 虽然接种天花痘疮在瑞典也很流行，但是在德国，尤其是在法国，它经常遭到强烈抵制，直到疫苗的发展使这个问题在很大程度上成为不必要的事情。[④] 到 19 世纪 30 年代，种牛痘事实上正在取代传统的传染主义者的技术方法和接种天花痘疮。1826 年，在特里尔（Trier），仍然有人主张，为了说服反抗者种牛痘，应该指出这样做能使共同体避免麻烦，避免采取检疫隔离主义者的措施带来的开支。在瑞典，支持种牛痘的人认为，检疫隔离主义者的方法代价太高了，穷人不能在家中隔离被感染的儿童，因为即使在正常的情况下他们也缺少足够的生活房间。与检疫隔离主义者的预防方法带来的麻烦和烦恼相比，种牛痘好像是一个麻烦较小的预防渠道，很大程度上不会打扰正常的生活。到 1835 年丹麦和石勒苏益格－荷尔斯泰因的统治者弗雷德里克六世统治时，瑞典已经能自信地宣称，种牛痘可以有效地取代检疫隔离主义

---

①　E. G. Thomas, "The Old Poor Law and Medicine,"*Medical History*, 24, 1 (January 1980), pp. 8–9; J. R. Smith, *The Speckled Monster: Smallpox in England, 1670–1970, with Particular Reference to Essex* (Chelmsford, 1987), pp. 27, 149–50; *PP* 1808 (287) i, p. 645; *Hansard*, 1815, v. 31, cols. 1120–21; *PP* 1854–55 xlv, p. 627; *First Report of the Royal Commission Appointed to Inquire into the Subject of Vaccination* (C.–5845) (London, 1889), Q. 658.

②　Rosenschöld, *Förslag till Hämmande*, pp. 16–23; "Kongl. Maj:ts Nådiga Förordning, Om Hwad, i händelse af yppad Koppsmitta iakttagas bör," 11 December 1816, *Kongl. Förordningar*, 1816.

③　J. R. Smith, *Speckled Monster*, chs. 2, 3; G. W. Dixon, *Smallpox* (London, 1962), p. 239.

④　Arnold H. Rowbotham, "The 'Philosophes' and the Propaganda for Inoculation of Smallpox in Eighteenth-Century France," *University of California Publications in Modern Philology*, 18, 4(1935),PP. 265–74; Miller, *Adoption of Inoculation*, pp. 174, 180, 184–85, 191; Heinrich Bohn, *Handbuch der Vaccination* (Leipzig, 1875), pp. 85–87,91; Pierre Darmon, *La variole, les nobles et les princes: La petite vérole mortelle de Louis XV* (n.p., 1989), pp. 55–68; Mary Lindemann, *Health and Healing in Eighteenth-Century Germany* (Baltimore, 1996), pp. 333–34; Andreas-Holger Maehle, "Conflicting Attitudes Towards Inoculation in Enlightenment Germany," in Roy Porter, ed.,*Medicine in the Enlightenment* (Amsterdam, 1995), pp. 205–10; Peter Sköld, *The Two Faces of Smallpox: A Disease and Its Prevention in Eighteenth-and Kineteenth-Century Sweden* (Umeå, 1996), ch. 4. 法国情况更积极的一面，见 Jean-François de Raymond, *Querelle de l'inoculation* (Paris, 1982), pp. 81–102.

者的方法了。[①]

种牛痘

在大部分欧洲国家，种牛痘很快被作为最有效的方法而采纳。尽管接种天花痘疮（注射少量的天花痘疮）在英国仍然很流行，但是到 19 世纪 20 年代种牛痘（注射牛痘）开始站稳脚跟。全国牛痘疫苗机构在 1814 年报道说，公众对这种技术的信心正在快速增长，到 19 世纪 30 年代时伦敦出生的绝大多数儿童已种牛痘。中等和上等阶层迫不及待地采用了这种技术，以至于 1857 年西蒙宣称，"文明阶层"几乎已经忘了天花长什么样子。[②]与种牛痘的发源地相比，德国人享受着落后的好处。接种天花痘疮在这里从来没有像在英国那样受到欢迎，也许除了受英国影响比较大的汉诺威和萨克森以外。牧师们反对种痘，像凡·斯威登（van Swieten）和德·海顿（de Haen）等一流医生也反对，并且皇室赞助人也不支持。腓特烈大帝试图把种天花痘疮引进普鲁士，他把这个任务委托给英国的医生贝里斯（Baylies），但这个人被证明是一个骗子，他的努力失败了。接种天花痘疮的支持者哀叹说，德意志没有像英国那样，建立鼓励下属民众接种疫苗的慈善机构。[③]由于来自旧方法的竞争较少，所以种牛痘很早就被接受了。由于琴纳发表他的发现时英国正在和法国、尼德兰交战，所以德意志是第一个进口痘苗的国家，1800 年成箱的痘苗运到了汉诺威和维也纳。这一年，海姆（Heim）在柏林建立了一个机构，以琴纳协会为榜样，促进用柳叶刀种牛痘；1801 年，普鲁士皇家医生，一个叫布朗的英国人，为一位著名的金融家的女儿接种疫苗，开始了接种技术。[④]种牛痘从这里开始快速传播，而且

① *DZSA*, 15 (1828), p. 250; Heinrich Eichhorn, *Massregeln, welche die Regierungen Deutschlands zur gänz-lichen Verhütung der Menschenblattern zu ergreifen haben, wobei die Häusersperre zu entbehren ist* (Berlin, 1829), pp. 97–104; *Bihang*, 1815, iv, 3, pp. 1338–48; *Magazin für die gesammte Heilkunde*, 3 (1834), pp. 537–40; Augustin, *Preussische Medicinalverfassung*, v. I, pp. 169–70; *Mittheilungen aus dem Gebiete der Medicin, Chirurgie und Pharmade*, 3 (1835), pp. 81–83; *Annales*, 18 (1B37) pp. 75, 132.

② *PP* 1813–14 (243) xii, pp. 375–77; *PP* 1833 (753) xvi, p. 155; *PP* 1857 (sess. 2) (2239) xxxv, p. 148; Cross, *History of the Variolous Epidemic*, pp. 20–21; *PP* 1807 (14) ii, p. 66; *PP* 1852–53 (434) ci, 77, p. 21; PP 1856 lii, p. 487.

③ Abraham Zadig, *Plan nach welchem die Einimpfung der Pocken in einer ganzen Provinz allgemein einge-führt, und die längst gewünschte Ausrottung der Seuche erreicht werden könnte* (Breslau, 1797), pp. 16–30; Emil Ungar, *Über Schutzimpfungen insbesondere die Schutzpocken-Impfung* (Hamburg, 1893), PP. 9–10; H. J. Parish, *A History of Immunization* (Edinburgh, 1965), p. 24; Ute Frevert, *Krankheit als politisches Problem 1770–1880* (Göttingen, 1984), p. 69; Alfons Fischer, *Geschichte des deutschen Gesundheitswesens* (Berlin, 1933), v. II, p. 266. 澳大利亚的情况类似，见 Johannes Wimmer, *Gesundheit, Krankheit und Tod im Zeitalter der Aufklärung: Fallstudien aus den habsburgischen Erbländern* (Vienna, 1991), p. 117.

④ James Moore, *The History and Practice of Vaccination* (London, 1817), pp. 243–45; *Journal der prac-tischen Arzneykunde und Wundarzneykunst*, 11, 1 (1800), pp. 182–87; Lentz and Gins, *Handbuch der Pockenbekämpfung*, p. 234; Giel, *Schutzpocken-Impfung in Bayern*, p. 25. 然而，一些德国人，像法国人一样，怀疑这种新技术是另一种与盎格鲁狂热有关的骗局：Ehrmann, *Über den Kuhpocken-Schwindel bei Gelegenheit der abgenöthigten Vertheidigung* (Frankfurt am Main, 1801), p. 1.

很快普及。政府禁止接种天花痘疮，劝说父母让他们的孩子得到保护，为此建立了一些机构并为穷人而且有时是所有人免费接种牛痘。[①]

　　瑞典相应地也是柳叶刀的热心拥护者，它在接种天花痘疮方面比较温和，但接种牛痘时就特别积极。[②]1714 年，伦敦皇家学会出版了伊曼纽尔·蒂姆尼（Emanuel Timoni）关于土耳其接种天花痘疮的报告，流亡在外的瑞典国王查理十二世在 1713 年已经购买了一份，他从阿德里安堡（Adrianople）将报告送到了斯德哥尔摩。[③]在 18 世纪中期，大卫·舒尔茨（David Schultz）报告了英国的发展之后，接种天花痘疮在 1754—1755 年首次完成，瑞典皇室成员在 1769 年率先示范。1798 年夏，瑞典已经知道了琴纳的发现。1801 年 10 月，蒙克·阿夫·罗森施德（Munck af Rosenschöld）在隆德（Lund）完成了第一例牛痘接种。[④]医学会积极地支持这项新技术，政府鼓励牧师宣传这个消息，这种做法迅速传播。柳叶刀似乎得到了普遍的欢迎，瑞典很少有反对意见，绝大多数父母自愿带婴儿种牛痘。[⑤]瑞典人认为自己是这种技术的积极支持者，而且很快因为可能是最好的种牛痘国家而受到称赞。[⑥]由于瑞典较早地实现了种牛痘的普及，加上它独一无二的国家统计系统，在说明种牛痘对死亡率的有利影响方面，瑞典为柳叶刀的支持者提供了很好的论证资源。[⑦]

---

① K. G. Kühn, *Die Kuhpocken, ein Mittel gegen die natürlichen Blattern, und folglich ein sehr wichtiger Gegenstand für die gesamte Menschheit* (Leipzig, 1801), pp. iv–v; Günther, *Geschichte der Vaccine*, pp. 172–76; Struve, *Anleitung zur Kenntniss*, pp. 57–61; *Kuhpocken und Kuhpocken-Impfung als ein ohnfehlbares Mittel die Kinderblattern zu verhüten* (Mannheim, 1801), p. 8; Leonhard Voigt, *Das erste Jahrhundert der Schutzimpfung und die Blattern in Hamburg* (Leipzig, 1896), p. 30; Stickl, "Zur Entwicklung der Schutzimpfung," p. 76; Eimer, *Blatternkrankheit*, p. 102; Heinrich A. Gins, *Krankheit wider den Tod: Schicksal der Pockenschutzimpfung* (Stuttgart, 1963), p. 227.

② Günther, *Geschichte der Vaccine*, p. 44; John Rogers and Marie Clark Nelson, "Controlling Infectious Diseases in Ports: The Importance of the Military in Central-Local Relations," in Nelson and Rogers, eds., *Urbanisation and the Epidemiologic Transition* (Uppsala, 1989), pp. 95–96; Sköld, *Two Faces of Smallpox*, chs. 4, 5.

③ Abbas M. Behbehani, *The Smallpox Story* (Lawrence, KS, 1988), pp. 11–12; Arthur M. Silverstein, *A History of Immunology* (San Diego, 1989), pp. 25–26; de Raymond, *Querelle de l'inocula-tion*, p. 34.

④ David Schultz, *Berättelse om koppors ympande*; François Dezoteux and Louis Valentin, *Traité his-torique et pratique de l'inoculation* (Paris, L'an 8 de la Republique [1800]), pp. 98–99; *Förhandlingar vid De Skandinaviske Naturforskarnes tredje Möte, i Stockholm den 13–19 Juli 1842* (Stockholm, n.d.), p.863; Sven-Ove Arvidsson,"Ur smittkoppornas historia i Sverige, "*Nordisk medicinhistorisk årsbok* (1976), pp. 70,73.

⑤ *Hygiea*, 58, 6 (June 1896), pp. 565–90; Rosenschöld, *Förslag till Hämmande*, p. 6; RA, Skrivelser till kungl. Maj:t, Collegium Medicum, 1833, v. 60, no. 465, 28 October 1833; *Preste*, 1850–51, iii, pp. 122–24; *Bihang*, 1885, AK Tillfälliga Utskotts (No. 1) Utlåtande No. 19.

⑥ *Ridderskapet och Adeln*, 1815, v. 3, p. 669; *Förhandlingar*, 1908, p. 217; Charles T. Pearce, *Vital Statistics: Small-Pox and Vaccination in the United Kingdom of Great Britain and Ireland and Continental Countries and Cities* (London, 1882), pp. 63, 67–68; P. Kübler, *Geschichte der Pocken und der Impfung* (Berlin, 1901), pp. 244–45; *JO*, 1881, Chambre, Doc., p. 136; Hubert Boëns, *La vaccine au point de vue historique et scien-tifique* (Charleroi, 1882), p. 60; Giel, *Schutzpocken-Impfung in Bayern*, p. 38.

⑦ *PP* 1857 (sess. 2) (2239) xxxv, pp. 168–69; Kaiserliches Gesundheitsamt, *Beiträge zur Beurtheilung des Nutzens der Schutzpockenimpfung* (Berlin, 1888), pp. 75ff. 当然，由于这个原因，它受到了反种牛痘者的攻击：William Arnold et al., *Notes on Vaccination: Dedicated to the Board of Guardians for the Union of West Bromwich* (Oldbury, 1889), pp. 38ff.; *SB*, 6 March 1874, p. 229.

在法国，柳叶刀起步缓慢。接种天花痘疮早在 1755 年已经合法，但是新技术出现后法国的反应竟然是抵制。期望得到支持的医生感到很惊讶，因为在其他方面，这个国家以接受任何能改善人类生活的东西而自豪。[①] 种牛痘只有一点进展。斯德哥尔摩的一个法国人布格尼（Bourgoing），可能是第一个向巴黎报告新发展的人，但由于种牛痘起源于英国，而且碰巧处于拿破仑战争时期，所以他的报告最初还遭到了怀疑。[②] 然而，当它在 19 世纪初跨过巴黎疫苗委员会设置的障碍后，种牛痘开始流行起来，并且在拿破仑的支持和神职人员的推动之下快速发展。[③]1806 年，警察局长接到指示，要鼓励接种牛痘，在接下来的十年间，种牛痘成为一项改革任务，随着拿破仑的一系列扩张到处传播（在国外比国内传播得更快）。[④]

在 19 世纪初，大多数国家都为他们的公民提供了这样的保护机会，对穷人经常是免费的，而且许多国家诱导民众自愿种牛痘。[⑤] 在英国，从 18 世纪 90 年代开始，就有私人组织免费为穷人接种牛痘疫苗，而且在 1808 年，建立了一个全国性的痘苗机构继续推动免费接种疫苗。在诺维奇（Norwic），城里的外科医生有偿为穷人种牛痘，其他医生经常免费种牛痘。在 1812 年，每一个有种牛痘证明书的穷人有望获得监护官所允诺的半克朗。1815 年，一个议案试图为需要种牛痘的穷人提供免费的接种，这个议案失败了，但是在 1840 年，监护官和监督者接到指示，要和医生签约，为所有有需要的居民种牛痘，不能只为穷人种牛痘，所需费用由济贫税支付。第二年，这个指示进一步扩展，明确提出种牛痘不能当作教区救济，种牛痘被表述为不可剥夺的权利。设立了种牛痘站，在指定的时间内提供种牛痘服务并采取措施通知大众。当这些预防措施证明还不够时，种牛痘员可以直接造访穷人的住所，而

---

①　[Joseph] Power, *Précis historique de la nouvelle methode d'inoculer la petite verole avec une exposition abrégée de cette Methode* (Amsterdam, 1769), pp. 3–4; M. Gatti, *Réfléxions sur les préjuges qui s'opposent aux progres et a la perfection de l'inoculation* (Brussels, 1764), pp. 212–17; Günther, *Geschichte der Vaccine,* p. 40; Parish, *History of Immunization*, p. 24.

②　Carolus Zetterström, *Initia historice vaccinationis in Svecia* (Uppsala, 1816–21), pp. 78–80; Struve, *Anleitung zur Kenntniss*, p. 52; Robert G. Dunbar, "The Introduction of the Practice of Vaccination into Napoleonic France," *BHM*, 10, 5 (December 1941), pp. 635–50.

③　AN F19 5596, "Lettre circulaire et ordonnance de M.gr l'Eveque de Valence, au sujet de la Vaccine,"27.July 1813;*Journal der practischen Arzneykunde und Wundarzneykunst,* 19,1 (1804), p. 59; Dora B. Weiner, *The Citizen-Patient in Revolutionary and Imperial Paris* (Baltimore, 1993), pp. 293–94; Jean-François Lemaire, *Napoléon et la médecine* (Paris, 1992), pp. 242–43; Evelyn Bernette Ackerman, *Health Care in the Parisian Countryside, 1800–1914* (New Brunswick, 1990), pp. 67–75.

④　Borne, *Vaccination et revaccinations obligatoires*, p. 29; Jacques Léonard, *La médecine entre les savoirs et les pouvoirs* (Paris, 1981), p. 64; Calixte Hudemann-Simon, *L'état et la santé: La politique de santé pub-lique ou "polke médicale" dans les quatre départments rhénans, 1794–1814* (Sigmaringen, 1995), ch. 5. At midcentury it became part of the French "civilizing mission" in Algeria: Yvonne Turin, *Affrontements culturels dans l'Algérie coloniale: Ecoles, médecines, religion, 1830–1880* (2nd edn.; Algiers, 1983), PP. 337–42.

⑤　在这些激励措施中，最具创意的是西班牙印在每个疫苗接种证书背面的彩票：Karl Süpfle, *Leitfaden der Vaccinationslehre* (Wiesbaden, 1910), p. 40.

且若地方政府疏忽大意，济贫法委员会可以要求它澄清问题，督促其增加投入。到19世纪中期，英国已经建立了一套全国性的免费种牛痘系统。然而，种牛痘仍然是自愿的，它和济贫法当局的联系败坏了它的名声，因为根据官方的定义，它不仅仅为穷人提供服务。[①]

同样，德意志也普遍鼓励自愿种牛痘。巴伐利亚劝说牧师、学校教师和医生发挥影响支持柳叶刀，对于热心种牛痘事业者，官方承诺会支持他们的事业。牧师为医生提供将要种牛痘的人的名单，警方为医生提供那些种牛痘名单中遗漏的人的名单；教堂也鼓励种牛痘，而且一年提供两次免费种牛痘的机会。还使用了各种非正式的压力手段，例如，19世纪30年代初，萨克森在流行病暴发期间，未种牛痘儿童的父母被召到警察局解释不种牛痘的原因。[②] 在瑞典，当局也推动各种自发的措施，鼓励的形式是给为子女种牛痘的父母提供奖励，并考虑对不服从的父母征税。1804年，地方行政主管招募开明且勤勉的公民作为种牛痘监督员，任命牧师作为教区办事员监督种牛痘问题。1810年，要求所有家庭的户主每年报告其监护的未种牛痘者，地方的医疗官将设法让他们种牛痘。[③] 在法国，19世纪初警察局长已经接到指示鼓励种牛痘，确保种牛痘过程按部就班，对于积极种牛痘的医生给予报酬、奖励和其他荣誉。[④] 未接种者受到严厉谴责，被作为人类公敌驱逐出社会的怀抱。市长和地方上的其他权威应该频繁造访那些大家庭，对他们的父母施压，提醒他们，如果不种牛痘，他们的孩子不会被大学录取，并威胁他们，如果遭到天花袭击，他们的住所会被隔离。[⑤]

① Gross, *History of the Variolous Epidemic*, pp. 20–21, 25–26; *PP* 1814–15 (439) ii, p. 835; *Hansard*, 1815, v. 31, cols. 845–46, 1120–21; 3 & 4 Vict. c. 29; 4 & 5 Vict. c. 32; 30 & 31 Vict. c. 84, s. 26; *PP* 1852–53 (434) ci, p. 85; R. J. Lambert, "A Victorian National Health Service: State Vaccination 1855–1871," *Historical Journal*, 5,1 (1962), pp. 251–52.

② *Jahrbuch der Staatsarzneikunde*, 1 (1808), pp. 109–21; Giel, *Schutzpocken-Impfung in Bayern*, pp. 52–53, 96–103, 126–27; Rupp, "Die Entwicklung der Impfgesetzgebung in Hessen," pp. 111–12; Johann Michael Zimmermann, *Über Menschenpocken, die richtige Weise zu impfen, und die wahre Bedeutung der Schutzpockenimpfung* (Salzbach, 1844), p. 38; Tutzke, "Blatternsterblichkeit und Schutzpocken-impfung," p. 1104.

③ *Ridderskapet och Adeln*, 1815, v. 3, pp. 561–63; *Preste*, 1815, v. 1, pp. 413–15,521–29; Ekelund, *Barn-koppor och vaccinen*, pp. 201–07; *Kongl. Medicinalstyrelsens underdåniga skrifvelse den 8 Juni 1894, med förslag till förnyadt nådigt reglemente för skyddskoppympningen i riket* (Stockholm, 1894), pp. 4–5.

④ Borne, *Vaccination et revaccinations obligatoires*, p. 29; *Moniteur universel*, 173 (21 June 1832), p. 1361; George Weisz, *The Medical Mandarins: The French Academy of Medicine in the Nineteenth and Early Twentieth Centuries* (New York, 1995), p. 91; Jean-Noël Biraben, "La diffusion de la vaccination en France au XIXe siècle," *Annales de Bretagne et des pays de l'ouest*, 86, 2 (1979), pp. 265–76; Chantal Beauchamp, *Delivrez-nous du mal: Epidémies, endémies, médecine et hygiène au XIXe siècle dans l'Indre, l'Indre-et-Loire et le Loir-et-Cher* (n.p., 1990), ch. 6; John Spears and Diane Sydenham, "The Evolution of Medical Practice in Two Marginal Areas of the Western World, 1750–1830," in Jean-Pierre Goubert, ed., *La médicalisation de la société française 1770–1830* (Waterloo, Ontario, 1982), pp. 203–04.

⑤ *Bulletin sur la vaccine*, 33 (July 1813) and 3 (January 1811) in *Collection des bulletins sur la vaccine*.

强制

随着人们对种牛痘的无害性及有效性的信心的增长，公共卫生机构越来越意识到，单纯自发性的努力不能保护大多数民众。[①] 如同任何公共利益一样，避免搭便车的问题要求强制性，但是需要什么样的强制？间接的形式就足够了还是要求普遍的条件？如果强制的话，是否需要直接强制种牛痘，或仅仅需要一个抑制违约的系统？

第一批针对种牛痘的强制措施一般都是间接的，以各种各样的需要通过国家批准才能加入的群体为目标，比如是否在军队服役、接受公共援助、接受教育或结婚等。士兵经常属于第一批接种牛痘的，而且后来再次接种牛痘。在巴伐利亚，所有没有得过天花的新兵，从 1807 年开始都要用柳叶刀种牛痘。在普鲁士，20 年后有了类似的要求。自 1805 年起，在巴伐利亚，不允许既没有出过天花也没有种牛痘的儿童在教育机构或类似的机构上学。1808 年，巴登和威斯特伐利亚将类似的措施扩大到包括当学徒和进入行会。孤儿、弃儿和其他需要公共开支抚养的人也要种牛痘，就像接受了公共资助的穷人的孩子一样。1819 年，汉堡将强制种牛痘从孤儿扩展到所有接受贫民救济的人。未种牛痘的人不能加入卫戍部队，不能当守夜人。给穷人看病的医生，要劝说穷人给自己的孩子种牛痘。1821 年，就像要求所有的学徒一样，慈善学校的学生必须种牛痘，而且两年后城郊的所有公立学校对学生入学也提出了相似的要求。[②] 普鲁士类似的措施在 1835 年关于传染病的规定中达到了顶峰，它要求所有试图进入各种公立机构的人或请求各种援助的人种牛痘。然而，对于学校和其他教育机构，种牛痘却仍然不是必须的。在法兰克福特，直到 1841 年才有了相似的安排，但是随后根据需要，这些安排也被扩大，所有试图成为这个城邦的公民的人都要种牛痘。[③]

在英国，早期也出现了某种形式的间接性的强制，其他的强制措施出现得很晚。1799 年，没有种过痘或得过天花的士兵都要种牛痘，但是海军最初只要求自愿

① *Zeitschrift für die Staatsarzneikunde* (1821), pp. 17–18, 25–26.

② Giel, *Schutzpocken-Impfung in Bayern,* pp. 84–86; *Gesetz-Sammlung,* 1826, 18/1039, p. 119; Zimmermann, *Über Menschenpocken,* pp. 37–38; *Annalen für die gesammte Heilkunde* (1827), pp. 13–14; Gerbert, *Öffentliche Gesundheitspflege,* p. 149; Voigt, *Jahrhundert der Schutzimpfung,* pp. 30–31.

③ Kaiserliches Gesundheitsamt, *Beiträge zur Beurtheilung,* pp. 105–06; *Second Report of the Royal Commission Appointed to Inquire into the Subject of Vaccination* (C.–6066) (London, 1890), QQ. 1451, 1460; *Gesetz-Sammlung,* 1835, 27/1678, §56;*Anhang zur Gesetz-Sammlung,* 1835, Beilage B zu No. 27 gehörig, p. 28; *Blattern und Schutzpockenimpfung. Denkschrift zur Beurtheilung des Nutzens des Impfgesetzes vom 8. April 1874 und zur Würdigung der dagegen gerichteten Angriffe: Bearbeitet im Kaiserlichen Gesundheitsamte* (Berlin, 1896), pp. 53–54; Edward J. Edwardes, *A Concise History of Small-Pox and Vaccination in Europe* (London, 1902), pp. 74–77; *BMJ* (13 February 1904), pp. 378–79; *PP* 1852–53 (434) ci, 77, pp. 54–57.

种牛痘，到 1864 年才强制种牛痘。[①]1811 年，亨格福德（Hungerford）镇威胁穷人，若拒绝种牛痘，感染天花的话要住进传染病院；1824 年增加了筹码，拒绝种牛痘的人不能得到救济。与德国相比，英国拒绝不种牛痘者进入教育机构的效力要小一些，因为其强制性且普遍的学校教育直到 19 世纪 70 年代和 80 年代才出现，比普鲁士晚了整整一个世纪。19 世纪末，只有种过痘的人才能成为小学教师，但是教育部门仍然没有权力以此为基础将学生排除在学校之外。伊顿、拉格比、哈罗和其他公学要求种牛痘。[②]为此，尽管有人提出了一些建议，但是好像没有普遍要求济贫对象给他们的孩子种牛痘。然而，在 19 世纪末 20 世纪初，贫民习艺所的收容对象因种牛痘而得到了承诺：改善他们的物资配给，免除采摘麻絮及粉碎石头的日常工作。[③]政府的各个部门将种牛痘作为雇用的一个条件。民间也采取了一些有针对性的强制措施，因为一些私人合同关系也依赖种牛痘。例如，许多人寿保险公司拒绝给未种牛痘者投保（或者至少拒绝支付因天花而死的赔偿金），而且房东拒绝把房屋租给他们。一些雇主试图要求他们的工人种牛痘，有人试图建立雇主协会，其成员承诺不雇用未种牛痘的仆人和劳工。[④]

在法国，强制种牛痘的漫长之旅迫使当权者严重依赖类似的间接要求。能否收到公共援助经常取决于种牛痘与否，工人和学徒在领取他们的工资时必须证明种过牛痘了。在 1810 年和 1834 年，要求大学生种牛痘。[⑤]军队在不同的时间段内——1804 年和 30、40、70 以及 80 年代——原则上不断要求种牛痘，但在实践中有缺陷。[⑥]1874 年，《鲁塞尔法》（The Roussel Law）要求给照顾婴儿的妇女种牛痘并支付其费用。在 1881 年利乌威尔议案（Liouville Bill）中，再次明确种牛痘是公共援

①　Christopher Lloyd and Jack L. S. Coulter, *Medicine and the Navy 1200–1900* (Edinburgh, 1961–63), v. 111, pp. 348–52; v. IV, pp. 46–47, 210–12; Moore, *History and Practice of Vaccination,* pp. 118–19; *Hygiea,* 36,10 (September 1874), p. 549; *Second Report into the Subject of Vaccination,* Q. 2646.

②　Thomas, "The Old Poor Law and Medicine," p. 13; James Van Horn Melton, *Absolutism and the Eighteenth-Century Origins of Compulsory Schooling in Prussia and Austria* (Cambridge, 1988), ch. 7; *Hansard,* 1877, v. 235, cols. 749–50; 1893, v. 17, col. 100; William Tebb, *Compulsory Vaccination in England: With Incidental References to Foreign States* (London, 1884), p. 63.

③　*Cobbett's,* 1808, v, 11, cols. 842–43; *Public Health,* 15 (1902–03), pp. 599–600.

④　*PP* 1893–94 (412) lxxiii, p. 485; R. M. MacLeod, "Law, Medicine and Public Opinion: The Resistance to Compulsory Health Legislation 1870–1907,"*Public Law* (Summer/Autumn 1967), p. 209; Tebb, *Compulsory Vaccination in England,* pp. 12, 16; *Annales,* 3/43 (1900), p. 172; *Revue d'hygiène et de police sanitaire,* 21 (1899), p. 1055; ; *BMJ*(1September 1888), p. 502; *Eira,* 23,11 (15 June 1889), P. 335.

⑤　*Bulletin sur la vaccine,* 9 (July 1811); 2 (December 1810); 4 (February 1811) in *Collection des bulletins sur la vaccine;* Darmon, *La longue traque de la variole,* pp. 203–04; Borne, *Vaccination et revaccinations oblig-atoires,* pp. 29, 39, 48–49; *Annales,* 3/50, 3 (July 1903), p. 258.

⑥　*Annales,* 3/5 (1881), p. 326; 3/50, 3 (July 1903), p. 259; *Bulletin,* 3rd ser., 23 (1890), p. 396; *La revue scientifique de la France et de l'etranger,* 47 (1891), p. 303; Henri Monod, *La santé publique* (Paris, 1904), p.53; Biraben, "La diffusion de la vaccination," p. 274; Darmon, *La longue traque de la variole,* p. 368; Lemaire, *Napoléon et la médecine,* p. 243; Friedrich Prinzing, *Epidmics Resulting from Wars* (Oxford, 1916), p. 200.

助、入伍、考大学和当公务员的一个条件。然而，事实上，问题没有那么简单。进入 80 年代，父母的抵制阻碍了学生接种牛痘，这个要求不得不反复重申。由于议会没有提出任何普遍的强制性的议案，个别雇主开始要求他们的工人种牛痘。①

瑞典人在这个问题上正好相反，1816 年在要求某些群体种牛痘之前就提出了一个普遍性的强制法案。但是，从普遍到特殊的转变在理论上是不合逻辑的，一个普遍性的法律却鼓励当局针对某些特定群体，这样的法律似乎很难执行。例如，在 1833 年，许多拒绝种牛痘的父母促使政府采取了一些措施，间接表明了政府的失败。现在，1816 年法更加坚定地追求它的目标，要求教堂大声朗读它的戒律，未种牛痘者的名单上应注明针对顽固者采取的措施，以及种牛痘工作人员的工作表现，对玩忽职守者可处以罚款。1853 年，学校入学登记也要求种牛痘。②

下一个阶段是要求所有儿童种牛痘，有时也要求成人种牛痘。英国虽然是种牛痘的发源地，但在施行这种预防方法时，它比其他国家发展得更慢而且更犹豫不决。部分问题在于接种天花痘疮很流行，使用旧技术的医生属于既得利益集团，他们使用旧技术有优势，所以设法延缓新技术的使用。当欧洲大陆对种牛痘的需要越来越大之时，琴纳反而还在为要求当地／英国承认他的方法有优势而战斗。与种牛痘相比，下层阶级尤其喜欢接种天花痘疮。另一个问题是，像在瑞典一样，种牛痘最初是由各种没有经验的从业者实施的，他们在技术上的不足使这个方法比在欧洲大陆更臭名昭著，在欧洲大陆只有受过训练的医学从业者才能挥舞柳叶刀。③ 如何开导和鼓励公众种牛痘是议会早期争论的核心，强制的方法被认为与英国的传统和感情不符合。但是，只靠自愿的措施不能提供充分的保护，这一点已经变得越来越明显了。19 世纪初，有人提出限制并调整接种天花痘疮，禁止父母将感染天花的和未种牛痘的儿童带进公共场所，而且当不能使用私人住所时，把利用旧方法注射天花痘疮的患者隔离在政府提供的住所中。④1807 年，皇家医生学会团结一致地支持种牛痘，试图为穷人免费提供保护并建议对注射天花痘疮的人进行限制，以免他们传播疾病。

① *JO*, 1881, Chambre, Doc., p. 137; *JO*, Chambre, Débats, 8 March 1881, p. 438; *Annales*, 3/50, 3 (July 1903), p. 259–60; Monod, *La santé publique*, p. 53; *Recueil*, 21 (1891), pp. 289–90; Paul Strauss and Alfred Fillassier, *Loi sur la protection de la santé publique (Loi du 15 Février 1902)* (2nd edn.; Paris, 1905), p. 252; *Bulletin*, 3, 25 (1891), p. 240; *Annales*, 3/26 (1891), p. 174.

② *Kongl. Medicinalstyrelsens underdåniga skrifvelse den 8 Juni 1894*, p. 6; *SFS*, 1853/67, §2; *Hygiea*, 56,11 (November 1894), p. 497. 最初的一些版本还要求结婚时种痘："Kongl. Sundhets-Collegii till Kongl. Maj:t inlemnade underdåniga förslag till förnyadt Nådigt Reglemente för skyddskoppympningen i Riket," (15 April) 1852, copy in Statistiska Centralbyrån, Biblioteket, Kongl. Sundhets Collegii Samlingar, v. 1; *Förhandlingar*, 1871, p. 135,143–45; 1872, p. 321; *Betänkande angående skyddskoppympningens ordnande enligt nådig befallning avgivet av Medicinalstyrelsen jämte särskilt tillkal-lade sakkunniga* (Stockholm, 1913), pp. 48–53; *Bihang*, 1915, Sarskilda utskotts nr. 1 utlåtande nr. 2, p. 58; Prop. 1915:78, pp. 7–8.

③ *Cobbett's*, 1806, v. 7, cols. 879, 893; Dixon, *Smallpox*, pp. 277–78; *PP* 1807 (14) ii, p. 62; *Hansard*, 1840, v. 54, cols. 1256–60; J. R. Smith, *Speckled Monster*, ch. 5.

④ *Cobbett's*, 1806, v. 7, cols. 881–82, 886–87; *PP* 1808 (287) i, p. 645; *PP* 1813–14 (243) xii, pp. 375–76.

在 19 世纪的第一个十年中，限制注射天花痘疮的人自由活动的努力没有成功，当时有人提出，如果这些人的自由活动将其他人置于危险境地，在普通法中就构成了犯罪。有一个著名的案例，一位母亲被宣布有罪，因为她把注射了天花痘疮的孩子带到公共场所，导致 11 个人被传染而且 8 人死亡，这件事看起来好像是普通法在实践中可以限制注射天花痘疮。但是，一直到 19 世纪 20 年代，只有这个事件在普通法中得到了审判，而且不管怎么样，传播天花还只是轻罪，没有法律直接禁止接种天花痘疮。[①] 在 19 世纪 20 年代英国的不作为和其他地方逐渐提出的强制性措施之间的差距开始扩大，督促采取欧洲大陆式措施的声音（禁止接种天花痘疮，监管并最终要求种牛痘）变得更响了。1838 年，英国医学协会的先驱，地方医学和外科协会，向议会请愿，要求禁止未受过训练的人士从事接种天花痘疮工作，而且 1840 年关于扩大种牛痘范围的法律最终使接种天花痘疮成为一件轻罪，要判监禁一个月。1867 年，规定传播天花要负刑事责任，进一步强化了对接种天花痘疮的禁止。[②]

然而，禁止接种天花痘疮离要求种牛痘还有一大步，而且在这方面政府仍然是消极的，尽管呼吁强制性措施的声音不断增强。一直到 19 世纪中期，即 1851 年流行病暴发期间，卫生官员才得到指令，找出未种牛痘者并试图确保他们种牛痘。1853 年，流行病学会强烈要求种牛痘。[③] 它指出，与欧洲大陆相比，英国的种牛痘状况和对应的天花死亡率是非常可悲的，强制是唯一的解决之道。[④] 同年，利特尔顿（Lyttleton）在上议院的私人成员议案里第一次提出了强制性的措施，要求父母在孩子出生三个月内去公共种痘站为其孩子种牛痘，除非私人医生另有安排。如果儿童生病了，允许推迟两个月再种牛痘。种牛痘证书将寄给出生和死亡登记员，反过来登记员向新生儿父母发出他们必须做什么的通知。尽管下院对强制原则有一些反对意见，但议案还是通过了。[⑤]

1853 年法虽然意图深远，但还是没有达到其目标。由于济贫法委员会仍然是执行者，下层民众对种牛痘的偏见还没有消失，他们仍然深信，官员的保证是相反的，把孩子交给公共种牛痘员，就等于接受了教区的救济。这个法案的执行仍然很

① *PP* 1807 (14) ii, pp. 57–61; *Hansard*, 1815, v. 31, cols. 183–84; Gross, *History of the Variolous Epidemic*, pp. 218–19; *Edinburgh Journal of Medical Science*, 1 (1826), pp. 282–84.

② Cross, *History of the Variolous Epidemic*, pp. 24–26; *Edinburgh Journal of Medical Science*, 1 (1826), pp. 282–84; *British and Foreign Medical Review*, 6 (1839), pp. 189–90; *Quarterly Review*, 33 (1826), p. 550; 3 & 4 Viet. c. 29, viii; Lambert, "A Victorian National Health Service," p. 251; W. M. Frazer, *A History of English Public Health 1834–1939* (London, 1950), p. 72; 30 & 31 Viet. c. 84, s. 32.

③ C. Fraser Brockington, *Public Health in the Mineteenth Century* (Edinburgh, 1965), pp. 178–79; *PP* 1852–53 (434) ci, pp. 77ff.

④ 与此形成鲜明对比的是爱尔兰的康诺特（Connaught），在 1841 年结束前的 10 年里，死于天花的比率是 60/1000，而伦巴第（Lombardy）只有 1.5/1000；*Hansard*, 1853, v. 125, cols. 1003–04.

⑤ *PP* 1852–53 (447) vii, pp. 473ff.; *Hansard*, 1853, v. 129, cols. 473–74; 16 & 17 Viet. c. 100.

宽松，登记和通知条款没有起作用。种牛痘员是没报酬的，他们经常不把证书的副本转给登记员，而且无论如何，由于英格兰和威尔士的出生登记没有强制性（不像苏格兰和爱尔兰），这导致任何登记系统的数据充其量是一个大致的估计。[①] 由于有这样的缺陷，就有人试图改革。第二年，就有一个议案试图将种牛痘的控制权转给卫生总委员会，要求所有成年人在 3 个月内种牛痘，所有进入英国住在这里的人也要种牛痘，政府对渎职的地区有权征收罚款，但是这个议案没有通过。当约翰·西蒙出任卫生委员会医疗官时，1856 年他试图通过一个议案填补 1853 年法的漏洞，迫使所有儿童种牛痘，授予监护官利用税费起诉的权力，赋予卫生委员会检查、批准并设立种牛痘员资格的权力。然而，现在天花的预防与刚开始的反种牛痘主义运动迎头相撞，把管理权转给卫生委员会的前景激起了那些反对其集权野心的人的愤怒。这个议案被撤回了，议会任命了一个专门委员会调查种牛痘的价值，因此有可能对其寻求的强制做法提出质疑。[②]

德意志的各邦国尽管早就热情地"拥抱"种牛痘，但它们推进种牛痘的方法却五花八门，在实施强制措施方面，既有率先开风气者，也有拖到最后才同意强制推行者。汉诺威带头，1801 年把琴纳选入哥廷根皇家科学学会，这是第一次在科学上对琴纳的正式承认。黑森是德意志第一个强制实施种牛痘的邦国，这一天是 1807 年 8 月 6 日。8 月底，巴伐利亚紧随其后，要求所有儿童三岁前都要种牛痘，这也是蒙特哲拉（Montgelas）许多改革计划中的一个。[③] 在爱尔福特（Erfurt），由于它被并入了拿破仑帝国，1807 年 11 月，法国占领者强制要求所有未种牛痘的儿童三周内种牛痘。汉诺威通过 1821 年和 1839 年法令要求所有臣民给他们的孩子种牛痘，巴登也采取了相似的措施。[④] 相比之下，在汉堡，自愿的方法和有限的间接强制方法流行了几十年，直到普法战争后这座城市才转向了不同的方向。1871 年士兵复员引发了 19 世纪最严重的流行病，第二年，一部允许强制所有居民种牛痘的法律很

①　*PP* 1854–55 (88) xlv, 629; *PP* 1871 (246) xiii, 1, p. v; *Hansard*, 1871, v. 204, col. 229.

②　*PP* 1854–55 (252) vi, 349; *PP* 1854–55 (88) xlv, 629; *PP* 1856 (218) vi, p. 527; *Hansard*, 1856, v. 143, cols. 549–53; Lambert, "A Victorian National Health Service," p. 256.

③　Charles Creighton, *Jenner and Vaccination: A Strange Chapter of Medical History* (London, 1889), pp. 205–06; Rupp, "Entwicklung der Impfgesetzgebung in Hessen," p. 110; *Jahrbuch der Staatsarzneikunde*, 1 (1808), pp. 109–21; Giel, *Schutzpocken-Impfung in Bayern*, pp. 96–103; Stickl, "Zur Entwicklung der Schutzimpfung," p. 76; M. E. v. Bulmerincq, *Das Gesetz der Schutzpocken-Impfung im Königreiche Bayern, in seinen Folgen und seiner Bedeutung für andere Staaten* (Leipzig, 1862), pp. vi-vii; M. E. von Bulmerincq, *Ergebnisse des Bayerischen Impfgesetzes* (Munich, 1867), p. 6; *JO*, Chambre, Doc., 18 Feb. 1881, p. 136.

④　H. R. Abe, "Aus der Frühgeschichte der deutschen Impfgesetzgebung,"*Zeitschrift für die gesamte Hygiene und ihre Grenzgebiete*,26, 5 (May 1980), p. 373; H. R. Abe, "Die Einführung der ersten obli-gatorischen Pockenschutzimpfung auf dem Boden der heutigen DDR," in J. Antall et al., eds., *Acta Congressus Internationalis XXIV Historiae Artis Medicinae* (Budapest, 1976), v. I, pp. 343–44; *PP* 1852–53 (434) ci, 77, pp. 54–57; Francisca Loetz, *Vom Kranken zum Patienten:"Medikalisierung" und medizinische Vergesellschaftung am Beispiel Badens 1750–1850* (Stuttgart, 1993), pp. 162–63.

快就通过了。在奥尔登堡大公国（the Grand Duchy of Oldenburg）领地，相似的自由放任状况也很流行，根据 1819 年的一个法令，这里的儿童要种牛痘，但是若父母拒绝，除了保留采取更严格的措施的权力之外，也没有威胁说会产生更严厉的后果。若没有报告天花病例，会罚款，但若拒绝种牛痘则没有惩罚。19 世纪 40 年代，在萨克森，只有在某些特殊情况下，才允许以罚款相威胁的强制行为，而且规定种牛痘仍然是自愿行为。①

在强制种牛痘方面，普鲁士甚至比汉堡还落后，这与其全面干涉主义者的名声不符。尽管普鲁士提出了各种鼓励的方法和间接的强制性措施，但直到《1874 年帝国法》才规定强制种牛痘。②最初对用柳叶刀种牛痘的反应是冷淡的，柏林的公众舆论对这项新技术无动于衷。当地一位著名的医生马库斯·赫茨（Marcus Herz），站在了反对者的一方。③与德意志其他邦国相比，在支持或鼓励种牛痘方面，普鲁士政府很少有所作为。1801 年 7 月，在西里西亚，父母们被劝说要给他们的孩子种牛痘，而且要求医生为他们提供支持。但是，一个月后，一份通告遏制住了最初的热情。④只有医生才能实施种牛痘，而且无论如何，在实施之前要搜集更多的信息。除非暴发了流行病，否则不鼓励父母给他们的孩子种牛痘，因为种牛痘的效果还没有完全明确，而且其关联性也没有研究清楚。然而，第二年，严谨且有利的信息说服当局对这种新技术产生了兴趣。另一份通告强迫医生向人们推荐种牛痘，说服父母们放弃接种天花痘疮。1803 年，种牛痘迎来了另一个意外的胜利，西里西亚禁止接种天花痘疮，除非父母明确要求（而且只有在流行病期间）才可接种，而且接种天花痘疮者要在警察的监控之下全面隔离。⑤1810 年初，一场流行病袭击了柏林，

①　Albert Wulff, ed., *Hamburgische Gesetze und Verordnungen* (2nd edn.; Hamburg, 1903), v. 11, p. 382; Prinzing, *Epidemics Resulting from Wars,* p. 239; Voigt, *Jahrhundert der Schutzimpfung,* pp. 7, 18, 44; Richard J. Evans, *Death in Hamburg: Society and Politics in the Cholera rears 1830–1910* (Oxford, 1987), pp. 221–25; *PP* 1852–53 (434) ci, p. 130; *Blattern und Schutzpockenimpfung,* pp. 54–55; *Zeitschrift des K. Sächsischen statistischen Bureaus,* 22 (1876), p. 208.

②　Gerard Kearns et al., "The Interaction of Political and Economic Factors in the Management of Urban Public Health," in Nelson and Rogers, *Urbanisation and the Epidemiologic Transition,* p. 30; SB, 1874, v. 3, Akst. 7; *Blattern und Schutzpockenimpfung,* p. 51. But see also Jürgen Stein, "Die Pockenvakzination in Preussen bis zum Reichsimpfgesetz von 1874 unter besonderer Berücksich-tigung des Regierungsbezirkes Frankfurt (Oder)," *Zeitschrift für ärztliche Fortbildung,* 81 (1987), pp. 1081–83.

③　D. *Marcus Herz an den D. Dohmeyer, Leibarzt des Prinzen August von England über die Brutalimpfung und deren Vergleichung mit der humanen* (2nd edn.; Berlin, 1801), pp. ix-xii; Ragnhild Münch, *Gesundheitswesen im 18. und 19. Jahrhundert: Das Berliner Beispiel* (Berlin, 1995), pp. 230–32. 赫茨（Herz）是犹太人，据说他认为种牛痘是应受基督教教义谴责的：Moore, *History and Practice of Vaccination,* pp. 243–45.

④　Bohn, *Handbuch der Vaccination,* pp. 127–28; Kaiserliches Gesundheitsamt, *Beiträge zur Beurtheilung,* p. 100; Creighton, *Jenner and Vaccination,* pp. 222–23; Augustin, *Preussische Medicinal-verfassung,* v. I, pp. 174–75; v. II, pp. 614–17.

⑤　Philipp Hunold, *Annalen der Kuhpocken-Impfung zur Verbannung der Blattern* (Fürth, 1801–02), pp. 88–95, 351–56; Augustin, *Preussische Medicinalverfassung,* v. I, pp. 174–75, 611–12, 614–17.

居民被劝说种牛痘。同年稍后，普鲁士人尝试了一种有限的强制方法，要求尚未种牛痘而且未出过天花的人种牛痘，但仅限于流行病发生时和流行病发生地。[①]

1812 年，被感染的外国军队路过德意志时，并没有引起流行病，这个可喜的结果被归功于普遍种了牛痘，这项技术似乎得到了官方的坚定支持。对普鲁士来说，道路是很清晰的，它加入了其他德意志邦国强制种牛痘的行列，1825 年，相关部门为达此目的，展示了行政管理的可能性。两年后，特里尔当局接受了这个诱惑。为达到这些目的，全体居民都要注册，而且每 15 000 名公民任命一位医生为其免费种牛痘。抗拒的父母将面临政府的全部说服力量，地方官员、牧师而且可能还有地方治安官，都在设法改变他们的主意。如果没有完成任务，随之而来的惩罚是罚款和 5 天的监禁。然而，1829 年，柏林改变了立场，终结了强制的可能性。然后事情最终又重新安排，在 1835 年传染病法之中被统一管理。这部法律鼓励种牛痘，争取公务员的支持，但是没有包含任何强制要求，除了对在流行病期间被感染房屋中可能被传染的居民，以及若疾病传播，可能传染给其他人的人有要求之外。在平时，未种牛痘的孩子如果生病了，他们的父母才被罚款。换句话说，1874 年之前，普鲁士没有普遍的强制种牛痘的法律，而且在平时，对于未种牛痘者没有什么惩罚。[②]

德意志预防方法的多样性，有助于推动这些邦国向强制性的方向前进。那些有普遍性要求的邦国（符腾堡、巴伐利亚和黑森）比其他邦国更好地战胜了疾病。在 19 世纪 20 年代，有人呼吁所有德国人必须种牛痘，因为种牛痘的邦国发现，它们的努力被搭便车的邻居持续不断的病例输出破坏了。[③]但对整个德意志来说，就像汉堡一样，是 1870—1872 年普法战争之后的那场流行病最终促成了新立法。天花可能是通过法国的战俘传播的，许多战俘被监禁在施潘道（Spandau）（部分原因是因为法国军队中有 10% 是非洲人），好奇的柏林人周日有了徒步旅行的目标，他们与战俘交换物品后，带回家的不只是异域的情调。[④]战时天花的传播模式证明了种牛痘的价值，促使人们努力把种牛痘扩展到全体居民身上。与法国相比，全部种过痘

---

① Augustin, *Preussische Medicinalverfassung*, v. I, p. 622; v. II, pp. 622–3; *Blattern und Schutzpockenimpfung*, p. 52; Claudia Huerkamp, "The History of Smallpox Vaccination in Germany: A First Step in the Medicalization of the General Public," *Journal of Contemporary History*, 20 (1985), p. 624; Rupp, "Die Entwicklung der Impfgesetzgebung in Hessen," p. 115.

② Augustin, *Preussische Medicinalverfassung*, v. I, pp. 625–26; Kaiserliches Gesundheitsamt, *Beiträge zur Beurtheilung,* pp. 105–07; *DZSA,* 15 (1828), pp. 237–58; *Blattern und Schutzpockenimpfung,* pp. 52–53;Frevert, *Krankheit als politisches Problem*, p. 73; *Gesetz-Sammlung*, 1835, 27/1678, §§54–55; *BMJ* (13 February 1904), , pp. 378—79.

③ *Zeitschrift für die Staatsarzneikunde* (1821), pp. 23–26; v. Bulmerincq, *Gesetz der Schutzpocken-Impfung*, pp. vi-vii, 2; *SB*, 18 February 1874, p. 103.

④ Oskar Matzel, *Die Pocken im Deutsch-Französischen Krieg 1870/71* (Düsseldorf, 1977), pp. 7–8, 34–36; Prinzing, *Epidemics Resulting from Wars*, ch. 8. But see also Lentz and Gins, *Handbuch der Pockenbekämpfung*, pp. 199–200.

的德国军队因天花而遭受折磨的人，只有很少的一部分，与平民相比，也少很多。据种牛痘的支持者所做的有益比较，巴伐利亚种牛痘的效果好，从比例上来说其死亡率是种牛痘效果差的柏林的四分之一。这样的例子刺激了种牛痘的发展，德意志帝国国会在 1874 年通过了一个普遍性的法律，要求公共机构免费种牛痘和二次种牛痘：每个婴儿在出生后第二年的年底之前第一次种牛痘，每个学童在 12 岁之前的 5 年内第二次种牛痘。①

瑞典人走的路线和德国的相反，他们很早就通过了第一部强制性的法律。1816 年，所有儿童两岁前都要得到保护（指种牛痘或已经出过天花，下同——译者），抗拒的父母会被罚款，在流行病暴发时，要求所有未种牛痘者都要种牛痘。② 然而，经过这个最初的暴发之后，就陷入了大半个世纪的停滞。反过来，法国人在国外是热情的种牛痘者，在国内却很落后。要求其公民种牛痘的第一个地方是埃莉萨（Elisa）统治的亚平宁山脉的小公国皮翁比诺和卢卡。埃莉萨是拿破仑皇帝的妹妹，是柳叶刀的坚定的支持者。1806 年，她要求未被天花留下瘢痕的所有儿童都要种牛痘，未来所有婴儿出生两个月内要种牛痘。③ 然而在国内，一百年后法国人才通过了一部普遍的强制性的法律。令当局满意的是，尽管没有一部普遍性的法律，各种间接的和地方的要求实际上也使种牛痘很普遍。在 19 世纪初，相关权威就自鸣得意地得出结论，这种技术在欧洲以外的地方发展会更快，因此正在变成"所谓的普世的"。④ 对强制性种牛痘的反对贯穿于法国此后轮番登台的各种政体之中。无论是拿破仑时期、复辟时期、七月王朝时期还是第二帝国时期，中央政府除了劝说警察局长鼓励种牛痘之外，其他基本无所作为，延续往常的间接性的强制方法。例如，到 19 世纪中期，政府仍然将公共援助作为穷人种牛痘的一个条件，而且他们若为自己的孩子种牛痘，会得到金钱上的奖励。⑤ 提议的改革往往倾向于自愿，充其量寻求利用间接性的条件。一个典型的例子是，坚持种牛痘是进入所有医院工作的条件。在第二帝国晚期，有一些人尤其排斥提出一个普遍的法律要求。⑥

法国不干涉的方法与其邻居的发展路线——甚至是所谓的自由主义的英国——

① *DVöG*, 20 (1888), p. 94; G.Jochmann, *Pocken und Vaccinationslehre* (Vienna, 1913), pp. 165–66; *SB*, 23 April 1873, p. 286; *SB*, 1874, v. 3, Akst. 7.

② "Kongl. Maj:ts Nådiga Reglemente För Vaccinationen i Riket," 6 March 1816, and "Kongl. Maj:ts Nådiga Förordning, Om Hwad, i händelse af yppad Koppsmitta iakttagas bör," 11 December 1816, *Kongl. Förordningar*, 1816.

③ *BMJ* (2 June 1906), pp. 1297–98; Gins, *Krankheit wider den Tod*, p. 23; *Jahrbuch der Staatsarzneikunde*, 1 (1808), pp. 121–23.

④ AN, F8 99/1, Ministère de l'Intérieur, Société centrale de vaccine, no. 3870; Borne, *Vaccination et revaccinations obligatoires*, p. 35.

⑤ *Moniteur universel*, 173 (21 June 1832), p. 1361; 125 (5 May 1842), p. 1009.

⑥ *L'union médicale*, 7, 120 (8 October 1853), pp. 473–74; *Moniteur universel*, 80 (21 March 1866), p. 343; 142 (22 May 1867), p. 608; 172 (20 June 1868), p. 887; *Recueil*, 2 (1873), pp. 159–62.

之间的差距，在 19 世纪后半期令人遗憾地变得越来越明显。[1] 就像 1881 年一份报告所抱怨的，处理动物疾病传播的法律比处理人的多。强制种牛痘的提议也并非没有。医学学会在 19 世纪 40 年代就支持强制实行，而且它的一个代表在第二帝国的最后几年还为此提出了一个议案，但是失败了。[2] 与莱茵河对岸一样，普法战争以及双方交战军队在流行病上的命运差异开始让法国人集中了注意力。尽管法国也种牛痘了，但他们的军队由于天花造成的损失超过 23 000 人，而德国只有不到 500 人的伤亡。未种牛痘且未出过天花的平民百姓很明显危及了士兵的健康。然而，与德国的快速反应相比，法国的反应是微不足道的。第三共和国早期的政府，看不出有什么理由要改变此前历届政府——至少从拿破仑时期——采取的不干涉方法。公共卫生官员除了劝说地方的市长给公民提供种牛痘的机会外——如果他们想要的话，没有被授予更有效的权力。[3] 然而，随着共和国逐渐稳定下来，事情开始有了变化，19 世纪 80 年代出现的咨询委员会支持以它的邻居为榜样。以此为基础，利乌威尔（Liouville）提出了一个议案，引进其他地方最严格的种牛痘制度，要求婴儿半岁前种牛痘，而且从 10 岁到 50 岁，每十年要重新种牛痘一次。然而，国会的委员会被预防动物疾病的精神所控制，把种牛痘的时间提高到一岁（暴发流行病的年龄是半岁以内），而且把再种牛痘的时间限制在 21 岁之前种一次。利乌威尔的议案以较大的优势在国民议会通过，但是在参议院再次证明，"最好的"是"更好的"的敌人，这个议案消失在要求处理广义上的公共卫生而不只是种牛痘的立法呼吁中。[4]

到 19 世纪末，问题的关键不再是取得必要的专家的支持，而是政府没有了兴趣。19 世纪 80 年代和 90 年代初，医学学会和大多数医学组织团结起来支持强制种牛痘。但是，法国议会机制的变幻莫测阻碍了当局的工作，尽管提出了几项议案，但没有一项成为法律。[5] 只有在 1902 年，随着公共卫生法的通过，强制种牛痘才出现在这部法律中。它只是一条单独的条款，要求一岁前种牛痘，然后在 11 岁和 21

---

[1] *Bulletin de la Société de médecine publique et d'hygiène professionnelle*, 1 (1877), pp. 234–47; 2 (1879), PP. 102–07,150–64; Ch.-Ch. Steinbrenner, *Traite sur la vaccine* (Paris, 1846), pp. 698–719; *L'union médicale*, 7, 62 (26 May 1853), pp. 245–46; *Annales*, 3/5 (1881), pp. 33–34; 3/50, 3 (July 1903), p. 250; E. Monteils, *Histoire de la vaccination* (Paris, 1874), pp. 269–70, 277.

[2] *JO*, Chambre, , Doc., 18 Feb. 1881, p. 136; *PP* 1852—53 (434) ci, , 77, p. 52; Weisz,*Medical Mandarins*, p. 92; Monteils, *Histoire de la vaccination*, pp. 285–86.

[3] *Bulletin*, 3/23 (1890), pp. 395–97; Paul Strauss, *La croisade sanitaire* (Paris, 1902), p. 31; *JO*, Chambre, Débats, 8 March 1881, p. 439; *La revue scientifique de la France et de l'etranger*, 47 (1891), pp. 303–07; *Annales*, 3/5 (1881), p. 570.

[4] *Recueil*,10 (1881), pp. 266–72; *Annales*, 3/2 (1879), pp. 158–59; *JO*, 1881, Chambre, Doc., pp. 136–37; Chambre, Débats, 8 March 1881, pp. 437–38; *Annales*, 3/50, 3 (July 1903), p. 259.

[5] *Bulletin* 2/10 (1881), pp. 554–70; *JO*, Chambre, Débats, 8 March 1881, pp.441–42;*Journal d'hy-giéne*,16,15, no. 713 (22 May 1890), p. 241; *Recueil*, 21 (1891), pp. 64,413–14; Darmon, *La longue traque de la variole*, p. 382; Paul Brouardel, *La profession médicale au commencement du XXe siècle* (Paris, 1903), p. 172; Borne, *Vaccination et revaccinations obligatoires*, p. 51; *Annales*, 3/50, 3 (July 1903), p. 260.

岁时进行两轮的再种牛痘；这个条款淹没在一堆杂乱无章的立法大杂烩中，这个大杂烩试图在整个公共卫生领域使法国接近它更发达的邻居们。[①]尽管法国强制种牛痘出现得很晚，但这个版本的种牛痘条款在所有国家中是最严格的。但是同时，这个条款出现时的实际行政环境是不利的。与德意志和更早时候的英国相比，对违法者的罚款是温和的。[②]尽管有了来自巴黎的规章，但许多部门的种牛痘机制仍然很不成熟，一些大公社竟然什么也没做。由于起诉顽固不化者的重任被委派给了地方市长，执法常常很松懈。[③]各地对这种缺陷做出了反应，通过了更严厉的措施，但是并没有因此改善全国的总体状况。例如，在1913年流行病期间，马赛当局派遣了几队会用柳叶刀的人进入工人阶级住宅区，在大街上、洗衣店、破布仓库、市政供热车间和廉价旅馆里面为90 000多人种牛痘，也没忘记给电影院里面的人接种。在第一次世界大战期间，为寻求补救办法，在紧急情况下允许对过去5年未种牛痘者进行种牛痘或再次种牛痘。[④]直到20世纪中期这个系统才被认为发挥了良好的作用。[⑤]

直接强制和反复的起诉

一般的强制可以采用直接的或间接的方式完成；政府可以实施强制种牛痘或者仍然满足于惩罚不种牛痘者。在德意志各邦，试图对违反者处以足以使其感到疼痛的罚款和其他惩罚措施，以便确保最终的服从。在维尔茨堡（Würzburg），对那些太穷、支付不起面包和水的不服从的父母，以罚款或监禁相威胁。在黑森，如果儿童超过一年还未种牛痘，那么罚款加倍。在巴伐利亚的1807年法中，对于不服从者的罚款，每超过一年，罚款相应增加，尽管对穷人可以免除，但鼓励他们服从规定。到1811年，未种牛痘学生的父母被罚的钱是早期的三倍，而且孩子被学校拒之门外。[⑥]1816年，瑞典的种牛痘法对不履行义务的父母罚款，如果他们在流行病期

---

①　*JO*, 34, 49 (19 February 1902), p. 1173; renewed by the CSP in 1953, art. L 5.

②　1902年的法律规定罚款为1到5法郎；德国1874年的法律规定罚款为62法郎(50马克)；英国1853年的法律规定5英镑的最高罚款，相当于125法郎：*Annales*, 3/50, 3 (July 1903), p. 248; Monteils, *Histoire de la vaccinatbn*, p. 277.

③　*Bulletin*, 3/49 (1903), pp. 132, 141; 3/57 (1907), p. 411; *Annales*, 4/24 (1915), p. 28.

④　Darmon, *La longue traque de la variole*, pp. 403–04; *JO*, 1915, p. 6321; 1918, p. 5678; *JO*, Ghambre, Débats, 1915, p. 129, 843; *JO*, Sénat, Débats, 1915, p. 496; *Annales*, 4/24 (1915), pp. 192–200; Léon Bernard, *La défense de la santé publique pendant la guerre* (Paris, 1929), ch. 11. 1966年8月12日的法令延长了这一期限。

⑤　André Latrille, *Les difficultés d'application de la loi du 15 février 1902 relative à la protection de la santépublique* (Bordeaux, 1944), pp. 124–25.

⑥　Giel, *Schutzpocken-Impfung in Bayern*, pp. 136–38,157–58; *Annalen für die gesammte Heilkunde* (1827), p. 17; Rupp, "Die Entwicklung der Impfgesetzgebung in Hessen," p. 110; Bohn, *Handbuch der Vaccination*, p.130;*Jahrbuch der Staatsarzneikunde*, 1 (1808), pp. 109–21.

间抗拒种牛痘，罚款将翻倍，而且监禁那些不支付罚款的人。[①]1806 年，拿破仑的法律要求皮翁比诺和卢卡种牛痘，对于违法的父母处以罚款或两星期的监禁。在 19 世纪初，法国的警察局长们执行他们的工作任务时经常非常严厉，一些警察局长针对不服从的户主和监护人采取了强制措施，在有些情况下将未种牛痘的病人隔离在他们的家中，并要求他们支付这些措施产生的费用。1881 年利乌威尔的议案，在强制执行中增加了公开羞辱这一重击：惯犯要自己出钱，把他们的名字贴在市政厅大门上。1902 年法对于未种牛痘者，使用了刑法典。[②]英国 1853 年种牛痘法虽然以罚款相威胁，但实际上没有发挥什么作用。对于违法者，官方没有专门的机构负责执法或起诉，而且地方政府没有办法筹集起诉所需要的费用。[③]1858 年公共卫生法使情况有了一点改善，它将某些职责转给了枢密院，并提供了所需的费用。为了应对正在进行的反种牛痘运动，1861 年提供了更有效的强制方法，允许监护官或监督者任命一名官员来起诉违法的父母，从济贫税中支付行政开支。1867 年，要求监护官调查仍然未种牛痘的婴儿的状况并起诉不服从的父母。[④]

更直接、更激烈的是，可以直接将儿童和其他人带走强制种牛痘。这样的方法，虽然明显有效，但只能在非常特殊的情况下才能采用。在瑞典，一个著名的反种牛痘者宣布不再抵抗了，当时他面临的选择是，要么允许他的孩子去种牛痘，要么政府用武力强制其种牛痘。即使这件事是真的，好像也是孤立的案例，没有可适用的法律的支持。[⑤]在英国，直接的武力也不能用。[⑥]1871 年的专门委员会明确拒绝了直接强制的做法，认为在没有公共舆论支持的情况下，允许警察将孩子从父母身边带走去种牛痘站是不可能的。很少有英国人愿意赋予政府这样的权力，而且当局从来没有认真地提出类似的措施。[⑦]虽然如此，当局有时也会采取接近直接武力

① "Kongl. Maj:ts Nådiga Reglemente För Vaccinationen i Riket," 6 March 1816, §14, and "Kongl. Maj:ts Nådiga Förordning, Om Hwad, i händelse af yppad Koppsmitta iakttagas bör,"11 December 1816, *Kongl. Förordningar*, 1816; SFS, 1853/67, kap. 6.

② *Jahrbuch der Staatsarzneikunde*, 1 (1808), pp. 121–23; *Annales*, 3/50, 3 (July 1903), pp. 257–58; *JO*, 1881, Chambre, Doc., p. 137; *JO*, 34, 49 (19 February 1902), p. 1176.

③ 16 & 17 Vict. c. 100, ix; *Hansard*,1853, v. 125, cols. 1008–09; 1856, v. 143, cols. 549–53; *PP* 1854–55 (88) xlv, p. 629; Lambert, "A Victorian National Health Service," p. 254.

④ 21 & 22 Vict. c. 97; *Hansard*, 1859, v. 153, col. 37; 24 & 25 Vict. c. 59; *Hansard*, 1861, v. 164, col. 674; *BMJ* (3 July 1880), p. 3; *PP* 1864 (18) 1, p. 599; 30 & 31 Viet. c. 84, ss. 27, 31.

⑤ V. Vallberg, *Böra vi tvingas att låta vaccinera våra barn?* (Stockholm, 1910), pp. 5–6; Sköld, *Two Faces of Smallpox*, p. 459. 然而，1897 年讨论关于强制种痘和再次种痘的议案时，对于要求学龄儿童种痘的讨论听起来似乎是对于入学前还未种痘的，可以用合适的方法使其种痘：*Bihang*, Prop. 1897:4, p. 23. 同样，卫生当局受命亲自监督未种痘的学龄儿童接受种痘。

⑥ John C. McVail, *Half a Century of Small-Pox and Vaccination* (Edinburgh, n.d. [1919]), p. 27; Edwardes, *Concise History of Small-Pox*, p. 134; *Hansard*, 1883, v. 280, col. 1042.

⑦ *PP* 1871 (246) xiii, 1, p. iv; *Hansard*, 1872, v. 212, col. 933; 1877, v. 235, col. 738; 1878, v. 239, col. 493; *Final Report of the Royal Commission Appointed to Inquire into the Subject of Vaccination* (C.–8270) (London, 1896), sect. 510.

的方法强制种牛痘。在 19 世纪 70 年代和 80 年代，地方政府事务部指示种牛痘官员，探访被天花袭击的地方，而且亲自寻找未种牛痘者，尽最大努力使他们种牛痘。他们要挨家挨户调查，在公寓房中要进入每个房间。要给未得到保护的孩子的父母发出通知，要求在一定期限内——一般不超过 24 小时——种牛痘，官员要确保他们服从。[①] 法国好像也没有采取过直接的强制措施，除了拿破仑法律为了被征服的民族的利益所要求的强制措施之外。爱尔福特的法国占领者在 1807 年发布命令，警察跟随医生，对不服从者实施强制种牛痘（mit Gewalt und durch militärische Exekution）。可以从法国当局发布的公告判断他们多么认真地执行这些政策，公告要求所有未成年人在 14 天内种牛痘，对于抗拒的父母，威胁将他们作为"自己孩子的敌人"监禁。[②]

甚至在德意志，这样极端的干预，执行得并不一致。黑森在 1807 年将儿童强制带到政府面前种牛痘。1826 年，在普鲁士，要求士兵种牛痘，若有必要，可以通过直接的强制方法。第二年，在流行病暴发时，特里尔的居民可以被强制种牛痘。然而，在 1829 年，这种直接的强制种牛痘的要求被柏林的命令终止了，而且在接下来的一些年月里，其他各种措施都清楚地表明，即使在流行病时期直接强制种牛痘也是非法的。[③] 然而，在 1835 年普鲁士关于传染病的规章中，潮流变了。在暴发流行病时，未种牛痘者要立即种牛痘，如果有必要可以通过武力（"Zwangsimpfung"）强制种牛痘。1838 年，一个法令规定，在发生流行病的情况下，可以逮捕违反者，而且即使违背父母的意愿，也要给他们的孩子种牛痘，后来法院的裁决支持了对 1835 年规章的这种解释。[④]

德国的 1874 年帝国法，在这些不同的强制方法之间摇摆不定。最初的议案允许政府命令疫区的所有居民种牛痘，而且可以直接强制执行，将那些没有合适理由却仍然没有种牛痘的人强制带到种痘站。在其他情况下，对于不履行义务的父母，规定了一系列常见的罚款和可能的监禁（最多 3 天）。然而，在帝国议会辩论时，有人对直接的强制表达了反对意见。拉斯科（Lasker）指出，现实中强迫儿童种牛痘是合理的，前提是他们的监护人玩忽职守，所以政府代替父母行事，但这样的措施对成年人来说就难以忍受了。一个专门委员会接受了这种反对意见，承认呼吁强

①　Danby P. Fry, *The Law Relating to Vaccination* (6th edn.; London, 1875), pp. 168–71; PRO, MH 113/9, "Memorandum on the steps specially requisite to be taken in places where Small-Pox is prev-alent."

②　Abe, "Aus der Frühgeschichte der deutschen Impfgesetzgebung," p. 373; Abe, "Die Einführung der ersten obligatorischen Pockenschutzimpfung," pp. 343–44.

③　Bohn, *Handbuch der Vaccinatum*, p. 130; *Gesetz-Sammlung*, 1826,18/1039, p. 119; *DZSA*, 15 (1828), p. 251; Kaiserliches Gesundheitsamt, *Beiträge zur Beurtheilung*, pp. 107–08; *Blattern und Schutzpockenimpfung*, pp. 52–53.

④　*Gesetz-Sammlung*, 1835, 27/1678, §55; *Walter Lustig, Zwangsuntersuchung und Zwangsbehandlung* (Munich, 1926), p. 26; Lentz and Gins, *Handbuch der Pockenbekämpfung,* pp. 505, 537;*DVöG*,2 (1870) , p.416; *Blattern und Schutzpockenimpfung*, p. 84.

制种牛痘的本意只是说种牛痘是必须的，通过罚款和监禁这些普通的方法就能确保强制执行，不需要直接使用武力。然后帝国议会改变了惩罚的性质，提出了一项议案，取消了任何直接强制措施，取而代之的是，对在疫情期间无视官方传唤的人处以罚款或监禁。该议案在三读时，虽然将种牛痘的义务范围限制在年轻人身上的企图被拒绝了，但是整个段落也以一票之差被删掉了，从而排除了流行病暴发时出现任何特殊强制行为的可能性。[①]

最终，这段曲折的立法之旅结束了，温索斯特（Windthorst）提出的通过这个帝国立法取代地方程序的动议被拒绝了，这个动议支持在流行病期间继续实施强制措施。因此，像普鲁士 1835 年规章之类的法律，规定在流行病暴发期间直接强制种牛痘，即使相似的规定已经从帝国立法中废除了，但是它仍然有效。[②] 尽管帝国法律不允许在警察的强制下给儿童种牛痘，但这样的规定在像普鲁士之类的邦中仍然是合法的，在执行卫生措施时他们被授权可以使用武力。[③] 1900 年《帝国传染病法》对这样的矛盾基本没有进行澄清，它允许地方各邦通过必要的立法强制种牛痘以预防天花，但同时又模糊地告诫地方政府用"合适的方法"实现普遍的种牛痘。帝国那些仍然执行普鲁士 1835 年规章的地方，在 1904 年接到专门的指示，强迫不履行义务者种牛痘。[④] 一直到 20 世纪，法律评论员们仍然在用同样的热情为这个问题的双方辩护。[⑤]

因此，除了例外情况，很少直接使用武力，当局能利用的手段限于往常的一系列罚款和可能的监禁判决。但是，利用罚款带来的服从几乎和直接强制一样有效。通过反复的起诉、累积的罚款和大多数案例中宣告不服从者破产和 / 或被监禁的判决，将反对种牛痘者放在了令人不快的霍布森选择之中：要么为他们的孩子种

① *SB*, 1874, v. 3, Akst. 7, §§14–15; *SB*, 9 March 1874, pp. 255–56, 260–61; *SB*, 14 March 1874, pp. 341, 348.

② *SB*, 14 March 1874, p. 357. 其他有类似规定的邦包括普鲁士的十个州、符腾堡、巴登、黑森、梅克伦堡、萨克森-魏玛、萨克森-科堡-哥达、安哈尔特、罗伊斯荣格利尼、绍姆堡利普、利普、汉堡和阿尔萨斯-洛林：Kübler, *Geschichte der Pocken*, p. 327; Martin Kirchner, *Schutzpockenimpfung und Impfgesetz* (Berlin, 1911), pp. 38–39; Lentz and Gins, *Handbuch der Pockenbekämpfung*, pp. 540–43.

③ *Blattern und Schutzpockenimpfung*, p. 84; Hermann Kastner, *Der lmpfzwang und das Reichs-Impfgesetz vom 8. April 1874* (Berlin, 1909), p. 46; Schmedding and Engels, *Die Gesetze betreffend Bekämpfung über-tragbarer Krankheiten* (2nd edn.; Münster, 1929), pp. 196,422; *SB*, 1888/89, Akst. 134, p. 863; Bernhard J. Stern, *Should We Be Vaccinated? A Survey of the Controversy in Its Historical and Scientific Aspects* (New York, 1927), p. 119.

④ *Reichs-Gesetzblatt*, 1904, 9/3020, p. 92; Lentz and Gins, *Handbuch der Pockenbekämpfung*, p. 599.

⑤ *Medizinalarchiv für das Deutsche Reich*, 2(1911), pp. 177–79; *Über die Einführung einer Gewissensklausel in das Reichsimpfgesetz: Bericht über die Sitzung des Landesgesundheitsrats (Ausschuss für die Seuchenbekämpfung) vom 10 Oktober 1925* (Berlin, 1926), p. 106; Max von Seydel, *Bayerisches Staatsrecht* (Tübingen, 1913), v. II, p. 264; Kirchner, *Schutzpockenimpfung und Impfgesetz*, pp. 26, 34–35. 在流行病暴发期间，地方立法的优先地位得到了普遍的承认，但在正常时期直接强制的合法性仍然存在争议：H. Böing, *Schutzpocken-Impfung und Impfgesetz* (Berlin,1911), p.39;[Curt] Spohr, *Berichtigung der falschen Darstellung der Entstehungsgeschichte des Impfgesetzes*(Dortmund, 1911); *SB,* 1895–97,12 March 1896, pp. 1397,1403,1405–06.

牛痘，要么承担严重的后果。[①] 随着民众反对种牛痘的风潮开始流行，越来越多的父母乐意接受公共卫生当局的挑战，所以反复的起诉在大多数国家扮演了主要的角色。对不种牛痘者反复的起诉是否违背了一事不再理原则，即一个人不能因为同样的罪行被惩罚两次，这一点可以从两个方向进行同样有说服力的论证：抗拒种牛痘的犯罪是一个单一的事件，支付必要的罚款已经赎罪了，因此罚款事实上变成了对不种牛痘者的税收；或者抗拒种牛痘是一个不断重复的违法行为，在每一次种牛痘的截止日期过去之后就再次违反了法律，由此证明了政府狂热地通过反复诉讼确保服从规定的合理性。反复起诉成了强制种牛痘战争中的主要法律问题。如果几个国家的政府最终丧失了反复起诉的机会，那么抗拒者通过支付罚款就能获得种牛痘的豁免权，这个制度实际上就变成了自愿的制度。

　　1863 年，英国开始了接下来将持续几十年的战斗。一对父母因为没有种牛痘被宣判有罪并且罚款。随后，他们的孩子仍然没有种牛痘，政府重新提起控告，结果被法庭否决了。法庭现在裁决，这种未履约是一项单一的违法行为，父亲不能被两次宣布有罪。[②] 然而，种痘员很快就弥补了这个缺陷，满足了他们的雄心壮志。1867 年，一部法律允许政府反复起诉抗拒的父母，废除了皮尔彻诉斯塔福郡（Pilcher v. Stafford）确定的先例。父母被带到治安法官面前，他对起诉与否有绝对的裁量权。[③] 然而，施加惩罚并非因为没有种牛痘，而是因为没有服从治安法官的命令，这意味着惩罚可能包括监禁。此外，一个测试案件裁定，不服从是一种犯罪行为，因此囚犯无权要求给予比债务人更人道的待遇。[④] 另外，当违法者不能支付罚款时，可以出售他的财产筹集必要的资金。[⑤] 因此，抗拒的父母是否被起诉，既依赖当地治安法官的倾向，也与穷人的监护官采取的方法有关，所以差别比较大。尽管 1861 年以来已经允许监护官任命卫生官员强制种牛痘，但实际上很少这样做。1871 年，中央政府试图终止这种地方差异。监护官现在是有义务——而不仅仅是被允许——任命一个种牛痘官员，该官员利用出生登记员提供的信息，寻找未种牛痘儿童确保其种牛痘，并起诉违法者。只是到了 19 世纪 70 年代，强制种牛痘才开始

　　① 反对种牛痘的人中间流传着一个苦涩的笑话：只有富人和穷人可以避免为他们的孩子种牛痘，前者能够支付罚款，穷人可以在监狱里工作，而中产阶级则被迫遵守：*SB*, 1895–97, 12 March 1896, p. 1406.

　　② *Pilcher v. Stafford*, 27 January 1864: *Final Report into the Subject of Vaccination*, sect. 96; *BMJ* (3 July 1880), p. 3; *Shaw's Manual of the Vaccination Law* (London, 1887), pp. 3–4.

　　③ 30 & 31 Viet. c. 84, s. 31; *Hansard*, 1866, v. 182, col. 1101. 即使在法律中没有明确规定反复起诉，但在艾伦诉沃西案（Allen v. Worthy）中，王座法院确认了他们的可接受性：*BMJ* (3 July 1880), p. 3; *Shaw's Manual of the Vaccination Law*, p. 6; *Final Report into the Subject of Vaccination*, sects. 100–01.

　　④ Dixon, *Smallpox*, pp. 279–80. 例如，这意味着被监禁的人不能收到信件，而且只能睡在木板床上：*Sanitary Record*, 8 (28 June 1878), p. 411.

　　⑤ 这是一种新手段，目的是击碎反种牛痘者的愿望——成为被监禁的烈士——让他们只是成为债务人。只有当他们没有剩余物品支付罚款时，才会对其监禁：*Sanitary Record*, 8 (25 January 1878), p. 59; 8 (14 June 1878), p. 380.

被有效执行，尽管这一条款在 1853 年已经出现在法律全书中，而且自 1867 年以来通过反复的起诉被加强。[①]

在德意志，反复起诉的问题在各地也有差异。例如，巴伐利亚 1807 年法，蕴含了反复罚款，直到种牛痘为止，而普鲁士 1835 年的规章对此未置一词。《帝国法》是模棱两可的，对于反复诉讼没有专门的规定，但是赋予政府在一定期限内要求种牛痘的权力。因此这个问题就留给了法庭，法庭判决也是因地而异。[②] 地方治安官偶尔也会反对反复起诉，而且在 19 世纪 70 年代末，位于德累斯顿的萨克森上诉法院曾短暂地、但并非决定性地支持过类似的论点。然而在上诉或复审时，这样的裁决被推翻了，而且总的来说法院允许反复诉讼。[③] 在奉行所谓自由主义的汉堡，违法者被判决达 8 次。在达姆施塔特（Darmstadt），不幸的海泽先生（Herr Heyser）每月都被传唤，要求给他的孩子们种牛痘，每次拒绝后都被宣布有罪。这个问题从来没有明确地解决，一直是人们关注和争论的一个焦点。[④] 在瑞典，1816 年的一些提案预示了对抗拒的父母进行每年一次反复罚款的规定，这些提案后来变成了第一部强制种牛痘的法律。该法律本身似乎为增加罚款的可能性留下了余地，因此可能会被反复罚款，但措辞不明确。[⑤] 在 1828 年，政府加强了执法力度。违法的父母被宣判后，还有一次弥补的机会，但是如果仍然不种牛痘，那么罚款将加倍而且最终会转变成监禁。1853 年，已经明确规定了可以不断地罚款和增加罚款。来自 19 世纪末 20 世纪初的证词表明，抗拒者被多次惩罚。反过来，1916 年关于种牛痘的法律规定了将抗拒者报告给中央政府的可能性，后者能够命令进行反复罚款，而且罚的钱会比这部法律规定的要多。[⑥]

① 24 & 25 Viet, c. 59; 34 & 35 Viet. c. 98, s. 5; *First Report into the Subject of Vaccination*, QQ. 322, 350, 477.

② Kastner, *Impfzwang und das Reichs-Impfgesetz*, p. 26; *Veröffentlichungen* (1893), pp. 647–49;SB, 1895–97,12 March 1896, p. 1406; *SB*, 1909–11, Akst. 571, p. 2808; *Medizinalarchiv für das Deutsche Reich*, 2 (1911), p. 180; Kirchner, *Schutzpockenimpfung und Impfgesetz*, p. 34.

③ SB,1888/89, Akst. 134, p. 863;SB,1879, Akst. 304, p. 1744; *SB*, 1881, Akst. 123, p. 709; Curt Spohr, *Impfgesetz vom 8. April 1874* (Dortmund, 1911), pp. 34–41; *Deutsche Medizinalzeitung*, 5,10 (1884), pp. 13–15;BMJ (23 September 1899), p. 790; *Blattern und Schutzpockenimpfung*, p. 85; W. Born, *Amtliche Erledigung von Eingaben an Sr. Majestät den deutschen Kaiser* (Hagen i. W., 1889), p. 4; C. L. Paul Trüb et al., "Die Gegner der Pockenschutzimpfung und ihre Propaganda im 19. Jahrhundert und später," *Medizinische Monatsschrift*, 27 (1973), p. 75.

④ SB, 1879, Akst. 304, p. 1732; *SB*, 1882/83, Akst. 164, p. 571; BA, R86/1205, v. 2, Petitions-Kommission, 5 December 1906, minutes, Wallenborn, von Stein; *SB*, 1908, Akst. 499, p. 2621.

⑤ Preste, 1815, v. 1, pp. 399–400; "Kongl. Maj:ts Nådiga Reglemente För Vaccinationen i Riket," 6 March 1816, §14, *Kongl. Förordningar*, 1816.

⑥ SFS, 1828/77, §7; *SFS*, 1853/67, §23; *Bihang*, 1903, AK, Motion 146, p. 2; *SFS* 1916/180, §21; *Bihang*, 1915, Motion AK 225; Motion AK 87, p. 7; *Bihang*, 1916, Prop. 32, pp. 27–28.

反对派的出现

在这些国家中，反对强制种牛痘的运动，有时甚至是反对种牛痘本身，都迫使当局做出了重要的让步。至少在那些继续要求种牛痘的国家中，像德意志和法国，由于民众对种牛痘的反对，引进了各种技术革新，比如使用动物的淋巴代替了人类的淋巴，然后用甘油处理，以此减少传播其他疾病的机会。另一个极端是，强制被完全废除了，英国和后来的瑞典就很明显。尽管反种牛痘运动大多消失了，只留下了只鳞片爪，但是这些反种牛痘运动在 19 世纪末的鼎盛时期声势浩大，是近代大众抵制技术革新的先驱。[①] 他们是第一批单一问题运动——起于一个具体的问题，一旦问题解决，运动就消失了——中最成功的一个例子。19 世纪中期和晚期出现了一系列议会外民众运动，反种牛痘运动是其中之一，这也是当时刚出现的大众政治参与的一部分，在没有普及选举权的时代，有组织的政党出现后设法吸收了民众对权力的渴望。

在英国，19 世纪 70 年代的反种牛痘运动与反对格莱斯顿第一届政府的其他组织和利益集团的发展重合。《1867 年议会改革法》彻底改变了都市非国教徒的地位，许多人希望格莱斯顿政府推出更庞大的社会改善计划。当格莱斯顿政府未能满足这么高的期望时，各种反对协会出现了，反种牛痘协会就是其中之一。反对派的事业包括戒酒、反奴隶制、和平运动和反对活体解剖，许多参与者还参加了其他各种运动，包括宣称取代对抗疗法的生物医学实践——顺势医疗、自然疗法等。[②] 他们是莱斯特——反种牛痘的堡垒——卫生医疗官沮丧地宣称的"对社区的一切都反对"的一部分。[③] 接下来的一章涉及反对监管卖淫、要求立法强制提高道德标准的运动，我们会继续提到反种牛痘运动。某种程度上，在本书研究的国家中都能发现反种牛痘运动，但是在新教国家——包括德意志——最声势浩大，但是在法国最弱。

对种牛痘的反对从种牛痘技术一产生就开始了。早期的抵制大多是接种天花痘

---

① 　Joshua Ira Schwartz, "Smallpox Immunization: Controversial Episodes," in Dorothy Nelkin, ed., *Controversy: Politics of Technical Decisions* (2nd edn.; Beverly Hills, 1984), p. 198. 直到 20 世纪 60 年代，威尔逊关于免疫的危险的标准文本还被用来作为针对反种牛痘者的一个诚实的回答：Graham S. Wilson, *The Hazards of Immunization* (London, 1967), pp. 2–5.

② 　D. A. Hamer, *The Politics of Electoral Pressure: A Study in the History of Victorian Reform Agitations* (Hassocks, 1977); ; Lloyd G. Stevenson, "Science down the Drain: On the Hostility of Certain Sanitarians to Animal Experimentation, Bacteriology and Immunology," *Bulletin of the History of Medicine*, 29, 1 (January-February 1955), pp. 14–15; Richard D. French, *Antivivisection and Medical Science in Victorian Society* (Princeton, 1975), ch. 8; Andreas-Holger Maehle, "Präventivmedizin als wis-senschaftliches und gesellschaftliches Problem: Der Streit über das Reichsimpfgesetz von 1874," *Medizin, Gesellschaft und Geschichte*, 9 (1990), pp. 137–39; Kircher, *Schutzpockenimpfung und Impfgesetz*, p. 100; Darmon, *La longue traque de la variole*, pp. 371–79; *Der Impfgegner*, 12, 11 (1894), p. 2.

③ 　*Sanitary Record*, n.s., 16, 252 (29 September 1894), p. 1057.

疮的从业者鼓动的，他们唯利是图、自私自利，在旧技术上获利很多。① 另一个极端是，反种牛痘也有神学的考虑，种牛痘（是人类能够向着有利于自己的方向改变自然进程的最早、最激动人心的例子之一）提出了人类在宇宙中所处的位置的古老问题，以及人类在多大程度上应该侵犯神的特权。② 传统的神学观点，反对人类干涉上帝和自然的任何企图，自然也反对种牛痘。在瑞典，农村地区建立种痘站之前，一些年龄大的妇女试图说服当地人，柳叶刀和十字架是不相容的。天花通常被认为是上天的惩罚或审判；因此预防天花是欺骗神的审判，或至少是对惩罚的神圣效果的逃避。种牛痘背离了基督教，违反了圣经禁止在人和野兽之间混杂的禁律，有悖于在人的身体上移植或打下标志的禁律。③ 就此而论，这不是医疗程序上的一个技术问题，而是一个宗教道德问题，反种牛痘者很少接受国家在这种情况下强加一个特殊解决方法的要求，就像在其他情况下个人决策的自由要得到保障一样。④

因此，当越来越把这个问题看作一个道德运动而且有时看作宗教运动时，反种牛痘明显变得政治化了，要求种牛痘的法律将本来是医学偏好的问题变成了平衡个人自由与共同体的权利以保护公共利益的问题。所有国家的反种牛痘者都将自己描绘成基层民众的一部分，将反对种牛痘描绘成为个人的自主权而战的"正义"运动，他们反对官方舆论以及与官方舆论保持一致的持对抗疗法立场的医学专家，而且实际上经常反对任何种类的专业知识。⑤ 从他们的角度来看，反种牛痘者就像面临霍乱的卫生主义者一样，反对抽象的科学常识：疾病是看不见的物体——其存在

---

① Friedr. Gotthilf Friese, *Versuch einer historisch-kritischen Darstellung der Verhandlungen über die Kuhpocken-Impfung in Grossbrittanien* (Breslau, 1809), pp. 3–4; *Betänkande angående skyddskoppympningens ordnande*, p. 14; *Blttern und Schutzpockenimpfung*, p. 39; Darmon, *La longue traque de la variole*, p. 169.

② 在我们这个时代，基因工程又一次考验着这些争论。

③ Thierfeld, *Prüfung einiger gangbaren Vorurtheile wider die Blatterimpfung*, pp. 9–24; *Preste*, 1815, v. i, pp. 413–15; *Förhandlingar vid De Skandinaviske Naturforskarnes tredje Möte, 1842*, p. 864; *PP* 1856 (109) lii, pp. 512–14; Dixon, *Smallpox*, p. 234; Stern, *Should We Be Vaccinated?*, pp. 34, 43; Schultz, *Berättelse om koppors ympande*, pp. 90–91; Miller, *Adoption of Inoculation*, ch. 5; Leviticus, 19:26;Jno. Pickering, *Which? Sanitation and Sanatory Remedies, or Vaccination and the Drug Treatment?* (London, 1892), pp. 5–6.

④ H. Martini, *Commentar zu dem Reichs-Impfgesetz vom 8. April 1874* (Leipzig, 1894), pp. 147; P. A. Siljeström, *Vaccinationsfrågan: Ett bidrag till bestämmandet af de gränser, inom hvilka en vetenskaplig teori må äga rätt att göra sig gällande i lagstiftningen* (Stockholm, 1874), pp. 91–92; William White, *The Story of a Great Delusion* (London, 1885), pp. xlvii–xlvdii; T. Massey Harding, *Small-Pox and Vaccination* (London, 1868), p. 44; *Hansard*, 1867, v. 187, col. 1872.

⑤ 在这个时代，专业化的概念、专业知识和专家、医学和其他方面都经历了显著的快速发展：F. M. L. Thompson, ed., *The Cambridge Social History of Britain 1750–1950* (Cambridge, 1990), v. 111, pp. 176–79; Charles E. McClelland, *The German Experience of Professionalization* (Cambridge, 1991); Paul Weindling, *Health, Race and German Politics Between National Unification and Nazism, 1870–1945* (Cambridge, 1989), pp. 20–25; Anne Digby, *Making a Medical Living: Doctors and Patients in the English Market for Medicine, 1720–1911* (Cambridge, 1994), pp. 24–28; Roy MacLeod, ed., *Government and Expertise: Specialists, Administrators and Professionals, 1860–1919* (Cambridge, 1988), pp. 2ff.; Logie Barrow, "Why Were Most Medical Heretics at Their Most Confident Around the 1840s?," in Roger French and Andrew Wear, eds., *British Medicine in an Age of Reform* (London, 1991), pp. 181–82.

取决于专家的说法——导致的结果，还是大多数人生活于其中的、看得见的、恶臭难闻的、令人不舒服而且对健康有害的环境导致的结果？官方舆论对这种意见的压制表现在三个层面：政府官僚，官方认可的生物医学观点和国教。绝大多数反抗的人的健康本能，被一个由官方的、官僚主义的、学术的和科学的专门知识所组成的内生的、自我认同的和等级制的挑衅意见所束缚。[①] 在这样一种事关私人身体的问题上，反种牛痘者认为，这是在允许所有个体遵循他们自己的良心的民主自由路线，与国家政府铁腕执行的纸上谈兵的武断路线之间的选择。[②] 种牛痘是狂徒所推行的医疗恐怖主义，他们凑巧得到了国家的支持。[③]

反过来，对抗疗法的生物医学观点很大程度上支持种牛痘[④]。种牛痘为它提供了最早的实例之一，这是一种科学而且专业化的经过训练的医学知识——这不是用常识或外行的方法所能理解的——允许医生为患者提供有效治疗的现实希望，证明他们垄断治疗的说法是合理的，以此提升社会地位，更不必说还有合适的报酬。[⑤] 对对抗疗法医学来说，反对反种牛痘者部分是为了确立其科学权威及其优势地位，一旦它的优势地位不再受到质疑，就能面对后来出现的无数种预防、治疗和矫正的、被称为"另类"的方法。从这个角度来看，医生有充分的理由怀疑反种牛痘者的要求，即对本属于科学、专业而且技术性的问题让大众参与并进行辩论、讨论，后者甚至坚持要求这些问题由全民投票来决定。种牛痘就是这样的问题。[⑥] 反过来，支

---

① Vallberg, *Böra vi tvingas?*, p. 81; Ludwig Friedrich Geiger, *Die Impf-Vergiftung oder die physische und geistige Verkrüppelung der Staatsgesellschaft* (Stuttgart, 1850), p. 28; *RD prot*, AK 1916:58, p. 52; *Petition des Dr. H. Oidtmann in Linnich um Abschaffung des Impfzwanges* (Linnich, 1879), pp. 1–2; Born, *Amtliche Erledigung*, p. 8; G. Fr. Kolb, *Zur Impffrage* (Leipzig, 1877), pp. 10–11.

② W. Brunn [W. Born], *Der Nationalliberalen politische Abdankung:No. 1. Die Impffrage* (Berlin, n.d.), p. 23; *SB*, 1885/86, Akst. 313, p. 1691; *RD prot*, AK 1916:67, p. 64; [C. G. G.] Nittinger, *Die Impfregie mit Blut und Eisen* (Stuttgart, 1868), p. 3; H. Oidtmann, "Bericht über den Stand der Impffrage im März und April 1881," copy in BA, R86/1204, v. 2.

③ V. Vallberg, *Vaccinationstyranniet: Några ord till vårt lands läkare, regering och riksdag* (Stockholm, 1912), pp. 3, 24; Geiger, *Impf-Vergiftung*, pp. 34, 46; *Hansard*, 1883, v. 280, col. 995; C. G. G. Nittinger, *Die Impfung ein Missbrauch* (2nd edn.; Stuttgart, 1867), pp. 16, 45.

④ *Betänkande angående skyddskoppympningens ordnande*, pp. 102–03; Lentz and Gins, *Handbuck der Pockenbekämpfung*, p. 602; Frazer, *History of English Public Health*, p. 71. 一个明显的例外是沃格特（Vogt），他是伯尔尼（Bern）最大医院的主治医师：A. Wernher, *Zur Impffrage*(Mainz,1883), p. 44.

⑤ 正如有人指出的那样，具有讽刺意味的是，公众对这种疾病的怀疑恰恰是最强的，而这种疾病正是医学能够最可靠地预防的：*Liverpool Medico-Chirurgical Journal*, 19 (1899), p. 224; Huerkamp, "History of Smallpox Vaccination in Germany,"pp. 620–22; Anne Marie Moulin, *Le dernier langage de la médecine: Histoire de l'immunologie de Pasteur au Sida* (Paris, 1991), p. 386; George D. Sussman, "Enlightened Health Reform, Professional Medicine and Traditional Society: The Cantonal Physicians of the Bas-Rhin, 1810–1870,"*BHM*, 51 (1977), pp. 574–75.

⑥ *Deutsches Archiv für Geschichte der Medicin und Medicinische Geographie*, 2 (1878), pp. 101–03; *Staatsbürger-Zeitung* (4 November 1887), copy in BA, R86/1204, v. 3; William Tebb, *The Results of Vaccination and the Inequity and Injustice of its Enforcement* (London, 1887), p. 14. 但与此相反，那些未能设法使议会屈从于自己意愿的反对者，如在德国，也同样愿意辩称，议会制度无法令人满意地解决此类问题：Born, *Amtliche Erledigung*, p. 14.

持者试图将种牛痘专业化的努力也激怒了反对者。将种牛痘留给持证医生被反对者解释为企图用医学的神秘把整个过程暗箱操作，把它排除在民主讨论的舞台之外，成为发起者神秘的研究领域。[1]

两大阵营之间的战斗成了一场白热化的"拳击赛"。反种牛痘者在他们更文学化的时候，喜欢引用吉尔·布拉斯（Gil Blas）和勒萨热（Lesage）恶搞放血医生的典故。放血医生不愿意放弃这项技术，虽然他们知道这样做的坏处大过好处。他们并不隐讳地攻击种牛痘者是自大的全知者，是"利用医学在血液中投毒的工具和善良谨慎的父母们的压迫者"，"政府支持的享有特权的疾病制造者"或"用警棍武装起来的人民压迫者"。[2] 他们是常识的背叛者和人类的敌人，医学的专制者和陆地最有权力的职业，把政客玩弄于股掌之中。[3] 认为医生在他们的专业技术上有长期利益的说法，在这件事上也得到了体现。[4] 像往常一样，这种指责存在的逻辑矛盾仍然没有解决：一方面，医生的利益好像在于能够预防或治疗疾病，以便证明他们的身份和收费的合理性；另一方面，他们预想的减少疾病的愿望实际上没有那么有效，结果就损害了业务。[5] 对正在实施种牛痘的医生来说，他们用同样的方式回敬这些"赞美"，冷笑着驳斥他们的敌人，说他们是草药医生、卫生主义者、水疗医生、顺势医疗论者和各种其他主义的专业人员。许多反种牛痘的医生（这是最大的侮辱）都是从美国的大学获

---

① William Tebb, *Sanitation, not Vaccination, the True Protection Against Small-Pox* (London, [1881]), p. 10; V. Vallberg, *Anmärkningar till riksdagsdebatten om vaccinationsfrågan vid 1912 års riksdag* (Stockholm, 1912), pp. 40–41; *Our Legislators on the Vaccination Question: A Record of Parliamentary and Extra-Parliamentary Utterances and Opinions from 1802 to 1880* (London, 1880), pp. vii-ix; Kübler, *Geschichte der Pocken*, p. 337.

② *Staatsbürger-Zeitung* (4 November 1887), copy in BA, R86/1204, v. 3; William Hume-Rothery,"Advice to Anti-Vaccinators,"*National Anti-Compulsory-Vaccination Reporter*, 4 (1 January 1877); 1, 5 (1 February 1877), p. 1; *Über die Einführung einer Gewissensklausel*, p. 6.

③ London Society for the Abolition of Compulsory Vaccination, *Vaccination or Sanitation? The Question of the Hour!*, copy in BA, R86/1204, v. 2; White, *Story of a Great Delusion*, p. 479; *Ridderskapet och Adeln*, 1856–58, v. 3, pp. 120–21; [Lord] Clifton, letter to the Editor of the *Chatham and Rochester News*, 23 November 1876, reprinted in *National Anti-Compulsoty-Vaccination Reporter*, 4 (1 January 1877); "The Medical Profession and Vaccination," *Hackney Examiner and Shoreditch Chronicle* (18 January 1884); *Zukunft: Zeitschrift für gemeinnützige naturwissenschaftliche Heilkunde*, 11 (1887), p. 169.

④ 尽管这是否意味着他们只是对柳叶刀种牛痘的危险一无所知，或者——更荒谬的是——他们是否知道种牛痘可能传播疾病但是为了招揽生意却积极支持种牛痘，这一切取决于观察者：Hjalmar Helleday, *Den brännande vaccina-tionsfrågan: Några ord för dagen* (Östersund, 1912), pp. 13–14; J. Butterbrodt, *An den hohen deutschen Reichstag in Berlin. (Die 1ote verbesserte) jetzt 24te Bitte oder: Der Kampf gegen Unnatur und Aberglauben bezw. gegen die Vernichtung der Menschheit von Seiten der sogenannten Medicinischen Wissenschaft* (n.p., n.d.), p. 15; *RD prot*, AK 1915:87, pp. 16–17; Ossian Holmqvist, *Uttalanden i Vaccinationsfrågan* (Värnamo, 1914), pp. 3–6; Darmon, *La longue traque de la variole*, p. 231; Stern, *Should We Be Vaccinated?*, pp. 34, 43; *Der Impfgegner*, 2, 3 (1 March 1877), pp. 21–22; H. Oidtmann, *Dr. H. Oidtmann als Impfgegner vor dem Polizeigericht: Weshalb ich meine Kinder nicht habe impfen lassen* (Düsseldorf, n.d. [1877]), pp. 42–44; Hugo Meyer, *Zur Aufklärung in der Impffrage* (Aachen, 1882), p. 31; *SB*, 1885/86, Akst. 313, p. 1691.

⑤ Moore, *History and Practice of Vaccination*, pp. 112–14; J. Thorburn, *Vaccination: A Condensed Summary of the Evidence in Its Favour and the Objections Urged Against It* (London, 1870), pp. 38–41; *DVöG*, 30, 3 (1898), p. 564.

得的学位。他们的许多追随者非常无知，不知道有更好的东西。① 反对者也反对国教
参与种牛痘，反对国教牧师宣传种牛痘的好处。在英国，温彻斯特大主教指示到穷人
家巡视的教区巡视员调查孩子们是否受到了洗礼、是否种了痘。在法国，除了一些例
外，牧师大多强烈支持种牛痘，认为它是来自上帝的一份礼物。② 拿破仑政府援引了
有利于自己的神学论据，而且宗教人士，包括天主教和犹太教的神职人员，经常被征
召参加这场正义的战斗。③ 在普鲁士，牧师在这方面也有帮助。在瑞典，教堂也深涉
其中，原因后面会讨论，它不仅鼓励而且是执行种牛痘的中坚，它将神学和治疗方法
有效结合起来，使教师这一角色遭到反对者的憎恨。尽管许多反种牛痘者是出于宗教
的动机，但他们对种牛痘的攻击经常与对国教的批评纠缠在一起。④

反种牛痘运动促使文学出现了极度的繁荣，从卡通到流行的小册子，到有科学
抱负的论文，最终在著名的《不列颠大百科全书》第九版克莱顿（Creighton）写的
关于种牛痘的条目中达到高峰。在写作这个条目期间，克莱顿的立场从支持种牛痘
转向了反对种牛痘。⑤ 这场争论被称为医学史上最重要的一次争论，也是 19 世纪德
国最重要的政治争议之一，尽管这一争论已基本被遗忘，但在公共利益方面，它仅
排在"文化斗争"和"德国统一"之后。⑥ 当然这场斗争也促使诗人创造了最有感
染力的诗作。⑦ 这场争论也引起了宗教般的狂热的激情，产生了摩尼教似的善恶二

① Thorburn, *Vaccination*, p. 40; Kolb, *Zur Impffrage*, P. 10; *SB*, 1882/83, Akst. 164, pp. 567, 579. 认为反种痘者无知和缺乏教育的判断，往往是基于国会议员对附在请愿书后的签名所做的业余的笔迹分析，这种笔迹在欧陆国家也是可能的，这里的学校过去和现在都教授一种特殊风格的书法：*SB*, 1877, Akst. 176, p. 498; *SB*, 1895–97, 12 March 1896, p. 1410.

② *Hansard*, 1872, v. 212, cols. 926–27; Bercé, *Le chaudron et la lancette*, ch. 5; Bercé, "Le clergé et la diffusion de la vaccination,"*Revue d'histoire de l'église de France*, 69,182 (January-June 1983); Darmon, *La longue traque de la variole*, pp. 205, 230; AN F19 5596, "Lettre circulaire et ordonnance de M.gr 1'Evêque de Valence au sujet de la vaccine"; Biraben, "La diffiision de la vaccination en France au XIXe siècle," p. 268; Hudemann-Simon, *L'état et la santé*, pp. 442–43.

③ "Circulaire du Préfet de Marengo à MM. les Maires de son département," "Lettre de M. l'Eveque de Chambéry aux Curés et Succursalistes de son diocèse," "Circulaire du Consistoire central des Israélites, à MM. les membres des divers Consistoires départementaux de l'Empire ," in *Collection des bulletins sur la vaccine*.

④ Edgar M. Crookshank, *History and Pathology of Vaccination* (London, 1889), v. I, p. 420; *RD prot*, AK 1885:56, p. 20; *Ridderskapet och Adeln*, 1859–60, v. 2, pp. 88–89; *Bihang*, 1859–60, v. 8, no. 158, pp. 4–5. 尽管支持种牛痘者经常攻击他们的对手为宗教蒙昧主义者，但这种攻击是非常片面的：*Antivaccinator*, ed. H. Molenaar, 1 (1911), p. 93.

⑤ Bibliographies include: *A Catalogue of Anti-Vaccination Literature* (London, 1882); H. Molenaar, *Impftod: Bibliographie der internationalen medizinischen Literatur über Impfschäden, Nutzlosigkeit der Impfung und Verwandtes* (Leipzig, 1912) (*Antivaccinator*, 1912). See also: H. Molenaar, *VerZeinchnis 600 angesehener Impfgegner aus vielen Kulturländern aus dem Adressbuch circa 1200 tätiger Impfgegner von Dr. med. H. Oidtmann Linnich (1882) ausgewählt* (Bayrenth, n.d. [1914]); *PP* 1857 (sess. 2) (2239) xxxv, 139, p. lxxxi.

⑥ Dixon, *Smallpox*, p. 282; *SB*, 14 March 1874, p. 353; Bohn, *Handbuch der Vaccination*, p. 146.

⑦ *The Vaccine Phantasmagoria* (London, 1808); *Vaccinia: or, the Triumph of Beauty* (London, 1806); Iconoclastis, *Pethox Parvus: Dedicated, Without Permission, to the Remnant of the Blind Priests of That Idolatry* (London, 1807), pp. 12–18.

分法，分裂了家庭和朋友，而且使（尤其是英国和德意志）成百上千的人陷入争吵打斗中，他们情愿遭受罚款和监禁而非服从公共卫生当局的命令。[①] 政府专家试图将这个问题表述为一个技术细节问题，科学已经对其做出了判断，因此抵制它明显就是非理性的、荒谬的。反过来，对反种牛痘者来说，这事关道德和自由这些基本问题。种牛痘毒害了这个国家的政治、道德和宗教环境，而且这个问题是理解当前所有政治斗争和革命的关键。一个对自己身体的基本控制权都放弃的民族不配拥有自由。中世纪的异端迫害，德意志反对天主教的"文化斗争"，美国的奴隶制：这些很容易就从反种牛痘主义者的笔下写出来与他们的事业进行类比。[②] 各种花言巧语不断喷涌而出。反种牛痘者拿着几本里面有可怕照片的书，描述了据称是种牛痘造成的损害，为他们更抽象的论点提供了有力的论据。双方都把他们的立场描述作合理且开明的，支持种牛痘者认为他们的对手不理性地抗拒已经被明确证明为科学真理的东西。反过来，反种牛痘者把自己置于一个光荣的科学和社会改革者的传统之中——乐于为真理而牺牲的伽利略（Galileos）和杨·胡斯（Jan Husses）。[③] 他们坚信，未来会把种牛痘视作一种过时的迷信，就像回头看中世纪的女巫审判和苦修者、印度的文身、放血疗法、占星术和骨相学一样难以理解。[④] 其他人把种牛痘看作对亚洲宗教的一种古怪的西方膜拜，对异教神的赞美或恶魔崇拜。他们指责说，种牛痘者已经停止了科学思考，对种牛痘的价值深信不疑，当作了教条。[⑤]

① 威廉·布莱尔用一个标题概括了整个战斗过程，见 William Blair, *The Vaccine Contest: Or "Mild Humanity, Reason, Religion, and Truth, Against Fierce, unfeeling Ferocity, overbearing Insolence, mortified Pride, false Faith, and Desperation"; Being An Exact Outline of the Arguments and Interesting Facts, Adduced by the Principal Combatants on Both Sides, Respecting Cow-Pox Inoculation* (London, 1806).

② Geiger, *Impf-Vergiftung*, p. 55; *Dr. Nittinger's Biographie:Aus dessen Nachlass vom Jahre 1871* (Stuttgart, 1874), pp. 36–37; W. Born, *Öffentliche Anfrage an die Behörden des Deutschen Reiches: 1st das Impfzwangs-Gesetz ein Mord-Gesetz oder ein Wohlfahrts-Gesetz* (Berlin, n.d.), p. 14; H. Oidtmann, "Bericht über den Stand der Impffrage im März und April 1881," copy in BA, R86/1204, v. 2; Tebb, *Sanitation, not Vaccination*, p. 10; Tebb, *Compulsory Vaccination in England*, p. 12.

③ *Der "Segen" der Impfung*(Frankfurt, n.d.); *RD prot*, AK 1916:58, p. 18; *PP* 1807 (14) ii, pp. 57–58; Butterbrodt, *An den hohen deutschen Reichstag*, p. 2; *Der Impfgegner*, 1, 3 (1 August 1876), p. 35.

④ *Antivaccinator*, 1912, Vorwort; Boëns, *La vaccine,* aux lecteurs; Alexander Wheeler, *Vaccination: Opposed to Science and a Disgrace to English Laws* (London, 1879); Mary C. Hume-Rothery, ed., *150 Reasons for Disobeying the Vaccination Law, by Persons Prosecuted Under It* (Cheltenham, 1878); H. F. Germann, *Historisch-kritische Studien über den jetzigen Stand der Impffrage* (Leipzig, 1875), v. I, p. 306; *Petition des Dr. H. Oidtmann*, p. 16; *Der Impfgegner*, 1, 2 (1 July 1876), pp. 17–18, 20, 25; Heinrich Oidtmann, "Der Aberglaube an die Schutzkraft der Impfung," in *Mehr Licht! Eine deutsche Wochenschrift für Literatur und Kunst*, 1,46 (16 August 1879); *SB*, 1890/92, Akst. 541, p. 2871; *Bihang*, 1912, AK Motioner 235; Paul A.L. Mirus, *Die Impffrage und der Verband deutscher Impfgegner-Vereine* (Dortmund, 1910), Vorwort; Hugo Wegener, *Unerhört!! Verteidigung und Angriff eines Staatsbürgers: Gegen Kirchner!* (Frankfurt, 1911), p. 1.

⑤ V. Vallberg, *Västerländsk Baalsdyrkan* (Stockholm, 1911), pp. 5–9; *Hansard*, 1883, v. 280, col. 1004; Verdé-Delisle, *De la dégénérescence physique et morale de l'espèce humaine déterminée par le vaccin* (Paris, 1855), p. 2.

　　反种牛痘主义是各种观点和方法构成的一道彩虹，是名副其实的古怪想法的大杂烩。有人可能会把整个反种牛痘者称为一个集团，其实他们中的许多人来自另类疗法的不同支流，像顺势疗法、水疗法、自然疗法以及其他类似的疗法。他们拒绝对抗疗法医学认为的能控制、矫正或以其他方式改善自然的信念，而是相信存在自然的和谐。[①] 身体的平衡就是健康，疾病表明失去了平衡，需要改正，疾病不是需要与之战斗的恶魔，不是外来的有害的东西，是不能战胜的，而且不可能从尘世的烦恼中排除掉。接受对抗疗法医学的原则，对身体进行非自然干预和注射，用恶魔对付恶魔，这是对和谐的自我调节的否定，意味着这个世界要么是毫无目的的飘来移去，要么是被需要矫正的邪恶意图所操控。[②] 因此，"自然的"疗法应取代人工的种牛痘。[③] 在反种牛痘者看来，医学的发展在自然的总体平衡中是微不足道的，自然本质上是完美的，而且无论如何人类的干预是不会产生多大影响的。对宗教来说，种牛痘意味着造物主的工作是有瑕疵的，以致他的创造物在被医生穿刺之前都是危险的，还意味着一个健康的未种牛痘的孩子对社会是一个威胁，就像一条疯狗或一桶炸药一样。[④] 在这种观点看来，自然界的一切事物都有其目的，甚至天花也

---

　　① 例如，许多人拒绝接受种牛痘的基本原理，即获得性免疫原则，坚持认为两次感染天花的可能性在统计学上是非常稀少的：Siljeström, *Vaccinationsfrågan*, pp. 101–02; Svenska förbundet mot vaccinationstvånget, Göteborg, *Yttrande över Medicinalstyrelsens "Betänkande angående skyddskoppsympningens ordnande"* (Gothen-burg, 1914), p. 32; *Der Impfgegner*, 8,4 (1890), p. 27; *SB*, 1884/85, Akst. 287, pp. 1268–69,1274–75; *SB*, 1882/83,Akst.164, p. 578; Stevenson, "Science down the Drain,"p. 2; F. B. Smith, *The People's Health 1830–1910* (New York, 1979), pp. 166–68.

　　② Vallberg, *Västerländsk Baalsdyrkan*, pp. 5–9; *Dr. Nittinger's Biographie*, p. 74; *Gesundes Blut! Flugblatt für die arzneilose Heilkunde* (Leipzig, n.d. [c. 1890], copy in BA, R86/1204, v. 4); Nittinger, *Impfung ein Missbrauch*, Vorrede, p. 46; C. G. G. Nittinger, *Das falsche Dogma von der Impfung und seine Rückwirkung auf Wissenschaft und Staat* (Munich, 1857), p. 33; Vallberg, *Böra vi tvingas?*, p. 83; Spohr, *Impfgesetz*, pp. 3–4; Hjalmar Helleday, *Vaccinationstvånget*(Stockholm, 1904), p. 37; Pickering, *Which?*, pp. 4–5, 24–25; L. Belitski, *Gegen Impfung und Impfzwang* (Nordhausen, 1869), p. 4.

　　③ 关于"自然性"的整个问题当然是无可救药的混乱。接种天花痘疮和接种牛痘，远非启蒙运动干涉主义科学的创造，实际上是通过自然的民间习俗形成的，前者出现在土耳其，后者是由琴纳的家乡格洛斯特郡挤奶女工和其他人逐渐形成的。相反，许多另类医学在任何意义上都不是自然的。顺势疗法被严格医学的忠实拥趸所摒弃，因为他们仍然相信，无论他们如何削弱对抗疗法，都需要使用毒药。其他形式的非对抗疗法甚至更不"自然"：电光浴，催眠，X 光治疗。见 *Dr. Mttinger's Biographie*, pp. 36, 75; Kübler, *Geschichte der Pocken*, p. 337. 事实上，一些反对接种天花痘疮的人之所以反对，恰恰是因为接种天花痘疮采用的是野蛮人的民间智慧，一种从东方传入的智慧：Crookshank, *History and Pathology of Vaccination*, v. I, pp. 39,43; *Hansard*, 1883, v. 280, col. 1004; Dixon, *Smallpox*, p. 227; Vallberg, *Västerländsk Baalsdyrkan*, pp. 5–9, 50; Gatti, *Réfiéxions sur les préjuges*, pp. 212–17.

　　④ Belitski, *Gegen Impfung und Impfzwang*, pp. 2–3; Mary Hume-Rothery and William Hume-Rothery, "The Vaccination Question," in *Social Motes Concerning Social Reforms, Social Requirements, Social Progress*, 7 (20 April 1878), copy in BA, R86/1204, v. 1; Mary Hume-Rothery, *150 Reasons; Second Report into Vaccination*, Q. 5656; Wernher, *Zur Impffrage*, p. 50; *Der Impfgegner*, 1, 2 (1 July 1876), p.19.

是身体必须经历的一个危机，能使身体清除危险物质。[1]

　　同时，其他反种牛痘者仍然蜷缩在启蒙科学的保护伞之下，他们拒绝种牛痘不是因为所有的医疗干预都是不好的，而是因为在这种情况下对抗疗法已经走上了邪路。正如乔治·萧伯纳——他基本不是医生的至交——指出的，"一个技术好的细菌学家在他孩子的胳膊上划开一个口子，然后把簸箕里的东西撒在伤口上，就像官方种牛痘时用的方法那样，那么结果也是一样的。"[2] 这样的抗拒者经常是进化论的坚定信仰者，深信种牛痘是人类和较低形式的生命在生物学层面上的密切接触，阻碍了物种的进化。在英国，著名的进化论者阿尔弗雷德·拉塞尔·华莱士（Alfred Russel Wallace），在种牛痘委员会作证时详细表达了反对意见，而且赫伯特·斯宾塞（Herbert Spencer）也怀疑强制种牛痘的价值。[3] 其他人不反对种牛痘这件事，但反对它的强制性。即使承认种牛痘的价值已被证明，一些人仍然拒绝国家有权强制种牛痘。他们拒绝公共利益的逻辑和群体免疫的优点，认为强制种牛痘的企图就是承认了失败，说明说服的方法已经无效，需要政府采取强制力量。[4] 另一些人认为，这项技术还没有被充分证明，他们试图推迟对强制性的任何考虑，直到它的优点被证实。这类温和的反种牛痘者，往往同意利用政府的权力对某些群体实施种牛痘：军队中的人员、公立学校的孩子、被流行病威胁地区的所有居民。[5] 最温和的反对者接受种牛痘，只是认为种牛痘的保护期不超过一年或两年，所以政府要求种牛痘基本无意义。[6]

　　接种天花痘疮和接种牛痘，这些对全国人民极其隐私的身体进行的法律干预使

---

　　① Verdé-Delisle, *De la dégénérescence*, pp. 31–32; C. G. G. Nittinger, *Über die 50jährige Impfvergiftung des württembergiscken Volkes* (Stuttgart, 1850), p. 18; Brunn, *Nationalliberalen politische Abdankung*, p. 10; Verein zur Förderung des Volkswohls in Magdeburg, *Anweisung zur naturgemässen Behandlung von Pocken-Kranken* (n.p., n.d.), in BA, R86/1204, v. 2; *SB*, 1877, Akst. 176, p. 498; *SB*, 1885/86, Akst. 313, p. 1691; *Revue d'hygiène et de police sanitaire*, 20 (1898),p. 781; Wernher, *Zur Impffrage*, p.5.

　　② 引自 Stern, *Should We Be Vaccinated?*, pp. 81–82. 萧伯纳和种痘的事情，见 Roger Boxill, *Shaw and the Doctors* (New York, 1969), pp. 63–71.医学界针对他的攻击进行了自卫，见 *BMJ* (4 October 1902), pp. 1078–79; (18 October 1902), pp. 1283, 1260; (8 November 1902), pp. 1557–78; (15 November 1902), p. 1631. 由于反对种痘的人滥用统计数据，触犯了受过数学训练的刘易斯·卡罗尔，他举起了文学作品来支持种痘：Lewis Garroll,*Three Letters on Anti-Vaccination*(1877) (n.p., Lewis Garroll Society, 1976).

　　③ *Anti-Vaccinator*, 1 (1911), p. 30; V. Vallberg, *Vaccination och degeneration* (n.p., n.d.), pp. 1–7; Verdé-Delisle, *De la dégénérescence*, pp. v-vi; O. T. Axell, *Vaccinationen en villfarelse* (Östersund, 1905), pp. 15–18; Herbert Spencer, *Social Statics* (New York, 1886), pp. 422–23.

　　④ *Hansard*, 1898, v. 56, col. 431; v. 62, cols. 343–48, 397; Vallberg, *Vaccinationstyranniet*, pp. 3, 24.

　　⑤ Siljeström, *Vaccinationsfrågan*, pp. 4–5 *Journal d'hygiène*, 6, 237 (7 April 1881), pp. 155, 165; *SB*, 14 March 1874, p. 353; *Hansard*, 1898, v. 57, col. 778; 1883, v. 280, cols. 987–88; *National Anti-Compulsory-Vaccination Reporter*, 1, 5 (1 February 1877), P.1; *Bulletin*, 3, 25 (1891), pp. 33–34; *Moniteur uni-versel*, 172 (20 June 1868), p. 887; *JO*, Chambre, Débats, 8 March 1881, p. 438. 有些人接受用人类的淋巴接种，只是反对动物的淋巴：*SB*, 1879, Akst. 304, p. 1732.

　　⑥ Böing, *Schutzpocken-Impfung und Impfgesetz*, pp. 5–6.

它们与其他预防技术拉开了距离，甚至在那些乐意接受对抗疗法医学原则的人中间也激起了一定形式和程度的反对。不像检疫隔离只影响旅行者，或至多影响流行病暴发期间疫区的居民，种牛痘针对一定年龄的全体居民，不论他们是否直接构成了威胁。医学干预和它可能提供的保护之间的联系是理论上的，而且经常是间接的，为此受影响的许多人没有直接的理由要忍受医学干预。不像其他公共卫生预防措施，一般只是使个体的外部环境服从于社区的控制，种牛痘则允许政府侵犯一个健康身体的完整性，要求一个本来健康且无害的婴儿感染一种疾病，尽管这疾病很轻微。种牛痘也遭到了拒绝细菌学的人们的反对，这种情况一直持续到现在。更重要的是，种牛痘直接刺破了表皮的防御，破坏了身体的完整性，所以成为科学医学令人难堪的、明显骄傲自大的一个例子。种牛痘的反对者指出，食物只有在经过复杂的消化和提纯过程之后才会进入血液。相比之下，种牛痘却避开了这样的防护，直接进入血液，"对本来是根据上帝之意而处于保护之下的中心地带予以重重一击"。如果上帝想把痘苗注射进血液中，就像一个人指出的，对于神的明显意图，会有一个变通，他会提供一个合适的孔。[1] 由于种牛痘侵犯了身体的自然防御，被认为招致了许多其他的疾病，不论是肺结核、霍乱、梅毒、神经质、母亲哺乳期乳量的下降还是（令人难以理解的更加紧迫的事情）龋齿。[2]瓦尔德-德利勒（Verdé-Delisle），可能是最极端的反种牛痘者，基本把人类的每一种疾病都归咎于种牛痘；瑞典牧师利杰韦斯特（Liljekvist）与瓦尔德-德利勒不分伯仲，他赤裸裸地谴责说，种牛痘是手淫、歇斯底里、性变态、痔疮、淋巴结核、驼背、骨坏死和其他让人呻吟的一系列疾病的根源。[3]

种牛痘在更宽泛的意义上被认为侵犯了自然法和逻辑。毒药不可能防止它自己造成的损害。种牛痘，要求一个本来健康的人遭受疾病传染的风险，导致身体本身发生了变化，这种变化与其他形式的预防不同，种牛痘者预防的是一种尚未发生的

---

① *Vaccination Tracts*, [ed. J. J. Garth Wilkinson and William Young] (London, 1879), pp. 8–10; White, *Story of a Great Delusion*, p. 594; Geiger, *Impf-Vergiftung*, p. 54; Born, *Öffentliche Anfrage an die Behörden*, p. 10; Pickering, *Which?*, pp. 143–44; *Final Report into the Subject of Vaccination*, p. 217; *PP* 1856 (109) lii, p. 514.

② Vallberg, *Vaccination och degeneration*, pp. 1–7; V. Vallberg, *Ist die allgemeine Zahnfaulnis eine Folge der Kuhpockenimpfung?*(Leipzig, n.d.); Nittinger, *Impfregie mit Blut und Eisen*, p. 43; Albert Carter, *Vaccination a Cause of the Prevalent Decay of the Teeth, and a Scourge to Beauty, Digestion and Soundness: An Experience from Many Lands* (London, 1877), pp. 5–7; Oidtmann, *Oidtmann als Impfgegner*, pp. 12–13; *SB*,1879, Akst. 304, pp. 1732,1734–35; *SB*, 1882/83, Akst. 164, p. 562; J. Edmund Güntz, *Über die Verhütung der Syphilis* (Leipzig, 1870), pp. 96–97; Harold Whiston, *Why Vaccinate?* (2nd edn.; Macclesfield, 1906); Axell, *Vaccinationen en villfarelse*, pp. 15–18; *Anti-Vaccinator*, 1 (1911), p.30; *Förhandlingar*, 1880, p. 215; Ernest Hart, *The Truth About Vaccination* (London, 1880), p. 13; Gideon, *Pocken-Impfung ist stets syphilitische Vergiftung*(Berlin, n.d. [1878]); Alfred Milnes, *The Theory and Practice of Vaccino-Syphilis* (London, 1891); Pierre Darmon, "Quand le vaccin faisait peur aux Anglais...," *L'histoire*, 68 (June 1984), p. 92. 龋齿常被解释为种族退化的表现：Weindling, *Health, Race and German Politics*, p. 228.

③ Verdé-Delisle, *De la dégénérescence*, pp. 66–139; *RD prot*, AK 1915:87, p. 16.

可能性。[1] 接种天花痘疮和种牛痘违背了常识，它们企图用疾病对抗疾病，徒劳地希望出淤泥而不染，将异物注入血液违背了无菌处理原则。[2] 由于种牛痘和引进牛痘而非人类的天花，事情变得更糟糕了。这种跨越物种界线的致命的体液混合——真正意义上的野蛮化——带来的深深的违和感在英国主张接种天花痘疮者中已经产生了，他们为了维持其旧技术，反对种牛痘，宣称注射动物的痘疮将人类野蛮化了。[3] 许多漫画家禁不住诱惑，对于这个为他们量身定做的半人半兽的主题进行了一些创作。[4] 就像一个人指出的那样，"种牛痘就是用一个锋利的工具，在你健康可爱的小宝贝的胳膊上割一些洞，然后在这些洞里面放一些来自牛身上的肮脏东西——这些东西通常还通过另一个孩子的胳膊传递。"另一个人警告说，有一些事情比死亡本身还可怕，包括把野兽的血液注入儿童体内。种牛痘在生命的源头就用动物的分泌物感染了人类。[5] 1915 年，当日本科学家野口（Noguchi）开始从野兔睾丸中提取动物淋巴用作痘苗给儿童注射时，一些反种牛痘者找到了新的反对理由。对物种侵越的恐惧以最极端的形式表现了出来，导致出现了大衰退这样的预言，说种牛痘违反了进化的法则，导致了人类的退化。人类和野兽这样的混合不仅是违背

---

① *Deutsche Zeitschrift für die Staatsarzneikunde*, 11 (1858), pp. 309–10; *SB*, 1890/92, Akst. 541, p. 2870; *Dr. Nittinger's Biographie*, p. 38; Germann, *Historisch-kritische Studien*, v. 1, p. 117; v. 111, p. 28; Svenska förbundet, *Yttrande*, pp. 1–2; *Bihang*, 1915, Prop. 78, pp. 23–24; *Second Report into the Subject of Vaccination*, Q. 5656; Mirus, *Impffrage*, pp. 16–17.

② BA, R86/1204, v. 2, "II. Internationaler Congress der Impfgegner und Impfzwanggegner vom 9. bis 12. October 1881 in Göln," p. 4; Vallberg, *Västerländsk Baalsdyrkan*, p. 29; Pickering, *Which?*, pp. 17–18; *SB*, 1877, Akst. 176, p. 498; Born, *Amtliche Erledigung*, p. 8; *Über die Einführung drier Gewissensklausel*, p. 6; *Bihang*, 1903, AK Motion 146, p. 11; Louis Duvrac., *Est-il permis de proposer l'Inoculation de la petite Vérole? Question de médecine, discutée dans les Ecoles de la Faculté de Médecine de Paris, le 30 Décembre 1723 ...* (Paris, 1755), p. iv.

③ *Betänkande angående skyddskoppympningens ordnande*, p. 14; Wernher, *Zur Impffrage*, p. 51. 与琴纳注射动物痘疮到人类身上的技术相比，由于民族自尊心，巴斯德的种痘被认为更接近人类的天花痘疮，它使用人类已经比较弱的痘疮："Congrès de Paris," *L'ami du peuple*, 9, 40 (6 Oct 1889). 在反对跨物种器官移植和基因操纵方面，这是一个具有现代共鸣的问题。

④ *PP* 1807 (14) ii, p. 60. 种痘员对这种恐惧的反应是不屑一顾的：西蒙写道，"相信人类牛化（指种牛痘带来的妄想：接种的人可能会逐渐退化变成牛——译者）与相信种痘导致婴儿的牙齿脱落，或者导致男孩更喜欢板球而不是科尔奈利乌斯·奈波斯（Cornelius Nepos）（罗马历史学家——译者）"一样没有道理。

⑤ *Vaccination Tracts*, no. 6, pp. 6–7; *Second Report into the Subject of Vaccination*, Q. 5716; *Our Legislators on the Vaccination Question*, p. 15; H. D. Dudgeon, *Compulsory Disease: An Historical Sketch of the Rise and Spread of the Vaccine Dogma* (n.p., 1881), p. 2; Helladay, *Vaccinationstvånget*, p. 36; *PP* 1856 (109) lii, p. 500. 有时，被毁掉的正是欧洲民族的完美无缺，尤其是其纯白的肤色：Nittinger, *Das falsche Dogma von der Impfung*, pp. 40–41; Nittinger, *Offene Klage vor Gericht wider die Impfvergiftung in Würtemberg* (Leipzig, 1865), pp. 3–6; Benj. Jung, *Verbot der Kuhpoken-Impfung* (Stuttgart, 1864), pp. 18–19.

自然的，也是反宗教的，超越了污染，到了令人憎恶的地步。①

　　卫生主义者和检疫隔离主义者对于霍乱的争吵——基本的冲突在于是将疾病视作地方环境不利的结果还是外部传入的结果——在天花争论中再次上演。同一批参与者中的许多人甚至又重新扮演了他们此前争论中的角色：普鲁斯特，主要的检疫隔离主义者，现在又是法国最著名的种牛痘支持者；科赫作为种牛痘的黑暗天使再次出现，"我们的独裁者坚信，未种牛痘者犯了传播天花的罪，"他在对手中的头衔是"细菌-科赫教授"。② 对于天花，许多反种牛痘者采取的是典型的卫生主义者的态度，仍然认为它是污秽之物导致的另一种疾病。③ 更具体一点的说法是，将天花归咎于穿戴了羊毛制品，所以在其他纤维中寻求解决的办法。他们宣称，种牛痘的医生无视普通人的智慧，即健康不是通过将牛痘注入血液取得的，而是通过家庭清洁和卫生实现的。这一派中的一些人甚至愿意得出结论：天花是不会传染的。④

　　细菌学革命对于说服顽固的怀疑者基本没有什么帮助。细菌学家只是通过类比论证说，一种导致霍乱的仍然还不能确认的微生物也造成了天花的出现，直到20世纪初，随着病毒学的发展，以及对导致某些传染性疾病的微生物的全新形式的识别，这个问题终于得以解释清楚。⑤ 因此，在19世纪，支持或反对种牛痘的立论是

---

　　① *RD prot*, AK 1916:58, p. 30; Lentz and Gins, *Handbuch der Pockenbekämpfung*, pp. 311–12; Anti-Vaccinator, 1 (1911), p. 30; Vallberg, *Vaccination och degeneration*, pp. 1–7; Verdé-Delisle, *De la dégénérescence*, pp. v-vi; Geiger, *Impf-Vergiftung*, p. 47; *SB*, 18 February 1874, p. 109; *Revue d'hygiène et de police sanitaire*, 20 (1898), p. 781; Axell, *Vaccinationen en viljfarelse*, pp. 15–18; *Vaccination Tracts*, no. 4, pp. 8–10; *SB*, 1885/86, Akst. 313, p. 1692. 相反，当种牛痘引入印度时，英国殖民当局错误地认为，印度人对牛的尊敬会促进其接受种痘：David Arnold, "Smallpox and Colonial Medicine in Nineteenth-Century India," in Arnold, ed., *Imperial Medicine and Indigenous Societies* (Manchester, 1988), p. 53.

　　② *Der Impfgegner*, 7, 12 (December 1889), p. 74; 8, 3 (1890), p. 18; *SB*, 1895–97, 8 May 1896, p. 2205; H. Oidtmann, "Beschwerdeschrift gegen den Geh.-Rath Dr. Koch, den Verfechter der Impfschutzlehre–aus dem Jahrc 1889," *Der Impfgegner*, 8, 1 (January 1890).

　　③ Tebb, *Results of Vaccination*, pp. 35–36; Tebb, *Sanitation, not Vaccination*; Jno. Pickering, *Anti-Vaccination: The Statistics of the Medical Officers to the Leeds Small-Pox Hospital Exposed and Refuted* (Leeds, 1876). pp. 32–34; *Our Legislators on the Vaccination Question*, pp. vii-ix; *DZSA*, 11 (1858), pp. 309–10; P. Spohr, *Die Folgen der Impfung in Volk und Armee* (Leipzig, 1891), p. 10; Meyer, *Zur Aufklärung in der Impffrage*, pp. 8–10; *PP* 1856 (109) lii, p. 519; "Discours de M. A. Vogt, prof, d'hygiène a Berne," *L'ami du peuple*, 9,39 (29 September 1889); Nittinger, *Über die 50jährige Impfvergiftung*, p. 61; *Über die Einführung einer Gewissensklausel*, pp. 12–13; *Remarks on the Prevailing Epidemic of Small-Pox, Its Cause and Prevention* (London, n.d. [1871]), p. 11; *Second Report into the Subject of Vaccination*, Q. 6254–55; *First Report into the Subject of Vaccination*, Q. 901.

　　④ Axel Helmstädter, "Post hoc–ergo propter hoc? Zur Geschichte der deutschen Impfgegnerbewegung," *Geschichte der Pharmazie*, 42 (1990), p. 22; London Society, *Vaccination or Sanitation?*; Tebb, *Results of Vaccination*, pp. v-vi; Hugo Martini, *Der Impfzwang in seiner moralischen und wissenschaftlichen insbesondere juristischen Unhaltbarkeit* (Leipzig, 1879), p. 125; *SB*, 3 May 1877, pp. 1025–26; *Hansard*, 1883, v. 280, col. 1027. 像克莱顿这样更谨慎的观察员则持中庸路线，他们认为天花是外面传进来的，但污秽助长了它的传播：*Second Report into the Subject of Vaccination*, QQ. 5250–51. 反过来，支持种痘者愿意承认环境卫生很重要，但坚持认为单靠环境卫生不能预防这些疾病：S. Wolffberg, *Die Impfung und ihr neuester Gegner* (Bonn, 1880), pp. 58–61.

　　⑤ *SB*, 1882/83, Akst. 164, pp. 578–79; A. P. Waterson and Lise Wilkinson, *An Introduction to the History of Virology* (Cambridge, 1978), pp. 3–5, 10–11, 33–34, 154–56.

以相关的大规模的统计为基础的。[①] 然而，这些问题太复杂了，而且它们的含义也很微妙，在充满情绪的争论中很难提供说服力。大部分反对者并不否认天花在普遍减少，这对 19 世纪来说是一件幸事，但对于是否像种痘员所宣称的是种牛痘的原因，仍存在争论。[②] 对疾病的适应，或卫生和文明的普遍进步，都是天花和其他大多数传染病减少的原因。[③] 一些人试图扭转局势，认为种牛痘事实上增加了本来正在减少的天花的发病率。[④] 反过来，种牛痘者则指出，天花发病率的下降在全体居民中是不均衡的，在某些国家、地区和群体中特别明显，并非巧合的是，那些就是种牛痘效果最好的地方。[⑤]

反对种牛痘的卫生主义者不用种牛痘，而是试图用查德威克主义者控制霍乱的普遍的卫生解决方案。[⑥] 在预防流行病的过程中，越来越大的治愈所有社会疾病的雄心——这在早期的卫生主义者当中也是很普遍的——在治疗天花的过程中再次上演。一个反对者针对统计数据指出，即使数据表明未种牛痘的比种牛痘的更容易死亡，实际上这些统计数据没有任何因果关系，因为未种牛痘者通常住在最不卫生的环境中，是最穷的人。因此，用社会学代替生物学，意味着解决方法远非某种具体的预防技术，而是一套广泛的社会改革计划，以此消除天花及其他所有污秽导致的

---

①　大量的学术炮弹射到了统计数据上。最大的争议之一是关于凯勒（Keller）的，他使用了奥地利铁路人员的数据来论证疫苗是没有用的。他的计算成了无数反种牛痘小册子的守护神，约瑟夫·科罗西（Josef Körösi）在他的 *Kritik der Vaccinations-Statistik und neue Beiträge zur Frage des Impfschutzes* (Berlin, 1889) 对此有所揭露，见 *Journal of State Medicine*, 10, 6 (June 1902), pp. 313–14; *Bihang*, 1915, Särskilda utskotts nr. 1 utlåtande nr. 2, pp. 40–41; *SB*, 1884/85, Akst. 287, p. 1279.

②　尽管有些人否认天花已经减少了，他们声称天花只是换了一种形式——尤其是水痘——存在，毒性较弱而已：*Über die Einführung einer Gewissensklausel*, pp. 12–13; *A Medical Debate on Vaccination at la Société médicale des Praticiens de Paris* (London, 1904), p. 7.

③　*Bihang*, 1915, Särskilda utskotts nr. 1 utlåtande nr. 2, pp. 40–41; 1912, AK Motion 235; *PP* 1856(109) lii, p. 500; Siljeström, *Vaccinationsfrågan*, pp. 55–56; *Journal d'hygiène*, 6, 229 (10 Feb 1881), pp. 70–72; Alfred R. Wallace, *Forty-Five Years of Registration Statistics, Proving Vaccination to Be Both Useless and Dangerous* (London, 1889).

④　*Bihang*, 1885, AK Motion 79.

⑤　BA, R86/1205, v. 2, Petitions-Kommission [of the RT], 5 December 1906; *SB*, 1909–11, Akst. 571; Prussia, Herrenhaus, *Stenographische Berichte*, 1914–15, col. 526; *Bihang*, 1903, AK Tillfälliga Utskott (No. 2) Utlåtande 30, pp. 10–11; *Hansard*, 1883, v. 280, col. 1019; *First Report into the Subject of Vaccination*, QQ. 351, 684,749,759; Kaiserliches Gesundheitsamt, *Beiträge zur Beurtheilung*, pp. Iff.; *RD prot*, FK 1912:20, p. 42.

⑥　*Vaccination Inquirer and Health Review*, 5,58 (January 1884), p. 201; Tebb, *Compulsory Vaccination in England*, p. 63; *Nineteenth Century*, 11,63 (May 1882), p. 795; *Report of the Sixth Annual Meeting of the London Society for the Abolition of Compulsory Vaccination*, 14 April 1886 (London, 1886), pp. 11–13; Dudgeon, *Compulsory Disease*, p. 7; Pickering, *Which?*; Alfred Russel Wallace, *The Wonderful Century* (London, 1898), pp. 213,269–87; White, *Story of a Great Delusion*, p. xxxiv; W. Scott Tebb, *A Century of Vaccination and What It Teaches* (2nd edn.; London, 1899), p. 259; Geiger, *Impf-Vergiftung*, p. 47; *SB*, 3 May 1877, p. 1026; *SB*, 1882/83, Akst. 164, P. 561; *SB*, 1890/92, Akst. 541, p. 2871; *RD prot*, AK 1916:58, p. 7; *Hansard*, 1883, v. 280, col. 992; *Second Report into the Subject of Vaccination*, Q. 5214.

疾病的基础。[①] 相比之下，反种牛痘者整体上倾向于将传统的卫生主义者看作简单的修补匠，认为其忽视了更大的图景。天花是身体自身产生的毒素带来的结果，除了宇宙的力量使生命平衡之外，其他方法都无能为力。卫生，不仅仅涉及铺设水管、清理垃圾和通风这些基本的技术性的事情，还是一个需要全身心投入的道德问题和本体论的问题，也是人与自然的关系问题。要想避免天花或实际上所有的疾病，靠用毒药污染血液，不论是种牛痘还是其他对抗疗法，都是不能实现的，但是通过素食主义等其他医学信条有望实现身体的平衡。而且对一些人来说，只要简单地通过自控，健康饮食，呼吸新鲜空气，定时洗澡、工作、休息、消遣、睡觉和总体的适度节制就能实现。[②]

虽然这样的反种牛痘者经常和他们卫生主义者的同道一样寻求相似的目标（甚至允许穷人过上富人享受的干净、舒适、营养丰富、居所宽敞的生活方式），但是更强调个人在这些问题上的自由选择，较少关注改革的愿景或强调查德威克式的集体行动。他们的关心和建议，很大程度上是为那些在这个问题上享有选择权的阶级准备的，这些人由于个人原因还没有养成正确的习惯。就像一个人警告的那样，疾病是放纵、疏忽或不顺从的结果。那些对生活方式和周围的环境持谨慎态度且节制、善良和服从的人，能够轻松对待传染。[③]

这种预防天花的更个人化的方法意味着一个趋势，将疾病的受害者归于个人而非社会的责任，而且更普遍的是，看待种牛痘的眼光很明显更多的是从生物学家和优生学家而非卫生主义者的角度出发。最下等且最不干净的阶层比强者和健康者更容易得病的看法，是这些反种牛痘者的普遍意见。因此，天花具有某种优生大扫除的功能，反过来给年轻人、穷人和病人种牛痘——在这种观点看来，这些人都是共同体本来可以大步发展的羁绊——加重了社会的负担，否则这些人早都被一个一个地杀死了。[④] 更具体地说，这类反种牛痘者担心种牛痘把整个民族的血液，不论是好的还是坏的、上层的还是底层的，汇集在一起，由此将它的共同标准降到了最

---

① Siljeström, *Vaccinationsfrågan*, pp. 82–83; P.A. Siljeström, *Ytterligare bidrag till utredande af vaccinationsfrågan* (Stockholm, 1875), v.111, PP. 47–48; P. A. Siljeström, *A Momentous Education Question for the Consideration of Parents and Others Who Desire the Well-Being of the Rising Generation* (London, 1882), pp. 10–17; Axell, *Vaccinationen en villfarelse*, pp. 14–16; Vallberg, *Böra vi tvingas?*, pp. 12–18; *Remarks on the Prevailing Epidemic*, p. 11; Pickering, *Which?*, pp. 84–85,143.

② Nittinger, *Über die 50jährige Impfvergiftung*, pp. 18, 60; Helleday, *Vaccinationstvånget*, p. 38; *Über die Einfuhrung einer Gewissensklausel*, pp. 12–13; *Bihang*, 1903, AK, Motion 146, p. 12; 1912, AK Motion 235; Holmqvist, *Uttalanden i Vaccinationsfrågan*, pp. 3–6; Geiger, *Impf-Vergiftung*, p. 54; *SB*, 23 April 1873, p. 283; *Third Report of the Royal Commission Appointed to Inquire into the Subject of Vaccination* (C.–6192) (London, 1890), Q. 7394.

③ *SB*, 1884/85, Akst. 287, p. 1347; Verein zur Förderung des Volkswohls, *Anweisung zur naturgemässen Behandlung*, Pickering, *Which?*, p. 5.

④ Pickering, *Anti-Vaccination*, pp. 32–34; Pickering, *Which?*, p. 85; *Förhandlingar*, 1908, p. 226; Siljeström, *Ytterligare bidrag*, v. I, pp. 28–29, 38–41; Siljeström, *Momentous Education Question*, pp. 10–17.

低，而且把祖先的腐败传给了下一代。阶级的纯净也受到了威胁，因为贵族和平民，中等阶层和下层，相互之间混合了血液。[①]

许多反种牛痘者根据大的原则对这种预防做了对比：预防天花有两个方法，种牛痘或卫生主义，所有国家在这两者之间都面临一个选择。这两个方法的策略好像是不可调和的、相互冲突的，一个试图将污秽物注射入人的身体中，另一个则控制污秽物和疾病。[②]对于一些反对者来说，检疫隔离主义者的技术（例如，隔离病人）和种牛痘一样令人厌恶，而且总体上也是那一批反卫生主义者、限制主义者的国家医疗思想的一部分。种牛痘和检疫被这样的反对者认为是一丘之貉，他们都试图欺骗自然，允许人们继续坚持不健康的生活方式，而非要求他们用卫生主义者的方法改变其行为。检疫隔离主义和种牛痘暗含着对卫生改革的无视，所以同样都是应受谴责的。[③]但是同时，由此提出的检疫隔离主义者和种牛痘之间的类比没有太多的一致性。两种技术的原则是截然相反的：一方是隔离感染者以抑制传染物的传播，另一方是传播它以激起普遍的免疫。许多反种牛痘者没有接受查德威克千禧年式的信条：卫生改革将解决所有医学问题，而且乐意承认天花不是一个仅仅通过公共卫生就能驯服的简单的污秽物导致的疾病。许多人——可能是大部分——事实上接受了新检疫隔离主义的原则，尽管他们不愿意称新检疫隔离主义为种牛痘的替代品。[④]在琴纳之前，隔离和检疫的措施已经被用来防止天花，种牛痘的许多反对者现在又返回到了这个传统。在反种牛痘者的简单定义中，卫生主义包括了新检疫隔离主义者古老的技术，例如向当局报告疾病情况，隔离受害者，监视他们的交往活动和对

---

① *Vaccination Tracts*, no. 4, pp. 8–10; *Über die Einführung einer Gewissensklausel*, pp. 6,16; *Bihang*, 1915, Prop. 78, pp. 23–24; *Hansard*, 1883, v. 280, col. 986; *SB*, 1885/86, Akst. 313, p. 1692; *Hansard*, 1877, v. 235, cols. 732–33, 739. 但是另一个反种痘者得出了相反的结论，认为种牛痘的唯一好处是，它至少打破了传统观念，即高贵的血液在某种程度上是特殊的和独特的：*Nationalliberalen politische Abdankung*, p. 8. 在印度，这种血液混合导致的阶级恐惧使胳膊传胳膊的种痘不受欢迎，高种姓的父母不让他们的孩子接种这种疫苗，低种姓或贱民儿童往往成为唯一可用的疫苗接种者：David Arnold, *Colonizing the Body: State Medicine and Epidemic Disease in Nineteenth-Century India* (Berkeley, 1993), pp. 141–42.

② Tebb, *Results of Vaccination*, pp. 35–36; *Vaccination Inquirer and Health Review*, 7, 78 (September 1885), p. 93; Tebb, *Sanitation, not Vaccination*, p. 10; London Society, *Vaccination or Sanitation?*; *Final Report into the Subject of Vaccination*, p. 215; *Vaccination Tracts*, no. 4, pp. 8–10.

③ *Third Report into the Subject of Vaccination*, QQ. 9662–70; *BMJ* (13 February 1904), pp. 378–79; White, *Story of a Great Delusion*, p. 595; Siljeström, *Vaccinationsfrågan*, p. 10; Boens, *La vaccine*, pp. 162–63. 一份名为《医疗脚镣中的英国人》的传单显示，他被医生用各种绳子捆住，绳子上面标有药房毒物、疫苗毒物、医疗专制、收费、收费、收费、血液下毒者，最后还有《检疫法》，从而将种痘和检疫联系了起来：copy in Countway Library Harvard Medical School, RC 183 A3 S70。这种方法的真正的追随者也拒绝了那些看起来像是卫生主义者的程序，比如洗澡，仅仅是试图消除不卫生生活的后果：*Der Impfgegner*, 12, 11 (1894), pp. 2–3.

④ *Final Report into the Subject of Vaccination*, sect. 452; Duvrac, *Est-il permis de proposer l'Inoculation de la petite Vérole?*, p. 40; Garth Wilkinson, *On the Cure, Arrest, and Isolation of Smallpox by a New Method* (London, 1864), p. xvii; Dorothy Porter and Roy Porter, "The Politics of Prevention: Anti-Vaccinationism and Public Health in Nineteenth-Century England," *Medical History*, 32 (1988), pp. 236–37; Dixon, *Smallpox*, p. 291.

住所消毒，等等。①反种牛痘被所谓的莱斯特（Leicester）体系（下面将详细介绍）制度化，其最高峰只不过是将严格的新检疫隔离主义运用到天花上而已。②

　　当人们期望利用民粹主义运动的民间信仰，对抗学院派医学的戒律及冷漠的专业者和政治精英的信条时，反种牛痘的成员就主要是工人和都市技工阶层了。当大众还在用不信任和怀疑的目光审视接种天花痘疮和随后的种牛痘时，这些技术早已被社会的中等和上等阶层自愿采纳。③由于预防习惯出现的这种差异，种牛痘的要求对下层阶级的影响比上层大，所以激起的愤怒大多数来自下层民众。④在德意志，反种牛痘运动主要赢得了下层民众和工人阶级的支持。在英国反对种牛痘者中，中下层阶级都占有相当的比例，那些完全拒绝种牛痘的人一般是工人或技工，这场运动中比他们社会地位高的人经常不反对这种技术本身，而是只反对它的强制性。在瑞典，阻力来自工人，斯马兰的铁路员工构成了这场运动的核心。⑤然而，由于这个问题不仅在生物属性而且在社会属性上也影响了人类，在良心和信念上激起了强烈的情感，所以在各行各业中都能发现种牛痘的反对者。例如，向德意志帝国国会请愿的反种牛痘者范围广泛，从能工巧匠到乡绅；在瑞典，阻力沿着社会阶梯逐步扩展，至少包括一名对水疗法感兴趣的贵族。在英国，这场运动也吸引到了有钱的

① C. Killick Millard, *The Vaccination Question in the Light of Modern Experience* (London, 1914), p. 7; *SB*, 1878, Akst. 224, p. 1439; *SB*, 1884/85, Akst. 287, p. 1344; *Bihang,* 1903, Motion AK 146; 1915, Prop. 78, pp. 23–24; Motion AK 213, pp. 1–3; Motion AK 225; Motion FK 87; *RD prot,* AK 1915:87, p. 7; *Final Report into the Subject of Vaccination,* p. 215; Helleday, *Den brännande vaccinationsfrågan,* pp. 8–9; Svenska förbundet, *Yttrande,* pp. 1–2, 62–63; *Bulletin,* 3, 25 (1891), p. 33; J. J. Garth Wilkinson, *The Infectious Nature of the Vaccine Disease, and the Necessity of Excluding the Vaccinated and Revaccinated, During That Disease, from Intercourse with Healthy Persons* (London, 1877), pp. 3, 15–16; Meyer, *Zur Aufklärung in der Impffrage,* p. 29; *Über die Einführung einer Gewissensklausel,* p. 6; Crookshank, *History and Pathology of Vaccination,* v. I, p. 465; *Hansard,* 1898, v. 56, cols. 456–57; Wilkinson, *Cure, Arrest, and Isolation,* pp. xxi-xxii; Porter and Porter, "Politics of Prevention," p. 245.

② J. T. Biggs, *Leicester: Sanitation versus Vaccination* (London, n.d. [1912]), p. 461; Stuart M. F. Fraser, "Leicester and Smallpox: The Leicester Method," *Medical History,* 24, 3 (July 1980). 莱斯特是最早通过议案强制报告疾病的城镇之一：*Hansard,* 1898, v. 57, col. 761.

③ Académie de médecine, Paris, V15 d2B(a), Le Comité central de vaccine à M. le C. d'E, Prefet du departement de la Seine, 11 September 1809, no. 348; Ekelund, *Barn-koppor och vaccinen,* pp. 210–12; Zetterström, *Initia historice vaccinationis,* p. 85; *Preste,* 1815, v. 1, pp. 521–29; Moore, *History and Practice of Vaccination,* pp. 118–19; Cross, *History of the Variolous Epidemic,* pp. 20–21, 24; *Zeitschrift des K. Sächsischen statistischen Bureaus,* 22 (1876), p. 206; *Nineteenth Century,* 11,63 (May 1882), p. 802. 然而，在英国，下层阶级支持接种天花痘疮，反对种痘：J. R. Smith, *Speckled Monster,* ch. 5.

④ Eimer, *Blatternkrankheit,* pp. 146–47; Mich. Reiter, *Würdigung der grossen Vortheile der Kuhpocken-impfung fur das Menschengeschlecht* (Munich, 1852), pp. 48–49.

⑤ Matzel, *Pocken im Deutsch-Französischen Krieg,* p. 13; Bohn, *Handbuch der Vaccination,* p. 145; Fraser,"Leicester and Smallpox," p. 327; *BMJ* (4 April 1896), p. 862; *Hansard,* 1815, v. 31,cols. 845–46; 1866, v. 182, col. 1103; 1872, v. 212, cols. 926–27; *RD prot,* AK 1916:58, p. 35.

支持者，他们有足够的资金支付对于贫穷的反对者的罚款。[1] 在很大程度上，跨越阶级或地位的生物学标准可能也成了反对的基础。例如，在德意志，妇女尤其关注种牛痘，她们首先是婴儿接受这种技术的自然支持者，但同时也认为自己是受害者，认为牛痘损害了她们的乳腺。[2]

从宗教的角度看，反种牛痘与非国教的新教教派相连，而天主教地区反种牛痘的力量较小：法国比英国、瑞典或德意志小；在德意志，巴伐利亚比普鲁士小。[3] 实际上，在法国，反种牛痘的独特顽固性被解释为新教教派的一个特征。相反，新教徒将接受种牛痘与天主教徒对教义的绝对信仰联系在一起，将种牛痘医生类比为中世纪教堂的高级教士。[4] 在新教国家，反对国教的自由教会运动是反对种牛痘的载体：瑞典的浸礼会，符腾堡的虔信派，尼德兰的加尔文派，英国的各种非国教派，尤其贵格派是典型代表。[5] 同时，在最激烈的反对者当中，德国天主教中央党的角色有助于削弱宗教与种牛痘的关系是简单的或不变的观点。[6]

---

[1] *SB*, 1882/83, Akst. 164; *Hygiea*, 36, 9 (September 1874), pp. 459–60; *Ridderskapet och Adeln*, 1859–60, ii, pp. 88–89; *Bihang*,1859–60, viii, Allmänna Besvärs-och Ekonomi-Utskottets Betänkande 156, pp. 4–5; 1862–63, xi,1,Motioner hos Ridderskapet och Adeln 240, pp. 595–96; viii, Allmänna Besvärs-och Ekonomi-Utskottets Betänkande 35, pp. 3–5; *BMJ* (5 July 1902), p. 50.

[2] 牛痘被认为是一种乳房疾病，当转移到人类女性身上时，会产生类似的后果：*SB*, 1879, Akst. 304, pp. 1733–35; Nittinger, *Impfregie mit Blut und Eisen*, p. 4.

[3] 尽管在蒙特利尔，法裔加拿大人在1885年天花流行之前遭到了激烈的排斥；在威斯康星州密尔沃基，德裔美国人和波兰裔美国人是主要的反种痘者。显然新世界改变了宗教分歧：William Osier, *The Principles and Practice of Medicine* (8th edn.; New York, 1919), pp. 316, 330; Judith Walzer Leavitt, "Politics " and Public Health: Smallpox in Milwaukee, 1894–1895,"in Leavitt and Ronald L. Numbers, eds., *Sickness and Health in America* (2nd edn.; Madison, 1985), p. 373.

[4] *Revue d'hygiène et de police sanitaire*, 20 (1898), p. 780; Vallberg, *Anmärkningar till riksdagsdebatten*, pp.40–41; Born, *Offentliche Anfrage an die Behörden*, p. 19; *Fraya: Zeitung für Volks-Aufklärung*, 1, 1 (10 November 1882), pp. 1–6; *SB*, 1872, Akst. 56; *SB*, 23 April 1873, p. 283; *SB*, 1895–97,12 March 1896, p. 1409; BA, R86/1204, v. 2, "II. Internationaler Congress der Impfgegner und Impfzwanggegner vom 9. bis 12. October 1881 in Cöln," p. 2; "Die Berechtigung des Impfzwanges," *Konstitutionelle Vorstadt-Zeitung, Vienna*, 24, 140 (23 May 1878); Martini, *Commentar zu dem Reichs-Impfgesetz*, pp. 146–47; L. Belitski, *Die Kuhpockenimpfung ein medizinisches Unfehlbarkeitsdogma* (Nordhausen, 1872); Germann, *Historisch-kritische Studien*, v. 1ll, p. 28; Dudgeon, *Compulsory Disease*, p. 7; Boëns, *La vaccine*, aux lecteurs; Belitski, *Gegen Impfung und Impfzwang*, pp. 2–3.

[5] *Förhandlingar*, 1908, p. 223; *RD prot*, AK 1916:58, pp. 35–37; Wernher, *Zur Impffrage*, pp. 50, 184; Kübler, *Geschichte der Pocken*, p. 239; Cless, *Impfung und Pocken in Württemberg*, p. 18; MacLeod, "Law, Medicine and Public Opinion," pp. 114, 196; Fraser, "Leicester and Smallpox, " pp. 331–32; Jack Simmons, *Leicester: Past and Present* (London, 1974), v. 1, p. 17; R. A. McKinley, ed., *A History of the County of Leicester* (London, 1958), v. IV, p. 282; *Hansard*, 1872, v. 212, col. 929; Sköld, *Two Faces of Smallpox*, p. 439. 然而，在尼德兰，天主教徒中种牛痘的比例也很低，这使情况变得很混乱：Willibrord Rutten, *"De vreselijkste aller harpijen": Pokkenepidemieën en pokkenbestrijding in Nederland in de achttiende en negentiende eeuw* (Wageningen, 1997), pp. 337–47.

[6] Kolb, *Zur Impffrage*, p. 10; BA, R86/1204, v. 2, "II. Internationaler Congress der Impfgegner und Impfzwanggegner vom 9. bis 12. October 1881 in Cöln," p. 6; Bohn, *Handbuch der Vaccination*, p. 146; *DVöG*, 20 (1888), p. 95.

反种牛痘的特点

19世纪末，对种牛痘的反对达到了顶峰，成为一场国际性的运动。1879年，比利时人休伯特·博内斯（Hubert Boëns）创立了国际反种牛痘联盟，宣称在反对法国利乌威尔议案时取得了一定的成功。[①]一些国家最终废除强制种牛痘，不仅仅是这些力量反对的结果。某种程度上，种牛痘是其自己事业成功的牺牲品。随着种牛痘的扩展和天花变得不那么致命，强制种牛痘的必要性明显变得越来越小了，而且反对种牛痘者发现人们更愿意倾听他们的声音了。[②]但是除了这个逻辑——种牛痘最好的国家应该有最激烈的反对——之外，这些各国都有的因素不能解释各国运动的差异，以及他们相对的成功或失败。尽管欧洲各国反种牛痘主义有一些共同的特征，但是这些运动在组织能力、群众参与程度和影响官方决策的能力上各不相同。英国和德意志有最强大的反对力量，前者费尽力气取得了政府的让步，终于使种牛痘成为自愿行为，后者这样的目标没有成功。瑞典，早期选择了强制，相对而言一直到20世纪才感受到反对者的困扰，反对者要求政府进行重大变革并最终取得了胜利。法国，直到1902年才企图施行强制种牛痘，相应地也没有遇到反对者的干扰。

英国反种牛痘的力量最强，叫得最响而且取得的成就最大。[③]1853年，英国要求所有婴儿种牛痘的法律通过后，这场运动就正式开始了。1854年，一项旨在改善执行力的措施首当其冲在国会遭到了反抗，结果这项措施被撤回；3年后，一个议案提出彻底废除强制性。[④]在民间最初的这种隆隆反对声的刺激之下，西蒙代表政府针对这项技术发布了一个自信的辩护报告，抨击说这种阻力是无关大局的临时现象，对种牛痘本身的反对是医疗技术要解决的小问题。在接下来的十年，反对者在英国政坛逐渐变成了一个主要的角色，政府及其支持种牛痘的盟军继续将他们描绘作受无知和偏见驱使的医学边缘怪人。[⑤]然而，官方这样的傲慢越来越难以维持了。甚至种牛痘的支持者也建议政府，不要轻视那些因合理的担忧才进入抗议阵营的许多可敬的公民，建议官方不要采取蔑视的态度，积极动员，将种牛痘的好处及反对

[①] BA, R86/1204, v. 2., H. Oidtmann, "Bericht über den Stand der Impffrage im März und April 1881"; "11. Internationaler Congress der Impfgegner und Impfzwanggegner vom 9. bis 12. October 1881 in Cöln , " p. 5; Boëns, *La vaccine,* aux lecteurs and pp. 46—47; Tebb, *Sanitation, not Vaccination,* p. 1.

[②] 许多反种牛痘者——这是他们的对手最喜欢的指责——从未见过一个天花病例，许多人将水痘或其他小病与天花混为一谈：BA, R86/1204, v. 5, "Bericht über den Kongress der Impfgegner zu Berlin am 24. und 25. September 1899."

[③] 不来梅大学的罗杰·巴罗（Logie Barrow）正在从事一项关于英国反种牛痘主义的研究。

[④] Creighton, *Jenner and Vaccination,* pp. 349–50; J. R. Smith, *Speckled Monster,* pp. 121–33; Lambert, "A Victorian National Health Service," p. 254; *PP* 1857 (sess. 2) (59) iv, p. 675.

[⑤] *PP* 1857 (sess. 2) (2239) xxxv, pp. 165,197, 227 and passim; *PP* 1852–53 (434) ci,77, p. 21; *Hansard,* 1867, v. 188, col. 651; 1870, v. 202, cols. 1588–89.

种牛痘的愚蠢让穷人知晓。[1]当 1867 年和 1871 年的《种牛痘法》表明政府打算强制种牛痘时，反抗开始了。在接下来四分之一个世纪中，反种牛痘成为一场大众政治运动，尤其是在某些地区，只有当实现了它的主要目标，使种牛痘成为个人的选择之后，反抗才沉寂下来。

反种牛痘是一场地方性的运动，因各地区社会构成和性质的不同而有一定的差异，在中部和北部地区很强大，当地的领导者和被迫害的殉道者煽动起了愤怒的浪花。[2]在北方，反种牛痘者一般属于社会的中下阶层，是技工或店主；在伦敦和南方，他们是致力于社会改革的中间–偏中上阶层。这场运动在策略和重点问题上也有发展。19 世纪 70 年代中期，休谟·罗斯李（Hume-Rothery）夫妇在切尔滕纳姆（Cheltenham）建立的全国反强制种牛痘联盟的目标就是组建一个中产阶级的组织，独立于北方和伦敦的工人阶级运动。[3]它的策略主要是写信和在地方发起倡议，旨在影响监护官委员会。监护官委员会是最直接负责执行种牛痘的机构，但是作为被选举的机构，他们的意愿严重依靠基层的舆论。一些人热情高涨，不知疲倦地起诉反抗者，有的反抗者被起诉 9 次、10 次，还有被起诉 19 次的。法灵顿（Farringdon）的顽固者约翰·艾贝尔（John Abel），不幸被连续起诉多达 34 次。[4]其他人被选举的条件是拒绝起诉不种牛痘者。在伦敦东区，尤其是麦尔安德区（Mile End），19世纪末 20 世纪初的时候，监护官委员会的候选人不论党派归属，除非反对种牛痘，否则是不会当选的，差不多八分之一的委员会不会强制执行这些法律。[5]在这种情况下，中央政府偶尔会强迫他们执法，其中最著名的就是基思利联盟（Keighley Union），其成员由于拒绝王座法庭的训令被监禁在约克城堡。[6]但是除非伦敦希望摊牌，这样的解决方法明显有它的局限，因为监护官代表了地方的主流民意。[7]

反抗运动的一个有效策略是鼓励为这个事业殉道，愿意忍受不断的罚款和监禁，最终财产被剥夺并被拍卖。为此，他们建立了协会，替穷人支付罚款。尽管后来的领导人质疑殉道策略的有效性，但实际上它对政府来说是一块主要的绊脚石。即使绝大多数英国人接受了种牛痘，但核心的反对理由与道德、医疗或宗教相关，所以仍然妨碍了整个强制系统的运行。除了直接的武力之外——一致被认为不

---

[1] *Hansard*, 1871, v. 204, cols. 227–28; 1877, v. 235, cols. 732–33.

[2] *Final Report into the Subject of Vaccination*, sect. 517; *Hansard*, 1898, v. 57, cols. 775–78.

[3] MacLeod, "Law, Medicine and Public Opinion" pp. 114–15, 123.

[4] *Hansard*, 1881, v. 260, cols. 1309–10; 1877, v. 235, col. 737; *PP* 1871 (69) lviii, p. 849; *BMJ* (7 November 1896), pp. 1397–98; Naomi Williams, "The Implementation of Compulsory Health Legislation: Infant Smallpox Vaccination in England and Wales, 1840–1890,"*Journal of Historical Geography*, 20, 4 (1994), pp. 403–05.

[5] *Hansard*, 1898, v. 56, cols. 428, 455; *Final Report into the Subject of Vaccination*, sect. 513.

[6] 尽管第一次试图将他们送进监狱时被愤怒的暴徒差点释放：*Sanitary Record*, 5 (26 August 1876), pp. 135–36.

[7] *Final Report into the Subject of Vaccination*, sect. 512.

可行——没有什么法律能强迫坚定的反对者种牛痘。相应地，由于他们的抗争和遭受的苦难，又赢得了那些处在反抗氛围较弱的环境中本来愿意屈服的人的支持。恶性循环就出现了，最好根据良心条款给有原则的反对者一条出路，才能打破这个循环。[1] 由于殉道与抗议的这种自我强化的关系，甚至像支持种牛痘的英国医学会，最终也愿意承认这样的条款，希望一旦狂热情绪平息，种牛痘的数量实际上就能够增加。[2]

从地方层面来看，莱斯特的反种牛痘取得了最引人注目的成功。[3]19 世纪 60 年代末和 70 年代初，这里的市政当局在强制种牛痘方面相当尽心。[4]然而，当 1869 年他们决定开始起诉违法的父母时，抵抗和激烈的斗争随之而来。在接下来的 20 年中，大约 6000 名违法者被起诉，对他们的普遍惩罚是 10 先令的罚款或 7 天的监禁。在拍卖没收的物品以支付拒不服从者的罚款时，群情激奋，导致几乎需要该地三分之二的警察维持秩序。最终没有一个拍卖师敢叫卖这样的财产，而且一位担任过市长的治安法官拒绝审理这样的起诉案件。[5] 这个问题很快渗入了当地的政治。1882 年后，市政当局的大部分人都反对种牛痘；第二年，在三年一选的监护官委员会选举中，反种牛痘的候选人赢得了多数。然而，他们的胜利是短暂的，因为委员会的主席掌握着这个问题，所以委员会勉强再次提出起诉，在接下来的三年中发出了 2274 张传票。反抗者现在改变了策略，走上街头抗议。在这种对抗一触即发的环境中，1885 年 3 月，反种牛痘者组织了一场抗议，结果表明这是出现过的最大的一次反种牛痘游行示威，大约 20 000 人参与。莱斯特的监护官，由于没有得到地方政府事务部的任何指导，于是投票终止所有起诉。在随后的选举中，反种牛痘者再次赢得了多数，而且新的监护官委员会保证不执行相关法律。莱斯特这场运动的胜利，在种牛痘率中也有体现，在 19 世纪 70 年代它的种牛痘率和其他地方是相似的，但在 19 世纪 80 年代初婴儿的种牛痘率降到了约 60%，最终在 1889 年下降到只有 4%，此时反种牛痘主义者已经牢牢控制了这个城市，就像近代再洗礼派控制他们的

---

[1] *Hansard*, 1878, v. 239, col. 478; *BMJ* (5 July 1902), p. 51; *Hansard*, 1870, v. 202, cols. 1584–85; 1878, v. 239, col. 493; 1898, v. 56, col. 431; 1898, v. 62, col. 345; *PP* 1871 (246) xiii, 1, pp. iii-v; *PP* 1876 (no) lxi, p. 304; *Final Report into the Subject of Vaccination*, sect. 517.

[2] *BMJ* (7 November 1896), pp. 1397–98; *Hansard*, 1898, v. 62, cols. 369–70.

[3] 班伯里（Banbury）和凯特利（Keighley）是这场运动的另外两个中心：Barrie Trinder, *Victorian Banbury* (Shopwyke Hall, 1982), pp. 150–51.

[4] 尽管这一点有一定的争议：*Hansard*, 1898, v. 57, col. 761; Fraser, "Leicester and Smallpox," p. 329; Simmons, *Leicester*, v. I, p. 17; Me Vail, Half a *Century of Small-Pox*, p. 70; Dales-L. Ross, "Leicester and the Anti-Vaccination Movement 1853—1889," Leicestershire Archaeological and Historical Society, *Transactions*, 43 (1967–68), p. 35.

[5] Stanley Williamson, "Anti-Vaccination Leagues," *Archives of Disease in Childhood*, 59, 12 (December 1984), p. 1195; Simmons, *Leicester*, v. I, p. 18; *Hansard*, 1898, v. 57, col. 762.

闵斯特（Münster）一样，绝大多数父母公然反抗种牛痘法。[1]

莱斯特显示了这场运动在某些地区的力量，但是也表明它在全国政治层面上的无能为力，现在反种牛痘者逐渐调整他们的注意力，开始把焦点从地方政府转向议会。1880 年，伦敦废除强制种牛痘协会建立了，目标是控制行政要害部门，获得充分的支持，要求政府调查整个问题，最终废除或至少改善强制行为。这意味着要赢得大批重要的医生、行政官员和议会议员的支持，而且为达到这个目的，要避免可能导致将反种牛痘运动贴上古怪而且过激的标签的任何行为。这方面有帮助的是几个著名的且在其他方面很受尊敬的追随者的坚持。与其他国家相比，一些怪人和格拉布街（Grub Street）的知识分子为这个事业说话，诸如华莱士、萧伯纳和斯宾塞都为他们增光添彩。[2]《不列颠百科全书》第九版（1888）关于种牛痘这个词条的奇妙的故事，证明了这些名人的有利影响。[3] 编辑邀请伦敦国王学院比较病理学和细菌学教授、支持种牛痘的埃德加·克鲁克尚克（Edgar Crookshank）编写这个词条。然而，克鲁克尚克研究了这个问题之后就改变了态度，结果他的草稿也被拒绝了。查尔斯·克莱顿（Charles Creighton）是接下来的选择。当克莱顿在编写途中也改变了立场时，编辑们只好接受了这个不可避免的事情，认可了他们对这个词条的标准提法。

长期以来，对议会施加压力都是一种常见的策略，但是迄今尚未取得多少成功。反种牛痘者根据在这个问题上的态度盯准公职候选人，督促选民只投票给承诺反对强制的候选人。[4] 他们被 19 世纪 60 年代末政府打算反复起诉违法者的企图激怒，逼迫国会任命了一个皇家委员会调查这个问题的方方面面。1870 年，一个议案试图将对拒绝种牛痘者的起诉次数限制在两次。这里引入了一个概念：良心条款，即支付一定数量的罚款之后，豁免反对者中有原则的中坚分子。经过长期的斗争后，最终将解决这个问题。[5] 政府及其支持者仍然无动于衷。他们认为，限制起诉意味着

---

① Christopher Charlton, "The Fight Against Vaccination: The Leicester Demonstration of 1885," *Local Population Studies*, 30 (Spring 1983), pp. 60–64; Fraser, "Leicester and Smallpox," pp. 329–30; Simmons, *Leicester*, v. 1, p. 19.

② MacLeod, "Law, Medicine and Public Opinion," pp. 189–91. 华莱士（Wallace）在皇家委员会作证时自毁形象，宣称天花的发病率是随着种牛痘的增加而增加的，他被发现篡改数据后被迫撤回了自己的观点：*Third Report into the Subject of Vaccination*, QQ. 7394ff. 他对种牛痘的攻击收录在他的《精彩世纪》第一版 (1898 年) 中，但在第二版中悄悄删除了：F. B. Smith, *People's Health*, pp. 166–67. 当然，支持种牛痘者对这些反对者的知识分子背景毫不在意。有人对此嗤之以鼻，认为较高的知识素养显然不能保证知道如何鉴别证据，因此也不能阻止他们产生反对种牛痘的态度：*Hansard*, 1898, v. 56, cols. 445–46. 维也纳的反种牛痘主义在知识界也有一批著名的追随者：Josef Körösi, *Die Wiener impfgegnerische Schule und die Vaccinationsstatistik* (Braunschweig, 1887), p. 1.

③ Arnold, *Notes on Vaccination*, p. 111.

④ *Hansard*, 1877, v. 235, cols. 732–33; *Report of the Sixth Annual Meeting*, p. 10; "The Medical Profession and Vaccination, " *Hackney Examiner and Shoreitch Chronicle*(18 January 1884); *National Anti-Compulsory-Vaccination Reporter*, 1, 5 (1 February 1877), p. 1.

⑤ *PP* 1867 (276) lix, p. 177; *PP* 1870 (126) iv, p. 751; *Hansard*, 1870, v. 202, cols. 1584–85.

向那些能交清必要罚款的不种牛痘行为出售赎罪券。各种被认为对公众利益有害的行为（进入开动的火车中自杀）都被禁止，而在数次违法之后就免除其犯罪结果，这种做法是很古怪的。一旦未种牛痘者被赦免，其他人就会添油加醋要求一致性，以前被宣判有罪的酒鬼可以继续酗酒，他们余生妨碍治安的行为不会受到任何法律后果的震慑。[①]

然而，政府做出了重要的让步，任命了一个专门委员会，在双方之间采取了一条明智的路线。对于种牛痘的价值它没有含糊其词：种牛痘针对天花提供了一个显著的安全保护，即使不是绝对的，因此政府有责任保护全体居民。但是坚定的反对者的感受也值得关注。尽管委员会同意，父母无权让他们的孩子或邻居有接触疾病的风险，法律的目标是令全体居民种牛痘，但是他们也认为相关法律用多次惩罚的方法与坚定的反对者进行意志较量是无益的。这样的斗争未必能促进其目标的实现。因此，委员会建议，只要父母被成功起诉了两次，就不能因同一个孩子再受到惩罚。一些父母逃避他们的责任仅仅是因为冷漠或疏忽，对于这样的父母，由于害怕允许他们这样做就削弱了法律的效力，所以法律没有包含原则上赦免反对者的明确的良心条款，但是它确实接受了1870年反种牛痘议案的主要观点，即多次起诉是有限制的。[②]1871年，一个吸收了委员会许多建议的议案被提了出来。它最初的目的是限制多次起诉，对于那些已经支付了20先令全额罚款的父母，或因未履行义务已被惩罚两次的父母，免除他们进一步的责任。这个条款在反对声中通过了下院，但在上院因一票的多数被删除了，由于害怕一无所获，随后下院同意了修正后的版本。安抚反对者的希望不仅被一脚踢开，而且议案的其他规定表明了政府确保全面种牛痘的决心。现在要求监护官任命种牛痘官员，后者利用出生登记员的信息，搜寻并确保婴儿种牛痘，起诉不履行义务的父母。[③]

在随后的年月中，反对者试图再次提出对起诉进行限制，但是仍然没有成功。[④]政府虽然面临反对，但仍然确保尽可能以广泛地种牛痘为目标，同时试图在种牛痘和疏远反抗者之间折中调和。1871年，济贫法委员会的种牛痘职责转给了地方政府事务部（LGB），后者现在成为负责公共卫生的中央机构。此后不久，地方政府事务部就指示种牛痘官员，除非明确授权他们独立行动，否则将所有未履行义务的案件交给监护官并且接受他们的指导，实际上赋予了监护官是否起诉的裁量权。就

① *Hansard*, 1870, v. 202, cols. 1585–90; 1872, v. 212, col. 930;*BMJ*(3 July 1880), pp. 5–6; (31 July 1880), p. 178; *Hansard*, 1883, v. 280, cols. 1042–43.

② *PP* 1871 (246) xiii,1,pp. iii-v.

③ *PP* 1871 (191) vi,p. 559; *Hansard*,1871,v. 208, cols. 1709, 1711,1882–83; 34 & 35 Vict. c. 98, s. 5; *First Report into the Subject of Vaccination*, Q. 322.

④ *PP* 1872 (91) vi,471;*PP* 1877 (97) vii,333;*PP* 1878 (74) ix,41;*PP* 1880 (222) vii,595; *Hansard*, 1881, v. 260, cols. 1309–10.

像在莱斯特一样，存在的问题是，某些监护官拒绝指示他们的官员起诉未履行义务者。1874 年的一个法律纠正了这种状况，授予地方政府事务部制定有关监护官强制种牛痘的权力，由此在理论上终结了地方政府拒绝起诉而将自己置于违法境地的反常现象。[1]中央政府已经采取了一个行动，现在该采取另一个行动了。一年后，在给伊夫舍姆监护官联盟（the Guardians of Evesham Union）的一封信中，地方政府事务部明确阐述了一个政策，做出了两个有点矛盾的决定。一方面，提醒监护官他们的职责是起诉未履行义务者，但另一方面授予他们根据个人的情况采取合适措施的权力。种牛痘官员除非得到监护官的支持，否则不能反复起诉。[2]因此，监护官必须起诉未履行义务者，同时针对同一违法行为有决定是否反复起诉的权力。除了少数例外，比如像关押基思利监护官一事，双方达成的默契是，在反种牛痘舆论激烈的地区，允许监护官决定是否反复起诉未履行义务者。[3]

在 19 世纪 80 年代初，议会反种牛痘者逐步升级了他们的战术，不只是要求废除反复起诉，还试图彻底废除强制性。反过来，政府仍然固执己见，坚持认为，尽管有小事故，但种牛痘仍然是安全有效的。[4]同时，越来越清楚的是，强制接受不受欢迎的程序，尤其是通过多次起诉来强制执行，激起了普遍的反抗。莱斯特的游行示威已经说明了至少一个主要城市的反抗程度，此后政府在 1889 年任命了一个皇家委员会调查这件事情。在接下来的 7 年中，这个委员会的调查报告定期大量地发表，为这个问题的最终解决做好了准备。一方面，委员会重申了种牛痘的价值，拒绝接受反对者将天花的减少只归功于卫生改善的说法。它并不想让种牛痘成为自愿行为，但也认为多次起诉和其他严格执法的尝试，激起了更多没必要的反抗，由此就违背了广泛传播种牛痘好处的总体目标。不顾医疗和公共卫生当局的反对，它建议终结多次起诉，并规定某种形式的良心条款，赦免激烈的反对者。[5]

立法机关在 1898 年做出了反应，制定了新的《种牛痘法》。[6]议会的变化显示了对反种牛痘者的巨大让步。政府最初拒绝听从皇家委员会关于良心条款的建议，害怕反对者一个简单的反对声明就导致政府不起诉，会诱使本来要种牛痘的父母们

---

[1]　*BMJ* (5 July 1902), p. 31; 37 & 38 Vict. c. 75; Fry, *Law Relating to Vaccination*, pp. 23–27, 79–84; *Hansard*, 1874, v. 221, col. 836; 1874, v. 220, cols. 1614–16; Christine Bellamy, *Administering Central-Local Relations, 1871–1919: The Local Government Board in Its Fiscal and Cultural Context* (Manchester, 1988), p. 127.

[2]　*PP* 1876 (110) lxi, pp. 303–04; *Practitioner*, 56 (1896), pp. 503–04; *Final Report into the Subject of Vaccination*, sect. 113; *Hansard*, 1883, v. 280, col. 1013; 1898, v. 62, col. 323; MacLeod, "Law, Medicine and Public Opinion," pp. 122–23.

[3]　*Hansard*, 1878, v. 239, cols. 479–80; 1898, v. 62, cols. 313–14.

[4]　*PP* 1882 (25) vi,p.681; *PP* 1884 vii, p. 621; p, 621; *PP* 1888 (77) vii, 627; *PP* 1894 (22) ii, p. 647; *PP* 1882 (385) lviii, p. 613.

[5]　*Hansard*, 1883, v. 280, col. 1039; *Final Report into the Subject of Vaccination*, sects. 78–83, 151–54, 509, 511,515,521,524–25; *BMJ* (7 November 1896). pp. 1397–98; (5 July 1902), p. 30.

[6]　61 & 62 Viet. c. 49.

只注意到豁免的规定。相反，它提出的妥协是，惩罚两次后，不再起诉反对的父母们。从反种牛痘的角度来看，这对缓和强制问题几无裨益，只是减轻了那些有能力支付必要罚款的人的法律责任。[1]实际上，政府现在的立法逻辑是危险的：向富人出售豁免权，只要求那些承担不起罚款的人种牛痘，其合理性在哪里？更不用说公平了。官方继续妥协让步。在议会常设委员会，议案规定，只要父母被罚款一次，他们就可以提出一个反对声明。在三读时，一个修正案试图允许彻底的豁免，只要提出良心反对声明，就不用惩罚。这不仅获得了反种牛痘者的支持，而且赢得了许多赞同种牛痘者的支持。后者认为，与自愿的情况相比，强制导致了更多的异议和更少的人种牛痘。[2]在上院，强硬的声音不顾公共舆论，坚持要求强制，但是下院能够推翻这样的观点，在法律中塞入了一个良心条款。[3]同时，政府逐渐意识到了无视抵抗潮流的政治代价。1898 年 7 月，在雷丁（Reading）的一场选举中，全国反种牛痘联盟突然从托利党转向了反种牛痘的自由党，于是保守党开始更认真地对待反种牛痘者了。贝尔福（Balfour）现在提出了一个建议，考虑到抗议者的情绪，应该对修正案进行修正，允许没有任何初步惩罚的良心反对，尽管这只是一个试验，有效期暂时是 4 年，但事实上赋予了反种牛痘者想要的一切，除了彻底废除强制之外。允许豁免新生儿，只要在 4 个月内父母能使两名法官相信他们的良心恐惧：种牛痘会造成损害。对于不履行义务者，起诉不能超过一次（至少在孩子 4 岁之内），而且那些被监禁的人要享受一级轻罪犯的待遇。[4]

尽管有这样的让步，战斗仍然还未结束。由于反对的矛头指向了地方政府，地区的差异再次起了作用。反抗激烈的地方，程序就有所改善：允许母亲，而不只是父亲，申请反对者的身份，而且为了方便繁忙的父母，听审可以在特殊的时间举行。但是在治安法官支持种牛痘的地方，当严格的标准得不到满足时，父母被交叉盘问或受到威逼，他们的动机受到质疑，而且证明书也被治安法官拒绝。[5]由于这样的差异，而且种牛痘理论上仍然是必须的，所以反种牛痘主义者继续施压。彻底废除强制种牛痘的议案被提了出来，但没有结果。较有希望的努力是放宽良心反对的条件，废除仍然存在的几个豁免障碍。1906 年，自由党在选举中大胜，把 100 名反对强制种牛痘者送进了议会。1907 年，政府对抗议的力量再次做出了反应，提出一个议案，用一个简单的不用盖章的法律声明取代反对证明书。政府提出，支持种牛痘的治安法官试图阻挠反种牛痘者希望豁免的努力，这激起了不必要的反对，一

① *Hansard*. 1898, v. 56, col. 469; v. 54, cols. 1677–78; *PP* 1898 (135) vii, p. 595; *Hansard*, 1898, v. 56, cols. 428–30; 1898, v. 62, col. 303.

② *PP* 1898 (285) vii, 599, ss. 2–3; *Hansard*, 1898, v. 62, cols. 329, 369–70, 384, 397.

③ *Hansard*, 1898, v. 64, cols. 28–30,42–43, 55–56, 403–05, 457ff.

④ *Hansard*, 1898, v. 62, cols. 405–13, 462–63, 478–80; 61 & 62 Vict. c. 49, ss. 2–5.

⑤ *BMJ*(5 July 1902), p. 35; *Hansard*, 1907, v. 174, cols. 1276–80;J. R. Smith, *Speckled Monster*, pp.136–37.

个法律声明有望避免这个问题。尽管议员们在这里看到了又一个可悲的向大众意见中最无知的部分屈服的证据，但这项措施还是以绝对优势通过了。[①]

1898 年和 1907 年法律导致的结果是，儿童种牛痘的总比例毫不意外地减少了。尽管单单由于 1898 年法，第一波婴儿在 4 个月内就有约 200 000 个被豁免，但实际上直接的总效果是种牛痘的数量增加了。随着 1907 年的法律而来的是，根据法律声明被赦免的儿童数量激增，到 1909 年，种牛痘儿童的比例从 1906 年的 78% 已经下降到差不多 60%。[②] 以这种逐渐下降的结果为基础，反种牛痘议员开始了一系列的每年都要提出的动议，要求彻底废除这些法律，但是直到第二次世界大战后他们才成功。1946 年，随着全国卫生服务法的通过，种牛痘不再具有强制性。一直到此时为止，由于许多父母援引良心条款，以至于许多地方只有不到一半的儿童种了痘。随着强制种牛痘的废除，种牛痘婴儿的比例从 1946 年的 41% 下降到 27%，虽然流行病暴发时这个数字会上升。到 20 世纪 70 年代，常规的婴儿种牛痘结束了，而且到这个时候，天花的危险性已经大幅下降，以至于种牛痘时针头造成的危险比天花本身更大。[③]

欧洲大陆的反对

在德意志，反种牛痘的力量也很强大，尽管最终未能终止强制种牛痘。1874 年法要求全帝国都要种牛痘，此后反种牛痘运动开始兴盛起来。德意志统一时做的一些决策也使反种牛痘者深受鼓舞。首先是 1869 年北德意志联邦的贸易法，允许医疗自由救治，允许任何人——不论是受过学院派训练的医生还是其他什么人，都可以医治患者。由此导致所谓另类医学从业者的人数增加，种牛痘和对抗疗法就被认为是这种另类疗法，总是受到怀疑、遭到抵制。[④] 尽管很难估量德意志反种牛痘主义的势力，但他们在规模和组织上好像与英国相似。一些观察员认为，当德国人的反种牛痘运动严重依赖少数英勇的领导人的努力时，英国却在更熟练地争取普通公民的支持。虽然如此，德国人在向国会请愿时征集到的签名也是很可观的：1874 年后

① *PP* 1905 (105) i, 341; 7 Edw. 7 c. 31; *Hansard*, 1907, v. 174, cols. 1276–80, 1271–74; v. 179, cols. 1182–83.

② *PP* 1899 (89) lxxxiii. pt. i, p. 291; *Hansard*, 1904, v. 136, col. 254; *PP* 1911 (5939) xxxii, 1, p. 65; *Hansard*, 1907, v. 179, cols. 1182–83; Lambert, "A Victorian National Health Service," p. 14.

③ *PP* 1911 (204) v, 891; *PP* 1912–13 (127) v, 653; *PP* 1913 (69) v, 959; *PP* 1914 (107) vi, 583; *PP* 1926(125) iv, 465; *PP* 1927 (139) iii, 961; *PP* 1930–31 (118) iv, 631; B. Semple, "Pockenschutzimpfung in Grossbritannien: Früher und Heute," *Das öffentliche Gesundheitswesen*, 37 (1975), pp. 574–75; Michael O'Brien, "Legal Implications of the Use of Vaccines," *Medico-Legal Journal*, 47 (1979), p. 153 J. R. Smith, *Speckled Monster*, p. 147.

④ Geoffrey Cocks and Konrad H. Jarausch, eds., *German Professions*, 1800–1950 (New York, 1990), p. 81; Bohn, *Handbuch der Vaccination*, p. 145; Kübler, *Geschichte der Pocken*, pp. 334–37; *Über die Einführung einer Gewissensklausel*, pp. 87–90; Gless, *Impfung und Pocken in Württemberg*, p. 19. 1858 年的《英国医疗法》也没有禁止非注册医生行医：Roy Porter, *Disease, Medicine and Society in England 1550–1860* (London, 1987), p. 51.

的几年内约有 30 000 人，到 19 世纪末时已增加了三倍。反种牛痘事业最著名的支
持者正是德意志皇帝本人，他被一位叫胡布纳（Hübner）的医生说服，1882 年以及
皇太子出生之后，都违反法律，没有给他的孩子们种牛痘。① 德国以及更普遍来说
欧洲大陆的反抗运动，经常被认为比英国的更激进，不仅拒绝种牛痘的强制性，而
且倾向于拒绝种牛痘本身。② 另一方面，这里对种牛痘的反对好像更多的是害怕种
牛痘对个人造成的风险，以及对学院派医学支持种牛痘时展现的傲慢的愤怒，较少
是因为挑战国家公共卫生特权的愿望——换句话说，这种反对是由医学而非政治动
机点燃的。③

英国反抗运动的强大以及最终取得的成功，自然提供了一个可供模仿的榜样。
英国的良心条款展现了成果之后，许多德国反抗者从寻求彻底终止种牛痘转向了一
种相似形式的豁免。④ 一个明显的差异是，德国的反抗运动未能实现它的目标，持
续时间比英国长，一直到 20 世纪。19 世纪 80 年代末，英国赢得胜利后，国际反
抗运动把它的精力放在了柏林，认为它是官方支持种牛痘的要塞。到 19 世纪末，
国际反抗运动被德国人控制。⑤ 在魏玛共和国时期，反种牛痘者试验了新的方法，
求助于新的民主精神作为终止强制的理由。1925 年，普鲁士邦议会对以英国为模
型的良心条款的辩论表明，半个世纪的争论对任何一方的观点的发展基本没有起到
作用。⑥

① "Ein Urtheil aus dem eigenen Lager in Paris über den deutschen Impfkampf, " *Der Impf-zwanggegner*, 7, 8/9 (August-September 1889); *SB*, 1877, Akst. 176, p. 498; *SB*, 1890/92, Akst. 541; *Eira*, 16, 12 (30 June 1892), p. 389.

② Kirchner, *Schutzpockenimpfung und Impfgesetz*, p. 100; Jochmann, *Pocken und Vaccinationslehre*, p. 263; *Über die Einführung einer Gewissensklausel*, p. 40; *Vaccination Inquirer and Health Review*, 7, 78 (September 1885), pp. 89, 94.

③ Maehle,"Präventivmedizin als wissenschaftliches und gesellschaftliches Problem," pp. 129, 136–37; Eberhard Wolff, "Medizinkritik der Impfgegner im Spannungsfeld zwischen Lebenswelt-und Wissenschaflsorientierung," in Martin Dinges, ed., *Medizinkritische Bewegungen im Deutschen Reich (c.1870–c.1933)* (Stuttgart, 1996), pp. 81–82; Eberhard Wolff, "Medikalkultur und Modernisierung: Über die Industrialisierung des Gesundheitsverhaltens durch die Pockenschutzimpfung und deren Grenzen im 19. Jahrhundert," in Michael Dauskardt and Hdge Gerndt,eds., *Der industrialisierte Mensch* (Hagen, 1993), p. 195; Loetz, *Vom Kranken zum Patienten*, pp. 291–92.

④ [C. G. G.Nittinger], *Der Kampf wider die Impfung im Volk und Parlament von England* (Stuttgart, 1867), pp. 40–44; *Über die Einführung einer Gewissensklausel*, p. 86; Max v. Niessen, *Das Rätselraten in der Impffrage* (Berlin, 1929), p. 40; *SB*, 1882/83, Akst. 164, PP. 564–66; *SB*, 1909–11, Akst. 571, p. 2806; *Medizinalarchiv für das Deutsche Reich*, 2 (1911), p. 177.

⑤ *International Correspondence of the Antivaccinators edited in English and French by Dr. med. H. Oidtmann*, February 1888, in BA, R86/1204, v. 3; R86/1204, v. 5, "Bericht über den Kongress der Impfgegner zu Berlin am 24. und 25. September 1899."

⑥ GStA, 84a/3669, Deutscher Reichsverband zur Bekämpfung der Impfung, Ortsgruppe Hagen i. W., to Deutsche Reichsregierung, n.d. [c. 12 April 1919]; Georg Schreiber, *Deutsches Reich und Deutsche Medizin: Studien zur Medizinalpolitik des Reiches in der Nachkriegszeit (1918–1926)* (Leipzig, 1926), p. 47; *Über die Einführung einer Gewissensklausel*; Stern, *Should We Be Vaccinated?*, p. 119. 这一时期，德属东非殖民地的医生受到当地人的欢迎，被视为种痘福音传人。这些医生摇着头，惊奇地发现，在遥远的祖国，仍在激烈地争论种牛痘的价值: Otto Peiper, *Pocken und Pockenbekämpfung in Deutsch-Ostufrika* (Berlin, 1935), PP. 3, 8,19.

就像在英国一样，反种牛痘主义的力量和性质因地而异。巴伐利亚是第一批要求种牛痘的邦国，这里很少遇到反抗而且鲜有拒绝服从的。在普鲁士，独立的反抗运动出现了，例如在马格德堡，但是抗议声零零散散。[1] 相比之下，黑森、符腾堡和萨克森的反抗运动就很积极。符腾堡可能被认为是德意志反抗种牛痘的堡垒，这很大程度上归功于精力异常旺盛的 C. G. G. 尼廷格的努力。[2] 在七月革命处于尾声期间，海德堡一个沉迷于自由主义运动的医学学生，将自己沉浸在生物研究之中，用可能只有在专业化和职业化之前那种博学者才有的知识武装自己。在 19 世纪中期，他试图将斑疹伤寒与大气状况联系起来，然后宣称已经确认氰是天花出现的原因。从此，他对毒药产生了更广泛的兴趣，抛弃了学院派的医学，包括早期他研究的种牛痘，转而投身于"宇宙的自然治疗"。他不知疲倦地努力使斯图加特（Stuttgart）在德意志的地位相当于莱斯特在英国，这里有数量庞大且越来越多的父母们拒绝给他们的孩子种牛痘。反对种牛痘的声音从这里传到了临近地区，尤其是巴登。[3] 当德意志南部的抵抗倾向于彻底拒绝种牛痘、支持用"自然"的方法治疗天花时，在北部城市，在柏林、汉堡和德累斯顿，他们的反对更多的是由种牛痘会传播其他疾病的恐惧所致，较少反对种牛痘技术本身，而且反种牛痘在这里的社会民主党的圈子中尤其盛行。萨克森也是反种牛痘的一个中心，不论是因为像一些人解释的那样受社会民主党的影响，还是像另一些人宣称的另类医学在这里特别有影响的缘故。19 世纪结束时，法兰克福也变成了这场反抗运动的一个堡垒。[4]

德国的反对者使用的一个方法是把"棍子"插入 1874 年法的"辐条"中，即利用患病儿童可以推迟三到五年种牛痘的权利。同情这一事业的医生愿意提供出于政府原初计划之外的理由而签发的必要证书，例如指出种牛痘造成了危险，因为注射淋巴就等于注射了梅毒病毒。他们这样做是因为同情反种牛痘事业，这就违背了政府的初衷。在法兰克福，5 个反种牛痘的医生出具的豁免证差不多等于该城其他 400 名医生出具的总和。奥伊特曼（Oidtmann），最积极的反种牛痘人士之一，出具的证明书被普遍接受，除了开姆尼茨（Chemnitz）不承认之外，在这里被拒绝的原因是他实际上没有对这些孩子进行检查。这样的反对非常成功，以至于到 19 世纪 90

① *Über die Einführung einer Gewissensklausel*, p. 40; von Bulmerincq, *Ergebnisse des Bayenschen Impfgesetzes*, p. 65; *PP* 1852–53 (434) ci, 77, pp. 54–57; *SB*, 1879, Akst. 304, pp. 1742–43; *Ärztliches Vereinsblatt für Deutschland*, 51 (July 1876), pp. 87–88;*Zeitschrift des Königl. Preussischen Statistischen Bureaus*, 30 (1890), p. 3; *Medicinische Zeitung*, 26 (29 June 1859), pp. 125–26.

② Matzel, *Pocken im Deutsch-Französischen Krieg*, p. 13; *SB*, 6 March 1874, p. 230; *SB*, 1884/85, Akst.287, pp. 1339, 1346. 他关于这个主题的许多德语著作都可以在德国找到：*Historisch-kritische Studien*, v. II, pp. xiv-xvi. 参见 Nittinger, *Über die 50 jährige Impfvergiftung*, p. 16; Nittinger, *Das falsche Dogma*.

③ *Dr. Mttinge's Biographie*, pp. 35–36; Kübler, *Geschichte der Pocken*, p. 241.

④ *SB*, 1878, Akst. 224, pp. 1438–40; *SB*, 6 March 1874, p. 227; *SB*, 1879, Akst. 304, p. 1744; *SB*, 1888/89, Akst. 134, p. 862; *Hansard*, 1883, v. 280, col. 1023; *Zeitschrift für Medizinalbeamte*, 25, 18 (20 September 1912), p. 669.

年代初，像德累斯顿、茨维考（Zwickau）和莱比锡（Leipzig）之类的城市，约五分之一的婴儿的种牛痘被推迟了。[①]另一个部分规避强制种牛痘的方法是利用稀释过的血浆药剂，就像萨克森的一个医生做的那样，他的患者希望由此避免种牛痘带来的最坏结果。在德累斯顿，一位叫恩格尔曼（Engelmann）的医生，以很少用脓疱种牛痘为人所知，许多反种牛痘的父母都找他，所以他生意兴隆。1892 年，他给2500 名儿童种牛痘，超过了该城其他所有私人医生种牛痘的总和。政府最终取缔了他的诊所，对他罚了款，要求没有刺血针痕迹的儿童接受检查，而且如果第一次种牛痘被证明不充分的话，要重新种牛痘。[②]在萨克森，如果一个地方推迟种牛痘的证明书多得异乎寻常，或私人医生的种牛痘反常地不成功，内政部就要命令地方警察局长调查原因。牛痘接种员要对儿童进行检查，确定推迟理由的必要性，如果不可信就要种牛痘。[③]

就像在英国一样，反种牛痘主义成了一场独立的政治运动，只是与现有政党的联系很松散甚至有点冲突。天主教中央党中的许多人和社会民主党中的大多数人都反对强制种牛痘，但是许多反种牛痘者不愿意与这些阵营中的任一方有联系。自由主义者，包括国家党和进步党，支持种牛痘，因此招致反抗者的敌视。[④]在政治选举中，他们要检查候选人在这个问题上的态度，然后选择支持谁。到 19 世纪 90 年代初，帝国议会中保证反对强制种牛痘的议员数量已经翻了三倍，从 30 人增加到90 人。[⑤]在帝国议会内，反种牛痘运动取得了进展，但最终未能改变政府坚持到底的决定。1879 年，负责这种请愿的委员会的联合发布人转向了这个事业，要求政府重新审视整个问题，同时暂停强制种牛痘。几年后，当他支持种牛痘的同僚同意这个建议后，官方的调查开始了。[⑥]1884 年，成立了一个种牛痘委员会，成员包括联邦各州的代表，还有三名反抗者。4 年后，不像它的英国同行，德国的委员会没有倾向于反种牛痘主义者，而是将这个问题很大程度上当作一个技术问题来处理。种

① Albert Guttstadt, *Deutschlands Gesundheitswesen*, (Leipzig, 1891) v. 11, pp. 286–87; *Zeitschrift für Medizinalbeamte*, 25, 18 (20 September 1912), pp. 671–72; *Der Impfgegner*, 8, 7 (1890), p. 39; *Korrespondenzblatt der ärztlichen Kreis-und Bezirks-Vereine im Königreich Sachsen*, 59, 6 (15 Sept 1895), p. 73.

② *Korrespondenzblatt der ärztlichen Kreis-und Bezirks-Vereine im Königreich Sachsen*, 59, 8 (15 October 1895), p. 21; 55, 8 (15 October 1893), p. 126; 56, 6 (15 March 1894), pp. 101–02.

③ BA, R86/1220, "Ministerium der geistlichen, Unterrichts-und Medizinalangelegenheiten, M.d.g.A.-M. No: 3941.U.1., M.d. In. 11. No: 6480," 22 May 1895; *Korrespondenzblatt der ärztlichen Kreis-und Bezirks-Vereine im Königreich Sachsen*, 59, 6 (15 September 1895), p. 73.

④ Born, *Öffentliche Anfrage an die Behörden*, p. 14; *Ärztliches Vereinsblatt für Deutschland*, 51 (July 1876), p. 88; Brunn, *Der Nationalliberalen politische Abdankung*, pp. 3–4, 8; H. Oidtmann, *November-Flugblatt der Impfgegner*, *1879*, p. 3, in BA, R86/1204, v. 2. 反对接种疫苗的民粹主义者对一贯支持接种疫苗的自由主义者-社会主义者-犹太人的顽固混合体怒不可言: R. Crüwell, "Die Verwüstung der Volkskraft: Ein ernstes Wort in ernster Zeit,"*Zukunft*, 11 (1887), in BA, R86/1204, v. 3, p. 169.

⑤ *Der Impfgegner*, 8, 3 (1890), p. 19; 11,11 (1893), pp. 1–3.

⑥ *SB*, 1879, Akst. 304, pp. 1742–43; *SB*,1881,Akst. 123, pp. 706–09; *SB*, 1882/83, Akst. 164, pp. 569, 571–76.

牛痘，如果操作不当，偶尔会造成伤害，尤其是传播其他疾病，这一点并没有被否认。问题不在于种牛痘是好还是坏，而是更有限的话题，即怎么样减少它固有的风险，总体来说它明显是一个有利的操作，要改善它而非抛弃它。①

1888 年，公共卫生办公室为这个技术提供了一个统计上的支持，表明政府有必要对反对者做出回应，同时也表明了他们坚持自己立场的决心。第二年，政府说它发现这场运动正在衰退，但 90 年代初的状况说明这只是暂时的平息。进入 20 世纪后，反种牛痘的请愿人数逐渐增多，他们的信心正在增长。②1908 年，帝国议会委员会的联合发布人再次转向了这个事业。1914 年，反对者在实现他们的目标方面更进了一步，他们的请愿首次被帝国议会交给政府考虑，不像此前那样只是置之不理，但当提出任命一个双方都有同等数量代表的委员会调查这个问题的动议时，投票结果是双方票数相等，反种牛痘者失败了。③政府仍然固执己见，而且不论是东德还是西德，1874 年法的效力一直持续到"二战"后。在联邦德国，最终到 1976 年该法才被取代，1982 年才终止了强制性。结果也毫不意外，德国比英国的种牛痘仍然更彻底。到 20 世纪 70 年代中期，德国的种牛痘比例约为 70%，英国的未种牛痘的比例为 90%。④

尽管瑞典在 1816 年已经提出普遍种牛痘，但是一直到 19 世纪中期反抗种牛痘运动才表现出了值得注意的规模。强制种牛痘没有被全力执行，直到 1853 年法给了政府一些执法权力之后才听到了广泛的反对声。在 19 世纪的前几十年，种牛痘很受欢迎，在实践中也很普遍。实际上早期的反对者认为，对种牛痘的普遍接受导致没必要强制执行。⑤尽管如此，抗议却不太可能仅仅因为预防措施是多余的而被引发，而且有证据表明，到 19 世纪中期，怀疑的声音已经开始撕咬瑞典人此前对种牛痘的深信不疑。1856 年，议会中的市民院第一次出现了反对的声音，提出废除强制的动

---

① BA, R86/1205, v. 1, "Petition des Comités des internationalen Verbandes der Impfgegner, -Abtheilung Deutschland,–eingereicht durch den Dr. med. H. Oidtmann in Linnich um: Einsetzung einer wirklichen Sachverständigen-Commission zur Revision des Impfgesetzes und seiner ursprünglichen Unterlagen," 28 January 1886;*SB*,1885/86, Akst. 313, pp. 1692–93; *SB*, 1882/83, Akst. 164, p. 579; *SB*,1884/85, Akst. 287, p. 1257.

② Kaiserliches Gesundheitsamt, *Beiträge zur Beurtheilung*; *SB*, 1888/89, Akst. 134, p. 862; *SB*, 1890/92, Akst. 541, p. 2875; Prussia, Herrenhaus, *Stenographische Berichte*, 28 May 1914, p. 526; Eberhard Wolff, "'Triumph! Getilget ist des Scheusals lange Wuth': Die Pocken und der hindernis-reiche Weg ihrer Verdrängung durch die Pockenschutzimpfung," in Hans Wilderotter and Michael Dorrmann, eds., *Das grosse Sterben: Seuchen macken Geschichte* (Berlin, 1995), pp. 183–84.

③ *SB*, 1908,Akst. 499, p. 2621; *SB*, 29 April 1914, pp. 8346–47; Prussia, Herrenhaus, *Stenographische Berichte*, 28 May 1914, pp. 524–25.

④ Hans Stengel, "Nützliche Krankheitserreger: 100 Jahre gesetzliche Pockenschutzimpfung in Deutschland," *Zeitschrift für Allgemeinmedizin*, 50, 31 (10 November 1974), p. 1396; Wolfgang Schumacher and Egon Meyn, *Bundes-Seuchengesetz* (4th edn.; Cologne, 1992), p. 61; H. Spiess and C. E. Pilars de Pilar, "Die Impfpflicht gegen Pocken in der Bundesrepublik Deutschland," *Das öffentliche Gesundheitswesen*, 37 (1975), p. 577.

⑤ *Förhandlingar*, 1908, pp. 222–24; *Borgare*, 1856–58, Bilagor, pp. 371–73, Memorial 165.

议。① 三年后，在贵族院出现了一个相似的提议，但此后又平静下来，一直到 19 世纪 70 年代初，紧随普法战争而来的一场流行病引起了骚动，像梅兰德（Melander）、希尔杰斯图姆（Siljeström）和后来的卡罗林斯卡研究所（Karolinska institution）的教授以色列人霍姆格伦（Holmgren）等人，都是能言善辩的领袖人物，已经准备好领导这场运动了。到 19 世纪末 20 世纪初，这场运动已经强大到使医生发出了抱怨，以致斯德哥尔摩当局明显不再强制种牛痘了。② 像其他地方一样，反种牛痘运动因地区而异，在各地反对者的影响下迅速崛起，然后像其他地方一样衰落。运动爆发地包括卡马尔（Kalmar）、厄勒布鲁（Örebro）和纳尔科（Närke）以及更广泛意义上的北部。在某些地区，抗议非常普遍，以至于地方政府感觉无法执行相关法律了。在一些地方，婴儿种牛痘的比例下降到了 19 世纪 60 年代的水平，在反抗种牛痘的温床谢莱夫特奥（Skellefteå），几乎不到 15%。③ 反种牛痘经常被描绘作农村和斯德哥尔摩官僚主义者的一场斗争。从社会层面来说，在斯马兰的公务员和非国教会的队伍中都能发现支持者。像其他地方一样，这场运动和各种另类医学相连，尤其是与水疗法和顺势疗法相连。④

政府不顾最初的反抗，在 19 世纪 90 年代中期断定，尽管瑞典是第一批要求种牛痘的国家，但在预防上现在已被其他国家超越了，太多的孩子仍然没有种牛痘，强制性证明还不够，需要改革。他们的解决办法是更严格地强制平民种牛痘和再次种牛痘。这个提议与德国 1874 年法相似，而且在这些问题上德国通常被奉为效法的典范。对不履行义务者的罚款增加了，政府允许一直增加到确保服从种牛痘为止。1897 年出现的议案如法炮制。⑤ 然而，在议会，委员会认为不需要改变。由于瑞典天花的死亡率比大多数国家都低，所以强制再次种牛痘就被认为是不必要的。1898 年，政府承认了失败，提出了一个新法律，对于再次种牛痘，除了军队外，允许自愿。然而，议会认为没必要修补已经完整的法律，甚至否决了这个已经缩水的

---

① *Ridderskapet och Adeln*, 1856–58, iii, pp. 120–21; *Borgare*, 1856–58, Bilagor, pp. 371–73, Memorial 165; *Bihang*, 1856–58, viii, no. 14, pp. 10–11; *Borgare*, 1856–58, ii, pp. 94–95.

② *Förhandlingar*, 1908, pp. 222–24; *Hygiea*, 36,9 (September 1874), pp. 459–60; *Bihang*, 1915, Prop. 78, pp. 36–37; *Förhandlingar vid sjunde alltnänna Svenska Läkaremötet*, 1895, pp. 168,170. 早期类似的抱怨，见 see *Förhandlingar*, 1871, pp. 133–34; *Förhandlingar vid det allmänna Svenska Läkaremötet*, 1886, p. 76.

③ *Bihang*, 1912, AK andra tillfälliga utskotts utlåtande 6, pp. 3–4; *RD prot*, AK 1912:23, p. 28.

④ *RD prot*, AK 1916:58, p. 35; AK 1916:67, p. 64; FK 1897:13, pp. 7–9; *Bihang*, 1898, Prop. 2, p. 20; 1916, Motion, AK 227; *Ridderskapet och Adeln*, 1859–60, ii, pp. 88–89; *Bihang*, 1859–60, viii, No. 158, pp. 4–5; 1862–63, xi,1, No. 240, pp. 595–96; 1862–63, viii, no. 35, pp. 3–5; *RD prot*, FK 1912:20, PP. 57–59.

⑤ *Förhandlingar vid sjunde allmänna Svenska Läkaremötet*, p. 158; *Bihang*, 1897, Prop. 4, pp. 19–21; *Betänkande angående skyddskoppympningens ordnande*, p. 17; *Kongl. Medicinalstyrelsens underdåniga skrifvelse den 8 Juni 1894*, pp. 9, 27; *Hygiea*, 56,11 (November 1894), pp. 485–525.

议案。① 由于政府改善种牛痘的努力被挫败，它任命了一个委员会，但与英国和德国先前的做法不同，故意将它认为无能且有偏见的反种牛痘者排除在委员会之外。像往常一样，瑞典政府任命的委员会拖拖拉拉，直到1913年才出了一份报告。1912年，在该报告发表前夕，议会负责反种牛痘动议的委员会好像对反种牛痘运动让步了，正在考虑安抚反对者，事实上将终止强制性。然而，当委员会的报告终于出现时，它却为政府加强种牛痘的考虑提供了一个全面的辩护。不种牛痘的惩罚可以是罚款，在流行病暴发期间对不履行义务者提高罚款，而且在特殊情况下中央政府甚至可以强征更高的罚款。②

议会再次使政府的愿望落空。尽管上院支持这样的计划，但是下院中的许多人坚持以英国为模型的某种形式的良心条款，所以这个议案失败了。1915年，反种牛痘运动达到了一个高潮，约40 000名请愿者要求废除强制性，这么多的请愿人数，在瑞典总人口中占的比例与英国和德国的请愿比例相似。尽管害怕第一次世界大战结束时有暴发流行病的危险，但是政府还是得出了一个不愿面对的结论：良心条款是不可避免的。③ 第二年，政府不情愿地向大多数人的意愿屈服了。尽管很明显政府认为反对种牛痘是荒谬的、难以理解的，但是为了实现改善种牛痘这个现实的目标，为了通过这部法律，它愿意考虑良心条款。它的建议是，当监护人认为种牛痘威胁了孩子的健康时，才能豁免种牛痘。瑞典人希望避免豁免太宽松带来的不利后果，就像英国1907年法出现的那样，所以试图提出严格的限制条件。认为种牛痘有极大危险的信念必须来自个人经验，不能只是来自反种牛痘的文献或其他间接的信息源，这样就能阻止住所有人，除了最坚定的反对者。④ 反对者要在政府人员面前作证，必要时可以找证人或证据加强他们的论点，听证记录还要附上他们正式的书面申请。反对者对政府的意图没有抱任何幻想，拒绝了这种良心条款。在这方面，反对者还得到了议会委员会的支持。⑤ 上院和下院在种牛痘问题上再次分裂了。委员会对良心条款提出了一些温和的修改，但是坚持个人经验这一点被保留了，最终这个议案变成了法律。⑥ 虽然1916年的文本仍然回避了英国的宽松做法，但从两

---

① *Bihang*, 1897, Sammansatta Stats-och Lagutskottets Utlåtande 4; *RD prot*, FK 1897:13, pp. 7–9, 59—60; AK 1897:17, p. 18; *Bihang*, 1897, Riksdagens skrifvelser till Konungen m.m.,no. 68, pp. 8–9; *Bihang*, 1898, Prop. 2; *Bihang*, 1898, Lagutskottets Utlåtande 67; Riksdagens Skrifvelse 135; *RD prot*, FK 1898:26, pp. 38–49.

② *RD prot*, FK 1912:20, p. 40; *Bihang*, 1912, AK andra tillfälliga utskotts utlåtande 6;*RD prot*, AK 1912:23, p. 24; *Betänkande angående skyddskoppympningens ordnande*, pp. 48–53,121; *Bihang*,1915, Prop. 78, pp. 7–8.

③ *RD prot*, FK 1915:75, pp. 79, 81.

④ *Bihang*, 1916, Prop. 32, pp. 3, 8; *RD prot*, AK 1916:58, pp. 34–35. 另一项相关的法案，也旨在正面解决反种牛痘的问题，涉及军队中的反对者，士兵若拒绝种牛痘，就违反了军法。

⑤ 特别是在瑞典北部人烟稀少的农村地区，他们认为很难满足该条款要求的条件：*Bihang*,1916, Motion AK 227; Motion AK 228; 1916, Lagutskottets utlåtande 22, pp. 31–35.

⑥ *RD prot*, FK 1916:56; AK 1916:58; *Bihang*, 1916, Lagutskottets memorial 33; *RD prot*, FK 1916:64; AK 1916:67; *SFS* 1916/180.

个方面削弱了 1853 年法理论上对儿童种牛痘的绝对强制：对有医学证明的生病的孩子，有一年的延缓期和以经验为基础的良心条款。种牛痘年龄从两岁提高到了六岁，由此缓和了强制性，但相应地对某些群体要求再次种牛痘：军人、季节性的外国工人、强制劳动的囚犯、医学人员和流行病暴发地区的所有居民。[①]

在法国，强制种牛痘的措施很晚才出现，所以反对的声音很小。直到 1902 年，天花预防充其量仍然是间接性地执行，几乎找不到理由来反对。像往常一样，法国是理论强于实践，它的反种牛痘运动可能是最弱的，但他们可以吹嘘说他们有这个事业的最极端的倡导者——瓦尔德-德利勒。德利勒认为，种牛痘是文明社会所知的大部分疾病和邪恶的根源。在法国能找到个别的诋毁种牛痘者，但类似于其他地方的那种有组织的运动却从来没有成气候。[②] 这里像其他国家一样也出现了地区差异，例如布列塔尼（Brittany）以反抗之源闻名。[③] 外国的反种牛痘思想在法国遭到了赤裸裸的鄙视。当国际反种牛痘联盟于 1880 年在巴黎召开代表大会、希望将它的事业带到理性和启蒙运动之地时，欢迎它的是轻蔑的喧闹和尖叫。然而，政府对公众可能的反抗并非完全不担心。他们害怕，将像强制种牛痘这样引人注目的举措淹没在 1902 年法那种综合性的措施中，可能会削弱公众的支持，而且害怕官僚机构的意见已经超越了民间的舆论。[④] 法国的强制种牛痘持续到了 1979 年。[⑤]

反对派的成果

面对一个同样的流行病学上的问题，这些国家采取了不同的方法。尽管正统医学圈普遍接受种牛痘，但是每个国家不同的社会、政治和行政环境却使它在运用这项技术时出现了各种可能。在英国，经过普遍的抗议之后，最终废除了强制种牛痘，但是德国类似的反抗却没能说服当局废除这些有用的措施。瑞典是早期某种形式的强制种牛痘的发源地，但是不论官僚机构怎么努力，反对者最终还是迫使政府为真诚的反对者打开了一个口子。法国，长期以来是这方面的一个落后者，但是在 1902 年采纳了最严苛的措施，一下子跑到了前面，虽然他们的执行无疑还有许多有

① Alfred Petrén, *Den nya vaccinationslagen med kommentar* (Stockholm, 1916), pp. 3–10.

② Verdé-Delisle, *De la dégénérescence*; *Annales*, 3/50, 3 (July 1903), p. 235; Borne, *Vaccination et revac-cinations obligatoires*, pp. 149; *Recueil*, 10 (1881), , p. 262; *JO*, 1881, Chambre, Doc., p. 136; *JO*, Senat, Débats, 30 January 1902, p. 83; Biraben, "La diffusion de la vaccination en France," p. 268; Olivier Faure, "La vaccination dans la région lyonnaise au début du XIXe siècle: Résistances ou revendi-cations populaires," *Cahiers d'histoire*, 29, 2/3 (1984), p. 192.

③ *Revue d'hygiène et de police sanitaire*, 20 (1898), pp. 769–88; AN F19 5596, Minister of the Interior to the Ministre des Cultes, 30 September 1809; Darmon, *La longue traque de la variole*, pp. 208–09, 229.

④ *Revue d'hygiène et de police sanitaire*, 20 (1898), p. 780; *JO*, Chambre, Doc., 18 Feb. 1881, p. 136;Borne, *Vaccination et revaccinations obligatoires*, pp. 135–36; *Bulletin*, 3, 49 (1903), p. 132; 3, 57 (1907), p.410.

⑤ Jacques Moreau and Didier Truchet, *Droit de la santé publique* (Paris, 1981), p. 104.

待完善的地方。但是，仅仅根据种牛痘是否具有强制性这一点来看这个问题，是有误导性的。反种牛痘运动中表现出的引人注目的忧虑还有其他方法可以安抚，而且抗议者的影响并非只局限在是否要求种牛痘方面。

反种牛痘运动使政府的注意力更多地集中在各种技术改进上，这些改进有望使种牛痘危险更小并且不那么令人反感。例如，在早期，对于谁能挥动柳叶刀实施种牛痘，即使有资格限制也非常少，而且实施手术的标准杂乱无章，这也激起了反抗。早在 1811 年，巴伐利亚乡村的反抗就是因为种牛痘员的无能引起的。几年后，瑞典的议员开始考虑阐明他们的职责，希望避免这样的问题。在法国，反抗经常是由不合格的种牛痘员造成的，许多地方主要就是由接生婆和老年女性担任。即使只由受过训练的医生实施种牛痘，就像 1874 年后的德国那样，问题仍然出现了，因为某些地方政府将公众的种牛痘外包给出价最低的投标人，中标者设法只找年轻的和没有经验的医生。[1] 因此大多数国家都试图提高种牛痘员的能力。在英国，1840 年和 1853 年的法律将种牛痘员限制在有法律资格的医学从业者身上，但是它仍然允许大约 24 个行业的人竞争种牛痘员，包括牧师、药剂师和接生婆，其中许多人技术都不精。作为回应，1858 年公共卫生法允许枢密院决定官方种牛痘员的资格，而且第二年他们必须证明受到了充分的训练。[2] 德国人更进了一步。1835 年，普鲁士的规章将种牛痘的资格留给了受过训练的内科和外科医生，而且前提是他们必须严格地遵守官方的程序。对于未经许可的种牛痘和违反合同的医生，1874 年法威胁征收巨额罚款并实施监禁；作为回报，合同授予签订合同的医生垄断种牛痘的业务，而他们种牛痘时要小心谨慎。[3] 当证明这不足以缓解抵抗者的恐惧时，建议对医生的能力进行更全面的监督，同时进行其他技术的改进（在其他疾病流行时，禁止种牛痘，要确保种痘站有足够的候诊室，制定器具的消毒程序等）。培训状况也改善了，而且到 1887 年，所有医学博士新手若要实施种牛痘，必须证明其能力。[4] 在瑞典，技术这个先决条件控制得没有那么严格，政府为缓和恐惧，试图对没有按照正常程序完成任务的种牛痘员实施严厉的惩罚，但是这些措施直到 1916 年才正式实施。[5]

---

[1] PP 1857 (sess. 2) (2239) xxxv, p. 228; Giel, Schutzpocken-Impfung in Bayern, p. 140; Ridderskapet och Adeln, 1815, v. 3, pp. 352–53; Bohn, Handbuch der Vaccination, p. 135; SB, 1884/85, Akst. 287, p.1414.

[2] Bihang, 1915, Särskilda utskotts nr. 1 utlåtande 2, p. 47; 3 & 4 Viet. c. 29; 16 & 17 Viet. c. 100; PP 1857 (sess. 2) (2239) xxxv, pp. 229–30; John Simon, English Sanitary Institutions (London, 1890), pp. 281–82; Frazer, History of English Public Health, p. 73; 21 & 22 Viet. c. 97, ii; 30 & 31 Viet. c. 84, s. 4; Hygiea, 56, 11 (November 1894), p. 508.

[3] Reichs-Gesetzblatt, 1874,11/996, §§15–17; SB, 9 March 1874, p. 267; Güntz, Über die Verhütung der Syphilis, p. 136. 德国对于种痘技术不合格的医生给予严厉的惩罚，以此减少对种牛痘的抱怨，英国观察员对此表示羡慕: Lancet (20 August 1898), p. 469.

[4] SB, 1881, Akst. 123, p. 712; SB, 1884/85, Akst. 287, pp. 1261–62; Veröffentlichungen, 9, 2 (4 August 1885), p. 48; Huerkamp, "History of Smallpox Vaccination in Germany," pp. 629–30; Hygiea, 56,11 (November 1894), p. 508.

[5] RD prot, FK 1897:13, pp. 2–5; Bihang, 1897, Prop. 4; Betänkande angående skyddskoppympningens ord-nande, pp. 117–18; SFS 1916/180, §23.

　　使用什么样的痘苗是另外一个问题，是许多人反对种痘的核心理由，表明了政府调整措施时加剧或缓和抗议的能力。种痘最初使用的是人类的淋巴液，通过臂对臂技术完成接种，但是这个过程中各种风险也随之而来。种痘全年必须定时不断接种，以便保持稳定的淋巴供应，但是天花暴发时，要求供应更多的淋巴液，这时就很难保证了。已种牛痘者要去种痘站两次（第一次穿孔，然后是在手臂对手臂的流行病学连锁信中作为淋巴供体），而且要求严格，确保他们注意自己作为淋巴来源的职责。[①] 或者，某些群体的孩子被用作淋巴库：例如，斯德哥尔摩孤儿院没有妈妈的流浪儿，或要塞士兵的孩子。[②] 最令人苦恼的是，人类淋巴的安全性依赖此前捐献者的卫生状况，在接种时其他疾病有时会从一个孩子传给另一个孩子，对传播疾病的恐惧是反种牛痘者最迫切关心的问题。境况好的人担心种牛痘使他们的孩子与流行病学上可疑的阶层发生了最亲密的联系，使本来最积极支持种牛痘的那些社会群体的热情变凉了。英国下院一名议员委婉地问下院议员们，是否愿意不调查作为痘苗源的上一个小孩的情况，就将他们的孩子带到像贝思纳尔格林区（Bethnal Green）或威斯敏斯特附近的某个粗俗肮脏的种痘站进行接种？[③]

　　到 19 世纪中期，技术的发展避免了这些问题。首先，淋巴开始通过牛犊而非人产生并接种。这项技术由意大利人首创，1848 年在那不勒斯开始接种，在 19 世纪 60 年代传到了法国。1866 年，普辛（Pissin）把动物淋巴从巴黎带到了柏林，在接下来的十年中这种做法被路德维格·法伊弗（Ludwig Pfeiffer）和莱昂哈德·福格特（Leonhard Voigt）完善，德国各地得以建立生产牛犊淋巴的机构。由于牛犊的卫生状况可以被更好地监督管理，而且不会患某些疾病，最重要的是不会患上梅毒，这样就不会传播疾病，所以动物淋巴更安全。此外，它允许批量生产必要的淋巴，这样就能充分实现普遍接种的目标，还能防止需求波动。从 19 世纪 60 年代开始，人们发现在淋巴中添加甘油能杀死细菌和病毒，从而提高了种痘的安全性，但是这一发现直到 90 年代才得到完善并被广泛采用。[④]

　　尽管这种通常容易获得的技术知识可以为各地政府的利益服务，可以广泛传播种牛痘的好处，但是牛犊淋巴的总体使用情况在各国之间的差别却非常大。法国，

　　① 　30 & 31 Vict. c. 84, s. 17; 34 & 35 Vict. c. 98, s. 10; *SFS*, 1853/67, §§16, 23; *Kongl. Medicinalstyrelsens underdåniga skrifvelse den 8 Juni 1894*, p. 25; *Bihang*, 1897, Prop. 4.

　　② 　*Preste*, 1850–51, iii, pp. 122–24; *Bihang*, 1850–51, viii, Allmänna Besvärs-och Ekonomi-Utskottets Betänkande 14; RA, Skrivelser till Kungl. Maj:t, Collegium Medicum, 1803–05, v. 22, no. 1494.

　　③ 　*Hansard*, 1877, v.235, col. 739; *Preste*, 1850–51, iii, pp. 122–24; *Kongl. Medicinalstyrelsens under-dåniga skrifvelse den 8 Juni 1894*, p. 25; *Hygiea*, 56, 11 (November 1894), p. 509; *Förhandlingar vid sjunde allmänna Svenska Läkaremötet*, pp. 168, 170; *SB*, 1884/85, Akst. 287, p. 1261; Güntz, *Über die Verhütung der Syphilis*, p. 116.

　　④ 　M. Depaul, *Expériences faites a l'Académie impériale de médecine avec le cow-pox ou vaccin animal* (Paris, 1867), pp. 51–54; Borne, *Vaccination et revaccinations obligatoires*, p. 43; Darmon, *La longue traque de la variole*, pp. 35 off.; Lentz and Gins, *Handbuch der Pockenbekämpfung*, pp. 302–06, 264–65.

由于没有强制种牛痘，因此很少有迫切的动机，所以在这方面直到 1902 年才采取了特别的主动措施，此时动物淋巴是标准的操作程序。[1] 英国也落后了。在 19 世纪 60 年代末，一种新技术正在欧洲大陆试验的消息才在英国慢慢地传开。大约 10 年后，对于动物淋巴的信息，英国也没有进一步的探究，最终到 70 年代末才提出了处理这个问题的议案。直到 19 世纪末 20 世纪初，或多或少要求动物淋巴的措施才成了法律，讽刺的是，它和终止强制种牛痘的法律在同一个议案中。[2] 在瑞典，政府也是心有余而力不足。尽管在 19 世纪 50 年代，瑞典议会已经有动议要求禁止使用动物淋巴之外的任何痘苗，但半个世纪后政府不得不承认，他们仍然不能生产出足够的动物淋巴代替人的淋巴。[3] 相比而言，德国人试图引进这种技术以便缓解反对者的恐惧。同时，由于减少了强制性，种牛痘的效力遭到削弱，新技术可以减缓由此产生的压力。当局承认，普遍要求种牛痘的愿望使他们要承担起确保其无害的责任。19 世纪 70 年代末，有人提出用动物淋巴解决反对者的顾虑。到 80 年代初，动物淋巴的使用急剧增长，而且到 1884 年成立种牛痘委员会时，这项技术已经非常完善了，可以建议只使用动物淋巴了。第二年，当局决定只使用动物淋巴；到 19 世纪 90 年代为止，有 25 个邦的机构正在生产这种物质，现在 97% 的接种使用动物淋巴。[4] 与此同时，德国政府高兴地报告说，在柏林和爱尔福特，反种牛痘的抗议声很明显由于动物淋巴的引进而沉寂了。现在他们令人信服地宣称，极少传播梅毒的记录证明了这个新技术的成功。[5]

再次种牛痘

再次种牛痘是另一个技术问题，这涉及了在不同国家环境下实施种牛痘的更广泛的问题。西德纳姆相信，疾病会对身体产生永久性的改变；琴纳从这一观点中得到启示，他确信对于天花，一旦得到免疫，就能保护他一生。然而在 19 世纪 20 年

---

[1]　*Recueil*, 32 (1902), pp. 3–4; *Annales*, 2/35 (1871), p. 214; 3/49 (1903), p. 67. 他们确实引进了甘油动物淋巴和其他各种军方在种牛痘上的技术改进，希望能平息少数人的反对，这些人"被错误的理论或轻率的反对蒙住了眼睛"，抵制种牛痘的好处：*Recueil*, 27 (1897), p. 256.

[2]　PP 1868–69 xxxii, p. 9; *Hansard*, 1877, v. 235, col. 735; *PP* 1878–79 (131) i, 35; *PP* 1880 (9) vii, 591; 61 & 62 Vict. c. 49; *Hansard*, 1898, v. 54, col. 1676; Stevenson, "Science down the Drain," p. 17; MacLeod, "Law, Medicine and Public Opinion," pp. 192–93; Porter and Porter, "Politics of Prevention," p. 234.

[3]　*Ridderskapet och Adeln*, 1850–51, ii, pp. 239–40; *Bihang*, 1850–51, viii, Allmänna Besvärs-och Ekonomi-Utskottets Betänkande 14, pp. 10–11; *Kongl. Medicinalstyrelsens underdåniga skrifvelse den 8 Juni 1894*, pp. 20–21; *Hygiea*, 56, 11 (November 1894), pp. 485–525; *RD prot*, 1897, Prop. 4, pp. 25–26.

[4]　*DVöG*, 11, 4/2 (1879), P. 711; *SB, 1878*, Akst. 224, p. 1446; *Ärztliches Intelligenz-Blatt*, 26, 29 (22 July 1879), p. 311;*Zeitschrift des k. sächsischen statistischen Bureaus*, 30,1/2 (1884), p. 3; *SB*, 1884/85, Akst. 287, p. 1257; *SB*, 1882/83, Akst. 164, p. 580; *Veröffentlichungen*, 9, 2 (4 August 1885), p. 46; *Süpfle, Leitfaden der Vaccinationslehre*, p. 37; *Kongl. Medicinalstyrelsens underdåniga skrifvelse den 8 Juni 1894*, p. 28.

[5]　*Zeitschrift des Königl. Preussischen Statistischen Bureaus*, 30 (1890), p. 3; *SB*, 1909–11, Akst. 571, p. 2805.

代和 30 年代，第一批接种牛痘者的情况逐渐显现，很明显它的效用随着岁月的流逝在逐渐减小，需要再次种牛痘。实际上，只种一次牛痘起不到有效的作用，而且为反对者认为整个种牛痘事业即使事实上无害但是也无用的看法提供了很好的理由。[①]

再次种牛痘的必要性在欧洲大陆最容易被接受，因为这里没有民族自豪感的阻碍，但是在英国，这经常被视为企图抹黑英国杰出人物的光辉形象，所以欧洲大陆能获得后发优势。在种牛痘刚出现的时候，德意志就提出了这种保护是否能持续人的一生的问题。在符腾堡 1814—1817 年暴发流行病期间，斯图加特的额萨尔（Elsässer）是最早提出种牛痘的效果具有暂时性的人之一。到 19 世纪 20 年代和 30 年代，琴纳高估了他的方法的保护时间这一点越来越明确。[②]1829 年，符腾堡的军队证明了再次种牛痘的价值，当时地方守备部队（那里的士兵在招募的时候，不论此前是否得过天花，现在都要种牛痘，因此经常重复种牛痘）幸免于一场流行病。这里的士兵在 1833 年成了正式再次种牛痘的第一个群体。一年后，普鲁士如法炮制；19 世纪 30 年代末和 40 年代初，巴伐利亚、汉诺威和巴登也跟着做了。[③]到 19世纪 40 年代，社会潮流急剧变化，再次种牛痘被认为也是一项适合全体居民的措施。[④]符腾堡在这方面又领先了，1829 年已经要求平民再次种牛痘。然而，除了 19 世纪 50 年代末的萨克森-梅宁根（Sachsen-Meinigen）和其他几个小邦外，德意志其他邦国没有再通过这样的措施，一直到 1874 年帝国种牛痘法的颁布使德国成为第一个在 12 岁时要求二次种牛痘的国家。[⑤]

相比之下，英国由于深受琴纳理论的影响，在很长一段时间内一直反对再次种牛痘。已种牛痘者染上天花的责任被归咎于淋巴的变质，这是一种严密的不可证伪

---

① *Tidsskrift i militär helsovård*, 16, 1–2 (1891), pp. 24–27; *PP* 1857 (sess. 2) (2239) xxxv, pp. 172–73; Dixon, *Smallpox*, p. 288.

② McVail, *Half a Century of Small-Pox*, p. 28; Eimer, *Blatternkrankheit*, p. 102; *DVöG*, 20 (1888), p. 91; Lentz and Gins, *Handbuch der Pockenbekämpfung*, p. 238; Eichhorn, *Massregeln, welche die Regierungen Deutschlands zu ergreifen haben*, pp. 105–44; Kongl. Sundhets-Collegii, "Circulaire till samtlige Läkare i Riket," 1839, copy in Riksdagsbiblioteket, Stockholm; *Annales*, 18 (1837) p. 77; Heinz Bohn, *Bedeutung und Werth der Schutzpockenimpfung* (Berlin, 1867), p. 17; *Deutsches Archiv für Geschichte der Medicin und Medicinische Geographie*, 2 (1878), p. 119.

③ *Blattern und Schutzpockenimpfung*, p. 47; *Gesetz-Sammlung*, 1834, 16/1544; Friedrich Ring, *Zur Geschichte der Militärmedizin in Deutschland* (Berlin, 1962), p. 124; *Anhang zur Gesetz-Sammlung*, 1835, Beilage B zu No. 27 gehörig, p. 28; *DVöG*, 20 (1888), pp. 87–88; Kübler, *Geschichte der Pocken*, pp. 228–29; Kastner, *Impfzwang und das Reichs-Impfgesetz*, p. 13; Matzel, *Pocken im Deutsch-Französischen Krieg*, p. 11; Münch, *Gesundheitswesen im 18. und 19. Jahrhundert*, p. 236.

④ *Annalen der Staats-Arzneikunde*, 9, 1 (1844), pp. 89–117; Zimmermann, *Über Menschenpocken*, pp. 92–93; Aug. Fr. Zöhrer, *Der Vaccinprocess und seine Crisen* (2nd edn.; Vienna, 1846), pp. 14–20; *Zeitschrift für die Staatsarzneikunde*, 58 (1849), P–231.

⑤ Franz Heim, *Historisch-kritische Darstellung der Pockenseuchen, des gesammten Impf-und Revaccinations-wesens im Königreiche Württemberg innerhalb der fünf Jahre Juli 1831 bis Juni 1836* (Stuttgart, 1838), pp. 580–81; *DVöG*, 20 (1888), p. 93; Kastner, *Impfzwang und das Reichs-Impfgesetz*, p. 13; *SB*, 6 March 1874, p. 238; *Gesetz-Sammlung*, 1835, 27/1678, §56.

的观点，最极端的版本好像宣称，唯一正确的种牛痘是种牛痘后不会发生天花的种牛痘。[1] 然而，对军队来说，谨慎超过了琴纳的名声，所以陆军从 1840 年开始再次种牛痘，海军是 1871 年。[2] 但是从来没有要求平民再次种牛痘。19 世纪 50 年代末，西蒙被德国军队再次种牛痘的好处说服。到 60 年代，英国政府意识到了再次种牛痘的重要性，为这种做法提供了免费的通道，但是对于强制执行不抱希望。[3] 皇家委员会同样在理论上支持再次种牛痘，但是认为对于流动的成年人口，在管理上是不可能执行的。一旦反对种牛痘的声音开始响起，可以理解政府对再次种牛痘的前景持怀疑的态度。1898 年，政府许诺在上院提出一个关于再次种牛痘的议案，当然受良心条款（这是针对首次种牛痘）约束，这是为了有助于取得上院的支持，尽管他们对于终止强制性非常担忧。由于政府未能兑现它的承诺，一些议员个人提出议案，试图要求 12 岁时再次种牛痘，但是由于没有得到政府的支持，这些议案都失败了。[4]

瑞典追随英国的路线，没有采取强制再次种牛痘的政策。陆军从 1849 年开始再次种牛痘。[5] 在 19 世纪 50 年代，鼓励平民再次种牛痘，但 20 年后只不过是提出了种牛痘的成功取决于是否种两轮牛痘的议案。[6] 到 90 年代，改革者又提出再次种牛痘，政府将德国作为成功的模范，将英国树为可怕的典型。但是，直到第一次世界大战才有了结果，而且只是要求某些主要暴露在外的群体再次种牛痘，这再次包括了军队。[7] 在法国，没有要求强制种牛痘，所以再次种牛痘几乎不是一个问题。官方的医学意见坚持琴纳的终生保护信条的时间比欧洲大陆其他地方都要长，将例

[1] Charles Creighton, *A History of Epidemics in Britain* (Cambridge, 1894), v. II, pp. 611–12; R. Thorne Thorne, *On the Progress of Preventive Medicine During the Victorian Era* (London, 1888), pp. 9–10; Dixon, *Smallpox*, pp. 285–88; *Hansard*, 1883, v. 280, col. 1019.

[2] *Second Report into the Subject of Vaccination*, Q. 2659; Lloyd and Coulter, *Medicine and the Navy*, v. IV, p. 211.

[3] *PP* 1857 (sess.2) (2239) xxxv, pp. 184–90, 194–95; Anne Hardy, *The Epidemic Streets: Infectious Disease and the Rise of Preventive Medicine, 1856–1900* (Oxford, 1993), pp. 111, 116; *First Report into the Subject of Vaccination*, QQ. 101, 152; *Hansard*, 1883, v. 280, cols. 1020–21; *PP* 1871 (246) xiii, 1, p. iii; 30 & 31 Viet. c. 84, s. 8; 34 & 35 Viet. c. 98, s. 9; E. P. Hennock, "Vaccination Policy Against Smallpox, 1835–1914: A Comparison of England with Prussia and Imperial Germany," *Social History of Medicine,* 11,1 (April 1998), p. 59.

[4] *Final Report into the Subject of Vaccination,* sect. 533; *BMJ* (5 July 1902), p. 30; *Hansard,* 1898, v. 64, cols. 36, 38; *PP* 1904 (18) iv, 173; *Hansard,* 1904, v. 136, cols. 249, 254; *Practitioner,* 56 (1896), pp. 506–07.

[5] *SFS* 1849/8; *Kongl. Medicinalstyrelsens underdåniga skrifvelse den 8 Juni 1894*, p. 7; *Hygiea,* 56, 11 (November 1894), p. 497; Sköld, *Two Faces of Smallpox*, pp. 479–96.

[6] *SFS*,1853/67; *Förhandlingar,* 1872, p. 321; Marie Clark Nelson and John Rogers, "The Right to Die? Anti-Vaccination Activity and the 1874 Smallpox Epidemic in Stockholm," *Social History of Medicine,* 5, 3 (December 1992), p. 374.

[7] *Tidsskrift i militär helsovård,* 16,1–2 (1891), pp. 24–27; *Kongl. Medicinalstyrelsens underdåniga skrifvelse den 17 Januari 1896, i anledning af inkomna yttranden öfver styrelsens förslag till förnyadt nådigt reglemente för skyddskoppympningen i riket* (Stockholm, 1896), p. 44; *Bihang,* 1915, Prop. 78, pp. 45–46; Petrén, *Den nya vaccinationslagen,* pp. 3–10.

外的情况归咎于淋巴的变质。1840 年，医学学会仍然否认需要再次种牛痘。[①] 但是意见已经很难一致了，其他人援引了北欧再次种牛痘成功的例子。在 19 世纪 40 年代末，潮流开始变化。1840 年，塞尔（Serres）在科学院承认种牛痘的保护只是暂时的，建议重复种牛痘，至少在流行病期间再次种牛痘。40 年代末医学学会被说服了。[②] 像其他地方一样，德国军队做出的榜样证明是很有吸引力的，1857 年法国陆军开始实施再次种牛痘。[③]19 世纪 70 年代，政府建议将再次种牛痘权交给雇主，改革者呼吁采用间接的方法强制再次种牛痘；1881 年，利乌威尔议案徒劳地试图强制再次种牛痘。到 1883 年，法国的公立中学和大学要求学生再次种牛痘，而且从 1888 年开始，所有超过 10 岁的学生必须再次种牛痘才能继续在公立中小学上学。1891 年，医学和药学专业的学生在上大学入学考试之前要再次种牛痘。到 19 世纪 90 年代，法国人已坚定地支持再次种牛痘了，到 1902 年，引入了两轮种牛痘，这在其他地方是没有的。[④]

新检疫隔离主义和种牛痘

对种牛痘的控制加强还是放松？政府面对反对时只能从中做出一个选择。反对者在拒绝（强制）种牛痘时，很少否认需要采取措施预防天花。[⑤] 他们首选的方法，除了少数激进分子认为卫生的生活方法和清洁的环境就足够了之外，其他人选择的相当于新检疫隔离主义者的方法，这也是 19 世纪 70 年代和 80 年代政府防御其他传染病时长期执行的方法。[⑥] 换句话说，它们是官方预防"武器库"中很熟悉的方法，不是社会改革中无法执行的花费巨大的方法——就像 19 世纪初，查德威克主义者针

① Lentz and Gins, *Handbuch der Pockenbekämpfung*, p. 238; *Mémoires*, 8 (1840), pp. 568–673; *Bulletin*, 5(1840), p. 362.

② *Moniteur universel*, 287 (14 October 1825), p. 1412; *Bulletin*, 3 (1838–39), p. 6; 5 (1840), p. 10; *Annales*, 30 (1843), PP. 213–17; *Bulletin*, 13 (1847–48), pp. 721–22; Kübler, *Geschichte der Pocken*, pp. 247–48; Borne, *Vaccination et revaccinations obligatoires*, pp. 40–41; Weisz, *Medical Mandarins*, p. 92.

③ Steinbrenner, *Traité sur la vaccine*, pp. 698–719; *L'union médicale*, 7, 62 (26 May 1853), pp. 245–46; *Annales*, 3/5 (1881), p. 326; 3/19 (1888), p. 348; 3/50, 3 (July 1903), p. 259; *Revue d'hygiène*, 48 (1926), PP. 373—75.

④ *Recueil*, 2 (1873), pp. 159–62; *Annales*, 3/1 (1879), p. 445; 3/24 (1890), pp. 171–72; *JO*, 1881, Chambre, Doc., p. 136; 13, 16 (17 January 1881), pp. 267–68; Borne, *Vaccination et revaccinations oblig-atoires*, p. 49; *Revue d'hygiène et de police sanitaire*, 20 (1898), pp. 769–88; *JO*, 34, 49 (19 February 1902), p. 1174, sect. 6; *Bulletin*, 2/10 (1881), p. 570.

⑤ *Journal der practischen Arzneykunde und Wundarzneykunst*, 19, 1 (1804), p. 61; *Ridderskapet och Adeln*, 1815, v. 3, pp. 659–72; Munck af Rosenschöld, *Förslag till Hämmande*, p. 16; *Hygiea*, 36,10 (September 1874), pp. 547–48.

⑥ *Cobbett's*, 1806, v. 7, cols. 886–87; *SB*,1882/83, Akst. 164, p. 572; *Annales*, 3/50,3 (July 1903), p. 242; *Hansard*, 1861, v. 164, cols. 678–79; *Die Cholera. Ihre Verhütung und Heilung: Von einem erfahrenen Arzte* (Hannover, 1885), pp. iv-vii; Nittinger, *Das falsche Dogma*, p. 23. 对新检疫隔离主义技术合法性的唯一质疑来自法国，这里的观察员担心，人们不会接受住院和隔离：*Bulletin de la Société de médecine publique et d'hygiène professionnelle*, 2 (1879), pp, 328–34.

对霍乱提倡全面的卫生主义的方法一样。针对天花，所有国家的反种牛痘者都要求使用新检疫隔离主义的一些方法。从防止疾病要采取的所有预防措施的角度看，抗议运动提出的问题更多的不是种牛痘是否应该强制的问题，而是只面对天花这一种病时新检疫隔离主义应该是唯一的预防措施（除了个体自愿选择种牛痘之外），还是它和强制种牛痘应一起协力战斗？没有一个政府只依赖种牛痘；争论的焦点是两种技术之间的相对平衡。

从种牛痘员的角度看，针对天花，隔离、消毒和通常的新检疫隔离主义者的方法如果单独使用都是不切实际的。只有当大多数居民由于种牛痘而不会感染天花时，隔离天花病人才是有效的。否则，潜伏期的时长和方便传染病传播的设施，就像无症状霍乱感染者一样，引出了同样的问题：疾病在任何人觉察到它之前已经很容易传入并传播开来。[1]与强制种牛痘相比，隔离是一项花费更大而且更麻烦的技术：使被隔离区人心惶惶，诱使人们违反隔离政策，很难对住在拥挤环境中的穷人提出要求，在人烟稀少的农村地区也很难执行，而且要依赖代价高、不受欢迎的专门医院的建设，这些医院在流行病期间人满为患，而其他时间却空空荡荡。[2]最后，支持种牛痘者认为，鉴于国家为了公共利益有权限制个人的自由，种牛痘（一生中被刺两次）与新检疫隔离主义（向政府报告病例，病人和家属离开所在地并被隔离，监控他们与其他人的接触，对病人的物品或住所消毒，有时是销毁）相比，其侵扰性和强制性较低。[3]从反种牛痘者的角度来看，新检疫隔离主义——不再是霍乱暴发时严格的卫生主义者反对的那样邪恶了——现在是替代种牛痘的合理方法。他们的目标是说服政府放弃种牛痘，支持新检疫隔离主义者的方法，而且在某些情况下他们成功了。然而，没有一个国家的政府不把新检疫隔离主义看作他们预防策略的一部分。

在英国，从反种牛痘主义的圣地发展出来的莱斯特体系，只不过是新检疫隔离主义原则在天花上的应用而已。1886年，莱斯特的监护官曾拒绝执行种牛痘法，卫生当局别无选择，只能向当地的主流观念屈服，开始使用新检疫隔离主义者的方法。莱斯特体系，是以《1875年公共卫生法》赋予的权力为基础，19世纪70年代

① Wernher, *Zur Impffrage*, P. 20; *Betänkande angående skyddskoppympningens ordnande*, pp. 48–50; *Bihang*, 1915, Särskilda utskotts nr. 1 utlåtande 2, p. 43; *RD prot*, FK 1912:20, pp. 41–42, 56.

② *Bihang*, 1815, iv, 3, pp. 1338–48; *Hansard*, 1904, v. 136, cols. 249–52; *Annales*, 3/50,3 (July 1903), p. 242; *DZSA*, NF, 20 (1862), p. 9; Cless, *Impfung und Pocken in Württemberg*, p. 80.

③ *Bihang*, 1903, AK Tillfälliga Utskott (No. 2) Utlåtande 30, p. 11; 1915, Särskilda utskotts nr. lutlåtande 2, p. 43; *Betänkande angående skyddskoppympningens ordnande*, pp. 48–53; *Hygiea*, 36, 10 (September 1874), pp. 547–48; *Hansard*, 1898, v. 57, cols. 770, 785; *Bulletin*, 3, 25 (1891), p. 109; Tebb, *Century of Vaccination*, pp. 88–89; *SB*,23 April 1873, pp. 284–86; *SB*, 1884/85, Akst. 287, pp. 1346–47. Some antivaccinators agreed: see Martini, *Commentar zu dem Reichs-Impfgesetz*, p. 148; *SB*, 23 April 1873, p. 286; *SB*, 1884/85, Akst. 287, p. 1347;*Annales*,18 (1837) pp. 162–63; 3/50, 3 (July 1903), p. 242.

中期在卫生医疗官威廉·约翰斯顿（William Johnston）的要求之下发展起来的，威廉·约翰斯顿打算用它补充而非取代种牛痘。① 要求医生 12 小时内报告天花病例；强制患者和他们的家人在医院隔离两周，他们的家要消毒，衣服和寝具烧毁或消毒。与患者的接触要接受监控，而且有时也要检疫隔离。② 在实践中，通过威胁将他们的状况告诉其雇主的方式阻止其工作。如果他们愿意，在医院时要在消毒剂溶液中洗一个澡，如果不愿意，会给他们家中提供消毒剂。禁止被传染的病人在可能容易传播疾病的行业中工作，尤其是与食品相关的工作，而且未经消毒不得归还图书馆的藏书。对于被检疫隔离的父母，赔偿他们工作时间的损失，没有工作的接触者一般支付一半的赔偿。③

虽然莱斯特地区对这种方法的使用是最引人注目的一个例子，但是英国其他地方实际上也使用了这种方法，并且有的地方更早就采用了。到 20 世纪，这个系统就像针对霍乱的新检疫隔离主义一样，被当作英国的方法而为人所知。直到 19 世纪 60 年代，英国当局还把种牛痘看作他们武器库中最实用的武器，但是 1866 年霍乱和牛瘟的流行使政府将它们的注意力集中在了更传统的解决方法上。1868 年，詹姆斯·杨·辛普森（James Young Simpson）建议将控制牛瘟的新检疫隔离主义者的方法（"摧毁系统"）扩展到天花上面。④19 世纪 70 年代初，伦敦的预防重点从种牛痘转向了追踪患者以及与其接触过的人，将他们隔离或转移，将住所、衣服和寝具消毒。《1875 年公共卫生法》授权政府要求报告病例、将患者收容住院、监控接触者并消毒、巡查出租屋、检查流浪者和其他人，授权政府利用新检疫隔离主义的原

① *Lancet* (17 October 1885), p. 737; *Final Report into the Subject of Vaccination*, sect. 482; Fraser, "Leicester and Smallpox," pp. 315, 331–32; MacLeod, "Law, Medicine and Public Opinion," pp. 195–96.

② 很明显，可以强制患者转移，但是对于接触者，医疗当局只能劝其转移。如果易受感染的人拒绝隔离，那么检查员每天都要上门检查，警告他们不要去工作或不恰当地待在室外，但不会把他们限制在家里，尽管他们必须待在家里，直到卫生工作人员上门照顾他们为止。他们还被禁止进入未受感染的家庭、公共机构或聚会场所，违者将被没收用于支付食物和租金的现金补贴：*Final Report into the Subject of Vaccination*, sects. 480, 482; Millard, *Vaccination Question*, p. 128; Biggs, *Leicester*, pp. 474–76; *Appendix VI to the Final Report of the Royal Commission on Vaccination* (C.–8612) (London, 1897), pp. 2–3; J. T. Biggs, "How Leicester Deals with Smallpox," *Vaccination Inquirer* (1 November 1892); W. McC. Wanklyn, *The Administrative Control of Smallpox* (London, 1913), p. 41.

③ Thomas Windley, *Leicester and Smallpox* (Leicester, 1902), p. 9; *Sanitary Record*, n.s., 16, 252 (29 September 1894), p. 1058; *Appendix VI to the Final Report*, pp. 9–10; 60 & 6i Viet. c. 218 (priv. act), clauses 49, 53, 55; McKinley, *History of Leicester*, v. IV, p. 283; Millard, *Vaccination Question*, p. 128; *Hygienische Rundschau*, 14,17 (1904), pp. 817–21.

④ J. R. Smith, *Speckled Monster*, p. 143; *MTG*, 1 (1868), pp. 5, 32. "摧毁系统"涉及毁掉感染的动物，隔离感染的病人，防止感染者传播疾病：McVail, *Half a Century of Small-Pox*, pp. 56–57; Dixon, *Smallpox*, p. 291.

则发展出可以代替种牛痘的可行的方法。[1] 公共卫生官员得到明确指示，将因住房
条件限制不能保证在家中隔离的天花患者转移走。在 19 世纪 80 年代中期的苏格兰，
正在康复的病人就像半个世纪前的霍乱患者一样，他们如果冒险进入公共场所，只
能待在街道的中心，用明显的标志将自己与其他人区别开来。1888 年，地方政府事
务部命令在天花预防上使用新检疫隔离主义者的方法。[2] 19 世纪末 20 世纪初，如果
流浪者和其他流动人口被传染了，往往是遭到隔离，因为这样的行径没有直接的法
律依据，所以有时需要支付大量金钱，满足受害者的损害赔偿要求。1948 年，强制
种牛痘被彻底废除后，英国完全转向了新检疫隔离主义者隔离患者的原则，尽管在
可能的情况下也试图为接触过患者的人种牛痘。[3]

　　在德国，新检疫隔离主义的原则也成了预防实践的一部分，尽管在这里它们和
种牛痘一起发挥作用。虽然反种牛痘者还没有说服政府放弃强制种牛痘，但这场
运动的力量及其长期的坚守意味着让步就要到来了。理论上，对于天花的预防，反
复种牛痘应该能提供充分的保护，能够取代新检疫隔离主义者的措施。但是事实
上，政府向来不愿意放弃他们武器库中的任何预防措施，尤其是考虑到反对者有能
力散播对种牛痘的怀疑和不信任。19 世纪 70 年代流传着这样的观点：只有种牛痘
是不够的，还需要由消毒和隔离来补充。19 世纪 80 年代，巴伐利亚当局和埃森市
（Essen）的克虏伯工厂试图隔离天花病人而非完全依赖种牛痘。1886 年，汉堡的一
条法令要求将天花病人转移到医院。[4] 然后，在《帝国传染病法》中，反种牛痘者
倡导的新检疫隔离主义者的原则得到了贯彻，使德国人享受到了双管齐下的好处，
考虑到了流行病学上的任何可能性。虽然 1874 年法已经将强制种牛痘当作个人预
防的一个工具，但新检疫隔离主义者的所有预防方法现在也都被用来对付天花了。
患者被隔离，他们的家做了标记。[5] 任何接触过的人，不论是同事还是邮递员，还
有被感染房屋中的居民和可能接触过危险物品的工人，都被怀疑可能是传染者，而

---

① Hardy, *Epidemic Streets*, pp. 123–24; Anne Hardy, "Smallpox in London: Factors in the Decline of the Disease in the Nineteenth Century,"*Medical History*, 27,2 (April 1993), pp. 111–12; *Final Report into the Subject of Vaccination*, sects. 495–503; *Hansard*, 1898, v. 62, col. 403; Millard, *Vaccination Question*, pp. 19–21; Biggs, *Leicester*, p. 72. 澳大利亚也采用了类似的技术，它深受大城市的影响：Alan Mayne, "'The Dreadful Scourge': Responses to Smallpox in Sydney and Melbourne, 1881–1882," in Roy Macleod and Milton Lewis, eds., *Disease, Medicine and Empire* (London, 1988), pp. 227–30.

② PRO, MH 113/6, "Memorandum on the Duties of Sanitary Authorities in Reference to Epidemics of Small-Pox," January 1877; repeated in 1888: MH 113/9, "Memorandum on the steps specially requisite to be taken in places where Small-Pox is prevalent"; Ian Levitt, ed., *Government and Social Conditions in Scotland 1845–1919* (Edinburgh, 1988), pp. 133–34; *Second Report into the Subject of Vaccination*, pp. 246–47; *Appendix VI to the Final Report*, p. 2.

③ *Journal of State Medicine*, 11 (1903),pp. 654–55; *Public Health*, 15 (1902–03), pp. 599–600; Semple, "Pockenschutzimpfung in Grossbritannien," p. 574.

④ *Berliner klinische Wochenschrift*, 9 (5 February 1872), p. 75; *SB*, 1884/85, Akst. 287, pp. 1295,1344; Voigt, *Das erste Jahrhundert der Schutzimpfung*, p. 9.

⑤ *Reichs-Gesetzblatt*, 1904, 9/3020; H. A. Gins, *Der Pockenschutz des deutschen Volkes* (Berlin, 1917), p. 48.

且要接受两周的监控。一般来说，没有什么比医生定期询问他们的健康状况更令人害怕的了，如果官方的医生断定这样的人不能频繁去公共场所（包括工作的地方），或他们的行动自由需要遭受其他的限制，而他们不愿意忍受这样的限制，那么他们也可能被隔离。公共集会可能被禁止，被传染房屋内的经济活动也可能被禁止。可以要求对旧衣服和病房消毒，并对尸体进行特殊处理。到过疫区的外地人和当地人也要受到监控。对某些异乡人（无家可归者和流动人口、移民、季节工人、吉普赛人、补锅匠、流浪者以及不法商贩等诸如此类的人）来说，一种专门的限制性的监控是可能的，包括限制他们对住所和工作的选择，要求他们本人出现在卫生官员面前并禁止他们出现在某些地方。如果外国被感染了，允许移民越过边境，只是他们要在那里接受医学检查，病人和被传染者要被隔离。大批移民在乘坐火车时，只允许他们待在专门的没有装潢的车厢和隔间中。来自疫区的外国工人除非已经免疫，否则要在到达后的三天内种牛痘。

　　在法国也是如此，尽管它的立法滞后，但新检疫隔离主义者的方法也被讨论了很长时间。[1]1870年，咨询委员会建议对天花患者的房屋消毒，并将他们隔离在专门的病房中。在19世纪70年代后期，由于穷人在家中很少有机会采取预防措施，所以将他们送入医院变得正常起来。1870年，巴黎一个专门委员会建议，根据"英国模式"建立针对天花的隔离医院。19世纪80年代末和90年代初，当天花袭来时，卢瓦尔-因弗尔（Loire-Inférieure）的一些小村庄被隔离了，而且南锡（Nancy）和其他地方的病人也被隔离了，他们的住所和物品被消毒。波尔多（Bordeaux）的公共卫生当局有意将鼓励种牛痘和隔离、消毒结合起来，但同时其他地方却哀叹缺乏有效的方法强制隔离不服从者。[2]1902年公共卫生法同样采取了双管齐下的方法，要求种牛痘并报告、消毒，而且若有必要就销毁传染物品。虽然法律本身并没有规定对病人的隔离，但第二年在内阁通告上做了说明。通过专门的运输方法完成对患者的转移和隔离（若有可能就在家中隔离，若有必要就在医院中隔离）；病人康复后，未经清洁和消毒，不能冒险进入公共场所。1910年，巴黎天花肆虐时，同时对直接接触过天花病人的人施行隔离、消毒和种牛痘。[3]只有在瑞典，种牛痘很大程度上仍然被认为独立于其他任何更广泛的预防方法，其他疾病的预防在采用新检疫隔离主义的原则方面也非常缓慢。

　　① *Bulletin de la Société de médecine publique et d'hygiène professionnelle*, 2 (1879), pp. 102–07,150–64; 1 (1877), pp. 234–47; *Rapport sur les travaux du conseil central d'hygiene publique et de salubrité de la ville de Nantes et du département de la Loire-Inférieure*, 1880, pp. 101–03; *JO*, Débats, Chambre, 9 March 1907, p. 603.

　　② *Recueil*, 2 (1873), PP. 159–62; Darmon, *La longue traque de la variole*, p. 398; *Annales*, 2/35 (1871),p. 222; 3/15 (1886), pp. 219–29; *Recueil*, 21 (1891), pp. 544–46, 959; *Annales*, 3/18 (1887), pp. 225–29; 3/16 (1886), p. 468.

　　③ Monod, *La santé publique*, pp. 229–31; *Annales*, 4/15 (1911), p. 107.

差异的原因

虽然各国在生物学上再次面临着共同的问题，但寻求的却是不同的策略：英国最初采取了强制性措施，然后在反种牛痘主义的推动下转向了允许例外；德意志由于它的分裂，各地方法不一，统一之后最终协调一致，要求所有公民种牛痘和再次种牛痘，无一例外；在瑞典，早期是强制性的，后来不情愿地勉强追随了英国良心条款的先例；最后是法国，它在经历了一个世纪的无所作为之后，突然以雷霆之势转向了一种至少在理论上比德国更严格的强制性措施。为什么？

提出这个问题的阿克尔克内希特认为，预防方法和政治制度之间有一定的联系。尽管这种一致性的联系在霍乱的例子中很难找到，但在天花预防中，这样的联系似乎更合理。至少，种牛痘导致的个人权利和对这种权利的侵犯问题，经常不断地出现。最初对付霍乱采取的是长期以来针对鼠疫和其他疾病发展出来的经过检验的方法，因此在这些方面并没有出现新的困境。相比而言，对于天花来说，各国必须根据不同的政治传统消化吸收新的预防方法。此外，种牛痘将对公民自由的侵犯提到了一个新的层面：不仅仅是隔离期的准监禁，还直接侵犯了身体的完整性，在仍然健康的公民的血液中注射了"外来的"且"非自然的"物质，不论这些物质多么微小、多么温和，都是疾病的刺激物。

种牛痘在更广泛的政治思想领域总是争论不断：国家和个人的关系，以及通过援引一个更高尚的共同目的，证明一种生物学上的亲密联系的合理性以及（至少在早期）并不总是无害的干预的合理性，以此使共同体的权力侵犯个人的自主权。拥护者把种牛痘描绘作一种公共的利益：由于种牛痘不是绝对可靠的，越多的共同体种牛痘，每个人得到的这种保护就越多。就像法国的一位观察员所指出的，一堆火的危险性不是由最初的火花的烈度衡量的，而是由火花所落在的物质的可燃度决定的。[1]反对者搭了便车，获得了群体免疫的好处，但他们自己对共同体构成了威胁。因此，强制的合理性在于确保所有人都分担了共同的义务。[2]相应地，反对者一定程度上不认为种牛痘本质上是令人反感的，他们认为种牛痘对私人是有好处的，任何愿意的人都可以享受它的成果，但这仍然是一个国家不能强制的行为。反种牛痘者将疾病传给其他人的风险轻描淡写，把个人自主权拔高到一种绝对的程度，把个

① *Annales*, 3/25 (1891), p. 351; *SB*, 1884/85, Akst. 287, pp. 1257,1260; W. McConnel Wanklyn, *A Survey of the Present Position of Smallpox and Vaccination as Affecting This Country* (London, 1922), p. 21.

② Kastner, *Impfzwang und das Reichs-Impfgesetz*, p. 10; *SB*, 1884/85, Akst. 287, p. 1260; *SB*, 1909–11, Akst. 571; *Blattern und Schutzpockenimpfung*, pp. 97–98; *DZSA*, 15 (1828), pp. 238–39; Eimer, *Blatternkrankheit*, pp. 146–47; Giel, *Schutzpockenimpfung in Bayern*, pp. 386–88.

人卫生，包括种牛痘，描绘作只有个人才能决定的事情。[①] 就像一个人所说的："我支持每一个公民的权利……保持卫生和他人身的完整性，反对任何理论或实践对人身造成不确定的和未经同意的玷污-他甚至有权拒绝国家授权的对生命之源的入侵，以免贬损了它。"[②]

支持种牛痘者跨越国界，用相似的术语阐明了他们的观点：有潜在传染病的个体不仅伤害了他们自己，而且对他们的同胞也构成了威胁，国家有责任使他们无害。决定社区坚持种牛痘的原因，不是因为对个人有好处，而是未受保护的人对他人构成了威胁。正如一个人非常精彩地指出的那样："每一个法国公民都有权死于天花，但是无权把天花传染给他的同胞。"[③] 即使种牛痘在非常罕见的情况下被证明是有害的，也没有人有权使自己免于一种对公共利益有益的预防措施。天花像所有传染病一样，不是一种没有受害者的疾病。种牛痘的风险虽然确实存在，但是非常小，而且随着技术的改善，风险在逐渐减小，无论如何，与它的好处相比，其风险都是微不足道的。其他不可否认的有益之事本身都含有同等的风险，不论是学校的体育运动、铁路还是氯仿，没有一个人会仅仅因为其包含的风险就想着要拒绝它们。[④] 反种牛痘者将种牛痘看作一件个人的事情，是把个人和家庭从共同体的干预中隔离开的隐私范围内的一种个人选择。[⑤] 反过来，支持种牛痘者赋予国家的角色是，那些不幸遇到了不合格的父母、需要有依靠的儿童的保护人。种牛痘与其说限

---

① Wegener, *Unerhört!!*, p. vi; Vallberg, *Vaccinationstyranniet*, pp. 3, 24; *Nineteenth Century*, 11, 63 (May 1882), p. 785; *Hansard*, 1898, v. 62, col. 316; Creighton, *Jenner and Vaccination*, pp. 350–51; Vallberg, *Böra vi tvingas?*, p. 80; Butterbrodt, *An den hohen deutschen Reichstag in Berlin*, p. 9; *SB*, 1879, Akst. 304, p. 1736; *SB*,1882/83, Akst. 164, p. 560; *SB*, 1895–97,12 March 1896, p. 1405; Brunn,*Nationalliberalen politische Abdankung*, p. 8; Recueil, 11 (1883), P. 327; *Hansard*, 1856, v. 141, coI. 23; *PP* 1856 (109) lii, p. 500; F, B. Smith, *People's Health*, p. 168.

② Arnold, *Notes on Vaccination*, p. 111.

③ *Annales*, 3/1 (1879), p. 445; *DVöG*, 20 (1888), p. 104; Bohn, *Handbnch der Vaccination*, pp. 345–47; Ungar, *Über Schutzimpfungen*,pp.17–18; *Medizinalarchiv für das Deutsche Reich*, 2(1911), p. 181;Jochmann, *Pocken und Vaccinationslehre*, pp. 264–65; *Jahrbuch der Staatsarzneikunde*, 1 (1808), pp. 99–105; Wernher, *Zur Impffrage*, p. 46; *Hansard*, 1856, v. 143, cols. 549–53; 1861, v. 164, col. 676; *PP* 1852–53 (434) ci, 77, P. 4.

④ *Bihang*, 1815, iv, 3, pp. 1338–48; 1903, AK Tillfälliga Utskott (No. 2) Utlåtande 30, p. 11; *RD prot*, AK 1915:87, p. 43; *Anhang zur Gesetz-Sammlung*, 1835, Beilage B zu No. 27 gehörig, pp. 26–27; DZSA, 15 (1828), pp. 238–39; Reiter, *Würdigung der grossen Vortheile der Kuhpockenimpfung*, pp. 48–49; *SB*, 1882/83, Akst. 164, p. 569; *SB*, 1909–11, Akst. 571, p. 2809; *Über die Einführung einer Gewissensklausel*, pp. 107–08; *Hansard*, 1883, v. 280, col. 1026; *PP* 1852–53 (434) ci, 77, p. 52; *JO*, 1881, Chambre, Doc., p. 136; Strauss and Fillassier, *Loi sur la protection de la santé publique*, p. 253; *RD prot*, AK 1915:87, p. 14; *Hansard*, 1870, v. 202, col. 1589; *Blattern und Schutzpockenimpfug*, p. 123.

⑤ 因此，捍卫的自由往往不是个人的自由，而是父母控制家庭不受法律侵犯的自由：*Moniteur universel*, 172 (20 June 1868), p. 887; *Bulletin*, 3,25 (1891), p. 271; *Hansard*, 1861, v. 164, col. 680; Mary Hume-Rothery, *150 Reasons*, *PP* 1856 (109) lii, p. 500; *Cobbett's*, 1806, v. 7, cols. 881–82; *Lancet* (20 August 1898), p. 469; *Bihang*, 1856–58, viii, Allmänna Besvärs-och Ekonomi-Utskottets Betänkande 14, pp. 10–11; *Ridderskapet och Adeln*, 1815, v. 3, pp. 659–72; Wernher, *Zur Impffrage*, P. 2; Jeanne L. Brand, *Doctors and the State: The British Medical Profession and Government Action in Public Health, 1870–1912* (Baltimore, 1965), p. 47.

制了成人的自由，不如说是保证了婴儿的自由。[①] 就像任何观点利用原理堵塞现实中漏水的堤坝一样，灾难性的类比确实起到了作用。支持者承认，强制种牛痘侵犯了个人的自由，但是他们指出，这种强制对自由的侵犯和其他那些人们不再提出反对意见的强制性法律一样：强制上学、服兵役、出生及死亡登记和公害防治。因此，从这方面来看，种牛痘的底线就像是在沙滩上画线，是随意多变的。[②] 反过来，反对者警告说，医疗干预的程度越来越严重。一个人警告说，一旦承认政府有权种牛痘，那么它的权力会在哪里终止呢："我们不仅被人为地，而且会被议会法律用水蛭吸血、放血、挑破水泡、被烧、被灌水、被冷冻、被服用药丸、被服用药剂、被用洗涤剂冲洗、被过量分泌唾液吗？"[③]

尽管所有的国家都出现了这些共同的原则问题，但是预防方法的不同却是很明显的。不只是霍乱，针对天花的预防措施似乎也遵守了政治和预防之间的阿克尔克内希特式的大概的相关性。1874 年之后，德国无视无数的反对意见和组织良好的反种牛痘者，要求它的公民种牛痘。相比之下，自由主义的英国，尽管早于普鲁士要求强制种牛痘，但被基层的抗议说服，认识到自己的做法是错误的，放弃了强制，转向了更倾向公共卫生的卫生主义者，再次允许种牛痘成为一种个人的选择。瑞典，在君主立宪的初期，接受种牛痘的强制性，后来随着公共抗议的声音越来越高，逐渐愿意考虑一种自愿的方法。只有法国，虽然姗姗来迟但属于坚定的支持种牛痘主义者，很难把它放在这样的解释中，尽管坚定的阿克尔克内希特主义者可能将法国解释作叫的（1902 年后不仅强调强制性，而且要求两轮的再次种牛痘）比咬的凶（实际上种牛痘过程中有许多不当和无效之处），由此保存了它作为一个自由主义国家的颜面，只是这种严格的干预有如寻常的儿戏罢了。

毫无疑问，不同国家采取的方法、当局可以做出的不受挑战的假设以及他们视为理所当然的态度之间存在明显差异。对于政府应该通过强制手段传播种牛痘的好处这个原则，瑞典身体力行，是践行这个原则的首批国家，瑞典人对此非常自豪。[④]

---

① *Hygiea*, 36,10 (September 1874), pp. 547–48; *PP* 1857 (sess. 2) (2239) xxxv, p. 224; *Hansard*, 1856, v. 143, cols. 549–53; 1898, v. 62, col. 367; Strauss, *La croisade sanitaire*, p. 27; Abe, "Aus der Frühgeschichte der deutschen Impfgesetzgebung," pp. 373–74; Jochmann, *Pocken und Vaccinations-lehre*, pp. 264–65; Reiter, *Würdigung der grossen Vortheile der Kuhpockenimpfung*, pp. 48–49; Wernher, *Zur Impffrage*, p. 46; Monteils, *Histoire de la vaccination*, pp. 280–86, 295.

② *Hansard*, 1853, v. 125, col. 1013; 1872, v. 212, col. 930; 1878, v. 239, col. 493; 1883, v. 280, cols.1026,1042–43; 1898, v. 62, col. 368; Monteils, *Histoire de la vaccination*, pp. 269–70; Borne, *Vaccination et revaccinations obligatoires*, pp. 152–53; *SB*, 1882/83, Akst. 164, p. 577; *Annales*, 3/50, 3 (July 1903), pp. 237–38; *Borgare*, 1856–58, ii, pp. 94–95.

③ *PP* 1856 (109) lii, p. 514.

④ "Kongl. Sundhets-Collegii till Kongl. Maj:t inlemnade underdåniga förslag till förnyadt Nådigt Reglemente för skyddskoppympningen i Riket" (15 April) 1852, copy in Statistiska Centralbyrån, Stockholm, Kongl. Sundhets Collegii Samlingar, v. 1, p. 12.

他们也是少数几个愿意主张政府甚至有权要求抗议者种牛痘的国家之一，因为他们认为政府的责任包括帮助那些太愚昧以至于不知道自己利益所在的人。[①] 更具有普遍意义的是德国，尤其是 1874 年后，被看作激烈干预的执行者，就像一个法国人指出的，它是卫生和预防要求的经典之地。[②] 这里使用了一定程度的强制，甚至国外支持种牛痘者都经常觉得有点过分了。毫不奇怪，德国国内外的反种牛痘主义者的宣传，都将德国系统当作需要推翻的专制统治的典范。在争论不种牛痘者是否应该被监禁时，一个抗议者抱怨说，人们认为德国人有太多的理由被监禁，反抗种牛痘没有增加额外的监禁可能。[③] 德国人的纪律和对权威的服从经常被用来解释这种方法的适用性。德国的反种牛痘者嘲笑他们的同胞说，接受强制性表明这个国家已经接受了个人自由的丧失，对于自由仍然还没有做好准备。[④] 反过来，法国人很乐意将他们的消极方法看作启蒙运动的结果。拿破仑时代，在意识到自己已经落后于种牛痘状况良好的邻居们之前，法国人将其自愿的方法视为更自由的标志，有别于北欧采用的更专制的方法。[⑤] 在第二帝国的最后岁月里，当选举权改革、议会政治和其他重要的问题都被提出来讨论时，蒙泰尔强制种牛痘的提议被拒绝了，人们诉诸小政府的自由主义，经过波拿巴 20 年的统治之后，不论意图如何美好，法国人都会拒绝对个人自由的任何侵犯。当这个问题在第三共和国再次出现时，自由主义的观点现在已经占据了统治地位。就像人们抱怨的那样，国家教育已经带来了国家几何学和国家宗教；现在国家的种牛痘有开创国家病理学和国家卫生学的危险。本杰明·雷斯帕尔（Benjamin Raspail）悲伤地说，强制种牛痘与共和国的精神相悖。就像孔德·德·梅勒（Comte de Maillé）指出的，抹去那种老生常谈的修辞，一切都将是强制性的，甚至自由也是。无论普鲁士人接受什么，强制都违反了法国人的政治本能。[⑥]

① 也就是说，政府不仅仅有权为了公共利益，而且有权为了个人利益采取措施防止公民被传染：*RD prot*, AK 1915:87, p. 18. 这正是蒙克·阿夫·罗森施德早些时候拒绝接受的说法：*Ridderskapet och Adeln*, 1815, v. 3, pp. 659–72. See also Gerd Göckenjan, *Kurieren und Staat machen: Gesundheit und Medizin in der bürgerlichen Welt* (Frankfurt,1985), p. 100.

② Strauss, *La croisade sanitaire*, p. 30; Siljeström, *Vaccinationsfrågan*, p. 92.

③ *SB*, 6 March 1874, p. 234; *SB*, 14 March 1874, p. 354; PRO, MH 80/2, Vaccination Bill 1898, Parliamentary Committee, 21 June 1898, p. 147, reverse, Johnson-Ferguson; *Hansard*, 1898, v. 62, col. 402; *RD prot*, AK 1916:58, p. 32; *National Anti-Compulsory-Vaccination Reporter*, 1, 5 (1 February 1877), p. 2.

④ Mc Vail, *Half a Century of Small-Pox,* p. 30; *JO*, Senat, Débats, 30 January 1902, p. 82; Conrad Schenck, *Die Blattern in allen ihren Beziehungen* (Quedlinburg, 1844), P. 108; Mirus, *Impffrage,* Vorwort; *Vaccination Inquirer and Health Review, 7, 78* (September 1885), p. 94; *Die Misserfolge der Staatsmedicin und ihre Opfer in Hamburg* (Hagen i. W., [1892]), p. 18; *Dr. Nittinger's Biographie*, p. 36.

⑤ "Circulaire de M. le Préfet du département du Calvados à MM. les Sous-préfets et Maires, relative à l'inoculation de la Vaccine," in *Collection des bulletins sur la vaccine*.

⑥ *Moniteur universel*, 172 (20 June 1868), p. 887; 80 (21 March 1866), p. 343; *La médecine contempo-raine*, 21 (1880), p. 148; *JO*, Chambre, Débats, 8 March 1881, pp. 441, 437–38; *Bulletin*, 3, 25 (1891), PP. 65, 69.

但是，正是在英国这个崇尚自由和公民权之地，人们认为找到了真正挫败日耳曼干涉主义的东西。长期以来，反对欧洲大陆强制而非自愿的做法一直是争论的焦点。①强制种牛痘被视为欧洲大陆法律无限干预特征的又一个例证。②甚至那些羡慕"专制的"和"父权制的"国家在此类问题上能有效执行法律的观察员也很清楚，在像英国这样的"自由国家"，一项没有取得大多数民众支持的法律，要么被无视，要么执行得很糟糕。其他那些不希望效仿欧洲大陆的人认为，他们更知道强制性"与我们政府的精神少有契合之处，英国人从感情上排斥它"。③即使是禁止接种天花痘疮，在其他地方完全是引进种牛痘所带来的技术性的后果，但是在这里也被表述为个人自由问题。④当英国人最初要求种牛痘时，也表达了对个人权利的担心，外国观察员惊奇地看到了这种明显的矛盾。人们普遍认为，如果英国人能够调和强制性和个人自由，那么德国人和法国人也能如此。⑤当这些法令随后被废除时，事情好像回归到了正常状态。英国对个人自由的尊重，对任何强制的天生的不能容忍，被认为是反种牛痘主义力量的动因，所以此后这些强制被废除了。⑥

然而，这些方法同样也可以从相反的角度进行审视。德国支持种牛痘者很高兴：终于成为公共卫生创新的领导者了，可以被国外志同道合者羡慕和模仿了。⑦反过来，英国人由于不愿意一以贯之地坚持强制种牛痘，更多地被视为无能和管理不当的先例而非自由的灯塔。对个人自由的尊重尽管总体上值得赞扬，但在这种情况下

① *Cobbett's*, 1806, v. 7, cols. 881–82,890–91; 1808, v. 11, cols. 842–43; T. M. Greenhow, *An Estimate of the True Value of Vaccination as a Security Against Small Pox* (London, 1825), pp. x-xi, 69–70; *Hansard*, 1840, v. 52, cols. 1109–11; 1853, v. 129, col. 474.

② "让我们把强制性留给像奥地利这样的国家，在这里，一个人在院子里养的母鸡的数量，或者一个城镇的面包师或屠夫的数量，同样都受到法律的管束，警察可以强行扣押臣民，可以带走他们并使其种痘；或者，像瑞典一样，在这里，教堂以外的祷告，或者超出规定时间的祷告，都是违法的；在这些地方，孩子们被强行从护士'或父母'的怀里拽出来，然后被得意扬扬地带到教堂接受洗礼"：*PP* 1856 (109) lii, p. 519; *National Anti-Compulsory-Vaccination Reporter*, 5 (1 February 1877), pp. 1–2.

③ Cross, *History of the Variolous Epidemic*, p. 220; *Hansard*, 1898, v. 57, col. 783; Greenhow, *Estimate of the True Value of Vaccination*, p. 70; *Hansard*, 1898, v. 64, col. 55; 1861, v. 164, cols. 673, 680; 1898, v. 56, col. 431.

④ *Hansard*, 1840, v. 52, cols. 1109–11; v. 54, cols. 1256–60; Joseph Adams, *An Inquiry into the Laws of Different Epidemic Diseases* (London, 1809), p. 3.

⑤ Nittinger, *Impfregie mit Blut und Eisen*, p. 3; *Moniteur universel*, 172 (20 June 1868), p. 887; *JO*, Senat, Débats, 30 January 1902, p. 87; *Revue d'hygiène et de police sanitaire*, 2 (1880), p. 268; Bohn, *Bedeutung und Werth der Schutzpockenimpfung*, p. 19; *SB*, 1872, Akst. 56, p. 215; von Bulmerincq, *Ergebnisse des Bayerischen Impfgesetzes*, p. 9; *Annales*, 2/35 (1871), p. 219.

⑥ *Lancet* (20 August 1898), p. 469; Biggs, *Leicester*, p. 80; *Hansard*, 1898, v. 56, col. 431; *Revue d'hy-giène et de police sanitaire*, 20 (1898), p. 779; *SB*, 1909–11, Akst. 571, pp. 2807–08.

⑦ Eimer, *Blatternkrankheit*, pp. 101–02; Wernher, *Zur Impffrage*, pp. 266–67; Süpfle, *Leitfaden der Vaccinationslehre*, p. 38; *L'echo médical du Nord*, 7, 8 (22 February 1903), p. 91.

被夸大了，因为它损害了公共利益。[①] 德国人完全拒绝了良心条款，法国人带着困惑的怀疑主义审视它。[②] 在英国，当然有人支持这样的舆论，持温和观点者承认，即使是像种牛痘这样有益的措施，也无法强制执行，这是崇尚个人自由的一个令人遗憾的后果，那些不那么温和的人则羡慕欧洲大陆可能发生的以及正在实践的果断的干预。一位观察员不情愿地承认："专制政府控制罪恶和惩罚恶棍的能力是对丧失自由的某种补偿。"[③]

不论是积极的还是消极的，政治制度和预防策略的相关性经常被当代人提出。详而言之，阿克尔克内希特式的解释方法得到了支持，因为在各自的政治体系内，民意表达的程度与当局考虑普通民众反种牛痘情绪的意愿之间明显契合。在英国，由于政府没有通过法律强制种牛痘，所以种牛痘没有成为一个问题。议会中不论是支持还是反对种牛痘的议案，大多是由议员个人提出的，而且出现的争论基本是发生在民间社会不同派别之间的，不像欧洲大陆那样发生在政府和反种牛痘者之间。就像德国一位观察员指出的，英国是一个立宪制的国家，议会中的人物比德国更具代表性，当下院的反对声音非常强大时，政府必须遵从他们的意见。[④] 反种牛痘只是日益发展的平民政治的一个方面，1867 年和 1884 年的议会改革法确定了工人阶级的投票权，反过来又增强了平民政治的力量。在德国，统一之前已经建立了软弱的代议机构，但是 1874 年法通过之前对于种牛痘鲜有争论。相比之下，英国像瑞典一样，其政府与德国和后来的法国政府相比，更加重视反种牛痘者的态度。在英国，通常的说法是，法律不能和普遍的意见相左。这里有一个普遍观点，强制种牛痘会激起本来不存在的反抗，自愿种牛痘在实践中会导致更多的人种牛痘，这种观点承认需要根据地方的政治本能调整预防策略。[⑤] 在那些争论激烈的国家里，总是代表平民的下院对反种牛痘主义者的鼓动最敏感，他们深深地感受到了对强制性的

---

① Friese, *Versuch einer historisch-kritischen Darstellung*, pp. 130–31; *Hygienische Rundschau*, 9 (1899), p. 116; "Kongl. Sundhets-Collegii till Kongl. Maj:t inlemnade underdåniga förslag till förnyadt Nådigt Reglemente för skyddskoppympningen i Riket," p. 13; Eimer, *Blatternkrankheit*, pp. 101–02; v. Bulmerincq, *Gesetz der Schutzpocken-Impfung*, p. 139; *Edinburgh Journal of Medical Science*, 1 (1826), p. 285; *Recueil*, 11 (1883), p. 327.

② *Revue d'hygiène et de police sanitaire*, 20 (1898), pp. 769–88; *Recueil*, 23 (1893), pp. 45–46. 瑞典当局虽然最终认可了自己提出的良心条款，但最初也拒绝了这一想法：*RD prot*, AK 1915:87, p. 18; *Bihang*, 1915, Särskilda utskotts nr. 1 utlåtande 2, pp. 45–46.

③ Moore, *History and Practice of Vaccination*, p. 115; Cross, *History of the Variolous Epidemic*, pp. 240–43; *British and Foreign Medical Review*, 6 (1839), pp. 189–90; *Hansard*, 1898, v. 57, col. 783; v. 56, col. 446; v. 62, col. 368; Edwardes, *Concise History of Small-Pox*, p. 114; *Liverpool Medico-Chirurgical Journal*, 19 (1899), p. 225; *BMJ* (2 June 1906), p. 1298; Wilkinson, *On the Cure, Arrest, and Isolation of Smallpox*, p, xxiii.

④ *Hansard*, 1864, v. 175, cols. 779–80,1640–41; 1864, v. 173, cols. 1908–09; *Über die Einführung einer Gewissensklausel*, pp. 102–03.

⑤ J. R. Smith, *Speckled Monster*, p. 176; *Hansard*, 1878, v. 239, col. 493; 1898, v. 64, col. 414; 1898, v. 62, cols. 405–09; *Final Report into the Subject of Vaccination*, sects. 521, 527; *Cobbett's*, 1806, v. 7, cols. 890–91; Bohn, *Bedeutung und Werth der Schutzpockenimpfung*, p. 19; *Hansard*, 1867, v. 188, col. 651; 1883, v. 280, col. 1013; 1898, v. 56, col. 431; 1898, v. 62, cols. 325,343–48, 397; *Shaw's Manual of the Vaccination Law*, pp. 190–91.

反对，而代表上层阶级的上院更愿意关注国家的最高利益。[①] 在瑞典和英国，议会上院支持强制性，英国被选举出来的地方政府机构——监护官委员会，开展了最顽固的抵抗。

尽管阿克尔克内希特式的大概的相关性不可否认地存在，但是一旦我们从伐木工的立场转向家具工，简单地说，任何意义上的政治制度都不能解释国家间预防方法的差异。有太多的例外和麻烦使这种简单的解释不能成立。那些最终终止或至少放松强制的国家也是最早要求种牛痘的国家：首先是瑞典，然后是英国，再后来是普鲁士和德意志帝国，更不用说还有法国，都沿着这条路走向了强制。法国，宣称是自由的地方，因此长期以来没有强制种牛痘，也是唯一较迟种牛痘的国家，走了一条曲折的预防之路，这条路和政治制度的相关性并不密切：在拿破仑一世时期是热情的种牛痘主义者，在第二帝国的专制统治时期采取了自由放任的态度，在自由主义的第三共和国时期没料想又采取了严厉的政策。[②] 国家间的差异同样令人困惑：在德意志，不是保守的普鲁士第一个采取了强制政策，而是巴伐利亚、符腾堡和其他更自由的西南边界邦国。在英国群岛，当地的反常使阿克尔克内希特的解释也难以成立。当英格兰和威尔士由于面临民众的抗议而放弃种牛痘时，这项技术在苏格兰和爱尔兰从来没有引发过类似规模的问题，虽然确实有地区差异，但后者的政治制度和总的思想意识与伦敦并没有明显的不同。[③]

那时的人偶尔也承认这种反常。一位观察员指出，由于英国的海军新兵早已经强制种牛痘，因此就像一些反种牛痘者指出的，这样的行为并非只在"军事"国家才占支配地位。在良心条款出现之前，英国已经强迫它的臣民种牛痘，因此在法国反种牛痘者眼中，英国已经堕落到和德国同一阵营了。同样，从一个德国抗议者的角度来看，这个时期的英国和符腾堡在拥抱强制性方面是一样的。就像瑞典观察员指出的那样，法国虽然高度民主而且有成熟的自由观，但是在1902年还是提出了非常严格的措施。上院中的支持种牛痘者既能诉诸奥地利（通常被反种牛痘者视为最专制的）的榜样，又能以实行强制种牛痘的美国（无疑是人们能想到的差不多是任

Hansard, 1898, v. 64, cols. 28–57.

② *Journal d'hygiène*, 6, 239 (21 April 1881), p. 181.

③ 尽管必须承认，苏格兰人经常被描绘成比英格兰人更愿意接受法律干预的形象。鉴于欧洲大陆和苏格兰之间传统上紧密的文化联系，欧洲大陆强调政府采取行动保护公众健康的医疗警察概念在苏格兰比在英格兰更受欢迎：*Supplement to the EMSJ* (February 1832), p. cclx; Lindsay Paterson, *The Autonomy of Modern Scotland* (Edinburgh, 1994), pp. 58–59; John M. Eyler, *Victorian Social Medicine: The Ideas and Methods of William Farr* (Baltimore, 1979), p. 30; Roy M. MacLeod, "The Anatomy of State Medicine: Concept and Application," in F. N. L. Poynter, ed., *Medicine and Science in the 1860s* (London, 1968), p. 202; Brenda M. White, "Medical Police, Politics and Police: The Fate of John Roberton," *Medical History*, 27 (1983), p. 409.

何政治光谱中的另一个代表）为榜样。[①]一位反种牛痘者针对这方面政治制度的混乱评论说，英国的贵族支持琴纳 1798 年的发现，希望通过展示君主制对国家福利的关心，借此避免他们法国兄弟的命运；而民主制的美国寻求两个世界的优点，已经把种牛痘引入了美利坚合众国。[②]

在这场争论中，也很难通过往常的指针定位政治罗盘。左派可能意味着捍卫个人自由反对政府声称的权力，但是也可能表明支持共同体的利益优于孤独的逃避者的利益。右派可能寻求通过公共卫生加强政府的力量，但是同样也可能支持个人权利反对国家主义怪兽。结果，针对种牛痘出现的政治联盟实际上是很混乱的。法兰西第三共和国时期，在争论利乌威尔议案时，反对国家强制种牛痘的是右派，左派支持将这个提案作为一个特别的社会措施。[③]另一方面，在英国，托利党比自由党和激进派更乐意支持强制种牛痘，但是良心条款在后者的阵营中也获得了不成比例的支持。同时，许多保守党人反对利用国家的力量强制种牛痘，全国反种牛痘联盟估计约三分之一的托利党人持此态度。[④]在光谱的另一端，一些自由党人支持强制性，导致激进反对派的中坚分子怀疑他们的自由放任政策的一致性。有人提出，这个问题并不遵循标准的政党政治的路线。[⑤]例如，奥尔德姆（Oldham）的监护官，尽管分属不同的党派，但全是坚定的反种牛痘者。在伦敦麦尔安德区，卫生委员会的候选人不论是支持自由党还是托利党，如果他们不反对强制种牛痘，都没有机会当选。实际上，考虑到这个问题在政治上的多样性，机会主义者就有了广阔的空间，大选前一天一个议员对反种牛痘的一个代表团保证说："先生们，如果明天你们投我的票，后天你们都可以得天花。"[⑥]

在瑞典，联盟同样是多样化的。在反对强制种牛痘者的眼中，支持种牛痘者是家长主义的右派和集权主义的左派的一种奇怪混合体，在这件事情上，双方根据他们的信仰在政府官僚政治中联合了起来。在支持强制种牛痘者看来，反对者也是各色人等混在一起的拼图：右翼是一群可敬的农场主，他们对自然和医疗有坚定的信

① *Hygiea*, 36,10 (September 1874), p. 549; *Moniteur universel*, 172 (20 June 1868), p. 887; *JO*, Senat, Débats, 30 January 1902, p. 87; *JO*, 1881, Chambre, Doc., p. 136; [Nittinger], *Kampf wider die Impfung*, pp. 40–44; *RD prot*, AK 1916:58, pp. 17,47; *Hansard*, 1898, v. 64, col. 28. 苏格兰议员将德国和芝加哥做了比较（终于放在一起了！），这两个地方的孩子都必须接种牛痘才能上学：*Hansard*, 1898, v. 62, col. 368; 1898, v. 56, cols. 440–42; *PP* 1856 (109) 1ii, P. 515.

② Dudgeon, *Compulsory Disease,* pp. 4–5. See also Lion Murard and Patrick Zylberman, *L'hygiène dans la république: La santé publique en France, ou l'utopie contrariée* (1870–1918) (Paris, 1996), pp. 376–77.

③ *JO*, Chambre, Débats, 8 March 1881, pp. 437–40.

④ *Hansard*, 1898, v. 56, col. 468; v. 57, col. 762; 1898, v. 62, col. 316; MacLeod, "Law, Medicine and Public Opinion," pp. 202–05; Malcolm Elliott, *Victorian Leicester* (London, 1979), p. 96.

⑤ *National Anti-Compulsory-Vaccination Reporter*, 1, 5 (1 February 1877), p. 1; 2,8 (1 May 1878), p. 145; *Der Impfgegner*, 2, 3 (1 March 1877), P. 1; *Hansard*, 1898, v. 62, col. 392.

⑥ *Hansard*, 1898, v. 57, col. 780; 1898, v. 56, col. 455; 1898, v. 64, col. 29.

念，认为医疗应该干预自然。相比而言，左翼是激进派，包括许多（但远非全部）社会主义者，倾向于支持更偏向无政府主义的类型，他们拒绝所有类型的权威，包括医学权威。中间是各种非国教派成员，尤其是浸礼会，怀疑所有科学。不可能根据一个人的党派来辨别其是否为反种牛痘者。[1] 在德意志，种牛痘也将几乎没有共同点的团体联合了起来。支持强制性的一般来自自由派，包括民族党和进步党，在这方面他们与保守派结盟，尽管两个阵营中有不同的意见。[2] 相应地，反对派同样也是各种奇怪的联盟：在符腾堡是民主派与虔敬派教徒的结合；德国统一后，社会主义者和天主教徒联合了起来。普鲁士的医疗当局抱怨说，他们必须与贵族保守派和社会民主党人做斗争。在讨论 1874 年法时，就像在文化斗争开始的时候一样，天主教中央党最始终如一地反对要求中央集权的观点，支持个人和家庭面对流行病时决定他们自己命运的权利。[3]

社会主义者，（充其量）三心二意地反对种牛痘，是种牛痘方面政治分野模糊的一个有趣例子。在这个问题的两个阵营中，都能发现社会主义者。对于公共卫生问题，左派的立场明显是采取卫生主义者的方法，他们坚持不种牛痘，要求改善悲惨的生活环境以终止流行病。[4]19 世纪 90 年代，在社会民主党中间盛行反种牛痘，1893 年，它的帝国议会代表有 88% 的人承诺投票反对强制种牛痘，在当时的任何政党中都属于比例最高的（只有南德意志人民党可与之相比）。[5] 然而，这种立场并不一定使其他反种牛痘者喜欢社会主义者，他们中的许多人发现自己与政治左派站在一起时惊呆了。一些人指责说，社会主义者的反对立场只是一种策略，一种姿态，而另一些人——面对这样的朋友——认为没有必要树立多余的敌人。[6] 此外，社会主义者的态度也远非一致。一般来说，左派承认为了公共福利国家有干预的权力，许多人认为种牛痘就是体现这种原则的一个很好的例子。就像一个人指出的，"强制"在他们的话语中通常不是一个贬义词。[7] 倍倍尔是其最坚定的支持者

---

① *RD prot*, AK 1916:67, p. 64; AK 1916:58, pp. 36–37, 40.

② 抵抗者因为这个理由对自由主义者的攻击，见：Oidtmann, *November-Flugblatt der Impfgegner*, p. 3; Rud. Crüwelt, "Die polizeilichen Zwangsmassregeln zur Verhütung der Volksseuchen," *Der Volksarzt für Leib und Seele: Eine Monatsschrift für gesunde Lebensanschauung*, 2, 1 (January 1887), Beilage; *Staatsbürger-Zeitung* (4 November 1887), copy in BA, R86/1204, v. 3. For con-servatives opposed to vaccination, see *SB*, 1895–97, 8 May 1896 , P. 2217; *SB*, 9 March 1874, p. 264.

③ Kübler, *Geschichte der Pocken*, p. 239; Bohn, *Handbuch der Vaccination*, p. 146; *DVöG*, 20 (1888), p. 95; Gins, *Krankheit wider den Tod*, p. 254; *SB*, 14 March 1874, p. 337.

④ *SB*, 18 February 1874, p. 108; *SB*, 6 March 1874, p. 243; *SB*, 3 May 1877, p. 1026; *SB*, 1895–97, 12 March 1896, p. 1409; Wernher, *Zur Impffrage*, p. 48; *DVöG*, 6 (1874), p. 355.

⑤ 反种牛痘者在其他党派代表中所占比例如下：保守派，4.5%；中央党，14%；民族自由派，5.8%；Süddeutsche Volkspartei, 82 percent; Social Democrats, 88.5 percent (*Der Impfgegner*, 11,11 [1893], p. 3).

⑥ Born, *Öffentliche Anfrage an die Behörden*, p. 14; *Der Impfgegner*, 8, 3 (1890), p. 19.

⑦ *SB*, 1895–97, 12 March 1896, p. 1416.

之一，他认为种牛痘就是为了全体利益而进行有益干预的一个例子。[①] 当 1894 年讨论这个问题时，这种模糊性就很明显了。不来梅港的一位代表指出，反对者当中也有投赞成票的，而且不管怎么样，社会主义者一般是反对强制的。相比之下，其他人认为，种牛痘是一个科学问题，政党不应该公开表态。汉堡反对强制的提议失败了，但只是以微弱劣势失败。第二年，雷豪斯（Reisshaus）支持帝国议会的一个反种牛痘动议，提出通过卫生改革防止流行病，这也得到了左派的支持。1896 年，议会在讨论这个问题时，两个阵营中都出现了属于社会主义者的议员。[②] 1899 年 10 月，在党代表大会上（在这里，倍倍尔和伯恩斯坦之间的激烈斗争引起了人们的注意），突然爆发了相似的争论，反种牛痘的提案被主持人拒绝了，他认为这完全是一个医学问题，他的立场与党的原则不一致。[③]

　　瑞典的社会民主党在这方面表现出了类似的混乱。他们的领导布兰廷（Branting）承认医学专家的权威，支持强制种牛痘。他允许在一定程度上考虑基于良心的反对者，就像征兵时那样，但是在面临不论是军事的还是流行病上的威胁时，社会有权要求它的公民忠诚。他抨击反种牛痘（被误认为"撒克逊文化"）的煽动导致了一种"不合理的公共舆论"，他本人倾向家长主义者的观点，认为国家有责任要求公民采取他们还没有意识到对他们有利的行动。相比而言，其他社会民主党人认为反种牛痘是一场重要的运动，该党不能无视，而且强制种牛痘是德国人专制集权的一个例子。[④]

　　从更广泛的意义上来说，强制种牛痘的政治模糊性也因其所处的传统的多样性而显现出来。例如，有些人认为它是法国大革命带来的幸事之一，这是另一种解放干预，在这种情况下，把人类从流行病的旧政权中解放出来。[⑤] 相比而言，教皇利奥十二世（1823—1829）则赞成种牛痘是革命遗产的一部分，只不过得出了相反的结论，教皇国禁止种牛痘。仍然有人认为，强制种牛痘的企图表明了专制主义的倾

　　① *RD prot*, AK 1915:87, p. 41. 这种支持至少激起了一名反种牛痘者的愤怒，他转而攻击倍倍尔的立场：Arno Erich Elmhain, "Till 'Frihetslejonet'," in [V. T. Vallberg], *In Tyrannos* (Stockholm, 1912).

　　② *Protokoll über die Verhandlungen des Parteitages der Sozialdemokratischen Partei Deutschlands* (1894), pp. 93–94; *SB,* 1895–97, 12 March 1896, pp. 1405–09; Wilhelm Schröder, ed., *Hangdbuch der sozialdemo-kratischen Parteitagen von 1863 bis 1909* (Munich, 1910), pp. 204–05.

　　③ *Berliner Ärzte-Korrespondenz*, 42 (21 October 1899); *Protokoll über die Verhandlungen des Parteitages der SPD* (1899), pp. 87, 91.

　　④ *RD prot*, AK 1912:23, pp. 24–25, 29; AK 1915:87, pp. 50–52, 58; AK 1916:58, pp. 32, 51–53. 该党以外的人则抨击社会民主党，认为他们为了官僚主义的政府而卖了自己：*RD prot*, AK 1916:67, p. 64.

　　⑤ 在德意志民主共和国（东德——译者），视拿破仑军队实施的强制措施为打破旧政权的一部分，也是社会主义者关心普通民众福利的象征，换句话说，也是从伏尔泰到昂纳克（Honnecker）的大启蒙运动的一部分：Abe, "Aus der Frühgeschichte der deutschen Impfgesetzgebung," pp. 373–74; Abe, "Die Einführung der ersten obligatorischen Pockenschutzimpfung auf dem Boden der heutigen DDR," pp. 343–44. See also Bohn, *Handbuch der Vaccination*, p. 134; Rowbotham, "Philosophes and the Propaganda for Inoculation," pp. 274–84.

向，这与民主的时代不相容。[1]1848 年，反种牛痘者把革命看作种牛痘火车毒害国家的可悲结果以及强调民主权利不屈服于这种义务的一个令人高兴的机会：将种牛痘视为民主的事业，将民主作为战胜种牛痘的一个机会。[2]反种牛痘者可能是反民主的，可能是优生主义者，但是他们也可能是社会激进分子，认为种牛痘的唯一好处是反驳了贵族宣称的其血液高贵的荒唐说法，或者抨击种牛痘者主要是为战争机器提供有用的炮灰。[3]由于存在这种政治不确定性，国际反种牛痘主义运动同意不考虑党派政治因素，将它的攻击集中在强制问题上。[4]因此我们要么需要一个更精确的政治意识形态和实践，使我们能把"自由的"英格兰与"家长制"的苏格兰、"自由的"普鲁士与"家长制的"符腾堡区分开来，使我们能解释为什么英国废除了强制种牛痘而法国却提出了一个严厉的措施，能普遍解释政治制度与预防技术之间的简单关系之外的反常；要么我们必须承认，阿克尔克内希特式的方法，无论乍一看它多么有吸引力，从长期来看都没有持久性。

流行病地理学

在解释针对霍乱和天花的预防方法的差异方面，如果说政治制度对前者的解释比对后者的更合理一点，那么流行病地理学在这方面发挥的作用更小。像所有传染病一样，天花从某个起源地传入，但不像霍乱，这种病出现得更早，而且随着近代预防技术的发展早已经成了地方病。天花不是那种有望有效杜绝的疾病，不是那种有望在传染病河流的堤岸上保持安全和干燥的疾病，这些期望只是提供些许安慰而已。虽然如此，许多国家仍然关注自己在传染病传播过程中的位置——其他国家也注视着他们，因此一些国家投入巨大的精力，在边界采取更严格的控制措施，希望降低流行病的发生率。

很大程度上就像霍乱一样，德意志由于处在欧洲大陆的中心（就像斯特拉温斯基轻蔑地评论波兰人时说的那样，他们将帐篷设在第五大道上，所以不应该对交通状况感到奇怪），在流行病学上属于被疾病包围的地方。在拿破仑入侵期间，种牛痘的价值已经得到了证明，因为尽管军队的铁蹄踏过了德意志各邦国，但是天花造成的损害比想象中的小。在 19 世纪中期，人们认为东普鲁士人特别相信种牛痘的

---

[1]　Von Bulmerincq, *Ergebnisse des Bayerischen Impfgesetzes*, p. 8; *Revue d'hygiène et de police sanitaire*, 20 (1898), p. 781; *Dr. Mittinger's Biographie*, p. 38.

[2]　Geiger, *Impf-Vergiftung*, pp. 55–58, 64; Eimer, *Blatternkrankheit*, p. 146.

[3]　*Brunn, Nationalliberalen politische Abdankung*, p. 8; *RD prot*, AK 1915:87, p. 57.

[4]　BA, R86/1204, v. 2, "Einladung zu dem 2. internationalen Congress der Impfgegner und Impfzwanggegner im Laufe des Monats October 1881 zu Göln"; "II. Internationaler Congress der Impfgegner und Impfzwanggegner vom 9. bis 12. October 1881 in Cöln," p. 6.

价值，因为他们处在流行病的边界，在防止波兰传来的传染病上切实感受到了种牛痘提供的保护。[①] 当局一贯认为，强制种牛痘是因为德意志在流行病地理学上的位置：被种牛痘率不高的邻居包围。[②] 由于它在地理上的困境——大部分都是陆地边界而且有大批的旅行者、移民和外国季节工，与霍乱相比，检疫隔离主义对天花来说不再是一个解决办法。只有坚持普遍的种牛痘才能有望抑制天花从四面八方穿过德意志边界进行传播的风险。在19世纪末，危险被认为来自法国、尼德兰、比利时、蒂罗尔（the Tirol）、瑞士、奥地利、波西米亚、波兰和俄国。进入20世纪，俄国仍然是令人恐惧的主要国家之一，但有人怀疑现在也包含了地中海沿岸国家和英国。德意志的不同邦国当然也有具体的害怕对象，巴伐利亚和萨克森害怕奥地利，巴登和符腾堡害怕法国和瑞士。[③] 当流行病暴发时，它最初几乎总是出现在边境地区或港口城市，差不多三分之二的病例是出现在这样的地方。天花病人有三分之一到一半是外国人，尤其是来自俄国、波兰和加利西亚的农业季节工，但是也有来自东部和比利时及意大利的在上西里西亚、鲁尔和萨尔的煤矿工作的临时工。[④] 不法商贩、乞丐、偷运破布给造纸业者、从新世界返回欧洲的移民和其他流动人口也被视为传播疾病的潜在媒介。德国人种牛痘情况良好，这个事实意味着无论流行病地理学扮演了什么角色，注意力都要集中在（未种牛痘且未得过天花的）外国人身上，他们特别容易受到感染。一些政府相应地调整了他们的措施，在19世纪末20世纪初，普鲁士开始要求外国工人和其他来自东部而且没有得到防护（得到防护是指种过痘或已经得过天花——译者）的人种牛痘。[⑤]

尽管瑞典的情况更模糊，但是地理的影响仍然是很明显的。流行病地理学的作

[①] Augustin, *Preussische Medicinalverfassung,* v. 11, pp. 625–26; *Medicinische Zeitung,* 2, 26 (29 June 1859), p. 126.

[②] 而且外国观察员也同意：*Kongl. Medicinalstyrelsens underdåniga skrifvelse den 17 Januari 1896,* pp. 42–44; *Bihang,* 1897, Prop. 4, pp. 17–18; Sammansatta Stats-och Lagutskottets Utlåtande 4, pp. 25–26; *Sanitary Record,* 19 (12 February 1897), p. 122.

[③] Süpfle, *Leitfaden der Vaccinationslehre,* p. 38; *DZSA,* NF, 20 (1862), pp. 10–16; Prussia, Herrenhaus, *Stenographische Berichte,* 1914–15, 28 May 1914, cols. 525–26; BA, R86/1205, v. 2, Petitions-Kommission [of the RT], 5 December 1906, minutes, Breger; *Über die Einführung einer Gewissensklausel,* p. 39; Wernher, *Zur Impffrage,* pp. 31–32; Kaiserliches Gesundheitsamt, *Beiträge zur Beurtheilung,* pp. 51–53; *SB,* 1884/85, Akst. 287, pp. 1272,1295, 1345; *Zeitschrift des k. sächsischen statistischen Bureaus,* 30, 1/2 (1884), p. 2.

[④] Kaiserliches Gesundheitsamt, *Beiträge zur Beurtheilung,* p. iii; Wernher, *Zur Impffrage,* pp. 135–36; *SB,* 1909–11, Akst. 571, p. 2806. 但在19世纪80年代早期的另一份资料中，尽管外国人被认为是天花的主要来源，但在202名非德国出生的人中，只有25人感染了天花：Kaiserliches Gesundheitsamt, *Beiträge zur Beurtheilung,* pp. 53–54; Jochmann, *Pocken und Vaccinationslehre,* p. 171.

[⑤] O. Rapmund, *Polizei-Verordnung betreffend Massregeln gegen die Verbreitung ansteckender Krankheiten* (Minden i. W., 1899), pp. 42–43,179–80; Gins, *Krankheit wider den Tod,* p. 250; *SB,* 1884/85, Akst. 287, p. 1345; *Deutsches Archiv für Geschichte der Medicin und Medicinische Geographie,* 2 (1878), p. 122; Jochmann, *Pocken und Vaccinationslehre,* p. 172; Gins, *Pockenschutz des deutschen Volkes,* p. 56; Lentz and Gins, *Handbuch der Pockenbekämpfung,* p. 513; M. Weirauch, *Die Bekämpfung ansteckender Krankheiten* (Trier, 1905), pp. 285–87.

用很大程度上依靠最初人们对种牛痘的看法。至少与像德意志和英国这样的国家相比，有时瑞典的处境被描绘作愉快的隔离。[①] 反种牛痘者很高兴地抓住了它寒冷的气候和优越的位置——远离主要的流行病地区，而且由于其天花死亡率低，有充分的理由避免强制种牛痘。由于天花总是从外部传入的，所以隔离传染者就能获得充分的保护。瑞典远离欧洲大陆中心，加上它稀疏的人口，都有利于限制传染病的传播，这使瑞典对预防的不在意达到了令其他国家羡慕的程度。[②] 相比之下，种牛痘的支持者将天花描绘作来自国外的威胁，尤其是来自俄国和加利西亚，有时还有芬兰、丹麦和德意志的威胁。遥远的距离和稀疏的人口适合种牛痘，因为其他方法，比如隔离、住院会产生过多的开支，而且农村居民需要不合理地长途跋涉。[③] 第一次世界大战激起了瑞典人的恐惧，尤其是在战争最终将要结束时，他们投入了大量的人力物力扫荡各种传染病，压倒了新检疫隔离主义者的方法。[④] 两种观点在立法上都留下了印记。一方面，瑞典流行病地理学上的有利位置及因此而带来的较低的天花感染率，解释了议会在公共卫生当局的多次督促之下仍然不愿对种牛痘和再次种牛痘施行更严格措施的原因。[⑤] 另一方面，某些病毒携带者带来的危险令人十分不安，需要立即采取预防措施。像在其他地方一样，乞丐、吉普赛人、外国水手和来自东部的季节性农业工人，所谓的加里齐尔进口（即加利西亚的移民——译者），都被当作天花病毒携带者，令人害怕。相应地要强制这些人种牛痘和再种牛痘，即使对当地人和已经定居在这里的人的类似要求已经降低了。[⑥]

在法国，同样也担忧从国外传入天花。马赛由于与外界联系密切，而且定居的外国人多，所以经常被当作一个主要的疾病源头。波尔多认为自己是最缺乏屏障的地区之一，由于它的港口性质和外来人口的不断流入，1882 年它建立了一系列的种痘站，鼓励种牛痘。法国认为英国强制种牛痘的结束是不祥之兆，因为英国人是世

---

① *Kongl. Medicinalstyrelsens underdåniga skrifvelse den 17 Januari 1896*, pp. 42–43; *Bihang*, 1915, Prop. 78, pp. 33–34, 40; Motion AK 214, pp. 5–6;*RD prot*, AK 1915:87, p. 27; FK 1915:76, p. 3.

② *Bihang*, 1897, Sammansatta Stats-och Lagutskottets Utlåtande 4, pp. 25–26; *RD prot*, AK 1916:58, p. 24; Zetterström, *Initia historice vaccinationis in Svecia*, p. 85; *Bihang*, 1915, Prop. 78, p. 40; Wernher, *Zur Impffrage*, pp. 256–57.

③ *Bihang*, 1915, Särskilda utskotts nr. 1 utlåtande 2, pp. 43–44; Motion AK 216, p. 14; *RD prot*, AK 1915:87, pp. 15,23,31; *Bihang*, 1908, AK Tillfalliga Utskott (No. 2) Utlåtande 30; *RD prot*, FK 1915:76, p. 10; Sköld, *Two Faces of Smallpox*, p. 145. 甚至在这种人口稀少的情况下种牛痘也是困难的：RA, Ecklesiastikdepartementet, Konseljakter, 3 December 1897, No. 31, Förste provinsialläkaren i Upsala län, 30 September 1894, "Till Konungens Befallningshafvande i Upsala län."

④ *Bihang*, 1915, Prop. 78, pp. 33–34,40; *RD prot*, AK 1915:87, pp. 23, 37, 43; FK 1916:56, pp. 17, 25.

⑤ *Bihang*, 1897, Sammansatta Stats-och Lagutskottets Utlåtande 4, p. 25.

⑥ "Kongl. Maj:ts Nådiga Förordning, Om Hwad, i händelse af yppad Koppsmitta iakttagas bör," 11 December 1816, §3, *Kongl. Förordningar*, 1816; *Förhandlingar vid De Skandinaviske Naturforskarnes tredje Möte*, p. 863; *RD prot*, FK 1912:20, p. 56; *Bihang*, 1915, Motion AK 216, p. 14; *Betänkande angående skyddskoppympningens ordnande*, pp. 52, 112; Petrén, *Den nya vaccinationslagen*, pp. 3–10.

界主义者，必然会传播疾病，所以医学会讨论在边界种牛痘的必要性。[①] 在 1902 年法之前，已有人希望至少要求住在法国的外国人种牛痘，但事实上一直到 1903 年才将他们和法国人区别对待。[②] 就像其他地方一样，法国人害怕被流动人口传染的情绪也是很强烈的，这在限制自由活动的提案中就得到了表达，要求流浪者和外国工人种牛痘。[③] 反过来，外国观察员看待英国的方式也不相同，其眼中的英国通常是自己思想意识的投射。德国人，处在流行病的风暴眼中，认为英国人受到岛国地理位置的保护，远离欧洲大规模人流经过的交通要道。相比之下，瑞典人虽然居住在欧洲大陆的一角，相对安全，但是他们认为由于与世界其他地方的商业联系而容易被感染。[④] 英国人自己好像赞同德国人的看法，至少很少担心天花从国外传进来的问题。[⑤] 在德意志和瑞典，爱尔兰人更像季节工人，被认为是带菌者，而且像其他地方一样，由于同样的原因人们对当地的流动人口也感到害怕，但仅仅是担心而已，很少有实际行动。[⑥]

地形学也发挥了一定的作用，尽管与霍乱相比，还是没有那么明显。在瑞典，稀疏的人口和辽阔的空间起到了预防的作用。这里反种牛痘主义的出现及其最终的成功很大程度上是由于对种牛痘的普遍的不信任，这里的种牛痘不正式、不合格，导致没有起到保护作用。在其人口更稀疏的邻国当中，发展趋势是提高对种牛痘员的技术要求。相比而言，在瑞典，许多居民之间距离遥远，加上城市和乡村之间在医疗护理上的差异，专家没条件照看每一例种痘。[⑦] 进入 19 世纪，瑞典与其他地区相比，有资格实施种牛痘手术的群体更广泛，在许多农村地区，地方上的小职员、接生婆和学校老师长期以来都是很常见的种牛痘员。1828 年，要求种牛痘员有资格证明，但这只是略微限制了一下。在 1853 年的立法中，地方上的小店员成了农村种

① *JO*, 1912, Ghambre, Doc., sess. extra., annexe 2220, p. 20; *Annales*, 3/18 (1887), pp. 225–28; Borne, *Vaccination et revaccinations obligatoires*, pp. 53–54, 145; *Bulletin*, 3, 57 (1907), p. 415.

② *Recueil*, 28 (1898), pp. 99–100; *JO*, 35,205 (31 July 1903), p. 4915; *JO*, 1910, Sénat, Doc., annexe 134, p. 890; Sénat, Débats, p. 869.

③ *JO*, Chambre, Débats, 9 March 1907, p. 603; *JO*, 1911, Sénat, Débats, p. 460; 1911, session extra., p. 1678; *Annales*, 3/29 (1893), p. 568; 3/17 (1887), p. 304; Cavaillon, *L'armement antivénérien en France* (Paris, n.d. [1927]), p. 58; Ackerman, *Health Care in the Parisian Countryside*, p. 73.

④ *SB*, 1909–11, Akst. 571, p. 2806; Kirchner, *Schutzpockenimpfung und Impfgesetz*, p. 94; *RD prot*, FK 1912:20, p. 62; AK 1915:87, p. 27; FK 1915:76, p. 3; *Bihang*, 1915, Prop. 78, pp. 33–34,40; Motion AK 214, PP. 5–6.

⑤ 《爱丁堡医学科学杂志》是少数对此感到担忧的观察员之一：*Edinburgh Journal of Medical Science*, 1 (1826), pp. 282–84.

⑥ *PP* 1854–55 (88) xlv, p. 631; *Hansard*, 1853, v. 125, cols. ion–12; 1883, v. 280, col. 1009; *Journal of State Medicine*, 11 (1903), pp. 654–57; McVail, *Half a Century of Small-Pox*, pp. 47–48; *Sanitary Record*, 20 (29 October 1897), p. 470.

⑦ *Ridderskapet och Adeln*, 1850–51, iii, pp. 205–19; *Bihang*, 1915, Särskilda utskotts nr. 1 utlåtande 2, p. 43; Ole Berg, "The Modernisation of Medical Care in Sweden and Norway," in Arnold J. Heidenheimer and Nils Elvander, eds., *The Shaping of the Swedish Health System* (New York, 1980), p. 23.

牛痘员的主力，而且实际上，如果他们被选中，是不允许拒绝这个任务的。[1]19世纪后半叶，瑞典和其他国家在这方面的差异越来越大。到1853年，在英国，只有医疗从业者（尽管被允许的医疗从业者包含的人员范围很广）能实施种牛痘，德国人甚至比英国更严格。相比之下，在瑞典，尽管到了20世纪对外行种牛痘的抱怨还很普遍，但由医生垄断种牛痘的要求仍然被拒绝了，因为在人烟稀少、医生又相对少的国家这是不可能的。1897年，瑞典曾经提出了一个失败的议案，将种牛痘员限制在医生和其他受过训练的人身上，但即使如此也只是局限在拉普马克（Lappmark）等边疆地区，其他地区如果有必要还是允许提取淋巴，继续采取流行病链条上胳膊到胳膊的种牛痘方法。[2] 种牛痘员，不论是技术高超还是根据感觉行事的，仍然不是专业人员，很大程度上是免费的志愿者，这种状况在瑞典存在的时间比其他地方都长。起初对他们的酬谢仅仅是奖品和奖牌，以表彰他们的热心。后来每做一例都有收入，或者由被种牛痘者支付或者来自慈善箱，但涉及的金额不够，对种牛痘多者发放奖金仍然是这个系统的一个重要特征。[3]

这种准医疗系统的另一个特点是，重要的角色分配给了牧师——毫不奇怪，也许是他们认为牧师比医生多。[4]19世纪初流行病肆虐时，牧师通常发挥榜样的作用，在教堂讲坛中宣布被传染家庭名单，帮助被疏散者寻找避难所，向教区居民宣讲种牛痘的好处。说得更专业一点，教堂作为统计与人口事件相关的登记员的角色也扩展到了种牛痘上，这一角色在整个19世纪尤其是在农村地区丝毫未变。牧师编纂已经获得防护和仍然未获得防护人员的名单，并颁发获得防护证明。[5] 教区委员会批准对未种牛痘者采取的措施，并惩罚不合格的种牛痘员。牧师要检查最近刚到他们教区的人的证明书，通知种牛痘员新受洗的婴儿和学校中仍然未获得防护的学生。瑞典由于其地形、稀疏的人口和辽阔的国土，其策略依靠非专业化的种牛痘员，而

① *SFS*, 1828/77; 1853/67, §67; Sköld, *Two Faces of Smallpox*, pp. 401–12.

② *Kongl. Medicinalstyrelsens underdåniga skrifvelse den 8 Juni 1894*, pp. 18–19; *Hygiea*, 56,11 (November 1894), pp. 485–525; *Betänkande angående skyddskoppympningens ordnande*, pp. 90–91, 121; *Bihang*, 1903, AK, Motion 146, p. 4; *RD prot*, FK 1912:20, pp. 44, 48; *Bihang*, 1897, Prop. 4. 在德国的乡村地区，无论是易北河东边的波兹南还是阿尔卑斯山的巴伐利亚，也有类似的抱怨，认为人烟稀少的地方很难遵守种牛痘的规定：*SB*, 9 March 1874, p. 264.

③ "Kongl. Maj:ts Nådiga Reglemente For Vaccinationen i Riket," 6 March 1816, *Kongl. Förordningar*, 1816; *SFS*, 1853/67, §§9, 20–22. 直到19世纪晚期，才有人提议政府根据时间和距离给接种员支付费用：*Bihang*, 1897, Prop. 4, §12; *Betänkande angående skyddskoppympningens ordnande*, p. 98.

④ Ragnar Norrman, "Prästerna och vaccinationen: En regionalundersökning avseende Uppsala län 1811–1820," *Kyrkohistorisk årsskrift*(1979), pp. 105–07; Otto E. A. Hjelt, *Svenska och Finska medicinalverkets historia 1633–1812* (Helsingfors, 1892), v. II, pp. 215–23.

⑤ *Kongl. Medicinalstyrelsens underdåniga skrifvelse den 17 Januari 1896*, p. 75; "Kongl. Maj:ts Nådiga Förordning, Om Hwad, i händelse af yppad Koppsmitta iakttagas bör," 11 December 1816, *Kongl. Förordningar*, 1816; Ekelund, *Barn-koppor och vaccinen*, p. 204; *Ridderskapet och Adeln*, 1815, v. 3, pp. 561–64; *Bihang*, 1815, iv, 3, pp. 1338–48; "Kongl. Maj:ts Nådiga Reglemente För Vaccinationen i Riket," 6 March 1816, *Kongl. Förordningar*, 1816; Sköld, *Two Faces of Smallpox*, pp. 394–95.

且由教堂实施管理。[1] 与其他系统相比，这种方法的非正式性很明显。更糟糕的是，它还允许外行实施种牛痘，而且把管理的任务委托给了上帝和国家的仆人——牧师，而牧师对这些任务的执行非常随意——例如，经常只根据父母的信息登记儿童是否种牛痘，这就激起了反抗。[2]

预防措施的执行

因此，政治解释在预防领域只是提供了一个大概的方向，同时流行病地理学也发挥了一定的作用，尽管与霍乱相比没那么重要。为了解释各国在预防天花方面的差异，尤其是英国预防上的异常变化，我们必须求助于其他因素，特别考虑英国政府执行种牛痘的方法。英国政府强大的执行和管理能力解释了反抗运动的力量和效果，以及各国实现目标的能力的大部分差异。这些差异（尽管并非麻烦本身）大多隐藏在细节当中。

在某些方面，英国面临的问题比欧洲大陆更紧迫。早熟的劣势在坚持接种天花脓疮方面也起了作用，而且来自这方面的竞争也增加了其他形式的反抗。由于拿破仑战争后征兵制消失，而且义务教育直到 19 世纪末才提了出来，所以很少有英国公民由于间接的强制性而种牛痘，而这在欧洲大陆至少成了大多数男性的障碍。在德意志和瑞典，有更久远的义务教育的传统，利用入学间接强制种牛痘基本没有什么争议。[3] 英国和法国的义务教育在 19 世纪末才出现，在时间上不比种牛痘问题出现得早，基本与种牛痘问题重合，所以这两个问题经常被放在一起讨论。在英国，支持种牛痘者经常拿义务教育类比种牛痘，莱斯特的抗议者就像反对《1902 年教育法》（建立了地方管理制度）一样反对种牛痘。在法国，对义务教育的反对与对种牛痘的反对吻合。[4]

---

[1]　*Kongl. Medicinalstyrelsens underdåniga skrifvelse den 8 Juni 1894*, pp. 6, 23; *SFS*, 1853/67, §13; 1874/16; *Bihang*, 1897, Prop. 4, p. 13; 1915 Prop. 78, §§14–15. 起初只有国家教会的神职人员，后来也有犹太教和基督教其他教派的神职人员，被委以这样的任务。

[2]　Schenck, *Blattern in alien ihren Beziehungen*, p. 107; Kübler, *Geschichte der Pocken*, pp. 244–45;*Preste*, 1850–51, iii, pp. 122–24; *Ridderskapet och Adeln*, 1815, v. 3, pp. 352–53; 1850–51, iii, pp. 205–19; *Hygiea*, 36, 10 (September 1874), p. 550; 56, 11 (November 1894), p. 502; *Bihang*, 1912, AK andra tillfälliga utskotts utlåtande nr. 6; *Kongl. Medicinalstyrelsens underdåniga skrifvelse den 8 Juni 1894*, pp. 10–11.

[3]　*Kongl. Medicinalstyrelsens underdåniga skrifvelse den 17 fanuari 1896*, pp. 9, 53; *Zeitschrift des k. säch-sischen statistischen Bureaus*, 30,1/2 (1884), p. 1. 在普鲁士，义务教育始于 1763 年，在瑞典是 1842 年，但在德国，直到 19 世纪 70 年代才要求所有学龄儿童都种牛痘：*Blattern und Schutzpockenimpfung*, p. 54; *Reichs-Gesetzblatt*, 1874, 11/996, §13.

[4]　*Hansard*, 1898, v. 62, cols. 405–06; 1883, v. 280, cols. 1042–43; Simmons, *Leicester*, v. I, pp. 58–59; *Moniteur universel*, 172 (20 June 1868), p. 887; *La médecine contemporaine*, 21 (1880), pp. 147–52.

英国的制度在具体执行时也将问题复杂化了。[①] 英国的种牛痘员，只有种牛痘成功才被付款，这样就有了将失败手术登记为成功的经济动机，这反而使接种程序声名狼藉。婴儿出生 3 个月就种牛痘，不像其他大多数国家（爱尔兰和苏格兰，6个月；瑞典，2 岁；丹麦，7 岁；德意志，直到 2 岁；法国，1 岁内）更晚一点。[②] 穿刺除了引起呕吐问题之外，爱怀疑的父母受其坚信的先在为因的影响，在接下来的年月里将儿童得的各种普通疾病都归因于种牛痘。[③] 如果没有私人医生，婴儿也要在公共种痘站种牛痘，那些出生时间不幸的婴儿必须忍受寒冷的冬天和漏风的候诊室的不舒服，为了确保种牛痘成功，8 天后还要重复整个烦琐的程序。[④]

种牛痘程序的细节中最重要的，也许是英国的中央政府受制于地方官员。19 世纪中期刚开始制定的种牛痘法律，委托济贫法当局（缺少其他任何有组织的地方机关）执行该法。由于行政上的武断性，这意味着种牛痘被既非专家也非与这种公共卫生措施相关的官员所控制，而且更糟糕的是，早已声名狼藉的《济贫法》将种牛痘也污染了。由于种牛痘处在监护官（选举产生，没有薪水，而且由此基本不受中央政府控制）的掌握之中，在反对情绪占上风的地方，强制种牛痘不可能维持下去。[⑤] 地方政府事务部和种牛痘官员（被监护官雇用，但接受地方政府事务部的指示）的关系较为复杂，一开始地方政府事务部秉承伊夫舍姆主义的原则，尽量避免与地方官员发生不必要冲突，但最终双方还是在基思利（Keighley）和莱斯特发生了直接对抗：所有这些都有一个逐渐发展的过程，在这个过程中，由于遭到了激烈的反对，中央政府丧失了强迫种牛痘的能力。中央政府其实没有可靠的手段强制不服约束的地方政府执行他们的意志。在莱斯特，为了恐吓不履行义务者而签发的危险警告和承诺保证书被完好无损地放在警察局的格子柜中。而且，反抗的规模越来越大，政府每年将不得不起诉上千人。一个反抗者嘲讽说，该市 200 000 名居民中大多数都反抗种牛痘，当局打算怎么样监禁他们？英国白厅（指英国行政部门——

---

① 这也是格雷厄姆·穆尼的主题，见 Graham Mooney, "A Tissue of the Most Flagrant Anomalies': Smallpox Vaccination and the Centralization of Sanitary Administration in Nineteenth-Century London," *Medical History*, 41, 3 (1997).

② 3 & 4 Viet. c. 29, i; 30 & 31 Viet. c. 84, s. 6, 16; *Hygienische Rundschau*, 9 (1899), p. no; 16 & 17 Vict. c. 100, ii. 在济贫院里，婴儿刚出生几天就种了牛痘，正如抵抗者所说的那样，这是富人绝不能容忍的：*Hansard*, 1883, v. 280, col. 991.

③ 为此，卫生医疗官经常建议提高种牛痘的年龄：Richard Griffin, *Statement of the Grievances of the Poor Law Medical Officers, with Remarks on Sanitary Measures and Vaccination* (Weymouth, 1857), p. 21; *Dublin Medical Press* (5 November 1862), p. 458. 在瑞典也发生了类似的争论：*Betänkande angående skyddskoppympningens ordnande*, p. 104.

④ *Dublin Medical Press* (5 November 1862), p. 458.

⑤ Lambert, "Victorian National Health Service," p. 2; *Hansard*, 1853, v. 125, col. 1008; *PP* 1854–55 (88) xlv, pp. 631–32; *BMJ* (3 July 1880), p. 2; F. B. Smith, *People's Health*, pp. 161–62; *Sanitary Record*, 20 (13 August 1897), pp. 173–74; Edwardes, *Concise History of Small-Pox*, p. 114.

译者）颁布的实施强制种牛痘的法令在议会是得不到支持的。若得不到下院的多数支持，没有任何政府能强迫地方政府种牛痘。[1] 因此，种牛痘触及了中央—地方关系的敏感点，而且由于最初执行种牛痘的不当方法，导致反中央集权者通过将种牛痘描述为政府可怕野心的一个卑鄙的例子，从而激起了强烈的反对。[2] 像莱斯特和基思利之类的城市，长期以来都是地方主义的老巢，坚持自治并反对伦敦的图谋，种牛痘问题仅仅是其中的一个表现。[3]

英格兰与苏格兰、爱尔兰种牛痘的不同命运说明了行政细节的重要性。苏格兰人和爱尔兰人比英格兰人更愿意接受种牛痘，而且他们的反抗力量起的作用较小。苏格兰和爱尔兰在预防方面与欧洲大陆相比享有后发优势的说法是不对的，因为他们比英格兰更喜欢接种天花脓疱，而且在 19 世纪初还将种牛痘视作一个不必要的替代品而拒绝。虽然如此，反种牛痘者从来没有像在英格兰那样得势，使得苏格兰和爱尔兰成为绝对服从种牛痘之地，天花也因此降到了最少。[4] 就像爱尔兰的议员惯常宣称的那样，也许是他们的同胞比不讲理的英格兰人更通情达理，因此不受这些谬见的影响。在减少反抗方面，也许天主教起了一定作用。苏格兰人和爱尔兰人可能更喜欢欧洲大陆式的家长制政府，这样的政府有望拯救无知愚昧者（尽管上院代表英格兰表达了大量相似的意见）。[5] 同样可能的是，苏格兰人和爱尔兰人更擅长执法，他们的执法方法不会激起反抗，能安抚出现的反对者。关于这个问题的立法，医生也起了很大作用。这里的政府比他们的英格兰同行更灵活，例如，通常不会进行多次起诉，而且对不种牛痘者只惩罚一次。英格兰没有施行其他地方的官方种牛痘员进行的某种家庭访问制度，这种制度使当局能够区分不给孩子种牛痘的父母是因为坚持原则还是仅仅是因为疏忽。就像在德意志，进行家庭访问的医生设法给儿童种牛痘，除非父母明确拒绝。然而在英格兰，一次拒绝之后接下来就是起诉；在苏格兰，这种家庭访问使官员有了一定程度的灵活性，能发挥说服作用，这是他

---

[1]　Biggs, *Leicester*, pp. 348–54; *Hansard*, 1898, v. 57, col. 762; v. 62, col. 372; v. 64, col. 457, 414–16; 1864, v. 175, cols. 1640–41; *Final Report into the Subject of Vaccination*, sect. 515.

[2]　相比之下，德国的支持种牛痘者感到高兴的是，这一次，备受批评的警察权力得以在这里发挥作用，使一项有益的技术得以有效实施，而英国却无法依赖地方当局：*Hygienische Rundschau*, 9 (1899), p. 116. 毫不奇怪，英国的支持种牛痘者试图将执行任务委托给更有意愿的政府：*Hansard*, 1883, v. 280, col. 1042; 1898, v. 56, col. 444.

[3]　*Hansard*, 1898, v. 57, cols. 761,780, 799–800; Biggs, *Leicester*, p. 348; F. B. Smith, *People's Health*, pp. 167–68.

[4]　*PP 1807* (14) ii, p.62; *Cobbett's*, 1806, v. 7, col. 896; *Hansard,* 1870, v. 202, cols. 1587-88; 1871, v. 204, col. 222. 在 1868 年 -1870 年，苏格兰只有 2 例因拒绝种牛痘而被定罪；英格兰和威尔士有 1419 例，其中有 13 个孩子的父母被多次定罪；爱尔兰分别有 2850 例和 13 例。因此，主要的差别是苏格兰和其他地方：*PP 1871* (69) lviii, pp. 849-51; *Hansard*, 1878, v. 239, col. 485.

[5]　*Hansard,* 1898, v. 57, cols. 783, 787; 1898, v. 62, cols. 368, 518.

们的英格兰同行所缺乏的。[1]1898 年，当英格兰试图引进家庭访问制时，就愉快地进行了模仿，将种牛痘年龄提高到了 6 个月，并且在其他方面都仿效了苏格兰人的方法。[2]与英格兰相比，在苏格兰，更多的种牛痘是由私人家庭医生完成的。在英格兰，官方的公共种牛痘员承担了大多数任务，而且甚至要检查私自实施的种牛痘。当家庭医生披着公共种牛痘员的外衣在苏格兰家访时，他说服犹豫不决的父母的可能性比跨界的有此任务的匿名官员要大。为安抚反对者，苏格兰当局也乐意通过给那些由于种牛痘而受损的人支付一天或两天的工资损失。[3]

从更广泛的意义上来讲，英格兰人进入了一个策略困境。从个人的角度来看，种牛痘是对个人有利的事情：不论什么人，种牛痘会比不种牛痘得到更好的保护。从社会整体来看，对公众也是有利的：因为只要有一些人仍然未得到防护，那么流行病就会暴发并传播，从而危及种牛痘者，尽管他们个人已经有了免疫力。[4]从公共卫生的角度来看，种牛痘差不多是一个全有或全无的选择。如果不是社会每一个成员都种了痘，那么就很难证明任何更低程度的强制性是合理的。一方面是绝对的和普遍的强制性，另一方面是自愿的种牛痘，要在其中选取一个。因此，怎样准确地实施种牛痘也是一个重要的问题。英格兰人只是依靠罚款，如果有必要就多次罚款，只有不支付罚款的才监禁。这意味着实际上是允许豁免的——很大程度上是以反抗者的净资产为基础的。如果法律对于不履行义务者处以罚款，而非寻求实施任何形式的更直接的强制，那么这个罚款可能而且事实上也被反种牛痘者描述成了有权不种牛痘税。富人支付了罚款，而穷人不得不为了豁免权而遭受监禁。

这种强制性主要影响下层民众，这已经不是什么秘密了。1864 年，卫生委员会主席抱怨说，种牛痘法的问题是不愿意起诉不遵守规定的穷人。因此，公共卫生最主要的原则——规则适用于所有人，任何人不能例外——不仅被违反了，而且是根据财富画线的。[5]英国这场争论的奇怪后果之一是，强制性被描绘为一种阶级立法，

[1] *PP* 1871 (246) xiii, 1, p. iv; *Hansard*, 1878, v. 239, cols. 483, 493, 496, 504; *Final Report into the Subject of Vaccination*, sects. 518, 529; Deborah Brunton, "Practitioners Versus Legislators: The Shaping of the Scottish Vaccination Act," *Proceedings of the Royal College of Physicians of Edinburgh,* 23 (1993), P. 200.

[2] *Hansard*, 1898, v. 56, col. 470; 1898, v. 57, col. 765, 781; *Lancet* (2 May 1896), p. 1211; 61 & 62 Vict. c. 49, s. 1. 然而，这样的访问制度在英国并不是很成功。部分原因在于，一旦反抗意识从巢穴中被唤醒，就无法通过这种技术手段将之驯化。公众把站在家门口的官方种牛痘员看作法警而不是医生，经常邀请他们去给猫种牛痘：*Hansard*, 1898, v. 57, cols. 774, 782.

[3] *Revue d'hygiène et de police sanitaire*, 20 (1898), pp. 771-72; *Hansard*, 1898, v. 57, col. 788; *Recueil*, 23 (1893), PP. 47- 48.

[4] *Annales*, 3/18 (1887), p. 32; *SB*, 1884/85, Akst. 287, p. 1260.

[5] *Hansard*, 1864, v. 173, cols. 1908–09; *Final Report into the Subject of Vaccination*, sect. 523.

尤其是底层的民众受到了损害，这就是争论的主旨。① 相比之下，在德意志，这个问题就没有那么令人厌烦。当阶级区别出现时，争论的不是富人能够购买豁免权问题，而是不那么紧迫的问题：富人享受私人医生的便利，而穷人却要忍受去种痘站的不便。② 当 1874 年法规定在执行种牛痘规则中允许罚款（和监禁）时，一些反对者明确得出结论说，为了避免这种惩罚变成富人的不种牛痘税，可以在立法中暗含直接强制的可能性，一些联邦国家就通过当地法规允许这样做。③ 良心条款就是英国政府不认真实施种牛痘的最终结果。瑞典在国内的一片嘲讽中模仿了这个条款，法国和德意志在嘲笑声中拒绝了这个条款，这种对核心要求的豁免等于不情愿地承认：鉴于出现了坚持原则的反对，公共利益必须严格维护或彻底放弃。④ 就像一位议员指出的那样，"如果他们不准备像德意志那样在这个国家实施种牛痘，甚至是靠武力实施，那么对他们来说，就有责任找到一个方法，使那些良心反对者不用违法就能解决他们的问题。"⑤

相比之下，德国人尽管没有宣布排除多次起诉的可能性，但倾向于在有条件的情况下，依赖直接的身体强制，就像有的地方法令允许的那样。因此，所有公民都要服从同样的法律，没有或很少有例外。⑥ 这偶尔也会出现使民权活动家为难的情况。希尔德斯海姆（Hildesheim）发生了最臭名昭著的一个例子，警方进入了顽固的、可怜的巴特布洛特（Butterbrodt）先生的家中，当时他的妻子卧病在床，但是警方逮捕了他并给他的孩子们种了痘。还有一个例子发生在 1912 年，三个穿着全套制服的警察在一个女同事的陪同下将黑彭（Heepen）地区的恩斯特和波林·托丁根（Ernst and Pauline Todtenhagen）的前门打破，用一个铁撬棍强行进入客厅，把妈

① Tebb, *Results of Vaccination*, pp. 19–24; William Hume-Rothery, "Advice to Anti-Vaccinators," *National Anti-Compulsory-Vaccination Reporter*, 4 (1 Janury 1877); *Vaccination Tracts*, no. 6, pp. 7–8; Mary Hume-Rothery, *150 Reasons*; White, *Story of a Great Delusion*, p. 484; *Hansard*, 1853, v. 129, col. 474; 1872, v. 212, cols. 926–27, 929–32; 1877, v. 235, col. 738; 1878, v. 239, col. 504; 1883, v. 280, col. 991; 1898, v. 56, col. 457; 1898, v. 57, cols. 773, 779; *PP* 1882 (25) vi, 681; *Second Report into the Subject of Vaccination*, Q. 6662; *Speech of Alfred Milnes, MA (Lond.) at the Leicester Demonstration Against Compulsory Vaccination* (London, 1886), p. 3.

② *SB*, 18 February 1874, p. 108. 人们当然注意到，那些付不起罚款的穷人往往锒铛入狱：*SB*, 9 March 1874, p. 259.

③ *Die Grenzboten*, 47 (1888), pp. 226–27; *Ärztliches Vereinsblatt für Deutschland*, 51 (July 1876), p. 92; *SB*, 1881, Akst. 123, p. 701.

④ Jochmann, *Pocken und Vaccinationslehre*, p. 174; Kirchner, *Schutzpockenimpfung und Impfgesetz*, pp. 148–49; Süpfle, *Leitfaden der Vaccinationslehre*, p. 39; *Annales*, 3/41 (1899), P. 269.

⑤ PRO, MH 80/2, Parliamentary Committee, 21 June 1898, Vaccination Bill 1898, p. 147, reverse, Johnson-Ferguson.

⑥ 因此，反种牛痘的人，不论在这个主题上多么有名、发表了多少文章，他们不得不承认，非常遗憾，他们的孩子最终违背了他们的意愿种了牛痘：*Protest beim hohen Königlich Preussischen fustiz-Ministerium bezw. beim deutschen Volke*, 17 April 1887, in GStA, 84a/3667; Born, *Öffentliche Anfrage an die Behörden*, p. 10. 但也有例外，包括海因里希·鲁尔曼（Heinrich Rühlemann），他入狱至少 13 次，最终使他的女儿免于种牛痘：Born, *Amtliche Erledigung*, p. 3.

妈和儿子分开，用武力控制住妈妈，将儿子带走种了牛痘。[1]

但是德国政府同样能更灵活更有效，行动可以不那么粗暴。1912 年，在普莱腾堡（Plettenberg）靠近杜塞尔多夫的地方，反抗开始扩大。这年夏天，大多数父母通过出示从一个有同情心的医生那里得到的延期证明来逃避种牛痘的义务。地区行政长官指示地方当局，只起诉年龄较大的孩子的父母，暂时看看年龄小的孩子年底前是否自愿种牛痘。对年龄较大的孩子进行检查，确定他们的健康事实上是否受到威胁，只有到这时才传唤家长出示种牛痘证明。反过来，正在反抗的父母针对地方警察提出了控诉。地区行政长官在考虑这些抱怨的同时，裁定孩子们应该带去检查，但不是为了种牛痘。给 57 对父母送了传票，只有 5 个在规定的时间内出现了。其中一个是非健康原因反对种牛痘者，还有两对准备私自种牛痘的父母，最后两个婴儿因为生病，被暂时豁免。对于那些被传唤却没出现的父母，现在可以进行强制检查了，但警方决定灵活一点、耐心一点。医疗官员随同警方助手和市长办公室的秘书一起到他们的家中访问。在马车中等候时，医生让警察到门口提出进入检查的要求，只有在接连被拒绝的情况下才试图自行寻找入口。实际上，这种强制检查没有一次被拒绝，但是这个巡回检查小组在家中仅仅发现了 15 个孩子。现在，非健康原因不给孩子种牛痘的父母得到了一张新传票，他们要在规定的时间内获得种牛痘证明，否则要冒被强制种牛痘的风险。那些家中无人的房屋也收到了相似的传票，这些父母中的许多人控诉到了内政部。警察的这些行动现在促使大多数未给孩子检查的父母通过芬涅特洛普（Finnetrop）的某个拉克曼（Lackmann）医生给他们的孩子种牛痘。结果就是总共只有 4 个孩子既没有检查也没有种牛痘。其中两个孩子一直不在，一个将要去种牛痘，另一个的父母也许诺服从规定。[2]

德国人能够把策略方法与坚持其日常预防工作结合在一起的另一个范例是处理种牛痘导致的损害问题。不像英国，由于对琴纳的相信它不愿意承认种牛痘有危害，德国当局没有这样的犹豫。1884 年，它任命种牛痘委员会的动机之一是正式调查人们声称的这些损害，试图平息它们引起的任何反对。[3] 但官方这种坦率的必然结果是，德国当局对虚假损害索赔的起诉也十分坚决。[4] 它利用造谣诽谤法反击针

---

① *SB*, 1895–97, pp. 1404, 2218; BA, R86/1218, "Der Minister des Innern. M.10660," 26 April 1913. 类似的情况，见 *Staatsbürger-Zeitung* (4 November 1887), copy in BA, R86/1204, v. 3.

② BA, R86/1218, "Der Königliche Landrat des Kreises Altena i.W., Tageb. Nr. A.9465, Betrifft: Impfgeschäft in Stadt und Amt Plettenburg," 4 December 1912.

③ *SB*, 1882/83, Akst. 164, pp. 568–69, 579; *SB*, 1884/85, Akst. 287, pp. 1269, 1274–75, 1348;Huerkamp, "History of Smallpox Vaccination in Germany," p. 629; Gideon, *Pocken-Impfung*, p. 4; *Veröffentlichungen*, 9, 2 (15 December 1885), p. 272; 9, 2 (4 August 1885), p. 45.

④ BA, R86/1220, "Ministerium der geistlichen, Unterrichts-und Medizinalangelegenheiten, M.d.g.A.-M. No: 394I. U.I., M.d. In. II. No: 6480," 22 May 1895; *Korrespondenzblatt der ärztlichen Kreis-und Bezirks-Vereine im Königreich Sachsen*, lix, 6 (15 Sept 1895), p. 73.

对种牛痘员的没有事实根据的指控，这在其他国家似乎是前所未有的做法。[①] 在预防上通过坚决的武力威胁，结合个人的关注和充分的行政资源，德国当局知道什么时候推迟和妥协，因此成功地实现了他们的目标，同时没有激起那种由于多次起诉带来的殉道所点燃的普遍的反抗。[②]

从阿克尔克内希特式的角度，将这个问题看作政治传统带来了一定的预防方法（专制主义或自由主义；强制或自愿种牛痘），相当于用涂鸦的工具乱涂乱画而非用写美术字的工具画画。德国的反种牛痘运动未能说服当局终止强制性，而英国在这方面成功了，这也是事实。对于种牛痘，法国最初漠不关心，但后来严厉；瑞典最初是干涉主义者，后来成为稳健派。很难将这两个国家归于阿克尔克内希特的简单解释，所以有理由寻找一个更准确的解释。首先，将这个问题看作一个是否用强制的问题，就等于把一个更复杂的决策变成了一个简单的二元对立的模式，变成了一个明显的非黑即白的选择，实际上当时的改革者并没有面临这种选择。英国人几乎没有废除强制；德国人几乎从来没有使用强制。德意志的反种牛痘运动对当局并非没有影响。更直接的是，由于害怕激起更大的反对，在 1874 年法中包含直接强制因素的计划被议会搁置了。[③] 更普遍的是，由于技术进步而对反种牛痘者做出的让步帮助当局实现了与反对者达成交易的目标：如果国家坚持种牛痘，那么它必须负责确保种牛痘的效力和安全。仅仅关注强制与否等于画了一条非常随意的界线，将实际上对天花的连续统一的反应——从英格兰最终的自愿的方法，到瑞典的强制系统被不情愿地缓和到了有逃避的可能，到法国虽然叫得响但实际却没那么严厉，再到德国最终结束了（纸面上）不那么严厉但（实践中）更有效地要求所有人种牛痘且再次种牛痘的政策——分为明显的两个相反的阵营。所有国家最终都采用了自愿或强制的某种混合的种牛痘政策，利用了新检疫隔离主义者的同样也适用于其他传染病的技术。

在这个光谱中，尽管强制性这个简单的焦点表现得不那么明显，但是仍然有一些重要的差异。对此，既有长期的和直接的原因，也有普遍的和具体的原因。对后一个原因来说，英国法律的特点，尤其与德国人相比，在策略上比较糟糕。德国当

---

① Born, *Öffentliche Anfrage an die Behörden*, p. 14; *Der Impfzwanggegner*, 6, 9 and 10 (September-October 1888), p. 57; *SB*, 1895/97, p. 1404; *SB*, 1882/83, Akst. 164, p. 567; *SB*, 1877, Akst. 176, p. 497. 这种策略在其他方面也很常见，比如大不敬罪，用来起诉甚至是间接批评君主的人：R. J. V. Lenman, "Art, Society, and the Law in Wilhelmine Germany: The Lex Heinze," *Oxford German Studies*, 8 (1973), p 98; Eric A. Johnson, *Urbanization and Crime: Germany 1871—1914* (Cambridge, 1995), p. 26.

② 对这种非正式劝导的说服力的信心可以追溯到19世纪早期，比如在1816年的科布伦茨，当局确信，当地医疗、政府和宗教当局的雄辩和说出的理由会说服那些抗拒的家长，他们会一起去拜访抵抗者，而且如果距离允许，委员会的成员也会加入：Augustin, *Preussische Medicinalverfassung*, v. 11, pp. 642-43.

③ *SB*, 18 February 1874, p. 104. 有人害怕，在天主教徒和社会主义者反对的基础上，又增加了对种牛痘的反对：*SB*, 9 March 1874, p. 257.

局在严厉性方面比英国更灵活。他们更愿意而且更早就能承认，种牛痘有其缺陷并及时予以纠正，不论是通过再次种牛痘、利用动物淋巴还是提高种牛痘员的资格。他们发展出了一套执行系统。这套系统虽然最终是靠刑事惩罚实施的，但方法上更灵活且个性化，执行的结果是反抗的只是那些顽固坚持其信仰的人，而非疏忽大意者或漠不关心者。他们的执行虽然严格且精准，但对所有人一视同仁，没有加剧阶级分裂，不像英国那样不断起诉和罚款。

　　从更广泛的意义上来讲，英国在接种天花上的早熟反而成了障碍，领先的负担已经把他们的马车套在了低劣的技术上，妨碍了他们转向种牛痘。预防传统在形成的过程中积累起来的影响正在变得越来越重要。预防策略上的特殊道路在 18 世纪初已经有了轮廓，当时的英国为了防止来自马赛的鼠疫的威胁，施行了严格的检疫隔离主义，现在则突然颠倒了方向；一个世纪后，随着霍乱而来的是卫生主义者的反应（最初同样是检疫隔离主义的盛行，然后又被迅速抛弃）——就是这样的预防反应模式，逐渐制度化，天花暴发时再次出现。由于环境主义方法的力量和影响，这里的种牛痘比欧洲大陆面临一种更激进的想法：种牛痘是没必要的，因为一般的公共卫生就能起到限制传染病的作用。对卫生主义的这种推崇，在英吉利海峡对岸并不缺少，但是在英国最为强烈，这里的支持种牛痘者不得不屡次反驳这样的观念：天花的减少主要是由于公共卫生的普遍改善，而且饮用水、新鲜空气和有效的污物处理系统的进一步的供应将使种牛痘成为不必要的事情。[①] 采用欧洲大陆的预防技术只是为了此后摆脱它。一旦我们在性病中看到了同样的行为模式，那么很明显这种趋势（首先为以防万一采取了严格的措施，然后断定这些措施不符合英国的国情）本身就成为解释预防差异的一部分，成为一种制度惯例和一个独立的原因。针对霍乱采取的不同的预防方法（英国倾向于卫生主义的方法，欧洲大陆更倾向于检疫隔离主义的方法），在预防天花的种牛痘历程中变得更根深蒂固了，变成了制度性的行为。

---

　　① *PP* 1854–55 (88) xlv, p. 629; *Hansard*, 1867, v. 187, col. 1870; 1898, v. 57, col. 784; 1883, v. 280, col. 1020; 1907, v. 174, col. 1273; *Final Report into the Subject of Vaccination*, sects. 51–52, 78–83; *First Report into the Subject of Vaccination*, QQ. 749, 759; *BMJ* (5 July 1902), p. 69.

第五章　卖淫和乱交带来的梅毒

性病（这里主要指的是梅毒）使预防问题更复杂了。霍乱和天花是急性传染病，有明显的外部特征，沿着它们的路线快速传播，而且可能导致受害者残疾。因此辨认被袭击者就很简单：他们通常不反对被强加的预防措施，而且实际上有理由寻求通常也会提供给他们的护理。相比之下，梅毒，不论源自何处，在16世纪已广泛传播，而且到19世纪已经成为地方病，使人口中的一大部分（大约占都市成年男性的十分之一）遭受折磨。梅毒的私密性、发展时间长而且其症状不会引起疼痛等特质，意味着它能被患者掩饰和隐藏，许多患者实际上并没有意识到他们得病了，因此就有更多的机会作为带菌者传播疾病。梅毒的症状既没有迫使患者寻求医治，也没有妨碍他们像往常一样生活。实际上，在洒尔佛散和青霉素出现前，治疗梅毒是一个漫长的令人不舒服的过程；治疗与疾病相比，带来了更多的不便和对身体的损害。[①] 由于梅毒的传播一般要求直接接触渗透黏膜，因此理论上它比传播范围更广、传播途径更多的疾病更容易防御。但由于人的本能，使这种薄膜被频繁接触，所以梅毒成为传播最广的传染病，最终传遍了全世界。由于梅毒经常是通过性传播，尤其是婚外的和各种非法的性行为，因此随着传染一起来的是强烈的道德耻辱感。在整个19世纪以及进入20世纪后，所有国家即使在简单地提及这种疾病时都有一套精心设计的回避规矩和委婉语。考虑到这种耻辱，感染者经常逃避预防甚至治疗，因为这些措施无声地说明了他们的罪过。由于生理的和社会的因素，梅毒感染者经常试图躲避有组织的预防和治疗努力。[②]

由于性病笼罩在道德的阴云当中，它就成为一个经常引起争论的问题：是否应该在现实中采取一切方法完全根除这种病。鼠疫长期以来被视作对人类罪行的惩罚；霍乱最初基本也被这样看待；天花有时被视作当代罪恶的生活的结果。然而，最迟

---

①　Johann Friedrich Fritze, *Handbuch über die venerischen Krankheiten* (new edn.; Berlin, 1797), p. 2; E. Finger et al., eds., *Handbuch der Geschlechtskrankheiten* (Vienna, 1910), v. III, p. 2694; *Mitteilungen*, 8 (1910), p. 73.

②　*Annales*, 16 (1836), p. 266; Alain Corbin, "Présentation," in A. Parent-Duchâtelet, *La prostitution à Paris au XIXe siècle* (Paris, 1981), p. 24; *ZBGK*, 4, 1 (1905), p. 5; R. Ledermann, *Zur Verhütung und Bekämpfung der Syphilis* (Berlin, 1903), pp. 3–4; *Mitteilungen*, 17,1 (1919), p. 2; Braus, *Die Syphilis und ihre steigende soziale Gefahr* (Düsseldorf, n.d. [c. 1890]), p. 40.

到 19 世纪中期，将医学和道德联系在一起的主要限于某些神学家或古怪的所谓另类疗法的支持者。相比之下，梅毒的道德问题一直持续到 20 世纪，没想到在我们自己的时代由于应对艾滋病而再次暴发。如果性病只是非法性行为——这就是原因——的“餐后甜点”，那么为什么社会要动员起来应对它？感染者本应该控制他们的性冲动，但他们通过自己的选择使自己承担了风险，因此也应承担这个后果。[1] 从这个意义上来说，性病的传播是“自愿”的。[2] 实际上，阻止（或治疗）这种因违背道德导致的疾病的努力相当于鼓励不道德行为；预防它就等于支持通奸行为。

但是即使当局能被说服——撇开道德谴责——相信性病是对所有人都有影响的公共问题，并非只有那些将自己处于危险境地的人才受到伤害，在政府的预防武器库中也只有非常有限的武器可用。这种传染病的性质排除了许多能防止其他疾病的预防措施。由于性病基本上是地方病，将感染者控制在边境之外收效甚微。由于性病的许多感染者遭受折磨时间长，症状断断续续地出现，而且由于病人不像其他更容易传染的疾病患者对周围环境构成了不加区别的威胁，所以传统的检疫和隔离方法要么没必要，要么不可行，或两者兼有。患者的症状没有使其虚弱，这使其很难相信他们应该在医院接受治疗，更不用说隔离了。毋庸置疑，性冲动顽固地妨碍了人类远离传染的先天倾向，因此也妨碍了打破传播链的努力。不管怎样，由于传播病毒的病菌在人类体外存活的时间非常短，所以检疫隔离主义者的全部措施和消毒基本就没用了。[3] 更普遍的是，由于性病能被隐瞒（至少在血清检测时代之前），当局如果挥舞强制性预防措施的大棒，就必须冒着使受害者躲起来的风险，这将导致这些措施从一开始就违背了他们的目的。

管理的逻辑

性病预防并不一定集中在卖淫上，更不用说对卖淫的监管了，但是 19 世纪时监管主义引起了最激烈的争论。由于针对性病使用传统的预防技术很困难，其他方法就提上了日程。针对梅毒的预防措施不是锁定在其症状上，而是对卖淫业实施职业

---

① 塞缪尔·索利（Samuel Solly）是维多利亚时代的一名外科医生，他在 1868 年发表的一篇评论使他名垂青史，他认为“梅毒是对我们罪孽的惩罚，我们不应该干涉此事”：J. D. Oriel, *The Scars of Venus: A History of Venereology* (London, 1994), p. 175.

② Louis Deck, *Syphilis et réglementation de la prostitution en Angleterre et aux Indes: Etude de statistique médicale de 1866 à 1896* (Paris, 1898), p. 12; Charles J. Macalister, *Inaugural Address on the Dangers of the Venereal Diseases* (Edinburgh, 1914), p. 22.

③ Friedrich August Walch, *Ausführliche Darstellung des Ursprungs, der Erkenntniss, Heilung und Vorbauung der venerischen Krankheit* (Jena, 1811), pp. 235–37; *ZBGK*, 14, 4 (1912), p. 137; *Underdånigt betänkande angående åtgärder för motarbetande af de smittosamma könssjukdomarnas spridning* (Stockholm, 1910), v. I, pp. 272–73; Theodor Rosebury, *Microbes and Morals* (New York, 1971), p. 250.

标识，指导他们在关键的节点处打断传播。妓女是预防措施培训的明显目标。在大量婚外性行为都涉及妓女的时代，她们相对来说是一个能被明确界定的职业群体，在都市生活中到处存在，所以针对她们的解决措施不会触及社会的其他部分。妓女作为流行病学上的接口，方便了疾病的传播（与她们顾客的数量和她们交易的随意度成正比）。妓女除了可能是带菌者之外，她们也是可以辨认的，所以有可能服从预防措施。通过治疗、隔离或其他的方法将被感染的妓女排除出市场，与其他群体相比，付出更少的努力就能打破更多的传播链。就像一位观察员指出的，管理好人行道，就会免去这个城市其他部分的不便。[①]

监管卖淫（建立官方的妓院，妓女登记并要求她们穿专门的衣服，规范她们的行为和住所）的努力至少可以追溯到古希腊，中世纪时所有欧洲国家都采取过措施。15 世纪末梅毒开始广泛传播，同时也激起了彻底根除卖淫的努力，到 18 世纪时已经在制定现代版的监管规则了。曼德维尔（Mandeville）在 1724 年提出建立国营妓院，半个世纪后这样的想法被雷斯蒂夫·德·拉布雷顿（Restif de la Bretonne）继承，他草拟了一个非常理性化的卖淫制度———一种以官方妓院为基础的交媾的笛卡尔主义，"居民"根据年龄、容貌和相应的价格分类，牧师通过布道满足她们的精神需要，为她们生出的孩子以及退休者做出安排。[②]1791 年法国大革命期间，旧制度的规章被暂时废除了，妓女享受到了扩展到所有人的职业自由，瞬间就展示了她们的活力。从新古典主义的观点来看，就是形成了健康的自由竞争的市场，但是从道学家的观点来看，好像是公开诱惑和公然放荡的一场骚乱。两年后，开始了激烈的反弹。禁止妓女出现在公共场所，妓女要在警察局登记并接受医疗检查。在拿破仑时期，监管主义者的系统演变成了在官方妓院中为妓女提供住处，她们若住在其他地方，要登记、定期接受检查，病人要住院或接受其他治疗。[③]这套系统从法国传遍了全世界，曾经叫着不同的名称在西方所有国家执行过，而且直到今天仍然有效，尽管已经衰弱了。[④]

监管主义假设，很多非法性行为与妓女有关联，以她们为目标能够找到许多与其有最危险联系的人，由此净化她们的性交易，预防性病的普遍传播。妓女是

①　*DVöG*, 36 (1904), p. 416; Robert Hessen, *Die Prostitution in Deutschland* (Munich, 1910), pp. 170–72; *Huitième congrès international d'hygiène et de démographie, 1894; Comptes-rendus et mémoires* (Budapest, 1895), v. V, p. 522.

②　Erica-Marie Benabou, *La prostitution et la police des moeurs au XVIIIe siècle* (Paris, 1987), ch. 10.

③　A.-J.-B. Parent-Duchatelet, *De la prostitution dans la ville de Paris* (2nd edn.; Paris, 1837), v. 11, pp. 53–55, 480–81, 487–88; J. Jeannel, *De la prostitution dans les grandes villes au dix-neuvième siècle et de l'ex-tinction des maladies vénériennes* (Paris, 1868), p. 167; Jill Harsin, *Policing Prostitution in Nineteenth-Century Paris* (Princeton, 1985), pp. xvi-xvii; Susan P. Conner, "Politics, Prostitution and the Pox in Revolutionary Paris, 1789–1799," *Journal of Social History*, 22, 4 (1989).

④　Théodore de Félice,"Situation abolitionniste mondiale," *International Review of Criminal Palicy*, 13 (October 1958), p. 4; Jürgen Kahmann and Hubert Lanzerath, *Weibliche Prostitution in Hamburg* (Heidelberg, 1981), pp. 45–46; Cecilie Højgård and Liv Finstad, *Backstreets: Prostitution, Money and Love* (Cambridge, 1992), ch. 7.

传播链中最主要且最容易找到的连接点，就像老鼠对于鼠疫、蚊子对于黄热病一样。[1] 每一个监管主义者都有一个被感染的妓女可能造成浩劫的例子。其中最明显的就是一个来自波尔多的妓女的天真快乐的故事，她退休后试图把自己的名字从登记簿中除掉，所以详细讲述了她的职业生涯：30 年来从来没有报告自己得过病，估计和 30 000 个男人发生过关系，最厉害的是有一天，一个合唱团比赛时，她和 63 个人睡觉。根据这个记述，可以想象，如果她被传染的话会发生什么。[2] 这是每一个监管主义者的噩梦，这个快乐的妓女就像"伤寒玛丽"一样传播疾病。

监管主义者认为卖淫是一种必要的恶，是他们认为的性欲的迫切需求（至少对男性来说）与乱交在社会和道德上的不被允许之间的矛盾所导致的。更具体点来说，是性成熟的年龄和结婚的年龄令人讨厌地不一致而产生的。由于不可能普遍禁欲，调和这些矛盾的仅有的方法是：（1）降低结婚年龄，（2）（通过坚持贞洁）提高性活动常规化的年龄，或（3）完全放松性和婚姻之间的联系；反过来，由于害怕导致出现一波私生子，会采取避孕的措施。上述三个方法，虽然都被这个或那个改革者鼓吹过，但都被监管主义者以不现实、不受欢迎或者两者兼具的理由给驳回了。如果男人要满足他们的性需求（正常间隔的性高潮被认为不仅仅是享受，而且对生物体心理和身体健康来说都是必须的，那时认为手淫比购买性服务更危险，其危险性只是比鸡奸小一点），而且大多数（至少中产阶级）妇女婚前仍然保持贞洁、婚后实行一夫一妻制，那么就要求通过卖淫解决这个问题。[3] 卖淫是中产阶级社会的必需品，它是一个安全的通道，允许这个阶层的男人积累必要的教育和财产，为其家庭提供适当的地位，而且在允许男人不放弃性行为的同时，也不玷污这个阶层的女性的婚姻目标。卖淫是社会的性欲排泄口，疏导了多余的力比多，就像废水得

---

①　Fernand Mignot, *Le péril vénérien et la prophylaxie des maladies vénériennes* (Paris, 1905), pp. 41, 75; *ZBGK*, 4, 2 (1905), p. 76; Filipp Josef Pick, *Die internationale Prophylaxis der venerischen Krankheiten und der Bericht des internationalen Congresses zu Paris 1867* (Prague, 1870), p. 4; *La syphilis* (1904), p. 641.

②　Louis Lande, *Les affections vénériennes et leur prophylaxie générale a Bordeaux* (Paris, 1873), p. 10.

③　Joseph Kornig, *Medicinischpolitischer Vorschlag der Lustseuche in grossen Städten, vorzüglich in Wien Einhalt zu thun* (n.p., 1786), pp. 31–32; *Wochenschrift für die gesammte Heilkunde*, 31 (3 August 1850), p. 523; *Zeitschrift für die Staatsarzneikunde*, 42 (1841), p. 72; *New Orleans Medical and Surgical fournal*, 11, 1 (July 1854), p. 703; Michael Mason, *The Making of Victorian Sexuality* (Oxford, 1994), pp. 205–15; Tommie Lundquist, *Den disciplinerade dubbelmoralen: Studier i den reglementerade prostitutionms historia i Sverige 1859–1918* (Gothenburg, 1982), p. 66; Roy Porter and Lesley Hall, *The Facts of Life: The Creation of Sexual Knowledge in Britain*, 1650–1950 (New Haven, 1995), chs. 4, 5, 6; Lesley A. Hall, "Forbidden by God, Despised by Men: Masturbation, Medical Warnings, Moral Panic, and Manhood in Great Britain, 1850–1950," in John C. Fout, ed., *Forbidden History* (Chicago, 1992);Jean Stengers and Anne Van Neck, *Histoire d'une grande peur: La masturbation* (Brussels, 1984).

到安全处理一样。①

因此，在 19 世纪监管主义者的眼中，卖淫是后天出现的。法律不可能使人类贞洁，这种恶行只要被宣布为非法，就能被抑制下去。禁止它的努力是错误的、徒劳的：错误是因为他们侵犯了个人身体的自主权利，包括出售其色相的权利；②徒劳是因为，对卖淫的需求是一贯的，如果在某个地方被压制，那么就一定会在其他地方重新出现，或者——更糟糕的是——表面消失了，却在地下造成了不受控制的损害。另一方面，无视卖淫、允许它自由活动，同样是站不住脚的，等于是发出了公共许可证和流行病大灾难的邀请。不受限制地卖淫等于使个人毫无理由地优先于共同体的健康。就像监管主义者的信条总结的那样，卖淫的自由就是毒害和传染的自由——就像意大利人嘲笑的那样，自由的国家，自由的梅毒。③严厉镇压和自由放任的可能性都被排除了，那么解决之道就是防止卖淫的过度泛滥，将其危险性限制在带菌者身上。④

监管主义实际上推行的是传统的预防方法，通过识别传染病患者打破传播链，而且必要时隔离流行病学上重要的、能控制的有限群体，由此使社会的其他部分免遭类似的不可行的措施之苦。妓女被鄙视，而且属于被驱逐的一类人，这个事实使她们容易接受这些严格的措施，但从监管主义者的观点来看，这基本是一个巧合的优势。监管主义者认为，对妓女实施预防措施有两个理由。首先，这样的措施与对其他传染病感染者的要求，或对军队新兵、有时对商船队成员的医疗检查和随之产生的结果没有

① 莱基（Lecky）的说法最显眼，他将妓女描述为"美德的最有效的守护者"，没有她们，"无数幸福家庭的纯洁就会受到污染"：William E. H. Lecky, *History of European Morals* (New York, 1869), v. I, p. 299. 参见 *Mémoires de M. Gisquet, ancien préfet de police* (Paris, 1840), v. IV, p. 365; Keith Thomas, "The Double Standard," *Journal of the History of Ideas*, 20, 2 (April 1959), p. 197; Sheldon Amos, *A Comparative Survey of Laws in Force for the Prohibition, Regulation and Licensing of Vice in England and in Other Countries* (London, 1877), p. 517; Parent-Duchatelet, *De la prostitution*, v. I, p. 7; Jeannel, *De la prostitution*, pp. 168–70. 精液排泄的观念当然不是维多利亚时代的人发明的，至少可以追溯到奥古斯丁（Augustin），他认为妓女是一种必需品，无论多么令人讨厌，没有这种必需品，社会就会被性激情所震撼：anon., *The Greatest of Our Social Evils: Prostitution* (London, 1857), p. 337; Alain Corbin, "Commercial Sexuality in Nineteenth-Century France: A System of Images and Regulations," *Representations*, 14 (Spring 1986), p. 213.

② Parent-Duchatelet, *De la prostitution*, v. II, p. 41; Edvard Welander, *Blad ur prostitutionsfrågans his-toria i Sverige* (Stockholm, 1904), pp. 94–97; *Schmidts Jahrbücher der In-und Ausländischen Gesammten Medicin* (1853), p. 249; *DVöG*, 1 (1869), p. 379; Karl Åkermark, *Prostitutionen och polisreglementet* (Stockholm, 1903), p. 14; Dubois-Havenith, ed., *Conférence internationale pour la prophylaxie de la syphilis et des maladies vénériennes: Enquêtes sur l'état de la prostitution et la fréquence de la syphilis et des maladies vénéri-ennes dans les différents pays* (Brussels, 1899), v. 1/2, p. 165; Louis Fiaux, *La police des moeurs devant la Commission extra-parlementaire du régime des moeurs* (Paris, 1907), v. I, pp. 7–9, 13.

③ *ZBGK,* 16, 8 (1915), pp. 257–61; Dubois-Havenith, ed., *Conférence internationale pour la prophylaxie de la syphilis et des maladies vénériennes: Rapports préliminaires*, (Brussels, 1899), v. 1/1, quest. I, pp. 21–22; Dubois-Havenith, *Conférence internationale: Enquêtes,* v. 1/2, p. 165; Mary Gibson, *Prostitution and the State in Italy, 1860–1915* (New Brunswick, 1986), p. 65.

④ Hermann Eulenberg, ed., *Handbuch des öffentlichen Gesundheitswesens* (Berlin, 1881), v. I, p. 455; L. Pappenheim, *Handbuch der Sanitäts-Polizei* (2nd edn.; Berlin, 1870), v. I, p. 238.

什么明显的不同。对来自暴发霍乱、鼠疫或黄热病的地区的旅客进行检疫，隔离麻风病、猩红热或白喉患者，将天花患者驱离公共场合：这样的预防措施没有在那些不幸的人身上点燃抗议之火，那么妓女为什么就不能接受类似的严格的卫生措施呢？就像阿克顿针对英国指出来的那样，《传染病法》只是把应用于其他可预防疾病的同样的原则简单地扩展到了性病上。[①] 其次，卖淫是一个危险的职业，就像任何其他对健康有害的行业一样，应该接受公共卫生措施。[②] 在极端监管主义者看来，卖淫就是对男人情不自禁的性本能进行积极的商业剥削——按照这个逻辑，饭店基本就是饕餮之徒的残酷的压迫者。[③] 它的从业者是妓女，管理妓女的公共卫生措施是适合她们的。妓女像屠夫或面包师一样受到控制；从这种观点来看，她们的身体和其他任何易腐烂的商品是相似的，当被传染时，也要像变质的食品一样被控制。对她们进行的疾病检查就像检查酒吧侍者玻璃杯的刻度一样，没有什么屈辱的。[④]

监管主义者将卖淫视为公共卫生问题，认为其危险是特别不卫生的职业造成的，所以对于19世纪争论得越来越频繁的观点——他们的制度为了一个性别的利益惩罚另一个性别——无动于衷。管理的目标并非妇女本身，而是妓女。性交易的需求方来自男性，提供方主要来自女性，这是很自然的事情，是这个系统的功能的附带结果。[⑤] 男人根本不会去招揽或卖淫。[⑥] 那种认为以妓女为目标对女性不公平

① L. Reuss, *La prostitution au point de vue de l'hygiène et de l'administration en France et a l'étranger* (Paris,1889), p. 287; *ZBGK*, 15, 8/9 (1914), pp. 272–73; *Förhandlingar*, 1881, p. 70; Welander, *Blad ur prostitu-tionsfrågans historia*, p. 99; *Macalister, Inaugural Address*, p. 30; Georg Mackensen, *Die Bekämpfung der Geschlechtskrankheiten und der gleichnam. Reichsgesetzentwurf* (Lüneburg, 1919), p. 17; Félix Regnault, *L'évolution de la prostitution* (Paris, n.d. [1906?]), pp. 241–42; *Annales des maladies vénériennes*, I (1906), p. 126; Eugen Miller, *Die Prostitution: Ansichten und Vorschläge auf dem Gebiete des Prostitutionswesens* (Munich, 1892), p. 27;William Acton, *Prostitution, Considered in Its Moral, Social, and Sanitary Aspects, in London and Other Large Cities and Garrison Towns* (2nd edn.; London, 1870), p. vii.

② Reuss, *La prostitution*, p. 290; *ZBGK*, 15, 8/9 (1914), p. 274; Dubois-Havenith, *Conférence inter-nationale: Enquêtes*, v. 1/2, p. 164; Fiaux, *Police des moeurs*, v. I, p. 380; *La syphilis* (1904), p. 712; A. Blaschko, *Syphilis und Prostitution vom Standpunkte der öffentlichen Gesundheitspflege* (Berlin, 1893), p. 146; *PP* 1867–68 (4031) xxxvii, 425, Q. 314.

③ Nils Stjemberg, *Kriminalpoliti: Studier till den svenska strafflagsreformen* (Uppsala, 1918), p. 116. 参见 Carol Smart, *Women, Crime and Criminohgy: A Feminist Critique* (London, 1976), pp. 89–91.

④ *SFPSM: Bulletin mensuel* (1902), p. 221; O. Commenge, *La prostitution clandestine à Paris* (Paris, 1897), pp. 477–78; Dubois-Havenith, *Conférence internationale: Rapports préliminaires*, v. l/1, quest. I, pp. 21–22; quest. 3, p. 13; *DVöG*, 41 (1909), p. 734; Acton, *Prostitution*, p. 219; *ZBGK*, 5, 6 (1906), pp. 220–21; Corbin, "Présentation," p. 16.

⑤ *DVöG*, 41 (1909), p. 734; *PP* 1882 (340) ix, I, p. xxi; *Sanitary Record*, n.s., 14, 164 (15 July 1892), p. 29; *SFPSM: Bulletin mensuel* (1902), p. 419; *PP* 1878–79 (323) viii, QQ. 3144–46; *Hansard*, 1883, v. 278, col. 792; *Glasgow Medical Journal*, 19, 3 (March 1883), p. 173; *Förhandlingar*, 1881, p. 29; Regnault, *L'évolution de la prostitution*, pp. 243.

⑥ 男性卖淫是很少见的，仅有的一些几乎毫无例外基本是同性恋：Fiaux, *Police des moeurs*, v. I, pp. 452, 529–30, 668; *Vierteljahrsschrift für gerichtliche Medicin und öffentliches Sanitätswesen*, 31 (1906), p. 133; Abraham Flexner, *Prostitution in Europe* (New York, 1914), p. 31; *Annales*, 2/9 (1858), pp. 142–52; *Förhandlingar*, 1911, p. 519–20; Welander, *Blad ur prostitutionsfrågans historia*, p. 3; Harsin, *Policing Prostitution*, p. 302. For exceptions, see *Archiv für Syphilis und Hautkrankheiten*, I (1846), p. 284; Iwan Bloch, *Die Prostitution* (Berlin, 1925), p. 216; Iwan Bloch, *Das Sexualleben umserer Zeit* (4th–6th edns.; Berlin, 1908), pp. 350–51.

的说法，按照这种推理，和关于惩治流浪者的法律对男人不公平的说法是一个逻辑，因为大多数流浪者是男性，和针对偷盗的法律对穷人不公平也是一样的。因此这些说法虽然是事实，但却没有价值。管理规章并不一定假定妇女是性病传播的原因；可以从这个事实中得出结论，卖淫的人凑巧是女性，在流行病学上是最容易控制的瓶颈，而她们的客户，凑巧是男性，更难控制。如果供需颠倒，或至少两性平衡，那么许多监管主义者同样很乐意使性交易中的男性出售方接受同样的制度。①

　　因此，监管主义者认为他们的立场是现代、理性和卫生原则的体现，用进步的公共卫生措施对付毁灭性的天灾。监管主义没有屈服于卖淫应该被根除或应该被无视等道德观点，而是坚定地把卖淫看作一种必要的罪恶，试图去控制它，并用防止其他疾病的策略预防性病的传播，这成为公共卫生的另一面。卖淫是一个不幸的必需品，像化粪池、排水沟、屠宰场和垃圾堆一样，卖淫不可能被禁止，必须容忍。②监管主义不是罪恶的婢女，而是不可避免的性欲释放的促进者。官方的妓院是自制力低下的男人释放性欲的有效去处。官方妓院的形式尽可能简单、低调，要受到严格的控制，而且不能色情。③因此，它有无数的规则，限制过分的服装，限制开放的时间，禁止饮酒、舞曲、打牌和任何其他可能将注意力从官方批准的本质上是治疗性欲的社会功能上转移开的事情。

　　尽管监管主义被认为是先进、理性、有效且以公众为目的的，但它却建立在临时的法律基础之上。19 世纪的法典力求现代化，试图将罪孽和犯罪区别开来，终结旧制度试图通过法律来控制道德的做法——例如，禁止婚外性。④他们一般不将达到法定年龄的卖淫刑事化，尽管禁止与其相关的和辅助的行为（招揽拉客、妓院管理、拉皮条）。在（根本上）非监管主义的国家中，尤其是英国，卖淫本身不违法，除了要求公民在公共场合行为要检点之外，对于卖淫从业者没有什么限制。在监管主义者的系统内，卖淫不违法（除了法国在 1793 年出现的革命道德主义时期和巴黎

---

①　*Underdånigt betänkande angående könssjukdomarnas spridning*, v. I, p. 194; Welander, *Blad ur prostitutionsfrågans historia*, pp. 178ff., 184; *Hygiea*, 51,3 (March 1889), p. 152; Dubois-Havenith, *Conférence internationale: Rapports préliminaires*, v. 1/1, quest. 4, p. 48; *Hansard*, 1870, v. 203, col. 605; 1872, v. 209, col. 341.

②　Parent-Duchatelet, *De la prostitution*, v. II, pp. 52–53; *Förhandlingar*, 1881, p. 28; Pick, *Prophylaxis der venerische Krankheiten*, pp. 4–5; *Annales*, 16 (1836), pp. 279–80; *Vierteljahrsschrift für gerichtliche Medicin und öffentliches Sanitätswesen*, 31 (1906), p. 133; Corbin, "Commercial Sexuality," pp. 213–14; anon., *Greatest of Our Social Evils*, p. 301;*Zeitschrift für die Staatsarzneikunde,* 58 (1849), pp. 385–88.

③　*Zeitschrift für die Staatsarzneikunde*, 58 (1849), P. 450.

④　还有一些过时的残余：例如在瑞典，婚外性行为在1864年的刑法之前仍然是非法的；直到1942年，只要一方或双方是已婚的，但两个人属于非婚姻关系，那么彼此之间的性行为仍然被视为可憎而且应受惩罚的，即使事实上很少被起诉。见 Ingemar Folke, "Anteckningar om prostitutionen och lagen," in Gunilla Fredelius, ed., *Ett onödigt ont: En antologi mot porr och prostitution* (Stockholm, 1978), p. 45; Tomas Söderblom, *Horan och batongen: Prostitution och repression i folkhemmet* (Stockholm, 1992), p. 176.

公社时期之外；除了 19 世纪 30 年代的萨克森还有 19 世纪 40 年代的符腾堡、巴伐利亚和其他几个德意志邦国之外），但是那些没有登记就卖淫的人要被惩罚。[①] 在监管主义的逻辑中，卖淫不可能被成功取缔或刑事化，企图完成不可能的事的做法只会使法律遭到嘲笑和藐视。[②] 另一方面，完全无视它意味着放弃了控制性买卖的希望，无形中鼓励了道德堕落。[③] 在这两个极端之间寻求一条法律上的中间路线，承认性与金钱之间不可避免的关系，界定其边界并对违反者进行惩罚，实际上这意味着法律承认卖淫——不论多么间接，并像对待其他职业一样对待它。试图对这个行业所有丑陋的细节进行法律上的监管，有引发丑闻的风险。[④] 在法律上处理卖淫问题也有困难，因为难以用合法的方式对这种行为加以限制。如果法律是关于卖淫的商业要素的，那么应该是关于金钱的还是交换价值的？如果是后者，那么怎么将情妇与高级妓女区别开来，怎么样将偶尔用性交换奢侈品的妇女与坚持要现金的妇女区别开来，怎么样将妓女与情妇、受人资助并被控制的妇女，或就像激进的批评者指出的，为钱结婚的女性或实际上资产阶级社会中任何已婚妇女区别开来？如果将商业的因素放在一边，那么法律怎么样能禁止所有的婚外性？卖淫和放荡的区别怎么样糅合在法律条文中？就像改革者经常提出的，即使不惩罚卖淫本身，只惩罚妓女的招揽拉客和公开叫卖的行为，那么法律如何区别性贿赂和因情产生的性，如何区别粗俗的衣装品味和妓女的职业装，等等？[⑤]

串通罪恶败坏法律正是监管主义者试图避免的，他们没有把妓女经营其交易的复杂状况置于正常的立法之下，而是交给了有更随意和更灵活手段的地方法规以及有默示权力和自由裁量权的警察。欧洲大陆的监管主义试图控制卖淫，但并没有紧紧锁定在正常法律的烦琐规定上，它们经常以临时的地方治安法令和行政措施为基础，当其合法性遇到挑战时，警察就可以依靠各种各样的古老法规赋予他们的模糊而普遍的权力来维护公共秩序。1876 年，在巴黎市政委员会，当有人质疑警察

---

① *Jahrbuch für Gesetzgebung, Verwaltung und Volkswirtschaft*, 21 (1897), p. 845; Carl Wilhelm Streubel, *Wie hat der Staat der Prostitution gegenüber sich zu verhalten?* (Leipzig, 1862), pp. 6–7; Maïté Albistur and Daniel Armogathe, *Histoire du féminisme français du moyen âge à nos jours* (n.p., n.d.), p. 328.

② J. K. Proksch, *Die Vorbauung der venerischen Krankheiten vom sanitäts-polizeilichen, pädagogischen und ärztlichen Standpunkte aus betrachtet* (Vienna, 1872), p. 30.

③ 伦敦，作为声色犬马之地，在 19 世纪末通常被视为要避免的典型：Acton, *Prostitution*, pp. 100, 112; anon., *Greatest of Our Social Evils*, p. 192; *Zeischrift für die Staatsarzneikunde*, 42 (1841), p. 69; *Hygiea*, 51, 3 (March 1889), pp. 135–36; *Annales*, 2/41 (1874), pp. 102–03; 2/43 (1875), P. 309; Jeannel, *De la prostitution*, p. 146; Reuss, *La prostitution*, pp. 481–82; Welander, *Blad ur prostitutionsfrågans historia*, p. 92; Regnault, *L'évolution de la prostitution*, p. 105; Dubois-Havenith, *Conférence internationale: Rapports préliminaires*, v. 1/1, quest. 4, p. 77; Mason, *Making of Victorian Sexuality*, pp. 92–93.

④ Reuss, *La prostitution*, pp. 348–50; C. J. Lecour, *La prostitution à Paris et à Londres 1789–1871* (2nd edn.; Paris, 1872), p. 40; *Annales des maladies vénériennes*, I (1906), p. 202; Amos, *Comparative Survey of Laws*, p. 17.

⑤ Edouard Dolléans, *La police des moeurs* (Paris, 1903), p. 68; *Bulletin*, 3,19 (1888), p. 255.

局长瓦赞（Voisin）在这些方面的权力来源时，他的回应是拍着桌子援引了查理曼法典。①

　　在法国，警察管理卖淫的权力源自处理公共秩序和卫生的各种法令、条例和地方法律。1791 年、1795 年和 1810 年的刑事法典没有涉及卖淫问题，但 1810 年刑法典第 484 条批准了相关的规则，允许对所有未处理的问题保持原样。1884 年 4 月 5 日的法律，赋予城市警察预防流行病的权力，监管主义者抓住机会，将此解释为包括了对妓女进行卫生监控的权力。在这段时间内，最终约有 570 个地方措施可以用来监管卖淫，其中约一半的动机是维持秩序和安全的需要，另一半是公共卫生的需要。② 在德意志，法律状况只是稍微正常一些。1794 年《普鲁士民法典》规定了允许卖淫的条件，但是普鲁士和后来的帝国刑法典却禁止卖淫，除非符合地方治安规章，由此至少提供了一个初步的法律框架。1835 年传染病规章偶尔被援引为控制卖淫的权威。1905 年的《普鲁士传染病法》，不像没有提到这些问题的《1900 年帝国传染病法》，阐明了允许施加给妓女的程序（强制检查、检测并住院）。③ 在瑞典，1864 年刑法典终止了对婚外性行为的普遍禁令之后，不再禁止卖淫，除了开妓院以外。如果妓女拒绝服从有这些措施的城市的管理，也允许援引流浪法作为起诉的理由［在兰斯克鲁纳（Landskrona）强迫劳役多达三年］。④ 反过来，《英国传染病法》作为全国性的法律工具，是这条规则——通过地方法令进行管理——的例外。⑤

---

① Jeannel, *De la prostitution*, pp. 168–70; Amos, *Comparative Survey of Laws*, p. 67; Yves Guyot, *Prostitution Under the Regulation System* (London, 1884), pp. 10, 161.

② Parent-Duchatelet, *De la prostitution*, v. II, pp. 491, 503–04, 509; Fiaux, *Police des moeurs*, v. I, p. 29; Flexner, *Prostitution in Europe*, pp. 133–34; Lecour, *La prostitution à Paris*, pp. 34–35, 38–39; Harsin, *Policing Prostitution*, pp. 64–65; *SFPSM: Bulletin mensuel* (1902), p. 319.

③ Robert Schmölder, *Die Bestrafung und polizeiliche Behandlung der gewerbsmässigen Unzucht* (Berlin, 1917), p. 6; *ZBGK*, 1, 3 (1903), pp. 177–80; *Gesetz-Sammlung*, 1905, 38/10649, §8; *Allgemeine Ausführungsbestimmungen zu dem Gesetze, betreffend die Bekämpfung übertragbarer Krankheiten, vom 28. August 1905: Amtliche Ausgabe* (Berlin, 1906), pp. 16, 24–25.

④ Carl Malmroth, "Om de smittosamma könssjukdomarnas bekämpande i Sverige," in *Underdånigt betänkande angåend könssjukdomarnas spridning*, v. IV, pp. 46–51; Söderblom, *Horan och baton-gen*, p. 206; Britt-Inger Lind and Torsten Fredriksson, *Kärlek för pengar? En bok om prostitutionsprojektet i Malmö 1976–1980* (Stockholm, 1980), p. 14.

⑤ 尽管在这方面，英国的法治与大陆的行政法规规则之间的区别并不像英国人有时喜欢描绘的那样泾渭分明。《传染病法》没有给 "妓女" 这个词下定义，这就为警察留下了很大的自由裁量权。与此相反，除了英国之外，其他一些国家，如匈牙利、意大利和比利时，也通过普通的法律规范卖淫：见 *Transactions of the Medico-Legal Society*, 9 (1911—12), p. 103; Benjamin Scott, *A State Iniquity* (London, 1890), p. 11; F. B. Smith, "Ethics and Disease in the Later Nineteenth Century: The Contagious Diseases Acts," *Historical Studies* (Australia), 15, 57 (October 1971), p. 129; Dolléans, *Police des moeurs*, p. 80; Dubois-Havenith, *Conférence internationale: Rapports préliminaires*, v. 1/1, quest. I, p. 74; Flexner, *Prostitution in Europe*, p. 136; Guyot, *Prostitution Under the Regulation System*, p. 54; [André] Cavaillon, *Les législations antivénériennes dans le monde* ([Paris], 1931), p. 44; Gibson, *Prostitution and the State*, p. 30.

因为这个系统把这些权力授予了警察并依靠行政命令，所以其管理最受批评的一面是它将妓女置于了法律之外，剥夺了妓女防止被专横地逮捕和监禁的权利，而这是其他公民拥有的。例如，巴黎的妇女没有利用法律顾问和证人保护自己的权利，根据纠风队巡警的控诉，不经正常的法庭听证，就可以被治安法庭登记为妓女。[1] 德意志的状况稍微好一点，普鲁士 1907 年的改革保证妓女享有类似的法定程序。[2] 英国再次成为例外，因为在法庭的一个正式司法程序中，法官宣布，警察提出的"被逮捕的妇女若拒绝自愿登记，那么事实上就是一个妓女"的说法有效。[3] 由于监管主义的这种地方主义和临时性，特殊的矛盾和状况就很普遍。在许多情况下，只有在违反现存法律时才执法。在瑞典，登记可以使妓女免于起诉，否则被当作流浪者。[4] 在德意志，最普遍的矛盾是详细规定了卖淫条件的《普鲁士民法典》与原则上将性买卖非法化的普鲁士刑法典，以及后来的帝国刑法典之间的矛盾。[5] 妓院，虽然理论上被德意志帝国刑法典第 180 条禁止了，但是由于法律的漏洞，事实上在像汉堡和美因茨这样的城市中仍然有需要，而且在其他几十个城镇中还比较繁荣，虽然不那么公开。当对拉皮条的定义比较宽泛地包含了租房给妓女这样的事实时，这意味着房东和登记妓女及其住地的纠风队从技术上来说也犯了拉皮条罪，刑法与管理实践就产生了矛盾。[6] 有一些更具体的例子，比如哈雷（Halle）有一个不幸的妓女，嫁给了她的皮条客。作为妓女的丈夫，他从法律上来说要和妓女一起生活，但是作为皮条客，当地的规章禁止这样做。法庭的裁决是，她嫁给自己的皮条客的目的是规避规章，这不是一个正常婚姻存续的基础，所以禁止她与丈夫一起生活。[7]

---

[1] *Bulletin*, 3,19 (1888), pp. 193–94; Flexner, *Prostitution in Europe*, pp. 133–34; Alain Corbin, *Women for Hire: Prostitution and Sexuality in France after 1850* (Cambridge, MA, 1990), p. 32; Harsin, *Policing Prostitution*, pp. xvi-xvii, 94–95.

[2] *Ministerial-Blatt für die Preussische innere Verwaltung,* 1908, p. 15; *ZBGK*, 16, 8 (1915), p. 258. Forsimilar reforms, *see DVöG*, I (1869), pp. 386ff.; Eulenberg, *Handbuch des öffentlichen Gesundheitswesens*, v. I, p. 455.

[3] Amos, *Comparative Survey of Laws,* p. 72; *PP* 1871 (c. 408–1) xix, 29, p. vi.

[4] Flexner, *Prostitution in Europe*, p. 137; *Underdånigt betänkande angående könssjukdomarnas spridning*, v. I, p. 104; *Bihang*, 1889, FK, Motion 27, p. 3.

[5] BA, 15.01, Rmdl, 11866, p. 26, Reichs-Gesundheitsrat, 1908, Kirchner "Massnahmen zur Bekämpfung der Geschlechtskrankheiten im Deutschen Reich"; Dubois-Havenith, *Conférence inter-nationale: Enquêtes*, v. 1/2, p. 662; Stephan Leonhard, *Die Prostitution, ihre hygienische, sanitäre, sittenpoli-zeiliche und gesetzliche Bekämpfung* (Munich, 1912), p. 29.

[6] Alfred Urban, *Staat und Prostitution in Hamburg vom Beginn der Reglementierung bis zur Aufhebung der Kasernierung (1807–1922)* (Hamburg, 1925), pp. 85–93; *ZBGK*, 17 (1916), p.183; Flexner, *Prostitution in Europe*, p. 140; Wilhelm Haldy, *Die Wohnungsfrage der Prostituierten (Kuppeleiparagraph und Bordellwirt)* (Hannover, 1914).

[7] *ZBGK*, 10, 8 (1909/10), pp. 283–84.

监管主义者的理想类型

尽管监管主义的内容不仅在国家之间不同，而且在城市之间也不同，但是对大多数国家或城市来说还是存在一些共性的。妓女要在警方的登记册上登记，要求其随身携带一张证明身份的卡片。那些没有登记就从事性买卖者可能被惩罚和／或要求登记。登记的妓女定期接受医疗检查——偶尔在她们的住处，最经常的是在警方开办的站所中。检查时有的用窥器，有的不用，检查的时间间隔也不同，英国的传染病法和法兰克福要求两周一次，柏林和斯德哥尔摩是一周一次，巴黎、比利时、意大利、西班牙和哥德堡是一周两次，汉诺威是一周四次。[1] 被感染者要住院，而且不接受检查的妓女要遭受监禁的惩罚。在某些城市，像19世纪初的巴黎，一些人在官方封闭的妓院中生活和工作；后来开放的只发生性交易的妓院变得普遍了。其他地方，像19世纪中叶后的柏林和瑞典，不再容忍妓院的存在，妓女在他们自己的住处交易。

除了可以对违法者罚款和监禁之外，对登记的妓女的行为举止和着装有各种各样的限制。如果允许妓女独自生活，那么对他们居住的地区也有规定。一些城市（不来梅、多特蒙德、埃森市）专门为此留出几个街道，就像兵营制度一样。一般禁止妓女站在他们的窗户前，窗户通常必须关上或挂上窗帘。只允许妓女在特定的时间内出现在大街上，而且要求着装朴素。在柏林，女性只能在室内化装舞会上穿男式服装；在巴黎，禁止妓女不戴帽子出现在公共场合。不允许妓女用令人讨厌的或特别引人注意的方式叫卖她们的"商品"；在巴黎，完全禁止她们和带小孩的男士或有女性陪伴的男士说话。[2] 普遍禁止妓女出现在教堂、兵营、学校、皇家建筑和公共建筑附近，而且每个城市都有专门的禁地。在柏林，禁止妓女进入公共剧院；在哥德堡和奥斯陆，不准她们坐在前排；在南特（Nantes），禁止她们进入博物馆和图书馆；在莱比锡，禁止她们进入音乐厅和赛马场；在不来梅，禁止她们进入公共游泳池；在斯德哥尔摩，禁止进入皇宫；在汉堡，禁止进入动物园。[3]

[1] Emile Richard, *La prostitution à Paris* (Paris, 1890), pp. 120–21; Amos, *Comparative Survey of Laws*, p. 44; Lundquist, *Den disciplinerade dubbelmoralen*, p. 92; Max Silber, *Womit sind die ansteckenden Geschlechtskrankheiten als Volksseuche im Deutschen Reiche wirksam zu bekämpfen?* (Leipzig, 1902), pp. 42–43; *New Orleans Medical and Surgical Journal*, II, 1 (July 1854), pp. 675, 679; Chéry, *Syphilis, maladies vénéri-ennes et prostitution* (Toulouse, n.d. [1911]), p. 93; Albert Guttstadt, *Deutschlands Gesundheitswesen* (Leipzig, 1891), v. II, pp. 366–68.

[2] Fiaux, *Police des moeurs*, v. I, pp. 714–15; *Zeitschrift für die Staatsarzneikunde*, 58 (1849), pp. 428–54; *Bihang*, 1903, AK, Motion 88, p. 3; *New Orleans Medical and Surgical Journal*, II, 1 (July 1854), p. 690; Regnault, *L'évolution de la prostitution*, p. 106; Guttstadt, *Deutschlands Gesundheitswesen*, v. II, pp. 368–71.

[3] *Zeitschrifi für die Staatsarzneikunde*, 58 (1849), pp. 428–54; Mignot, *Le péril vénérien*, pp. 135–36; *DVöG*, 1 (1869), pp. 387; Lundquist, *Den disciplinerade dubbelmoralen*, p. 82; Blaschko, *Syphilis und Prostitution*, pp. 182–84; *ZBGK*, 14, 3 (1912), p. 95; Carl Malmroth, "Om de smittosamma konssjuk-domarnas bekämpande," p. 56; Kari Melby, "Prostitution og kontroll," in Anne-Marit Gotaas et al., eds., *Det kriminelle kjønn* (Oslo, 1980), p. 87.

对妓女的管理一般委托给警方的一个具体部门——纠风队。在英格兰，大都会警方的特别部门——伦敦的暴力机关，从地方政府那里获得了执行传染病法的权力；在牛津，1826 年后，大学的一个专门组织在晚上执行这些旧规定，可以逮捕妓女，但是白天则由这个城市的正规警察执行新的《流民法》，只有当她们的行为狂乱或不得体时才能拘留她们。[1] 纠风队的首要任务是登记妓女，搜捕相关人员，并且使她们尽可能做好预防措施。通过登记晚间的女士，控制隐秘的卖淫（德语，Winkel-hurerei，意思是黑暗中的妓女更有想象的空间）。在这方面，有传染病法的英国略有不同，因为英国的妓女没有像欧洲大陆那样登记，也没有分为官方的和隐秘的。相反，大都会警察试图将事实上从事卖淫的所有妇女都置于卫生监控之下。此外，纠风队要确保被登记的妓女根据规章行事，并且做指定的检查。

洞穴中的形象

理想的监管主义形式是法国的。[2] 其他仿效这个榜样的国家，在实践这些基本的原则的过程中出现了一些差异。在德意志，一如既往，地区间有差异。总的来说，南部的登记是自愿的，北方是强制的。[3] 巴伐利亚在 1861 年彻底放弃了监管，禁止任何形式的卖淫，后来没有了妓院，出现了自愿登记制度，但到 20 世纪初，支持老监管主义系统的声音很响亮，反对废除它的企图。在这个光谱的另一端，德国统一前的汉堡有一套组织良好的官方妓院系统，甚至在 19 世纪 70 年代妓院已经被官方正式取缔之后，这套系统在实践中还一直延续了下去（直到 1922 年）。[4] 在普鲁士，1794 年的《普鲁士民法典》只允许妓女在官方妓院中工作，1851 年普鲁士的刑法典（第 146 条）禁止卖淫，除非遵守治安规章的规定。[5] 即使规章允许，妓院问题也激起了长期的争论。拿破仑战争时期随着性病的广泛传播，柏林当局在 18 世纪末 19 世纪初禁止出现妓院，但是后来应法国指挥官的要求又允许了妓院的存在。数年后，当普鲁士国王试图再次关闭妓院时，警方却对存在妓院的好处热心起来，而且试图规避国王的要求。1836 年，妓院被集中到孔尼希斯毛尔（Königsmauer），

① Paul McHugh, *Prostitution and Victorian Social Reform* (London, 1980), pp. 43–44; Scott, *State Iniquity*, p. 30; Amos, *Comparative Survey of Laws*, p. 190; Arthur J. Engel, "'Immoral Intentions': The University of Oxford and the Problem of Prostitution, 1827–1914," *Victorian Studies*, 23, 1 (Autumn 1979), pp. 79–83.

② 尽管法国人钦佩比利时人在这些事情上的完美做法。

③ Willi Bauer, *Geschichte und Wesen der Prostitution* (2nd edn.; Stuttgart, 1956), p. 100; *PP* 1916 (8189) xvi, 1, p. 183; Dubois-Havenith, *Conférence internationale: Enquêtes*, v. 1/2, p. 668; Michael Barton, *Prostitution und Zuhälterei* (Lübeck, 1982), p. 73. However, Bremen also had only a voluntary system of inscription: *ZBGK*, 17,1/2 (1916), p. 25.

④ *Underdånigt betänkande angående könssjukdomarnas spridning*, v. II, pp. 174–78; Schmölder, *Bestrafung und polizeiliche Behandlung*, p. 10; Urban, *Stoat und Prostitution in Hamburg*, pp. 140–45.

⑤ ALR, II 20, §§999–1027; *Zeitschrift für die Staatsarzneikunde*, 42 (1841), pp. 91–92; F. L. Augustin, *Die königlich Preussische Medicinalverfassung* (Potsdam, 1818), v. I, p. 191.

这引起了附近地区的抗议。到 19 世纪中期，关于妓院的斗争被再次点燃，一名酒商发起了一场反对妓院的中产阶级运动，1845 年妓院被关闭。1851 年，应军队指挥官的要求，妓院在其他地方重新开张，于是在 1853 年普鲁士又颁布了新的规章。这次试验在 1856 年很快就结束了，当时普鲁士高等法院裁定，不论制定治安规章允许妓院存在的立法者的意图是什么，刑法典关于拉皮条的第 147 条实际上已经宣布妓院非法，结果官方妓院被再次关闭，这一次是永久关闭。对普鲁士刑法典做出的这种关闭官方妓院的解释在新的帝国法典中（第 180 条）延续了下来，后者对前者全文照搬。[①]

所以在帝国时期，一种削弱的监管主义占了统治地位，妓院被禁止，但是妓女的登记和监管则由警察在几个已选好的地点执行。尽管有禁令妓院在德国的许多城市仍然蓬勃发展。汉诺威在 1866 年关闭了妓院，法兰克福在第二年关闭了妓院，多特蒙德是 1873 年，科隆是 1880 年。在爱尔福特和莱比锡，又过了数年后妓院才被关闭。但是许多市政当局对这个法律的执行非常松懈。实际上，汉堡有一个强制性的妓院制度，规章禁止妓女在住处工作，除非是警察指定的。[②] 直到 20 世纪 20 年代初，汉堡的妓院才关闭，只是没想到由于地处中央，这里很快就变成了顶级的办公区域——证明了房地产的首要原则，位置至关重要。德累斯顿和不来梅在数年内规避了刑法典的戒律，命令警方不要处理妓院老板，像此前一样，直接处理妓女，由此官方就可以无视妓女住在妓院并在妓院工作的事实。在不来梅，妓女能住在靠近市中心的妓院区并在此处工作，这是市政当局多方研究并备受赞誉的兵营系统的一部分。[③] 在法兰克福，警方的目标是将卖淫集中在中央火车站附近，但是由于早期的邻避主义而失败了。当地的居民反对将妓院建在他们的社区内，这得到了铁路行政部门的支持，后者希望将其员工的住宅安置在附近方便的地方。第一次世界大战后，法国又将这个问题变成了焦点，它强迫德国人在被占领区建立官方妓院，火上浇油的是，它要求德国人支付账单作为占领费，并且坚决要求妓女只能是德国

① *Archiv für Syphilis und Hautkrankheiten*, 1 (1846), pp. 276–77; *Wochemchrift für die gesammte Heilkunde*, 31 (3 August 1850), pp. 481ff.; *Schmidts Jahrbücher der In-und Ausländischen Gesammten Medicin* (1853), p. 249; *Maanedsblad udgivet af Foreningen imod Lovbeskyttelse for Uscedlighed*, 3 (1881), pp. 36–40; Chéry, *Syphilis*, p. 90; *Annales*, 46 (1851), p. 85; Dubois-Havenith, *Conférence internationale: Enquêtes*, v. 1/2, p. 662; Blaschko, *Syphilis und Prostitution*, pp. 63–64.

② Waldvogel, *Die Gefahren der Geschlechtskrankheiten und ihre Verhütung* (Stuttgart, 1905), pp. 76–77; Dubois-Havenith, *Conférence internationale: Enquêtes*, v. 1/2, p. 667; Blaschko, *Syphilis und Prostitution*, pp. 63–64; Richard J. Evans, *The Feminist Movement in Germany 1894–1933* (London, 1976), pp. 53–54; Margot D. Kreuzer, *Prostitution: Eine sozialgeschichtliche Untersuchung in Frankfurt a.M.* (Stuttgart, 1988), pp. 37–39.

③ *Mitteilungen*, 22 (1924) p. 7; *ZBGK*, 17, 1/2 (1916), pp. 11–20; Elisabeth Meyer-Renschhausen,*Weibliche Kultur und soziale Arbeit: Eine Geschichte der Frauenbewegung am Beispiel Bremens 1810–1927* (Cologne, 1989), pp. 307–16.

人。①

在瑞典，虽然刑法典宣布妓院是非法的，但在 19 世纪 30 年代末，斯德哥尔摩的警方试图建立官方的妓院。然而，妓院遭到了当地居民的攻击，民众向妓院扔石头，他们不得不关闭了妓院，所以妓院从来没有成为瑞典监管主义系统中的一部分。另一方面，瑞典有 13 个城市从 19 世纪中叶开始建立了监管制度并一直持续到 1918 年才废除，当时大多数市政当局自动放弃了它。对妓女的控制是以对流浪法的利用为基础的，该法允许警察管理没有其他生活手段的人。该法虽然没有直接涉及卖淫，但提到了没有生计之人，在界定谁要处于该法严格的管束之下时，赋予了当局很大的自由裁量权，但缺陷是妓女也可以规避这个法律，至少在纸面上她们可以有正常的工作。②

从欧洲大陆的视角看，英国才是一个奇怪的地方。它最接近监管主义的就是《传染病法》，该法从 1864 年生效一直到 19 世纪 80 年代中期，在英国文学作品中臭名远扬，尽管它与欧洲大陆的措施基本相似。在《传染病法》通过之前，人们对于卖淫和招揽拉客基本熟视无睹，除非引起了公众的骚乱或违背了道德。就像公共舆论认为的那样，卖淫是一个宗教罪行和道德问题，不属于人类法的范畴。③1752 年和 1818 年的《妨碍治安房屋法》给提供音乐和舞蹈的机构颁发执照。因此起诉那些为妓院提供服务的机构是可能的，只是很复杂。④1774 年，当局被赋予逮捕妓女、无赖、流浪者和其他流动人口的权力。不像此前的同类法律，1824 年《流浪法》将妓女归为流浪者，允许当局追捕在公共场合行为不检点或喧闹的妓女。这实际上限制了逮捕妇女的权力，此前仅仅因为站在大街上不能给出一个令人满意的解释就可能被逮捕，现在则增加了必须行为欠妥当的要求。1839 年《大都会警察法》、1847 年《城镇警察条款法》和最终的 1875 年《公共卫生法》加强了警察处理妓女的权力，授予他们逮捕那些令人讨厌地向居民和路人揽客的妓女并对其罚款，这些基本的武器被使用了一个多世纪。⑤

---

① *Mitteilungen*, 10 (1912), pp. 94–95; *Münchener medizinische Wochenschrift*, 56, 23 (1909), p. 1164; BA, 15.01, Rmdl, 11890, Der Preussische Minister des Innern an Herrn Reichsminister für die besetz-ten Gebiete, 11 May 1926, pp. 311, 313.

② Lundquist, *Den disciplinerade dubbelmoralen*, pp. 66, 72; Edvard Welander, *Om de veneriska sjukdo-marnes historia i Sverige* (Stockholm, 1898), p. 194; *Hygiea*, 51, 3 (March 1889), p. 144; Dubois-Havenith, *Conférence internationale: Enquêtes*, v. 1/2, pp. 460–64; Fredelius, *Ett onödigt ont*, p. 14.

③ *Hansard*, 1844, v. 74, col. 1232; v. 75, col. 878; 1847, v. 93, col. 811; 1849, v. 107, col. 954.

④ 25 Geo. 2 c. 36; 28 Geo. 2 c. 19; Stefan Petrow, *Policing Morals: The Metropolitan Police and the Home Office 1870–1914* (Oxford, 1994), p. 148; Edward J. Bristow, *Vice and Vigilance: Purity Movements in Britain Since 1700* (Dublin, 1977), pp. 54–55.

⑤ 17 Geo. 2 c. 5; 3 Geo. 4 c. 40; 5 Geo. 4 c. 83, s. 3; T. E. James, *Prostitution and the Law* (n.p., 1951), pp. 32–33; Engel, "Immoral Intentions," p. 80; 2 & 3 Viet. c. 47; Bristow, *Vice and Vigilance*, p. 54; 10 & 11 Viet. c. 89, cl. 28; Susan M. Edwards, *Female Sexuality and the Law* (Oxford, 1981), pp. 56–57.

然而，随着 1864 年第一部《传染病法》的通过，英国开始不满足于只是打击臭名昭著的卖淫行为。最令人担心的首先是军队的性病问题。在克里米亚战争时期，性病的暴发率令人震惊；19 世纪 60 年代初，从印度返回的士兵当中暴发了疾病，使其注意力再次集中到了这个问题上。性病通常是英国军队中的一个主要问题，肆虐程度比欧洲大陆任何一个国家都高。[1] 现在各种有军队驻扎的城镇的卖淫活动都得到了监管。如果警察或医生通知治安法官一个妓女被感染了，那么治安法官要马上命令她去接受医疗检查；如果确定得了病，要住院达 3 个月。拒绝检查或治疗的妇女，如果提前离开了医院，可能被监禁；如果妓院老板允许被感染妓女继续卖淫，也可能被监禁。两年后，即 1866 年，政策更加严厉了。不仅疑似得病的妓女要接受检查，而且所有住在被传染地区或其附近的妓女也要接受检查。妓女要接受检查，不再是因为怀疑她们可能得了流行病，纯粹是因为她们的职业。这就剥夺了警察的一些自由裁量权并且限制了可能存在的对权力的滥用，但代价是要求当地所有妓女都要接受检查。英国的这种做法更接近欧洲大陆的常规做法，但仍然避开了对妓女的登记并禁止官方妓院，以免全面的监管遭到反对。[2] 现在要求定期医疗检查的间隔时间长达一年。妓女若被感染了，要住院治疗，逮捕拒绝自愿去医院治疗的妓女，拘留时间达 6 个月或一直到出院。1869 年，一些漏洞也被填补：法律扩展到了更多的有驻军的城镇，适用于住在一定半径内的所有妓女，检查得也更频繁了，妓女住院的最长时间额外延长了 3 个月，来月经的妇女可以推迟 5 天再检查。[3]

19 世纪 60 年代末，积极人士提出，将《传染病法》不仅扩展到英国的所有妓女身上，而且也扩展到平民身上，从而事实上提出了欧洲大陆模式的监管主义。[4] 虽然上院的一个专门委员会支持这个提议，但是 1868 年的英国不想短期内进行

---

① John Gill Gamble, "The Origins, Administration, and Impact of the Contagious Diseases Act from a Military Perspective"(Ph.D. diss., University of Southern Mississippi, 1983), ch. 2; Alan Ramsay Skelley, *The Victorian Army at Home* (London, 1977), pp. 53–54.

② 27 & 28 Viet. c. 85; 29 Viet. c. 35, ss. 15–16, 20–24; *Transactions of the Medico-Legal Society*, 9 (1911–12), p. 101; *PP* 1867–68 (4031) xxxvii, 425, QQ. 7030–31.

③ 32 & 33 Vict. c. 96. 因此，从技术上讲，英国的监管系统并不是对欧陆模式的模仿，因为妓女并没有登记为妓女，尽管对她们施加的限制鼓励她们"自愿"接受定期检查。这些法令只是提到妓女有接受检查的义务，这样就强调了监控的纯粹卫生的一面，避免与欧洲大陆控制妓女生活的监管方法产生联系。从欧洲大陆的角度来看，《传染病法》实际上引入了各种各样的应该被称为改革的或新的监管主义。对卖淫的控制在国家法律中有明确规定，而不是任由反复无常的地方法令来监管；是否检查只能由法院判定，而不能根据警察的武断命令来决定；其主要目的是对公共健康的威胁进行卫生监控，而不是对作为一种职业，或实际上作为一种生活方式的卖淫进行这样的监管：Amos, *Comparative Survey of Laws*, p. 212. 这就是为什么法国观察员认为《传染病法》是一个改进的典范，应该在本国实施的部分原因：Annales, 2/41 (1874), pp. 122–23.

④ Harveian Medical Society of London, *Report of the Committee for the Prevention of Venereal Diseases, Read Before, and Adopted by, the Society, July 1st, 1867* (London, 1867), p. 13; *PP* 1867–68 (266) lv, 421; *PP* 1883 (316) lv, 71; William Acton, *The Contagious Diseases Act: Shall the Contagious Diseases Act be Applied to the Civil Population?* (London, 1870); Acton, *Prostitution*, p. xi; *Medical Press and Circular*, 6 (26 August 1868), p. 180; *BMJ*, 2 (27 November 1869), pp. 581–83.

这么广泛的改革，而且西蒙在这一年的年度报告中提到这个问题时也反对这个提议。[①]西蒙认为，监管军队中的卖淫是合理的，因为坚持禁欲的话会给社会带来严重后果。但是，用类比的方法坚持扩展到平民身上是另外一回事。只照料伦敦所有被传染的妓女就需要现存医院的数量翻一倍，而且这么大规模的开支只是为了减缓对违反道德者的惩罚效果，对普通纳税人来说是很难接受的。性病预防应该是私人的事情：顾客负责。格莱斯顿政府注意到了这种犹豫，决定在做出任何扩展之前寻求进一步的调查。[②]扩展这些法律的提议也激起了反抗运动，要求彻底废除它们，最终导致英国终结了有限的监管主义，这再次证明最好往往是更好的敌人。

监管的衰落

监管主义尽管被普遍接受，但到 19 世纪末也遭到了外部的攻击，同时内部正在被掏空。甚至根据监管主义自己的标准，它也处于衰落之中。部分问题在于医疗技术不发达。登记和检查并不能确保官方妓院疾病的传染性比暗娼的轻。在用血清检测梅毒或显微镜检测淋病之前的时代，简单的症状检测给人的希望不比偶尔抓获一个被传染的人多。妓女没有动机检查自己是否得病，住院和对她们生计的剥夺都使其尽力隐藏症状。鉴于每天检查的妓女的数量都非常多，每一例检查都是很仓促的，通常不超过一两分钟，所以这样的检查基本无用。由于消毒到 19 世纪末才开始使用，所以很可能正在传播但没有发现的疾病与发现的一样多。

1879 年，奈瑟（Neisser）发现了淋球菌，新问题也随之出现了。被检查的妓女虽然没有临床症状，但感染淋球菌的人数估计在稳步上升，登记在案的妓女遭受性病折磨的比例，从 1888 年奈瑟自己估计的 20% 上升到 19 世纪末 20 世纪初的 50%。1905 年，随着瓦塞尔曼（Wassermann）测试梅毒技术的发展，无临床症状的带菌者问题证明，单纯对临床表现进行检查是不可靠的。伴随这个问题的是一系列的其他问题：瓦塞尔曼和淋病检测的不确定性，因为单单阴性的测试结果不是患者没有感染的有力证据，现在利用新的有效的诊断方法发现大量的妓女被传染了，而且最令人沮丧的是，即使发现了病人，也没有任何有效的治疗方法。就像霍乱一样，细菌学的革命使诊断的确定性更强了，但在实际应用中还不那么现实。就像一位观察员

[①] *PP* 1868–69 (306) vii, 1, P. iii; *Transactions of the National Association for the Promotion of Social Science* (1869), pp. 436–51; Thomas Beggs, *The Proposed Extension of the Contagious Diseases Act in Its Moral and Economical Aspects* (London, 1870), p. 3.

[②] *PP* 1868–69 (4127) xxxii, 1, pp. 11; McHugh, *Prostitution and Victorian Social Reform*, p. 48; Judith R. Walkowitz, *Prostitution and Victorian Society: Women, Class and the State* (Cambridge, 1980), pp. 86–87.

针对淋病指出的那样，显微镜检查的准确性几乎变成了一个负担。[1] 对于登记的妓女，不能通过这种粗疏的临床检测排除她们得病的可能性，在反对者的眼里，这套系统就加倍危险了，因为激起了一种虚假的安全感。一些人错误地相信，监管能保证卖淫嫖娼不得疾病，一些失望的人甚至起诉市政当局，要求赔偿在官方妓院感染疾病所造成的损失。[2] 性病在登记的妓女中还是在暗娼中更普遍？性病学家对这个问题争论激烈。换句话说，这套系统能否发挥作用，在统计上无法确定，所以感觉争论不会结束。[3]

更普遍的是，如果大部分从事有危险的性行为的人不能被识别、登记和治疗，或者至少被隔离，那么这个系统基本就没有存在的理由了。然而，各种各样的新发展妨碍了监管主义的有效性。不论有什么好处，正式登记并接受检查的妓女越来越少。同时，正在改变的道德观念使妓女——不论什么样的——和嫖客之间的交易在婚外性行为中所占的比重逐渐减少。至少到第一次世界大战时——甚至可能更早，性病传播问题更多的已经是因为乱交而非卖淫导致的。在都市中产阶级当中，随着男人婚前和婚外非金钱买卖的性关系在非法性行为中占比的增多，随着随意的性关系逐渐成为年轻女性——不止其兄弟们——婚前试验的常态，监管主义越来越难以为继。一旦这个系统不再为占有重要比例的非法性行为提供预防措施，它的合法性就遭到了削弱。正在变化的性体验，甚至在性买卖中对至少是虚幻的诱奸的渴望、对浪漫性的渴望，以及对老式妓院流水线般性服务的厌倦，导致官方妓院的衰落；非正式卖淫场所增多了，尤其是主题性的或专门经营异域性体验的，而且已注册登记但独立工作和生活的妓女也在增多。从监管主义者的视角看，更令人不安的是暗娼数量大规模地增加，其中一些是全职的，但很多将卖淫当作副业——就像一位观察员抱怨的，两种暗娼像毒蘑菇一样大量出现了。[4] 这个数量自然是不可信的，但是根据普遍的看法，登记的妓女在 19 世纪最后几十年只占全部妓女的一小部分，而且还在逐渐减少。[5] 许多妓女好像也将卖淫看作其他工作的一个过渡阶段，而且总体来

---

[1] Hammer, quoted in Magnus Möller, "Undersökningar i vissa frågor rörande de smittosamma könssjukdomarna," in *Underdånigt betänkande angående smittosamma könssjukdomarnas spridning*, v. IV, p. 57.

[2] Ph. Ricord, *Lettres sur la syphilis* (3rd edn.; Paris, 1863), p. 287; *Medical Enquirer*, 3 (15 November 1877), p. 153; Åkermark, *Prostitutionen och polisreglementet*, pp. 23–25.

[3] *ZBGK*, 3, 7 (1904–05), pp. 273–75; Blaschko, *Syphilis und Prostitution*, pp. 75–83; *La syphilis* (1904), p. 684; Charles Mauriac, *Syphilis primitive et syphilis secondaire* (Paris, 1890), pp. 108–09; *Annales*, 2/36 (1871), pp. 292–94; Dubois-Havenith, *Conférence internationale: Rapports préliminaires*, v. 1/1, Verchère, pp. 16–17; quest. 1, p. 108; Lande, *Les affections vénériennes*, p. 16; Deck, *Syphilis et réglmentation*, pp. 15–62 and passim; *ZBGK*, 8, 1 (1908), p. 14.

[4] Corbin, *Women for Hire*, pp. 115–26, 186–89; Harsin, *Policing Prostitution*, pp. 51, 345–46; Mason, *Making of Victorian Sexuality*, pp. 81–88; *ZBGK*, 17, 1/2 (1916), p. 25; *SFPSM: Bulletin mensuel* (1902), p. 414.

[5] 估计在1%到20%之间: *BJVD*, 2, 5 (January 1926), p. 71; Flexner, *Prostitution in Europe*, pp. 142–45, 150; Corbin, *Women for Hire*, pp. 37–38, 130.

说仅仅看作婚前更长工作周期的一部分，这就削弱了监管主义的假设：妓女是一个能清晰界定的专业团体，是全职的专业工作者。[①] 在兼职妓女、时段性的妓女以及其他暗娼中可能出现的传染源当然更难控制。由于这些妓女的队伍膨胀到让她们的官方姐妹相形见绌，纠风队除了挑选几个妓女笨拙地检查症状之外，不能再假装做了更多的事情了，而且监管主义宣称的能帮助预防疾病传播的合理性也在减弱。

随着官方妓院以外的其他各种类型卖淫的出现，监管主义固有的困境之一更严重了。随着未登记妓女数量的增多，纠风队的精力越来越多地浪费在拘捕和检查经常仅仅是他们所宣称的暗娼上面，误用和滥用警察权力的可能性、一些过分表现的警察带来的破坏的增加，以及一些著名男人的女儿、姐妹和妻子凑巧在错误的时间出现在错误的地方而被警察错误地指控所引起的愤怒，所有这些都削弱了这个系统的可信度。毫不奇怪，关于监管的主要战斗经常是由丑闻点燃的，例如逮捕了那些既没有从事卖淫也没有性目的的妇女：巴黎的弗利希尔丑闻（Forissier scandal），纠风队不幸殴打并逮捕了一个记者、他的未婚妻和他的姐姐，由此导致了 1903 年一个非国会控制的委员会的任命；伦敦卡斯事件（Cass affair），1887 年一个裁缝因揽客被捕，但她坚称自己是无辜的；柏林的玛丽·柯本（Marie Köppen）事件，玛丽是一个赛马师的女儿，1897 年在等候其未婚夫时被拘捕。巴黎由于卖淫人口密集，招致了临近地区的反对，当局实施的大规模的逮捕不可避免地将专业的妓女和路人都纳入了他们的网中。[②]

随着卖淫的方式变得越来越随意，监管主义识别其注意目标的困难也随之而来。在日益绝望的调整努力中，卖淫的界定——总是很宽松而且容易被警察任意解释——已被扩展到极限。例如，在安哈尔特（Anhalt），女人被感染了，而且与不止一个男人发生了性关系，即使没有涉及任何金钱交易，也会被登记为妓女。[③] 英国的《传染病法》，尽管在其他方面都具有正式的合法性，但是在界定执法对象上却授予了警察广泛的自由裁量权。"普通妓女"这个概念，在这部法律中没有说明，一般被解释作公开招揽男人或频繁去妓院、音乐厅等场所的女人，而且不一定要证明她发生了性行为或收到了付款。甚至偶尔与一个以上的男人发生性关系的女人有

① *ZBGK*, 15, 6 (1914), p. 200; *Mitteilungen*, 15, 3/4 (1917), p. 43; XVIIth International Congress of Medicine, London 1913, Section XIII, *Dermatology and Syphilography* (London, 1913), pp. 41–43.

② Fiaux, *La police des moeurs*, v. 1, pp. iv-v; Theresa Wobbe, *Gleichheit und Differenz; Politische Strategien von Frauenrechtlerinnen um die Jahrhundertwende* (Frankfurt, 1989), p. 47; A. de Morsier, *La police des moeurs en France et la campagne abolitionniste* (Paris, n.d. [1901]), p. 34; Commenge, *La prostitution clandestine*, pp. 115–16. 在挪威，克里斯蒂安·克罗格（Christian Krohg）的 *Albertine*(1887) 描绘了一个无辜的女人被监管纠缠的事件。

③ Dubois-Havenith, *Conférence internationale: Enquêtes*, v. 1/2, pp. 668–69; Chéry, *Syphilis*, pp. 92–93; Marion A. Kaplan, *The Jewish Feminist Movement in Germany: The Campaigns of the Jüdischer Frauenbund, 1904–1938* (Westport, 1979), p. 122.

时也被认为是妓女。^① 同样，针对妓女的措施逐渐扩展到其他本来体面的职业上，这些职业被认为主要充当了非法性行为的幌子。比如，在一些提案中，要求不能聘女性为服务员。在哥本哈根，1883 年的一个治安规章禁止酒吧老板雇用除家庭成员之外的女性来服务。^② 女服务员从另一个方向抨击这一问题，因为她们有时会像妓女一样遭到检查。^③

监管主义充其量能应付少数正式登记的妓女，不能解决有更大问题的暗娼，以及更有问题的非买卖型的乱交。随着时代的发展，与这一制度的价值、成本和复杂性相比，其对性病发生率的影响受到了越来越尖锐的质疑。

废除主义者的挑战

监管主义由于它自己内部的缺陷以及没能适应性行为的发展，不仅内部被掏空，外部也面临着大规模的正面攻击。它的不共戴天的敌人以废除主义的形式出现，这场废除运动首先在英国出现，要求废除《传染病法》，随后蔓延到欧洲大陆的监管主义的国家。

从狭义的层面讲，废除主义者寻求的是终止监管，但是许多废除主义者也希望彻底解决卖淫问题。一些人认为，通过刑事化，能将性买卖驱逐到地下，而且至少能降到最低程度。其他人，承认性买卖的需求到处存在，试图消除卖淫的根本基础。这样的态度能够而且确实可以采取不同的形式。最崇高且最有雄心的是社会主义者和其他激进的批评家，他们将卖淫视作资本主义财产关系下的一个问题，这种关系扩展到了家庭亲情领域，因此在他们看来，卖淫只是许多社会难题中的一个，最终的解决办法即使不是通过革命也是通过激烈的社会变革。资产阶级家庭对女性贞操和忠诚的重视，对积累财富和获得社会地位的迫切，使他们提高了结婚的年龄，点燃了堕落的引擎，迫使中产阶级男性对无产阶级本来贞洁的女性进行性攻击；

① Abraham A. Sion, *Prostitution and the Law* (London, 1977), p. 75; E. B. Smith, "Ethics and Disease," pp. 119–21; Amos, *Comparative Survey of Laws*, p. 66.

② Germund Michanek, *Studenter och hetärer: Kulturhistoriska bilder från gamla tiders Upsala* (n.p., 1971), p. 92; Germund Michanek, *En morgondröm: Studier kring Frödings ariska dikt* (Uppsala, 1962), p. 43; Lundquist, *Den disciplinerade dubbelmoralen*, p. 351; *Underdånigt betänkande angående könssjukdomarnas sprid-ning*, v. II, p. 76; *DVöG*, 26 (1894), pp. 224–25; Bloch, *Die Prostitution*, v. II/1, p. 401.

③ Dubois-Havenith, *Conférence internationale: Enquêtes*, v. 1/2, pp. 668–69; Dubois-Havenith, ed., *Conférence internationale pour la prophylaxie de la syphilis et des maladies vénériennes: Compte rendu des séances* (Brussels, 1900), v. II, p. 162; Chéry, Syphilis, pp. 92–93; Herbert Reinke, "Die Polizei und die 'Reinhaltung der Gegend': Prostitution und Sittenpolizei im Wuppertal im 19. und im frühen 20. Jahrhundert," in Jürgen Reulecke and Adelheid G. z. G. Rüdenhausen, eds., *Stadt und Gesundheit: Zum Wandel von "Volksgesundheir" und kommunaler Gesundheitspolitik im 19. und frühen 20. Jahrhundert* (Stuttgart, 1991), p. 137. 但在巴伐利亚，女性服务人员很常见，一般不会被怀疑卖淫：*DVöG*, 26 (1894), pp. 224–25; Regina Schulte, *Sperrbezirke: Tugendhaftigkeit und Prostitution in der bürgerlichen Welt* (Frankfurt am Main, 1979), p. 103.

反过来，后者也是生活所迫，而且对她们来说，这样的钱来得容易，也有很大的诱惑。随着无产阶级革命的到来，女性有了有意义的工作和合理的报酬，男人不再将他们的配偶看作一种财产，女性的贞洁和随后的忠诚价值不菲，所以妓女的供需逐渐枯竭。无产阶级的美德，兼有清教徒和自由恋爱的长处，将解决性病问题。就像典型的卫生主义者的观点一样，广泛的社会改革有望解决流行病学问题。就像魏玛共和国时期独立社会民主党的一个成员指出的那样，与卖淫和性病的战斗，和争取工人阶级的自由的战斗是统一的。[1]

除了这种"要么全有，要么全无"的方法之外，还有一些改革者认为，在资本主义社会，卖淫至少是可以通过社会改革减少的。首先，女性的地位需要改善，不论是经济上的还是法律上的，使他们与男性平等以消除卖淫的动力。随着两性在社会和经济状况上逐渐平等，男人和女人要么纯真干净（取决于相关空想家的道德雄心），要么自暴自弃、放纵他们的本能，这个双重的标准很快传播到了上流社会或贫民窟中并统一起来。[2] 法律的平等包括基本的选举权的改革，尤其是关注女性和妻子的地位，期望以此提高社会道德标准的基调。更严格的监护人规章有望保护女孩免遭暴虐父母的盘剥和虐待。加强了关于诱奸的法律规定，迫使男人承担私生子的法律和经济后果，减小怀孕和被抛弃的妇女走向卖淫的可能性。[3] 例如，在法国，为了私生子的利益，提出了终止生父确认诉讼程序禁令的议案，为了保护家庭，《拿破仑法典》（第340条）吸收了这个提案。[4] 由于失去童贞降低了女性的婚姻资本，违背了对婚姻契约的承诺，被诱奸者虽然可以寻求金钱赔偿，但不忠或传播了性病则更容易离婚，会让丈夫受到的束缚更少。更激进的是德国，其孕产妇保护运动提出由国家承担起父亲的经济责任。法律禁止雇主和其他处于优势地位者的性骚

① Werner Thönnessen, *The Emancipation of Women: The Rise and Decline of the Women's Movement in German Social Democrat 1863–1933* (London, 1973), pp. 22, 37; *Sitzungsberichte der verfassunggebenden Preussischen Landesversammlung*, 1919/21, 25 February 1920, cols. 9946–47; Mignot, *Le péril vénérien*, p. 145.

② Ricord, *Lettres sur la syphilis*, p. 289; Ernst Kromayer, *Zur Austilgung der Syphilis: Abolitionistische Betrachtungen über Prostitution, Geschlechtskrankheiten und Volksgesundheit* (Berlin, 1898), pp. 2–4.

③ Mary C. Hume-Rothery, *A Letter Addressed to the Right Hon. W. E. Gladstone...Touching the Contagious Diseases' Acts of 1866 and 1869 and Their Proposed Extension to the Civil Population of This Kingdom* (Manchester, 1870), p. 11; *BMJ* (8 August 1914), pp. 283–85; Acton, *Prostitution*, p. ix; *ZBGK*, 16, 12 (1915/16), p. 370; Dubois-Havenith, *Conférence internationale: Rapports préliminaires*, v. 1/1, quest. 5, p. 10.

④ Jack D. Elllis, *The Physician-Legislators of France: Medicine and Politics in the Early Third Republic, 1870–1914* (Cambridge, 1990), p. 236; Louis Fiaux, *La police des moeurs en France et dans les principaux pays de l'Europe* (Paris, 1888), p. 854. 直到19世纪末期，对人口减少的忧虑激发了改善非婚生子女法律地位的兴趣，但是直到1912年才达到了目的：Robert A. Nye, *Masculinity and Male Codes of Honor in Modern France* (New York, 1993), p. 81; *Annales des maladies vénérinnes*, 1 (1906), pp. 125–26; Theresa Mcbride, "Divorce and the Republican Family," in Elinor A. Accampo et al., eds., *Gender and the Politics of Social Reform in France, 1870–1914* (Baltimore, 1995), p. 75.

扰，虽然这些禁令并非起源于废除运动，但却得到了它的支持。[①] 经济平等相应地意味着提高女性的教育水平，为她们的工作提供更好的工资和更多的职业选择。许多人认为，为减少过度拥挤必须进行住房改革，家庭住房过度紧张为乱伦、乱交提供了便利，最初被诱奸的女孩很容易就被推向了卖淫的下坡路。[②] 反过来，对于男性来说，如果财产的分配更公平，那么结婚的物质障碍就减少了很多，能更早一点结婚，而且剩下的单身汉就不会有那么多的可支配收入浪费在嫖娼上。[③]

　　在这一层面的改革中，无论是社会主义者还是愿意对现有体系进行修补的温和派，都明显带有乌托邦的色彩，这种色彩笼罩着环境主义者预防疾病的所有方法。[④] 这样的改革从长远来看可能会限制卖淫，但从短期来看不可能有太大的效果。在等待救世主的时候能够做什么呢？严格说来，就是在这里，废除主义找到了它的定位。

　　废除主义是一个大杂烩，联合了各种教派的基督徒、唯心论者、自由思想家、医生、律师和社会学家、自由主义者、自由意志主义者和社会主义者、牧师、道德家和工会成员。到 19 世纪 70 年代，它已经开始变成一场国际性的运动，但这对维持其多样性却没有帮助。废除监管"事业"的支持者有不同的理由，从反对任何婚外性行为——不论是否付费——的严格道德理由（对他们来说，反监管斗争比反对更广泛的不道德运动更不占优势），到不反对通奸或卖淫本身但反对国家干预这些私人事情的企图，而且尤其反对使妓女不公平地独自承受预防措施。因此，看待废除有两种角度，即道德的角度和强调公民权的角度。一些人处于这两种观点的极端，许多人处于这两种观点的中间。[⑤] 尽管角度广泛，但某些原则却是大多数废除主义者都主张的。

　　最普遍的是，废除主义者拒绝在公共卫生和道德之间做出区分。尽管监管主义

①　*Annales*, 4/20 (1913), pp. 418–19; 4/28 (1917), pp. 27–28; Acton, *Prostitution*, p. ix; Gibson, *Prostitution and the State*, p. 54; Dubois-Havenith, *Conférence internationale: Rapports préliminaires*, v. 1/1, quest. 5, pp. 10–11,32; *PP* 1871 (c. 408–1) xix, 29, p. xxxiv; Lecour, *La prostitution à Paris*, p. 251; Hume-Rothery, *Letter Addressed to Gladstone*, p. 10; Commenge, *La prostitution clandestine*, p. 17.

②　Lecour, *La prostitution à Paris*, p. 251; *ZBGK*,3, 8/9 (1904–05), p. 308; Lundquist, *Den discipline-rade dubbelmoralen*, p. 322; *SB*, 20 June 1925, p. 2492D; Acton, *Prostitution*, p. 182; Leonhard, *Prostitution*, p. 12; Françoise Barret-Ducrocq, *Love in the Time of Victoria* (London, 1991), pp. 15–27. But see also Mason, *Making of Victorian Sexuality*, pp. 139–43.

③　Amos, *Comparative Survey of Laws*, pp. 9–10, 28–30; Reuss, *La prostitution*, pp. 483–84; Deborah Gorham, "The 'Maiden Tribute of Modern Babylon' Re-Examined: Child Prostitution and the Idea of Childhood in Late-Victorian England," *Victorian Studies*, 21, 3 (Spring 1978), p. 355.

④　例如，坚持认为解决卖淫的办法是改善无产阶级的经济条件，禁止酗酒，提高生活水平，帮助单身母亲和非婚生子女，提高公共道德的基调，在日常工作中加强对女性的尊重：*ZBGK*, 8, 2 (1908), p. 56.

⑤　对于废除主义的多样性，见 Blaschko, *Syphilis und Prostitution*, pp. 143–44; *La syphilis* (1904), pp. 695–96; *ZBGK*, 15, 6 (1914), p. 207; Ed. Jeanselme, *Traité de la syphilis* (Paris, 1931), v. I, p.378; Gibson, *Prostitution and the State*, p. 5; Mary Gibson, "The State and Prostitution: Prohibition, Regulation, or Decriminalization?," in James A. Inciardi and Charles F. Faupel, eds., *History and Crime* (Beverly Hills, 1980), p. 200; Corbin, *Women for Hire*, p. 234.

者一般声称不希望存在卖淫，但许多人还是认为它是一种必要的恶，满足了社会功能。相反，他们将反对性买卖及对其法律监管的道德理由与性买卖的必然性及需要政府保障其后果无害区分开来。无论其道德内涵是什么，监管起到了保障公共卫生的功能。相比而言，监管主义者拒绝这么清晰地进行分类。社会功用和道德没有那么容易区分。因为性病（暂时忽略所谓无辜者的梅毒）一般是通过自愿而且有罪的行为获得的，它的传播包含了使其与其他传染病不同的固有的道德因素，后者是由于运气和环境的不幸而得。[①] 减缓性病传播及其后果的努力实际上意味着使罪恶之路更加顺畅。道德上的错误在卫生上不可能是正确的。[②] 废除主义者尤其反对国家由于与不道德行为的联系而被玷污。监管卖淫相当于承认它是一个合法的职业。代表法律和正义的国家不能使罪恶合法化；它不能一方面批准婚姻，另一方面批准卖淫。[③] 对卖淫的监管意味着，政府通过给淫荡的人提供未感染疾病的女性的身体供其享乐，试图使罪人的罪行安全无碍。虽然废除主义者与其敌人都认为，政府不应那么直接地卷入对这种罪恶的监管，但是他们得出了截然相反的结论。监管主义者认为，这为通过临时的、地方的行政措施进行控制提供了一个论据，不能让其成为法典的一部分，而废除主义者则想让政府完全退出卖淫行业。监管主义者和废除主义者的差异最终聚焦在他们都试图根除的罪恶上：前者是性病；后者是卖淫、不正当的性行为和纯粹的不道德。如果能限制性病，监管主义者乐意容忍卖淫的存在；许多废除主义者甚至宁愿性病增加也不愿意容忍卖淫。就像一个德国人指出的，即使性病消失了，我们仍然反对卖淫。英国的一个同道赞同说，我们的目标不是使卖淫健康卫生，而是阻止妓女的存在。[④]

但是怎么样调和道德和权力？废除主义者认为，取消监管，将妓女与其他公民一视同仁，只在她们的行为违反了公共礼仪标准之时再进行惩罚，这将允许道德再次成为一件私人的事情，结束对一个社会群体的极不公正的对待。[⑤] 无视它，道德

[①] Amos, *Comparative Survey of Laws*, p. 156; Åkermark, *Prostitutionen och polisreglementet*, p. 14; *RD prot*, FK 1889:19, p. 39; Constance Rover, *Love, Morals and the Feminists* (London, 1970), p. 78.

[②] 这种对比鲜明地体现在1891年霍尔罗伊德（J. Holroyde）和约瑟芬·巴特勒（Josephine Butler）之间的争执中：*Transactions of the Seventh International Congress of Hygiene and Demography*, 9 (1891), p. 234–36; Scott, *State Iniquity*, p. 103; D. W. Bebbington, *The Nonconformist Conscience: Chapel and Politics, 1870–1914* (London, 1982), p. 40.

[③] *PP* 1871 (c. 408) xix, i, p. 13; Miller, Prostitution, p. 34; *Glasgow Medical Journal*, 4, 19 (1883), p. 128; *PP* 1882 (340) ix, 1, p. xviii; *ZBGK*, 16, 7 (1915), p. 231; Amos, *Comparative Survey of Laws*, p. 224; *Bihang*, 1889, FK, Motion 27, p. 2.

[④] Hume-Rothery, *Letter Addressed to Gladstone*, p. 4; BA, R86/1065, " Fünfter Bericht des Deutschen Frauenvereins zur Hebung der Sittlichkeit," Soest, Neukirchen, May 1897; Scott, State Iniquity, pp. 277–78; *ZBGK*, 16, 12 (1915/16), p. 364; XVIIth International Congress of Medicine, *Dermatology and Syphilography*, pt. 2, p. 214.

[⑤] Otto M. Westerberg, *Reglementeringsfrågan* (Stockholm, 1903), p. 36; Louis Fiaux, *La prostitution réglementée et les pouvoirs publics dans les principaux états des deux-mondes* (Paris, 1902), pp. xxviii; Dubois-Havenith, *Conférence internationale: Rapports préliminaires*, v. 1/1, quest. 2, Fiaux, pp. 61–62.

问题就解决了。卖淫本身不应成为国家关注的问题，因为公民拥有基本的身体自主权，即使是妓女的，也不能侵犯，而且公共权力也不能非法进入私人道德领域。①这种废除主义者拒绝接受监管主义者的主张——公共卫生事关重要，个人自由必须让步——他们反而集中精力关注对妓女公民权的侵犯。就像一个人指出的，不论妓女构成了什么样的危险，一个感染梅毒的妓女都不能和一块感染了旋毛虫病的排骨相提并论。②从这种角度看，反对监管主义的理由非常简单，它侵犯了所有公民都享有的权利。不论这套制度在卫生上有什么好处，卷入其中的女性被剥夺了他们所宣称的法律面前人人平等的权利。③更具体而言，监管打着公共卫生的名义侵犯了各种公民权。在这套成熟的系统中，妓女要服从警察命令，这一点很明显。甚至在英国，《传染病法》也将举证的责任踢给了被告，既没有审判程序也没有拘押程序，也没有人身保护令要求的释放条款。④由于监管主义者的法律基础薄弱，考虑到这一因素，这些废除主义者非常担心，在这种脆弱的地基上是否有必要建立法律大厦。根据这种观点，警察的干预应该限制在维持公共道路的交通、防止妓女的聚集以及总体上的公共礼仪和秩序方面。1886 年，这种态度——卖淫本身不是犯罪，政府将自己限制在只起诉性买卖中的临界行为（涉及未成年人，有欺诈或暴力行为以及公然猥亵之类的行为）——赢得了国际废除主义者联盟的批准。⑤

相比之下，对于道德主义的废除主义者来说，有更多更重要的事情。首先，他们的反对理由涉及道德的双重标准，男妓能被宽恕，但女性做出相似的行为，不论是为了好玩还是金钱，都被憎恶。监管是基于这个前提：由于男性性行为不能限制在婚姻伴侣上，卖淫就是必要的，是社会的正常现象。鼓励女性像男性一样，放纵于他们所喜欢的性活动中，虽然理论上是结束双重标准的一个方法，但会被道德主

① 因此才有了法国废除主义者那句乏味的口号——"自由的女人站在自由的人行道上"：*Journal of the American Medical Association*, 47, 16 (1906), p. 1249; *Friedrichs Blätter für Gerichtliche Medicin und Sanitätspolizei*, 29 (1878), p. 54; *Centralblatt für allgemeine Gesundheitspflege*, 4 (1885), p. 190; Fiaux, *Police des moeurs*, v. I, p. xxxvii; Dubois-Havenith, *Conférence internationale: Enquêtes*, v. 1/2, p. 164; *ZBGK*, 6, 5 (1907), pp. 165–74.

② Fiaux, *Police des moeurs*, v. I, pp. 29, 86; Dubois-Havenith, *Conférence internationale: Rapports prélim-inaires*, v. 1/1, quest. 2, Fiaux, p. 111.

③ J. Birbeck Nevins, *Statement of the Grounds upon Which the Contagious Diseases Acts Are Opposed* (3rd edn.; Liverpool, 1875), p. 28; *The Constitution Violated* (Edinburgh, 1871), pp. 26–27; Westerberg, *Reglementeringsfrågan*, pp. 15–16; S. Dahlbäck, *I Prostitutionsfrågan* (Stockholm, 1903), p. 3; Dubois-Havenith, *Conférence internationale: Rapports préliminaires*, v. 1/1, quest. 2, Fiaux, p. 2; *Hansard*, 1870, v. 203, cols. 576–79; Frida Stéenhoff (Harald Gote), *Den reglementerade prostitution ur feministisk synpunkt* (Stockholm, 1904), pp. 12–14, 27; *Förhandlingar*, 1889, p. 54; Bihang, 1889, FK, Motion 27, p. 2.

④ *Transactions of the National Association for the Promotion of Social Science* (1869), p. 442; Amos, *Comparative Survey of Laws*, p. 75; Deck, *Syphilis et régimentation*, pp. 11–12; *PP* 1871 (c. 408) xix, 1, p. 13; *PP* 1882 (340) ix, 1, p. xviii; F. B. Smith, "The Contagious Diseases Acts Reconsidered," *Social History of Medicine*, 3, 2 (August 1990), p. 197; F. B. Smith, "Ethics and Disease," p. 121.

⑤ Guyot, *Prostitution Under the Regulation System*, pp. 345–46; de Félice, "Situation abolitionniste mondiale," pp. 4–5.

义的废除主义者立即拒绝。他们害怕，将两性仅仅置于一个表面平等的状态，对女性没有特别的保护，实际上等于允许男性通过他们具有的更大的社会权力优势控制其性伙伴。[1] 道德主义的废除主义者倾向于从另一个方向解决这个问题：有什么办法能使男人像女人一样，在贞洁、节制和道德方面达到同样高的标准呢？根据他们的分析，男人的好色不是本性，而是社会道德和习惯的产物。道德主义的废除主义者有非常现代的埃利亚斯式的社会建构主义意识（被巧妙地应用于男人的行为，但不适用于女性），拒绝接受男人好色是天生的这个看法，坚持认为性行为是由各种社会力量决定的，是能改变的。他们的目标不是接受男人的放纵，而是限制它。[2]

由于性冲动是可变的，性病传播背后的力量也是可以控制的。废除主义者不像监管主义者那样攻击一夫一妻制之外的性行为带来的危险，它集中在了性行为背后的冲动上，试图打断的传播链是传播疾病的行为而非感染本身。就像约瑟芬·巴特勒（Josephine Butler）指出的，法律应该针对不道德的行为而非行为对身体产生的影响。[3] 由于性不是一种必要的行为（一种本能的盲目发作，就像监管主义者指出的，在这种本能的支配下男人的这种行为可以被谴责，但因其主要是不由自主的，所以没有罪），而是一个习得的可控制的行为，导致非法的嗜好及其后果都附带道德责任。由于性病传播过程中固有的道德因素，国家不应该像对其他传染病一样采取预防措施，而且无论如何，它当然没有义务确保妓女在流行病学上不受歧视。实际上，对一些废除主义者来说，监管行为可能阻碍性病的传播，但由此减轻了对这种罪恶的惩罚并刺激了不道德行为的发展，这就有足够的理由反对它了。[4] 这种态度最极端的表述来自凯塔琳娜·舍文（Katarina Scheven），她经常被监管主义者厌恶地提及，她说如果科学发明了一种避免性病的方法，结果将是社会道德的梅毒化，这比单纯的肉体的梅毒化更糟糕。[5]

---

[1] Hilda Sachs, *Den svarta domen: Männens skuld och kvinnornas straff* (Stockholm, 1912), pp. 11–12; Amos, *Comparative Survey of Laws*, p. 40; Brennecke, *Wie ist der Kampf gegen die Geschlechts-Krankheiten zu führen? Referat. erstattet am 2. Oktober 1905 in der 17. Allgemeinen Konferenz der deutschen Sittlichkeitsvereine zu Magdeburg* (Berlin, 1905), p. 5.

[2] Susan Kingsley Kent, *Sex and Suffrage in Britain, 1860–1914* (Princeton, 1987), pp. 67, 70–71; Sheila Jeffreys, "'Free From All Uninvited Touch of Man': Women's Campaigns Around Sexuality, 1880–1914," *Women's Studies International Forum*, 5, 6 (1982), pp. 629–32; Wobbe, *Gleichheit und Differenz*, p. 40; Amos, *Comparative Survey of Laws*, p. 11; C. Ströhmberg, *Die Bekämpfung der ansteckenden Geschlechtskrankheiten im Deutschen Reich* (Stuttgart, 1903), p. 34; Waldvogel, *Gefahren der Geschlechts-krankheiten*, p. 54.

[3] *PP* 1871 (c. 408–1) xix, 29, p. xxxiv.

[4] Mauriac, *Syphilis primitive*, p. 103; *Hansard*, 1883, v. 278, col. 789; 1866, v. 182, col. 815; PP 1871(c. 408–1) xix, 29, pp. xxxiii, xlviii; *PP* 1871 (c. 408) xix, 1, p. 13; *Sanitary Record*, n.s., 14, 164 (15 July 1892), p. 29; Hume-Rothery, *Letter Addressed to Gladstone*, p. 4. 即使是像约翰·密尔这样的公民自由主义者，作为废除主义者也持有这样的观点：PP 1871 (c. 408–1) xix, 29, p. lx.

[5] Jeanselme, *Traité de la syphilis*, v. I, p. 378.

　　相反，解决卖淫造成的性病传播可以分为三个层面。首先，必须取消监管。卖淫仅仅是行为放荡和不道德这些更大问题的一个部分。卖淫活动中的供应依赖于需求，反过来似乎保证其无害的措施又刺激了需求，终结监管将有助于减少婚外性行为的发生。[①] 其次，通过抑制，更普遍地关闭卖淫的供应方，而且——根据许多、即使不是全部的道德主义的废除主义者的看法——将性买卖刑事化或至少将其公开标识出来，清除站街的妓女并关闭妓院，起诉皮条客，提高卖淫者的年龄。[②] 再次，通过强调婚前的贞洁及此后的克制、鼓励中产阶级更早地结婚、反对色情文学及其他被普遍认为刺激体验非法性行为的任何下流的东西，以此关闭需求方。[③] 如果所有这些都失败了，可以鼓励男人手淫，即使不纯洁，也能满足他们的欲望。德国的废除主义者汉纳·比伯-博姆（Hanna Bieber-Bohm）是这场运动中这一翼的标志性人物，他认为理想的婚姻是两个处子之身的男女在 25 岁结婚，接下来是彼此完全的忠诚。实际上，如果人类像其他动物一样有交配期会更好，这样可以留出一年中特定的时间用来发情，剩下的时间就可以不受这种烦人的冲动所困扰。[④]

　　废除主义者对待妓女的态度，根据他们更关注道德还是公民权利而不同。"废除主义"这个词借自废奴运动，暗示了对她们公民权利的关注，认为她们天生的自由正被侵犯。[⑤] 妓女是男人性攻击的对象，某种程度上，剥夺妓女体面工作的经济结构和伪善的规则——使女性承受了不相称的道德标准——妨碍了妓女走上一条更公正的道路，妓女被看作以贫穷女性的清白、健康和尊严为代价，来满足中产和上层阶级男人欲望而建立的体系的无辜牺牲品。阿夫里尔·德·圣克鲁瓦（Avril de Sainte-Croix）指出，卖淫不是一种可以自由选择的职业，而是残酷的环境逼迫下不得已的结果。[⑥] 同时，无论这个体系对妓女多么不利，很明显它有自由意志的因素。事实上，只有极少数受到类似影响的女性走上了这条道路，大多数人都过着符

---

① *Hansard*, 1883, v. 278, col. 762; *PP* 1882 (340) ix, 1, p. xviii.

② Dubois-Havenith, *Conférence internationale: Rapports préliminaires*, v. 1/1, quest. 6, pp. 31–33; *SB*, 21 January 1927, pp. 8705A-C; Wobbe, *Gleichheit und Differenz*, pp. 41–42; *RD prot*, FK 1889:20, pp. 3–4,11; *Bihang*, 1903, AK, Motion 88, p. 7; Anita Ulrich, *Bordelle, Strassendirnen und bürgerliche Sittlichkeit in der Belle Epoque* (Zurich, 1985), pp. 133–36.

③ Amos, *Comparative Survey of Laws*, pp. 29—30; Mignot, *Le péril vénérien*, p. 109; *Transactions of the National Association for the Promotion of Social Science* (1870) p. 231; Arthur Newsholme, *Health Problem in Organized Society* (London, 1927), pp. 107–09.

④ Lucy Bland, *Banishing the Beast: English Feminism and Sexual Morality 1885–1914* (London, 1995), pp. 278–79; Hjördis Levin, *Testiklarnas herravälde: Sexualmoralens historia* (n.p., 1986), p. 89; Dubois-Havenith, *Conférence internationale: Rapports préliminaires*, v. 1/1, quest. 5, p. 30; Hume-Rothery, *Letter Addressed to Gladstone*, p. 16.

⑤ 有些人满足于将监管描绘成和奴隶制一样令人讨厌的东西。另一些人则更进一步，认为受监管的卖淫是"一种非常可怕的奴役，与最恶劣的黑人奴役暴行没有可比性"：Otto Münsterberg, *Prostitution und Staat* (Leipzig, 1908), p. 26; Hume-Rothery, *Letter Addressed to Gladstone*, p. 5; Sachs, *Den svarta domen*, p. 8.

⑥ *ZBGK*, 1, 3 (1903), pp. 165–66; Dolléans, *Police des moeurs*, pp. 15–16; Fiaux, *Police des moeurs*, v. I, P. 359.

合道德的生活。[①]那些非常关注社会道德的废除主义者在谴责男人是罪魁祸首的同时，经常认为妓女也是主动的帮凶，涉及妓女的贪婪、懒惰、淫荡不堪或除了艰难和受苦之外的任何动机，在这个体系之中她们放荡的奖赏是金钱。例如，比伯-博姆（Bieber-Bohm）和监管主义者的看法相同：妓女是性病的主要传播源，面对男性的淫欲，体面的女人和堕落的女人之间，没有性别团结的同情观念，而且前者试图将不服从的妓女强制送到管教所甚至强迫劳役的殖民地。一些废除主义者认为，卖淫不仅仅是男人将欲望强加给不情愿的女性的结果，而且是女性自身之间生存竞争的一种形式。另一个德国著名的废除主义者安娜·帕普利茨（Anna Pappritz）认为，卖淫是应受谴责的，它不仅仅是一种罪恶，而且由于妓女没有正常意义上的工作就能生活下去，对正常意义上辛苦劳作的女性的努力构成了威胁。卖淫使男人不用负责任就能轻易得到性，所以也削弱了男人承担婚姻和家庭重担的意愿，就像古老的谚语"买牛奶而非养奶牛"包含的逻辑一样。[②]因此，为生计而工作并寻找丈夫的正直妇女认为，她们的职业和婚姻愿望受到了妓女的威胁。

所有的废除主义者，不论他们有什么差异，都赞同监管首先是一个性别问题。这套系统对女性极度不公，只有女性遭到监管，对她们的顾客则不予理睬。被传染的男人可能不是最强的病菌传播者，但是他们（就像菲奥比喻的一样，这些活动的柳叶刀，刀尖都是毒疫苗）是最终的疾病源头。因此监管不应该被看作凑巧针对是女性的妓女（这个系统是针对带菌者的，不论其性别），而应该被看作一种专门针对女性的惩罚形式。由于顾客的行为像妓女一样不道德（实际上更不道德，因为他只是受性欲驱动，而她可能还受到了经济需要的驱使），所以公平起见，双方都接受预防措施或都不接受。[③]从监管主义者的角度来看，妓女是非法性行为的流行病

---

① 对于卖淫背后驱动力量的争论，较新颖的一种观点试图将理性选择理论应用到是否决定卖淫上，认为妓女不完全是由其性别和阶级背景决定的，而是利益最大化的理性人，她们在一定的约束条件下工作，出于经济动机，她们有意识地决定出租她们的身体：Walkovvitz, *Prostitution and Victorian Society*, pp. 19–21; Söderblom, *Horan och batongen*, pp. 32, 138–43; Luise White, *The Comforts of Home: Prostitution in Colonial Nairobi* (Chicago, 1990), pp. 10–21; Marilynn Wood Hill, *Their Sisters' Keepers: Prostitution in New York City, 1830–1870* (Berkeley, 1993), ch. 3; Margaretlia Järvinen, *Prostitution i Helsingfors: En studie i kuinnokontroll* (Åbo, 1990), pp. 17–18; Sabine Kienitz, *Sexualität, Macht und Moral: Prostitution und Geschlechtererziehungen Anfang des 19. Jahrhunderts in Württemberg* (Berlin, 1995), pp. 81–91; Gail Pheterson, *The Prostitution Prism* (Amsterdam, 1996), pp. 17–18; Nickie Roberts, *Whores in History* (Hammersmith, 1992), pp. 235–36. 另一方面，福利国家的兴起消除了在贫困和卖淫之间的霍布森选择，某种程度上使经济动机也弱化了：Leif G. W. Persson, *Horor, hallickar och torskar: En bok om prostitutionen i Sverige* (Stockholm, 1981), pp. 187–89.

② Dubois-Havenith, *Conférence internationale: Rapports préliminaires*, v. 1/1, quest. 5, pp. 29–30; *Mitteilungen*, 8 (1910), p. 51; Richard J. Evans, *Feminist Movement*, pp. 42–43; Charles Bernheimer, *Figures of Ill Repute: Representing Prostitution in Nineteenth-Century France* (Cambridge, MA, 1989), pp. 211–12; *ZBGK*, 16, 12 (1915/16), p. 364; Petra Schmackpfeffer, *Frauenbewegung und Prostitution* (Oldenburg, 1989), pp. 32–37.

③ BA, R86/1065, Vorstand des rheinisch-westfälischen Frauen-Vereins zur Hebung der Sittlichkeit, "Einem hohen Reichstag...," Bonn, 29 November 1890; Dubois-Havenith, *Conférence internationale: Rapports préliminaires*, v. 1/1, quest. 2, Fiaux, p. 58; *Hansard*, 1883, v. 278, col. 819; 1873, v. 216, col. 232; *PP* 1871 (c. 408) xix, 1, p. 13.

支点，每一次都比她的男性顾客有更多的接触机会。由于女性比男性的性行为可以更频繁，妓女可以凭这个性优势工作，所以监管措施针对她们而非嫖客代表的是效率。废除主义者反击说，有非法性关系的男人的数量比他们堕落的性伙伴的数量大得多，而且在任何特定的时间内，男人被感染的数量比女性也多得多。因此，当考虑为性病的传播分配责任而非仅仅权衡公共卫生效率的技术问题时，只针对妓女的论点就不那么明确了。[①]

　　监管也是一个阶级问题。因为中产阶级男人性成熟很久之后才能结婚，又不能与本阶级他希望结婚的女人发生非法性关系，所以如果他不贞洁的话，可以追求工人阶级的情妇，也可以找很大程度上来自工人阶级的妓女。因此，普遍认为妓女的顾客主要来自中等和上等阶级。[②]当然，就像其他不需要特殊技能的行业一样，妓女主要来自较低阶层。卖淫的阶级性成了争论中的一个焦点。[③]废除主义者攻击资产阶级男性在性活动中的自大，他们不能克制自己但又不愿意允许本阶级的女性有这样的自由，试图在社会地位比他们低的人中间寻求金钱的满足感。左派政党特别热衷于这种攻击，认为卖淫是中产阶级男人对底层女士的剥削。工人阶级的女孩，被雇作女仆，在被诱奸、怀孕而且被家庭的男人抛弃后经常变成了妓女。[④]贵族中的放荡不羁之辈，在英国的争论中经常被描绘作道德败坏的顾客，用更色情的话来说，他们要求专门的工具和身手敏捷。在道德主义看来，废除主义往往是中产阶级性尊严的一种表达，试图遏制上层阶级的过分行为，并与地方上对国际化的、世俗的伦敦精英的彻底的不信任结合起来。[⑤]

　　一个有点矛盾的观点加强了这种社会性别的虚伪感，即监管主义主要威胁了面向下层阶级的妓女——站街女、妓院的妓女等，未触及高级妓女和其他易感染性病的精英。在法国波旁王朝复辟时期，曾经有人断断续续地试图使法国的高级妓女接

---

　　① Möller, "Undersökningar i vissa frågor rörande de smittosamma könssjukdomarna," p. 68; *Underdånigt betänkande angående kömssjukdomarnas spridning*,v, I, pp. 69–70;Macalister, *Inaugural Address*, p. 23; Stéenhoff, *Den reglementerade prostitution*, p. 25; Heinz Dreuw, *Die Völkervernichtung: Vorschläge zu ihrer Verhütung und Bekämpfung* (Berlin, 1926), v. I, p. 51.

　　② A. Theod. Stamm, *Die Verhütung der erblich-giftigen, verbreitetsten Ansteckungen* (Zürich, 1883), pp. 66–67; *Hansard*, 1870, v. 203, cols. 580–81; Dubois-Havenith, *Conférence internationale: Rapports prélim-inaires*, v. 1/1, quest. 5, pp. 7–8; Silber, *Womit sind die ansteckenden Geschlechtskrankheiten zu bekämpfen?*, p. 34; A. Blaschko, *Die Geschlechtskrankheiten* (Berlin, 1900), p. 9; Corbin, *Women for Hire*, pp. 186–200.

　　③ 很容易忽略妓女迎合工人阶级顾客的方便程度：Frances Finnegan, *Poverty and Prostitution: A Study of Victorian Prostitutes in York* (Cambridge, 1979), pp. 114–15, 134; Mason, *Making of Victorian Sexuality*, pp. 102–03; Walkowitz, *Prostitution and Victorian Society*, p. 23; Lundquist, *Den disciplinerade dubbelmoralen*, p. 217; *RD prot*, FK 1889:20, p. 22; Welander, *Blad ur prostitutionsfrågans historia*, p. 84.

　　④ *Annales*, 4/20 (1913), pp. 419–20; Vera Konieczka, "Arten zu sprechen, Arten zu schweigen: Sozialdemokratie und Prostitution im deutschen Kaiserreich," in Johanna Geyer-Kordesch and Annette Kuhn, eds., *Frauenkörper, Medizin, Sexualität* (Düsseldorf, 1986), p. 109; *RD prot*, FK 1889:20, p. 12.

　　⑤ *Hansard*, 1873, v. 216, col. 251; 1876, v. 230, cols. 1556,1563; *PP 1871* (c. 408–1) xix, 29, p. xxxv; McHugh, *Prostitution and Victorian Social Reform*, p. 26; Roy Porter and Hall, *Facts of Life*, pp. 126–27.

受检查，但是由于她们的保护人很有影响力，这些努力都失败了，总体来说这些高级的或"私人的"妓女没有遭到干涉。[①] 从监管主义者的角度来看，除了这个明显的事实——对上层阶级的妓女及其精英客户给予特殊的照顾——之外，他们的逻辑是，就公共卫生来说，这种女人——各方面保持的非常讲究，只有个别客户能得到她们，对于她们的服务，报酬丰厚——不过是传染性不那么强、危害性不大的带菌者。正如一个人所言，穿天鹅绒的妓女没有穿印花布的妓女那么危险。[②]

国家间的差异

废除主义运动尽管有共同的主题，而且最后有了一个国际性的组织，但它在各国的表现却不相同。英国的这场运动，作为这个事业的源头，尽心尽力而且是自由的；欧洲大陆的更世俗，较少关注道德问题，而且更乐意允许国家干预（除了监管之外的方法）卖淫和性病。

在英国，废除主义的双重性表现得很明显。一方面，这场运动既高度道德化和宗教化，另一方面又强烈关注个人权利。从欧洲大陆的角度看，英国的废除主义者好像沉迷于不道德和下流等问题上，对性病造成的破坏令人奇怪地不关心。反对国家对这种事情的干预，反对授予政府凌驾于公民——不论是不是妓女——私人生活上的更大的权力，是这里争论的主旨——约翰·斯图亚特·密尔是其中最著名的阐述者。[③] 结果，虽然这场废除运动声势浩大，但几乎没有人希望用任何法案取代《传染病法》。为了将这个国家从这种罪恶的交易中解放出来，英国大多数废除主义者很乐意将预防措施问题留给个人解决。瑞典的废除主义者也是道德主义者，但没那么放任自由。这场运动受基督教和道德因素的影响比较大，提倡婚前贞洁、婚后自制，法律的力量只涉及可能鼓动公然下流的东西。[④] 国家应该采取强硬措施打击卖淫的看法被瑞典所有的废除主义者接受，很少有人支持英国的被认为是混乱的做法。与仅仅满足于终结监管的旧方法相比，废除主义寻求使政府积极打击卖淫并防止性病的做法，被认为是现代的、科学的。不像英国，瑞典人也是激烈的取缔主义

---

①　*Hansard*, 1878, v. 240, col. 485; *Constitution Violated*, p. 38; Harsin, *Policing Prostitution*, p. 17; Kathryn Norberg, "From Courtesan to Prostitute: Mercenary Sex and Venereal Disease, 1730–1802," in Linda E. Merians, ed., *The Secret Malady: Venereal Disease in Eighteenth-Century Britain and France* (Lexington, 1996), p. 43.

②　Pappenheim, *Handbuch der Sanitäts-Polizei*, v. II, p. 237. Some abolitionists also agreed with this view: Dubois-Havenith, *Conférence internationale: Rapports préliminaires*, v.1/1, quest. 4, p. 80.

③　*Underdånigt betänkande angående könssjukdomarnas spridning*, v. I, p. 100; v. II, pp. 159–60; Corbin, *Women for Hire*, pp. 216–17; McHugh, *Prostitution and Victorian Social Reform*, pp. 25–26; *SFPSM: Bulletin mensuel* (1902), p. 280; *Bulletin*, 3, 19 (1888), p. 187.

④　*Underdånigt betänkande angående könssjukdomarnas spridning*, v. I, p. 102; *Förhandlingar*, 1881, pp. 13–17; Ulf Boëthius, *Strindberg och kvinnofrågan* (Stockholm, 1969), pp. 63–65; Lundquist, *Den disciplin-erade dubbelmoralen*, pp. 68, 322.

者，拒绝允许国家无视卖淫，坚决主张性买卖行为即使不能完全非法，至少关于公共秩序的法律也应该终结妓女揽客的行为。[①]

在德意志，舆论涉及废除主义者的方方面面，有些人，像布拉什科（Blaschko）和冯·迪林（von Düring），完全拒绝这套监管系统；另外一些人，他们改革的目标只是满足于修修补补。废除主义者在政治上可能是激进派，像不来梅和汉堡的；也可能是保守派，像汉诺威的。[②] 在瑞典，对于将最后的目标定为终结监管的想法，很少有人支持。许多人对伦敦废除监管后出现的情况非常震惊，自由放任方法的缺陷表露无遗，所以愿意赋予政府广泛的权力以防止性病。[③] 禁止妓女公开揽客并强制被感染者进行治疗是普遍的态度，而且一些人支持将卖淫刑事化。即使是那些最坚决反对监管、希望（如果可以选择的话）让卖淫活动不受影响的人，也理所当然地认为警察有权检查那些因揽客而被逮捕的人，而且认为他们那些拒绝承认这种权力的废除主义者同伴是不现实的。[④] 法国的废除主义运动是迄今为止最弱的，也是最少说教、最世俗的。这里的废除主义者在防止性病方面与巴特勒一翼（Butlerite wing）相比倾向于赋予政府更重要的地位。很少有人反对严格维护公共秩序并禁止妓女揽客，否则很多人害怕会出现伦敦那种不能接受的状况，伦敦的人行道已经变成了性买卖的市场。大多数人带着傲慢的厌恶态度看待新教徒国家普遍出现的这种道德说教，这些人属于废除运动的公民自由意志派，打着个人自由和法律面前人人平等的旗号拒绝监管，甚至拒绝政府在性关系方面的所有干预。[⑤]

废除主义运动之间的这种差异大多是基于宗教的不同，主要的区别就是新教和天主教国家的不同。废除主义是新教尤其是不信国教者的一个主张。宗教改革运动认可婚内性行为但拒绝婚外的调情和未婚者的通奸，所以关闭了官方妓院，而且鼓

① *RD prot*, FK 1889:20, p. 16; Dubois-Havenith, *Conférence internationale: Compte rendu*, v. II, p. 346; Malmroth, "Om de smittosamma könssjukdomarnas bekämpande," pp. 175–76; *Förhandlingar*, 1881, pp. 16–23; 1889, pp. 53–54; Westerberg, *Reglementeringsfrågan*, pp. 19–20,35; *Bihang*, 1889, FK, Motion 27, P.7.

② Münsterberg, *Prostitution und Staat*, p. 19; E. von Düring, *Prostitution und Geschlechtskrankheiten* (Leipzig, 1905); Nancy R. Reagin, *A German Women's Movement: Class and Gender in Hannover, 1880–1933* (Chapel Hill, 1995), ch. 7.

③ Dubois-Havenith, *Conférence internationale: Rapports préliminaires*, v. 1/1, quest. 4, p. 77; *ZBGK*, 17, 7 (1916), p. 197; 1,1 (1903), p. 1; Richard J. Evans, *Feminist Movement*, pp. 164–65.

④ *ZBGK*, 16, 12 (1915/16), pp. 365–67; *Dubois-Havenith, Conférence internationale: Rapports prélim-inaires*, v. 1/1, quest. 4, p. 78; XVIIth International Congress of Medicine, *Dermatology and Syphilography*, pp. 47ff.; Brennecke, *Wie ist der Kampf zu führen?*, p. 22; *ZBGK*,3, 8/9 (1904–05), p. 307.

⑤ Regnault, *L'évolution de la prostitution*, pp. 105–07; Dolléans, *La police des moeurs*, pp. 165–70; Corbin, *Women for Hire*, p. 225. 总体上的描述，见 Elisabeth Anne Weston, "Prostitution in Paris in the Later Nineteenth Century: A Study of Political and Social Ideology" (Ph.D. diss., SUNY, Buffalo, 1979), chs. 3, 4.

动教会终结对性买卖的比较宽容的态度。[1] 中世纪教会的人性观（固有的邪恶，不可避免的罪），和新教教义（个人对自己的行为负责，要求男人禁欲，性行为是天生的生物驱动，至少通过婚姻实现更高的目标时不是罪恶的，但是婚外性行为特别可悲）相比，与监管的原则（男人的性冲动在婚内是压抑不住的，与其谴责它、无视它，不如让非法的性服务更安全）更契合。[2] 监管主义在新教国家遇到了最大的反抗，而在天主教国家一直存在到 20 世纪，这些绝非巧合。

　　尽管许多教士反对英国的《传染病法》，英国国教从来没有打算废除它，许多国教徒支持《传染病法》，教士中的大多数废除主义者是非国教徒。在瑞典，这场运动由斯德哥尔摩改革后的教会中的牧师阿尔弗雷德·苔丝（Alfred Testuz）在 1878 年发起，10 年后，路德教会的领袖们站出来支持它的立场。[3] 在德意志，各种形式的废除主义者基本都是新教徒。[4] 在法国，废除主义者的一个明显特征就是其成员属于新教徒，使这场运动打上了明显属于有原则的局外人的烙印。[5] 相应地，法国的监管主义者通过指责他们的对手是清教主义，就可以轻松得分；他们指责清教徒，与控制性病相比，后者对于反对这种罪恶的圣战更感兴趣；法国的废除主义者被迫机智地回答说，他们也可以是现世的、世俗的。[6] 废除主义是广泛流行的非国教主义者和自由教会中的激进主义的一部分，这些激进主义在 19 世纪中晚期表现为各种改革运动：废除奴隶制、戒酒、反对活体解剖、政教分离、教育、优生学、选举权以及最后但当然不是最不重要的反种牛痘。构成废除主义支柱的激进分子，尤其是在英国，是新出现的积极分子，他们主张将道德、伦理和宗教真理应用

---

①　Bloch, *Die Prostitution,* v. 11/1, pp. 44 58; Lyndal Roper, *The Holy Household: Women and Morals in Reformation Augsburg* (Oxford, 1989), pp. 102ff.; Leah Lydia Otis, *Prostitution in Medieval Society: The History of an Urban Institution in Languedoc* (Chicago, 1985), pp. 43–45; Peter Schuster, *Das Frauenhaus: Städtische Bordelle in Deutschland (1350–1600)* (Paderborn, 1992), ch. 6.

②　Jean Delumeau, *Sin and Fear: The Emergence of a Western Guilt Culture, 13th—18th Centuries* (New York, 1990), pp. 431–36; Jacques Rossiaud, *La prostitution médiévale* (n.p., 1988), pp. 90–92, 164–68.

③　Scott, *State Iniquity,* pp. 183–84; F. B. Smith, "Ethics and Disease," p. 127; F. B. Smith, "Contagious Diseases Acts Reconsidered," p. 203; *PP* 1871 (184) lvi,625, p. 627; *PP* 1878 (306) lxi, 97; *PP* 1878–79 (20) lviii, 385; Bebbington, *Nonconformist Conscience,* pp. 38–39; E. R. Norman, *Church and Society in England 1770–1970* (Oxford, 1976), pp. 151–52; Lundquist, *Den disciplinerade dubbelmoralen,* pp. 68, 322,340.

④　Ursula Baumann, *Protestantismus und Frauenemanzipation in Deutschland* (Frankfurt, 1992), ch. 3/3.

⑤　Corbin, *Women for Hire,* pp. 215–16; *Annale,* 3/9 (1883), pp. 278–79; Josephine E. Butler, *Personal Reminiscences of a Great Crusade* (London, 1911), pp. 70,81; Glen Petrie, *A Singular Iniquity: The Campaigns of Josephine Butler* (London, 1971), pp. 163–66. 甚至在日本，新教徒也领导了废除主义运动：Sheldon Garon, *Molding Japanese Minds: The State in Everyday Life* (Princeton, 1997), p. 98.

⑥　Dolléans, *La police des moeurs,* p. 161; Fiaux, *Police des moeurs,* v. I, pp. 335, 359–60; Deck, *Syphilis et réglementation,* pp. 14; *La syphilis* (1904), pp. 665–70; Louis Fiaux, *L'intégrité intersexuelle des peuples et les gouvernements* (Paris, 1910), p. 335; *SFPSM: Bulletin mensuel* (1902), p. 273; Dubois-Havenith, *Conférence internationale: Rapports préliminaires,* v. 1/1, quest. 2, Fiaux, pp. 39–41; Mignot, *Le péril vénérien,* p. 143; *Annales,* 46 (1851), p. 85.

到政治问题上，不能忍受议会烦琐的程序，坚持激进的个人主义和对公民自由的小心保护，怀疑权威，包括医学上的[①]。由于这种本能的自由主义，种牛痘医生的医学专制，或当局检查妓女、登记出生人口、强迫儿童接受教育以及给小贩颁发执照的非法权力，或支持政府无数次侵犯理应属于个人领地的权力，很容易被类比为教皇的宗教专制。[②] 对于废除主义，面对国家医学为了共同利益而牺牲个人良知的野心，呼吁个人自治就像废除主义在反种牛痘上发挥的作用一样有效。[③] 废除主义这种思想潮流在哪里盛行？首先，在英国最强大；其次在斯堪的纳维亚地区也不弱，虽然在德意志地区弱了一点，但都赢得了一批追随者；在天主教国家，这样的运动不论是较弱还是根本不存在，都是为了终结监管。

废除主义出现差异的另一个因素是每个国家运动开始的时机不同。在新教国家，废除主义和19世纪最后30年出现的各种社会纯洁运动交织在一起。社会纯洁的提倡者不仅试图禁止卖淫，而且试图禁止更普通意义上的不道德行为，包括公然猥亵、色情文字、色情的蚀刻版画、暗示性的戏剧、拉皮条和白奴贸易。在英国的社会纯洁运动发起之前，严格意义上的废除主义在19世纪80年代中期已经取得了胜利。甚至在英国，社会纯洁运动都是一场代表道德的运动，他们寻求立法机关的支持，使政府在道德规范的塑造过程中起到更大的作用。以英国为例，由于两个运动在时间上错开了，在历史学家眼中，两场运动是不同的，史家更喜欢为了自由民主事业而支持废除主义，贬斥社会纯洁运动，将其视为一场过分狂热、干涉他人、

---

① F. B. Smith, "Contagious Diseases Acts Reconsidered," p. 200; F. B. Smith, *The People's Health 1830–1910* (New York, 1979), pp. 166–68; McHugh, *Prostitution and Victorian Social Reform*, pp. 25–26, 70–94, 234–52; Lyndsay Andrew Farrall, "The Origins and Growth of the English Eugenics Movement, 1865–1925" (Ph.D. diss.,Indiana University, 1969), pp. 290–95; Richard D. French, *Antivivisection and Medical Science in Victorian Society* (Princeton, 1975), ch. 8; James S. Roberts, *Drink, Temperance and the Working Class in Nineteenth-Century Germany* (Boston, 1984), pp. 23–24, 64; Coral Lansbury, "Gynaecology, Pornography and the Antivivisection Movement," *Victorian Studies*, 28, 3 (Spring 1985); Brian Harrison, *Drink and the Victorians: The Temperance Question in England 1815–1872* (London, 1971), pp. 26–28.

② Mary C. Hume-Rothery, *Women and Doctors or Medical Despotism in England* (Manchester, 1871), pp.1–2; Chas. Bell Taylor, *A Speech Delivered at Exeter in Reference to the Proposed Extension of the Contagious Diseases Acts to that City* (London, 1880), p. 4. 加斯·威尔金森（Garth Wilkinson）（同种疗法医生，瑞典人，作家）将废除主义和反对种牛痘联系起来，他对窥镜检查的恐怖描述，以及钢铁器械对肉体侵犯的生动叙述，听起来好像离活体解剖只有一步之遥：James John Garth Wilkinson, *The Forcible Introspection of Women for the Army and Navy by the Oligarchy, Considered Physically* (London, 1870), pp. 3,18. 类似的观点，见 *Deutsches Archiv für Geschichte der Medicin und Medicinische Geographie*, 2 (1878), p. 116; SB, 24 January 1927, p. 8716B.

③ William Arnold et al., *Notes on Vaccination: Dedicated to the Board of Guardians for the Union of West Bromwich* (Oldbury, 1889), pp. 79–82; Hume-Rothery, *Letter Addressed to Gladstone*, p. 16; Hume-Rothery, *Women and Doctors*, pp. 1–2; Walter Dünnwald, "Sind volksfeindliche Zwangsgesetze von der Art des Reichsimpgesetzes und des Geschlechtskrankengesetzes als rechtsgültig (für jedermann verbindlich) anzusehen?," *Deutsche Gesundheits-Zentrale*, 3, 1 (January 1926).

骚扰社会的清教徒式的事件。[1] 在其他国家，废除运动出现较晚，而且不可避免地和社会纯洁运动纠缠在一起，这种简单的"手术"实施起来更加困难。例如，德国的废除主义大多被描绘作保守和狭隘的，而且非常依赖它与 19 世纪 80 年代和 90 年代的社会纯洁运动所形成的密切关系，结果是不愿意满足于简单的废除监管，而且试图通过政府将卖淫刑事化并用其他方法挥舞道德的棍棒。[2] 瑞典的废除主义者支持将卖淫刑事化，这也被视作是其与社会纯洁运动密切联系的结果。

废除主义的结果

19 世纪，这场运动不仅在英国，而且在斯堪的纳维亚部分地区都直接实现了它的目标。[3] 在英国，废除主义出现时，也正是监管主义提出将《传染病法》扩展到平民身上之时。1870 年，英国建立了一个皇家委员会，两年后这个委员会试图成为解决问题的所罗门。委员会的多数报告支持保留修正后的老系统，同时取消它最令人反对的部分。对妓女定期检查是有效的，但有违公共舆论，而且不可能覆盖整个国家。因此，委员会的建议是重新恢复 1864 年法的自愿措施，放弃对妓女的检查，把精力集中在医院的治疗上。检查疑似感染的妓女，将感染者收容住院（不像 1864 年法）直到痊愈，但住院一般不超过 3 个月。为妓女免费治疗的性病医院，可以建立在任何愿意接受它的城市，不再限制在驻军城镇和部队，该法的执行也从军队转到了内政部。遗憾的是，来势汹汹的少数派从四面八方猛烈批评多数派报告：监管主义者认为没有理由放弃医疗检查，废除主义者则试图否定整个系统。由于有这样的意见分歧，政府采取果断措施的意愿受到了限制。[4]

1872 年，内政大臣布鲁斯（Bruce）提出了一个议案，使委员会的妥协努力有了法律依据。布鲁斯认为，不论选用什么系统，必须适用于全国，不能只限于驻军城镇和部队，而且定期的检查不能延长。这个议案提出废除《传染病法》，同时试图拼凑出一套替代措施。为保护女性，应提高女性法定成年年龄，加强对性侵犯、

---

① McHugh, *Prostitution and Victorian Social Reform*, pp. 18, 28, 180; Judith R. Walkowitz, "Male Vice and Feminist Virtue: Feminism and the Politics of Prostitution in Nineteenth-Century Britain," *History Workshop*, 13 (Spring 1982), pp. 84–88.

② Blaschko, *Syphilis und Prostitution*, pp. 143–44;*ZBGK*, 15, 6 (1914), p. 207; Richard J. Evans, *Feminist Movement*, pp. 49–50; Richard J. Evans, "Prostitution, State and Society in Imperial Germany," *Past and Present*, 70 (February 1976), p. 121; Lutz Sauerteig, "Frauenemanzipation und Sittlichkeit: Die Rezeption des englischen Abolitionismus in Deutschland," in Rudolf Muhs et al., eds., *Aneignung und Abwehr: Interkultureller Transfer zwischen Deutschland und Grossbritannien im 19. Jahrhundert* (Bodenheim, 1998), pp. 170–73.

③ 在意大利，通过 1888 年的克利斯皮（Crispi）改革，部分监管被废除，但在 1891 年，尼科特拉法规（Nicotera Regulation）在很大程度上使意大利又回到了监管主义阵营：Gibson, *Prostitution and the State*, pp. 42–85.

④ *PP* 1871(c.408) xix,1, pp. 8–11; McHugh, *Prostitution and Victorian Social Reform,* pp. 65–68.

拉皮条和妓院老板的惩罚。与这种监管不同的是，警察对妓女嫌疑人拥有更大的权力，例如，妓女仅仅因揽客而非有狂乱或不雅的行为就能被拘捕。被定罪的妓女在服刑期满时若仍然有性病，那么要在医院中一直待到治愈，但住院时间不超过 9 个月。废除主义者，虽然对于那些法律的终结很高兴，但是担心这个议案走得不会太远，怀疑政府的动机主要是希望安抚他们，因此对一个令人不满意的措施没有兴趣，所以允许这个议案失败。第二年，废除主义者的立场赢得了支持，政府不再全都为《传染病法》辩护了，格莱斯顿、奇尔德斯（Childers）以及其他一些人投票时弃权。政府现在分裂了，布鲁斯议案不再成为官方的政策。[①]1879 年，议会任命了一个专门委员会审查这些法律，这个委员会成员有废除主义者，而且从他们那里取得了大量的证据；1880 年大选，自由党胜利后委员会被重组，两年后出台了报告。与废除主义者斯坦斯菲尔德（Stansfeld）提出的替代方案相比，报告支持现有制度的变体的结论以微弱多数（8 票对 6 票）通过。但是斯坦斯菲尔德也有回报，1883 年 4 月，他提出的谴责定期检查的动议被通过了。[②]由于检查是这套系统的基石，所以这些法律实际上无效了，尽管模模糊糊又存在了 3 年。在政府认输之前，对监管做了最后一次辩护。1883 年，它徒劳地提出了一些议案，在废除传染病法律的同时，试图鼓励更多被传染的妓女自愿充分利用医院的照顾，允许当局将被传染者收容入院直到治愈。[③]1885 年曾经短暂下台了一段时间的自由党在 1886 年重新掌权，斯坦斯菲尔德的议案以绝对多数票终止了这些法律。[④]

随着这些法律的废除，当局只有禁止妓女公开揽客这一工具可用，而且他们在这方面的动机是不明确的。[⑤]虽然当局乐意制止不得体的公共行为、犯罪行为以及与卖淫有关的广告推销，但更愿意对卖淫本身不闻不问。当局坚信，卖淫即使在一个地方被压制住了，但还会在另外一个地方出现，这样就可以不用完成强制执行公共道德的工作了。许多社会纯洁组织，像全国警戒协会，都源于废除主义事业，在反对白人奴隶制——紧随废除主义运动——的鼓动期间发展壮大。这些组织试图彻底禁绝卖淫，希望警察清除街头妓女，增加公共巡查的频率。使这些事情更加复杂

---

① *Hansard*, 1872, v. 209, cols. 334–35; *PP* 1872 (42) i, 261; McHugh, *Prostitution and Victorian Social Reform*, pp. 77–78, 96; F. B. Smith, "Ethics and Disease," p. 133; *PP* 1873 (29) i, 22; *Hansard*, 1873, v. 216, cols. 218ff.

② *PP* 1882 (340) ix, 1; *Hansard*, 1883, v. 278, cols. 749, 853.

③ 这里使用的类比是 1867 年的《济贫法修正法》(Poor Law Amendment Act)，该法允许济贫院当局拘留患有传染病的被收容者：*PP* 1883 (259) ii, 369; *Transactions of the National Association for the Promotion of Social Science* (1869), p. 436; *Hansard*, 1883, v. 280, cols. 1834–36; Scott, *State Iniquity*, p. 224; J. L. Hammond and Barbara Hammond, *James Stansfeld* (London, 1932), ch. 17.

④ 49 Viet. c. 10.

⑤ 在格拉斯哥，从一开始就采取了这种方法，1870 年后赋予警察更大的权力，取缔妓院、禁止招揽拉客和卖淫，以此替代任何形式的监管：Linda Mahood, *The Magdalenes: Prostitution in the Nineteenth Century* (London, 1990), pp. 119ff.

的是，治安法官经常不乐意只凭警察的证词就将妇女定罪，要求目击证人进一步的证词，不仅要证明妓女有公开的揽客行为，而且要证明这些行为不守规矩或对路人构成了骚扰。当妇女被逮捕时，媒体经常批评警察过度执法，抓错人的情况——卡斯事件、安杰利事件等——很快臭名远扬，打击了警察进一步执法的士气。因此，妓女能否、是否被逮捕和大量定罪很大程度上依赖变幻不定的公共舆论。只有当社会纯洁运动激起了反对妓女揽客的普遍情绪时，警察和法院才会迫于压力无视这个骚扰条款，逮捕站街女并将他们定罪。[①]

1881 年，上院关于白人奴隶贸易的报告提出，揽客本身不论是否令人讨厌，都应刑事化，同时用更强大的警力关闭妓院，由此向根除卖淫迈出了一步。1884 年的《刑法修正案》吸收了这个揽客条款，并提出了新的规定，不仅妓女揽客是犯罪行为，而且男人纠缠女人也是犯罪行为。这个议案尽管在上院通过了，但在下院却遇到了阻力，因为赋予伦敦警察的权力与通过废除主义运动已经从他们那里撤销的权力相似。1885 年，保守党掌权后，这个议案通过了，但有争议的揽客条款被取消了。[②]《刑法修正法》（随着"少女贡品案"的发酵而通过的一部法律。W. T. 斯特德在《蓓尔美街报》揭露了少女贡品事件，引起了公愤。报道说欧洲大陆妓院很容易得到英国的妇女，此时新的普遍的户主选举权正在出现，工人普遍相信卖淫就是为了好色的有钱人的利益而对穷人进行阶级剥削）将女性成年的年龄提高到 16 岁，拉皮条针对的对象提高到 21 岁，否则就是犯罪。[③] 妓院，与赌场和其他可能吸引不守规矩的人的地方一样，被视为一个污秽之所，但是现在因为它自己的原因第一次被宣布为非法的了。各种监管措施、批准公共娱乐与休息场所的措施，都试图防止这些场所成为事实上的妓院。[④]1898 年的《流浪法修正法》禁止拉皮条，允许对皮条客进行鞭打；到 1912 年（可能是社会纯洁运动影响力达到巅峰的时刻），也可以将国家的这种意志直接应用到第二次被判定拉皮条的男人身上。1905 年，《外侨法》允许将外国妓女驱逐出境。这种专注于禁止公开卖淫的各种做法在 1959 年《街头犯罪法》中延续了下来，该法禁止任何情况下的揽客，只凭警方的证据就可以将妓

① Petrow, *Policing Morals*, p. 117,122–39; Robert D. Storch, "Police Control of Street Prostitution in Victorian London: A Study in the Contexts of Police Action," in David H. Bayley, ed., *Police and Society* (Beverly Hills, 1977), pp. 51–55; Bland, *Banishing the Beast*, p. 109; Bristow, *Vice and Vigilance*, p. 115.

② Petrow, *Policing Morals*, pp. 131–33; *PP* 1884 (271) ii, 395; Sion, *Prostitution and the Law*, p. 92; *Hansard*, 1883, v. 279, col. 1294; 1885, v. 299, cols. 199–200; 48 & 49 Viet. c. 69; Frank Mort, "Purity, Feminism and the State: Sexuality and Moral Politics, 1880–1914," in Mary Langan and Bill Schwarz, eds., *Crises in the British State 1880–1930* (London, 1985), pp. 213–15.

③ Bristow, *Vice and Vigilance,* pp. 110, 198; Frank Mort, *Dangerous Sexualities: Medico-Moral Politics in England since 1830* (London, 1987), sect. 3; *Hansard,* 1884–85, v. 298, col. 1181.

④ Rover, *Love, Morals and the Feminists*, p. 69; Flexner, *Prostitution in Europe*, p. 294; Amos, *Comparative Survey of Laws*, pp. 128–29; 10 Edw. 7 and 1 Geo. 5 c. 24, clauses 76–77.

女定罪。①

在终结监管方面，斯堪的纳维亚地区的废除主义运动也是成功的，尽管这里取代监管的几乎和英国的完全相反，下文对此会有叙述。1888 年，挪威率先终止了监管，1906 年丹麦紧随其后，但是瑞典的立法习惯使其在这方面落后了。废除主义组织的瑞典分支 1878 年已经建立了起来，但是符合这种精神的动议到 19 世纪 80 年代末和 90 年代初才出现。这些动议被瑞典医学会的权威机构拒绝了，因为他们仍然认为监管是必不可少的。20 世纪初，斯德哥尔摩的社会纯洁运动开始反对这套系统，议会也出现了更多的支持废除主义的动议。② 最终在 1903 年，瑞典任命了监管委员会调查这件事情。委员会对这个问题考虑了很多年，直到 1910 年才吐出了一个多卷本的报告，此后又经过了 5 年的讨论，最终直到 1918 年才废除监管。19 世纪末，在马尔默、乌普萨拉（Uppsala）、隆德、埃斯基尔斯蒂纳（Eskilstuna）、延雪平（Jönköping）和法伦，这套系统已经逐渐失效并废止，最终废除之时只在斯德哥尔摩和哥德堡仍然大行其道。③

在其他国家，废除运动至少暂时还没有较大的影响。在德意志，这场运动虽然出现得早但不够强大。最早关于监管的一些争论发生在 19 世纪 40 年代和 50 年代的柏林。这里出现的许多观点在若干年后变成了废除主义者的标准规则：官方妓院是罪恶的渊薮而非社会必需品，监管对于抑制暗娼丝毫无用，男人强烈的性欲和女性金钱上的获益同样应受到谴责，挑出妓女进行惩罚是不公平的，而且无论如何国家对罪恶的容忍就是对自己的玷污。④ 胜利暂时属于 19 世纪中期的废除主义者，因为至少在字面上，官方妓院先是在普鲁士、后来是在德意志帝国被宣布为非法的。然而，虽然赢得了关于妓院的战斗，但监管战争仍然失败了。除了早期的这些胜利之外，在魏玛共和国成立之前，废除主义者收获很少。在法国，19 世纪 70 年代中期和晚期，一群废除主义者组织了起来，部分受巴特勒（Butler）这座监管大本营的刺激，在 1878 年发起了正式的运动。由于伊夫·居约（Yves Guyot）对纠风警察的抨击，法国任命了一个委员会调查这个问题，结果在 1879 年各种丑闻导致了相

①　61 & 62 Viet. c. 39; 5 Geo. 4 c. 83, s. 10; 2 & 3 Geo. 5 c. 20, s. 3, 7(5); 5 Edw. 7 c. 13; Sion, *Prostitution and the Law*, pp. 74ff.;John F. Decker, *Prostitution: Regulation and Control*(Littleton, CO, 1979), pp. 116–17; Leon Radzinowicz and Roger Hood, *A History of English Criminal Law and Its Administration from 1750* (London, 1986), v. V, p. 696.

②　*Bihang* , 1889, FK, Motion 27; 1889, FK Tilfälliga Utskott (No. 2) Utlåtande 6; Edvard Welander, *Bidrag till de veneriska sjukdomarnes historia i Sverige* (2nd edn.; Stockholm, 1905), pp. 253–56; *Underdånigt betänkande angående könssjukdomarnas spridning*, v. I, pp. 104–07; *Bihang*, 1903, AK, Motion 88.

③　*Bihang,* 1918, Prop. 154; *SFS,* 1918/460; *Underdånigt betänkande angående könssjukdomarnas spridning,* v. I, p. 348.

④　*Archiv für Syphilis und Hautkrankheiten,* 1 (1846), pp. 277–78; *Wochenschrift für die gesammte Heilkunde,* 31 (3 August 1850), p. 486; S. Neumann, *Die Berliner Syphilisfrage: Ein Beitrag zur öffentlichen Gesundheitspflege Berlins herausgegeben in Vertretung des ärztlichen Comités des Berliner Gesundheitspflege-Vereins* (Berlin, 1852), pp. 37–38.

关官员的辞职。19 世纪 70 年代巴黎反对监管的斗争由激进的共和派领导，他们将纠风队视为法兰西第二帝国独裁专制的残渣余孽，这些共和派得到了巴黎人民的支持，后者对巴黎公社后还滞留在凡尔赛的政府充满敌意。当局的反应是阻止国际废除主义者联盟在法国建立分支。19 世纪 80 年代初期和中期，废除主义者取得了几次小胜利，巴黎市政委员会以微弱的多数票试图废除纠风队，而且调查监管问题的一个委员会改变了态度，开始反对这套体系。[①] 然而，在实践中效果甚微，而且支持监管的力量仍然很强。法国建立了法兰西改善卫生和道德协会（SFPSM）审议这些问题，针对这套体系在其选民组织中进行了调查，只有 51 个人支持彻底放开卖淫，410 个人支持至少要有某种形式的医疗监控。这里没有声势浩大的运动，就像一位悲观的支持者预言的那样，当废除监管来临的时候，将是以高等法院判决的形式出现，而非像英国那样是草根压力的结果。进入 20 世纪，双方之间的争论——很大程度上其他地方已经解决——继续进行，其观点基本就是半个多世纪前的观点的不断再现。[②]

斯堪的纳维亚人的独特道路

当所有国家都遭到废除主义者的攻击时，并非所有国家的反应都是一样的。英国屈服于政府应该退出监管不道德行业的要求。在斯堪的纳维亚，废除主义也胜利了，但结果却不同。到 20 世纪初，这里发展出了一套体系，成为监管主义国家改革者的榜样；这些国家试图终止传统的方法，但是又认为政府放弃这些问题使其陷入性病随意发展的状态是不负责任的。斯堪的纳维亚的这套全面监管系统，或者就像法国观察员所称的卫生系统，是逐渐演变的结果，在 19 世纪初已初现端倪。北欧国家采纳这套系统的速度不同，有快有慢。[③]

卫生国家主义的基本原则是所有被感染的公民必须接受治疗，反过来，政府要为所有人提供免费的医疗护理，至少性病如此。因为性病很少有急性症状的，患者天性鲜有动力寻求治疗，更多的是社会需要避免它，所以要明确规定必须接受治疗（对其他传染病来说则没必要）。这一基本责任带来的必然结果是针对所有染病的公民采取措施（有些措施通过刑法典强制执行），禁止并试图防止有可能传播疾病的行为：必须向当局汇报所有病例，进行医疗检查并对疑似病人进行排查，如果有

① *ZBGK*, 8, 1 (1908), pp. 10–14; Corbin, *Women for Hire*, pp. 215–20; Fiaux, *L'intégrité intersexuelle*, p. viii; Guyot, *Prostitution Under the Regulation System*, p. 309; Fiaux, *Police des moeurs*, v. I, p. 231; Harsin, *Policing Prostitution*, pp. 336–38.

② *La syphilis* (1905), p. 131; Fiaux, *La prostitution réglementée*, pp. xiv-xv, xxxv; Louis Spillmann, *L'evolution de la lutte contre la syphilis* (Paris, n.d. [1932?]), pp. 16–19.

③ Cavaillon, *Les législations antivénériennes*, p. 48.

必要，将遭受疾病折磨的病人隔离并收容住院，追踪接触过病人的人，将传播疾病等危险行为刑事化。因此，卫生国家主义对所有被传染的公民一视同仁，不管他们的性别、地位或职业，它针对性病采取的措施与防治其他传染病的军事化的措施类似。试图打破传播链的传统公共卫生措施现在不仅被应用到妓女身上，而且——以一种宽泛的形式——应用到所有感染者身上。它没有将性病掩盖在监管主义的地毯之下，而是将清晰明确的预防措施之光洒到了每个人身上。

尽管 20 世纪初卫生国家主义在瑞典达到了顶峰，但其发展已经有一个多世纪了。18 世纪末，已经在乡村进行了普遍的医疗检查，有时是针对梅毒肆虐地区的全体居民，有时是针对被认为尤其容易感染的各种群体：水手、捉鲱鱼者、流动的工匠、淫荡的女人等等诸如此类的人。最初由于没有政府的指令，医生自己发起了这样的检查。然后在 1774 年，一个皇家敕令要求地方上的医生采取措施预防传染病，因此，地方开始进行梅毒的检查，不论是否感染，每次检查的数量经常达数百人，有时整个城市的居民都要接受检查。[①]1787 年，医学会建议对各种可能被感染的行业进行检查。所有去教堂的人都被规劝及时就医，相应地政府也要承诺免费医疗。1810 年，受 C. F. 冯·舒尔岑海姆（C. F. von Schulzenheim）1803 年辞去皇家科学会主席职务时所提出的观点的影响，议会请求国王通过控制流动行业的活动，限制性病的传播，除非他们的国内通行证上有医学检查结果。各种移动的咖啡屋和酒吧——主要由乡村中的妇女经营——成为卖淫的老巢，被完全禁止。[②]1812 年，征得医学会的支持，由皇家通告将这种普遍的医学检查行为编入了法典。基本原则是，对所有其职业或生活方式使其成为带菌者的人进行检查。尤其要注意小旅馆，同时使淫荡的女人和流浪者远离集市和其他公共集会场所。[③] 为了预防性病，大量普通人群发现他们的活动也受到了限制。小饭馆老板、煮咖啡工和沿街叫卖的小商小贩，尤其是来自港口城市和其他可能被传染地区的那些人，就像挨家挨户推销的不法商贩、学徒、流浪的犹太人和其他类似的需要证明的流动人口一样，要携带健康证明，每三个月更新一次，起到国内通行证的作用。

---

① Welander, *Om de veneriska sjukdomarnes kistoria,* pp. 85–89; *Hygiea,* 63, 6 (June 1901), p. 679; Welander, *Bidrag till de veneriska sjukdomarnes historia,* p. 116; Lundquist, *Den disciplinerade dubbelmoralen,* pp. 54–55; Welander, *Blad ur prostitutionsfrågans historia,* p. 9; Dubois-Havenith, *Conférence internationale: Enquêtes,* v. 1/2, pp. 495–96.

② Malmroth, "Om de smittosamma könssjukdomarnas bekämpande," pp. 6–7; Otto E. A. Hjelt, *Svenska och Finska medicinalverkets historia 1633–1812* (Helsingfors, 1892), v. II, pp. 320–21; Nils Thyresson, *Från Fransoser till AIDS: Kapitel ur de veneriska sjukdomarnas historia i Sverige* (n.p., 1991), pp. 79–80; *Ridderskapet och Adeln, Besvärs-och Economie-Utskotts Betänkande,* I September 1809, pp. 69–74; *Ridderskapet och Adeln,* 21 April 1810, pp. 911–12; *Borgare,* 21 April 1810, v. 6, pp. xliii-xliv. 咖啡屋和卖淫的联系，见 Bloch, *Die Prostitution,* v. 11/1, pp. 400–04.

③ RA, Skrivelser till Kungl. Maj:t, Collegium Medicum, 1812, v. 26, no. 226, "Collegium Medicum on Veneriske Smittans förekommande och hotande"; A. Hilarion Wistrand, ed., *Författningar angående medicinal-väsendet i Sverige* (Stockholm, 1860), pp. 107–09.

毫不奇怪，试图检查特定群体所有成员是否患有一种令人羞耻的疾病的提议遭到了反对：首先，这种检查限制了整个行业的活力，对经济发展造成了威胁；其次，被检查行业的有地位的成员非常讨厌可能被感染的嫌疑。这种反对造成的影响是，暂时豁免有土地的或已结婚的并经过检查且拥有证明的小贩，但是要求他们的国内通行证上附有当地牧师做出的在他们的家中没有出现性病的声明。这种普遍的检查系统，虽然其影响没有其提出者预想的那么深远，但是抓住了这个原则：当局应检查平民阶级的大多数群体，不论男人还是女人，不应局限于、甚至也不必然包括妓女。①

1812 年的皇家通告及伴随而来的监管，将一个识别被感染者的新方法编入了法典，但几乎没有提到如何以及在哪里为他们治病。1809 年，正值拿破仑战争，为了提高军队素质并促进人口增长，瑞典提出了在乡村建立医疗机构治疗性病患者、甚至富有的性病患者的建议。1812 年后，这个检查系统开始运行，治疗相关病人的费用急剧增长。地方上的诊所——旨在为穷人服务——实际上已经变成了性病医院，收容的性病患者的人数是所有其他疾病患者的两倍。② 一些地方已经建立了专门的性病医院，但是事实证明这些还不够。1815 年，政府要求议会中的市民院考虑使用通常的税收支付这种治疗所需的开支。市民院做出了回应，要求每一个登记的人交三斯基林（斯堪的纳维亚旧铜币和货币单位——译者）税资助新的性病医院。两年后，政府将大多数医院都转交给了地方政府管理，规定每一家医院要有专门的性病区，允许该地区为已经交过税的穷人免费治疗。③ 为了避免地区差异，市民院接受了全国每人交三斯基林的税。④ 由此，瑞典率先提出了性病患者免费住院治疗的原则。所有性病患者都有权住院，但是由于那时的医学无论最终提供的解决方案是什么，都允许他们自由离开，所以治愈患者的要求在任何严格的意义上都不是必须的了。⑤

这套针对大部分居民的普遍检查系统，不仅是免费的，而且是半强制性的医疗保障制度，最初没有多少争论就被采用了。有人提议定期检查在小旅馆、酒馆和酒吧工作的人，每年检查两次；更激进的人甚至提出，将那些不能治愈的可怜人监禁

① Borgare, 11 November 1809, v. 3/2, pp. 107–08; Ridderskapet och Adeln, 3 April 1810, pp. 82–85; Malmroth, "Om de smittosamma könssjukdomarnas bekämpande," pp. 8, 10–11.

② Ridderskapet och Adeln, 15 July 1809, pp. 258–59; 29 March 1815, v. 1, p. 187; Bihang, 1815, v. 3, pp. 596–98.

③ Bihang, 1815, v. 1, pp. 504–07; 1815, v. 3, p. 598; Ridderskapet och Adeln, 15 July 1809, p. 259; 5 January 1810, pp. 146–47; 18 January 1810, p. 869; "Kongl. Maj:ts Nådiga Instruction, hwarefter Directionerne öfwer Läns Lazaretterne i Riket och öfwer Cur-anstalterne till Veneriska smittans hämmande, haifwa sig att rätta," 17 December 1817, Kongl. Förordningar, 1817; Kongl. Maj:ts Förnyade Nådiga Instruction för Provincial-läkarne i Riket, 13 June 1822 (Stockholm, 1822), §11.

④ Bihang, 1817–18, 1. saml., pp. 48–53; Stats-och Bevillnings-Utsk., Betänk. 157, v. 4/2, pp. 688–90; Stats-och Besvärs-Utskottens Betänk. 294 1/2, v. 4/4, pp. 1755–56,1954–55; Underdåniga Skrifvelser 228, v. 10, pp. 591–92.

⑤ Welander, Bidrag till de veneriska sjukdomarnes historia, p. 143; ZBGK, 11, 11 (1911), p. 403; XVIIth International Congress of Medicine, Dermatology and Syphilography, p. 77.

在专门的处所中，以免他们回家后传染疾病。[①]1817 年，当一些人试图扩大并强化这种规定时，这种处理方法反映的原则被重新讨论。市民院提议，要求检查士兵和水手，要求雇主检查仆人和工人，当这些人离开时要书面说明他们的健康状况，并且要求来自这种社会群体的人有婚前健康证明。相关的委员会对这种观点很感兴趣，反过来建议要求雇主报告工人中可能被感染的病例，并且当性病传播的时候，允许牧师和教区委员会决定，是只检查被感染者还是检查全体居民。[②] 相比之下，其他人则没那么愿意接受对个人自由的这种限制，即使是为了预防传染病这种高尚的目的。因个别人感染了疾病就检查社区全体居民，侮辱了健康者的荣誉和女性的尊严，而且一般来说违反了每个个体应从社会中得到保护的原则，但是只检查佣工阶层也违反了社会公正。宗教裁判所来到瑞典的情景在反对者的脑海中跳来跳去。[③]但是，富人支持检查，并对系统进行了详细的阐述和扩展。1822 年，针对各省医生的皇家指示增添了新内容。在大检查期间，要将病人的名字、年龄和住址报告给牧师，相应地牧师要确保最有传染性的病人住院。医生要调查患者的传染源（追踪接触者），报告结果，以便检查这类携带者。如果经过多次劝说之后，接触者仍然拒绝接受检查，当局可以采取适当的措施，强制进行检查。[④]

这套广泛的医疗检查系统，将健康证明作为国内通行证的先决条件，这种做法一直持续到 19 世纪中叶，才第一次得到补充，最终被监管主义取代。在卫生国家主义发展的过程中，它逐渐缩小了关注范围，因此，当监管开始取得进展时，从一种方法过渡到另一种方法没有令人很不舒服。最初，对疫区所有人进行医疗检查。1812 年的通知则规定，尽管检查仍相当普遍，但重点将放在据信特别危险的特定群体上。第二年，一份皇家通告允许对在客栈、酒吧和餐馆工作的妇女进行检查，并将检查范围扩大到晚上外出或被怀疑可能受到感染的放荡妇女身上。在 19 世纪最初几十年中，斯德哥尔摩警方以自由裁量权为基础，使被认为是妓女的妇女（尤其是酒吧和餐馆的雇工）接受检查。[⑤]1822 年给外省医生的指示，命令他们不仅要检查和报告特定的群体，还要报告可能已经成为传染源的每个人的名字。1824 年，可以

---

①　*Ridderskapet och Adeln*, 29 March 1815, v. 1, p. 192; *Preste*, 11 May 1815, v. 1, pp. 464–68.

②　*Borgare*, 30 December 1817, v. 1, pp. 436–39; *Bihang*, 1817–18, 8. Sami., no. 76, pp. 373–78; Besvärs-och Ekonomi-Utskotts Betänk. 123, p. 818.

③　*Ridderskapet och Adeln*, 1817–18, v. 5/1, 4 April 1818, pp. 233–35; 9 January 1818, v. 1, pp. 767–70; *Bihang*, 1817–18, 8. Saml., no. 76, pp. 373–78; *Borgare*, 4 April 1818, v. 1, p. 1596; *Preste*, 1817–18, 4 April 1818, v. 3, pp. 410–11; *Bihang*, 1817–18, Besvärs-och Ekonomi-Utskotts Betänk. 123, p. 821.

④　*Kongl. Maj:ts Förnyade Nådiga Instruction för Provincial-läkarne i Riket*, §10; *Underdånigt betänkande angående könssjukdomarnas spridning*, v. I, pp. 265–66; Welander, *Bidrag till de veneriska sjukdomarnes his-toria*, p. 120.

⑤　*Hygiea*, 9, 3 (March 1847), p. 180; Nils Staf, *Pblisväsendet i Stockholm 1776–1850* (Uppsala, 1950), p. 417; Welander, *Om de veneriska sjukdomarnes historia*, p. 183.

要求来自疫区的无固定住所的流浪者和已婚工人阶级提供健康证明。到 19 世纪 30 年代末，斯德哥尔摩的总督和卫生部，虽然仍然拒绝接受风头正旺的监管主义，认为和瑞典的道德规范不相容，但是也认为放荡的妇女是主要的问题，试图针对其职业容易让人怀疑得病的妇女（也包括男人）以及没有明确谋生手段的女性，制定一个每周定期检查的制度。[1] 1837 年，斯德哥尔摩卫戍部队司令官担心部队中性病发病率增加，开始要求采取更有力的措施。随后每周对士兵进行检查，来自国外的水手在登陆前要盘问其性病情况。[2]

对可能卖淫的女性的关注范围也在缩小。一些被容忍的妓院，在斯德哥尔摩建立了起来——本来法律是禁止的，但是几个月后在民众的抗议下又关闭了。那时的秘密妓院属于临时的，咖啡馆老板可以雇用不必要的仆人，条件是他们必须接受警察的监控和定期检查。随着城市化的发展，职业妓女出现了，她们取代了农村性交易很随便的传统形式，所以针对这些妇女采取措施似乎越来越合理。[3] 1847 年，斯德哥尔摩奠定了建立一个监管主义制度的实际基础。该市政当局批准了一个提议，要求对没有住所或工作的放荡妇女和那些在酒吧之类的场所工作的人，尤其是因为性病已经住院的人，每周进行医学检查，若有必要，可强制实施。然而，由于各种技术原因，直到 1859 年监管主义在斯德哥尔摩才正式亮相。妓女现在每周都被检查，或者在检查站免费检查，或者在其他地方自费检查，不遵守规定者罚一年的劳役。它不像法国的制度，更像德国，官方妓院不起主要作用。[4]

1864 年，随着刑法典的改革，监管主义有了法律基础。婚外性不再是犯罪，但是性交易（除了妓院中的）还未宣布合法。相反，监管是建立在流浪法基础之上的，没有遵守治安法规的妓女会被当作流浪人员起诉。1875 年，关于传染病的新法令允许自治市制定法规，从而使这个系统正规化。[5] 瑞典提出了监管，以补充对各类普通公民的全面检查。尽管监管方面发生了从对一个阶层的关注（平民阶层）到对一个性别的关注的变化，但是两种系统继续齐头并进。1864 年和 1873 年，重申了通过专门的税收，为所有性病患者提供免费医疗照顾的原则。全面的检查虽然程

---

[1] Kongl. Maj.ts Förnyade Nådiga Instruction för Provincial-läkarne i Riket, §10; Wistrand, *Författningar*, p. 250; *Hygiea*, 9, 3 (March 1847), pp. 178–89.

[2] Dubois-Havenith, *Conférence internationale: Enquêtes*, v. 1/2, p. 458; *SFS*, 1839/11; 1843/18; Welander, *Blad ur prostitutionsfrågans historia*, p. 16.

[3] Staf, *Polisväsendet i Stockholm*, p. 421; Lundquist, *Den disciplinerade dubbelmoralen*, p. 65; *Underdånigt betänkande angående könssjukdomarnas spridning*, v. I, p. 343.

[4] Welander, *Om de veneriska sjukdomarnes historia*, pp. 190–94; *Underdånigt betänkande angående könssjukdomarnas spridning*, v. I, pp. 346–47; Dubois-Havenith, *Conférence internationale: Enquêtes*, v. 1/2, pp. 459–60.

[5] Welander, *Blad ur prostitutionsfrågans historia*, p. 29; Dubois-Havenith, *Conférence internationale: Enquêtes*, v 1/2, pp. 460–61; Westerberg, *Reglementeringsfrågan*, pp. 10–11; Lind and Fredriksson, *Kärlek för pengar?*, p. 14; *Hygiea*, 37, 11 (November 1875), P. 651.

度上有所减少，但没有完全消失。1860 年，国内通行证的废除，降低了政府对抗拒检查者所能施加的影响。[1]1890 年对外省医生的指示，虽然一定程度上削弱了他们的权力，但是仍然保留了这些检查。医生若发现拒绝治疗的性病患者，要将这些患者上报，以确保他们被收容住院并得到治疗。虽然仍然可以对拒不服从者进行强制检查并治疗，但是不再要求必须检查接触者，而且医生追踪的那些人也不必报告。对疫区所有人的普遍检查仍然是可能的，尽管这种情况正在减少。[2]

对于这种长期以来从未完全废除的全面检查的传统，监管委员会在 1910 年报告了它寻求的控制妓女的替代方案，实际上是着眼未来。首先，报告拒绝了监管。尽管委员会最初有所偏袒，但是在讨论期间发生了彻底的改变，基本上接受了废除主义者的观点，甚至拒绝了新监管主义者在其他地方考虑的那种修修补补。这样的监管终将结束，但是并非放弃对妓女的所有控制，她们将被归入从流行病学上来说范畴更大的危险人群，针对这类人有一套新的卫生监控系统。委员会并不想禁止卖淫本身，也不想针对那些有性交易但平时有体面职业的妇女，而是针对那些专职卖淫者，根据流浪法对她们提出起诉。此外，将对三种人采取卫生措施（检查和治疗，如果反抗可采取强制措施，由警察将反抗者带进医院）：由于卖淫被逮捕或被警告的人，由于某些性犯罪（传播性病，用性病危及他人，拉皮条，虐童）被控告的人以及被医生报告为传染源的人。这意味着，对于全职妓女来说，一种秘密的监管仍将存在，因为她们的职业是非法的，其从业人员应定期接受强制性体检。由于废除主义者的反对，政府改变了方法，不再对违反流浪法的人进行医疗监管，由此对妓女不再予以特别关注。用一位观察员的话说，从流浪的角度界定并挑出全职妓女——没有日常工作的性零售商——的主要结果是，美甲师的激增。[3]

虽然结束了监管，在控制卖淫和性病的传播方面委员会却预见到了一个广阔的法律干预的前景。它反对旧系统在疫区进行的普遍检查，鄙视地认为这种检查技术在像芬兰和俄国之类的文化社会发展水平较低的国家中才可能存在，在瑞典已经不合理了。[4]但是它的建议和 1918 年最终出现的《性病法》，是放弃监管，回归到差不多一个世纪前第一次被编入法典的旧系统所体现的基本原则：要求所有被感染

① Dubois-Havenith, *Conférence internationale: Enquêtes*, v. 1/2, pp. 497, 514; *SFS*, 1873/48; Malmroth,"Om de smittosamma könssjukdomarnas bekämpande," p. 11; Lundquist, *Den disciplin-erade dubbelmoralen*, p. 221.

② *SFS*, 1890/58, §28; *Underdånigt betänkande angående könssjukdomarnas spridning*, v. I, pp. 270–71; *Transactions of the Seventh International Congress of Hygiene and Demography*, 9 (1891), pp. 208–09.

③ *ZBGK*, 19, 2 (1919), pp. 34; *Reformer och skenreformer: Ett uttalande med anledning af Reglementerings-kommitténs betänkande* (Stockholm, 1912), p. 7; *Svenska Läkaresällskapets Handlingar*, 41 (1915), p. 3; *Bihang*, 1918, Prop. 154, p. 59; *RD prot*, FK, 1918:39, p. 49; Thyresson, *Från Fransoser till AIDS*, ch. 17; *Svensk Tidsskrift*, 8 (1918), p. 201.

④ *Underdånigt, betänkande angående könssjukdomarnas spridning*, v. I, pp. 275, 309–10. 这种检查也许是奈瑟谴责的北欧原始文化状况带来的结果，是一种文化退缩，因此不适用于德国更为复杂的社会关系：Blaschko, *Syphilis und Prostitution*, pp. 119,126–30.

者，不论性别和地位，都要接受治疗；为他们提供免费的医疗服务，消除他们不愿接受治疗的任何借口；将鉴别传染病人的努力现代化，这种努力当时通过普遍的检查曾经完成过；要求已经报告的传染病患者履行治疗义务；追踪、检查并治疗性接触者；惩罚流行病学上的危险行为。[1] 在针对性病泛滥的农村地区的医疗规定中，仍然保存有普遍检查的残余。禁止传染病人结婚，由于不贞导致一方感染的情况下，婚姻是可以解除的。生长于很可能怂恿卖淫、传播性病等应受惩罚的罪行的家庭中的儿童，其监护权可授予政府。一方面，提供实际上是强制性的医疗照顾；另一方面，惩罚那些可能或正在传播疾病的人，这就是瑞典系统的现代版本的胡萝卜加大棒。[2] 卖淫不再是引发国家干预的道德犯罪，而是传播了疾病，违反了健康准则。用这种方法对待性病与处理其他传染病非常像，所有被感染的病人——无论男女，无论是妓女还是有地位的人士——接受相似的措施。就像一位法国观察员指出的那样，斯堪的纳维亚系统的独特性在于它无视男女、社会群体和疾病之间的区别，其背后的驱动原则是法律面前人人平等，个人服从集体。[3]

斯堪的纳维亚的特殊道路始自何时？

为什么卫生国家主义的这种制度在瑞典（和斯堪的纳维亚其他国家，细节和时间上有所不同）领先于其他地方的类似改革几十年？一个答案在于北欧地区在社会流行病学上的独特性。性病在这个仍以农业为主的国家农村地区的广泛传播，以及人们认为梅毒在传播过程中很大程度上与性无关的观念，意味着普遍的检查是可能的而且是必要的，而监管的重点在于半职业化的都市妓女阶层，这与瑞典的情形基本不相干，这种状况直到18世纪末才有所改变。在18世纪末和19世纪初，斯堪的纳维亚国家似乎比其南部邻国更普遍地受到梅毒的折磨。七年战争和1790年的芬兰战争以及接下来的拿破仑战争，使流行病随着回国的军队而进入瑞典和挪威，导致农村地区被全面污染，梅毒变成了一种"真正的民族病"。[4] 一位教士抱怨说，性

[1] ZBGK,19, 2 (1919), PP. 34; *Förhandlingar*, 1912, p. 478; *Bihang*, 1918, Prop. 154, p. 15; *SFS*,1918/460; *Nordisk Hygienisk Tidsskrift*, 2, 6 (November-December 1921), p. 311; *Förhandlingar*, 1920, p. 219.

[2] SFS, 1918/459; *Bihang*, 1918, Prop. 154, p. 15.

[3] Regnault, *L'évolution de la prostitution*, p. 262; Dolléans, *La police des moeurs*, p. 175; *Annales*, 4/34 (1920), p. 367; Sydney M. Laird, *Venereal Disease in Britain* (Harmondsworth, 1943), p. 45. 瑞典系统普遍平等的一个例外是，富人能负担得起私人医疗保健，可以不用去医院，而且富人也免除了政府对享受免费医疗的人强加的其他要求：*DVöG*, 26 (1894), P. 237.

[4] *Hygiea*, 63, 6 (June 1901), pp. 678–79; Blaschko, *Syphilis und Prostitution*, pp. 94, 114; *ZBGK*, 5, 7 (1906), p. 256; 15, 3 (1914), pp. 82–83; Friedrich Laupheimer, *Der strafrechtliche Schutz gegen geschlecht-liche Infektion* (Berlin, 1913), p. 86; *Mitteilungen*, 16,5/6 (1918), p. 83; Malmroth, "Om de smittosamma könssjukdomarnas bekämpande," pp. 2, 15; August Hirsch,*Handbook of Geographical and Historical Pathology* (London, 1885), v. II, p. 69.

病太普遍了，公共聚会甚至进一步传播了性病。[1]性病到处泛滥，而且似乎农村地区尤甚。19 世纪初（统计数字始于 1822 年），梅毒在斯德哥尔摩并不像在 19 世纪后期那样普遍，但在农村地区却比后来几十年的情况要严重得多，尽管对于淋病和软下疳来说，城镇和农村之间的差异没有那么明显。[2]

另一个问题似乎是人口的相对流动性，无论是向内流动还是向外流动。斯堪的纳维亚国家的经济主要依靠海洋，渔民的进进出出意味着可能出现新的传染源，所以导致早期的预防措施以海员为目标。[3]捕鱼业的独特性也促使性病在农村地区泛滥。18 世纪 90 年代，在瑞典西部的博胡斯兰（Bohuslän），创纪录的鲱鱼捕获量刺激了当地经济，吸引了来自全国各个角落的渔民和其他工人，他们快乐地结伴同行，在冬天带回家的不仅仅是他们的劳动成果。然而，到了 19 世纪初，鲱鱼的捕获量开始减少，渔民作为带菌者的重要性下降了，由于他们作为带菌者的身份没有那么快消失，结果在 1812 年的皇家通告中作为一个接受医疗检查的特殊群体而被提及，而且如果感染了病毒就需要住院治疗。[4]

瑞典人对待性病的方式打上了农村的色彩，乡村的生活习惯和风俗习惯使预防平衡向卫生国家主义的方向倾斜。像 19 世纪之前的其他地方一样，梅毒被认为不是一种只限于性器官上的疾病。1804 年的一个委员会断定，梅毒能使全身遭受痛苦，像性接触一样，日常接触也能传播梅毒，这样的观点一直存在到 19 世纪末。农村的风俗习惯只会使情况更糟糕。问题不仅仅是疾病在穷乡僻壤的广泛传播问题，也是

---

[1] *Preste*, 1817–18, v. 3, 4 April 1818, p. 422. 通过圣餐杯传播疾病的问题在 18 世纪晚期已经引起了关注，后来说服某些新教教堂为每个教徒提供一个圣餐杯，并在丹麦引发了一份完整的政府报告：L. Duncan Bulkley, *Syphilis in the Innocent* (New York, 1894), p. 145; Macalister, *Inaugural Address*, p. 31; Gustave Metzger and Charles Muller, *La coupe de communion et les maladies contagieuses* (2nd edn.; Geneva, 1905), pp. 13–14; *Betcenkning angående Forandringer i Reglerne for Uddelingen af Nadverens Sakramente, afgiven af den af Ministeriet for Kirke-og Undervisningsvcesenet den 18. September 1903 nedsatte Kommission* (Copenhagen, 1904). 对艾滋病产生的类似的恐惧，见 House of Commons, 1986–87, Social Services Committee, *Problems Associated with AIDS* (13 May 1987), v. III, p. 337; Margaret Brazier and Maureen Mulholland, "Droit et Sida: Le Royaume-uni," in Jacques Foyer and Lucette Khaïat, *Droit et Sida: Comparaison internationale* (Paris, 1994), p. 364. 1835 年，托斯卡纳 (Tuscany) 暴发霍乱，为避免传染，人们推荐用长汤匙：Michael Stolberg, *Die Cholera im Grossherzogtum Toskana* (Landsberg, 1995), p. 27.

[2] *Underdånigt betänkande angående könssjukdomarnas spridning*, v. III, pp. 11–12. 斯德哥尔摩梅毒的发病率仍然是全国其他地区的三倍。人们也不应该夸大性病在农村的普遍性。例如，议会中的农民院反对征收 3 斯基林的治疗税，因为它认为这将在农村筹集到比实际需要的更多的资金：*Bihang*, 1817–18, v. 4/2, Stats-och Bevillnings-Utsk. Betänk. 157, pp. 688–90; Stats-och Besvärs-Utskottens Betänk. 294 1/2, pp. 1755–56; *Bonde*, 23 May 1818, v. 5, pp. 156–58. 他们的反对非常激烈，以至于在 1823 年，他们成功地根据问题的紧迫性，实施了一种有地区差异的税收体系：*Bihang*, 1823, v. 4/4, "Riksens Höglofl. Ständers Stats-och Bevillnings Utskotts Betänkande, angående en af hvarje mantalskrifven Person årligen intill nästa Riksdag utgående afgift till Veneriska smittans häm-mande"; *SFS*, 1830/43.

[3] Welander, *Bidrag till de veneriska sjukdomarnes historia*, pp. 94–100; Stig Gronberg, "The Rise and Fall of Sexually Transmitted Diseases in Sweden," *Genitourinary Medicine*, 69 (1993), p. 184.

[4] Wistrand, *Författningar*, pp. 107–09; Sven Hellerström and Malcolm Tottie, "De veneriska sjukdomarna," in Wolfram Kock, ed., *Medicinalväsendet i Sverige, 1813–1962* (Stockholm, 1963), p. 407; Dubois-Havenith, *Conférence internationale: Enquêtes*, v. 1/2, pp. 495–97; Malmroth, "Om de smitto-samma könssjukdomarnas bekämpande," p. 2.

由于农村生活习惯的不文明导致梅毒通过日常交往活动——不仅仅是性行为——传播的问题，因此再次需要广泛的有重点的预防措施。农村中常见的风俗习惯经常受到谴责：饮食不足，对疾病传播途径的无知，不良的卫生习惯（共用物品，疏于打扫清洁任何能想到的日常家具，用唾液或舔眼睛以清除眼角的眼屎），床位安排混乱（包括将客人不加区别就和家人住在一起），粗俗的孩子抚养方式（吮吸婴儿的阴茎使他们平静下来，舔干净他们流鼻涕的鼻子，母亲先嚼碎他们的食物）。19 世纪早期的数据表明，虽然梅毒在斯德哥尔摩通常是一种性传播疾病，但在农村，它更有可能通过简单的同居生活而传播。农民的性习惯——婚前性行为是常态，这也意味着性病的传播路线在农村早已铺好。①

当然，这些问题并不是斯堪的纳维亚人所独有的。欧洲在 16 世纪开始取缔妓院，妓女被迫离开欧洲各地的城市，加入农村的流动人口当中。农民对婚前禁欲的不在乎在其他地区也很普遍，在讲德语的中欧部分地区，私生子的比率很高。② 不同的社会阶层对性买卖的看法大不相同，评论者根据其经济地位，对道德纯洁和性利益之间的权衡做出了不同的评价。③ 这些问题也不是 19 世纪初才有的问题。个人的卫生习惯是一个漫长的发展过程，其发展速度因国家和其所处地理位置的不同而有很大差异，尤其是在农村地区，对卫生非常排斥，农民长期以来一直认为污物是正常的，实际上是合乎卫生的，他们担心水和洗涤会使人虚弱无力。④ 在 16 世纪和 17 世纪，人们仍然认为梅毒不是性器官专属的疾病。⑤ 随着个人卫生习惯逐渐改善，梅毒的传

① Friedrich J. Behrend, ed., *Syphilidologie*, 2 (1840), pp. 449–50; *Hygiea*, 37, 11 (November 1875),p. 650; Thyresson, *Från Fransoser till AIDS*, pp. 63, 66–67; Jonas Frykman and Orvar Löfgren, *Culture Builders: A Historical Anthropology of Middle-Class Life* (New Brunswick, 1987), pp. 174, 203; *Underdånigt betänkande angående könssjukdomarnas spridning*, v. III, pp. 15–17; Malmroth,"Om de smittosamma könssjukdomarnas bekämpande," p. 2; Fredelius, *Ett onödigt ont*, p. 51; *MTG*(24 July 1869), pp. 96–97; (28 August 1869), p. 246.

② Michael Mitterauer, *Ledige Mütter: Zur Geschichte unehelicher Geburten in Europa* (Munich, 1983), pp. 23–27; G. R. Quaife, *Wanton Wenches and Wayward Wives: Peasants and Illicit Sex in Early Seventeenth-Century England* (London, 1979), chs. 2, 3; W. R. Lee, *Population Growth, Economic Development and Social Change in Bavaria 1750–1850* (New York, 1977), pp. 307–08.

③ Kienitz, *Sexualität, Macht und Moral*, pp. 81–88.

④ 涉及这些主题的有：Jean-Pierre Goubert, *The Conquest of Water: The Advent of Health in the Industrial Age* (Cambridge, 1989), chs. 2–4, 9; Georges Vigarello, *Concepts of Cleanliness: Changing Attitudes in France Since the Middle Ages* (Cambridge, 1988); Richard L. Schoenwald, "Training Urban Man: A Hypothesis About the Sanitary Movement,"in H. J. Dyos and Michael Wolff, eds., *The Victorian City* (London 1973), v. II, p. 675; Jacques Léonard, *Archives du corps: La santé au XIXe siècle* (n.p., 1986), pp. 115–35; Geneviève Heller, "Ideologie et rituels de la propreté aux XIXe and XXe siècles," in Arthur E. Imhof, ed., *Leib und Leben in der Geschichte der Neuzeit* (Berlin, 1983).

⑤ Annemarie Kinzelbach, "'Böse Blattern' oder 'Franzosenkrankheit': Syphiliskonzept, Kranke und die Genese des Krankenhauses in oberdeutschen Reichsstädten der frühen Neuzeit," in Martin Dinges and Thomas Schlich, eds., *Neue Wege in der Seuchengeschichte* (Stuttgart, 1995), p. 49; Jon Arrizabalaga et al., *The Great Pox: The French Disease in Renaissance Europe* (New Haven, 1997), p. 35; Schuster, *Das Frauenhaus*, p. 185; Georges Vigarello, *Le sain et le malsain* (Paris, 1993), p. 55; J. M. Eager, *The Early History of Quarantine: Origin of Sanitary Measures Directed Against Yellow Fever* (Washington, DC, 1903), p. 13.

播越来越局限于性接触。因此，性病的非性传播长期以来被认为是一种原始习俗和低等文化发展的标志，表明中产阶级基本的生活卫生习惯（我们彼此展现出清洁的一面，除了性方面——尽管甚至在这方面，也有了越来越多的脱毛、除臭、抹乳液）仍然还没有全面实现。①在文明社会，或至少在卫生社会，性是梅毒传播的唯一途径。各种非性病梅毒（阿拉伯世界叫比劫尔，苏格兰叫西本司，挪威叫拉德西吉，瑞典叫苏特弗拉斯，巴尔干地区叫司格尔热窝）可能是性病梅毒在病原学上的变异。②在19世纪俄国（一直到20世纪苏维埃的布里亚特共和国）的农村，梅毒同样被认为是有害的生活环境和肮脏的习惯导致的一种疾病。巴克利，在19世纪90年代著有关于非性病梅毒的标准手册，认为由于共用器具导致梅毒传播的现象在欧洲农村和较贫穷的阶层中仍然很常见。③到20世纪，对梅毒的恐惧已经转向害怕通过共用各种器物被传染，不论是餐具还是马桶坐便器；在当代，这种恐惧某种程度上通过大规模的消毒和使用一次性的器具基本已经消除了。在20世纪，非性病梅毒被认为是中东、亚洲和非洲一些国家常见的儿童疾病，这些国家社会经济状况比较糟糕，卫生设施和习惯原始落后，该疾病主要通过直接接触感染者破损的皮肤而传播。④因此，性传播疾病被制造成一种单独的、特别羞耻的疾病类别，这不仅仅是由于性的罪恶，而且同样也因为个人卫生的胜利，最终使性接触成为主要的传播方式。例如，伊拉斯谟（Erasmus），这位所谓文明习惯的传播者，认为接吻、抚摸和共用杯子同样危险，因此对阉割梅毒患者以遏制疾病传播的有效性不屑一顾。⑤当然，大自然不知道什么

① 即便如此，性病传播的方式，不论是否根据性接触，很难分类：想想这样一个故事，一个骠骑兵从马上摔下来，前额受了伤，随后伤口被一个妓女吻了一下就感染了，骠骑兵要求得到误工赔偿（被拒绝了，因为他忽视了对伤口进行专业处理）。还有一位法国骑士，在与不道德的女人做数字恶作剧时，吸了几口鼻烟，结果因下疳而失去了一部分鼻子。这些与性有关吗？ : J. Jadassohn, ed., *Handbuch der Haut-und Geschlechtskrankheiten* (Berlin, 1931), v. XXIII, pp. 105–26; *Annales de dermatologie et de syphiligraphie*, 4, 9 (1908), p. 601.

② *ZBGK*,20, 5/6/7 (1922), p. 100; Kenneth F. Kiplc, ed., *The Cambridge World, History of Human Disease* (Cambridge, 1993), p. 1034; P. Frederick Sparling, "Natural History of Syphilis," in King K. Holmes et al., eds. *Sexually Transmitted Diseases* (New York, 1984), p. 298; Ellis H. Hudson, *Treponematosis* (New York, 1946), pp. 92ff.; Charlotte Roberts and Keith Manchester, *The Archaeology of Disease* (2nd edn.; Ithaca, 1995), pp. 150–59.

③ Laura Engelstein, *The Keys to Happiness: Sex and the Search for Modernity in Fin-de-Siècle Russia* (Ithaca, 1992), ch. 5; Susan Gross Solomon, "The Soviet-German Syphilis Expedition to Buriat Mongolia, 1928: Scientific Research on National Minorities,"*Slavic Review*, 52, 2 (Summer 1993), pp. 221–23; Karl Wilmanns, *Lues, Lamas, Leninisten: Tagebuch einer Reise durch Russland in die Burjatische Republik im Sommer 1926* (Pfaffenweiler, 1995), pp. 284, 296; Edward B. Vedder, *Syphilis and Public Health* (Philadelphia, 1918), pp. 29–30; Bulkley, *Syphilis in the Innocent*, p. 143; Bloch, *Das Sexualleben unserer Zeit*, pp. 403, 440.

④ A. Ravogli, *Syphilis in Its Medical, Medico-Legal and Sociological Aspects* (New York, 1907), p. 441; *La prophylaxie antivénérienne*, 1, 1 (1929), pp. 589–93; Elizabeth Fee, "Sin Versus Science: Venereal Disease in Twentieth-Century Baltimore," in Fee and Daniel M. Fox,eds., *AIDS: The Burdens of History* (Berkeley, 1988), p. 122; Abram S. Benenson, ed., *Control of Communicable Diseases in Man* (15th edn.; Washington DC, 1990), p. 426.

⑤ Ellis Herndon Hudson, *Non-Venereal Syphilis: A Sociological and Medical Study of Bejel* (Edinburgh, 1958), pp. 4, 9; Rolf Winau, "Amors vergiftete Pfeile: Die Lektionen der Syphilis," Kursbuch, 94 (1988), p. 115.

是性传播疾病。

　　不只是斯堪的纳维亚半岛有近似于普遍检查的措施。实际上，回顾 19 世纪上半叶，斯堪的纳维亚人的方法并不鲜见，类似的预防措施已经很普遍了，或者至少在欧洲很常见了。将针对其他传染病的类似的严格规定应用于性病，并使所有被感染的公民而不仅仅是妓女和其他经过严格挑选的人群接受相同措施的原则，是斯堪的纳维亚人用一套方法首先将其系统化的，但很难说是他们发明的。在 15 世纪末和 16 世纪初，整个欧洲对性病的最初预防措施往往不是针对妓女，而是针对更大的感染群体，有时是所有人。从 1496 年开始，瑞士的一些州隔离了所有梅毒患者，禁止他们出现在公共场合。两年前，巴黎最高法院驱逐了所有患病的外国人，将其他患者隔离在家中，把无家可归者收容在专门的场所。在特鲁瓦（Troyes），所有感染者都被驱逐出该市；在其他地区（伯尔尼、布拉格、维尔茨堡、班贝克），他们像麻风病患者一样被隔离。在 16 世纪初，苏格兰用检疫和隔离的方法处理梅毒患者。[1]在法国，19 世纪早期提出的建议触及了斯堪的纳维亚人所用方法的大多数特点：像对待其他疾病一样对待性病，隔离并要求治疗感染者，将传播性病定为犯罪，追踪接触者，提高患者获得医疗照顾的机会。在 18 世纪，不仅是男人经常光顾的女人，各种各样的男人，也都受到警察的监视：外国人，臭名昭著的放荡者，堕落的神父。19 世纪 30 年代，在布雷斯特（Brest），不仅妓女，而且士兵、水手和在兵工厂工作的工人每月都要接受检查。[2]在德国，妓女连同她们的顾客长期以来都是预防措施的对象。18 世纪 60 年代，汉堡的法律规定，男人对肉欲犯罪负有同等责任。柏林 1792 年关于妓院的法律规定，惩罚将疾病传染给嫖客的妓女，但是如果她们能在嫖客中找到病源，嫖客就会被罚款或监禁，并承担医疗费用。《普鲁士民法典》和 1835 年的普鲁士条例，都惩罚那些故意传播性病的男人或女人。[3]19 世纪初，普鲁士也曾尝试过类似瑞典的解决方案。拿破仑战争开始后，梅毒广泛传播，促使普鲁士取缔城市妓院，促使农村发展出针对所有性病病人——妓女或其他人——的专门的监控和报告技术，要求这些病人接受治疗。在柏林，被感染的男男女女抵达查瑞特（Charité）时都被询问他们疾病的来源，警察对于被传染的妓女和造成妓女感

　　[1]　Finger et al., *Handbuch der Geschlechtskrankheiten*, v. I, p. 122; v. III, p. 2672; Parent-Duchatelet, *De la prostitution*, v. II, p. 49; Oriel, *Scars of Venus*, p. 11; Georg Sticker, *Abhandlungen aus der Seuchengeschichte und Seuchenlehre* (Giessen, 1908), v. 1/1, p. 87; Mahood, *Magdalenes*, pp. 20–21.

　　[2]　*Annales*, 2/5 (1856), pp. 23–51, 59; Benabou, *La prostitution et la police des moeurs au XVIIIe siècle*, pp. 112–25; Louis Fiaux, *L'armée et la police des moeurs* (Paris, n.d. [1918?]), p. 211; Jeannel, *De la prosti-tution*, p. 359.

　　[3]　William W. Sanger, *The History of Prostitution* (New York, 1859), p. 191; Augustin, *Preussische Medicinalverfassung*, v. I, pp. 188–89; ALR II 20, §1013–15,1026; *Gesetz-Sammlung*, 1835, 27/1678, §71; Fr. J. Behrend, *Die Prostitution in Berlin und die gegen sie und die Syphilis zu nehmenden Massregeln* (Erlangen, 1850), pp. 29–30.

染疾病的劳工阶层的男子都进行检查。[①]

尽管如此，抛开所有的细微差别不提，在19世纪早期，斯堪的纳维亚半岛的性病被认为和欧洲其他地方不同，它更多地以非性病的方式出现，同时期在其他地区这种看法越来越少。对南部来说，由于梅毒更多是在城市出现，而且不像其他地方那么普遍，较少通过非性接触传播，所以更多地被认为是一种性病，随之而来的是梅毒被污名化，在斯堪的纳维亚半岛实施普遍措施的可能性在这里行不通。例如，19世纪初，在德意志地区，尽管梅毒首先被认为是一种性病，但是对通过日常接触导致感染的恐惧比此后严重得多。除了性接触之外，有一个令人印象深刻的虽然很普通但有风险的接触目录：出生、母乳喂养和割礼，而且最重要的是，共用可能正在传播性病的物体、裤子、毛巾、海绵、注射器、眼镜、汤匙、烟斗和管乐器。解决的办法，除了避免和感染者有性接触之外，对于与潜在感染者的一般社会交往也要特别小心。[②]18世纪末，法国针对性病的态度迈出了更加奇怪的一步：梅毒首先被认为是通过性接触传播的一种疾病，而且主要是一种城市病，现在只是由于城市的婴儿被放在奶妈家以及在城市里工作的农村季节工返乡而传播到了农村。[③]

斯堪的纳维亚半岛性病流行病学的独特性带来了卫生国家主义。由于认为梅毒是农村地区普遍存在的地方性疾病，很大程度上通过日常接触而传播，其次才是一种性病，而且当然主要不是通过都市职业妓女阶层传播的一种病，因此19世纪初在像瑞典之类的农业占主导地位的国家中施行全面的检查也就可以理解了。正如一位评论员指出的，无论你多么不喜欢性病，一旦它成了地方病，根除它的唯一措施就是这种地毯式检查。[④]因为性病被认为是一种地方病，而且只是偶然在农村染上的，所以后来性传播带来的耻辱在这里还没有被完全感受到。大规模的全面检查，虽然没有被漫不经心地对待，但是也没有像瑞典后来以及其他地区将梅毒视作本

---

① *Archiv für Syphilis und Hautkrankheiten*, 1 (1846), pp. 276–77; Augustin, *Preussische Medicinalver-fassung*, v. I, pp. 761–65; Jadassohn, *Handbuch der Haut-und Geschlechtskrankheiten*, v. XXIII, p. 37; *Zeitschrift für die Staatsarzneikunde*, 42 (1841), pp. 93–94. For similar approaches, see *Wochenschrift für die gesammte Heilkunde*, 31 (3 August 1850), pp. 486–87; *Zeitschrift für die Staatsarzneikunde*, 58 (1849), pp. 468–71; Acton,*Prostitution*, p. 138; Gerd Göckenjahn,"Syphilisangst und Politik mit Krankheit," *Sozialwissenschaftliche Sexualforschung*, 2 (1989), pp. 53–54. 早期这种性别平等主义是对性别的无视和对阶级及社会地位关注的结果。当局对被汇报上来的性别而不是他们的身份更感兴趣。如果传染源是包括军队军官在内的高级官员，当局就不再过问，因为它认为他们自己会寻求治疗。但另一方面，性别也很重要，因为如果传染源是男性，政府通常不闻不问，因为生理结构的原因，人们认为男性在被治愈之前没有更多的性欲望。

② Finger et al., *Handbuch der Geschlechtskrankheiten*, v. III, p. 2707; "Belehrung über ansteckende Krankheiten," *Anhang zur Gesetz-Sammlung*, 1835, Beilage B zu No. 27 gehörig, p. 38; Alfons Fischer, *Geschichte des deutschen Gesundheitswesens* (Berlin, 1933), v. II, p. 574.

③ Claude Quétel,"Syphilis et politiques de santé a l'époque moderne," *Histoire, économie et société*, 3, 4 (1984), pp. 554–55; Claude Quétel, *History of Syphilis* (Baltimore, 1990), p. 105. 相比之下，在一个世纪后的德国，人们仍有可能认为梅毒是一种源自农村的威胁，当时，大批有着野蛮习俗和习惯的人涌入城市：Ströhmberg, *Bekämpfung der ansteckenden Geschlechtskrankheiten*, pp. 40–41.

④ *Preste*, 1817–18, v. 3, 4 April 1818, p. 418.

质上是性行为带来的疾病时所实施的全面检查那样令人尴尬、使人不舒服或遭到抵制。[①]

反对全面检查的议会委员会认为，这种检查侵犯了可敬的人物的尊严。1818 年，他们疑惑地问道，如果必须以可能被感染的人的健康和幸福为代价来换取这种荣誉，那又有什么意义呢？与其他地方相比，瑞典的农村更多地将性病看作一种正常的传染病，所以可以像预防其他疾病一样预防性病。[②] 所有公民乐意接受普遍检查的另一个因素源自农业社会的集体心态。1817 年，有一个建议被提出来讨论：当性病流行的时候，允许由地方上的牧师决定，是只检查那些疑似被感染者，还是检查当地的所有人。支持授予他们普遍强制检查生殖器的权力的观点认为，只检查疑似感染性病者（不太可能被他们的同村人举报），而不使所有人都接受令人不快但是必须的预防措施的做法，将激起更大的不满。[③] 斯堪的纳维亚人的政治普遍主义的本能，再次证明是以小农为基础的。

直到进入 19 世纪，瑞典开始城市化，随着农村人逐渐接受他们城市亲戚的卫生习惯——从而限制了性接触之外带来的传染——以及都市职业妓女阶层全职都能找到顾客，停止大规模的检查才成为一个可以选择的策略，监管才增加了合理性。19 世纪初，妓女在农村并非一个独立的阶层，这里的性交易由在娱乐场所工作（有时是四处走动）的妇女提供。[④] 但是，最晚到 19 世纪 30 年代，尤其是在斯德哥尔摩，性病开始被认为是一个问题，许多无业人员流浪街头，导致官方分析认为不道德行为大增，性病也随之而来。1841 年，这里认识到性病是一个特殊的问题，斯德哥尔摩的医保住院费用提高到了 12 斯基林，而当时其他地方限制在最高 5 斯基林。到 20 世纪初，瑞典人骄傲而且沙文主义地将自己归入中欧和西欧的文明国家之列，在这些国家，性病主要是一个城市问题，在农村并不普遍，但是在更落后的地区，像俄国和巴尔干地区，相反的情况仍然存在。[⑤]

因此，斯堪的纳维亚地区在 20 世纪初就发展出一套普遍检查系统是很不寻常的。虽然这种技术在其他地方也被临时采用过，但瑞典是第一个将其系统化的国

[①] 正如科尔宾（Corbin）评论的，梅毒传播的地方性使受害者不用再承担罪责：Alain Corbin, "La grande peur de la syphilis," in Jean-Pierre Bardet et al., eds., *Perns et terreurs face à la contagion* (Paris, 1988), p. 335.

[②] *Bihang,* 1817–18, Besvärs-och Ekonomi-Utskotts Betänk. 123, p. 818; Finger et al., *Handbuch der Geschlechtskrankheiten,* v. III, p. 2706.

[③] *Preste,* 1817–18, v. 3, 4 April 1818, pp. 413, 419–20.

[④] "妓女"当时指的是未婚生子者，按照农民习俗，她们要穿着各式各样的与众不同的衣服，属于遭到排斥的一类人：Jonas Frykman, *Horan i bon-desamhället* (Lund, 1977), p. 9 and passim; *Underdånigt betänkande angående könssjukdomarnas spridning,* v. I, pp. 184, 343.

[⑤] *Hygiea,* 9, 3 (March 1847), pp. 178–89; *SFS,* 1841/35; *Underdånigt betänkande angående könssjukdo-marnas spridning,* v. I, pp. 50, 88, 91; *ZBGK,* 5,7 (1906), p. 256. 尽管如此，到了 20 世纪早期，瑞典、芬兰和俄国是仍然允许对某一特定地区的所有居民进行性病检查，以及对某些疑似传播媒介的职业群体——通常是流动性比较强的——进行检查的仅有的几个国家。

家。然而，更引人注目的是其方法，监管的时代和将精力集中在卖淫的时代结束之后，瑞典人又重新恢复了早期卫生国家主义新系统中的根本策略。斯堪的纳维亚人很清楚，他们的方法与众不同而且很有开创性。尤其是对后来者瑞典来说，实施这种改革的时代，正是斯堪的纳维亚地区，尤其是瑞典，刚开始被欧洲其他地区和北美的自觉的进步观念视作资本主义和共产主义之外的第三条道路的社会实验室之时。① 斯堪的纳维亚人自己也吹嘘他们在这些方面的成就，外国观察员也加入了这一欢呼的大合唱。② 北欧方法的完善是一个共同的主题，因为在这方面，国家一直愿意果断地干预，保护社区免受疾病的侵害，这里（在宏大叙事中）的历史发展已经到了终点。③ 德国国内也提倡类似的策略，尤其是德国的改革家出于竞争的需要，紧跟北欧的发展。④ 不消说，废除主义者赞同终止这种监管，转向新的预防技术。⑤ 但是其他人指出，斯堪的纳维亚的措施远远超出了监管主义的边界，至少对那些不是妓女的人来说是这样的。有人警告说，即使废除主义者也要考虑，比起监管主义的煎锅，他们是否更喜欢斯堪的纳维亚体系的大火。⑥ 法国一位观察员将斯堪的纳维亚的方法描绘作监管主义的终极延伸，这套系统将所有公民，不只是妓女，都置于其覆盖之下。许多人非常清楚地认识到，卫生国家主义只有在拥有这样一种共识的政体中才有可能实现，即授予国家前所未有的权力以实现共同利益，为此甚至不

①　Arne Ruth, "The Second New Nation: The Mythology of Modern Sweden," in Stephen R. Graubard, ed., *Norden: The Passion for Equality* (Oslo, 1986).

②　*Förhandlingar*, 1912, p. 478; Hilding Bergstrand, *Svenska Läkaresällskapet 150 år: Dess tillkomst och utveckling* (Lund, 1958), p. 294; Erik Pontoppidan, *What Venereal Diseases Mean and How to Prevent Them: Five Lectures Given at the University of Copenhagen* (London, n.d. [1903?]), pp. 53–54; *ZBGK*, 18, 1 (1917), p. 12; 18,9 (1917/18), p. 230; Albert Neisser, *Die Geschlechtskrankheiten und ihre Bekämpfung* (Berlm, 1916), p. 61; *Mitteilungen*, 15, 3/4 (1917), p. 51; Sybil Neville-Rolfe, *Social Biology and Welfare* (London, 1949), p. 175; Louis Fiaux, *Le délit pénal de contamination intersexuelle* (Paris, 1907), p. 18.

③　Laupheimer, *Der strafrechtliche Schutz*, p. 70; Hans Haustein, *Geschlechtskrankheiten und Prostitution in Skandinavien* (Berlin, 1925), p. 2; Thomas Parran, *Shadow on the Land: Syphilis* (New York, 1937), ch. 5; Abraham Flexner, *An Autobiography* (New York, 1960), pp. 122–23; *Annales,* 4/20 (1913), p. 386; *La prophylaxie antivénérienne*, 1,1 (1929), pp. 604–06; Vigarello, *Le sain et le malsain*, p. 228.

④　[F. Germann], *Vorschläge zur Abwehr der Syphilis und zur Milderung ihrer Folgen* (Leipzig,1872), pp. 24–29; Kromayer,*Zur Austilgung der Syphilis*, pp. 70–76; *ZBGK*, 19, 3 (1919), pp. 69, 83; 6, 4 (1907). p. 113; 15, 6 (1914), p. 212; 18, 2/3 (1917), p. 48; Dolléans, *La police des moeurs*, pp. 136, 148–50; *Annales,* 4/34 (1920), p. 369; Allan M. Brandt, *No Magic Bullet: A Social History of Venereal Disease in the United States Since 1880* (expanded edn.; New York, 1987), p. 140.

⑤　BA, 15.01, Rmdl, 11892, p. 28, Württembergischer Landesausschuss zur Bekämpfung sitt-licher Not an den Deutschcn Reichstag, April 1922.

⑥　BA, 15.01, Rmdl, 11866, p. 31, Reichs-Gesundheitsrat, 1908, Kirchner "Massnahmen zur Bekämpfung der Geschlechtskrankheiten im Deutschen Reiche"; Neisser, *Geschlechtskrankheiten und ihre Bekämpfung,* p. 244; Finger et al., *Handbuch der Geschlechtskrankheiten,* v. III, p. 2709; *ZBGK*, 6, 3 (1907), p. 86.

惜牺牲个人权利，这样的制度有时也称作绝对主义。[1] 这样的强制性，至少与自由主义的英国相比，似乎也没有降低疾病的发生率。[2]

在随后的几十年里，某种程度上斯堪的纳维亚人以一种越来越为人熟知的方式，开启了自己的社会政策方向，在这种情况下，他们采用了一种新的预防策略来对付一个老对手。他们赞同废除主义者的观点，将监管集中在一个特殊的职业集团是不公平且无效的，不论它曾经如何兼顾了各种传播途径。但是他们同样不赞成巴特勒派（Butlerites），因为他的废除主义的观点只是满足于否定。结束监管，不是终结政府在防治性病中发挥的作用，是要延展政府的作用。斯堪的纳维亚系统中的政府将以更大的权力和更密切的干预介入这一事业，其干预力度之大，是监管主义者从未敢提出的。所有可能构成流行病学上的风险的公民，现在都要接受类似于早些时候单独监管妓女行为的措施。

新监管主义

废除主义甚至在那些没有废除监管的国家也留下了印记。这场运动的成功，加上旧系统日益明显的缺陷，促使所有国家重新考虑防治问题。尽管改革已经讨论了几十年，但直到 19 世纪末，监管主义者才开始适应新环境，成立了一些组织引导关于改革的辩论。1901 年成立了法国卫生与道德预防学会，第二年成立了德国控制性病协会。[3] 那些愿意接受对继承下来的系统进行改革的人，即新监管主义者，承认许多废除主义者的批评是公正的：为了确保妓女的健康而惩罚她们是没必要的，属于过度关心，有点苛刻；它的目标基本是主观武断的；创造了一个"贱民"阶层——官方认定的妓女，妨碍了这些妇女回归正常的生活；如果不能涵盖所有妓女或高风险性行为，它就不可能实现自己的目标。监管，虽然不完美，但是应该进行改革而非抛弃。新监管主义者乐意承认性病是一种传染性疾病，除去道德上的耻辱之外，与其他传染病一样，应该采用类似的技术进行预防。尽管妓女仍然需要被监

[1] Dolléans, *La police des moeurs,* p. 137; Fiaux, *L'intégrité intersexuelle,* p. 112; Fiaux, *La police des moeurs en France,* v. I, pp. cv-cvi; Regnault, *L'évolution de la prostitution,* p. 273; Hans Carlheinz Sennhenn, "Die Bekämpfung der Geschlechtskrankheiten in Skandinavien, England, Frankreich, Italien u. USA unter besonderer Berücksichtigung der neueren Ergebnisse und Bestrebungen" (diss., Munich,1939), pp. 18–19; *Annales,* 4/34 (1920), PP. 367–69; 4/20 (1913), pp. 386, 415–16.

[2] L. W. Harrison et al., *Report on Anti-Venereal Measures in Certain Scandinavian Countries and Holland* (London, 1938), p. 120.

[3] *Annales,* 2/4 (1855), pp. 309–12; 2/5 (1856), pp. 23–269; Parent-Duchatelet, *De la prostitution,* v. II, pp. 491–93; *Annales des maladies vénériennes,* 1(1906), pp. 201–02; Silber, *Womit sind die ansteckenden Geschlechtskrankheiten zu bekämpfen?,* p. 50; Siegfried Borelli et al., eds., *Geschichte der Deutschen Gesellschaft zur Bekämpfung der Geschlechtskrankheiten* (Berlin, 1992); Lutz Sauerteig, *Krankheit, Sexualität, Gesellschaft: Geschlechtskrankheiten und Gesundheitspolitik in Deutschland im 19. und frühen 20. Jahrhundert* (Stuttgart, 1998), ch. 3.

管，但是干预的重点应该是卫生而非道德或者惩罚。敌人是细菌而非违背道德的恶行。监管主要是一种卫生措施，其次才是治安措施。[1]

这套系统将在法律上正常化，使其不再属于行政命令的管辖范围，而是有一个明确界定的法律基础。这必然引出卖淫的法律地位问题。[2]老系统的一个核心原则是，卖淫应得到控制，但不应被禁止。现在，许多新监管主义者转而寻求将与卖淫有关的行为刑事化，一方面希望限制其公开表现，另一方面也希望规范其法律状况。

由于法律只是偶尔涉及卖淫，它容忍卖淫的存在，导致卖淫完全掌握在纠风队非正式的、可能是武断的决定之下。新监管主义者企图将与卖淫有关的行为定为犯罪，其动机是希望在法律上确定这种罪行的性质及其追诉的结果。1818 年，法国医学会的富尼耶（Alfred Fournier）提议将站街揽客非法化，随后贝利（Berry）、布里日（Bérenger）和其他人试图着手将其形成法律，由此将（新）监管主义者的机制目标对准那些实际上出卖自己身体的妇女，不论在传统的意义上她们是否登记在案，并通过禁止各种公开的性交易确保公共秩序和礼仪。禁止站街揽客是将行为而不是人刑事化；这意味着要使那些可以在法律上进行定义的行为而不是纠风队的临时裁决作为起诉的依据，而且有望将警方的干预限制在确保公众尊严的职能范围内。[3]

除了这种基本不会遭到反对的改革之外，新监管主义也引发了公开的论战。由于性交易中的卖方不是唯一的带菌者，被感染的男人的数量庞大，而且他们更有可能将性病传播到卖淫领域之外，所以一些新监管主义者提议，将监管的重点从只监管妓女转到对其他所有可能传播疾病者给予同等的注意。所有可能被危险性行为诱惑的人——男性或女性，花里胡哨的街头妓女和戴眼镜的父亲——都应该接受卫生预防措施。第一步，它提出将医疗检查从妓女身上扩展到其顾客身上，而且更普遍地扩展到性关系随便的男人身上。[4]这样的想法，早已经出现，现在得到了认真的考虑。像检查妓女一样检查性关系随便的男人，最迟在 18 世纪时已经提了出来。1850 年，戴德（Diday）已经提出检查妓院的所有顾客，给顾客颁发一个日期卡注

---

[1]　Mignot, *Péril vénérien,* p. 153; *Bulletin, 2,* 17 (1887), p. 597; Neisser, *Geschlechtskrankheiten und ihre Bekämpfung,* p. 62; *ZBGK,* 5, 6 (1906), p. 222; *Deutsche medicinische Wochenschrift,* 16 (1893), pp. 385–86.

[2]　Corbin, *Women for Hire,* pp. 100ff., 253; *ZBGK,* 1, 3 (1903), pp. 322–24; Blaschko, *Syphilis und Prostitution,* pp. 152–53.

[3]　*Bulletin,* 3,19 (1888), pp. 297, 415–44; 2,17 (1887), pp. 592–637; Fiaux, *La prostitution réglementée,* pp. 142–43,149, 323–26, 336–39; Fiaux, *Police des moeurs,* v. I, pp. 235–36; Corbin, *Women for Hire,* pp. 255–56, 317–18; Jean-Pierre Machelon, *La république contre les libertés? Les restrictions aux libertés publiques de 1879 à 1914* (Paris, 1976), p. 195.

[4]　*Underdånigt betänkande angående könssjukdomarnas spridning,* v. I, pp. 69–70; *ZBGK,* 2, 8 (1903/04), pp. 322ff.; 1, 3 (1903), pp. 176, 322–24; 4,1 (1905), p. 58; Dolléans, *La police des moeurs,* pp. 108–16.

明某些身体特征，这样妓女可以检查卡片的携带者和持有者是否为同一个人。①19
世纪末，提出检查可能被感染的男性，（例如）妓院中抓到的拒绝检查的臭名远扬
的嫖客，可以在他们的犯罪场所张贴照片对其进行羞辱。1902 年，奈瑟提出像控
制妓女一样，给其顾客发放卡片。②约翰·斯图亚特·密尔认为，与女性相比，检
查生殖器对男性来说没那么丢人，而且明显是可行的。相比而言，其他人则害怕
将军队的生殖器检阅技术强加到平民身上会侮辱妓院的顾客，而意大利的检查方
法则是用窗帘遮蔽（德国是在小洞中），只露出生殖器，这就避免了任何不必要的
侮辱。③

各种特定群体的男性都接受性病检查的想法早已存在。士兵和水手，不论是海
军的还是商人的，明显都是检查的注意对象，但是其他群体也被注意到了：囚犯和
流浪者，公共救济的接受者，大工厂的工人，政府雇员，公务员报考者，申请上大
学者或申请某些职业者。④还有些建议说，要求参与一些事务时持有证明没有梅毒
的卫生证书：结婚、继承、法庭上的行为、银行储蓄、作为选举人的投票、申请护
照和执照。⑤尽管这样的建议在 19 世纪初已经零零星星地提了出来，但是斯堪的纳
维亚地区之外的全面检查还没有落地生根。对平民的普遍检查消失了，19 世纪末它
们被拒绝的原因是，侵犯了那些没有构成特别的性病威胁的人的公民权利。普遍认
可的结论是，理论上，无论使性关系随便的人和其他男人接受检查的理由是什么，
在实践中都是没有希望的。男人在妓院中一般都拒绝性交前的生殖器检查，会到其
他地方寻求满足。这种检查，像对妓女的检查一样，非常草率，而且妓院中也没有
胜任的医生愿意做性病看门人的工作。⑥

①　Johann Valentin Müller, *Praktisches Handbuch der medicinischen Galanteriekrankheiten* (Marburg, 1788), p. 66; *DVöG*, 1 (1869), pp. 379–80; *ZBGK*, 2,1 (1903), p. 19; *Annales*, 2/4 (1855), pp. 309–13; *PP* 1866 (200) xi, 523, p. v.

②　Wilhelm Rudeck, *Syphilis und Gonorrhoe vor Gericht: Die sexuellen Krankheiten in ihrer juristischen Tragweite nach der Rechtsprechung Deutschlands, Österreichs und der Schweiz* (2nd edn.; Berlin, 1902), p. 88; *PP* 1871 (c. 408–1) xix, 29, p. liii; *ZBGK*, 1, 4 (1903), p. 359; Lundquist, *Den disciplinerade dubbelmoralen*, P. 85.

③　*PP* 1871 (c. 408–1) xix, 29, p. lx; Max von Niessen, *Womit sind die ansteckenden Geschlechtskrankheiten als Volksseuche im Deutschen Reiche wirksam zu bekämpfen?* (Hamburg, 1903), p. 30; Gibson, *Prostitution and the State*, p. 176; Stamm, *Verhütung der Ansteckungen*, p. 71.

④　Lande, *Les affections vénériennes*, pp. 93–94; Pappenheim, *Handbuch der Sanitäts-Polizei*, v. II, pp. 239–49; Eulenberg, *Handbuch des öffentlichen Gesundheitswesens*, v. I, p. 458; [Germann], *Vorschläge zur Abwehr der Syphilis*, p. 29; Jeannel, *De la prostitution*, p. 358; Gibson, *Prostitution and the State*, p. 176; F. Oppert, *Visceral and Hereditary Syphilis with Special Reference to Measures of Public Hygiene* (London, 1868), pp. 96–98; H. Mireur, *La syphilis et la prostitution* (2nd edn.; Paris, 1888), pp. 73ff.

⑤　*Annales*, 2/4 (1855), p. 313; 2/5 (1856), pp. 56–61; Alfred N. Baer, *Die Hygiene der Syphilis, ihre Prophylaxe und Behandlung* (Berlin, 1891), pp. 32–37.

⑥　Blaschko, *Syphilis und Prostitution*, pp. 127–30; *SFPSM: Bulletin mensuel* (1902), p. 153; Proksch, *Vorbauung der venerischen Krankheiten*, p. 31; Walch, *Ausführliche Darstellung*, pp. 239–41; Dubois-Havenith, *Conférence internationale: Rapports préliminaires*, v. 1/1, quest. 6, p. 12; Oppert, *Visceral and Hereditary Syphilis*, pp. 96–98; Dolléans, *La police des moeurs*, p. 109.

尽管监管主义最勇敢的构想受斯堪的纳维亚系统中普遍的卫生监控的影响，但它的核心从来没有偏离对妓女的关注。新监管主义者坚持老系统中的核心原则，即妓女是流行病学上的瓶颈，在这里能最有效地抑制传染。无论其他改革如何分散了对妓女的唯一关注，性交易中的女性仍然是卫生考虑的主要对象。其目标远非减少政府对性交易的控制，而是使控制更有效，确保更多的妓女处在经过改善的监管措施之下。例如，站街揽客的刑事化有望扩大拘捕的范围。它的目标是将卫生监控的范围从正式登记的妓女身上，扩展到所有性交易出售者、甚至是偶尔为之者身上，并且希望通过减少这些措施的麻烦程度，使更少的人寻求免除监管。[①] 各种各样的妓女仍然是新监管主义者努力的核心。

尽管在所有欧洲国家都能发现监管主义者，但在旧系统仍然有效的地方，新监管主义者自然是最好的代表。在法国，这样的想法由阿尔弗雷德·富尼耶和莱昂·勒·福尔（Léon Le Fort）系统地提出，在 1887—1888 年医学会的重要且冗长的辩论中首次结出果实，它的成果就是使登记在册的医生支持一种温和的新监管主义。[②] 但是，这次又体现了法国人标准的做事风格，对于观点的争论没完没了，实际的成果很少。来自老捍卫者的激烈反抗在随后的几十年中持续存在，一直到第一次世界大战之前他们都阻挡变革，而且一直到 20 世纪，基本没有人费心提出改革监管主义。医学会反思的唯一的直接结果，是使纠风队的医学成员通过竞争招募，不再由地方行政长官决定。

巴黎市政委员会和议会在 19 世纪 90 年代的改革努力都失败了。[③]1894 年，贝朗热向议会施压，要求将站街揽客非法化，限制公共场合的性交易。第二年，经过监管主义者的删减，参议院通过了一个版本的议案，令人满意地惩罚皮条客、酒吧主人和其他在卖淫行业中起作用的人，还涉及了未成年人，并禁止公共场合中的各种非法淫秽行为。但是在接下来的几十年中，这个议案从来没经过辩论，被众议院的反对派没完没了地推来推去，然而在 1882 年 8 月 2 日关于这些问题的法律中只有涉及淫秽图画和著作的那部分才成为修订的内容。1903 年，库姆斯（Combes）任命的非议会控制的委员会提出的详细改革，在 1908 年的一部限制未成年人登记的法律中才有了一点体现，其他改革的努力在“一战”前都没有成功。[④]

---

① *ZBGK,* 1, 3 (1903), pp. 163–64; Dubois-Havenith, *Conférence internationale: Rapports préliminaires,* v. 1/1, quest. 2, Fiaux, p. 18; *La syphilis* (1904), p. 700; *Bulletin,* 3, 19 (1888), pp. 291–92; Neisser, *Geschlechtskrankheiten und ihre Bekämpfung,* p. 240.

② *Bulletin,* 3/19 (1888).

③ *La syphilis* (1904), p. 693; *Annales des maladies vénériennes,* 1 (1906), pp. 201–02; Harsin, *Policing Prostitution,* pp. 338–39; Fiaux, *Police des moeurs,* v. I, p. 701; Corbin, *Women for Hire,* p. 317.

④ Fiaux, *La prostitution réglementée,* pp. 142–43, 323–26, 336–39; Corbin, *Women for Hire,* pp. 313–19; Fiaux, *Police des moeurs,* v. I, p. 236; Harsin, *Policing Prostitution,* pp. 330–33, 348; Cavaillon, *Les législations antivénériennes,* pp. 338–40; Machelon, *La république contre ks libertés?,* pp. 195–96.

高峰期

19 世纪的欧洲是卖淫的经典场所。社会状况导致需求和供应增加，使性交易成为都市生活的一个日常特色。工业革命早期对女性劳工需求的全面减少，来自农村的移民，零售业、缝纫业和家政服务业中女性的过多，迁往新世界的移民也没有改善人口过多的情况：这些因素使太多的女性面对太少的工作机会和婚姻前景，扩大了卖淫的供给。[1] 社会习惯和性风俗导致又增强了这种需求。在这一时期，社会习俗和生理需要之间的差距尤其明显，社会阶层越高，这种差距就越大。由于中产阶级男性接受教育的时间很长，而且需要积累足够的资本，使未来的妻子不必再工作，再加上双重标准和女性的基本地位，导致结婚年龄提高，这意味着许多单身汉，若要满足性需求，不可能通过婚姻理想来实现，而已婚者，经常对于资产阶级的家庭生活感到厌倦，很乐意在性市场上购买替代品。[2] 由于缺乏可靠的避孕措施，性、生育和婚姻之间的关系得以牢固地维系。降低结婚年龄，坚持禁欲或放弃双重标准，允许妇女放荡不羁——缩小社会风俗和个人本能需求之间差距的这三种可能性都被拒绝了，理由是不道德、不切实际或两者兼而有之。抑制生殖冲动只能以牺牲（至少）男性健康为代价的观念，以及几乎任何其他形式的性行为都比手淫更好的信念，两者结合在一起，使嫖娼成为为数不多的男性性释放的途径之一。[3] 同时，性病问题不再只和卖淫联系在一起，至少在官方的监管观念中如此。性习惯和风俗的变化意味着老系统不再为流行病学上的大量传播提供方便之门。[4] 非婚姻关系——不论是利益的还是非利益的——对男人和女人来说变得越来越普遍。在 19 世纪和 20 世纪交替的那些年里，公共卫生当局被迫面对一种道德演变，这种演变正使他们的困境从面对卖淫问题变成面对滥交问题。

19 世纪末 20 世纪初，性病问题所占的比例被认为至关重要。在这段时间内第一次开展的可靠的统计调查，开始揭示出其未被怀疑的一些面相。在普鲁士，1900

---

[1]　Finnegan, *Poverty and Prostitution,* p. 24; Storch, "Police Control of Street Prostitution," p. 53; Richard J. Evans, "Prostitution, State and Society in Imperial Germany," pp. 106–07; Gibson, *Prostitution and the State,* p. 16; Lynn Abrams, "Prostitutes in Imperial Germany, 1870–1918: Working Girls or Social Outcasts?," in Richard J. Evans, ed., *The German Underworld: Deviants and Outcasts in German History* (London, 1988), pp. 189ff.

[2]　适婚年龄与性之间紧张关系的经典例子是"贝尔格拉维亚悲叹"（Belgravian Lament），这是 1861 年伦敦《泰晤士时报》上发表的一系列书信往还。一方面，母亲们很难找到愿意娶自己女儿的男人，因为（这是女方的指责）来自"漂亮的驯马师"的竞争日益激烈，男人们不用提出结婚的要求就能满足性需求。另一方面，符合条件的单身汉回答说，事实上，他们的阶级对婚姻的物质期望已经上升到了无法负担婚姻生活的地步，他们和女人只调情不想结婚，是这些女儿无法订婚的原因：Trevor Fisher, *Prostitution and the Victorians* (Phoenix Mill, 1997), ch. 5; E. M. Sigsworth and T. J. Wyke, "A Study of Victorian Prostitution and Venereal Disease," in Martha Vicinus, ed., *Suffer and Be Still: Women in the Victorian Age* (Bloomington, 1972), p. 85.

[3]　Sheldon Watts, *Epidemics and History: Disease, Power and Imperialism* (New Haven, 1997), pp. 139–40.

[4]　*Annales,* 2/36 (1871), pp. 292–94; Braus, *Syphilis und ihre steigende soziale Gefahr,* p. 38.

年 4 月 30 日对所有接受治疗的患者进行了检查，发现约有 10 万名性病患者，完全
出乎人们意料。在德意志，据估计，每年 8% 的工人感染性病，16% 的店主和商业
雇员和多达四分之一的学生感染性病。在大城市，任何时候成年男性中的 10%~12%
都有梅毒，每个男人一生中至少会得一次淋病。富尼耶在 1899 年估计，17% 的巴
黎成年男性都患有梅毒。1916 年，英国皇家委员会的报告令英国人大为震惊。报告
显示，至少十分之一的城市人口感染了梅毒，更多的人患有淋病。[1] 这究竟是一个
令人担忧的突然增长，还是一个本来就严重的问题的延续，目前还难以确定，但是
很明显，这些数字并没有为人们的放松和漫不经心提供任何依据。[2] 对于性病可能
偶然传播的普遍相信，使人们更加不安地强调这样的数据。奈瑟 1879 年发现了淋病
细菌，这意味着许多病例即使没有症状现在也能被诊断。1906 年，瓦塞尔曼的试验
有望为一种潜在的疾病提供客观标记物，但结果只是揭示了梅毒的破坏程度出人意
料，许多其他疾病现在露出了真相，被认为是梅毒的第三个发展阶段带来的结果。
赫伯特·斯宾塞 40 年前反对《传染病法》，他坚信这个问题还没有严重到需要授权
政府进行深度干预的时候，布拉什科在 1913 年伦敦国际医学大会上说，更准确的
统计数字揭示出了这个问题令人不安的面相。[3]

　　在 19 世纪最后几十年，欧洲所有国家都听到了对这一系列问题的激烈辩论，其
中卖淫和性病是重要的但只是部分的因素：其他问题包括两性的社会关系；家庭的
性质；普遍意义上的性的目的和功能；避孕的道德；放荡，文化堕落和优生衰退。
对于性取向的争论没有止境：正常的和变态的，同性恋和异性恋，双性恋或娱乐性
的、无法抑制的动物本能或易受控制的文化建构；等等。[4] 卖淫变得不只与性和疾病
相关，而且更与犯罪和社会堕落等普遍问题相连。塔诺维斯基（Tarnowsky）、隆布
罗索（Lombroso）、费列罗（Ferrero）和他们的同事们将犯罪学作为一种严谨的科学

　　① BA, 15.01, Rmdl, 11866, p 26, Reichs-Gesundheitsrat, 1908, Kirchner "Massnahmen zur Bekämpfung der
Geschlechtskrankheiten im Deutschen Reiche"; Blaschko, *Geschlechtskrankheiten*, pp. 8–11; Silber, *Womit sind die
ansteckenden Geschlechtskrankheiten zu bekämpfen?*, p. 33; Borelli et al., *Geschichte der DGBG*, p. 24; XVIIth
International Congress of Medicine, *Dermatology and Syphilography*, p. 94; Malcolm Morris, *The Story of English
Public Health* (London, 1919), p. 135; *Nineteenth Century*, 82 (July-December 1917), p. 582; Sauerteig, *Krankheit,
Sexualität, Gesellschaft*, ch. 2/7.

　　② Ulrich Linse, "Über den Prozess der Syphilisation: Körper und Sexualität um 1900 aus ärztlicher Sicht," in
Alexander Schuller and Nikolaus Heim, eds., *Vermessene Sexualität* (Berlin, 1987), p. 166; Dubois-Havenith,
Conférence internationale: Compte rendu, pp. 27–28.

　　③ Allan M. Brandt, "AIDS in Historical Perspective: Four Lessons from the History of Sexually Transmitted
Diseases," *American Journal of Public Health*, 78, 4 (April 1988), p. 367; *Mitteilungen*, 8 (1910), p. 73; *ZBGK*, 12, 6
(1911), pp. 202–05; John M. Eyler, *Sir Arthur Newsholme and State Medicine, 1885–1935* (Cambridge, 1997), p. 279;
XVIIth International Congress of Medicine, *Dermatology and Syphilography*, pp. 37–38, 94; Herbert Spencer, *The
Study of Sociology* (New York, 1884), pp. 84–90.

　　④ 关于这些争论的一个样本，可见 Linse, "Über den Prozess der Syphilisation"; Nye, *Masculinity and Male
Codes of Honor*, Elias Bredsdorff, *Den store nordiske krig om seksualmoralen* ([Copenhagen], 1973); Mason, *Making
of Victorian Sexuality*.

和获得学院派尊重的智力事业来发展，他们把注意力集中在妓女身上，将妓女看作男性偏离正途寻找的正常女性的替代者。19 世纪 90 年代对德国《海因策法》（以柏林皮条客海因策的名字命名，他被指控犯有"身体伤害导致死亡罪"，该法将拉皮条定为刑事犯罪——译者）的争论——说明威廉二世时代的柏林有卖淫之类的现象，19 世纪 80 年代中期伦敦的少女贡品丑闻以及勒庞（Le Bon）作品在法国激起的对都市暴民的焦虑，这些使资产阶级对危险的下层社会的犯罪的恐惧达到了顶峰。[1]19 世纪末 20 世纪初，各国无休止辩论的白奴贸易问题，使卖淫、变态和猥亵成为国际上外交、合作和立法等讨论的事项。优生学、人口减少和避孕是三个紧密相关且相互冲突的问题。对出生率下降的普遍关注（在所有欧洲国家都是如此，但在法国尤其明显），使性病在导致不育和限制家庭规模方面的影响变得尤为重要。[2]优生学观念的流行使得所谓梅毒使人退化的说法成为一个令人关注的问题。[3]这是一个引起激烈反应的主题，充满了变数，不断结合和重组，有时会酝酿成一种文化危机—— 一种对总体上屈服于城市主义、技术和现代化的焦虑——很明显这超出了本书的研究范围。知道这些因素增加了考虑性病和卖淫的紧迫性和重要性就足够了。

使本已激烈的讨论更加有趣的是，那些没有从事不正当性行为的人的性病问题以及患有非性病梅毒的无辜者的性病问题。监管主义者将妓女作为主要媒介，掩盖了妓女给嫖客的配偶和子女造成的伤害。易卜生（Ibsen）的《群鬼》和白里欧（Brieux）的《损坏的货品》，都是在 19 世纪末 20 世纪初上演的广受欢迎的剧目。它们把纯文学的影响带到了一场原本高度医学化的辩论中，将焦点集中在行为不轨的丈夫给家庭带来的苦难上。为了反驳道德主义所坚持的观点——即性病作为一种

---

① Lee H. Bowker, *Women, Crime and the Criminal Justice System* (Lexington, 1978), ch. 2; Ann-Louise Shapiro, *Breaking the Codes: Female Criminality in Fin-de-Siècle Paris* (Stanford, 1996); Daniel Pick, *Faces of Degeneration* (Cambridge,1989).

② *Bulletin,* 2,17 (1887), p. 592; Dubois-Havenith, *Conférence internationale:Rapports préliminaires,* v. 1/1, Fournier, pp. 12–44; *La syphilis* (1904), pp. 659–61; Spillmann, *L'évolution de la lutte,* pp. 78–79; *Hansard,* 1876, v. 230, cols. 1602–03; *PP* 1867–68 (4031) xxxvii, 425, Q. 6359; *ZBGK,*14,11 (1913), pp. 383–407;12, 12 (1911/12), p. 421; Max Homburger, *Die strafrechtliche Bedeutung der Geschlechtskrankheiten* (Leipzig, 1910), p. 7; *Vierteljahrsschrift für gerichtliche Medicin und öffentliches Sanitätswesen,* 31 (1906), p. 136. Generally, see Richard A. Soloway,*Demography and Degeneration: Eugenics and the Declining Birthrate in Twentieth-Century Britain* (Chapel Hill, 1990); Paul Weindling, *Health, Race and German Politics Between National Unification and Nazism, 1870–1945* (Cambridge, 1989), pp. 241–48; J. M. Winter, "The Fear of Population Decline in Western Europe, 1870–1940," in R. W. Hiorns, ed., *Demographic Patterns in Developed Societies* (London, 1980); J. M. Winter and M. S. Teitelbaum, *The Fear of Population Decline* (New York, 1985); Richard Wall and Jay Winter, eds., *The Upheaval of War* (Cambridge, 1988), sect. 4; Simon Szreter, *Fertility, Class and Gender in Britain, 1860–1940* (Cambridge, 1996); William H. Schneider, *Quality and Quantity: The Quest for Biological Regeneration in Twentieth-Century France* (Cambridge, 1990).

③ XVIIth International Congress of Medicine, *Dermatology and Syphilography,* p. 38; Robert A. Nye, *Crime, Madness and Politics in Modern France: The Medical Concept of National Decline* (Princeton,1984), p. 161; Peter Weingart et al., *Rasse, Blut und Gene: Geschichte der Eugenik und Rassenhygiene in Deutschland* (Frankfurt, 1988), p. 124.

由通奸者自愿承担风险的疾病，根本不应该成为预防措施的重点——监管主义唯一的重点是将妓女作为主要的带菌者，改革者试图把梅毒描绘作一个公共问题，即（无论个人的传播行为多么应受谴责）它可能威胁了所有人，甚至是忠贞者、一夫一妻者和新生儿，因此它对整个民族的健康和活力都产生了重要的影响。他们详细地讨论了非性传播或纯洁的性传播形式：一些行业的工作场所发生的意外事故，这里的工作需要工人用嘴对着孔工作（造纸工、制鞋工、马鞍工、针线工，特别是玻璃吹制工）；种牛痘或刺青带来的结果；在粗心大意的理发师和顾客之间，在疏忽大意的医生和病人之间，在可信任的配偶和不忠的伴侣之间，在受感染的父母和无辜的婴儿之间，在奶妈和婴儿之间，都有某种传播。[①] 巴克利（Bulkley）在其 1894 年的很有影响的书中指出，多达五分之一的梅毒病例是妻子被行为不端的丈夫传染的。这些"无辜的"例子有助于使人们的关注点从妓女身上转到性病在广大人群中传播的更普遍的问题。[②]

随着监管的缺陷变得越来越明显以及废除主义者的热情越来越高，改革在各地都提上了议事日程。斯堪的纳维亚国家开辟了一条通往新技术的道路，用以对付古老的祸害。新监管主义者试图使老系统向类似的方向改变，放弃只关注登记的妓女的做法，让更多感染者或从事危险行为的人接受适用于其他疾病的同样的预防措施。在欧洲大陆，越来越多的新废除主义者向新监管主义者妥协，他们反对废除运动中"巴特勒派"的极端自由主义及其放手不管的做法，愿意授权政府在这场斗争中扮演重要角色。这些第二代的废除主义者，约出现在 19 世纪末 20 世纪初，往往标榜自己的科学性。[③]

与之形成鲜明对比的是，既有认为废除监管就能完成废除主义者的任务的自由主义者的观点，也有将反对卖淫与反对婚外性行为和反对一般的猥亵行为的斗争结合起来的道德主义的观点，废除运动中新出现的这支废除派，鼓动政府进行严格的卫生改革，而非道德干预。政府不应该将性和疾病问题留给个人的良心，然而它也

① Braus, *Syphilis und ihre steigende soziale Gefahr,* pp. 4–5; Jeannel, *De la prostitution,* pp. 143–44; Baer, *Hygiene der Syphilis,* p. 32; Proksch, *Vorbauung der venerischen Krankheiten,* p. 14; Corbin, "La grande peur de la syphilis," p. 332; *Bulletin,* 3, 56 (1906), p. 190; Neisser, *Geschlechtskrankheiten und ihre Bekäpfung* p. 4; Homburger, *Die strafrechtliche Bedeutung der Geschlechtskrankheiten,* pp. 10–11; *ZBGK,* 15, 8/9 (1914), p. 280; Lande, *Les affections vénériennes,* p. 12; Dubois-Havenith, ed., *IIe Conférence internationale pour la prophylaxie de la syphilis et des maladies vénériennes: Rapports préliminaires* (Brussels, 1902), v. I, reports by Gastelo, Petrini de Galatz, Ramazzotti and Rona.

② Bulkley, *Syphilis in the Innocent,* pp. 28, 109, 202; Quétel, *History of Syphilis,* p. 137; *ZBGK,* 1, 1 (1903), p. 5; 2, 1 (1903), p. 19; Ravogli, *Syphilis,* p. 440; XVIIth International Congress of Medicine, *Dermatology and Syphilography,* p. 95; Dubois-Havenith, *Conférence internationale: Rapports préliminaires,* v. 1/1, Fournier, p. 44.

③ *ZBGK,* 2, 8 (1903/04), pp. 322ff.; 4, 1 (1905), pp. 45–47; Neisser, *Geschlechtskrankheiten und ihre Bekämpfung,* P. 240; Max Flesch and Ludwig Wertheimer, *Geschlechtskrankheiten und Rechtsschutz* (Jena, 1903), pp. 75–76; Malmroth, "Om de smittosamma könssjukdomarnas bekämpande," pp. 175–76; *Journal des maladies cutanées et syphilitiques,* 14, 10 (October 1902), pp. 723–24.

不应该过分关注道德问题，除了保护年轻人免受侵害和维护一点公共尊严等基本必需品之外。在斯堪的纳维亚半岛、德意志和法国，这种新式的废除措施逐渐淘汰了其他国家——像英国、瑞士，尤其是荷兰——运用时间较长的旧式废除措施。[①] 新废除主义者的立场往往接近新监管主义者，都乐意接受一定的控制性交易的法律干预。[②] 多亏了两个阵营新流派的这种渐趋一致，老系统被越来越多的人视为一个失败的事业，而且辩论也转向了一系列新的预防技术，这种技术不仅适用于妓女，而且也适用于所有被感染者。有待讨论的是各种可能的大杂烩（除了各种旨在减少性交易的需求和供应的改革——道德的、经济的和卫生方面的——之外），包括范围更窄的公共卫生干预措施：使医疗服务更普遍而且有时可以免费获得，作为回报要求被感染者接受治疗；要求报告性病，而且修改医生要为患者保密的严格规定，以便将医生纳入报告程序；追踪和处理接触者；采取预防措施，防止病人的行为对他人造成感染威胁；将传播性病定为犯罪。对于要讨论的而且越来越多地付诸实施的一系列广泛的策略，我们可以将最重要的逐一探讨。

最没有争议的是，提议广泛宣传性病危险的教育，尤其是针对年轻人的。[③] 尝试消除性病的污名化和耻辱，允许对生殖器疾病采取一种更超然的态度。与此密切相关的努力包括将性病研究纳入医学教育的标准课程，并授予性病学教职。与之相比，较有争议的是，这样的启蒙是否应该也扩展到避免性病的方法上面——害怕可能对放荡的生活反而是一种潜在的支持，或者劝诫人们保持贞洁和自我控制是否就够了。[④]

传播性病刑事化

有一项技术能够将卫生干预的范围从妓女扩大到构成流行病学危险的所有公民，它就是将传播疾病定为犯罪。由于性病通常是通过自愿行为（出于本能等诸多因素决定的）传播的，因此，与霍乱等疾病相比，对知情却仍然传播者施加惩罚更有意义——对霍乱患者来说，个人对自己可能造成的危害几乎没有控制能力——而

---

① *ZBGK,* 17,7 (1916), pp. 193–97; Jeanselme, *Traité de la syphilis,* v. I, p. 378; Meyer-Renschhausen,*Weibliche Kultur und soziale Arbeit,* p. 279; *Underdånigt betänkande angående könssjukdomarnas spridning,* v. I, pp. 99–102.

② *ZBGK,* 15, 8/9 (1914), pp. 272–75; Dolléans, *La police des moeurs,* p. 184.

③ *Bulletin,* 2, 17 (1887), pp. 635ff.; Fiaux, *Police des moeurs,* v. I, p. cxvi; Spillmann, *L'évolution de la lutte,* ch. 4; G. Archdall Reid, *Prevention of Venereal Disease* (London, 1920), pp. 116–17. 对这些措施的有效性持怀疑态度的人指出，对性病了解最多的医生也属于发病率最高的群体：*Annales des maladies vénériennes,* 1 (1906), p. 126; *Bihang,* 1903, AK, Motion 88, p. 7.

④ Pappenheim, *Handbuch der Sanitäts-Polizei,* v. II, p. 236; *ZBGK,* 3, 8/9 (1904–05), p. 317; Dubois-Havenith, *Conférence internationale: Rapports préliminaires,* v. 1/1, quest. 6, pp. 34–35; *Journal des maladies cutanées et syphilitiques,* 14, 10 (October 1902), p. 803.

且遵循已经确立的天花先例，偶尔禁止患者出现在公共场合。虽然如此，人们还是普遍认识到，将传播性病定为犯罪不能仅仅是一项局部措施；对道德犯罪实行刑事制裁也引起人们的关注，特别是担心可能出现敲诈勒索行为。[①] 实际上，传播性病被惩罚更像是竖起了一面旗帜，而不是建起一道有效的栅栏抵御性病的入侵。考虑到这类疾病的污名化，很少有人被指控传染了别人（由此也要承认自己患病）。由于在证明犯罪者的动机、知情和意图方面存在实际困难，定罪的情况并不多见。[②] 尽管如此，有人认为，如果刑法本身不能提高社会的道德水准，如果惩罚并不一定培育美德，那么至少它要划定一个法律界限，限制人们的行为，鼓励病人接受治疗（以免他们在病痛之上可能又背上犯罪的污名或遭到民事起诉），赋予当局对于仍然坚持有风险行为的拒不服从者最后的惩罚权力。[③] 在某些情况下（例如，德国的各种教科书认定，如果妓女传染了顾客，要负责任），将传播性病定为犯罪是监管主义的一部分，而且没有扩大预防的重点。[④] 此外，即使在将传播性病刑事化的地方也不是只针对妓女，很明显，在实践中，最容易受到指控的很可能是各种各样的性交易商。[⑤] 但是，就像在改革监管主义时所提出的那样，将传播性病定为犯罪，其目的是超越老系统的狭隘关注点，将普通公民，特别是男性，纳入法定的干预范围。[⑥] 废除主义者支持这种技术，因为它针对的是行为而非个人、性别或职业，更普遍的原因是，它在监管主义之外提供了另一种选择。如果没有别的理由，它也有望惩罚过时的但仍然被顽固地坚持的观念，即与处女同床共枕可以治愈梅毒。[⑦]

---

① *ZBGK*, 1, 1 (1903), pp. 73–74; Lecour, *La prostitution à Paris*, p. 251; *Vorentwurf zu einem Deutschen Strafgesetzbuch* (Berlin, 1909), p. 665.

② *ZBGK*, 19, 3 (1919), p. 63; Reid, *Prevention of Venereal Disease*, pp. 17–18; *PP* 1916 (8189) xvi, 1, p.182; Welander, *Blad ur prostitutionsfrågans historia*, pp. 160–61; *ZBGK*, 15, 1 (1914), pp. 29–30; 1,1 (1903),p. 5; Laupheimer, *Der strafrechtliche Schutz*, p. 89; Rudeck, *Syphilis und Gonorrhoe vor Gericht*, p. 43; Jadassohn, *Handbuch der Haut-und Geschlechtskrankheiten*, v. XXIII, p. 116; *ZBGK*, 2, 10 (1903/04), pp. 408–09; *Annales*, 4/20 (1913), pp. 418–19.

③ *ZBGK*, 15,1 (1914), p. 25. 改革者们预见到的一个典型案例是，一位瑞典牛贩在斯德哥尔摩感染了梅毒，并在自己的家乡传播开来。尽管他的医生警告过他，他还是继续与人发生性关系，结果被判入狱：*Mitteilungen*, 25, 1 (1927), p. 8.

④ Blaschko, *Syphilis und Prostitution*, p. 133; *Archiv für Syphilis und Hautkrankheiten*, 1 (1846), p. 274; Behrend, *Prostitution in Berlin*, pp. 20–21; *Zeitschrift für die Staatsarzneikunde*, 58 (1849), pp. 428–54; Augustin, *Preussische Medicinalverfassung*, v. I, pp. 188–89; *Mitteilungen*, 27, 3 (1929), pp. 74–75.

⑤ Wobbe, *Gleichheit und Differenz*, pp. 77–78; *Mitteilungen*, 25, 11/12 (1927), p. 129.

⑥ Albert Hellwig, *Gesetz zur Bekämpfung der Geschlechtskrankheiten vom 18. Februar 1927* (Munich, 1928), p. 140; *ZBGK*, 1, 1 (1903), pp. 16–18, 74; 3, 8/9 (1904–05), p. 305; Finger et al., *Handbuch der Geschlechtskrankheiten*, v. III, p. 2703; Amos, *Comparative Survey of Laws*, p. 232.

⑦ Dolléans, *La police des moeurs*, p. 17; Dubois-Havenith, *Conférence internationale: Enquêtes*, v. 1/2,pp. 14–15; *ZBGK*, 17 (1916), pp. 100–01; Brennecke, *Wie ist der Kampf zu führen?*, p. 22; *ZBGK*, 16, 12(1915/16), p. 370; Hume-Rothery, *Letter Addressed to Gladstone*, p. 11; Stéenhoff, *Den reglementerade pros-titution*, p. 27; Laupheimer, *Der strafrechtliche Schutz*, pp. 40–41; Neisser, *Geschlechtskrankheiten und ihre Bekämpfung*, p. 129; *ZBGK*, 11, 2 (1910), p. 64.

　　大多数国家都有法典允许对人身伤害采取民事和刑事诉讼，性病感染通常被认为是其中一种可以起诉的行为。例如，法国刑法典，（§§309–11, 319–20）只把殴打和创伤作为可起诉的损害，但这些概念在 19 世纪的实践中得到了扩展，包括了疾病传播。[①] 在德意志（刑法典 §§223–31），自 18 世纪末以来类似的做法也发生过。[②] 瑞典刑法典第 14 章，连同《性病法》一起，都包含了类似的措施。英国的法律只对造成实际身体伤害的人身攻击进行惩罚，而且需要有意图；因此，性病传播是否能适用尚不清楚。[③] 德国的民法典（BGB§823）允许对身体或健康造成的损害进行赔偿，包括性病传播；法国民法典（§§1382–83）的相关规定最终被做了相似的解释。[④] 因此，现在需要讨论，第一，是否应该明确禁止传播性病，更重要的是，是否不仅将实际上已发生的传染定为犯罪，而且将"危险行为"定为犯罪。不管是否会导致性病，单纯的性行为这个事实是否意味着那些有传染病的人没有告知其伴侣？把重点放在"危险行为"上的一个好处是，它回避了一个棘手的问题，即不仅要证明感染已经发生，而且要证明 X 是 Y 患病的原因。对于潜伏期长、症状少的疾病，这通常是困难的。此外，如果要证明 X 的罪责是感染源以及证明 X 在性交时知道他生病的问题，那么就很难避免探究 Y 的性习惯和性活动的细节。另一方面，如果实际上没有传染，那么"危险行为"就提出了更普遍的伤害的性质问题。"受害者"究竟过了多久才意识到自己被伤害了？在没有实际传染的情况下，曾经面临危险的人冒着性病的耻辱提出指控的可能性有多大？怀疑者担心，如果将性病患者的每一次性行为都定为犯罪，将打开告发和敲诈勒索的闸门。[⑤] 然而，尽管有这样的疑虑，"危险行为"带来的好处似乎超过了弊端，废除主义者和新监管主义的改革者的目标是惩罚性病患者的性行为，而不是传染这个事实。

　　英国没有专门的立法将传播性病宣布为非法。1861 年的《人身侵害法》涉及用或不用武器，或用其他工具造成的创伤和伤害，但是这部法律插入了一些处理射杀

　　① ZBGK, 1,1 (1903), p. 4; 11 (1910), P. 29; Laupheimer, *Der strafrechtliche Schutz*, pp. 70–72; Fiaux, *Police des moeurs*, v. I, p. ccxi; Homburger, *Die strafrechtliche Bedeutung der Geschlechtskrankheiten*, pp. 16ff.; *Deutsche medicinische Presse*, 6, 22 (1902), pp. 174–76; Ravogli, *Syphilis*, p. 446.

　　② 在普鲁士，《普鲁士民法典》(II 20, §§691, 1026) 规定，不在妓院住的人，在明知自己感染的情况下发生性关系者，处以监禁。1835 年的普鲁士规章（§71）强调，禁止传播性病的规定对男性和女性一视同仁。拿破仑战争期间的预防措施可能会惩罚那些肆意传播性病的人，并让他们承担治疗费用。1814 年《奥尔登堡刑法典》(art. 387) 规定传播性病为非法：Augustin, *Preussische Medicinalverfassung*, v. I, pp. 762–63; Finger et al., *Handbuch der Geschlechts-krankheiten*, v. III, p. 2703.

　　③ 传播性病的案件在民事法院审判：*Simpson and Wife* v. *Davey* (1874). See George Vivian Poore, *A Treatise on Medical Jurisprudence* (London, 1901), pp. 47–48.

　　④ ZBGK, 1, 1 (1903), pp. 28, 91; 2,1 (1903), p. 28; *Journal de médecine de Paris* (1903), pp. 281–82.

　　⑤ ZBGK, II (1910), p. 205; *Vorentwurf zu einem Deutschen Strafgesetzbuch*, p. 665; Rudeck, *Syphilis und Gonorrhoe vor Gericht*, p. 58; ZBGK, 3,8/9 (1904–05), P. 306; *Deutsche medicinische Wochenschrift*, 16 (1893), PP. 385–86; Neisser, *Geschlechtskrankheiten und ihre Bekämpfung*, p. 134; *Förhandlingar*, 1912, p. 394; *Arztliche Sachverständigen-Zeitung*, 21, 9 (1 May 1915), p. 99; Fiaux, *Police des moeurs*, v. I, p. 393.

和扼死的条款，似乎没有预见到性病传播问题。[①]关于这个问题的立法提议断断续续出现了，但是很少有结果。[②]当刑事化最终到了需要严肃考虑的时候——第一次世界大战期间，在盟国的坚持之下，英国感受到了压力——极端的反对势力占了上风，而且现在的提案远远超出了其他地方的实际效果，过度的野心削弱了他们自己的前景。1917 年的《刑法修正案草案》（cl. 5）规定，不仅对感染者的性交进行惩罚，而且对站街揽客或邀请他人性交的行为进行惩罚，这些行为都可能会极大地增加病例数量。第二年，比彻姆（Beauchamp）的性侵犯议案将传播性病定义为实际的身体伤害，可判处 5 年的劳役，并允许对那些感染性病后涉嫌有性行为的人进行强制体检。[③]这两项措施都没有被写入法律中，尽管这一原则的一个变体在战时的《王国保卫法案》（DORA）找到了一种暂时的、软弱无力的表述，但只适用于向军队成员揽客或与之发生性关系的患有性病的妇女。

在德意志，改革者长期以来试图将"传播性病的危险行为"定为犯罪，但是直到 20 世纪才取得了成效。[④]在 19 世纪 90 年代关于《海因策法》的旷日持久的辩论期间，相关委员会批准了将感染者的婚外性行为定为非法的提案，但国会在反对声中否决了这个议案。在第一次世界大战期间，根据军规，可以处罚被感染者的性行为，最初针对妓女，后来包括了所有的女性，最后也包括了男性。[⑤]在战争期

[①] 24 & 25 Vict. c. 100, cl. 20. 在 R. 诉 Clarence (1886-90) 案中，一名男子将淋病传染给了他的妻子，因此根据这项法令，他被判无罪，因为他的妻子（在不知情的情况下）同意与他发生性关系，从而推翻了之前一宗案件——R. 诉 Bennet 案 (1886) 的结论。Alistair Orr, "Legal AIDS: Implications of AIDS and HIV for British and American Law," *Journal of Medical Ethics,* 15 (1989), p. 65; Martha A. Field and Kathleen M. Sullivan, "AIDS and the Criminal Law," *Law, Medicine and Health Care,* 15,1–2 (Summer 1987), p. 49; Gerald Forlin and Piers Wauchope, "AIDS and the Criminal Law," *Law Society's Gazette,* 84, 12 (25 March 1987), p. 884; Angus Hamilton, "The Criminal Law and HIV Infection," in Richard Haigh and Dai Harris, eds., *AIDS: A Guide to the Law* (2nd edn.; London, 1995), p. 28. The 1861 act did not apply in Scotland.

[②] *Hansard,* 1878, v. 240, col. 475; 1883, v. 280, col. 1837; *PP* 1871 (c. 408) xix, 1, p. 18; *PP* 1875 (97) lxi, 337, p. 343; Malcolm Morris, *The Nation's Health: The Stamping Out of Venereal Disease* (London, 1917), p. 121; *Förhandlingar,* 1912, p. 394; *Journal des maladies cutanées et syphilitiques,* 14, 10 (October 1902), p. 796; McHugh, *Prostitution and Victorian Social Reform,* p. 37; Amos, *Comparative Survey of Laws,* p. 424.

[③] Suzann Buckley, "The Failure to Resolve the Problem of Venereal Disease Among the Troops in Britain During World War I," in Brian Bond and Ian Roy, eds., *War and Society: A Yearbook of Military History,* 2 (1977), pp. 70–71; *Mitteilungen,* 27, 3 (1929), p. 80; Lucy Bland, "'Cleansing the Portals of Life'; The Venereal Disease Campaign in the Early Twentieth Century," in Langan and Schwarz, *Crises in the British State,* p. 204; Roy Porter and Hall, *Facts of Life,* p. 234.

[④] *Mitteilungen,* 27, 3 (1929), p. 81; *Vorentwurf zu einem Deutschen Strafgesetzbuch,* p. 665. 有一些个别的危险行为很早就被定为犯罪：1814 年的《奥尔登堡刑法》（art. 387），1814 年的《阿尔滕堡法典》和 1838 年的《撒克逊刑法》规定，只要有性行为，不论嫖客是否被感染，都可要求对患病妓女进行惩罚。Jadassohn, *Handbuch der Haut-und Geschlechtskrankheiten,* v. XXIII, p. 37; Laupheimer, *Der strafrechtliche Schutz,* p. 25; *ZBGK,* 1,1 (1903), p. 8; Streubel, *Wie hat der Staat der Prostitution gegenüber sich zu verhkalten?,* p. 11.

[⑤] Rudeck, *Syphilis und Gonorrhoe vor Gericht,* pp. 56–57; Dubois-Havenith, *Conférence internationale:Enquêtes,* v. 1/2, p. 702; *ZBGK,* 1, 1 (1903), pp. 13–15; 11 (1910), pp. 208–10; *Deutsche Juristen-Zeitung,* 20, 17/18 (1 September 1915), p. 890; *Mitteilungen,* 15,1/2 (1917), p. 35; 27, 3 (1929), p. 82.

间，以及在战争结束后接下来的几年里，尤其是德国性病控制协会，都提倡将"传播性病的危险行为"正式刑事化。这些成果最终在 1918 年 12 月 11 日的关于处罚与男人和女人发生性关系的感染者的法令 (§3) 中首次得到体现，然后是 1927 年的《性病法》(§5) 延续了这个原则。① 瑞典紧随丹麦和挪威之后，改革了与 1918 年《性病法》相关的刑法典，将"危险行为"刑事化。与其他地方的实践不同的是，除了配偶之间，诉讼不是必须由受害者提出，也可以由国家提出。② 相比而言，这种情况在法国很少发生。直到 19 世纪末，民法典对身体伤害的严苛规定常被用来要求男人对传播性病负责，即使是无意的。然而，刑法典在这些方面的规定只是比其他地方晚而已。③ 正式的，尤其是禁止传播性病的提议到 20 世纪初才被提了出来。库姆斯的议会外委员会试图用一种对此类行为负全部刑事责任的制度取代监管。④ 然而，这并没有带来任何结果，类似的措施在 20 世纪 20 年代仍在辩论，但是直到 1960 年传播性病才被定为犯罪。⑤

虽然法国对于性病的传播所做的事情甚少，但是在某些思考方面他们确实领了先，比如试图阻止奶妈和其照顾的婴儿之间的疾病传播。后来奶妈在法国仍然很普遍，而且与其他地方相比，是一个普遍存在的习惯。与此同时，哺乳传播疾病的问题仍然十分紧迫，促使与此主题相关的文献在 18 世纪末已经广泛传播，为此在巴黎成立了一个办公室，检查来自外省的奶妈的健康状况。⑥ 1775 年，巴黎医学院建议，在将患有梅毒的婴儿送去治疗之前，先在他们的手臂上贴一张便条，以便确认他们的身份，而且几年后就规定，奶妈经过检查之后才能照顾军人的子女。1780 年，巴

---

① *Reichsgesetzblatt,* 1918/184, p. 1431; *ZBGK,* 17 (1916), p. 142; Neisser, *Geschlechtskrankheiten und ihre Bekämpfung,* p. 128; *Sammlung der Drucksachen der verfassunggebenden Prenssischen Landesversammlung,* 1919/21, Drcksch. 1823; *Mitteilungen,* 15, 5/6 (1917), p. 101; Cornelie Usborne, *The Politics of the Body in Weimar Germany* (Houndsmills, 1992), p. 21; *ZBGK,* 19, 3 (1919), p. 64: *Mitteilungen,* 27, 3 (1929), p. 82.

② *Underdånigt betänkande angående könssjukdomarnas spridning,* v. I, pp. 161–67; *American Journal of Public Health,* 26 (April 1936), p. 357; *Bihang,* 1918, Prop. 154, p. 26; *Svensk juristtidning,* 5 (1919), pp. 108–09.

③ Laure Biardeau, *Le certificat prénuptial: Etude de droit comparé de le législation* (Paris, 1931), pp. 321–23; Mignot, *Péril vénérien,* pp. 179–80; *L'ecko médical du Nord,* 7, 12 (22 March 1903), pp. 141–43; Claire Salomon-Bayet et al., *Pasteur et la révolution pastorienne* (Paris, 1986), p. 235; *Recueil,* 21 (1891), p. 365; Alfred Fillassier, *De la détermination des pouvoirs publics en matière d'ygiène* (2nd edn.; Paris, 1902), p. 170.

④ Dolléans, *La police des moeurs,* p. 232; *La prophylaxie antivénérienne,* 1, 1 (1929), p. 293; *Annaks des maladies vénériennes,* 1 (1906), p. 125; *La syphilis* (1903), pp. 69–71; *Annales,* 4/20 (1913), pp. 388–89; Fiaux, *Le délit pénal de contamination intersexuelle; SFPSM: Bulletin mensuel* (1902), p. 268; de Morsier, *La police des moeurs en France,* p. 177; Lion Murard and Patrick Zylberman, "Evolution historique des MST et de leurs représentations: De la maladie comme crime," in Nadine Job-Spira et al., eds., *Santé publique et maladies à transmission sexuelle* (Montrouge, 1990), p. 85; Fiaux, *Police des moeurs,* v. I, pp. cxvi, cxcviii.

⑤ 至少间接地被定罪，1960 年的公共卫生守则（Code de la santé publique）规定，可以对那些拒绝治疗的感染者处以罚款或监禁：CSP, L 285; Cavaillon, *Les législations antivénériennes,* pp. 35–37; Cavaillon, *L'armement antivénérien en France* (Paris, n.d. [1927]), p. 153; Quétel, *History of Syphilis,* pp. 210, 268.

⑥ George D. Sussman, *Selling Mother's Milk: The Wet-Nursing Business in France, 1715–1914* (Urbana,1982), pp. 6–7; Susan P. Conner, "The Pox in Eighteenth-Century France," in Merians, *Secret Malady,* p. 26.

黎开设了一家安养院，允许被感染的奶妈照顾被感染的婴儿。[①] 对允许孩子感染奶妈的父母要求的损害赔偿以及反过来的赔偿，在 19 世纪初已经得到了支持；在 20 世纪后半叶，法国对这样的问题继续立法。[②]

其他地方有时也在尝试相似的措施。[③] 受亨特（Hunter）错误的结论——继发性梅毒是不会传播的——影响，婴儿不会危及他们的照顾者的信条，可能解释了为什么虽然大多数哺乳传播的病例都是通过儿童传染，而且法院案件通常都是保姆向婴儿的父母索赔，但是立法的第一步往往还是颠倒方向，禁止被感染的妇女从事服务业。直到后来才采取措施保护奶妈免受婴儿父母的指控：丹麦 1906 年 3 月通过了法律，奥地利 1912 年通过了刑法典（§304）。[④] 明显的解决办法是令双方都信守诺言，这种方法很快就付诸实践了：丹麦 1874 年 4 月 10 日通过了法律（§2）；1927 年挪威通过了刑法典（§358），德国通过了《性病法》（§§14–15）。[⑤] 最初，对这些措施的重视程度因保姆的工作习惯而异。与法国人相比，英国对商业哺乳的消费热情较低，因此他们可能认为没有必要将这种疾病传播方式定为犯罪。然而，同样的理由却不能解释瑞典人，尽管他们也不是很热衷于雇用奶妈，但却对这个行业实施了广泛的监管。[⑥] 1757 年，斯德哥尔摩已经设立了办公室，想从事保育员行业的人在此接受检查。1812 年关于性病的通告，终结了对他们进行检查的要求，但是惩罚那些被证实患有传染病而没有健康证明的保育员，以及将患有梅毒的婴儿送给保育员照顾的父母。[⑦]

---

①　*Annales,* 2/5 (1856), pp. 268–69; 2/4 (1855), p. 306; Quétel, *Histoiy of Syphilis,* p. 104.

②　*Annales,* 2/5 (1856), p. 24; 2/21 (1864), pp. 99–152; Ravogli, *Syphilis,* p. 445; Fiaux, *Police des moeurs,* v. I, pp. cci, ccxi; Corbin, "La grande peur de la syphilis," pp. 333–34; Salomon-Bayet, *Pasteur et la révolution pastorienne,* pp. 234–35; Alfred Fournier, *Nourrices et nourrissons syphilitiques* (Paris, 1878), pp. 28–29; Valerie Fildes, *Wet Nursing: A History from Antiquity to the Present* (Oxford, 1988), pp. 238–39; CSP, art. L 169–75.

③　*ZBGK,* 8,4 (1908), p. 151; Dubois-Havenith, *Conférence internationale: Rapports préliminaires,* v. 1/1, quest. 6, p. 11; *La syphilis* (1905), pp. 705ff.

④　Camille Appay, *De la transmission de la syphilis entre nourrices et nourrissons* (Paris, 1875), PP. 5–12, 67, 83; XVIIth International Congress of Medicine, *Dermatology and Syphilography,* p. 63; Finger et al., *Handbuch der Geschlechtskrankheiten,* v. III, pp. 2689–90; Mauriac, *Syphilis primitive,* pp. 252–53.

⑤　德国 1953 年的《性病法》（§8）延续了这种规定（§7），而且禁止患有梅毒的妇女照顾其他儿童，并禁止受感染的婴儿由他人照顾，只能由其母亲喂养。

⑥　*Mitteilungen,* 23, 2 (1925), pp. 9–10; *Underdånigt betänkande angående könssjukdomarnas spridning,* v. I, p. 314; Ulla-Britt Lithell, *Breast-Feeding and Reproduction: Studies in Marital Fertility and Infant Mortality in 19th-Century Finland and Sweden* (Uppsala, 1981), pp. 20–21; Viking Mattsson, "Ammor och barnafö-dande i Malmö 1750–1850," *Scandia,* 46, 2 (1980), p. 175.

⑦　Welander, *Bidrag till de veneriska sjukdomarnes historia,* p. 187; Lundquist, *Den disciplinerade dubbel-moralen,* p. 56; Wistrand, *Författningar,* pp. 107–09, 467; Thyresson, *Från Fransoser till AIDS,* ch. 11.

可报告性

对于传播疾病进行立法的问题之一在于，要求这种令人反感的行为是犯罪者明知自己感染了传染病的情况下实施的。[1] 由于必须在法庭上证明 X 在传播疾病时就知道自己患有传染病这个事实，因此，只有能够证明他的病情已得到医生的警告——最好是一位以某种官方身份行事的医生，他才有可能被定罪。[2] 因此，传播性病刑事化与另一项技术密切相关，该技术被纳入取代监管、使性病可被报告的一系列技术中。

由医生、有时也可以是家庭成员、监护官或其他知情人将除了性病外的传染病报告给政府的要求，长期以来一直存在。当然，报告传染病也是监管的一个基础，其目的是发现并治疗有传染病的妓女。然而，当报告的范围从严重的传染病扩大到性病，从妓女扩大到性行为活跃的整个人群时，就出现了新的问题，妨碍了这项悠久的控制技术的应用。不像其他重病，梅毒（相比而言，它明显的症状很少，治疗过程麻烦而且名声不好）不会促使患者寻求医学治疗或向政府报告，如果有可能的话，反而促使病人隐瞒病情。此外，由于性病比其他疾病更常见，而且持续的时间长，因此尚不清楚当局应该如何或是否能够处理他们可能收到的数千份报告。当然，对那么多人进行检疫或长期隔离是不可能的。[3] 大自然和社会合谋阻碍了梅毒的治疗和自由的报告。在这种情况下，试图将其公开化的法律干预，实际上可能会破坏其预期效果。另一方面，由于性病在很大程度上是通过特定的、积极的和自愿的性行为传播的（不像其他疾病，一个简单的喷嚏就可能成为流行病学上的犯罪），因此，理论上它更容易使个人为他们的传染行为负责，而且事实上使政府注意那些应该受到限制的行为是有意义的。在性病报告问题上就存在这两种相互冲突的观点。

对于性病报告，有一种较弱的观点，几乎没有引起争议：只是要求报告感染的事实，不需要提供姓名，以此作为可靠的统计基础。与此相比，一种较激烈的观点，是报告病人的身份，试图以此确保对感染者采取预防措施，允许在极端情况下逮捕和隔离继续实施危险行为的带菌者。在这一点上，出现了意见分歧。一些人认为，具名报告证明了他与其他疾病做斗争的勇气，为了公平，要求也包含性病。其

---

① 为了减轻举证的负担，丹麦、挪威和最终瑞典的法律规定，如果发生性行为时，不只是知道对方感染了性病，只要是怀疑对方感染了性病，都可起诉。德国 1927 年的《性病法》惩罚那些知道或应该知道自己患性病但仍然与其他人发生性关系的人。

② *BJVD*, 2,5 (1926), p. 44; *ZBGK*, 11 (1910), p. 66.

③ Max Hodann, History of Modern Morals (London, 1937), pp. 106–07; Morris, *Nation's Health,* pp. 92–97; Finger et al., *Handbuch der Geschlechtskrankheiten,* v. III, pp. 2715–16; *ZBGK, 14,* 3/4 (1916), pp. 42–48; 19, 7/8 (1919/20), pp. 181–82; Neisser, *Geschlechtskrankheiten und ihre Bekämpfung,* p. 123; *Sitzungsberichte der verfassunggebenden Preussischen Landesversammlung,* 1919/21, 25 February 1920, pp. 9927–28.

他人则害怕这样的要求会使梅毒患者不愿寻求治疗，反而令这个问题恶化。[①] 废除主义者分为两派，一派拒绝报告，认为这不适合性病；另一派则欢迎报告，认为应该将其作为预防措施的一部分，以此取代监管。妇女组织的态度很明显，她们将性病报告视为改革的一个重要因素。[②]

由医生报告患病情况削弱了医生为患者保密的职业限制，破坏了患者对医生的信任和好感，而且这个时期医生的收入大部分仍然直接依赖行业的薪酬，所以从业者经常拒绝政府为了搜集流行病信息而控制他们的企图。首先，正是保密的承诺吸引了受感染的人来到他们的咨询室，可以预料，那些报告了性病的医生很快就会发现，他们的病人已经去了其他地方。就像有人指出的那样，报告他们的病人相当于将他们逐出门外。[③] 在小社区，理论上无论如何保密，实际上报告病人都将把他们置于公众的歧视之中。那些无法通过选择咨询自己的医生来避免这种限制的人将受到特别的影响，而穷人、特别是那些依赖公共卫生保险的人容易被报告给政府。减缓医生困境的一个方法，是要求其他人——家庭成员、户主、有时甚至是房东也报告病例。例如，除了医生之外，1877 年《博尔顿改善法》要求控制病人住所的那些人员报告病例。[④] 英国各地在执行 1889 年《传染病（报告）法》时，虽然理解不同，但普通人，尤其是房主，也被划进那些有义务报告传染病的人的范围里。然而，这种非专业人员进行报告的尝试并不是很有效，主要的问题在于，他们假定了一定程度的医疗专业知识，而这很难期望用合法的方式强制普通人这样做。[⑤]

---

①　XVIIth International Congress of Medicine, *Dermatology and Syphilography,* p. 93; Fiaux, *Police des moeurs*, v. I, p. 389; *Mitteilungen*, 22, 6 (1924); Pontoppidan, *What Venereal Diseases Mean*, pp. 53–54; *ZBGK,* 2, 11/12 (1903/04), pp. 433–34; Waldvogel, *Gefahren der Geschlechtskrankheiten*, p. 84.

②　Blaschko, *Syphilis und Prostitution*, p. 125; *ZBGK*, 16, 12 (1915/16), pp. 364–65; 4,1 (1905), pp. 61, 70; 17, 9 (1916/17), pp. 256–57, 269; 18, 11 (1917/18/19), pp. 277–78; Möller, "Undersökningar i vissa frågor rörande de smittosamma könssjukdomarna," p. 5; Brennecke, *Wie ist der Kampf zu führen?*, p. 22; Dubois-Havenith, *Conférence internationale: Enquêtes,* v. 1/2, pp. 14–15; Stéenhoff, *Den reglementerade prostitution*, p. 27; *Mitteilungen*, 18, 5/6 (1920), p. 116; 18, 3 (1920), p. 74; David J. Evans, "Tackling the 'Hideous Scourge': The Creation of the Venereal Disease Treatment Centres in Early Twentieth-Century Britain," *Social History of Medicine,* 5, 3 (December 1992), p. 429.

③　*ZBGK,* 5, 7 (1906), p. 253; *Ärztliche Sachverständigen-Zeitung*, 21, 9 (1 May 1915), p. 99; *Deutsche medicinische Wochenschrift,* 16 (1893), pp. 385–86; Blaschko, *Syphilis und Prostitution,* p. 125; Otto Better, *Die Geschlechtskrankheiten: Ihre Überwindung und Verhütung* (Berlin, 1921), p. 69; Claudia Huerkamp, *Der Aufstieg der Ärzte im 19. Jahrhundert* (Göttingen, 1985), p. 257; Bridget Towers, "Politics and Policy: Historical Perspectives on Screening," in Virginia Berridge and Philip Strong, eds., *AIDS and Contemporary History* (Cambridge, 1993), p. 67.

④　*Mitteilungen*, 15, 3/4 (1917), pp. 47, 53; *Sanitary Record*, 7 (2 November 1877), pp. 287–88.

⑤　*PP* 1916 (8189) xvi, 1, p. 49; *Transactions of the Seventh International Congress of Hygiene and Demography* (1891), v. 9, pp. 166–67. 相反，试验了由外行或行医者报告的"双重报告系统": *Sanitary Record,* n.s., 8, 90 (15 December 1886), p. 277. 在法国，1902 年的法律没有采用类似的报告系统，但在 1914 年规定暂时施行，然后在 1935 年正式实施: Mosny, *La protection de la santé publique* (Paris, 1904), pp. 21–23; *Annales*, 3/16 (1886), p. 468; Léon Bernard, *La défense de la santé publique pendant la guerre* (Paris, 1929), p. 9; Lion Murard and Patrick Zylberman, *L'hygiène dans la république: La santé publique en France, ou l'utopie contrariée* (1870–1918) (Paris, 1996), p. 318. 这在公共卫生守则 art. L 11–12 中也得到了延续。

在使性病可报告的问题上，就像这场预防战斗的其他方面一样，斯堪的纳维亚人走在了前面。瑞典人早就提出了传染病报告系统，只是到19世纪中期就逐渐失效了。1822年，皇家通告要求各省医生在普遍检查期间，报告发现的感染者的姓名；针对不服从者，1890年的通告重申了这一点。出于统计的需要，丹麦的1906年法和瑞典的1918年《性病法》要求报告时不用写患者的姓名，对于不服从医生指示或在感染的情况下继续发生性行为者，实名报告政府。[①]

德意志部分地区早期也执行了这样的措施，只是执行得很松懈。普鲁士1835年的法规规定，只有在对病人或社会造成其他危害时，梅毒才需要报告。随着德国的统一，事情更复杂了。刑法典禁止违反医疗保密约定，很明显禁止报告传染病。同时，刑法典第327条惩罚那些妨碍预防性病传播的人，但是在普鲁士的一些旧省份，1835年法仍占支配地位，可能要求报告梅毒。然而，实际上这些规定很少得到执行，因此也没有普遍要求报告。[②]德国性病控制协会内部一定程度上支持只报告不服从者，这只是部分报告（跟随瑞典的先例），结果赢得了支持。[③]然而许多人担心，即使这样一个受到限制的版本，所要求的患者的个人信息可能也比大城市医生要求的多。这样的犹豫解释了这方面的改革为何步伐缓慢。旷日持久的辩论之后，由于医生的激烈反对，性病没有被包含在1900年《传染病法》规定的可报告的疾病中。同样，对于是否将性病纳入普鲁士《帝国法实施条例》也经过了漫长的讨论，一开始将报告限制在妓女身上，后来完全废除了它，因为医生们证明，如果这样做，梅毒患者就会诉诸江湖庸医，从而破坏了改革的目的。[④]

在战争期间，报告梅毒成为一种更普遍接受的程序，所有士兵被感染时必须自己报告，如果在定期检查中发现患病，则必须强制治疗。1918年军队遣散时，一些军事机关试图将这些预防措施扩展到平民生活中去。最初的目标是把所有被感染的人员留在军中直到痊愈，但德国的战败和随后的革命证明这种希望是不切实际的。相反，只是要求将复员士兵的名字报给当地社会保险办公室，以便进一步治

---

① *Kongl. Maj:ts Förnyade Nådiga Instruction för Provincial-läkarne i Riket,* §10; *SFS,* 1890/58, §28; *SFS,* 1918/460, §§9–11; *Nordisk Hygienisk Tidskrift,* 2, 6 (November-December 1921), p. 311; *ZBGK,* 5, 7 (1906), p. 253.

② *Gesetz-Sammlung,* 1835, 27/1678, §65, pp. 259–60; *Berliner klinische Wochenschrift,* 35 (1898), pp. 134–35; Rudeck, *Syphilis und Gonorrhoe vor Gericht,* p. 90.

③ *ZBGK,* 15, 8/9 (1914), p. 283; 19,4 (1919), p. 100; 3, 8/9 (1904–05), p. 315; Dubois-Havenith, *Conférence internationale: Enquêtes,* v. 1/2, pp. 701–02; Waldvogel, *Gefahren der Geschlechtskrankheiten,* p. 84; Laupheimer, *Der strafrechtliche Schutz,* pp. 60–61; Neisser, *Geschlechtskrankheiten und ihre Bekämpfung,* pp. 117–20.

④ *BGK,* 19,3 (1919), p. 70; 2,11/12 (1903/04), p. 435; 4, 1 (1905), pp. 32–33; Jadassohn, *Handbuch der Haut-und Geschlechtskrankheiten,* v. XXIII, p. 38; *Mitteilungen,* 18,5/6 (1920), p. 116; 18, 3 (1920), pp. 74; BA, 15.01, RmdI,11869, "Präsident der Kaiserlichen Gesundheitsamtes Dr. Bumm," pp. 196ff,; "Sitzungsbericht der am 8. Okt. 1915 auf Einladung des General-Gouvernements in Belgien zu Brüssel abgehaltenen Besprechung über die Massnahmen zur Bekämpfung der Geschlechts-krankheiten," pp. 218–19; Neisser, *Geschlechtskrankheiten und ihre Bekämpfung,* p. 250; Laupheimer, *Der strafrechtliche Schutz,* p. 62.

疗。传统观点对报告传染病的反对（将削弱保密性，而且会将病人驱赶到江湖庸医那一边）被紧急情况时的需要和逻辑上信息从一系列（军事）医疗机构转到另一套（保险）机构没有侵犯保密性的说法缓和了。[①] 这一问题在两次世界大战之间的几年中再次出现，有人建议利用报告性病的权力实现预防的目标。海因里希·德鲁（Heinrich Dreuw），是一位精力无穷且辞藻华丽的废除主义者，他不知疲倦地为一套所有被感染者都要报告的普遍强制系统辩护；阿尔弗雷德·拜尔（Alfred Beyer）在《普鲁士的土地》以及凯绥·施马赫德（Käthe Schirmacher）——由激进的女权主义者变成了保守的民族主义者——在德国国会中都用法律术语对德鲁的思想进行了阐述。[②] 然而，政府、许多医生和德国性病控制协会对普遍的报告仍然表示怀疑，1927 年的《性病法》（§9）就反映了这样的犹豫，该法模仿瑞典的《性病法》，要求只报告行为上有传播疾病危险的拒不服从者。[③]

在英国由于医生的反对，1889 年的《疾病报告法》没有包含性病。在医学界反对的背景下，皇家性病委员会再次讨论了这个问题，并于 1916 年得出结论：严格保密的必要性超过了报告的好处。[④] 相应地，法国直到 1960 年才要求报告性病，此前遵从维希政府在这方面的不幸先例，要求报告拒绝接受治疗的患者。[⑤] 因此，尽管英国和法国没有要求成年人报告梅毒和淋病，但它们愿意将这一原则应用到新生儿眼炎、淋球菌性结膜炎上——这种病只需施用硝酸银即可治疗，从而防止了数千例病人失明。对于这些疾病，法国在 1892 年，英国在 1914 年已经要求报告了。[⑥]

追踪性接触者以寻找传染源的技术，各国也不完全相同。性病与受歧视较少的疾病不同，性病感染者通常可以确定疾病的起源（尽管对于妓女和她们经常喝醉的

---

① *Reichsgesetzblatt*, 1918/185, p. 1433; Paul Posener, *Die Bekämpfung der Geschlechtskrankheiten* (Berlin, 1927), pp. 53–54; *Mittdlungen*, 15,5/6 (1917), p. 100; BA, 15.01, Rmdl, 11881, "Aktenvermerk über die Besprechung am 7. Dezember 1918," p. 14; [Paul] Kaufmann, *Krieg, Geschlechtskrankheiten und Arbeiterversicherung* (Berlin, 1916), pp. 21–24; Sauerteig, *Krankheit, Sexualität, Gesellschaft*, ch. 4/3.1.

② BA, 15.01, Rmdl, 11886, pp. 126ff., meeting in the Rmdl, 16 December 1919; *Mitteilungen*, 18, 3 (1920), pp. 72–73; Käthe Schirmacher, *Flammen* (Leipzig, 1921), pp. 43–48; Heinz Dreuw, *Allgemeine, gleiche, diskrete Anzeige- und Behandlungspflicht* (Berlin, 1919); Dreuw, *Völkervernichtung*; Dreuw, *Die Sexual-Revolution: Der Kampf um die staatliche Bekämpfung der Geschlechtskrankheiten* (2nd edn.; Bern, 1921).

③ BA, 15.01, Rmdl, 11875, Breger, Reichsgesundheitsamt an den Herrn Reichsminister des Innern, 11 818/20, 20 February 1920, p. 334; *ZBGK*, 19,4 (1919), pp. 96–103; *Sammlung der Drucksachen der Preussischen Landesversammlung*, 1919/21, Drcksch. 1823; *Sitzungsberichte der Preussischen Landesver-sammlung*, 1919/21, 25 February 1920, cols. 9926–27; *Mitteilungen*, 18,1/2 (1920), p. 35; 18, 5/6 (1920), pp. 112, 116.

④ Oriel, *Scars of Venus*, p. 194; *PP* 1916 (8189) xvi, 1, pp. 48–50; Morris, *Nation's Health*, pp. 92–97; *Mitteilungen*, 15, 1/2 (1917), p. 11; Dorothy Porter and Roy Porter, "The Enforcement of Health: The British Debate," in Fee and Fox, *AIDS*, p. 114; Eyler, *Arthur Newsholme and State Medicine*, p. 292.

⑤ CSP, art. L 257–60.

⑥ XVIIth International Congress of Medicine, *Dermatology and Syphilography*, p. 96; L. W. Harrison, *The Diagnosis and Treatment of Venereal Diseases in General Practice* (3rd edn.; London, 1921), p. 465; Paul Brouardel, *La profession médicale au commencement du XXe siècle* (Paris, 1903), p. 184.

客户来说，情况远非如此）。19世纪初，在柏林，不论是妓女还是下层男人，只要被在夏里特医院（Charité）寻求治疗的病人报告为疾病源头，都要被逮捕并接受治疗。1810年的措施和1835年的普鲁士条例将这种方法正式化，要求医生查明贫困患者的性伴侣，并将其报告给警方进行治疗。19世纪70年代，维尔茨堡（Würzburg）建立了一个程序，允许妓女像男人一样报告疑似感染源；在汉堡，早在全国其他地区采取类似措施之前，一套追踪接触者的系统就已经生效。[1] 在法国，自1830年起，布雷斯特就开始对兵工厂和其他地方的士兵、水手、妓女和工人进行检查，希望感染者找到他们的痛苦来源。自1888年起，要求被感染的海军水手报告他们的接触情况，最后要求士兵也要报告，但没有对平民采取类似的措施。[2] 瑞典的《性病法》要求医生追踪接触者，报告病源的名字和地址，对这些人进行劝诫，而且若有必要，强制他们报告并接受检查和治疗。[3] 德国1927年《性病法》模仿这个先例，要求那些疑似感染者接受治疗（§4）。

保密性

与传染病报告问题密切相连的是医患之间的保密性。医生应该首先忠于他们的病人，还是应该优先考虑社区的公共健康问题，尤其是涉及那些无辜但有危险的第三方时？即使社会利益削弱了医疗关系的不可侵犯性，而且即使出现了医生有理由通知当局或警告第三方潜在危险的情况，如果感染者因此避免治疗而继续保持传染性，那么最终的效果是不是功能失调？这就是辩论的问题所在。医疗保密的严格性，在不同的国家有不同的解释。根据经验，政府在公共卫生事务中发挥的作用越大，医生和病人之间的私人关系就越不神圣。在瑞典，保密的优先性让给了共同体的预防利益，德国也越来越如此；而在英国，特别是法国，变化较小，至少直到20世纪以后很久才有所改变。一般来说，随着政府对公共卫生关注度的增加以及卫生保险制度的发展，病人与其照护者之间的排他性的关系遭到了削弱。[4]

19世纪后半叶，职业保密的要求仍然被严格地解释。普鲁士的《普鲁士民法

---

① *Annales*, 16 (1836), p. 285; *Zeitschrift für die Staatsarzneikunde*, 42 (1841), pp. 93–94; Augustin, *Preussische Medicinalverfassung*, v. II, pp. 761–62; *Gesetz-Sammlung*, 1835, 27/1678, §69, pp. 259–60; *Mitteilungen*, 15, 3/4 (1917), p. 51; *ZBGK*, 15, 8/9 (1914), p. 275; *Underdånigt betänkande angående könssjuk-domarnas spridning*, v. I, p. 283; v. II, pp. 115–16.

② Fiaux, *L'armée et la police des moeurs*, p. 211; *Bulletin*, 2, 17 (1887), p. 650; *SFPSM: Bulletin mensuel* (1902), pp. 59–60; G. Thibierge, *La syphilis et l'armée* (Paris, 1917), p. 189; Cavaillon, *Les législations antivénériennes*, pp. 32–33.

③ *SFS*,1918/460 §§11–15, 21; *Förhandlingar*, 1920, p. 219; *American Journal of Public Health*, 26 (April 1936), p. 359.

④ Dominique Thouvenin, *Le secret médical et l'information du malade* (Lyons, 1982), pp. 137–42; Mirko D. Grmek, "L'origine et les vicissitudes du secret médical," *Cahiers Laennec*, 29 (1969), pp. 28–31.

典》将医疗保密作为一项法律义务，《帝国刑法典》（§300）对未经授权泄露此类机密的行为实施惩罚，其法律基础可以追溯到 18 世纪早期。[①] 在法国，医疗保密制度有着悠久的历史，1598 年就被列入巴黎医学院的章程。拿破仑 1810 年的《刑法典》（art. 378）对违反保密规定的情形进行处罚；在 19 世纪，职业保密的绝对概念得到了严格的执行，特别是在 1885 年发生了一起著名的法庭审判之后。[②] 这里的医生即使在法庭上，作为专家证人，在征得病人同意的情况下，也不能违反保密原则，尽管这种约束在 20 世纪开始放松。[③] 其他国家，包括瑞典，在 19 世纪后期已经将他们的实践系统化，倾向于采取不那么绝对的方法。1890 年，瑞典给医生的皇家指示总体而言是要求保密的，但允许专门的立法和指示决定一些可能违反保密要求的例外。盎格鲁-撒克逊普通法赋予律师和当事人之间的沟通享有特权，但是医生和病人之间则没有，英国没有专门的法律条文处理这个问题，尽管仍然普遍实行医疗保密原则。瑞典人和英国人对于违反职业机密的行为都没有规定惩罚措施。[④]

在要求医生出庭作证，或其他法律要求的情况下，往往会承认保密的例外情况。[⑤] 在英格兰，1776 年金斯敦公爵夫人（the Duchess of Kingston）案开创了一个先例，可以要求医生就其保密义务之外的其他事项作证。在普鲁士，医疗保密的例外可以追溯到《普鲁士民法典》，该法典虽然规定了保密，但也要求严重罪行的知情人必须发言。在德意志，优先于医疗保密的法律包括：在严重犯罪案件中给予警告的《刑法》（§§138–39）和 1900 年《传染病法》。在法国，尽管某些法律要求疾病报告不受保密的严格限制，但直到 20 世纪，特别是在维希政权时期，这里对医疗保密的比较绝对的理解才有了更多重要的例外。[⑥]

在 19 世纪末 20 世纪初，对梅毒无辜受害者的新关注也转移到了医疗保密问题上。易卜生的《群鬼》和白里欧《损坏的货品》从受害者的角度强调了禁止医生告诫毫无

---

① ALR II 20, §505; *ZBGK*, 4, 1 (1905), p. 53.

② Raymond Villey, *Histoire du secret médical* (Paris, 1986), p. 42; L. Stévenard, *Le secret médical* (Paris, 1905), ch. 7; Murard and Zylberman, *L'hygiène dans la république*, pp. 304–07.

③ *La syphilis* (1904), p. 76; Villey, *Histoire du secret médical*, pp. 63–67, 103, 135; *BJVD*, 2, 5 (1926), p. 52; Jean-Marie Auby, *Le droit de la sante* (Paris, 1981), p. 329; Thouvenin, *Le secret médical*, pp. 74–76, 90–99; René Savatier et al., *Traité de droit médical* (Paris, 1956), pp. 279–81, 283–85. 在德国也有这样的情况，即使在病人死亡之后，医生仍拒绝在法庭上作证，因为他们还没有解除其义务：*ZBGK*, II (1910), pp. 220–22.

④ *SFS,* 1890/58, §60; Möller, "Undersökningar i vissa frågor rörande de smittosamma könssjuk-domarna," p. 9; Ravogli, *Syphilis*, p. 334; Finger et al., *Handbuch der Geschlechtskrankheiten*,v. III, p. 2713; Earl Jowitt, ed., *The Dictionary of English Law* (London 1959), p. 450; *ZBGK*, 5,7 (1906), p. 247; *BJVD*, 2,5 (1926), P. 46.

⑤ *ZBGK*,4,1 (1905), pp. 9ff.; 2,11/12 (1903/04), pp. 464–65.

⑥ *BJVD*, 2, 5 (1926), pp. 48, 52; Stévenard, *Le secret médical*, pp. 76–77; Poore, *Treatise on Medical Jurisprudence*, p. 12; ALR, II 20, §506; *ZBGK*, 11 (1910), pp. 223; Villey, *Histoire du secret médical*, p. 75; Quétel, *History of Syphilis*, p. 208; Jacques Moreau and Didier Truchet, *Droit de la santé publique* (Paris, 1981), p. 126.

疑心的妻子——她的丈夫使她面临危险——的不合理性。[1] 在丈夫和妻子咨询同一个医生的时候，从理论上讲，禁止医生告诉这个女人她自己正在遭受的痛苦以免暴露配偶的疾病，甚至即使出于打破不断重复感染的循环的目的也不允许医生建议妻子停止性行为。同样的情况也发生在奶妈身上，不允许他们在梅毒上咨询雇主的医生用以起诉雇主。[2] 改革者可以举出许多案例，在这些案例中，对保密性的狭隘解释伤害了无辜的受害者，而且在医生是否有权警告第三方上的严重分歧导致医学文献中也出现了激烈的争论。[3] 在一个著名的案例中，巴黎的一位医生对保密性的严格理解使他无法警告他的患者的未婚妻，但是他避开了这个障碍。他威胁求婚者说，如果患者没有中断婚约，那天晚上他就会在患者的剧院包厢里给他一记耳光。有人建议更务实的父亲要求未来女婿出示人寿保险单，从而迫使他们透露目前的健康状况和过去的疾病。[4]

试图放松保密限制的改革者认为，公共卫生的发展必然会削弱个人不可侵犯的绝对权利。[5] 医疗保密制度的放松是一个渐进的过程，除了一些例外，医患关系的神圣性有着悠久的历史。在法国，早在 1666 年，一项法令就要求医生报告他们医治的那些战斗中的受伤者。[6] 在国家紧急情况下，例如，叛国或阴谋破坏公共福利，医疗保密的例外情况是合法的。[7] 从 19 世纪开始，人寿和健康保险公司坚持要求医生提供

---

[1] 在 F. 奥特莫的《沉默》(1902) 一书中，一个女人想要嫁给一个患有梅毒的追求者，一个医生也爱上了这个女人。医生很犹豫是否应该告诉她的父母关于她未婚夫的事，希望以此来拯救他的爱人，但最终，他的职业本能战胜了他的多情倾向，他什么也没说。

[2] *Annales*, 4/20 (1913), pp. 389–93; *ZBGK*,4,1 (1905); Rudeck, *Syphilis und Gonorrhoe vor Gericht*, p. 73; Baer, *Hygiene der Syphilis*, p. 48; Fournier, *Nourrices et nourrissons syphilitiques*, pp. 28–29. 在这种情况下，出现的许多问题与其说是由于医疗保密的限制，不如说是由于家庭医生的机制问题。矛盾之处在于，医生既是家庭医生，却又致力于维护个人的绝对权利。如果妻子只是去咨询另一位医生，大概这种情况一开始就不会出现。一名观察人士挖苦地说，医务人员经常讨论的一个典型的情况是，A 医生有一名患者，是患有梅毒的 B 少校，B 要和 C 小姐结婚。A 是 C 的父亲的终身挚友。但是在现实生活中，患梅毒的 B 少校不会咨询其未婚妻的家庭医生：*BJVD*, 2, 5 (1926), p. 46.

[3] *ZBGK*, 4, 1 (1905), pp. 38–40; 1, 1 (1903), pp. 38–39; *Mitteilungen*, 23, 5 (1925), p. 24; Fillassier, *De la détermination des pouvoirs publics*, p. 170; *La syphilis* (1903), p. 223; *BJVD*, 2, 5 (1926), pp. 46, 53; Morris, *Nation's Health*, p. 132.

[4] 如果他拒绝，就会令人怀疑：Rudeck, *Syphilis und Gonorrhoe vor Gericht*, pp. 67–68; *ZBGK*, 2, 10 (1903/04), p. 400; *Journal des maladies cutanées et syphilitiques*, 14, 10 (October 1902), p. 782. 部分问题在于，传统上丈夫有权与妻子发生性关系，这在教会法律中，即使他患有传染病的情况下也不会被放弃：Jean Imbert, *Histoire du droit privé* (Paris, 1950), pp. 58–60.

[5] *ZBGK*,4, 1 (1905), pp: 32–40.

[6] Fillassier, *De la détermination des pouvoirs publics*, p. 171. 具有讽刺意味的是，正是这些例外，加上它们的政治意味，可能鼓励了法国对保密的坚持。在这里，对待保密非常严肃，部分原因与 1832 年的政治目的有关，当时吉斯凯 (Gisquet)（大金融家，在 1831 年出任巴黎警察局长——译者）命令医生报告 6 月起义中受伤的叛乱分子的姓名，但没有人这样做。1944 年，德国人和维希政府再次提出了这样的要求，命令提供抵抗运动中受伤的成员名单：Villey, *Histoire du secret médical*, pp. 67, 161; J. Rufflé and J.-C. Sournia, *Les épidémies dans l'histoire de l'homme* (Paris, 1984), p. 138; Jacques Léonard, *La France médicale: Médecins et malades au XIXe siècle* (n.p., 1978), p. 246; Savatier et al., *Traité de droit médical*, p. 283.

[7] Swedish penal code, ch. 8, §22; German penal code, §§138–39.

在此前更简单的时代应该保密的信息。要求报告死亡原因的立法必然会放松对保密的任何严格理解，现在的问题是相似的例外是否也适用于性病感染。一旦其他传染病的通报在大多数国家成为事实，那么严格保密的领域就受到了严重侵蚀。[①] 正如一位观察员指出的，没有人会幻想让医生为面包师或餐馆老板的白喉或斑疹伤寒保密。[②]

尽管大多数国家有某种形式的保密要求，但是对于报告疾病设置的障碍却各不相同。有些国家由于需要报告而愿意放弃保密；另一些国家则以保密作为不作为的借口，避免或推迟报告。[③] 毫不奇怪的是，那些要求报告疾病而且追踪性病接触者的国家，也是对行业保密的解读最宽松的国家。例如，在瑞典，报告性病病例的义务早在 19 世纪初就开始了，而《性病法》中体现的追踪接触者，意味着任何狭义的医疗保密都已经被破坏了。[④] 在德意志，20 世纪初就有人提出建议，放松刑法典对这些问题的限制；1905 年最高法院的一个裁决重申：医生不要因为报告须通报的疾病——包括性病——而担心被惩罚。1911 年的帝国保险法（§141）要求卫生保险机构的员工遵守的保密标准与医生相同，因此理论上可以防止提交给他们的报告被泄密。[⑤] 然而，在第一次世界大战期间，这个问题仍然在争论之中，议会有人提出彻底解决这个问题。[⑥] 在法国，战后的法律明确规定，除了纯粹的医务人员，其他人员都必须遵守行业保密标准，使医生传递病人信息时没有任何后顾之忧。[⑦]

江湖庸医

由于法律要求医生报告感染者、追踪接触者、强迫病人治疗等，这就增加了感染者躲避这些医生的可能性，许多受害者可能寻求非正统而且非官方的治疗方式，因此从官方医学界的角度看，损害了他们自己的利益。[⑧] 一个解决办法是维持甚至加强保密原则，医生有责任遵守这一原则，但江湖庸医们没有，尽管这当然阻碍了

① 1900 年的德国《传染病法》，1892 年的法国《行医法》，英国 1902 年的《公共卫生法》、1889 年的《疾病报告法》。

② *ZBGK*, 5, 7 (1906), p. 244; 4, 1 (1905), p. 34.

③ *Annales*, 4/20 (1913), p. 388; Fiaux, *Police des moeurs*, v. I, p. 497.

④ *ZBGK*, 19, 2 (1919), pp. 30–31. 1980年的瑞典《保密法》延续了这一做法，要求医疗保密，但政府当局要求泄露的情况除外：Lotta Westerhäll and Ake Saldeen, "Réflexions sur le Sida et le droit suédois," in Foyer and Khaïat, *Droit et Sida*, pp. 400–03.

⑤ Neisser, *Die Geschlechtskrankheiten und ihre Bekämpfung*, p. 249; BA, 15.01, Rmdl, 11866, pp. 72ff., "Aufzeichnung über die am 4. und 5. März 1908 abgehaltene Sitzung des Reichs-Gesundheitsrats (Ausschuss für Seuchenbekämpfung), betreffend die Bekämpfung der Geschlechtskrankheiten," p. 81; Borelli et al., *Geschichte der DGBG*, p. 36; Sauerteig, *Krankheit, Sexualität, Gesellschaft*, ch. 4/3.1.

⑥ *ZBGK*, 18, 1 (1917), p. 3; 17, 9 (1916/17), p. 255; *Mitteilungen*, 15, 5/6 (1917), pp. 97–99; 23, 5 (1925), p. 24; Neisser, *Geschlechtskrankheiten und ihre Bekämpfung*, pp. 321–22.

⑦ *JO*, 14 April 1946, p. 3138, art. 6; *JO*, 25 April 1946, p. 3422, art. 5; CSP, L 293, art. 4.

⑧ Leonhard, *Prostitution*, p. 245; *DVöG*, 36 (1904), p. 432; 41 (1909), p. 731; Fiaux, *Police des moeurs*, v. I, p. 496.

招募私人医生为公共卫生服务的希望。另一个方法是，除了经过正规培训的和有执照的医生外，可以禁止任何人治疗性病。

许多国家采取的更简单的方法，是禁止那些没有医学执照的人治疗性病。在斯堪的纳维亚半岛，挪威首先这样做（1889），丹麦（1906）和瑞典（1915）继其后。在英国，1917 年《性病法》禁止非官方认可的人治疗性病。[①] 在法国，虽然长期以来一直有这方面的提议，但很少实施。刑法典关于诈取和欺骗的第 405 条偶尔也被用来起诉骗子，但是这充其量是一种特殊而且不太合适的手段。[②] 在德国，情况比较复杂。早期的措施禁止无证医疗人员治疗性病，这一原则在 1835 年的普鲁士条例中得到延续。[③] 然而，这个问题在 19 世纪晚些时候因邮寄自由的特殊传统而变得棘手，1869 年赋予公民选择江湖骗子进行治疗的权利。[④] 要么将报告性病的要求扩展到所有从业者身上，这将导致出现那些没有经过任何正规职业培训的人（他们可能拒绝学院派医学的最基本的原则）如何为诊断和报告负法律责任的问题；要么必须限制自由治疗，只允许有执照的医生治疗须报告的疾病。[⑤] 由于德国人有权寻求任何形式的治疗，所以他们的讨论仍然充满了分歧。20 世纪初经常出现禁止江湖庸医的提议，但都没有结果。[⑥] 在第一次世界大战及接下来的几年中，江湖庸医被禁止治疗性病，但是在 1919 年和 1920 年，不愿限制治疗自由的魏玛新议会，出现了要求更为全面的禁止江湖庸医的议案。[⑦] 直到 1927 年，随着《性病法》的颁布，邮寄自由才最终终止了江湖庸医对生殖器疾病的治疗，要求只有有执照的医生才能治

---

① 7 & 8 Geo. 5 c. 21.

② *Annales*, 16 (1836), p. 279; Cavaillon, *L'armement antivénérien*, p. 51.

③ Augustin, *Preussische Medicinalverfassung*, v. II, pp. 764–65; *Gesetz-Sammlung*, 1835, 27/1678, pp. 259–60.

④ 关于英法两国医疗监管制度的对比，见 Jean-Charles Sournia, *La médecine révolutionnaire (1789–1799)* (Paris, 1989), pp. 124–26; M. Jeanne Peterson, *The Medical Profession in Mid-Victorian London* (Berkeley, 1978), p. 36; Anne Digby, *Making a Medical Living: Doctors and Patients in the English Market for Medicine, 1720–1911* (Cambridge, 1994), p. 31; Matthew Ramsey, "The Politics of Professional Monopoly in Nineteenth-Century Medicine: The French Model and Its Rivals," in Gerald L. Geison, ed., *Professions and the French State, 1700–1900* (Phila-delphia, 1984).

⑤ 在1900年的《传染病法》中，要求医疗从业者报告应该报告的疾病，不仅要报告他们参与治疗的，而且要报告他们怀疑可能需要报告的患者，从理论上讲，这使得报告时更容易将庸医牵连进来：*Reichs-Gesetzblatt*, 1900, 24/2686, §1; Walter Lustig, *Die Bekämpfung des Kurpfuschertums* (2nd edn.; Berlin, 1927), p. 48.

⑥ Chrzelitzer, *Der Kampf gegen die Geschlechtskrankheiten* (Berlin,1903), pp. 7–9; Segger-Bethmann, *Die Geschlechtskrankheiten, ihre Entstehung, Verhütung, Behandlung und Heilung* (Berlin, n.d. [1903]), pp. 5–6; von Niessen, *Womit sind die Geschlechtskrankheiten wirksam zu bekämpfen?*, pp. 4–6, 33; Dubois-Havenith, *Conférence internationale: Rapports préliminaires*, v. I/1, quest. 6, p. 11; Finger et al., *Handbuch der Geschlechtskrankheiten*, v. III, pp. 2710–11.

⑦ Hellwig, *Gesetz zur Bekämpfung der Geschlechtskrankheiten*, p. 5; *Mitteilungen*, 18, 1/2 (1920), pp. 38–39; *ZBGK*, 19, 4 (1919), pp. 99–100; *Sammlung der Drucksachen der Preussischen Landesversammlung*, 1919/21, Drcksch. 1823; *Sitzungsberichte der Preussischen Landesversammlung*, 1919/21, 25 February 1920, cols. 9928, 9951–52.

疗这类疾病，尽管他们并不一定坚持使用对抗疗法。①

取缔庸医的结果必然是采取措施防止自我治疗。在英国，1889 年《不雅广告法》禁止公开宣传由房事引起的抱怨或身体虚弱，1917 年《性病法》禁止做治愈这些疾病的广告。②虽然在两次世界大战之间，德国初期禁止期刊刊登治愈性病的广告，但事实上，这类广告非常多，以至于德国性病控制协会开始建议以欺诈罪警告它们，也有人提出制定更有效的禁令。③1927 年的《性病法》（§11）通过对公开传播此类信息进行惩罚解决了这一问题。19 世纪末 20 世纪初，法国非议会控制的委员会也提出了相似的措施，而且在 20 世纪 30 年代再次提出，但都无果而终。④

无执照治疗问题中的一个重要因素是，非对抗疗法的方法和理论受欢迎的程度。这一点在不同的国家之间差别很大，在法国基本不受欢迎，在英国和斯堪的纳维亚国家较受欢迎，在德国大受欢迎。德国是哈内曼（Hahnemann）和顺势疗法的发源地，还有其他上百种医学流派，这些流派都在"自然疗法"的大字标题下，在引人注目的嘈杂声中阔步前进。自然疗法关于性病治疗的主张一直延续到 20 世纪。⑤许多社会民主党人支持另类疗法，反对 1927 年《性病法》授予有执照医生的垄断权。⑥随着保罗·欧立希（Paul Ehrlich）的洒尔佛散的出现，自然疗法者的愤怒也达到了新的高度。这是医药化学工业游说集团的另一个产物，它在为充满性欲的资本主义有钱人获取使女的同时，也让误入歧途的梅毒患者付出了金钱和健康的代价。⑦这些公共卫生方面的民粹主义的捍卫者顽固地宣称，洒尔佛散行业获得了不

① Schmedding and Engels, *Die Gesetze betreffend Bekämpfung übertragbarer Krankheiten* (2nd edn.; Münster, 1929), pp. 327–28; *Mitteilungen*, 25, 11/12 (1927), p. 138; Cornelie Usborne, "Die Stellung der Empfängnisverhütung in der Weimarer Gesundheits-und Bevölkerungspolitik," in Reulecke and Rüdenhausen, *Stadt und Gesundheit*, p. 284; *Die Auswirkungen des Gesetzes zur Bekämpfung der Geschlechtskrankheiten* (Berlin, n.d. [1928]), p. 11.

② 52 & 53 Vict. c. 18; 7 & 8 Geo. 5 c. 21.

③ *Mitteilungen*, 18, 1/2 (1920), pp. 38–39; 17, 6 (1919), p. 107; *Sammlung der Drucksachen der Preussischen Landesversammlung*, 1919/21, Drcksch. 1823.

④ Fiaux, *Police des moeurs*, v. I, pp. 460–61; Cavaillon, *Les législations antivénériennes*, pp. 56–57.

⑤ Weindling, *Health, Race and German Politics*, pp. 21–25; BA, 15.01, RmdI, 11892, pp. 54ff., Eingabe des Zentralverband für Parität der Heilmethoden, 15 April 1922; *Korrespondenzblatt für Abgeordnete, Regierung und Behörden betr. den Entwurf eines Gesetzes zur Bekämpfung der Geschlechtskrankheiten*, 1 (1 May 1922). 在德国联邦档案中也有类似的抗议（BA, 15.01, Rmdl, 11891）。

⑥ 尽管像希尔弗丁（Hilferding）这样的社会党的领导人不支持自然疗法，但是由于许多社会党人支持它，所以 1927 年法的第 7 条将这个问题留给了个人的自由选择：*SB*, 1924/26, Anlage 2714, pp. 13–15; *SB*, 21 January 1927, pp. 8676B, 8686B; 24 January 1927, pp. 8722–24; 26 January 1927, pp. 8756A–8758C; *Sitzungsberichte der Preussischen Landesversammlung*, 1919/21, 25 February 1920, cols. 9951–52.

⑦ "Schulmedizin und Gesetzentwurf zur 'angeblichen' Bekämpfung der Geschlechtskrankheit-en," *Der Volksarzt*, 3, 6 (15 June 1922); [Rudolf Spuhl], *Gesetzgeberische Sexualdiktatur*(n. p., [Berlin], n.d. [1922]), pp. 3–7; Dreuw, *Völkervernichtung*, v. I, pp. 2, 55–70; Kafemann, *Syphilis-Vorbeugung oder Salvarsan?* (Munich, 1915), p. 23; Lutz Sauerteig, "Salvarsan und der 'ärztliche Polizeistaat': Syphilistherapie im Streit zwischen Ärzten, pharmazeutischer Industrie, Gesundheitsverwaltung und Naturheilverbänden (1910–1927)," in Martin Dinges, ed., *Medizinkritische Bewegungen im Deutschen Reich (c. 1870–c. 1933)* (Stuttgart, 1996).

合理的利润，魏玛政府没有提高税收以减少它的收入，是化学企业的合谋者；犹太人也参与了这些险恶的阴谋诡计；当局试图隐瞒这种新治疗方式导致的死亡；洒尔佛散将欧洲人变成了黑人，使他们出现一连串类似的愚蠢的行为。[1] 多亏这种努力，1914 年 3 月，德国议会被说服辩论洒尔佛散的价值，尽管它的结论是支持洒尔佛散，但在这个过程中欧立希也遭到了羞辱。1927 年的《性病法》也充分考虑了这种情况，有条款规定，包括洒尔佛散和汞在内的有潜在危险的治疗只能在得到病人许可的情况下进行。[2]

结婚

结婚问题也引起了公共卫生改革家们的兴趣，他们认为结婚是流行病学上的一个瓶颈，在这个瓶颈期，传染病可以被发现并治愈。从 18 世纪末开始，就存在大量的建议，要求将性病检查作为结婚的一个前提条件。既然军队新兵都要接受检查为什么结婚不能这样呢？这就是当时提出的逻辑。[3] 那些反对者反对说，这种规定限制了一项不可剥夺的人权，使本来已经很低的生育率有更低的危险，而且对结婚的这些限制不但不能防止传染，反而只会将它限制在非法结合上。柏林一个神经病学教授警告说，如果这样的法律生效，席勒（Schiller）和贝多芬（Beethoven）的父亲，佐拉（Zola）和德·莫泊桑（de Maupassant）的母亲，以及克莱斯特（Kleist）

① Dreuw, *Völkervernichtung*, v. I, pp. 76–77; Dreuw, *Spanische Stiefel: Ein Einblick in die moderne Kultursklaverei zur Dressur des Geistes* (Berlin, 1923); Dreuw, *Kultur-Korruption: Erlebtes und Erstrebtes im Kampf für Wissenschaft und Wahrheit* (Berlin, 1923), pp. 196–200; Dreuw, *Menschenopfer: Offener Brief an die Medizinalverwaltung* (Berlin, n.d. [1922]), pp. 2–6; Ludwig, *Heilung der Syphilis durch erprobtes ungif-tiges, naturgemässes Verfahren ohne Einspritzungen, ohne Quecksilber, ohne Salvarsan* (Berlin, n.d. [1922]), pp. 11–14; Erwin Silber, *Salvarsan? Quecksilber? Naturheilbehandlung?* (Berlin, 1927); H. Lemke, *Die Syphilis und ihre Heilung auf naturgemässer Grundlage ohne Quecksilber und Salvarsan* (Berlin, 1925), pp. 6–7, 38–43; *Mitteilungen*, 27, 2 (1929), p. 62; *SB*, 21 January 1927, p. 8687B; 24 January 1927, p. 8715B–C; BA, 15.01, RmdI, 11875, "Abschrift aus Nr. 163 der Westfälischen Allgemeinen Volkszeitung Dortmund vom 16. 7. 1919," pp. 346ff.; "Hat der Kampf gegen das Salvarsan eine antisemitische Tendenz?" *Kölnische Volkszeitung* (2 April 1914); "Eine Regierungserklärung betr. Salvarsan," *Kölnische Volkszeitung* (20 April 1914); "Die Preisgestaltung des Salvarsans," *Frankfurter Zeitung* (24 June 1914); "Ehrlich über den Preis des Salvarsan," *Hamburgischer Correspondent* (27 June 1914), copies in the BA, 15.01, RmdI, 11882, pp. 55, 70, 99, 101, respectively.

② Oriel, *Scars of Venus*, p. 93; *Auswirkungen des Gesetzes zur Bekämpfung der Geschlechtskrankheiten*, pp. 7, 11; Jadassohn, *Handbuch der Haut-und Geschlechtskrankheiten*, v. XXIII, p. 62. 这是许多社会主义者、所有的共产主义者和议会种族主义分子构成的一个奇怪组合，他们支持这种让步：Silber, *Salvarsan?*, p. 114; [Spuhl], *Gesetzgeberische Sexualdiktatur*, p. 6.

③ Kornig, *Medicinischpolitischer Vorschlag*, pp. 26–27; *Preste*, 1817–18, 4 April 1818, v. 3, p. 422; *Annales*, 2/5 (1856), pp. 64–66; Ströhmberg, *Bekämpfung der ansteckenden Geschlechtskrankheiten*, pp. 53–54; *ZBGK*, 2, 10 (1903/04), p. 396; 17 (1916), p. 100; von Niessen, *Womit sind Geschlechtskrankheiten zu bekämpfen?*, p. 34; Neisser, *Geschlechtskrankheiten und ihre Bekämpfung*, pp. 144–56, 168; *La syphilis* (1904), p. 224; *Annales*, 3/43 (1900), pp. 191, 466–67.

的父母都不可能结婚。^① 这种检查涉及侵犯隐私，许多人对此表示反感。就像英国一位观察员指出的那样："我想，在剩下的为数不多的几个英国主妇中，不会有人愿意带着年幼的还未结婚的女儿去找性病专家做宫颈检查，而且我想，如果她们这样做了，在某些情况下，结果会使有关各方感受到的更多的是惊讶，而不是满意。"^②相比而言，废除主义者就像更广泛意义上的妇女运动一样，喜欢这种想法。有人提议，成立一个由未受感染的人组成的俱乐部，人们可以从中选择配偶。^③

在瑞典，长期以来这类措施一直对性病以外的疾病有效，所以有人提议将这些措施进一步扩展。到 1918 年，对感染者的结婚进行了限制；1920 年，要求有婚前检查证书。只要双方都通知了对方，就可以结婚，但如果疾病仍处于传染阶段，则禁止结婚，除非有王室的特许。^④ 在法国，类似的提案在 20 世纪 20 年代末比比皆是，但直到 1942 年，在维希政权的统治下，才对《民法典》（art. 63）进行了修改，要求提供婚前检查证书。^⑤ 相比之下，在英国，没有采取什么措施阻止感染者结婚。德国（在纳粹时代之前）也没有要求提供婚前检查证书，虽然 1920 年有一部法律鼓励有意结婚者进行检查。德国民法典在理论上要求将感染的情况告知未来的配偶，1927 年法进一步强化了这一点：禁止未经此类告知者结婚。^⑥

最后，个人卫生问题也属于性病改革家考虑的问题。当然，尽管这在很大程度上超出了立法的范围，但至少在一种情况下——割礼，属于公共卫生的范畴。许多观察员将这种仪式归因于一定程度的卫生，而且或许还有预防的作用。人们通常认

① BA, 15.01, RmdI, 11874, Ministerium des Innern, M. 10167, 14 February 1919, p. 29 ; *Annales*, 3/3 (1880), pp. 435–37; *La syphilis* (1903), p. 223; *ZBGK*, 12, 12 (1911/12), pp. 421–22, 429–30; *Underdånigt betänkande angående könssjukdomarnas spridning*, v. I, pp. 145–48.

② *BJVD*, 2, 5 (1926), p. 45.

③ *ZBGK*, 16, 12 (1915/16), pp. 373–74; Kristine von Soden, *Die Sexualberatungsstellen der Weimarer Republik 1919–1933* (Berlin, 1988), pp. 21–22; *ZBGK*, 17 (1916), p. 106. This was the converse of the official brothels, proposed by Sperck, to be reserved for syphilitics, *les avariés*, as it were, *chez soi*: *Annales*, 4/20 (1913), p. 403.

④ Wistrand, *Författningar*, p. 24; *Underdånigt betänkande angående könssjukdomarnas spridning*, v. I, p. 139; *Borgare*, 1817, v. 1, pp. 436–39; *ZBGK*, 12, 12 (1911/12), p. 429; *SFS*, 1918/460, §8; Sennhenn, "Bekämpfung der Geschlechtskrankheiten," p. 14; Cavaillon, *Les législations antivénériennes*, p. 550; Jean Sutter, *L'eugénique* (Paris, 1950), p. 76.

⑤ Biardeau, *Le certificat prénuptial*, pp. 265–79; Spillmann, *L'évolution de la lutte*, pp. 229–31; Cavaillon, *L'armement antivénérien*, pp. 31, 158; Cavaillon, *Les législations antivénériennes*, pp. 42–43; Mireur, *La syphilis et la prostitution*, pp. 59ff.; Paul Smith, *Feminism in the Third Republic: Women's Political and Civil Rights in France 1918–1945* (Oxford, 1996), p. 223; Schneider, *Quality and Quantity*, ch. 6; GSP, L 155–58. 1989 年 12 月 18 日的法律第三条（art.3）废除了那时的第 158 条（Art. L 158）。

⑥ *Mitteilungen*, 23, 2 (1925), p. 9; 27, 3 (1929), p. 67; Biardeau, *Le certificat prénuptial*, pp. 213–18; Weindling, *Health, Race and German Politics*, pp. 294–94, 361–64; Usborne, *Politics of the Body*, pp. 142–44; Weingart et al., *Rasse, Blut und Gene*, pp. 274–76, 513–18; Rudeck, *Syphilis und Gonorrhoe vor Gericht*, pp. 107–13,121–27; *ZBGK*, 12, 12 (1911/12), pp. 422–23; *Sammlung der Drucksachen der Preussischen Landesversammlung*, 1919/21, Drcksch. 1823. 这在 1953 年《性病法》第 6 条（§6）中得到延续。

为，埃及人和犹太人都将割礼作为预防性病的一种专门措施。① 人们普遍认为，由于这个原因，犹太人比异教徒更少遭受性病之苦，印度的穆斯林比印度教徒更少得性病。② 从犹太人和穆斯林殖民地居民的经历中得出的结论，说服了许多欧洲改革家，尤其是英国和荷兰的改革家，认为割礼是有价值的。③ 当许多人认为简单的生殖器卫生也能带来类似的好处时，有一些人主张广泛采用割礼，尽管他们承认，鉴于强制种牛痘所遇到的反对，在这种脆弱的地方挥舞手术刀不太可能得到广泛的支持。④ 然而，另一方面，无论割礼在卫生上可能令人多么羡慕，它（尤其是完成割礼仪式的环境）可能就是疾病传播链上的一个环节，因为割礼执行人吮吸婴儿的新伤口 (metsitsah) 来止血时，疾病就会向一个或另一个方向传播。⑤ 因此，从 19 世纪中叶开始，卫生改革家试图说服犹太社区放弃这种实践，第一个转变者是被里科尔（Ricord）说服的巴黎教宗。⑥

改革

当斯堪的纳维亚半岛的国家开辟了新的方向，而英国公共卫生当局当时的反应主要是退出预防领域时，主张监管的国家则开始了漫长而艰巨的改革进程。新监管主义者和新废除主义者都试图将重点从注册的妓女转向占人口更大比例的有危险性行为的人，希望能获得一个简单的、有时是免费的医疗保健承诺，实现这里列出的措施，使性病患者接受其他传染病患者接受的预防措施。

在法国，改革的希望，尽管开始时很顺利，但在第二次世界大战前都化为了泡

① Quétel, *History of Syphilis*, p. 56; Dreuw, *Völkervernichtung*, v. I, p. 30; Mignot, *Péril vénérien*, p. 25; Proksch, *Vorbauung der venerischen Krankheiten*, pp. 21–22; *ZBGK*, 2, 6 (1903/04), pp. 248–55. 然而，同样清楚的是，尽管一些希伯来律法在现代医学看来有卫生上的合理性，但很多律法却没有，仅仅将其动机归因于卫生目的在很大程度上是一种推测：Robert P. Hudson, *Disease and Its Control* (Westport, 1983), pp. 63–65.

② Müller, *Praktisches Handbuch*, p. 27; *PP* 1867–68 (4031) xxxvii, 425, QQ. 2669–70, 2749, 5405; Mignot, *Péril vénérien*, p. 25, 犹太人众所周知的节制也被认为是一个因素：*Glasgow Medical Journal*, 4, 19 (1883), p. 111.

③ *Annales*, 4/34 (1920), p. 136; XVIIth International Congress of Medicine, *Dermatology and Syphilography*, p. 100; *DVöG*, 41 (1909), p. 744; *BMJ* (31 December 1910), p. 1767; *Lancet*, 2, 2 (29 December 1900), pp. 1869–1871; Bloch, *Das Sexualleben unserer Zeit*, pp. 421–22. 这种观点也延续到了艾滋病时代：*AIDS*, 3 (1989), pp. 373–77; 11 (1997), pp. 73–80.

④ Ricord, *Lettres sur la syphilis*, p. 293; Mireur, *La syphilis et la prostitution*, pp. 171–75; Friedrich Weinbrenner, *Wie schützt man sich vor Ansteckung?* (Bonn, 1908), pp. 5–6; Stamm, *Verhütung der Ansteckungen*, pp. 62–64.

⑤ 或者就像 1835 年普鲁士法规警告的那样，仅仅割包皮而不吮吸："Belehrung über ansteckende Krankheiten," *Anhang zur Gesetz-Sammlung*, 1835, Beilage B zu No. 27 gehörig, p. 38. See also Sander L. Gilman, "Plague in Germany, 1939/1989: Cultural Images of Race, Space, and Disease," in Andrew Porter et al., eds., *Nationalisms and Sexualities* (New York, 1992), pp. 179–81.

⑥ *Annales*, 33 (1845), p. 229; 2/21 (1864), p. 364; 3/6 (1881), p. 157; 3/44 (1900), pp. 262–63; 4/20 (1913), p. 392; Jeannel, *De la prostitution*, pp. 339–42; Pappenheim, *Handbuch der Sanitäts-Polizei*, v. I, pp. 301–03; Stamm, *Verhütung der Ansteckungen*, pp. 62–64; *Friedrichs Blätter für Gerichtliche Medicin und Sanitätspolizei*, 29 (1878), pp. 103–04; Bulkley, *Syphilis in the Innocent*, pp. 179–80; Jadassohn, *Handbuch der Haul-und Geschlechtskrankheiten*, v. XXIII, p. 8.

影。1903 年，在福里西耶事件（Forissier affair）的推动下，库姆斯任命了一个非议会控制的委员会调查纠风队。委员会一开始是坚定的监管主义者，后来被其废除主义成员的主张说服，尤其是伊夫·盖奥特（Yves Guyot）和艾薇儿·德·圣克罗伊（Avril de saint - croix），转而提出了一个全新的体系，超越了温和的新监管主义的野心。委员会不同意将卖淫本身非法化，相反，接受新监管主义者的方法，禁止某些形式的公开的站街揽客、表演和拉皮条，将其纳入刑法的范围。然而，不像新监管主义，它进而提出彻底终止老系统。现在，不再只针对妓女，至少在原则上所有性病受害者都是预防对象。所有因站街揽客被捕且已感染性病但未接受治疗的人都要住院治疗，每个公民对于性病的传播都要负起责任来，而且为穷人提供免费的医疗服务。由于深受斯堪的纳维亚改革家们卫生国家主义观点的影响，该委员会自负的目标反而使新监管主义者和新经济主义者成功地联合起来反对它，最终只是导致在 1908 年 4 月 11 日通过了一项保护未成年人的有限的法律。[①]

　　根据斯堪的纳维亚人指出的方向，德国所做的改变被证明更有希望。改革者仍然相信妓女是感染的主要来源，提议对旧体制进行修改。为了将隐藏的患者从黑暗中吸引出来，监管主义严格管束的大棒少了点刺，免费医疗的胡萝卜现在也被提供了。[②]1905 年，普鲁士版的传染病法开辟了新方向，使性病也服从帝国法律中针对其他传染病的预防措施（对感染者检查、测试、隔离并强制治疗，对疑似患者进行监控），虽然在这种情况下范围有所缩小，只是针对妓女。妓女要接受常规的医疗检查和治疗，可以由医生出具的证书证明是否治愈，只有在没有医生证明的情况下，或者如果有人担心妓女在感染后仍在卖淫，妓女才能被送进医院。妓女的定义（那些从事职业淫乱的人）扩大到包括不只是登记在册的人，从而允许当局对暗娼施加更大的影响。因此，普鲁士的性病就像其他传染性疾病一样得到了处理，妓女基本上要服从新监管主义者青睐的那种医疗监控，而且当局对她们的权威如今已在法律上得到阐明。尽管如此，虽然其他传染性疾病的严苛管束与所有受害者相关，但无论官方的概念如何扩展，性病的目标仍然是妓女。[③]

　　① Fiaux, *Police des moeurs*, v. I, pp. xxxiv–xxxvii, cxvi, cxcviii, ccl, 457–58, 462–64; *La syphilis* (1904), p. 80; *ZBGK*, 8, 1(1908), p. 20; *Annales*, 4/20 (1913), pp. 405–06; Corbin, *Women for Hire*, pp. 313–14; Harsin, *Policing Prostitution*, pp. 330–33, 348; Cavaillon, *Les législations antivénériennes*, pp. 338–40.

　　② *ZBGK*, 15, 6 (1914), p. 212; BA, 15.01, RmdI, 11866, p. 26, Reichs-Gesundheitsrat, 1908, Kirchner "Massnahmen zur Bekämpfung der Geschlechtskrankheiten im Deutschen Reiche," pp. 72ff.; "Aufzeichnung über die am 4. und 5. März 1908 abgehaltene Sitzung des Reichs-Gesundheitsrats (Ausschuss für Seuchenbekämpfung), betreffend die Bekämpfung der Geschlechts-krankheiten," Koch, pp. 311ff.; Der Reichskanzler, 25 February 1909, III B 211.

　　③ *Allgemeine Ausführungsbestimmungen zu dem Gesetze vom 28. August 1905*, pp. 16, 24–25; Neisser, *Geschlechtskrankheiten und ihre Bekämpfung*, pp. 250–51; Martin Kirchner, *Die gesetzlichen Grundlagen der Seuchenbekämpfung im Deutschen Reiche unter besonderer Berücksichtigung Preussens* (Jena, 1907), p. 185; Walter Lustig, *Zwangsuntersuchung und Zwangsbehandlung* (Munich, 1926), p. 13; *DVöG*, 41 (1909), p. 728; *ZBGK*, 6, 3 (1907), P. 77.

　　还是在普鲁士，随着1907年12月11日内政部法令的颁布，它朝斯堪的纳维亚的方向又迈出了一步，继续对妓女朝着更加纯粹的医疗监控的趋势发展。现在，向所有卖淫者免费提供医疗咨询，不论她们是否登记在册，只要她们去就诊，警察就不进行正式登记。无论如何，登记只能在法庭判决后才能出现，而不只是由纠风队自行决定。如果妓女在治疗期间继续卖淫，她们就要冒被强制住院治疗的风险。因此，它的目标是希望通过为所有妓女——秘密的和登记的——提供医疗服务，使其摆脱困境，以换取她们免受监管主义的伤害。[1] 然而，有几个因素削弱了这种新方法的雄心。最明显的是，1905年《普鲁士传染病法》和1907年法令都违反了刑法典的条文。警察在不逮捕她们或她们自己不承认有揽客行为的情况下，不可能合法地了解没有登记的妓女，更不用说为她们安排医疗服务了。一些警察，在他们监管主义的医生盟友的支持下，对于失去对妓女的控制权感到不满；他们坚持认为，那些接受医院治疗但没有记录在案的妓女应该定期上报，由此模糊了旧系统和改革后的系统之间的区别。更严格地说，目前还不清楚妓女的医疗费用将如何支付。在柏林，用市政基金补偿医生，但在其他城市，妓女必须自己付费，由此减少了诱惑没有登记的妓女这个"胡萝卜"的吸引力。[2]

　　由于旧的监管方式与缓和监管力度的目标之间的冲突在法律中仍然体现了出来，改革者将注意力转向了法典。20世纪初，在对这类问题进行全面检查时，德国性病控制协会对《刑法典》提出了两项修正：首先，不是未受监管的卖淫这一行为本身应受到惩罚，而是危及了公共秩序、健康或高尚的道德标准从而削弱了涉及暗娼的法律效力的卖淫行为才受惩罚；其次，修改禁止一切形式的拉皮条的条款，包括仅仅将房屋租给妓女，由此（没有允许开放妓院）承认妓女必须住在某个地方的事实，由于政府试图为没有登记的妓女施行医疗监控，这就从理论上消除了政府拉皮条的责任。与之前的改革一样，总体目标是将重点从警察控制转向卫生监控，允许不必使用全部监管力量的医疗干预，这样不会吓跑妓女，不会导致地下卖淫组织的扩大。[3]

---

　　[1]　*Ministerial-Blatt für die Preussische innere Verwaltung* (1908), pp. 14–16; *SB*, 1924/25, Anlage 975, p. 11; *ZBGK*, 16, 8 (1915), p. 258; *Deutsche Juristen-Zeitung*, 13, 5 (1 March 1908), cols. 279–83; BA, 15.01, RmdI, 11866, p. 30, Reichs-Gesundheitsrat, 1908, Kirchner "Massnahmen zur Bekämpfung der Geschlechtskrankheiten im Deutschen Reiche"; "Aufzeichnung über die am 4. und 5. März 1908 abgehaltene Sitzung...," pp. 78–79; Der Reichskanzler, 25 February 1909, III B 211, pp. 311ff.

　　[2]　*Mitteilungen*, 8 (1910), p. 46; Borelli et al., *Geschichte der DGBG*, p. 35; Neisser, *Geschlechtskrankheiten und ihre Bekämpfung*, p. 245; XVIIth International Congress of Medicine, *Dermatology and Syphilography*, p. 51; *ZBGK*, 15, 6 (1914), p. 212; 8, 12 (1908/09), p. 416; DGBG, *Bericht über die Tätigkeit in den Jahren 1902–1912* (Berlin, n.d. [1912]), p. 5; Chéry, *Syphilis*, p. 213.

　　[3]　*Mitteilungen*, 8 (1910), pp. 46–47; *ZBGK*, 17 (1916), p. 183; *Vorentwurf zu einem Deutschen Strafgesetzbuch*, pp. 694, 850–53; Neisser, *Geschlechtskrankheiten und ihre Bekämpfung*, pp. 258, 317–19.

第一次世界大战

第一次世界大战标志着监管主义基本假设的重大突破。随着军队在全球范围内大规模的流动，被动员起来的人在性方面变得亲密无间，国内日常生活的中断以及战争的其他附属品都促使疾病——尤其是性病——进一步传播。性病成了众多问题中的一个，这些问题因要求新的不同的解决方案而变得更加突出。随着疾病的广泛传播，早期对人口素质下降的恐惧现在被放大了。[1]随着农村性病率上升到城市（性病率）的水平，对大都市环境监管的关注变得不那么重要了。由于军队和家庭、士兵和平民之间的界线逐渐变得模糊不清，最初针对军方的防范措施往往最终同样可以运用到那些穿便服的人身上。[2]过去的许多预防性假设在战时环境的洗涤下消失了。这样看来，在这些受害者中，最主要的观点是，大城市的妓女可以或者应该是唯一的关注对象。战争促使前线和后方都放松了道德要求；由于妇女填补了前线士兵在国内的工作空缺，在经济上享受到了新自由，促进了妇女在性行为方面的传统观念的改变；性病在士兵中传播，随后在士兵休假期间又传播给了他们的家人；人们认识到，随着数以百万计的丈夫和适婚男子的死亡，以及在战争蹂躏的情况下建立家庭的困难，在敌对行动结束后，婚外性行为和疾病的传播可能很猖獗；所有这些因素使性病预防越来越成为所有成年人而不仅仅是妓女面临的一个问题。[3]

那种双重标准正在瓦解，不是通过将男性提升到女性的贞洁程度（就像社会纯洁运动者希望的那样），而是通过将女性降低到男性滥交的庸俗标准而完成的。仅举一例，萨克森在战争结束的时候，据报告大部分被感染的妇女不是妓女——不论是官方登记的、隐蔽的还是业余的——而是普通的女工，她们的性行为不是为了钱，而是被政府记录为年轻人的轻狂和寻求快乐的表现。多情的婚外性行为和预付现金的卖淫之间的差别已经变得如此细微，以至于监管主义的简单分类（在某种程度上）不再适用。[4]这些情况的发展鼓励人们接受远远超出狭义上的监管措施，其

---

[1]　H. C. Fischer and E. X. Dubois, *Sexual Life During the World War* (London, 1937); *Mitteilungen*, 13, 2 (1915), p. 22; 12 (1914), p. 112; Macalister, *Inaugural Address*, pp. 15–16; J. M. Winter, *The Great War and the British People* (London, 1985), pp. 10–18; Schneider, *Quality and Quantity*, ch. 5; Lutz Sauerteig, "Militär, Medizin und Moral: Sexualität im Ersten Weltkrieg," in Wolfgang U. Eckart and Christoph Gradmann, eds., *Die Medizin und der Erste Weltkrieg* (Pfaffenweiler, 1996), pp. 197–201.

[2]　Friedrich Hampel, *Die Ausbreitung der Geschlechtskrankheiten durch den Krieg und ihre Bekämpfung* (Greifswald, 1919), pp. 5–6, 16; Robert Weldon Whalen, *Bitter Wounds: German Victims of the Great War, 1914–1939* (Ithaca, 1984), p. 67; *Bulletin*, 3, 75 (1916), p. 678.

[3]　Thibierge, *La syphilis et l'armée*, pp. 21–23; Cate Haste, *Rules of Desire. Sex in Britain: World War I to the Present* (London, 1992), p. 56; Bristow, *Vice and Vigilance*, p. 146; *Mitteilungen*, 15, 3/4 (1917), p. 43; Kafemann, *Syphilis-Vorbeugung oder Salvarsan?*, p. 5.

[4]　BA, 15.01, RmdI, 11881, "Übersicht über die in den Einzelstaaten mit der Verordnung der Reichsregierung zur Bekämpfung der Geschlechtskrankheiten, vom 11. Dezember 1918 ... gemach-ten Erfahrungen," p. 288; *ZBGK*, 18, 1 (1917), p. 6; 15, 6 (1914), p. 200.

目的不仅是对某些群体进行卫生监测，而且包括所有可能受到性病威胁的公民。[①]
在战时环境下，每个人都学会了将自己的利益置于共同体的利益之下，这就减少了
实施先前会遭到拒绝的干预措施的阻力。[②]

最直接的是，在战争期间，比以往任何时候都多的男人接受了军队中习惯的严
格的预防控制措施，他们的地位接近于登记在册的妓女。长期以来，士兵接受医疗
检查是服役的一个条件，但是专门的性病检查是一个更有争议的事情。在欧洲大陆
的军队中，很少将辩论浪费在新兵检查是否合适的问题上，不仅如此，反而加强了
现有的预防措施。在法国，医学会建议，除了休假和外出返回之外，每两周检查一
次，当局在 1916 年采纳了这个建议。[③] 相比而言，英国采用自愿兵役制，长期以来
一直认为生殖器检查是羞辱性的，而且可能妨碍招募新兵。但是，它的英联邦盟友
却很少有这样的顾虑，对士兵进行频繁的检查，新西兰人就因其"生殖器检阅"而
臭名远扬。战争期间，他们向英国施压，要求英国在保护士兵健康方面发挥更积极
的作用。美国人、加拿大人和澳大利亚人劝告英国以他们为榜样，坚持强制检查妓
女，检查士兵，强制感染者治疗，在所有城市设立急诊中心，登记被感染者，感染
的员工其工资减半，为所有男人、专门医院和流动诊室分发消毒剂套装，用以治疗
病人——换句话说，对于士兵而言，这套系统就是欧洲大陆的监管和斯堪的纳维亚
的普遍强制治疗方法的组合。这些建议英国并非都采纳了，但它确实采取了行动，
不论多么晚、多么不情愿，最终还是采取了更为积极的战略。1916 年，兵营中设立
了性病洗浴室，指示有感染危险的士兵在 24 小时内接受治疗：冲洗生殖器，用高
锰酸钾溶液（"pinky panky"）冲洗尿道，然后涂抹甘汞软膏。1917 年，性交后的消
毒剂制度最终得到英国军方的认可。[④]

---

① "Die Auswirkungen des Reichsgesetzes zur Bekämpfung der Geschlechtskrankheiten vom 18. February 1927. (Auf Grund von Äusserungen der Landesregierungen). Denkschrift d. Reichsmin. d. Innern von Jan. 1930." Zu II A 1604/3.12, copy in Stabi, 4/Kd 5237; *Mitteilungen*, 13, 5/6 (1915), pp. 94–95; *ZBGK*, 17(1916), p. 183; 18, 1(1917), p. 2; 19, 5/6 (1919/1920), pp. 141–42.

② *ZBGK*, 16, 12 (1915/16), p. 383; Kaufmann, *Krieg, Geschlechtskrankheiten und Arbeiterversicherung*, pp. 36–37. 第二次世界大战带来的教训之一是相互依存，人们接受了社会团结的政策，蒂特马斯（Titmuss）对这个教训的阐述的性病版解释：Richard Titmuss, *Problems of Social Policy* (London, 1950), pp. 506–07; Richard Titmuss, "War and Social Policy," in his *Essays on "The Welfare State"* (2nd edn.; London, 1963).

③ *Bulletin*, 3, 75 (1916), pp. 679–81; *Annales*, 4/26 (1916), pp. 175–76; Thibierge, *La syphilis et l'armée*, p. 166; Fiaux, *L'armée et la police des moeurs*, pp. 263–64; Magnus Hirschfeld, *The Sexual History of the World War* (New York, 1934), pp. 96–97.

④ Edward H. Beardsley, "Allied Against Sin: American and British Responses to Venereal Disease in World War I," *Medical History*, 20, 2 (April 1976), pp. 189–98; Bridget A. Towers, "Health Education Policy 1916–1926: Venereal Disease and the Prophylaxis Dilemma," *Medical History*, 24, 1 (January 1980), p. 76; Oriel, *Scars of Venus*, pp. 199–201; Reid, *Prevention of Venereal Disease*, p. 8; *History of the Great War* (London, 1923), v. II, pp. 125–29; Brandt, *No Magic Bullet*, ch. 3; Jay Cassel, *The Secret Plague: Venereal Disease in Canada 1838–1939* (Toronto, 1987), pp. 127–39; Mark Harrison, "The British Army and the Problem of Venereal Disease in France and Egypt During the First World war," *Medical History*, 39 (1995), pp. 146–49.

对卖淫的监管也加强了，公共卫生当局同意，战争动员和疾病蔓延的时期，不是放弃那些经过考验的真理而去进行勇敢的新实验的时候，甚至英国人也被迫同意这样做。德国当局估计，军队中超过一半的感染来自国内的妓女，因此有必要在国内采取更严格的预防措施。在监管主义的国家中，有人呼吁将控制扩展到隐蔽的和业余的妓女身上。[1] 最直接的是，对服务军队的妓女施行严格的监管。甚至英国陆军司令部也承认，对驻扎在欧洲大陆的士兵有必要施行这样的限制，至少到 1918 年 3 月，官方妓院才被禁止进入皇家军队。追踪在法国的英国士兵的接触者，认定妇女为性病的来源，对她们进行检查，如果患病，则将她们从该地区转移走。在法国，医学会建议加强这套系统，每天检查官方的妓女，宣布站街揽客非法，积极监控公共场所，并且驱逐军营地区的妓女，当局采纳了这些建议。因站街拉客而被捕的妇女被列入专门的名单，采取措施查找那些早先可能逃过官方注意的暗娼。再一次明令禁止妓女进入学校、军营和教堂附近，禁止旅馆老板收留未在医疗检查记录上登记的人员住宿。法国内政部 1919 年指出，在当前情况下，废除监管是不可能的，其目标是巩固并提高监管的有效性。[2]

在英国，由于没有了监管，政府继续试图取缔卖淫，特别是防止士兵和妓女的活动轨迹有交集。虽然政府担心任何恢复《传染病法》的迹象，都可能会重新点燃抗议，但是军事当局——不论国内还是国外的，尤其是自治领盟友的——都在寻求措施保护士兵免受感染，同时不会切断性交易的途径，他们认为这是军营正常生活的一部分，而且对提高士气来说也是必要的。英国当局夹在国内的女权主义者和国外的自治领之间，国内也存在分歧，它在极不情愿的情况下无精打采地在军队中拼凑出一个控制性交易的系统。1914 年，加的夫（Cardiff）指挥官实行宵禁，禁止所有来自合法的特殊场所的妇女和声名狼藉的妇女出现在任何公共场所。在战争初期，将妓女排除在军事区域之外的提议最初被否决，因为他们担心士兵的性需求会被偶尔卖淫或滥交的女性所满足，而这对控制性病的发生率几乎没有任何帮助。1916 年，《领土保卫法》（DORA）的 13a 号法规，允许军事当局禁止被判有卖淫或流浪罪的任何人（"任何人"是从"任何妇女"改来的，为了避免表面上仅针对女性的现实）进入军营附近。两年后，由于盟国不断施压要求采取更严厉的措施，英国不情愿地颁布了《领土保卫法》（DORA）第 4od 号法规，试图通过将尚未定罪的业余人员也包括在内，以此填补漏洞，使任何感染的妇女与士兵发生性关系或针对士兵拉皮条都成为犯罪行为。对士兵

① *ZBGK*, 20, 1/2 (1921), pp. 15–17; BA, 15.01, RmdI, 11869, "Begründung zu dem Antrage auf Änderung der §§ 180 und 361,6 Str. G.B.," pp. 393–94; *Mitteilungen*, 16, 5/6 (1918), p. 83; Thibierge, *La syphilis et l'armée*, pp. 21–23, 188–89.

② Oriel, *Scars of Venus*, p. 201; *History of the Great War*, v. II, pp. 123–24; *Bulletin*, 3, 75 (1916), p. 681; *Annales*, 4/26 (1916), pp. 175–76; 4/27 (1917), pp. 209–10; 4/28 (1917), pp. 8, 247–48; 4/29 (1918), pp. 10–12; Fiaux, *L'armée et la police des moeurs*, pp. 263–64; Cavaillon, *L'armement antivénérien*, p. 87.

和妇女（不论是职业妓女、业余的妓女还是只是喜欢看军队者）之间发生性行为的担心，促使出现了一种半正式的控制系统，由妇女志愿者在公共场所巡逻，与她们认为可能与士兵有关系的年轻女性建立友好关系，并劝阻她们放弃这么做。[1]

战时态度的另一个变化是，人们越来越愿意像对待士兵一样对待平民，对他们采取类似的防范措施，并帮助消除被控制群体与其他群体之间在监管方面的明显差别。更直接的是，军队的规章制度也影响到了平民。尽管这些措施主要针对暗娼，但它对所有潜在带菌者的关注，延续了战前预防性措施的普遍趋势，即包含的范围更广。1916 年，在阿尔托纳（Altona），第九集团军指挥官发布告示提醒平民，刑法典惩罚传播疾病的行为，要求所有受感染的人向警察报告事实，并下令对任何疑似患病的人进行医疗检查和可能的住院治疗。在波兹南，所有有传染病且沉溺于婚外性行为的人，都要冒受到战时特殊规定惩罚的风险。[2] 在法国，要求不论性别，追踪感染者的接触者；医学会建议，对于那些被带到战时工厂工作的非洲人，就像士兵一样，应每两周进行一次检查。[3] 有人建议，特别是在德国，战时环境现在允许对所有公民——不论是不是战斗人员——定期检查，就像士兵接受检查一样。正如德鲁和其他人倡导的那样，有人主张，像监控、报告疾病和隔离之类的措施不仅要应用到妓女身上，也要用到所有被感染的公民身上，这似乎不再完全是幻想。没有要求结束监管和强制执行，相反，要求所有妓院的顾客事先都要接受检查，要买一个避孕套并且性交后要消毒。作为魏玛共和国早期改变了的方法的最后一个例子，通过使所有公民甚至是有地位的市民接受常规的瓦塞尔曼测试（这是一种血清检测，不需要生殖器检查，没有赤裸裸的性暗示）并为治疗者颁发像其他任何官方文件一样的证书，梅毒及其治疗的羞耻感就减轻了，这种主张不再是性病方面的乌托邦了，这是魏玛共和国早期这种方法改变的最后一个例子。[4]

---

[1] Lucy Bland, "In the Name of Protection: The Policing of Women in the First World War," in Julia Brophy and Carol Smart, eds., *Women-in-Law: Explorations in Law, Family and Sexuality* (London, 1985), pp. 28, 33–38; Buckley, "Failure to Resolve the Problem of Venereal Disease," pp. 66–68, 80; Bland, "Cleansing the Portals of Life," pp. 193, 202–03; Joan Lock, *The British Policewoman* (London, 1979), p. 26; Haste, *Rules of Desire*, pp. 32–33. 招募妇女担任警察也是一个结果：Philippa Levine, "'Walking the Streets in a Way No Decent Woman Should': Women Police in World War I," *Journal of Modern History*, 66, 1 (March 1994).

[2] ZBGK, 14, 3/4 (1916), pp. 46–47; *Mitteilungen*, 15, 1/2 (1917), p. 35; Meyer-Renschhausen, *Weibliche Kultur und soziale Arbeit*, p. 356.

[3] *Annales*, 4/27 (1917), p. 211; *Bulletin*, 3, 75 (1916), pp. 679–81; 3, 77 (1917), p. 386; *Annales*, 4/26 (1916), pp. 175–76.

[4] ZBGK, 18, 7 (1917/18), pp. 177–81; Dreuw, *Allgemeine, gleiche, diskrete Anzeige-und Behandlungspflicht*, pp. 1–2; Dreuw, *Völkervernichtung*; Dreuw, *Kultur-Korruption*; ZBGK, 15, 8/9 (1914), pp. 280–84; 16, 7 (1915), pp. 217, 226–28; 20, 5/6/7 (1922), pp. 100–01. 战争期间性病的高发病率可能有助于减轻它的污名。在德国，改革者试图通过设立配置有女性工作人员的医疗咨询中心来鼓励这种方法的正常化，这样女性患者在接近中心时就不会那么害怕了：BA, 15.01, RmdI, 11874, Katharina Scheven, Deutscher Zweig der Internationalen Abolitionistischen Föderation to the Reichsamt des Innern, 7 June 1919, p. 142.

德国军事当局的目标是，使针对流行病采取的措施从敌对时期平稳过渡到和平时期，尽管在帝国垮台后这些措施大多流产，但这一雄心壮志表明了态度上的变化。他们希望能够将所有被感染的新兵实名报告给人寿保险公司，并在遣散前将他们留下强制治疗。发展的趋势是将性病与其他传染病同等对待，这也是很多改革者长期以来所寻求的目标。人们担心，军队只留下被性病感染的人，实际上说明了这些人不幸是花花公子，这可能会在战后本已严重的问题清单上再增加一条婚姻纠纷，因此，解决的办法是要求所有传染病患者在遣散前接受治疗。最普遍的是，当军事当局讨论诸如报告和强制治疗之类的措施以确保士兵回归平民生活之前没有感染时，他们认为这样的策略不会是暂时的，也不能仅限于积极的参与者而是通过对预备役部队的检查，使所有成年男性都将经过军医的检查，对所有性病患者的预防措施最终将从这种技术中演变出来。[1] 正如一位参与讨论如何预防性病的军人所说，谁会想到，在战争之前，国家会告诉平民吃什么面包、穿什么衣服、用什么饲料喂养他们的牲畜？现在这样的干预被视为当然。诸如报告性病这样的预防措施可以重新讨论，因为大多数成年男子，作为士兵，已经将性病报告和检查作为完全正常的行为。[2] 几乎普遍的服兵役经历及战争的残酷性，使得针对男人采取的措施像妓女被监管一样，越来越被人们接受，而战争的需要也使原先专为妓女保留的措施扩大到了平民身上。

个人的预防

战时环境下性病的广泛传播意味着，监管不论怎么改革，不论包括多少新群体，都是不够的。防止疾病传播的其他手段是必要的，在辩论中，最令人关切的是个人预防问题。个人的预防措施，不论是避孕套形式还是仍然很流行的事后——有时是性交前的消毒，提出了罪恶的报应这一古老的伦理问题。这样的技术，实际上任何试图减轻、避免、减少或治愈性病在身体上的表现的尝试，都被视为不道德的，因为它们不考虑后果，有鼓励非法性行为的危险。[3] 公共卫生与道德产生了直接的冲突。

---

① 　BA, 15.01, RmdI, 11869, "Niederschrift über die Verhandlungen der Vollversammlung der Vorstände der Landesversicherungsanstalten und Sonderanstalten im Reichsversicherungsamt am 14. Dezember 1915," pp. 123–24; "Aufzeichnung über die kommissarische Beratung im Reichsamt des Innern vom 29. Mai 1916, bereffend die Zurückhaltung der mit ansteckenden Krankheiten behafteten Heeresangehörigen nach Überführung des Heeres auf den Friedensfuss," pp. 282–84; *Mitteilungen*, 15, 5/6 (1917), p. 100; 16, 5/6 (1918), pp. 81–83, 102.

② 　BA, 15.01, RmdI, 11869, Fornet, "Anzeigepflicht bei Geschlechtskrankheiten," pp. 196ff.; "Sitzungsbericht der am 8. Okt. 1915 auf Einladung des General-Gouvernements in Belgien zu Brüssel abgehaltenen Besprechung über die Massnahmen zur Bekämpfung der Geschlechtskrankheiten," pp. 208–18.

③ 　C. Levaditi, *Prophylaxie de la syphilis* (Paris, 1936), pp. 18–19.

这样的困境并不新鲜。就像一个故事所说的那样，17 世纪后期在查理二世统治时期，不幸的孔多姆（Condom）或孔东（Conton）医生发明了以他的名字命名的这个保护套，但是很快他被怒火包围，被迫改了自己的名字并换了住址。法国人表示，英国人没有垄断道德市场。1772 年，吉尔贝·德·普雷瓦尔（Guilbert de Préval）被巴黎大学医学系开除，因为他声称发现了一个预防梅毒的方法，因此，在诋毁他的人的眼里，他给了放荡完全的自由。[1] 半个世纪后，德国一位医生不以为然地说，我们的任务不是给好色的人提建议，因为他们贪得无厌，却不愿承担后果。教皇在 1826 年的牧函中，谴责预防用品使上帝为罪人准备的惩罚偏离了正确的方向，上帝明智地用可以预见的方式有意惩罚那些犯了错误的人。相反的观点认为，在生物学和流行病学问题上采用道德方法是错误的，不论那些预防方法可能如何鼓励任何过度的性行为，预防都是更高的善，这样的论点同样也值得尊敬。[2]

19 世纪晚期有关避孕道德的激烈争论，到第一次世界大战时人们仍记忆犹新，而且没有任何地方，尤其是天主教国家，能够平息这场争论。新马尔萨斯主义，早在 19 世纪 20 年代就由弗朗西斯·普莱斯（Francis Place）在英国阐述过，然后在 19 世纪中叶由乔治·德赖斯代尔（George Drysdale）以匿名方式再次提出，它指出许多社会问题的根源在于人口过剩，但是与马尔萨斯不同，它认为解决的办法不在于保持贞操而是避孕，避孕允许性与生育和家庭责任分离。它认为，避孕将允许早婚，推迟生育而不是推迟结婚，从而有助于减少对卖淫的需求。反之，被震惊的反对派则宣称：避孕的结果将是道德下滑，因为性不再被认为是生育而是娱乐，婚姻的意义将是快乐而非为人父母；大自然的意图会被颠覆，事实上，没有受精的性无异于谋杀。正如瑞典废除主义者认为的，婚姻非但没有削弱卖淫，自身反而被卖淫化了。具有讽刺意味的是，他们发现自己与倍倍尔、诺道（Nordau）等人的观点是一致的，后者认为没有避孕套的帮助，资产阶级社会就已经产生了这种令人不快的结果。[3]

个人预防的支持者现在仍然坚持他们的论点，无论这些措施在降低婚外性行为的风险方面有什么效果，其他控制性病的方法都提供不了这样的承诺。公共卫生的措施只影响人口中的一小部分；监管卖淫的效果越来越令人怀疑；呼吁禁欲，无

[1] Walch, *Ausführliche Darstellung*, pp. 251–52; *ZBGK*, 12, 1 (1911), pp. 35–37; Norman E. Himes, *Medical History of Contraception* (New York, 1970), ch. 8; Parent-Duchatelet, *De la prostitution*, v. II, pp. 534–37; Benabou, *La prostitution et la police des moeurs*, p. 426; Jacques Donzelot, *The Policing of Families* (New York, 1979), p. 172.

[2] Finger et al., *Handbuch der Geschlechtskrankheiten*, v. I, p. 124; Owsei Temkin, *The Double Face of Janus* (Baltimore, 1977), p. 482; August Friedrich Hecker, *Deutliche Anweisung die venerischen Krankheiten genau zu erkennen und richtig zu behandeln* (2nd edn.; Erfurt, 1801), pp. 39–40.

[3] Boëthius, *Strindberg och kvinnofrågan*, p. 72.

论多么高尚、用心多么良善，都可能被忽视。相比之下，个人预防则将生育和自我保护的本能结合在一起，形成一个良性的互助循环。用一位毫不掩饰的仰慕者的话说，保险套使数百万人免于感染，它的发明者在公共卫生的殿堂中仅次于琴纳，理应有一席之地。个人预防，就像种牛痘一样，将预防的重点从公共和必要的集体措施转移到个人的行为上。前者侵犯公民权利，隔离受害者，希望打破传播链，后者限制了他们自己潜在的传染性。正是由于性病通过自愿和单个的行为传播，而不是没有区别地通过呼气、吐出的痰或排泄物传播，因此通过鼓励个体预防来阻断传播至关重要。[①]

通过个人化的方法解决性病传染问题的探索早已有之。早期防止性病的尝试包括：性交后用绳子将阴茎的韧带系住，将被肢解但仍然活着的鸽子、鸡或青蛙绑在阴茎头上，寻找物质将阴茎的表皮变得坚韧，减少它们对传染的接受度。[②]与这些方法相比，保险套——无论多么脆弱，这个薄薄的屏障（亚麻，动物盲肠，硫化橡胶，乳胶）保护生殖器免受有害微生物的侵袭——代表了一个真正的进步。20世纪初，相对于保险套，消毒和沐浴本身仍然存在，尽管它们没有为妇女提供太多保护，这方面的缺陷是众所周知的。[③]详细的消毒程序被制定了出来，仔细注意身体的每一个部位，接吻后用酒精漱口，公共厕所的坐便器自动喷洒消毒剂，用脚控制杆降低污染的风险。[④]梅契尼科夫－鲁（Metchnikoff–Roux）和内瑟－希伯特（Neisser–Siebert）药膏，甘汞和其他护肤液在20世纪前十年都发展出来了，希望能预防感染。然而，保险套在19世纪变得越来越普遍，而且在19世纪早期，观察人士就建议将保险套与消毒剂沐浴结合起来使用，在接下来的几年里这种现代风格不会有明显的改变。[⑤]

然而，某些手段，特别是保险套，也具有避孕效果，这使公共卫生改革家对个

[①] Ferdinand Thugut, *Syphilis: Ihr biologischer Ursprung und der Weg zu ihrer Ausrottung* (Stuttgart, 1931), pp. 97–99; *ZBGK,* 14, 4 (1912), pp. 138–39; Lande, *Les affections vénériennes*, p. 92.

[②] Walch, *Ausführliche Darstellung*, pp. 243–44, 248; Christoph Girtanner, *Abhandlung über die Venerische Krankheit* (Göttingen, 1788), v. I, pp. 414–15; Boyveau Laffecteur, *Traité des maladies vénériennes, anciennes, récentes, occultes et dégénérées* (Paris, 1807), pp. 49ff.; Proksch, *Vorbauung der venerischen Krankheiten*, p. 42; Hecker, *Deutliche Anweisung*, pp. 41–42.

[③] Levaditi, *Prophylaxie de la syphilis*, p. 114; Cavaillon, *Les législations antivénériennes*, p. 16; Reid, *Prevention of Venereal Disease*, p. 15; Müller, *Praktisches Handbuch*, pp. 67–68. 塞维涅夫人（Madame de Sévigné）关于避孕套"像蛛丝一样坚固，像盔甲一样性感"的经典论述也起了了不起的作用。

[④] Weinbrenner, *Wie schützt man sich vor Ansteckung?*, pp. 29, 37. 关于个人卫生和妓女清洁的规定至少从19世纪初就制定出来了：*Zeitschrift für die Staatsarzneikunde*, 58 (1849), pp. 428–54; *New Orleans Medical and Surgical Journal*, 11, 1 (July 1854), p. 679; *DVöG*, 1 (1869), pp. 386ff.; *ZBGK*, 1, 3 (1903), p. 180.

[⑤] Touton and Fendt, *Der Umschwung in der Syphilisbehandlung im ersten Jahrzehnt des XX . Jahrhunderts und die jetzige Lage* (Wiesbaden, 1911), pp. 3–7; Paul Maisonneuve, *The Experimental Prophylaxis of Syphilis* (New York, 1908), pp. 55ff.; Reid, *Prevention of Venereal Disease*, pp. 2–4; Walch, *Ausführliche Darstellung*, pp. 248–52; Girtanner, *Abhandlung über die Venerische Krankheit*, v. I, p. 269.

人预防的广泛支持变得更加复杂。规避疾病的概念击败了自然或天道的意图，除了这种反对理由之外，反对这种方法的论据还集中在它们所谓的优生效果上：降低了出生率和精子的质量。由于担心人口减少，大多数国家都试图限制避孕产品的销售，或至少限制避孕产品的广告和展示，在他们的限制大扫荡中通常也包括那些在抑制性病传播方面同样有用的设备。[①] 由于《海因策法》，1900 年后的德国刑法典（§184/3）禁止展示用于淫秽目的的物品，禁止它的广告，但不禁止销售这样的物品。这是否包括保险套是一个有争议的问题，一些下级法院裁定不包括。然而，1903 年，最高法院裁定，保险套（在婚外性行为中很有用，因此对婚外性行为也是一种鼓励）是很庸俗的。令性病改革家们失望的是，最高法院在1910年扩大了§184条禁令的适用范围，禁止向已婚夫妇邮寄避孕器具的目录清单，因为尽管婚姻承诺忠诚，但这些物品仍可能用于婚外情。[②] 避孕问题的战线是复杂的，而且经常是交叉的。许多废除主义者，特别是妇女运动的保守派，本来欢迎减少监管必要性的方法，但他们反对这种鼓励罪孽的工具。[③] 甚至社会主义者在这个问题上也分裂了，一些人站在了新马尔萨斯主义阵营一边（小家庭有望改善很多个体工人的命运），但是其他人，像考茨基（Kautsky）、泽金（Zetkin）和卢森堡（Luxemburg），反对计划生育，他们认为这是一种试图将社会问题归咎于工人阶级性观念的保守做法，认为这个问题是资源分配不当的结果，而不是消费者太多。[④] 由于群体间的这种交叉重叠，在第一次世界大战结束到第二次世界大战爆发前的这段时间内，即使当时其他方面发生了很大变化，当局也不愿将避孕效果与许多节育设备的抗性病作用区分开来，不愿取消对其宣传和展示的禁令。直到魏玛共和国中期，随着刑法典的改革以及 1927 年《性病法》的通过，才把 §184 解释作：只有放荡猥亵的或冒犯性的

---

①　Girtanner, *Abhandlung über die Venerische Krankheit*, v. I, p. 280; XVIIth International Congress of Medicine, *Dermatology and Syphilography*, p. 60.

②　*ZBGK*,13 (1911), p. 162; 11 (1910), pp. 227–28; 16, 7 (1915), p. 222; 3 (1911), pp. 167–70; 14, 4 (1912), p. 135; 14, 11 (1913), p. 406; *Mitteilungen*, 11 (1913), pp. 23–24; James Woycke, *Birth Control in Germany 1871–1933* (London, 1988), pp. 49–50; Finger et al., *Handbuch der Geschlechtskrankheiten*, v. III, p. 2686; Laupheimer, *Der strafrechtliche Schutz*, pp. 44–45.

③　*ZBGK*, 16, 12 (1915/16), p. 369; Waldvogel, *Gefahren der Geschlechtskrankheiten*, p. 78; Brennecke, *Wie ist der Kampf zu führen?*, p. 24.

④　Jean H. Quataert, *Reluctant Feminists in German Social Democracy, 1885–1917* (Princeton, 1979), pp. 97–98; Usborne, "Die Stellung der Empfängnisverhütung," pp. 279–83; Usborne, *Politics of the Body*, pp. 112–18; Woycke, *Birth Control in Germany*, p. 55; Weindling, *Health, Race and German Politics,* p. 251; R. P. Neuman, "The Sexual Question and Social Democracy in Imperial Germany," *Journal of Social History*, 7, 3 (Spring 1974), pp. 277–79; Christiane Dienel, *Kinderzahl und Staatsräson: Empfängnisverhütung und Bevölkerungspolitik in Deutschland und Frankreich bis 1918* (Münster, 1995), ch. 7. 在不列颠，一直到 19 世纪末，工人阶级的运动都敌视避孕：Angus McLaren, *Birth Control in Nineteenth-Century England* (London, 1978), chs. 3, 9, 10; Richard Allen Soloway, *Birth Control and the Population Question in England, 1877–1930* (Chapel Hill, 1982), ch. 4.

广告才会受到惩罚。①

英国在这方面是一个例外，因为 1877 年后，计划生育宣传没有受到法律的禁止。但是 1910 年，瑞典通过了一项法律，效仿德国的《海因策法》，将避孕工具的广告——不包括销售——定为非法。当时，瑞典人认为避孕器具的广告（没有孩子的爱）越来越不道德，人们普遍担心像其他国家那样，人口会减少。②在法国，教会在避孕问题上的立场增强了人们的信念，即避孕措施鼓励了性放纵。长期以来，一直有人提议禁止此类工具的宣传和销售，最终在 1920 年提议通过了。③与其他地方相比，大众的习惯更抵制使用保险套。1967 年后允许销售保险套，但直到 1987 年才允许做广告（只是那时没提避孕效果），当时艾滋病的流行再一次把这个问题摆上了桌面。④

然而，到了 20 世纪初，人们开始更仔细地权衡性病、避孕和生育之间的关系。现在的争论是，限制生育是最不可取的，避孕的效果在优生学上并不一定导致质量下降，而且无论如何，由于性病也妨碍生育，所以保险套比淋病更可取。⑤第一次世界大战尤其起到了缓和传统的不同阵营之间的冲突的作用，性病在军队和平民中的传播同样证明了忽视有效预防以及将士兵充当新技术实验品的愚蠢。几乎所有的国家都吸取了这样的教训，尽管它们的接受程度明显不同：欧洲大陆国家和盟国中的殖民大国很快都吸取了教训，而英国则表现出了更多的保留和犹豫。

在德国，战争使人们对出生率下降的担忧转移到了第二位，现在，对预防性病的希望取代了对出生率下降的担忧。海军长期以来一直向水手们发放预防药物，这种做法现在也扩展到了陆地战斗人员。由于战争的需要限制了保险套需要的橡胶的

---

① BA, 15.01, RmdI, 11886, p. 13, meeting in the RmdI, 15 April 1919; Der Minister des Innern, M. 11908, 10 June 1919, Arbeitsausschuss zur Bekämpfung der Geschlechtskrankheiten, 24 April 1919; Schmedding and Engels, *Gesetze betreffend Bekämpfung übertragbarer Krankheiten*, p. 337; *Mitteilungen*, 23, 5 (1925), p. 23; Usborne, *Politics of the Body*, pp. 109–12.

② *ZBGK*, 12, 9 (1911), pp. 326–28; *Förhandlingar*, 1911, p. 513; 1912, p. 255; Eva Palmblad, *Medicinen som samhällslära* (Gothenburg, 1989), pp. 133–35; Jeffrey Weeks, *Sex, Politics and Society: The Regulation of Sexuality Since 1800* (2nd edn.; London, 1989), pp. 46–47.

③ Ann F. La Berge, *Mission and Method: The Early Nineteenth-Century French Public Health Movement* (Cambridge, 1992), p. 265; *Annales*, 46 (1851), p. 75; Corbin, "La grande peur de la syphilis," p. 331; Schneider, *Quality and Quantity*, p. 120; Mary Louise Roberts, *Civilization Without Sexes: Reconstructing Gender in Postwar France, 1917–1927* (Chicago, 1994), p. 95; Martine Sevegrand, *Les enfants du bon dieu: Les catholiques français et la procréation au XXe siècle* (Paris, 1995), pp. 45–46.

④ CSP, L 282; Claude Got, *Rapport sur le SIDA* (Paris, 1989), p. 109; Michel Setbon, *Pouvoirs contre SIDA: De la transfusion sanguine au dépistage: Decisions et pratiques en France, Grande-Bretagne et Suède* (Paris, 1993), p. 173; Foyer and Khaïat , *Droit et Sida*, p. 11; Jeanne Pagès, *Le contrôle des naissances en France et à l'étranger* (Paris, 1971), pp. 159–62, 211–26.

⑤ *ZBGK*, 14, 11(1913), pp. 404–05; August Forel, *Die sexuelle Frage* (5th edn.; Munich, 1906), pp. 503–05; Neisser, *Geschlechtskrankheiten und ihre Bekämpfung*, pp. 94–95; *Mitteilungen*, 12 (1914), pp. 37–39; 13, 5/6 (1915), pp. 99–103; BA, 15.01, RmdI, 11887, p. 87, Der Präsident des Reichsgesundheitsamts, II 1671/21, 28 April 1921; Nye, *Masculinity and Male Codes of Honor*, p. 82; Usborne, *Politics of the Body*, ch. 3.

供应，许多政府从美国军队的经历中吸取了经验，也建议性交后沐浴。士兵们可以使用消毒剂和安装在营房里分发这些物品的自动售货机。[1]1916 年，德国性病控制协会请求政府不要妨碍预防性病工具的传播。政府一个高级委员会被告知，由于妇女过剩和在战争蹂躏后的恶劣环境中建立家庭的困难，战后婚外性行为的发生率可能会增加，生育率可能会下降。因此，保险套不会对居民造成额外的伤害，对性病患者也有很大的好处，除此之外，还应该鼓励使用消毒技术。战后，主要城市为平民百姓建立了消毒站，并在公共厕所张贴广告。[2]在法国，医学会挺身而出，建议经常嫖娼的男性只能携带保险套，建议市长们在妓院里设立清洁阁。法国又模仿美国，为士兵建立了消毒站，如果他们自己的消毒站关门了，允许法国人和美国人一起消毒。[3]在"二战"后的瑞典，个人预防被认为是一种有效的工具；《性病法》在阐述公共教育技术方面的可能性时，与早先的法律相矛盾。[4]

在英国，皇家性病委员会无视整个问题，不论是保险套还是成套（消毒剂）系统，委员会的报告对梅切尼科夫的利用汞治疗和鲁的甘汞药膏的工作有一个简短的暗示，但在其他方面，他们拒绝建议将措施扩大到平民身上，而这些措施最终将在军队中得到采用，不论他们是多么的不情愿。[5]然而，个人预防措施太有效了，即使害怕助长不道德行为，也不能忽视它的有效性。随后的辩论显示，为了避免所谓的道德后果，人们不惜荒唐地割裂术语。国家性病防治委员会（NCCVD）拒绝使用这种消毒剂包装系统，因为这在道德上暗示，那些给自己配备消毒剂的人企图犯罪，他们希望避免由此带来的后果。然而，由于意图因素和道德罪责不那么明显，它愿意接受"早期预防治疗中心"（那些可能与性病患者发生过性行为的人，可以在这些中心进行消毒，使身体康复），尽管这不可避免地延误了治疗时间，使这种治疗不如直接的消毒包有效。1917 年，陆军医生支持将这种应用到士兵身上的消毒包系统扩展到平民身上。在第一次世界大战的最后几年和战后初期，消毒包也卖给

---

① *ZBGK*, 16, 10 (1915/16), pp. 301–03; *Mitteilungen*, 17, 2/3 (1919), p. 28; BA, 15.01, RmdI, 11875, "Aufzeichung über die am Donnerstag, den 10. und Freitag, den 11. Juli 1919, im Reichsgesundheitsamt abgehaltene Sitzung des Reichs-Gesundheitsrats...," p. 162; Lutz Sauerteig, "Moralismus versus Pragmatismus: Die Kontroverse um Schutzmittel gegen Geschlechts-krankheiten zu Beginn des 20. Jahrhunderts im deutsch–englischen Vergleich," in Dinges and Schlich, *Neue Wege in der Seuchengeschichte*, p. 217; Woycke, *Birth Control in Germany*, pp. 51,112.

② *ZBGK*, 17 (1916), p. 143; 18, 8 (1917/18), p. 199; BA, 15.01, RmdI, 11875, v. Gruber, "Referats-Zusammenfassung für die Sitzung des Reichs-Gesundheitsrats am 11. Juli 1919," pp. 7–10; Neisser, *Geschlechtskrankheiten und ihre Bekämpfung*, p. 93; *Mitteilungen*, 13, 5/6 (1915), p. 102; 17, 2/3 (1919), p. 28; 24, 9 (1926), p. 101.

③ *Bulletin*, 3, 77 (1917), p. 386; *Annales*, 4/27 (1917), p. 209; 4/29 (1918), pp. 294–303.

④ *SFS*, 1918/460, §27; *Betänkande angående åtgärder för spridande av kunskap om könssjukdomarnas natur och smittfarlighet m.m.* (Stockholm, 1921), pp. 168–75.

⑤ Richard Davenport-Hines, *Sex, Death and Punishment: Attitudes to Sex and Sexuality in Britain Since the Renaissance* (London, 1990), pp. 223–24; *Nineteenth Century*, 82 (July–December 1917), pp. 583–84, 1046.

平民，但是 1917 年之后，这种做法受到了一定的限制，当时禁止庸医治疗性病的《性病法》也禁止药剂师向顾客推荐消毒剂。1919 年，关于疾病和复员的阿斯特委员会（the Astor Committee）拒绝将消毒包系统扩展到平民身上，这激怒了国家性病防治委员会的一些成员，导致该组织分裂，成立了预防性病协会（SPVD），以促进消毒包和个人消毒的广泛使用。1919—1920 年，曼彻斯特在公共厕所设立了两个洗浴站，但遭到社会净化组织和女权组织的抗议，不久就关闭了。[①]

在北欧，战争期间和战后不久，双方在这个问题上逐渐达成和解，而在英国和法国，个人预防仍然存在争议。保守派开始意识到性病和不道德或人口减少一样是一个巨大的威胁；左派缓和了对新马尔萨斯主义的反对。在两次世界大战之间的早期，虽然个人预防的道德和效率之间的争论还没有结束，但很大程度上在官方的头脑中已经形成了一种务实的立场，即此类技术太重要了，不能因为担心非法性行为的增加而偏离正题。[②]

医疗救治

性病的最佳解决方法是广泛地确保病人尽可能治愈疾病，为此要提供广泛的治疗途径，理想情况下，至少对穷人免费，这样的想法历史悠久，而且具有普世性。[③]斯堪的纳维亚人的方法的基石是免费的医院治疗，德国和法国的各种法律也承诺为穷人提供类似的治疗。[④]当然，问题是，在真正的治疗成为可能之前，意图和结果彼此之间几乎没有关联。长远来看，治愈性病的可能性将有助于削弱监管和干预主义者的所有其他形式的激烈干预，能有效地用治疗替代预防，用事后方法替代事前方法。然而，1910 年以后，当洒尔佛散首次将治愈作为一种现实的可能性提出时，它也引出了许多与个人预防相同的问题。像梅毒这样的疾病（长期且明显没有症状），预防发挥的作用与急性流行病的不同。由于霍乱和天花之类的疾病持续时间

① Towers, "Health Education Policy 1916–1926," pp. 80–86; *Nineteenth Century*, 84 (July–December 1918), p. 171; Reid, *Prevention of Venereal Disease*, pp. x–xiii, 5, 169; *Mitteilungen*, 17, 1 (1919), pp. 2–4; Levaditi, *Prophylaxie de la syphilis*, p. 24; Oriel, *Scars of Venus*, p. 200; Davenport-Hines, *Sex, Death and Punishment*, pp. 229, 237; *Mitteilungen*, 23, 2 (1925), p. 11; Bristow, *Vice and Vigilance*, p. 152.

② Usborne, "Stellung der Empfängnisverhütung," pp. 271–83; Usborne, *Politics of the Body*, pp. 102–06; Sauerteig, "Moralismus versus Pragmatismus," p. 220.

③ Kornig, *Medicinischpolitischer Vorschlag*, pp. 25–26; Müller, *Praktisches Handbuch*, pp. 64–65; Stamm, *Verhütung der Ansteckungen*, p. 68; Fiaux, *Police des moeurs*, v. I, pp. 495–97; *ZBGK*, 3, 8/9 (1904–05), p. 312; 8, 1 (1908), pp. 12–13; Guyot, *Prostitution Under the Regulation System*, p. 309; *Journal of Cutaneous Diseases,* 23 (1904), p. 278; Jeanselme, *Traité de la syphilis*, v. I, pp. 422–23; *Annales des mal-adies vénériennes,* 1 (1906), p. 125; Anne Marie Moulin, "L'ancien et le nouveau: La réponse médicale à l'épidémie de 1493," in Neithart Bulst and Robert Delort, eds., *Maladies et société (XIIe–XVIIIe siècles)* (Paris, 1989), pp. 126–29.

④ Augustin, *Preussische Medicinalverfassung*, v. II, pp. 762–63; Cavaillon, *L'armement antivénérien*, pp. 25–26; Pappenheim, *Handbuch der Sanitäts–Polizei*, v. II, p. 247.

短、来势猛烈，感染之后立即达到高峰，所以治愈个别受害者——如果可能的话，从公共卫生的角度来看基本上是无关紧要的。隔离病人（在某种程度上，疾病本身并没有使他们脱离循环）有望防止进一步的传播，但在很大程度上与他们是否被治愈是不相干的，因为无论如何，这种疾病很快就会更好或更坏。相比之下，虽然梅毒患者具有传染性，但是能够正常地生活，而且没有摆脱性本能的束缚，正是这种本能让他们陷入了麻烦，因此，梅毒患者一直是潜在的疾病来源。治愈梅毒患者成为预防的一个关键部分，是打破传播链的一个因素；治愈不仅对个人，而且对社会都很重要。与可能有性病的人性交后，用死青蛙包裹阴茎或用梅切尼科夫和鲁的药膏涂抹阴茎，从当事人自己的角度来看是治疗行为，对他的下一个性伙伴来说则是一种预防。要求患者治疗的斯堪的纳维亚系统承认，从流行病学上来说，监管的关键点不在于登记和检查，而是为受感染的妓女提供医疗服务，因此更有效的解决办法是——开门见山，直接治愈所有患病的人。[①]

　　然而，从道德的观点来看，预防和治愈之间的区别仍然很重要。从坚定的伦理立场来看，自然和神预见到了对性罪过的惩罚是疾病，任何试图规避这种疾病的企图，无论是通过事前预防还是事后治疗，都有可能破坏性病发挥的对通奸的抑制作用。因此，治愈，特别是如果没有痛苦，就像预防一样不利于道德。另一方面，慈善、利他主义和共同的尊严为减轻梅毒患者的痛苦也做出了尝试。[②] 如果实施治疗的环境不那么令人愉快，那么治疗甚至可能成为抑制罪孽的一部分。1614 年后，第一次允许性病患者在巴黎的主宫医院接受治疗，无论当时的治疗方法是什么，他们在入院和出院时都要被鞭打，以此提醒他们，治疗并不意味着宽恕他们的罪孽。[③] 整个19 世纪，一种更微妙的抑制方法一直存在。有时为性病患者保留专门的医院，但是许多为患者保留单独病房的医院提供的治疗不合格，环境恶劣（不许有访客、审查邮件、特殊制服、更糟的食物）。19 世纪末，普遍使用的汞疗法，就像试图饿死梅毒一样，更不用说每天吞食某种危地马拉活蜥蜴长达一个月的治疗方法了，其副作用令人厌恶且危险，在许多方面都是对患者自己的最好惩罚。[④] 也许正是面对这些令人极

　　① Rosebury, *Microbes and Morals*, p. 251; *Underdånigt betänkande angående könssjukdomarnas spridning*, v. I, p. 376.

　　② 巴伦-杜沙特雷（Parent-Duchatelet）建议明确区分治疗和预防，前者是对病人甚至是罪人的慈善行为，而后者是诱惑犯罪：Parent-Duchatelet, *De la prostitution*, v. II, pp. 538, 541.

　　③ 在德国，类似的惩罚被称为 "欢迎和送别"（Willkommen und Abschied），是在伤害的基础上再加侮辱：Parent-Duchatelet, *De la prostitution*, v. II, p. 171; *Annales*, 16 (1836), p. 271; *Zeitschrift für die Staatsarzneikunde*, 58 (1849), pp. 428–54.

　　④ Girtanner, *Abhandlung über die Venerische Krankheit*, v. I, pp. 414–15; Ziegelroth, *Die physikalisch-diätetische Therapie der Syphilis* (Berlin, 1900), pp. 120–21. 事实上，在中世纪，汞疗法只在穷人身上实施，是为了起到震慑作用，而贵族们则尝试使用更令人愉快的、虽然不是很有效的愈创木疗法：Temkin, *Double Face of Janus*, pp. 472–84; Finger et al., *Handbuch der Geschlechtskrankheiten*, v. I, p. 118; Rudolf Weil, *Verhaltungsmassregeln bei ansteckenden Geschlechtskrankheiten* (Berlin, n.d. [1902]), pp. 4–7.

其反感的选择，大众的想象力才如此热切地抓住了一个主意，即与处女同床共枕。[①]
当青霉素带来了一种有效且基本无痛的治疗方法的希望时，它遭到了激烈的抨击，
因为它取代了长期、痛苦且令人反感的治疗方法，抗生素有鼓动人们对性满不在乎
的风险。第二次世界大战期间，美国士兵最初的治疗往往比实际所需的治疗更粗
暴、更令人不快，以免放弃以前程序的抑制作用。[②] 各种健康保险制度的规定，继续
采用同样的抑制方法，排除了性病患者和其他可能是为了谋利自己造成伤害的疾病
患者。

　　第一次世界大战期间，这样的态度发生了变化。最普遍的是，在现代记忆中，
人们第一次认真考虑了药物治疗的可能性，使性病问题的事后解决方案成为预防的
补充，甚至可能取代预防。1909 年，欧利希和哈特（Hata）发现了洒尔佛散，发
现它对梅毒有明显的疗效，这个古老问题的答案似乎触手可及。尽管洒尔佛散既不
是绝对可靠，也并非没有令人不快的副作用，但它的优势显而易见。不再必须说服
基本上没有症状的患者进入医院接受漫长而令人厌恶的汞治疗。较短的门诊治疗时
间，为减少患者对医疗救治的抗拒提供了希望。[③] 尤其是在英国，洒尔佛散治疗梅
毒的可能性对于预防战略的制定有很大的影响。[④] 1916 年，皇家性病委员会得出的
结论基于有效治疗——这允许政府避开个人预防的道德困境——的承诺。报告的结
论是在事情发生后解决问题，由此无视积极、应受谴责的通奸行为与屈服于诱惑、
可原谅的人之常情之间在意图方面的区别。委员会建议将提供普遍和免费的医疗服
务作为其解决方案的核心，1916 年的《公共卫生（性病）法》则规定性病患者住院
治疗，医生为治疗的病人提供免费诊断测试，并免费提供洒尔佛散之类的药品。这
种新的重视治疗而不是预防性病的做法在第二年的《性病法》中继续有所体现，排

　　① Proksch, *Vorbauung der venerischen Krankheiten*, p. 42; Fiaux, *Police des moeurs*, v. I, p. 391; *ZBGK*, 16, 12
(1915/16), p. 371; Hellwig, *Gesetz zur Bekämpfung der Geschlechtskrankheiten*, p. 144; *Mitteilungen*, 27, 3 (1929),
p. 70; Reid, *Prevention of Venereal Disease*, p. 72; Davenport-Hines, *Sex, Death and Punishment*, p. 263; Rudeck,
Syphilis und Gonorrhoe vor Gericht, pp. 6–9, 16; Ambroise Tardieu, *Dictionnaire d'hygiène publique et de salubrité*
(Paris, 1854), v. III, p. 213; Lesley A. Hall, *Hidden Anxieties: Male Sexuality, 1900–1950* (Cambridge, 1991), p. 44.
Sometimes women slept with boys or "decent" men with the same intentions: Jadassohn, *Handbuch der Haut-und
Geschlechtskrankheiten*, v. XXIII, pp. 24–25; *ZBGK*, 19, 1 (1919), p. 22. A similar belief appears to have continued
with AIDS: Jean-Pierre Baud, "Les maladies exotiques," in Eric Heilmann, ed., *Sida et libertés: La régulation d'une
épidemie dans un état de droit* (n.p., 1991), p. 22.

　　② Rosebury, *Microbes and Morals*, pp. 131–32.

　　③ Touton and Fendt, *Umschwung in der Syphilisbehandlung*, pp. 86–87; Rosebury, *Microbes and Morals,* pp. 213–
15; *Mitteilungen,* 8 (1910), pp. 71–72; *ZBGK,* 12, 6 (1911), pp. 202–05.

　　④ 事实上，在英国，很长一段时间内，医学技术在性病治疗中一直扮演着特殊的角色，这是英国人偏好治
疗而非预防的罕见情况之一。性病治疗效果的不断提高是西蒙反对将《传染病法》推广到平民身上的原因之
一：*PP* 1868–69 xxxii, 1, pp. 13–16.

除了所有不合格的医疗从业者，从而实际上提高了治疗游戏的赌注。[①] 如果治疗被认为是可能的，并且可以选择治疗方法，那么政府必须排除庸医提供的无效的灵丹妙药来展示其目的。

战时，大多数国家的医院护理范围也发生了重大变化。住院治疗，如果有的话，是严重不足的，改革者呼吁扩大医院数量。医院对性病患者的贬低性治疗阻碍了患者的入院，因此有人建议进行一些改变，与其他病人一样，将性病患者纳入正常条件下的普通病房。[②] 越来越多的主流设施现在建立起来了，成为治疗的一个关注点，也是性病解决方案中越来越重要的一个方面。战前，英国的医院在这些方面就是一个落后者。对平民来说，只有为数不多的处理这些疾病的志愿机构或私人从业者为其提供医疗服务。尽管从《性病法》废除一直到第一次世界大战爆发，政府对性病的关注很少，但 1916 年皇家委员会的报告却引发了变革。1917 年，创建了一个性病治疗中心新系统。该系统主要由中央政府资助，由代表地方政府的志愿医院运营，实际上提供了英国的第一个全民免费医疗服务。这种服务不需要患者具备经济条件或进行住院测试。到 20 世纪 20 年代，英格兰和威尔士大概有 200 所治疗中心，这些中心的开支的 75% 由中央政府支付，剩下的由地方政府负担。[③]

在其他国家，战争期间为服务军队进行的医院规模的扩大一直延续到和平时期。在法国，1916 年为部队建立的皮肤病和性病中心战后继续存在。在大城市建立了性病诊所，共计约 395 所。这些诊所欢迎所有病人，尤其是为战争服务的工厂工人，但也包括受感染的平民，为他们提供匿名和免费的治疗（尽管有非正式的经济状况调查）。[④] 在德国，由于它早熟的医疗保险体系，所以在提供方便的治疗方面问

---

① *BJVD*, 1, 1 (January 1925), p. 12; *History of the Great War*, v. II, p. 145; W. M. Frazer, *A History of English Public Health 1834–1939* (London, 1950), pp. 339–41; Arthur Newsholme, *Health Problems in Organized Society* (London, 1927), p. 167; Eyler, *Arthur Newsholme and State Medicine*, p. 289; David Evans, "Tackling the Hideous Scourge," p. 428.

② *Annales*, 16 (1836), pp. 271–72; Dubois-Havenith, *Conférence internationale: Rapports préliminaires*, v. I/1, quest. 6, pp. 6–11; *Bulletin*, 2, 17 (1887), p. 609; Fiaux, *Police des moeurs*, v. I, pp. 460–61, 575; Blaschko, *Syphilis und Prostitution*, p. 118; Guyot, *Prostitution Under the Regulation System*, p. 345.

③ *PP* 1867–68 (4031) xxxvii, 425, Q. 3062; Harveian Medical Society, *Report of the Committee for the Prevention of Venereal Diseases*, p. 7; Davenport-Hines, *Sex, Death and Punishment*, pp. 186–88; Jeanne L. Brand, *Doctors and the State: The British Medical Profession and Government Action in Public Health, 1870–1912* (Baltimore, 1965), p. 64; David Evans, "Tackling the Hideous Scourge," pp. 413–14, 428, 433; *BJVD*, 1, 1 (January 1925), p. 14; *History of the Great War*, v. II, p. 130. 英国在这方面的成就很像一个世纪前瑞典所做的：对特定疾病提供免费的、普遍的医疗服务。

④ Jean-Baptiste Brunet, "Evolution de la législation française sur les maladies sexuellement transmissibles," in Job-Spira et al., *Santé publique et maladies à transmission sexuelle*, p. 116; Murard and Zylberman, *L'hygiène dans la république*, pp. 573–75; Cavaillon, *L'armement antivénérien*, pp. 1–11; *Annales*, 4/32 (1919), p. 246; 4/27 (1917), p. 195; Jeanselme, *Traité de la syphilis*, v. I, p. 424; Léon Bernard, *La défense de la santé publique pendant la guerre* (Paris, 1929), ch. 22; Quétel, *History of Syphilis*, pp. 176–77; CSP, L 295–305. 这套门诊系统一直持续到第二次世界大战后：*JO*, 19 August 1948, pp. 8150 51.

题不大，更多的是确保保险公司不将性病排除在保险范围之外，这一问题将在稍后讨论。1918 年 12 月，陆军部长承认，不可能将所有患性病的士兵留到治愈再复员。相反，解决办法是向患者提供广泛的医疗保障，对于复员的战斗人员及其负担不起医疗费用或没有医疗保险的家属免费。然而，为士兵及其家属提供的这种特别待遇只是临时措施，在 1919 年就结束了，长远之计是扩大保险覆盖面，使更大比例的人口获得保险，通过公共援助为没有买保险的穷人提供医疗照顾。[1] 另外，魏玛共和国早期建立了咨询中心，总共约 400 所，单单柏林就有 40 所。出于各种各样的动机（优生学，社会达尔文主义，一些旨在改善工人的处境），这些机构提供了关于疾病、避孕、计划生育和性行为方面的建议和信息。与英国和法国的诊所不同，他们很明确，不提供医疗服务，以免与医生冲突，保险系统为大部分德国工人提供了保险，医生为之背书即可。[2]

新方法

因此，战争的一个结果是使人们清楚地认识到，监管和不作为都不是对一个日益紧迫的问题的合理反应。斯堪的纳维亚国家早在 19 世纪就鼓励采取一种卫生上的中央集权主义方法，而其他国家现在发现将这种措施扩大到全体人口的制度越来越有吸引力了。疾病的不断蔓延，结合战时对生活的全面管制，使得北方已经很常见的"公民即潜在病人"的做法，在其他地方也被接受了。法国一位观察员评论说，由于战争，他们现在生活在一个类似斯堪的纳维亚半岛体制的政权之下，那里的病人，无论男女，都必须治疗。[3] 然而，尽管所有国家都面临着类似的压力，要求它们采取更多的干预主义者的策略，但实际上，在各种可能的策略中，各国所做的选择还是大相径庭。纵观预防的历史，相似的问题并不一定意味着相似的解决方案。斯堪的纳维亚半岛走在了前面，德国试图效仿瑞典，英国采取了一种不同的自愿方式，而法国改革的雄心超出了其立法范围，尽管提出了许多改革建议，但收效

① *Mitteilungen*, 17, 1 (1919), pp. 7–12; *SB*, 1924/25, Anlage 975, p. 5; Georg Schreiber, *Deutsches Reich und Deutsche Medizin: Studien zur Medizinalpolitik des Reiches in der Nachkriegszeit (1918–1926)* (Leipzig, 1926), pp. 24–25; *Mitteilungen*, 17, 4/5 (1919), p. 87; 18, 3 (1920), pp. 72–73.

② *Mitteilungen*, 24, 9 (1926), p. 99; Kristine von Soden, "Auf dem Weg zur 'neuen Sexualmoral'–die Sexualberatungsstellen der Weimarer Republik," in Geyer-Kordesch and Kuhn, *Frauenkörper, Medizin, Sexualität*, pp. 237–62; von Soden, *Sexualberatungsstellen der Weimarer Republik*; Hodann, *History of Modern Morals*, p. 104. 直到第二次世界大战后，苏联地区才建立了性病诊所：Stefan Kirchberger, "Public-Health Policy in Germany, 1945–1949," in Donald W. Light and Alexander Schuller, eds., *Political Values and Health Care: The German Experience* (Cambridge, 1986), pp. 204–05. 英国和瑞典的性病学家也抱怨这种竞争：Roy Porter and Hall, *Facts of Life*, p. 240; *American Journal of Public Health*, 26 (April 1936), p. 360; Lesley A. Hall, "'The Cinderella of Medicine': Sexually-Transmitted Diseases in Britain in the Nineteenth and Twentieth Centuries," *Genitourinary Medicine*, 69 (1993), p. 317.

③ Fiaux, *L'armée et la police des moeurs*, p. xi.

甚微。

由于公众对流行病的恐惧以及来自军方的压力，英国政府敷衍地提出了比他们原本希望的更严厉的措施。从 1917 年一直辩论到 20 世纪 20 年代初的《刑法修正法》，本应大力打击卖淫、将关于性病的危险行为定为刑事犯罪，但从未被写入法律。《领土保卫法》（DORA）的 4od 法规，引起了妇女组织的抗议，她们认为这个法律将举证责任不公平地转给了女性，或者——更糟糕的是——试图重振监管主义。鉴于第一次女性（30 岁以上）普选将于 1918 年夏天举行，这一前景令人担忧。陆军部基本上忽视了这一法案，在停战协议签署后，该法案被撤回。虽然在战争期间曾努力打击卖淫，但恢复《性病法》已无可能。由于道德原因，个人预防执行得很勉强，而且没什么效果。其他地方曾经有效的措施也被废止了。要求报告性病的措施继续遭到抵制，因为这可能会妨碍患者寻求医疗服务，至少妨碍寻求正规的、经过许可的医疗服务；强制治疗问题也遭到了类似的反对。①

相反，英国人将他们的努力放在了教育上，使性病治疗免费或花费少，并广泛提供治疗渠道。他们拒绝监管以及其他形式的广泛的法律干预，拼凑出了一套避免强迫的应对方案，并像斯堪的纳维亚人的免费医疗服务体系一样，对所有患病的人，无论男女，进行治疗，但完全是以自愿为基础的，没有北欧人那种对强迫及其相关机制——性病报告、强制治疗、惩罚不服从者——的渴望。② 即使在部队，控制和纪律是最严格的，强制也是最成功的，英国也比其他国家采取了更自愿的方针。他们已经从 1873 年的经历中吸取了经验，卡德威尔勋爵（Lord Cardwell）下令减少正在接受性病治疗的士兵的工资，其结果就像官方统计数据显示的那样，只有性病报告减少了，并没有使性病减少，因为这些被感染的士兵试图避免他们的不幸带来的经济和身体上的后果。③ 在第一次世界大战期间，这里吸取的教训还在继续起作用，对隐瞒疾病的行为而非患病本身施以惩罚。英国士兵被要求为所有非因战场服役而导致的疾病——不仅仅是性病——支付住院费用，而他们的英联邦同事

---

①　David Evans, "Tackling the Hideous Scourge," pp. 428–30; Buckley, "Failure to Resolve the Problem of Venereal Disease," pp. 70–71; Davenport-Hines, *Sex, Death and Punishment*, p. 228; *Mitteilungen*, 16, 5/6 (1918), p. 103; Haste, *Rules of Desire*, p. 54; *PP* 1914 (7474) xlix, 109, p. 2; *PP* 1916 (8189) xvi, 1, pp. 48–51; Morris, *Nation's Health*, pp. 92–97.

②　*PP* 1916 (8189) xvi, 1, pp. 50, 65; *BJVD*, 2, 5 (January 1926), p. 72.

③　*PP* 1882 (340)ix, 1, p, x; Deck, *Syphilis*, p. 30; Myna Trustram, *Women of the Regiment: Marriage and the Victorian Army* (Cambridge, 1984), pp. 128–30. Other nations also learned from this example: *Bulletin*, 2, 17 (1887), p. 651; Fiaux, *L'armée et la police des moeurs*, p. 261; Malmroth, "Om de smitto-samma könssjukdomarnas bekämpande," p. 38; *Annales de dermatologie et de syphiligraphie*, 4, 9 (1908), p. 607. 英国海军在 18 世纪末已经吸取了教训：Christopher Lloyd and Jack L. S. Coulter, *Medicine and the Navy 1200–1900* (Edinburgh, 1961), v. III, pp. 357–58.

还专门对患性病者施加罚款。① 英国方法背后的主要原则是传播链——通常建立在超出国家管理范围的亲密环境中——不可能被自愿切断，应使处理和治疗变得方便和容易，不论是费用、强制性、性病报告还是追踪接触者等问题，均应避免任何可能使病人无法寻求或无法继续得到医疗服务等问题的出现。② 这里的病人不像其他国家——比如斯堪的纳维亚半岛国家、特别是德国——那样受到普遍的限制，相应地，政府在积极干预疾病传播方面的能力也受到了限制。

相比而言，德国从类似的战时经历中得出的教训却是需要扩大政府的关注范围，不能狭隘地只关注登记的妓女。地方政府对战争将要结束时性病的增加速度感到震惊，紧急请求皇家卫生局，不分性别和职业，对所有人强制实行医疗体检。在两次世界大战期间的早期，新监管主义者和新废除主义者之间的友好关系飞速发展，为达成一种卫生国家主义共识奠定了基础，尽管没有用斯堪的纳维亚人最激烈的强制手段，但是政府已经为改革做好了准备。③ 1918 年初，一项法案扩大了预防战争的范围。④ 妓女，不论是否登记，都不再受刑法典管束，但是仍然接受卫生意义上的监管，接受医疗监控、检查和住院治疗。在惩罚危险行为和禁止受感染的奶妈或患病婴儿的父母订立雇用合同方面，其他新监管主义者的要求得到了满足。禁止江湖庸医和无证医疗从业者远距离治疗病人；除了专业期刊外，禁止对所谓的治疗方法做广告或进行展览。最重要的是，关注点从妓女向所有公民的转移继续全面推行。在委员会，有人提议，不仅是妓女，所有受感染的人都要接受惩罚。政府表示反对，担心随之而来的谴责抨击，担心病人将被迫向江湖庸医求助。然而，一个温和的版本赢得了青睐，它要求医疗护理，尽管不求医也不会有严重后果，只是规定那些拒绝或中断治疗的人将被强制入院治疗，就像其他传染性疾病的患者可以根据《传染病法》被隔离一样。⑤

德意志帝国的崩溃终止了这个特殊议案的进程，但其主旨在 12 月的一个法令中得到了简单的体现：将危险行为定为犯罪，要求将所有可能传染疾病的患者进行医疗处理，若有必要可以强制治疗，虽然对威胁生命或健康的治疗也要求得到患者的

① 在战争期间，除了性病和酗酒外，所有疾病根据服役合同都是可以接受治疗的，虽然性病的治疗是不同的，但也只不过是失去了其他疾病享有的特权：*History of the Great War*, v. II, p. 122–23; Towers, "Health Education Policy 1916–1926," p. 76.

② Paul Adams, *Health of the State* (New York, 1982), p. 116; Laird, *Venereal Disease in Britain*, p. 45; Eyler, *Arthur Newsholme and State Medicine*, p. 281.

③ BA, 15.01, Rmdl, 11886, the Stadtrat, Zella-Mehlis, to the President of the Reichsgesund-heitsamt, 29 January 1920, p. 200; *Mitteilungen*, 22, 6 (1924), pp. 33–34; *Mitteilungen*, 25, 3 (1927), pp. 21–22; Flesch and Wertheimer, *Geschlechtskrankheiten und Rechtsschutz*, pp. 75–76.

④ SB, 1914/18, Drcksch. 1287; *ZBGK*, 18,8 (1917/18), p. 197; *Mitteilungen*, 16,1/2 (1918), pp. 1off.; Hellwig, *Gesetz zur Bekämpfung der Geschlechtskrankheiten*, p. 10.

⑤ BA, 15.01, Rmdl, 11873, Der Präsident des Kaiserlichen Gesundheitsamts, II 2331/18, 18 September 1918, pp. 485–86.

同意。然而实际上警方通常并不执行强制治疗，因为害怕这样可能驱使患者转入地下，他们欢迎提供有助于使患者集中精力自愿寻求援助的法律杠杆。更重要的是，由于所有公民现在对于疾病的传播都负有责任并有义务接受治疗，所以预防措施的重点显然已从只关注妓女转移到了关注普通的性病患者身上。[1]虽然在理论上有一个突破，但现实中这并不意味着受人尊敬的父亲们因为调情出轨感染后与街头妓女受到同等待遇。新措施最直接的效果是让政府收买那些既没有登记也不是专业意义上的妓女。但这也意味着，他们现在对传播疾病的男性拥有很大的权力，而此前这种权力只适用于传播这些疾病的女性。[2]例如，男性流浪者和游手好闲者可以被强制治疗，在一些地方（巴登就是其中之一），政府采取了进一步的措施，对所有疑似传播疾病的人进行强制治疗，包括那些与不止一个人发生过性关系或与性病患者发生性关系的人。在法兰克福，那些拒绝或中断治疗、在警察的袭击中被逮捕或被确认为接触者的男子，将被送往医院强制治疗。因此，双重标准终于在一些措施中得到了融合，这些措施严格但至少公平地使所有从事婚外性行为被感染的人，不论其地位或性别，都受到同样规则的约束，而且威胁他们说，如果危及他人，就要对其进行强制性治疗，同时还要承担刑事后果。[3]

在扩大严格的预防措施的同时，围绕最终是否结束监管展开了适时的辩论。这个系统，即使是改革后的，仍然得到了一些强大势力的支持：警察和司法部、担心性病广泛传播的人寿保险公司、天主教主教、一些新教组织以及帝国境内的几个邦——黑森、符腾堡、巴伐利亚。[4]外交政策方面的考虑也发挥了作用，因为法国在其德国占领区内建立了官方妓院，当地政府（例如黑森）支持这一系统。[5]然而，尽管帝国倒台后，第一个由女性参与的、直接选举产生的议会没有采取任何行动，但是魏玛共和国早期的政治风向显然是反对监管的。人们非常关注的是，旧系统中的阶级因素不能在新的立法中继续存在。同样重要的是，用内政部一份备忘录的话

① *Reichsgesetzblatt*, 1918/184, p. 1431; Posener, *Bekämpfung der Geschlechtskrankheiten*, pp. 53–54; BA, 15.01, Rmdl, 11881, "Übersicht über die in den Einzelstaaten mit der Verordnung der Reichsregie-rung zur Bekämpfung der Geschlechtskrankheiten, vom 11. Dezember 1918 ... gemachten Erfahrungen," pp. 283–85; *ZBGK*, 19, 3 (1919), p. 68; Hellwig, *Gesetz zur Bekämpfung der Geschlechtskrankheiten*, p. 370.

② 在德国档案中，政府对待男性，像初期只处理妓女的意图一样明显：BA, 15.01, Rmdl, 11881, "Der Präsident des Reichs-Gesundheitsamts an den Herren Staatssekretär des Innern," 7 December 1918, p. 20.

③ *Mitteilungen*, 25,1 (1927), pp. 3,8; 25,11/12 (1927), p. 128.

④ *Die Polizei*, 17, 11 (19 August 1920), p. 229; BA, 15.01, Rmdl, 11887, Der Reichsminister der Justiz, II a 1523 Schä, 1 October 1920; Verband deutscher Landesversicherungsanstalten, 7 January 1921, p. 51; Bemerkungen und Anträge Bayerns, 29 March 1921, p. 74; 15.01, Rmdl, 11892, Württembergischer Landesausschuss zur Bekämpfung sittlicher Not an den Deutschen Reichstag, April 1922, p. 28. 新教徒的意见是分裂的：compare *Evang.-Kirchliche Nachrichten*, 1, 3 (27 December 1920), with BA, 15.01, Rmdl, 11891, p. 80, Evang. Volksbund für Württemberg an das Reichsministerium des Innern, 29 September 1920.

⑤ BA, 15.01, Rmdl, 11887, Rmdl meeting, 9 November 1920, pp. 33ff., Koch.

说，议会中的多数人无可救药地受制于废除主义，而政府除了废除监管外，不敢提出任何其他建议。[1]

从 1918 年开始，扩大监管措施至涵盖所有可能的带菌者的要求，在旷日持久的谈判中继续体现了出来，谈判最终以 1927 年的《性病法》告终。最初的草案遵循了之前的先例，要求所有疑似性病患者提供健康证明或接受医疗检查，这些患者很可能会传播疾病，需要接受治疗。在左翼自由党的推动下，普鲁士议会要求国民政府进行改革，将性病预防从监管转向卫生监控体系，随着 1927 年《性病法》的通过，他们最终达到了目的。[2] 监管结束，卖淫不再是犯罪，刑法典不再禁止所有未得到管理的卖淫，但是禁止在教堂、学校以及有儿童的住宅区附近公开的站街揽客和性交易本身，尽管允许的一个例外是，小社区可以选择全面禁止它。[3] 对拉皮条重新定义，无论是否得到警察的许可，绝对禁止开设妓院，但同时允许房东将房子出租给妓女，只要他们不收取剥削性的费用。也禁止在城市的某些地区集中卖淫。[4] 警察的作用被削弱了很多，失去了道德警察时代的光辉岁月，现在对他们的要求主要是维持秩序，逮捕公共道德的违反者，报告那些涉嫌传播性病者，检查拒不服从者或将其带往医院。总体而言，警察仅代表卫生当局的利益和要求行事。[5]

现在，他们转而关注的不是妓女这个群体，而是任何被怀疑传播性病的人：作为病毒携带者的公民。对于这样的人——不论男女，全职、业余还是根本没有参与性交易——他们都能要求其进行医疗检查并提供健康证书或正在接受医生治疗的证明，而且如果有必要就定期检查。他们可能被迫接受自己选择的医生的治疗，由于

---

① *Mitteilungen*, 17, 6 (1919), pp. 116–17; BA, 15.01, RmdI, 11886, pp. 186ff., meeting in the RmdI, 21 January 1920, Kraus; pp. 126ff., meeting in the RmdI, 16 December 1919, Gottstein; 15.01, RmdI, 11887, Aufzeichung für die Genfer Konferenz, p. 59; RmdI meeting, 9 November 1920, pp. 33ff.; Der Reichsminister des Innern, II A 76, 24 January 1921; 15.01, RmdI, 11891, p. 80, Evang. Volksbund für Württember.

② BA, 15.01, RmdI, 11886, pp. 123ff., "Vorläufiger Entwurf eines Reichsgesetzes zur Bekämpfung der Geschlechtskrankheiten"; *ZBGK*, 19, 7/8 (1919/20), pp. 173–85;*Mitteilungen*, 25, 11/12 (1927), p. 128; Bauer, *Geschichte und Wesen der Prostitution*, p. 103; *SB*, 1924/25, Anlage 975; *Reichsgesetzblatt*, 1927/1/9, pp. 61–64.

③ 社会民主党担心，天主教中央党坚持的禁止在教堂和学校附近卖淫的条款，会被用作重新引入监管的后门，因为在大城市，几乎没有一个地方不靠近这些机构。一些法学家声称，至少在理论上，某种形式的监管可以在土地法的基础上继续下去。但这种担忧主要是伴随结束传统意义上的监管的决定而产生的：A. V Knack and Max Quarck, *Das Reichsgesetz zur Bekämpfung der Geschlechtskrankheiten und seine praktische Durchführung* (Berlin, 1928), p. 23; *Mitteilungen*, 25, 8 (1927), p. 74.

④ 尽管像以前一样，各地都知道如何规避这些理论上的禁令：Karl Linser, *Die Geschlechtskrankheiten* (Dresden, 1941), p. 101.

⑤ 尽管在这些问题上有灰色地带，比如警察寻找潜在的传染性疾病："Die Auswirkungen des Reichsgesetzes"; *Mitteilungen*, 27, 1 (1929), p. 28; 25, 11/12 (1927), p. 141; Schmedding and Engels, *Gesetze betreffend Bekämpfung übertragbarer Krankheiten*, pp. 328–29; Hellwig, *Gesetz zur Bekämpfung der Geschlechtskrankheiten*, p. 395; Christoph Sachsse and Florian Tennstedt, *Geschichte der Armenfürsorge in Deutschland*(Stuttgart, 1988), v. II, pp. 129–30.

传播的可能性，如果有必要，他们可能被强制住院。[1]患者的接触者会被追踪。[2]明知会危及他人但仍然进行性交的，而不仅仅像刑法典规定的事实上传播性病的，可能被监禁。（§5）。为了不打击病人寻求治疗的积极性，以有限的形式引入了性病报告，医生只报告那些因其工作环境（如理发师、奶妈等）或不负责任的行为而中断治疗或危及他人的病人。法律规定，凡是知道或应该知道自己是感染了传染病的人，都必须请有执照的医生治疗，但是由于害怕患者受到敲诈，所以没有规定对疏忽大意者的处罚。理论上，强制治疗的必然结果是免费医疗。在每一个联邦国家，法令的执行是确保那些请不起医生的、医疗保险没有覆盖的或对他们来说通过这个系统治疗性病会有一些损失（例如，若被雇主发现了，要冒被开除的风险）的人可以公费治疗。

因此，妓女不再是预防的唯一重点：她们不再登记，不再是潜在的带菌者中的唯一目标，监管她们的卫生法规没有像旧系统那样在其他方面规定她们的生活条件。[3]换句话说，监管已经结束了，但是那些违反公共道德准则或被怀疑传播疾病的人将遭到检查和治疗。预防重点转变的核心问题是，在众多的带菌者群体中，如何确定哪些人是应该采取措施的目标。预防措施必须要么以不切实际的方式加以全面推广（对所有公民进行定期的沃瑟曼测验），要么根据纯粹流行病学之外的原因，将某些群体挑出来。有关的类别已根据监管系统按职业加以界定。如果要终止这一系统，就必须以其他的一些标准来确定目标，其中最可能的标准是根据有问题人员的性习惯。显然，与其他公民相比，妓女更容易遭到医疗监控，因为当局可以在一定程度上有理由认为，妓女既易受感染，又可能传播疾病。[4]她们将像受制于以前的控制形式一样受制于新形式的医疗监控，这种发展前景为改革赢得了新监管主义者的支持，同时也带来了恐惧（即监管将间接地被重新引入），疏远了一些废除主义者。新措施并没有豁免对妓女的控制，但是她们确实超出了这一核心的选民群体，其他群体将受到同等的关注。例如，在普鲁士规定具体法律细节的规章中，嫌

---

① Hellwig, *Gesetz zur Bekämpfung der Geschlechtskrankheiten*, pp. 386–89; *Mitteilungen*, 25,11/12 (1927), p. 148. 明确规定授权直接使用武力，以避免地区差异的问题：*SB*, 1924/25, Anlage 975, p. 7; *Reichsgesetzblatt*, 1927/1/9, §4. 各邦允许使用武力的差异，见 BA, 15.01, RmdI, 11876, "Zusammenstellungen der Äusserungen auf das Rundschreiben des Herrn Reichsministers des Innern, vom 6 August 1920," pp. 235–38; RmdI, 15.01/11887, Der Reichsminister des Innern, II A 76, 24 January 1921; *Mitteilungen*, 25,11/12 (1927), pp. 161–62.

② 该法第 4 条没有明确要求追踪接触者，但普鲁士和巴伐利亚的法令做了这样的规定：Ernst Steinke, *Erfahrungen über Ermittlungen und Meldungen von Ansteckungsquellen vor der Einführung des Reichsgesetzes zur Bekämpfung der Geschlechtskrankheiten* (Greifswald, 1927), p. 6.

③ *Mitteilungen*, 18, 5/6 (1920), p. 112. 在这一时期，刑法改革的特点还包括将公开卖淫者作为目标，无论其性别如何，以及允许像对待妓女一样处理传播性病的人：*Mitteilungen*, 23, 5 (1925), pp. 23–24.

④ BA, RmdI, 15.01/11887, p. 87, Der Präsident des Reichsgesundheitsamts, II 1671/21,28 April 1921; *Mitteillungen*, 24, 11 (1926), p. 120; 27, 1 (1929), p. 29. 在法兰克福，当政府试图检查所有妓女时，他们反对说，新法律只要求检查拒绝医疗的病人：*Mitteilungen*, 26, 1 (1928), pp. 4–5.

疑人不仅包括妓女，还包括那些已感染性病但还与别人发生性行为的人、那些被病人报告与其接触过的人，或有多个性伴侣的人。在巴伐利亚，同样的群体被更传统地认定为妓女和滥交者。[1] 以妓女为目标的监管体系就此终结，但对性病的控制并未被放弃。医学检查不再依赖于很大程度上具有随意性的登记结果，而是将以流行病学上更有意义的标准为基础，从而使监控更具包容性、更有效。[2]

在法国，也尝试过类似的改革，但在很长一段时间内都无果而终。卫生部的一个委员会试图借鉴战时的经验，至少修改监管主义，引入卫生国家主义的一些原则。1926 年，它起草了一项议案，要求男男女女都服从同样的预防措施，不再以妓女为目标，除非通过一项常规法律，而且只有在某些公共场所站街揽客时才针对她们。相反，所有传播性病和其他的危险行为都应受到惩罚，并以罚款、监禁或住院相威胁，要求病人按照规定治疗。然而，将这一提议和类似提议变成法律的努力失败了。[3]1939 年，在第三共和国最后的几天里，颁布了一项法令，允许医生报告据信危及他人的患者，并惩罚那些拒绝接受治疗的人，禁止站街揽客。1942 年，德国占领期间，规定医生有义务报告性病患者，追踪接触者，反过来，病人要接受治疗，如果有必要，要强制住院。[4] 然而，并没有像德国或斯堪的纳维亚半岛那样，就这一问题制定普遍性的法律。妓女仍然受到监管，官方妓院非常缓慢地逐渐消亡。20世纪 20 年代末，法国决定不再授予妓院新的许可证，目前的授权允许终止。然而，1941 年德国占领期间，妓院被认为是公共娱乐场所，并据此征税，使市政当局对其扩展产生了兴趣。[5] 直到第二次世界大战后，1946 年，官方妓院（由于与德国人的合作而受到损害）和登记制度才被玛尔特·理查德法（Marthe Richard law）废除（玛尔特·理查德是一个妓女、间谍，她后来成为一名政治家，并在 1946 年致力于关闭

①　*SB*, 24 January 1927, p. 8725 C-D; Hellwig, *Gesetz zur Bekämpfung der Geschlechtskrankheiten*, pp. 384, 400; Kreuzer, *Prostitution*, p. 12.

②　*ZBGK*, 19, 5/6 (1919/1920), pp. 135–53. 1927 年的法律试图遵循斯堪的纳维亚的先例，然后在纳粹掌权期间，对卖淫的管制和镇压再度兴起，德意志联邦共和国 1953 年的《性病法》继续效仿。这些法律要求所有感染的人都要接受治疗，治疗期间禁止任何形式的性行为，并允许当局将顽抗者送往医院。对被感染者和有感染、传播性病嫌疑的，应当有健康证明，并进行卫生检查。

③　James F. McMillan, *Housewife or Harlot: The Place of Women in French Society 1870–1940* (Brighton, 1981), pp. 174–77; Cavaillon, *L'armement antivénérien*, pp. 25, 151, 154–58; Gustav Scherber, *Die Bekämpfung der Geschlechtskrankheiten und der Prostitution* (2nd edn.; Vienna, 1939), p. 98; Cavaillon, *Les législations antivénériennes*, p. 51; *Centenaire d'Alfred Fournier: Conférence internationale de défense sociale contre la syphilis: Rapports* (Paris, 1932), pp. 215–25; N.-M. Boiron, *La prostitution dans l'histoire, devant le droit, devant l'opinion* (Nancy, 1926), pp. 244ff.

④　Laws of 29 November 1939, 31 December 1942: Quétel, *History of Syphilis*, pp. 207–08.

⑤　*BJVD*, 2, 5 (January 1926), p. 73; Cavaillon, *L'armement antivénérien*, p. 151; Corbin, *Women for Hire*, pp. 344–45.

法国的妓院——译者），拉客和拉皮条成为违法行为。[1] 与此同时，一只手给的东西，却通过另一只手收了回来。两周后，一项法律用一个集中的全国卫生指数取代了登记制度，该法要求追踪妓女，目的是追踪接触者并提供医疗服务。[2] 根据 1948 年 7 月 8 日的一部法律，任何登记在册的人以及所有因站街揽客而被捕的人，甚至在指控尚未得到证实之前，都要接受定期检查。[3] 在这种纯粹卫生制度的幌子下，旧系统就这样重新出现了，而且确实变得更加有效。直到 1960 年，随着登记制度的终结，监管和只针对妓女的情况才最终结束。反过来，推迟了半个多世纪后，法国正式采用了北欧系统的基本原则，要求感染者治疗，医生报告病人，追踪接触者，强制拒不服从者住院，禁止患者从事某些职业，而且间接地使其对传播负责。[4]

监管主义的国家，尤其是德国，勇敢地尝试仿效斯堪的纳维亚模式。实施的主要原则是要求所有受感染公民得到治疗，作为回报，向他们提供免费或至少是方便的医疗照顾。这一总体目标导致的必然结果是，实施各种措施（性病报告、追踪接触者和将传播定为犯罪）试图阻止危险行为，并确保感染者实际上得到治疗。

预防主题的变化

对于性病，我们仍然有一个共同的流行病学问题，即在预防方法上，不同的国家采用了明显不同的策略。实际上，这里所采用策略的差异，如果有的话，也比其他传染性疾病更加明显。像往常一样，分类不那么准确，至少有三种不同的方法可以区别本研究涉及的国家：法国和德国，监管主义，经最终的改革有所缓和；英国，废除监管，而且主张严格的自愿的方法；斯堪的纳维亚国家，卫生国家主义，1927 年后也被德国效仿。[5] 在这些国家中，可以再次分为干涉主义者和自愿主义者。

[1]　13 April 1946 law: *JO*, 14 April 1946, p. 3138; Dominique Dallayrac, *Dossier Prostitution* (Paris, 1966), pp. 280–83; Félicien Davray, *Les maisons closes* (Paris, 1980), pp. 167–68; Alphonse Boudard, *La fermeture* (Paris, 1986); Max Chaleil, *Le corps prostitué* (Paris, 1981), ch. 11. 理查德（Richard）自己关闭妓院的动机似乎是出于严格的卫生要求，因为那里的妓女最具传染性：Marthe Richard, *Mon destin de femme* (Paris, 1974), pp. 327–28.

[2]　Law of 24 April 1946:*JO*, 25 April 1946, p. 3422; Dallayrac, *Dossier Prostitution*, pp, 283–84; Jacques Robert and Jean Duffar, *Libertés publiques* (3rd edn.; Paris, 1982), pp. 216–17.

[3]　*JO*,9 July 1948, P. 6642, art. 2.

[4]　CSP, L 255–85. 这些措施和1948年的法律一样，可以追溯到维希政权1942年12月31日的法律，维希的法律又继承了亨利·塞利耶（Henri Sellier）——人民阵线政府的卫生部长——在1936年他的议案中提出的许多主题以及战时的各种措施：Auby, *Le droit de la santé*, p. 392; Brunet, "Evolution de la législation française," pp. 116–17.

[5]　在这种类型学上有各种变体和排列，通常还包括第四种可能，即禁止主义，就像在美国大多数地方一样：Cavaillon, *Les législations antivénériennes*, pp. 25, 54–55; Gibson, "State and Prostitution," p. 195; Decker, *Prostitution:Regulation and Control*, p. 74; Dolléans, *La police des moeurs*, pp. 175–76; Jeanselme, *Traité de la syphilis*, v. I, p. 426; Amos, *Comparative Survey of Laws*, pp. 246–47; de Félice, "Situation abolitionniste mondiale," p. 4.

在第一种情况下，监管主义试图取缔流行病学上的传播支点，即卖淫。当最终证明这还不够时，卫生国家主义将类似的干预措施扩展到全体居民身上。这两种策略的主要区别在于干预的范围，卫生国家主义将监管主义者的技术广泛地应用于整个性活跃的人群。虽然从某种角度来看，斯堪的纳维亚国家可能效仿了英国废除监管的做法，如果说有什么不同的话，那就是他们的做法比监管主义者更具干涉主义色彩。

相比之下，在英国采用的自愿治疗方法是基于这样一种逻辑，即由于性病的道德含义、其传播的意志力因素以及其非急性的症状，处理性病不能和其他传染性疾病一样。强迫和压制有可能迫使患者不能光明正大地出现，反而进入社会黑暗的角落，使问题恶化。卡德威尔勋爵试图减少受感染士兵的工资，反而变相鼓励了他们的撒谎，这就是功能失调导致反常结果的典型例子。从这个角度来看，自愿策略——鼓励患者接受治疗，并消除任何可能阻碍他们治疗的障碍——可能与强制策略一样有效，而且肯定远没有那么有害。用自由而不是武力来治疗更多的病人。[1]长远来看，医学技术的发展和治疗性病能力的不断提高，使天平向自愿解决的方向倾斜。治愈的可能性降低了对老行政系统中隔离感染者——无论是妓女还是任何有传染病的公民——的技术需要。由于治疗和惩罚逐渐分离，受害者不接受医疗处理的理由越来越少。在国家以及其他形式的健康保险机构的帮助下，随着越来越多的病人能够向医生咨询，随着医学能够更好地提供救助，自愿方案的可行性越来越大，强制的必要性也在减弱。正如一名观察员所说，医疗照顾对性病的效果比刑法更有效。[2]

对于霍乱，趋势是不同国家的战略选择逐渐趋同，虽然没有完全一致。对于天花，预防措施的不同仍然很明显，从强制种牛痘到自由种牛痘，不一而足。对于性病，差异也非常大，至少一直延续到 20 世纪后半期和抗生素时代。在两次世界大战之间的时期，斯堪的纳维亚半岛的国家和德国（1927 年后）代表了一个极端，这里所有被感染的公民都要接受卫生监控；英国代表了另一极端，在这里，国家基本放弃了任何形式的强制。一名法国观察员指出，个人权利和集体权利之间的平衡很难有比这更不同的倾向了。[3]最普遍的情况是，瑞典和德国要求患者治疗的法律侵犯了身体自决的权利，而英国自愿主义的方法将个人的身体自决作为其基本原则。其他国家，看到这种拒绝干预性病的行为，都惊呆了。英国人对公

[1]　Dubois-Havenith, *Conférence internationale: Rapports préliminaires*, v. I/1, quest. 2, Fiaux, p. 110; Beggs, *Proposed Extension of the Contagious Diseases Act*, p. 3; Proksch, *Vorbauung der venerischen Krankeiten*, p.34.

[2]　*ZBGK*, 18, 9 (1917/18), p. 230; E. Leredde, *Domaine, traitement et prophylaxie de la syphilis* (Paris, 1917), pp. 444–45; Ströhmberg, *Bekämpfung der ansteckenden Geschlechtskrankheiten*, p. 54; Braus, *Syphilis und ihre steigende soziale Gefahr*, p. 40.

[3]　*Annales*, 4/34 (1920), p. 369.

民权利的关注或许堪称楷模，但在预防方面，他们既无能又落后。《性病法》废除后留下的预防真空，使更积极追求预防疾病的政治组织感到恐惧。[①] 就像早些时候关于检疫隔离主义的辩论一样，他们指责说，在传染性疾病的问题上，没有一个国家能够独善其身。作为一个主要的航海强国，赤裸裸地面对性病的英国，成了一个源源不断地向海外输出病毒的蓄水池。法国一位评论员告诫英国人说，对个人自由的绝对尊重，甚至容忍违反公共道德的行为，是对自由的滥用，是与邪恶串通一气的行为。[②]

在法国和德国进行的那种改革监管主义的尝试并不难理解，在本书中有许多地方提及。同样，这里也试图解释斯堪的纳维亚国家从监管到卫生国家主义的转变，这是一种方法的复兴和现代化，这种方法最初是 19 世纪初在斯堪的纳维亚地区率先出现的，当时梅毒被认为是地方病，基本上与性病无关，因此只能通过一般检查和治疗加以控制。相比之下，更具有挑战性的是希望解释英国人在性病方面的发展道路。欧洲大陆的干预主义——无论是监管主义还是卫生国家主义——与英国自由放任主义的方法之间出现如此戏剧性的并存，其原因是什么？

英国的道路并不是无能或不愿面对性病问题的结果。[③] 尽管最终废除了监管，英国人还是给警察配备了消灭卖淫的强大权力。到 20 世纪，妓女在拉客的过程中不管是否惹恼到任何人，都可能被逮捕。1885 年后，妓院被宣布非法并被取缔；从那时起，皮条客就遭到了积极的起诉，如果不小心被抓了两次，就会受到鞭打。当环境迫使英国采取更激烈的行动时，尤其是在两次世界大战期间，在环境刺激下，英国人也有能力而且愿意拿起预防措施的全套武器。第一次世界大战期间的预防措施已经有所提及。在"一战"结束、"二战"爆发前，妓女与占领德国的英国军队的交往会受到某种形式的监管。[④] 在第二次世界大战期间，英国国内再次执行了严厉的措施。在英国东北地区，地方当局于 1943 年引进了追踪接触者的泰恩赛德计划（Tyneside scheme），由受过专门训练的工作人员会见感染者，到接触者家访问并说

① *Mitteilungen*, 25, 11/12 (1927), p. 129; 15, 1/2 (1917), p. 12; 23, 2 (1925), p. 9; Dubois-Havenith, *Conférence internationale: Rapports préliminaires*, v. I/1, quest. 4, pp. 14–15, 77; Verchère, p. 23; Miller, *Prostitution*, pp. 49–55; *Underdånigt betänkande angående könssjukdomarnas spridning*, v. II, p. 50; *Förhandlingar*, 1881, pp. 44–45; *ZBGK*, 4,2(1905), p. 74; 2, 11 (November 1905), p. 426; *Hygiea*, 51, 3 (March 1889), p. 136; *Annales*, 2/41 (1874),pp. 102–03; 3/15 (1886), p. 517; Regnault, *L'évolution de la prostiution,* p. 105; Reuss, *La prostitution*, pp. 481–82, 500–01; Jeannel, *De la prostitution,*p. 146.

② Jeannel, *De la prostitution*, pp. 141, 134, 156; Amos, *Comparative Survey of Laws*, p. 2; *Friedrichs Blätter für Gerichtliche Medicin und Sanitätspolizei*, 29 (1878), p. 54; Pick, *Prophylaxis der venerischen Krankheiten*, pp. 6–10; *Annales*, 2/41 (1874), pp. 106–07.

③ *Förhandlingar*, 1912, p. 64; *Medical Magazine*, 19 (1910), p. 653; *Underdånigt betänkande angående könssjukdomarnas spridning*, v. II, p. 50.

④ BA, 15.01, RmdI, 11880, "Regulations Made by the General Officer Commanding-In-Ghief, the British Army of the Rhine for the Prevention of Prostitution and Venereal Disease, Pursuant to Article 1 of Ordinance 83," 21 October 1926, p. 76; Inter-Allied Rhineland High Commission, Aide Memoire, 6 January 1927, p. 101.

服他们接受治疗。1942 年 11 月的《防卫法》第 33b 条规定，任何被两名病人列为传染源的人，如果患病，必须接受检查和强制治疗。[①]

国家对性问题进行立法，这不是一些所谓的英国自由主义者担心的问题，即便清教徒对此深感不安。19 世纪 80 年代中期，随着废除主义运动的开展，许多废除主义者、女权主义者和道德改革家的注意力转向了政府的行动，他们欢迎政府旨在提高公共生活基调的行动。少女贡品丑闻后出现的社会纯洁运动，不同于此前几十年更为自由放任的道德改革运动，它寻求通过法律干预来实现目标。1885 年的《刑法修正法》是其成功的显著标志之一，它使国家积极清除卖淫、拉皮条、乱伦、妓院、同性恋和其他据称有损国家道德面貌的污点。正如一位同时代的法国观察员指出的，斯特德的揭露激起了人们对英国在其他方面奉行自由主义做法的反对。[②] 另一方面，英国人不仅废除了监管，而且（由于他们的自愿的方法）从未对感染者采取在其他地方被认为司空见惯的许多法律约束。他们没有将传播性病或危险行为定为犯罪，也没有要求性病必须报告，尽管对于其他传染性疾病，这种预防措施实际上实施得特别严厉。[③] 他们不要求对感染者进行检查、治疗或帮助识别性接触者，也没有禁止或阻碍他们结婚。[④] 英国在感染和传播性病方面几乎彻底自由的唯一的例外（除了战争期间的一些临时措施）是限制潜在的婚姻后果：如果一方患病，婚姻可以无效，被丈夫传染的女性可以（最终）起诉要求离婚和赡养费。[⑤]

英国这种自愿的方法与欧洲其他国家认为只有强有力的法律干预才能遏制这种恶行的信念形成鲜明对比。那么，为什么英国会采取这种自愿的做法呢？坚持看到这里的读者，不会对经常提供的解释感到惊讶，这些解释用阿克尔克内希特式的经典的政治制度和文化术语来阐释这个问题。从无所不知的神的角度来看，保守派倾

[①]　*BJVD*, 19, 1 (March 1943), pp. 22–23; 21, 1 (March 1945), pp. 18–21, 26–32; Laird, *Venereal Disease in Britain*, p. 49; Frederick F. Cartwright, *A Social History of Medicine* (London, 1977), p. 120.

[②]　*Annales*, 3/15 (1886), p. 517; Petrow, *Policing Morals*, pp. 122–24; McHugh, *Prostitution and Victorian Social Reform*, p. 263; Mort, "Purity, Feminism and the State," pp. 209–11; Walkowitz, "Male Vice and Feminist Virtue," p. 85; Brian Harrison, "State Intervention and Moral Reform in Nineteenth-Century England," in Patricia Hollis, ed., *Pressure from Without in Early Victorian England* (London, 1974), pp. 304ff.

[③]　英格兰在这方面早就制定了标准，1604 年禁止患有鼠疫疮的人走出家门，否则处以绞刑。将有传染性的感染者暴露在公众场合，在普通法上是轻罪。1867 年，传播天花的行为被定为犯罪。在 1936 年的《公共卫生法》中，对那些感染了需报告的传染病（不包括性病）、在公共场所让其他人感染（包括从图书馆借阅书籍）或从事的行当有传播疾病风险的人，进行处罚：Paul Slack, *The Impact of Plague in Tudor and Stuart England* (London, 1985), p. 211; Jowitt, *Dictionary of English Law*, p. 966; 30 & 31 Viet. c. 84, s. 32; 26 Geo. 5 & 1 Edw. 8 c. 49, ss. 148–49, 155.

[④]　尽管在 20 世纪 30 年代，就像种牛痘一样，苏格兰人强烈支持斯堪的纳维亚的做法，对政府的果断干预更有信心：Parran, *Shadow on the Land*, p. 116.

[⑤]　Laird, *Venereal Disease in Britain*, p. 49; Morris, *Nation's Health*, p. 127; A. James Hammerton, *Cruelty and Companionship: Conflict in Nineteenth-Century Married Life* (London, 1992), pp. 109–10, 120; Gail Savage, "'The Wilful Communication of a Loathsome Disease': Marital Conflict and Venereal Disease in Victorian England," *Victorian Studies*, 34, 1 (1990), pp. 38–42.

向于支持监管，而自由派倾向于废除监管。废除主义者用严格的阿克尔克内希特式的提法描述他们的斗争，认为这是民主、启蒙与道德反对专制、独裁、家长制和罪恶的一场战争。[①] 从另一方面来看，监管主义者有时愿意承认，他们的系统轻视个人权利，因为维护更广泛的社会利益是必要的。他们的反对者被斥为极端革命分子、马志尼主义者和其他不理性的自由主义者，他们宁愿危害公共健康，也不愿赋予警察必要的权力。[②]

然而，任何援引精巧的阿克尔克内希特主义来充分解释监管和废除主义的不同命运的希望，都必须做好失望的准备。保守主义与监管、自由主义与废除主义之间不可能为了令人有信心而尽可能整齐地组合在一起——在任何国家内都不可能、甚至在任何国家之间也不可能。事实上，从反对者开始，废除主义至少有两种截然不同的关系，公民自由主义和道德主义，这意味着交叉联盟是不可避免的：前者与左派联盟，后者与右派联盟。道德主义的废除主义者和社会保守派经常有同样的原则和人员。另一方面，在1889年瑞典的议会辩论中，自由主义者和基督教保守派在废除主义的问题上团结一致，反对更世俗的右翼。相反，监管主义者可以是专制者（相信政府有保障公共秩序的权力，个人自由应该受诅咒），也可以是——尤其是在各种新流派内——渐进改革者，深信他们的方法体现了开明的公共卫生的原则。这一切意味着这些问题上的政治对立很少是二元的。[③] 支持同样的预防技术可能出于截然不同的意识形态动机。例如，德国的左翼和右翼在第一次世界大战结束、第二次世界大战爆发前，一致支持性病应该报告。保守派这样做是因为在这些问题上他们喜欢更强的国家控制，独立的社会主义者这样做是因为他们希望通过对所有公民施加相同的预防措施从而实现一定程度的预防平等。在法国，有无数的例子，许多不同政治派别的市长，不论是温和派、激进派、共和党、波拿巴派，始终都坚持监管制度。[④] 在英国，保守派普遍支持性病法案，但自由派在这个问题上是分裂的。这些法案最初

① Münsterberg, *Prostitution und Staat*, p. 26; *ZBGK*, 15, 6 (1914), pp. 216–17; Fiaux, *Police des moeurs*, v. I, pp. cccxcv-cccxcvi; *Förhandlingar*, 1912, p. 64; *Hansard*, 1883, v. 278, col. 763; Petrie, *Singular Iniquity*, pp. 95, 127; Sandra Stanley Holton, "State Pandering, Medical Policing and Prostitution: The Controversy Within the Medical Profession Concerning the Contagious Diseases Legislation 1864–1886,"*Research in Law, Deviance and Social Control*, 9 (1988), pp. 166–67.

② *ZBGK*, 16, 8 (1915), pp. 257–61; *Hansard*, 1883, v. 278, col. 827.

③ Lundquist, *Den disciplinerade dubbelmoralen*, p. 349; *ZBGK*, 8,1 (1908), p. 29; Fiaux, *La prostitution réglementée*, pp. 282–83. 国营妓院最初是作为一种卓越的监管主义理念而存在的，在19世纪中叶遭到了挫败，然后在20世纪60年代和70年代又在瑞典被提出，现在被自由主义者和社会民主党人提出，作为被性遗弃者满足需求的一种方式。残疾人和其他无法在自由情感市场上满足性欲需求的人，将通过政府提供的国营妓院得到保证。但在接下来的几十年里，当女权主义开始对左派产生影响时，这个想法又一次遭到了挫败，社会边缘男性的利益无法与女性的利益相抗衡：Lars Ullerstam, *The Erotic Minorities* (New York, 1966), pp. 150–53; Lind and Fredriksson, *Kärlek för pengar?*, p. 200.

④ *Sitzungsberichte der Preussischen Landesversammlung*, 1919/21, 25 February 1920, cols. 9935–50; de Morsier, *La police des moeurs en France*, p. 149.

是由一个自由主义政府实施的，但废除者们也期待着自由主义的终结。某种意义上，自由党，尤其是它的领导层，并没有将废除作为它自己的、自然而然的事业，而是受到了废除主义者的逼迫，他们威胁说，除非支持废除路线，否则他们将支持而且确实支持了保守党候选人。到 19 世纪 70 年代中期，废除主义逐渐成为自由党的一个问题，但不是主要问题。格莱斯顿、布莱特（Bright）和奇尔德斯都曾投票支持废除主义，希望能说服自由党将其纳入党纲。格莱斯顿本人可能觉得这些法令令人反感，但对于现实政治来说，这些法令还不足以引发更激烈的谴责。到 19 世纪 80 年代，废除者成功地使这项事业成为自由党的一个目标，他们不再寻求分裂自由党，改变策略转而支持自由党候选人。1883 年 4 月，自由党的管理层站出来表示支持废除主义者。1886 年，正式宣布废除监管时，许多保守党人也投票反对这些法案。废除主义不是一个分割自由党和保守党的明显的政治问题。两党基本上都忽视了这场斗争，直到最后阶段，自由党勉强赢得了支持，保守党的反对意见也远非一致。[①]

左派在性病问题上的立场说明了这种模糊性。尽管社会主义者和废除主义者有许多相同的臆断，但他们的分歧也是非常多的。废除主义者认为，卖淫基本上是由妇女遭受的不平等和贫穷的社会条件导致的，监管是阶级压迫的一种形式，这使他们在这些问题上接近社会主义的立场。例如，休谟-罗特利（Hume-Rothery）在对资本主义社会婚姻的揭露中，说妇女是丈夫的财产，听起来对左派就有吸引力。[②] 另一方面，废除主义者的解决方法在这里就不那么受欢迎。休谟-罗特利的结论——给予妇女选举权，她们就有机会对社会道德产生净化的影响——意味着资产阶级的体面是一种性别固有的附属物，意味着无论如何，投票就足以解决这样的问题，这两种假设都不太可能给社会主义者留下深刻印象，除非他们是最具有改革理念的社会主义者。虽然社会主义者通常并不满足于废除监管，但德国的倍倍尔和瑞典的布兰丁（Branting）都赞成废除监管。德国的社会民主党谴责监管和纠风队，英国工会在这个事业上赢得了胜利，并在英国成立了全国工人联盟，负责无产阶级的废除监管事业。[③] 但即使在那时，瑞典、法国和其他国家的社会主义者在 19 世纪

① Fiaux, *L'intégrité intersexuelle,* pp. 18,64; Scott, *State Iniquity,* pp. 99–100,167–68,170–71,220–22; Walkowitz, *Prostitution and Victorian Society,* p. 99; Petrie, *Singular Iniquity,* pp. 145–46; McHugh, *Prostitution and Victorian Social Reform,* pp. 109, 140–41, 206–08, 222; *Hansard,* 1886, v. 304, col. 1152. 在这个意义上，废除运动就像其他道德改革运动一样，虽然可能对自由主义者最具吸引力，但却打破了对党派的忠诚：Brian Harrison, "State Intervention and Moral Reform," pp. 294–96.

② Dolléans, *La police des moeurs,* p. 172; Hume-Rothery, *Letter Addressed to Gladstone,* p. 11. 英国共产党将巴特勒（Bulter）当作女英雄：Marian Ramelson, "The Fight Against the Contagious Diseases Act," *Marxism Today,* 8, 6 (June 1964), p. 184.

③ Richard J. Evans, "Prostitution, State and Society in Imperial Germany," p. 124; Scott, *State Iniquity,* p. 382; McHugh, *Prostitution and Victorian Social Reform,* pp. 112–13, 119; Fiaux, *La prostitution réglementée et les pouvoirs publics,* pp. 282–83. Generally, see Karen Hunt, *Equivocal Feminists: The Social Democrats Federation and the Woman Question 1884–1911* (Cambridge, 1996).

末 20 世纪初也没有过多关注妇女问题。最普遍的反对意见是，废除主义者的目标太过有限。社会主义者批评资产阶级的女权运动，后者认为，解决卖淫问题的办法是提高个人道德，而不是社会的根本变革。男性的忠贞代替不了社会改革。[①] 柯伦泰（Kollontai）和其他主张社会主义的女权主义者反对废除主义，因为废除主义没有看到卖淫只有当资本主义终结才会消失。例如，在巴黎市政会议上，新监管主义者在 1890 年提出的改革遭到了右派和左派的一致反对，前者是因为他们威胁说要限制警察的权力，后者是因为认为解决办法是社会主义革命，而不是新监管主义的修修补补。[②] 与乌托邦主义者一样，最好是更好的敌人。

另一方面，社会主义者对平等的关注可以从左派对斯堪的纳维亚式的措施的支持中看出来。尽管这种方法在 19 世纪初被首次试验——因而不是由社会主义者引发的，但当它在一个世纪后重新出现在日程上时，左派发现了意识形态上的相似性。瑞典在讨论《性病法》时，社会民主党人为争取所有公民都必须接受强制措施而不是只针对妓女的条款而斗争。1927 年《性病法》通过之前，德国出现了相似的辩论，当时左派尤其关心的是，性病报告和强制治疗不只是影响到拥有社会保险的较穷的人，而是影响到所有公民。共产主义者走得更远，甚至赞成对整个群体（学生、士兵、孕妇）进行定期检查，以避免医生只报告某些阶层成员的问题。[③]

更普遍的是，找到政治制度和预防策略之间的阿克尔克内希特式的持久的因果联系的困难在不同国家都存在，而且在分类上也很难找到某种量化的关系。从自由主义的英国和美国，到斯堪的纳维亚半岛的原初社会民主主义国家，再到布尔什维克时期的俄国，各种形形色色政体的国家要么从未引入监管，要么后来废除了监管。相反，具有相似政治倾向的国家在预防方面差别很大。英国允许卖淫自由，而且没有任何监管；相比之下，美国也只有零星的规定，但许多州禁止并积极阻止商业性行为，并率先实施了在英国被拒绝的预防措施，比如结婚前的证书。[④] 在第一次世界大战期间，英国被其可能同样自由的英联邦盟国要求采取预防措施，保障军队的健康。在政治光谱的另一端，普鲁士宣布官方妓院非法，而且充其量实施了一种相当随意的变形的监管主义，同时据称是自由主义的汉堡运行着德国最严格的性

① Lundquist, *Den disciplinerade dubbelmoralen,* pp. 369–70; Corbin, *Women for Hire,* pp. 238–39; Charles Sowerwine, *Sisters or Citizens? Women and Socialism in France Since 1876* (Cambridge, 1982), ch. 1; Gunilla Johansson, "Motståndet mot reglementeringen," in Fredelius, *Ett onödigt ont,* p. 22; Weston, "Prostitution in Paris in the Later Nineteenth Century," p. 118.

② Hjördis Levin, "Alexandra Kollontay och prostitutionen," in Fredelius, *Ett onödigt ont,* pp. 24ff.; Fiaux, *Police des moeurs,* v. I, pp. 233–34; Fiaux, *L'intégrité intersexuelle,* p. 79.

③ Lundquist, *Den disciplinerade dubbelmoralen,* p. 418; *Sitzungsberichte der Preussischen Landesver-sammlung,* 1919/21, 25 February 1920, cols. 9935–36, 9948–50; *SB,* 21 January 1927, p. 8689; Knack and Quarck, *Reichsgesetz zur Bekämpfung der Geschlechtskrankheiten,* p. 4.

④ *Mitteilungen,* 24,11 (1926), p. 120; Hodann, *History of Modern Morals,* p. 82; Cavaillon, *Les légis-lations antivénériennes,* pp. 28–29; *Annales,* 3/23 (1890), p. 395.

病控制系统，包括公然违反帝国法律的官方妓院，并检查所有水手。[①]当意大利（暂时）效仿英国废除监管时，观察家们四处奔走，试图寻找他们的政治体制中可能存在的使其采取相似政策的因素，但收效甚微。[②]根据预防性病的方法对全球各国进行分类，就政治体制而言，是非常复杂的。[③]

尽管如此，阿克尔克内希特的方法如果适当修改，确实可以解释产生英国"道路"的大部分因素。毫无疑问，与其他地方相对薄弱的废除主义相比，英国废除主义的力量、策略和坚守在废除监管方面发挥了很大作用。政府最终屈服于这种压力，一位监管主义者厌恶地称之为"推脱和投降政策"。[④]1867年以后，工人阶级逐渐获得选举权，意味着中下层人民的反对产生了影响。废除主义者们发出了不祥的警告，称这些监管法案或其实施中出现一个失误，可能就会导致民众骚乱。巴特勒和她的追随者有意识地将他们的事业描绘成工人阶级感兴趣的事业之一，在劳工运动仍然薄弱或不关心这些问题的地方，以这种方法赢得盟友是不太可能的。[⑤]在数量、影响和效果方面，英国的废除主义只有在斯堪的纳维亚人的运动中才找到了与其势均力敌的力量。在法国，废除主义从来都只是一项边缘事业，在国内主流政治的偏远郊区，它主要吸引激进分子、社会主义者、反对教会干预政治者和新教徒。在德国，虽然废除主义的势力更强大，但这一运动从未能与英国相提并论。这里的废除主义姗姗来迟：德国自由协会成立于1888年，国际废除主义者联合会的德国分会到1898年才成立，已经是瑞典废除主义者联合会成立20年后了，而德国联合会的会员人数从来没有超过1000人。德国废除主义者哀叹，没有任何值得一提的行动，这种哀叹不只是自大的自我鞭笞。[⑥]

然而，英吉利海峡对岸（英国——译者）的废除主义不能仅仅被视为狭义的阿

[①] *Underdånigt betänkande angående könssjukdomarnas spridning,* v. I, p. 283; *Förhandlingar,* 1912, p. 60; *Mitteilungen,* 21,4 (1924), p. 18; 23, 3 (1925), p. 15; Sanger, *History of Prostitution,* ch. 16.

[②] Fiaux, *La prostitution réglementée,* p. xxxv; Fiaux, *L'intégrité intersexuelle,* p. vii. 同样，为什么丹麦、挪威和意大利都设法废除了监管，帕普利茨（Pappritz）在撰写文章的时候也找不到比它们更先进的类似国家，以便做出更好的解释：Ann Taylor Allen, "Feminism, Venereal Diseases, and the State in Germany, 1890–1918," *Journal of the History of Sexuality,* 4, 1 (July 1993), p. 33.

[③] 监管主义的国家有地中海国家、拉丁美洲一些国家和日本；英国、荷兰和瑞士是废除主义者，而斯堪的纳维亚国家、澳大利亚、加拿大和美国则是卫生主义的中央集权国家：Jeanselme, *Traité de la syphilis,* v. I, pp. 426–27; Regnault, *L'évolution de la prostitution,* pp. 174–76; J.-G. Mancini, *Prostitutes and Their Parasites* (London, 1963), pp. 29–30. 或者考虑一下西格里斯特（Sigerist）在战时对德国、丹麦和苏联这三个奇怪的国家组合实施的严格但有效的措施表现出的勉强尊重：Henry E. Sigerist, *Civilization and Disease* (Ithaca, 1944), p. 78.

[④] *Hansard,* 1886, v, 303, col. 1911.

[⑤] Walkowitz, *Prostitution and Victorian Society,* p. 91; *PP* 1871 (c. 408–1) xix, 29, p. xvii, xxxv; Gibson, *Prostitution and the State,* p. 47.

[⑥] Richard J. Evans, "Prostitution, State and Society in Imperial Germany," pp. 121–22; Richard J. Evans, *Feminist Movement,* pp. 53–54, 61; Blaschko, *Syphilis und Prostitution,* p. 143; *DVöG,* 26 (1894), p. 196; Sauerteig, "Frauenemanzipation und Sittlichkeit," pp. 175–77.

克尔克内希特意义上的英国民主的一种表现，不能仅仅看作在其他国家还没有出现的基层组织和动员的一个例子，同时也是新教在政治上道德化的一种结果，也是明显体现在维多利亚时期妇女运动中的某种女权主义的结果。另外两个因素，宗教和性别，也必须添加到政治方程式中去。

废除主义在宣传鼓动上的草根性、民主性与其新教、清教方面的特点是密不可分的。在英国，废除监管是由激进的、不信奉国教者发起的狭隘的、强烈的、持续不断的改革运动强加给老牌政党的众多问题之一，这些改革往往源自北方的一些郡，这是一系列有价值的事业，从政教分离和教育，到更普遍的道德和政治问题，如奴隶制、活体解剖、戒酒、和平主义、妇女选举权，还有反对种牛痘等。这些运动将道德标准应用到政治问题上，通常不能容忍与反对派妥协，认为人们被罪孽本身所困，而且经常以全有或全无的措辞提出要求。以《传染病法》为例，基本与种牛痘一样，最激进的反对者认为这是一个道德问题，而不是公共卫生问题，他们得出结论认为，政府对于性病不采取任何行动，从而不与不道德同流合污，这样要好过对一个从根子上已经彻底腐烂的体系进行改革的企图。在这样单一的问题上就出现了各种各样的改革运动，试图使现有的政党，尤其是自由党，屈从于他们的意愿。这样的改革运动通常由中产阶级下层和上层人士、有技术的工人阶层等有原则的"时尚人士"构成，这种改革鼓动标志着各政党从代表精英和知名人士到在更广泛的人群中了解意识形态潮流和社会利益的演变过程中迈出了重要的一步。①

当然，这样的改革运动不是英国独有的。在斯堪的纳维亚半岛，禁酒运动实力强大，而且与宗教改革关系密切，废除运动与一般的民众动员之间也有类似的联系。在德国，从泛德运动、海军运动和其他殖民主义者以及帝国主义者的联盟，到反犹组织、优生组织和种族主义组织，再到各种疯狂的自然疗法和生活改革，各种各样的运动中都出现了反对老牌荣誉政党的类似的草根抗议。② 这些组织在许多方面与英国的不同。这些运动不像在盎格鲁-撒克逊王国那样，带有救世主、道德家和准宗教的光环。反对活体解剖，坚持将单一的道德标准也推广到动物身上，这在英国是独一无二的；德国人的戒酒一般没有达到提倡完全禁酒或禁酒主义的程度；

①　Walkowitz, *Prostitution and Victorian Society*, p. 99; Olive Banks, *Faces of Feminism* (Oxford, 1981), ch. 2; Bebbington, *Nonconformist Conscience*, p. 40; D.A. Hamer, *The Politics of Electoral Pressure: A Study in the History of Victorian Reform Agiations* (Hassocks, 1977); Hollis, *Pressure from Without in Early Victorian England*, p. 22.

②　Lydia Svärd, *Väckelserörelsernas folk i Andra kammaren 1867–1911* (Stockholm, 1954); Geoff Eley, *Reshaping the German Right: Radical Nationalism and Political Change After Bismarck* (New Haven, 1980); Weindling, *Health, Race and German Politics*, chs. 1, 2; Paul Lawrence Rose, *Revolutionary Antisemitism in Germany* (Princeton, 1990); James F. Harris, *The People Speak! Anti-Semitism and Emancipation in Nineteenth-Century Bavaria* (Ann Arbor,1994), p. 5; Wolfgang R. Krabbe, *Gesellschaftsveränderung durch Lebensreform: Strukturmerkmale einer sozialreformerischen Bewegung im Deutschland der Industrialisierungsperiode* (Göttingen, 1974); Karl E. Rothschuh, *Naturheilbewegung, Reformbewegung, Alternativbewegung* (Stuttgart, 1983), chs. 8, 9.

欧洲大陆的废除主义并不坚持严格意义上的性道德。这些运动有许多不像在英语国家那样直接进入政治领域，因为它们在 19 世纪上半叶失去了可行的选举和议会论坛。德国禁酒运动避开了政治，废除主义运动在国会的自由主义者中几乎没有得到支持，欧洲大陆的妇女运动对投票权的轻视长期以来一直受到关注和思考。[①]

其次，这些运动与德国统一运动同时进行，他们对国家发展和进步的关注，使他们能够欣赏英国所拒绝的那种法律干预。他们期待政府推动自己的各项振兴国家的计划（无论是获得殖民地，改善种族基因或将所有公民变成素食者），不像在英国——寻求的是保护地方自治，使其不受中央的控制，德国的运动更可能欢迎公共卫生和其他方面的法律创制。两国的反种牛痘运动都成功地用退化和衰落表达自己的观点，不管当局多么坚持种牛痘的好处，那些反对的人仍然声称种牛痘的柳叶刀导致了疾病。尽管在德国，反对者没能阻止强制种牛痘，但这里的反种牛痘运动与英国的运动相比还是很激烈的。相反，对于废除主义来说，反对这一系统的论点不能依靠类似的逻辑。监管主义者更容易把他们的控制描绘成抵御危险灾难的最后一道屏障；废除主义者经常不得不用个人自由的重要性来表述他们的观点，尽管不控制妓女会带来公共后果。在这种情况下，对体现德国国家实力的监管和废除主义的关注也随之减弱。与新教国家相比，这些五花八门的改革运动虽然在法国和其他天主教国家也存在，但力量较弱；废除主义像反对种牛痘一样也遇到了相应的阻碍。[②]

政治动机和道德动机在这些运动中天衣无缝地融合在一起，最明显的例子就是废除运动。《传染病法》被抨击为贵族自由的法律保障。监管卖淫牺牲了工人阶级妇女的道德和健康，换来了上流社会的奢侈和堕落。[③]与所谓的贵族行为的非道德性相反，忠诚、性与情感的结合、对性欲的节制——这就是废除运动要求的中产阶级和上层工人阶级尊重的准则。废除运动被表述为中产阶级和工人阶级对贵族特权的进攻，也被表述为反对罪孽的道德行为。性和阶级不可避免地交织在了一起。当然，长期以来，人们一直声称维多利亚时代的英国道德异常严格，被中产阶级严格体面的标准所主导。据称，英国人在性方面比他们欧洲大陆的邻居更道德，也更拘谨，他们不愿公开讨论性及其相关问题，更愿意坚持男性的禁欲。他们是一个比法国人更沉稳的种族，拥有典型的民族特征，能够控制自己的激情和偏见，更有可能

---

① James S. Roberts, *Drink, Temperance and the Working Class,* p. 7; Sauerteig, "Frauenemanzipation und Sittlichkeit," pp. 190–91.

② Steven C. Hause with Anne R. Kenney, *Women's Suffrage and Social Politics in the French Third Republic* (Princeton,1984), pp. 257f.; Patrick Kay Bidelman, *Pariahs Stand Up! The Founding of the Liberal Feminist Movement in France, 1858–1889* (Westport, 1982), pp. 58–62; Anne Cova, "French Feminism and Maternity: Theories and Policies 1890–1918," in Gisela Bock and Pat Thane, eds., *Maternity and Gender Policies* (London, 1991), p. 127.

③ James E. Mennell, "The Politics of Frustration: 'The Maiden Tribute of Modern Baylon' and the Morality Movement of 1885," *North Dakota Quarterly* (Winter 1981), pp. 69, 74–75; Roy Porter and Hall, *Facts of Life,* p. 276.

谴责性侵犯，而不是将其作为一种小缺陷加以辩解。[1] 相比而言，在欧洲大陆，贵族的双重标准统治的时间更长，妇女和资产阶级都是它的牺牲品。[2]

在社会学上，人们对每个国家内部资产阶级的礼仪标准、贵族的放荡与无产阶级的消失或美德（其价值在于对性、爱情和婚姻之间的分离，据称这是较下层生活的特征）做了类似的对比。贵族们支持双重标准，认为它的与生俱来的权利、习俗和文化培养了肉欲的自由，这是一种继承下来的特权，加上充足的资金，使得贵族们可以随心所欲。资产阶级寻求结束这种不道德的行为和两性之间的不平等，他们坚持禁欲、贞洁和忠诚，坚持所有人的行为标准都是一样的。无产阶级，最终是有道德的，尽管在资产阶级看来并非一定忠贞。多产的性学家布洛赫（Bloch）区分了无产阶级的性自由和上层阶级的滥交。[3] 据称，在工人阶级家庭中，性和情感的结合比以财产为导向的资产阶级的结合更为紧密。[4] 最近的研究已经改变了这些整齐划一的社会性行为的相似性，例如，证明了中产阶级的性态度并不是无可救药的"维多利亚时代式的"，资产阶级的体面也是劳动阶级上层的性态度的特点，而且事实上，工人们并非没有被他们圈子里所谓容易获得的非市场的各种各样的性诱惑所感染。[5] 然而，无论修正带来的细微变化是什么，中产阶级道德与贵族自由之间的基本相似之处，有助于解释英国在监管方面的独特性——将阶级、政治和道德捆绑在一起。英国政治的发展，19世纪下半叶中下层阶级影响力的上升，以及这里对商业性行为的法律控制所采取的道德化方法：这些都是整体的一部分。结束监管和实行令人尊敬的性道德是民主化的一个方面，是中产阶级道德观念的胜利，而该制度在欧洲大陆的持续存在反映了旧制度、政治、社会和性制度的长期性。

---

① Mort, *Dangerous Sexualities*, pp. 88, 112–14; *Annales*, 3/15 (1886), pp. 416–18; anon., *Greatest of Our Social Evils*, p.171; Lecky, *History of European Morals*, v. II, pp. 301–02; Flexner, *Prostitution in Europe*, pp. 41–42; *PP* 1916 (8189) xvi, 1, p. 181; *PP* 1878–79 (323) viii, QQ. 1898–1901. 瑞典人在北欧人和拉丁人之间做了类似的对比 *Underdânigt betänkande angående könssjukdo-marnas spridning*, v. II, p. 194.

② Meyer-Renschhausen, *Weibliche Kultur und soziale Arbeit*, p. 370; Norbert Elias, *The Civilizing Process* (Oxford, 1994), pp. 325–27, 504.

③ Bloch, *Das Sexualleben unserer Zeit*, pp. 264–65, 313–16.

④ Flexner, *Prostitution in Europe*, pp. 17–27; Dubois-Havcnith, *Conférence internationale: Rapports préliminaires*, v. 1/1, quest.5, pp. 7–8; Schulte, *Sperrbezirke*, p. 94; Levin, "Alexandra Kollontay och prostitutionen," pp. 33, 52.

⑤ Roy Porter and Hall, *Facts of Life*, pp. 126–27 and passim; Finnegan, *Poverty and Prostitution*, pp. 114–15,134; Mason, *Making of Victorian Sexuality*, pp. 102–03,117–18, 133ff.; Lundquist, *Den disciplin-erade dubbelmoralen*, p. 217; M. Jeanne Peterson, "Dr. Acton's Enemy: Medicine, Sex and Society in Victorian England," in Patrick Brantlinger, ed., *Energy and Entropy: Science and Culture in Victorian Britain* (Bloomington, 1989); Eric Trudgill, *Madonnas and Magdalens: The Origins and Development of Victorian Sexual Attitudes* (New York, 1976), ch. 8.

女权主义

这种阶级改革和道德改革的狂热结合，预示了英国的废除运动带有女权主义的因素。由于 19 世纪商业性交易的供应主要涉及女性，因此，在这里每一个社会中的妇女的地位都是处理这一问题的一个因素。妇女的作用和两性之间的关系在处理卖淫问题的不同策略中得到了不同的反映。监管主义预设了一个双重标准，假设（性别上）男人无法抑制自己的本能，而受人尊敬的女性应该是纯洁的，然后（在阶级层面）妓女作为来自贫困阶层的堕落女性的一个特殊类别，对调和上层社会的性矛盾而言是必需的。反过来，废除运动也与社会对妇女的广泛的态度光谱一致，从认为卖淫是必要的到坚持男性必须像女性一样克制，但是它通常避免政府强制执行任何特定的政策。最后，卫生国家主义建立在这样一种信念之上：男人和女人应该行为相似，因此应受到同样的对待。

由于监管是基于这样的双重标准——牺牲某些妇女满足所有男人的性需要，所以废除运动希望禁止政府维持这种不平等，人们完全能期望在女性对这一问题有最多发言权的那些国家，官方批准的谋利的性行为将会终结。而且，实际上，妇女运动的力量和组织（包括它的男性盟友）与这里讨论的各国监管的命运之间存在着大致的相关性。妇女们组织起来争取与她们性别有关的利益，从而结束了监管——这在许多方面起到了为后来争取投票权彩排的作用。[1]虽然妇女在废除运动的全盛时期还不能投票，但她们通过参与这种道德和社会改革运动展现了相当大的力量。

英国的废除运动，标志着女性首次为自己的具体的性别利益行使权力。1870 年，当不支持废除主义的自由党候选人亨利·斯托克（Henry Stork）由于废除主义者支持了他的对手而失败时，格莱斯顿政府惊呆了，但正如一位著名的废除主义者所指出的，他们仍然没有意识到一股新的力量出现在了政治天空中，而且在女性为自己的性别问题而战的情况下，政党忠诚的细微差别没有多大意义。巴特勒对废除运动的诸多贡献之一，就是坚持女性的特殊优势，在这种优势之下，女性可以被动员起来，支持她们堕落的姐妹，虽然就通常的不分性别的阶级和地位而言，她们与这些堕落的姐妹几乎没有共同之处。[2]《传染病法》允许逮捕任何涉嫌卖淫的女性，这使所有女性同仇敌忾。正如安妮·贝桑特（Annie Besant）所言，受过教育的女性如今同情妓女，同情她们自己的血肉之躯，联合起来保护她们免受男性激情的伤害。

① Walkowitz, *Prostitution and Victorian Society,* pp. 6, 94; Lundquist, *Den disciplinerade dubbelmoralen,* pp. 227, 322,417. 事实上，一些男性更顽固地反对女性拥有投票权，因为他们担心，废除运动表明，获得选举权的女性会坚持过分严格的道德标准：Rover, *Love, Morals and the Feminists,* p. 1; F. B. Smith, "Ethics and Disease in the Later Nineteenth Century," p. 134.

② Scott, *State Iniquity,* p. 124; *Report of the Ladies' National Association for the Repeal of the Contagious Diseases Act, for the Year Ending November 14, 1871* (Liverpool, 1871), p. 5; McHugh, *Prostitution and Victorian Social Reform,* p. 20.

巴特勒说，仅仅因为她是一个女人，她就会相信最糟糕的妓女（在这种情况下，窥镜检查是痛苦的）的证词，即使世界上所有的医生都不这么认为。[1] 在女性和她们的男性支持者中，出现了反对基于基本的生物学分类进行监管的争论。阴道检查被视为一种对最私密的东西进行侵入式的干预，就好像用工具强奸一样而被拒绝。对身体的侵犯，不是为了治病，而是为了判断一个女人是否能通奸，从本质上来说是邪恶的。窥镜的使用导致抗议的声音更高，女性被描绘成像解剖的尸体一样被倒着摆放在地狱的机器上，温暖的肉体被冰冷的钢铁工具侵犯，正如加思·威尔金森（Garth Wilkinson）所说，"警察在体内"，女性"被政府撕开"。[2] 由于对政府干预如此私密的东西的一致反感，妇女对《传染病法》的反对自然是顺理成章的。[3] 克里斯特贝尔·潘克赫斯特（Christabel Pankhurst）有一个著名的说法是，大多数感染淋病的男人、性和婚姻，都会对女性造成流行病学上的损害，这与试图基于共同的生物学利益动员女性的观点类似。[4]

因此，妇女运动的力量和影响与废除运动有直接的关系。废除监管，就像后来的堕胎一样，是一个显而易见的问题，不同阶层和背景的妇女可以在共同利益的驱使下团结起来。如果没有废除主义和妇女出于她们的性别考虑而采取的行动，废除监管就不会成功。在英国、美国和斯堪的纳维亚半岛国家——都有强大的女权运动——监管主义要么从未生效（或者只是勉强生效），要么早早就被废除了。[5] 相反，在女权主义走的是一条更为保守的道路的地方，比如德国，或者在女权主义几乎不能活动的地方，比如法国，只会出现温和的挑战，而且监管主义一直延续到 20 世纪。

然而，这个故事不会这么简单就结束了。废除运动不仅仅是妇女运用新成立

---

① *PP* 1871 (c.408–1)xix, 29, p. lix; *Transactions of the Seventh International Congress of Hygiene and Demography,* 9 (1891), p. 237; Wilkinson, *Forcible Introspection of Women,* p. 22. 同样的观点其他地方也能发现：Sachs, *Den svarta domen,* p. 7; Meyer-Renschhausen, *Weibliche Kultur und soziale Arbeit,* pp. 364–65.

② Wilkinson, *Forcible Introspection of Women,* pp. 3–10; Taylor, *Speech at Exeter,* pp. 5–7; Ornella Moscucci, *The Science of Woman: Gynaecology and Gender in England, 1800–1929* (Cambridge, 1990), pp. 112–27; *PP* 1871 (c. 408–1) xix, 29, pp. xxxiii, 835; Nevins, *Statement of the Grounds,* p. 24; Corbin, *Women for Hire,* p. 227; Bristow, *Vice and Vigilance,* pp. 82–83.

③ Kent, *Sex and Suffrage in Britain,* pp. 119–24; Corbin, *Women for Hire,* p. 105. 反对检查生殖器是更普遍的反对男性助产士和男性妇科医生的一部分：Hume-Rothery, *Letter Addressed to Gladstone,* p. 11; Hume-Rothery, *Women and Doctors,* p. 6.

④ Bland, "Cleansing the Portals of Life," pp. 194–96; Bland, *Banishing the Beast,* pp. 244–45. 有人认为，妇女抗议法律对肉体的这种侵犯，自然地被引导到反活体解剖运动：Coral Lansbury, *The Old Brown Dog: Women, Workers and Vivisection in Edwardian England* (Madison, 1985), p. x and ch. 5; Andreas-Holger Maehle, "Präventivmedizin als wissenschaftliches und gesellschaftliches Problem: Der Streit über das Reichsimpfgesetz von 1874," *Medizin, Gesellschaft und Geschichte,* 9 (1990), p. 139.

⑤ Margaret Hamilton, "Opposition to the Contagious Diseases Acts, 1864–1886," *Albion,* 10, 1 (Spring 1978), p. 15; Scott, *State Iniquity,* pp. 99–100; Richard J. Evans, *The Feminists: Women's Emancipation Movements in Europe, America and Australasia 1840—1920* (London, 1977), pp. 68–71.

的组织和政治力量保护她们的同类免受公共卫生当局侵扰的一个例子。它是一种独特的女权主义——长期以来一直不受欢迎，直到最近才开始享受到史学复兴的成果——在它的旗帜上写着"废除"两个字。从英美政治发展的角度看，人们习惯性地认为，早期的女权主义是自由主义的产物，是将男性已经获得的不可剥夺的权利扩大到女性从而实现两性平等待遇的一种努力。相比之下，欧洲大陆的女权主义，尤其是在德国——但在斯堪的纳维亚半岛也有类似的趋势——倾向于在各自的领域（"各自领域"是工业革命时期欧洲和北美出现的一种思想观念，它认为女性和男性是不同的，有着不同的活动领域——译者）范围内提出主张：虽然在某些理论和最终意义上两性可能是平等的，但在实践中是不同的，妇女不应追求抽象的和不适当的形式上的平等，而应在自己的特定领域寻求满足，无论是狭义上被定义为母亲，还是广义上被定义为养育子女的职业，或者在某种崇高的英雄意义上被定义为国家道德理想的载体。[①] 从各自的领域出发，追求平等权利的女权主义迫使妇女遵循这样一种理想，即尽管声称性别的通用性，但实际上各种权利是由男性和为男性而发展的。另一方面，各自的领域充其量是一种保守的意识形态，接受传统两性关系的基本原则，即生物学决定性别，尽管它声称对女性的特殊角色的评价比通常情况下更为积极。[②]

与此同时，人们将性权利与公民自由和政治自由相提并论。性自由及伴随而来的个人快乐，是个人自决和个人不可侵犯性的必然结果，而压抑和清教主义则是强调共同体利益的保守社会观的反映。在 19 世纪初 20 世纪末的改革家和性学家中间，辉格党在性病方面的原则被系统化了。在这种观点看来，快乐是一项人权，一个秩序良好的政体的目标之一是促进这种追求。相反，禁欲和其他为了社会利益而阻碍或引导个人快乐的企图，在政治上是保守的。马克思主义者认为，随着革命的到来，不受资本主义财产问题影响的自然的两性关系将允许两性行为规范化，这种看法也是这个传统的一部分。这方面最极端的是威尔海姆·赖希（Wilhelm Reich）的观点，对他来说，有规律的性高潮是健康的先决条件，无论是生理上的还是政治上的，而性压抑则是法西斯主义的本能基础。[③] 这种性解放的辉格党式的方法自然地假定男人和女人在本能反应方面是一样的。毕竟，在这类问题上，对于一种相信发展和进步的学说来说，让一个性别努力改进，而另一个

---

① 尽管莫娜·奥祖夫（Mona Ozouf）试图争辩说，法国政治意识形态中严格的普世主义，包括女权主义，是使妇女远离政治的原因（她们的不同不符合平等的要求）；而在盎格鲁－撒克逊世界，女性作为女性而不是抽象的人而获得承认，正是因为她们的差异：Mona Ozouf, *Les mots des femmes: Essai sur la singularité française* (Paris, 1995), pp. 376–81.

② Richard J. Evans, *Feminist Movement in Germany,* pp. 3,30; Quataert, *Reluctant Feminists in German Social Democracy,* pp. 9–10; Kaplan, *Jewish Feminist Movement in Germany,* p. 6.

③ *ZBGK,* 11, 3 (1910), p. 82; Hirschfeld, *Sexual History of the World War,* ch. 20; Paul A. Robinson, *The Freudian Left* (New York, 1969).

性别采用不同的、可能是对立的规则，是没有什么意义的。因此，传统上公认的两性行为的差异被视为社会环境作用的结果，一旦女性被当作男性对待，这种社会环境就会消失。一旦通过万无一失的避孕摆脱了对意外怀孕的恐惧，通过开明的道德规范摆脱传统的道德限制，那么妇女在性行为方面可以而且将会与男性接受大致相同的时尚，也就是说，同样接受滥交，对各种性病购买同样的保险，同样不重视一夫一妻制。将人类的性行为从生殖和社会习俗的束缚中解放出来，意味着允许他们滥交，意味着允许女性按照历史上男性认为专属于男人的方式行事。许多国家的作家，从莱昂·布鲁姆（Léon Blum）的《结婚》到丹麦埃德瓦德·布兰德斯（Edvard Brandes）的《参观》，再到英国查尔斯·里德（Charles Reade）的《现金》，都指出女人就像她们未来的丈夫一样，放荡不羁，想尽办法去挑起风暴。①

传统的正统观念看到的这场运动，是从"保守的"各自领域的女权主义转到一个"进步的"平等权利的途径，是从一个压抑的性观念转到更自由的本能倾向。在增加个人政治、社会和性权利方面取得了进展，与此同时，过时的共同体意识要求的可强制执行的权力也相应减少。这种整齐的目的论的问题在于，它们在地毯下留下了大量经验主义的灰尘。最简单地说，"进步的"英美女权主义和"保守的"多样的欧洲大陆女权主义之间的国家分类很难维持。英国的女权主义者虽然在政治上激进，但在性方面却是保守的。在欧洲大陆，一个反过来的难题依然成立。圣西门式的女权主义者既相信母性的崇高潜力，也相信自由的爱情。德国女权主义者，比如海伦·斯托克（Helene Stöcker），她提倡使用避孕措施，支持未婚母亲的事业，坚持要求国家履行父亲的义务，她们也许相信有各自的性别领域，但很难将她们归类为比要求平等权利的女权主义者更保守的人，而后者的抱负在很大程度上被选举权的实现耗尽了。同样，斯堪的纳维亚人中的独立派（separatist）的意识形态也值得注意，比如埃伦·基（Ellen Key）的，与其他大多数地区相比，女权主义改革取得胜利的时间更早，而且与其意识形态不矛盾。与此相反，而且也最相关的是，在英国的女权主义里面，也存在一长串大胆的各自领域的意识形态。② 这种道德化的、据称是保守的做法，是支撑废除运动中至关重要的社会纯洁派女权主义的因素之一。社会纯洁派的方法的核心是这样一种信念，即虽然两性在本能和道德方面的行为不同，但妇女能够而且应该为社会树立道德标准，甚至提升男人的标准，使其也

---

① XVIIth International Congress of Medicine, *Dermatology and Syphilography*, p. 55; Kromayer, *Zur Austilgung der Syphilis*, p. 4; Nye, *Masculinity and Male Codes of Honor*, p. 83; Bredsdorff, *Den store nor-diske krig om seksualmoralen*, pp. 38–39; Petrie, *Singular Iniquity*, p. 140.

② Nancy F. Cott, *The Grounding of Modern Feminism* (New Haven, 1987), pp. 46–50; Kathryn Gleadle, *The Early Feminists: Radical Unitarians and the Emergence of the Women's Rights Movement, 1831–1851* (Houndmills, 1995), pp. 183–85; Martin Pugh, *Women and the Women's Movement in Britain 1914–1959* (New York, 1993), pp. 236–49.

受到约束和节制。谨慎和进步是对下面这种观点的补充，这种观点最精辟的提法是克里斯特贝尔·潘克赫斯特的口号："支持女人投票，要求男人守贞。"

19世纪晚期的女权主义运动包含了性压抑的重要因素，以及一种"清教徒式的"做法，这使得人们越来越难以将她们与自由主义简单地联系在一起，反而承认她们也与社会保守运动有着紧密的联盟。废除监管、取缔卖淫、取缔不道德的艺术和文学、关闭淫秽的音乐厅等，这些都是改变男性性行为的更普遍的手段。例如，全国警戒协会就将女权主义者和社会保守派联合起来，雄心勃勃地争取国家及其暴力机关的支持，通过抑制恶习和公开的不道德来改变男人的行为。① 早期大多数女权主义者拒绝女性应该像男性那样有性行为的要求，认为这只是一种表面的形式上的平等主义，实际上，这种平等主义有可能剥夺女性抵御男性肉欲的最后防线，使两性关系沦为赤裸裸的权力游戏。② 女权主义者不愿接受避孕就是这种态度的表现。19世纪末，许多男性性改革家，比如卡尔·皮尔森（Karl Pearson），认为避孕允许女性把性作为一种快乐的来源，而不是对意外怀孕感到焦虑的源泉。但是，早期许多女权主义者担心避孕攻破男性放纵肉欲的最后一道屏障，将女性完全置于其配偶的所谓无休止的欲望中，而且拒绝婚内房事的权利也是女权主义者的一个核心诉求。③ 由于这种犹豫不决，直到19世纪末20世纪初，避孕才成为女权主义的明确要求。④ 从20世纪的视角来看，女权主义和优生主义之间的密切联系是早期妇女运动保守性的另一个例子，很难把女权主义描绘成本质上是自由主义的一个分支。⑤ 从阶级的方法来看，道德主义的废除主义者和社会纯洁派的女权主义者都是保守的、是很守规矩的；从期望女权主义提倡增加个人自由和成为更大的性自由发展的

① Bristow, *Vice and Vigilance,* pp. 102ff.; Petrow, *Policing Morals,* pp. 122–25. 美国类似的发展，见 David J. Pivar, *Purity Crusade, Sexual Morality and Social Control, 1868–1900* (Westport, 1973).

② Brennecke, *Wie ist der Kampf zu führen?,* p. 5; Margaret Jackson, *The Real Facts of Life: Feminism and the Politics of Sexuality c. 1850–1940* (London, 1994), p. 103; Sheila Jeffreys, *The Spinster and Her Enemies: Feminism and Sexuality 1880–1930* (London, 1985), p. 98; Brian Harrison, *Prudent Revolutionaries: Portraits of British Feminists Between the Wars* (Oxford, 1987), p. 313; Wobbe, *Gleichheit und Differenz,* p. 107; Doris Kaufmann, *Frauen zwischen Aufbruch und Reaktion: Protestantische Frauenbewegung in der ersten Hälfte des 20. Jahrhunderts* (Munich, 1988), pp. 33–34.

③ 尽管所有的女权主义者都倾向于同意，避孕在让妇女控制怀孕方面有可取之处：McLaren,*Birth Control in Nineteenth-Century England,* ch. 11; Angus McLaren, *A History of Contraception* (Oxford, 1990), pp. 196–97; Philippa Levine, *Victorian Feminism 1850–1900* (Gainesville, 1994), pp. 149–50; Carol Dyhouse, *Feminism and the Family in England 1880–1939* (Oxford, 1989*)*, pp. 169–74.

④ Bland, *Banishing the Beast,* ch. 5; Davenport-Hines, *Sex, Death and Punishment,* pp. 220–21; Kent, *Sex and Suffrage in Britain,* pp. 104–05, 112; Paul Smith, *Feminism in the Third Republic,* p. 220; J. A. Banks and Olive Banks, *Feminism and Family Planning in Victorian England* (Liverpool, 1964), pp. 97–103,120; Johanna Alberti, *Beyond Suffrage:Feminists in War and Peace,1914–1928* (Houndsmill, 1989), pp. 72–73, 120–25; Dienel, *Kinderzahl und Staatsräson,* ch. 9.

⑤ Bland, *Banishing the Beast,* ch. 6; Bristow, *Vice and Vigilance,* p. 140; Mort, "Purity, Feminism and the State," pp. 212,218; Mort, *Dangerous Sexualities,* pp. 92–95; Anna Bergmann, *Die verhütete Sexualität: Die Anfänge der modernen Geburtenkontrolle* (Hamburg, 1992), p. 87; Christl Wickert, *Helene Stöcker* (Bonn, 1991), pp. 68, 79–80.

一部分的观点来看，他们的立场是反常的，至少用随意和不受限制的滥交标准来衡量是这样的。[1] 他们充其量代表了现代妇女运动的一种异常的遗产，可以说他们也是性方面错误意识的受害者。如果不把这些保守分子当作虚假的女权主义者加以排斥，那么传统的说法就会令人困惑，因为在这些运动中，激进分子和反动分子联合在一起，这两者之间明显矛盾。[2]

就像许多目的论一样，这种性方面的辉格主义正在瓦解。作为 20 世纪 60 年代自称的性革命的漫漫前夜的一部分以及当时性战争的转折点，许多女权主义者越来越清楚地认识到，男性和女性在生育问题上行为相似的假设是建立在过于简单的知识信任之上的。[3] 早期的废除主义者认为，性别是天生不同的，男性的行为要适应女性的期望。这一主张现在以一种更加积极的态度出现，与其说是清教主义，不如说是对女性特定要求的合理辩护。当前的反色情运动可以将它们的谱系追溯到维多利亚时代的废除运动。[4] 由于政治和史学上的重大变化，关于废除主义的最新解释不再让这些早期的女权主义者承担责任，因为据说这些女权主义者被清教徒的思想和保守的男性盟友误导，导致她们寻求控制而不是释放性。英国女权主义保守的一面，是旨在使所有人都遵守高标准的性行为；其平等主义的一面，是希望平等地对待男性和女性。这些修正主义者认为，这两方面是不矛盾的，实际上都是同一目标的重要组成部分。[5] 最近的一份研究得出结论说，19 世纪末英国女权主义的核心，是要求男性也应该遵守单一的道德标准。女性道德优越感的主张，现在被视为一种

---

[1]　Rover, *Love, Morals and the Feminists,* pp. 2, 45, 97; Bristow, *Vice and Vigilance,* p. 77.

[2]　例如，沃尔科维茨（Walkowitz）试图弄清楚废除主义中混合的明显矛盾的解放和压制的思想，她指出废除主义最初的动力是解放性的，但后来由男性主导的社会纯洁运动将废除监管变成了压制性的目标。她的基本立场仍然是废除监管和社会纯洁性是不一致的：Walkowitz, "Male Vice and Feminist Virtue," pp. 86–89; Judith R. Walkowitz, "The Politics of Prostitution," *Signs,* 6, 1 (1980), pp. 123ff.; Walkowitz, *Prostitution and Victorian Society,* pp. 7, 117, 246–48; Allen, "Feminism, Venereal Diseases, and the State in Germany," p. 29; Haste, *Rules of Desire,* pp. 15–16; Michanek, *En morgondröm,* p. 65; Mary Spongberg, *Feminizing Venereal Disease: The Body of the Prostitute in Nineteenth-Century Medical Discourse* (New York, 1997), p. 85; Christoph Sachsse, *Mütterlichkeit als Beruf: Sozialarbeit, Sozialreform und Frauenbewegung 1871–1929* (2nd edn.; Opladen, 1994), pp. 98–107; Weeks, *Sex, Politics and Society,* pp. 87–88. 另一些人则将女权主义划分为两个阵营来解决这个问题，一个是各自领域的运动，另一个是平等权利运动，这两个阵营从未谋面：Banks, *Faces of Feminism,* ch. 5; Bärbel Clemens, *"Menschenrechte haben kein Geschlecht!"Zum Politikverständnis der bürgerlichen Frauenbewegung* (Pfaffenweiler, 1988).

[3]　Sheila Jeffreys, *Anticlimax: A Feminist Perspective on the Sexual Revolution* (London, 1990) ;Deirdre English, "The Fear that Feminism Will Free Men First," in Ann Snitow et al., eds., *Powers of Desire* (New York, 1983), pp. 477–83.

[4]　Walkowitz, "Male Vice and Feminist Virtue," pp. 79–93. 也许是因为色情在斯堪的纳维亚地区比其他地方更早被合法化，反色情和反卖淫的女权主义之间的平行发展很快在这里形成：Fredelius, *Ett onödigt ont,* p. 7 and passim; Levin, *Testiklarnas herravälde,* pp. 10–11, 27, 306.

[5]　Kent, *Sex and Suffrage in Britain,* pp. 205–06; Spongberg, *Feminizing Venereal Disease,* pp. 108–09; Lucy Bland, "Feminist Vigilantes of Late-Victorian England," in Carol Smart, ed., *Regulating Womanhood* (London, 1992), pp. 47–52; Lucia Zedner, *Women, Crime, and Custody in Victorian England* (Oxford, 1991), p. 18; Philippa Levine, *Feminist Lives in Victorian England* (Oxford, 1990), pp. 86–88, 97–98.

对地位的要求，以及在一个女性不会被认为低人一等的领域批评男性统治的权利。①
有人为早期的女权主义者辩护说，女权主义者并非假正经，拒绝与男人发生性关系
只是试图保护自己免受侵犯。实际上，这些"一本正经"的女权主义者现在被描绘
成这场运动中最激进的一派，她们的目标是争取政府承担改变男人行为的任务，并
使女性完全控制自己的性行为。②

　　这种修正在英美最为普遍，因为在这里，各自领域的女权主义似乎是一种独立
于平等权利主流之外的产物。但是在其他国家，长期以来它一直被认为是保守派的
一种变体，尽管它也在忙于修正。例如，德国的社会纯洁派的女权主义者，先前被
痛斥为这场运动不可救药的反动的变节者，现在则证明她们自己的权利是正确的。
据称，在坚持男性克制方面，德国的社会纯洁派的女权主义者并没有被保守派误
导，她们坚持的原则——男人和女人都要适用同样的道德标准——不仅是资产阶级
的核心追求，而且是社会主义者的女权主义运动的主要基础。在这里，抨击双重标
准也是批评男性主导地位的一种方式，不是——到 20 世纪晚期，从事后的角度回
头来看——试图压制刚开始争取性解放的努力。③ 在法国，任何关于妇女运动的史
学也已让位给多元化的女权主义，其中一种主要倾向是天主教和家庭主义的，主张
"相当"而不是平等。那些左翼的所谓天然盟友担心女性选举权会帮到右翼，修正
主义者认为，在这样的情况下，母性主义的女权主义有望是一种明智的最好的策略；
但是，面对全国性的不孕不育和经济衰退的普遍担忧，包括保守派在内的所有人都
可能因推行家庭主义政策而获胜。在这里，单一的性道德标准也是激进女权主义的

　　①　Bland, *Banishing the Beast,* p. xiii and ch. 7; Brian Harrison, "Women's Health and the Women's Movement in Britain: 1840–1940," in Charles Webster, ed., *Biology, Medicine and Society 1840–1940* (Cambridge, 1981), p. 66; Levine, *Victorian Feminism 1850–1900,* pp. 148–49; Alberti, *Beyond Suffrage,* pp. 116–20; Barbara Caine, *Victorian Feminists* (Oxford, 1992), p. 41; Mort, "Purity, Feminism and the State," p. 211; Walkowitz, "Male Vice and Feminist Virtue," p. 86.

　　②　Jeffreys, "Free From All Uninvited Touch of Man," pp. 629–31, 635; Jeffreys, *Spinster and Her Enemies,* pp. 1–2; Jackson, *Real Facts of Life,* pp. 2–3; Sheila Jeffreys, ed., *The Sexuality Debates* (New York, 1987).

　　③　Wobbe, *Gleichheit und Differenz,* pp. 24–29, 102; Allen, "Feminism, Venereal Diseases, and the State in Germany," p. 29; Ann Taylor Allen, *Feminism and Motherhood in Germany, 1800–1914* (New Brunswick, 1991), pp. 1–7; Meyer-Renschhausen, *Weibliche Kultur und soziale Arbeit,* pp. 6–11, 271–73; Barbara Greven-Aschoff, *Die bürgerliche Frauenbewegung in Deutschland 1894–1933*(Göttingen, 1981), pp. 103–06; Irene Stoehr, *Emanzipation zum Stoat? Der Allgemeine Deutsche Frauenverein–Deutscher Staatsbürgerinnenverband (1893–1933)* (Pfaffenweiler, 1990), pp. 39–40; Irene Stoehr, "'Organisierte Mütterlichkeit': Zur Politik der deutschen Frauenbewegung um 1900,"in Karin Hausen, ed., *Frauen suchen ihre Geschichte* (Munich, 1983); Renate Bridenthal et al., eds., *When Biology Became Destiny: Women in Weimar and Nazi Germany* (New York, 1984), chs. by Meyer-Renschhausen and Hackett; Dienel, *Kinderzahl und Staatsräson,* pp. 217–20; Christiana Hilpert-Fröhlich, *"Auf zum Kampfe wider die Unzucht": Prostitution und Sittlichkeitsbewegung in Essen 1890–1914* (Bochum, 1991), pp. 42–43. 但是也有退回到根据传统政治方向进行分类的，德国的情况见 Reagin, *A German Women's Movement,* pp. 2–6, 253–57, 不列颠的情况见 Susan Kingsley Kent, *Making Peace: The Reconstruction of Gender in Interwar Britain* (Princeton, 1993), ch. 6.

一种自觉要求。[①]

这种修正史学将注意力集中在迄今为止被忽视和误解的英国的女权主义上，集中在它的社会纯洁派上。对于女权主义中的平等权利派来说，为了在法律上平等对待两性，废除监管是必要的。相比之下，对她们社会纯洁派的同道来说，废除监管只是重塑男人性行为和整体社会习俗的更大努力中的一个因素。废除运动是纯洁派女权主义者道德改革愿景的核心，然而对于她们女权主义的同道来说，废除监管也许是必要的，但与更重要的目标相比基本上属于次要问题。因此，必须从这群女权主义者在道德意识形态复兴中所发挥的重要作用来看待英国废除运动的热情和力量。社会纯洁派及其对道德改革的狂热坚持，整体上并没有妨碍女权主义者的运动，也没有令保守派偏离到不相干的事情上。恰恰相反，纯洁派的女权主义代表了运动的一个激进阵营，就像原初民主剧变时代的所有时尚和改革事业一样。无论是对虐待动物感到惊骇，还是不愿意看到安息日被工作亵渎，都是民粹主义政治的优势，尽管在既有政党的贵族们看来，或者在今天回顾那时代的人看来，它们是多么古怪、狂热和误入歧途。

当然，欧洲大陆的女权主义也追求社会纯洁。法国旨在将道德与公共卫生结合起来的运动早在 19 世纪 30 年代就已经存在了，当时法国基督教道德协会向巴黎警方请愿，要求取缔卖淫。在 20 世纪的最初数年中，法国健康与道德预防学会（SFPSM）试图鼓励忠贞和早婚，反对恶习和不道德，在这一点上，法国所有的女权主义组织都反对监管，赞成对男女实行统一的道德标准。[②] 在德国，社会纯洁派在 19 世纪 80 年代的道德联想中得到了体现，该协会（男性和女性成员都有）试图改变男人性行为，同时希望保留女性的传统角色。主流女权主义运动，包括犹太人的，都在他们的旗帜上刻下了结束双重标准的印记。[③] 关于《海因策法》的无休止的争论，使人们对不道德的公共行为的许多担忧达到了沸点，这些担忧在英国爆发少女贡品丑闻期间也表现了出来。结束监管有时是社会纯洁派最不重要的目标，正如柏林一个组织提议的，他们的目标可能包括一个名副其实的干预大杂烩：向单身

①　Paul Smith, *Feminism in the Third Republic,* pp. 5, 43–62; Bidelman, *Pariahs Stand Up!,* pp. xviii-xix; Karen Offen, "Depopulation, Nationalism, and Feminism in Fin-de-Siècle France," *American Historical Review,* 89, 3 (June 1984), pp. 671–76; Karen Offen, "Defining Feminism: A Comparative Historical Approach," *Signs,* 14, 1 (1988), pp. 134–50; Claire Goldberg Moses, *French Feminism in the Nineteenth Century* (Albany, 1984), p. 231; Christine Bard, *Les filles de Marianne: Histoire des féminismes 1914–1940* (n.p., 1995), pp. 66–69, 219–23,382.

②　Parent-Duchatelet, *De la prostitution,* v. I, pp. 559–60; Corbin, *Women for Hire,* pp. 231–32, 265–67; Hause with Kenney, *Women's Suffrage and Social Politics,* p. 39; Jean Rabaut, *Histoire des fémin-ismes français* (Paris, 1978), pp. 224–25, 277–78.

③　John C. Fout, "The Moral Purity Movement in Wilhelmine Germany and the Attempt to Regulate Male Behavior," *Journal of Men's Studies,* 1,1 (August 1992), pp. 5,8,24–25; Marion Kaplan, "Prostitution, Morality Crusades and Feminism: German-Jewish Feminists and the Campaign Against White Slavery," *Women's Studies International Forum,* 5, 6 (1982), p. 622; Sauerteig, "Frauenemanzipation und Sittlichkeit."

汉、那些臭名远扬的放荡男人征税，以此支付性病感染者的医疗费用；对未婚者实行军事化的预防措施，无情地取缔公开的站街揽客，监控舞厅，将独居的单身女性置于其他女性的监督之下；最后，但并非最不重要的，鞭打所有被认为主要由皮条客、白人奴隶贩子和罪犯组成的自愿移民。另一个组织提出，与性病的斗争也包括与婚外性行为的斗争。①

然而，尽管欧洲大陆也存在社会纯洁的问题，但英国的女权主义似乎是独一无二的，因为它与社会纯洁运动紧密结合。盎格鲁-撒克逊的女权主义经常被描绘成比其他运动更关注高尚的道德和忠贞，或者至少在19世纪的最后几十年，随着社会纯洁派占上风，它变得更加关注道德和忠贞。例如，海伦·斯托克的各自领域的女权主义在聚焦母性主义的同时也是保守的（与平等权利派相比），而且令人吃惊的是，一方面她坦率地承认女性的贞操与男性的滥交一样受到社会的制约，是可以改变的，另一方面也毫不羞愧地认为妇女可以自由地在婚姻之外寻求性的满足，政府可以减轻她们生育的外部负担。当然，斯托克在德国女权主义的背景下也是激进的，但她的"马特舒茨"运动和与之相关的"新伦理"，与英国贝桑特（Besant）、斯托普斯（Stopes）同样主张避孕和自由恋爱的运动相比，在这里得到了更广泛的舆论的支持。② 从欧洲大陆的角度看，英国的运动对《传染病法》的攻击及其"清教徒式的"道德优势，代表了性别、政治和道德的独特而有效的结合：对平等公民权利的关注，对统一的道德标准的痴迷，组织必要的资金支持项目的发展。③ 当欧洲大陆的运动更愿意接受两性之间行为的差异时，英国的女权主义者还在坚持对两性都采用统一的道德标准。因此，英国的女权主义在两个方面不同寻常。它不仅早熟、强大，而且其意识形态的道德化性质，使得废除监管在其改变性别角色和道德标准的使命中发挥的作用，比在欧洲大陆更为核心。

非国教改革运动将伦理戒律应用于各种事业，无论是黑人与白人、动物与人类，还是男性与女性，共享统一的道德标准。这些运动与新教有关，像英国一样，

① Adalbert Wahl, *Deutsche Geschichte* (Stuttgart, 1932), v. 111, pp. 636–39; R. J. V. Lenman, "Art, Society, and the Law in Wilhelmine Germany: The Lex Heinze," *Oxford German Studies,* 8 (1973); BA, R86/1065, Der volkswirtschaftliche Verband, Berlin, "Praktische Vorschläge zur Bekämpfung der Prostitution vom Gesundheitsstandpunkt"; Brennecke, *Wie ist der Kampf zu führen?,* p. 7.

② Rover, *Love, Morals and the Feminists,* p. 12; Gibson, *Prostitution and the Stak,* p. 92; Bergmann, *Die verhütete Sexualität,* p. 87; Allen, "Feminism, Venereal Diseases, and the State in Germany," p. 48; Weindling, *Health, Race and German Politics,* pp. 252–57; Greven-Aschoff, *Die bürgerliche Frauenbewegung in Deutschland 1894–1933,* pp. 66–67, 95; Richard J. Evans, *Feminist Movement in Germany,* pp. 116–38; Levin, *Testiklarnas herravälde,* pp. 10–11,91, 128, 143, 158.

③ Johanna Geyer-Kordesch, "Sozialhygiene und Sexualreform: Die Kritik der 'Feministinnen' in England im 19. Jahrhundert," in Reulecke and Rüdenhausen, *Stadt und Gesundheit,* pp. 257–60. 英美女权主义和欧洲大陆女权主义之间的这种分歧，在英美女权主义者看来，很大程度上是建立在继续接受似乎是双重标准的基础之上的。这种分歧一直持续到今天：Amy Guttman, "The Challenge of Multiculturalism in Political Ethics,"*Philosophy and Public Affairs,* 22, 3 (1993), pp. 205–06; Ozouf, *Les mots des femmes,* pp. 384–92.

在德国、斯堪的纳维亚半岛也发现了同样的运动，但在法国则没有那么多。它们还与民主政治的发展有关，这是草根第一次未经过滤的直接的意见表达。在英国，这些运动集中在这些伦理问题上，斯堪的纳维亚半岛对此的关注则少了一点。在德国，强调的是国家而非个人的卫生和发展，而且这些运动尽管反对现有的政党和政治制度，但是在实现其目标方面欢迎政府积极参与。女权主义是草根政治这一更普遍潮流的一个方面，它的社会纯洁派试图通过驯服男人的行为来改善女性的命运，就像禁酒运动旨在阻止家庭暴力、粗野行为和家庭资源浪费一样。某种程度上，"资产阶级的"规矩表达了特定阶层（主要是较低层和上层的工人阶级）的道德关切，英国的道德主义和清教主义与国家的政治演变相连——表现了其民主发展的伦理的一面以及女权主义运动的特殊转变。欧洲大陆道德准则的特征是愿意继续接受双重标准，反映了贵族和反女权主义者对传统的坚持。因此，一般来说，阿克尔克内希特的方法经过修改和扩大后，在很大程度上就解释了为什么英国很早就废除了监管，而其他国家到了很晚才废除。早期以新教为基础的民主的女权主义政治和基层舆论的发展，不会容忍这种带有贵族男性特权味道的监管系统。

作为多元决定论的奴隶、多重因果园地的耕种者（比如史学家），他们不会用这种单一的、一般性的根源解释英国和欧洲大陆的预防战略之间的差异，有义务指出造成这些差异的一些更直接和具体的因素。其中包括英国传统和法律的外来监管性。在中世纪，英国像欧洲大陆一样有官方妓院，但是仅三个城市有。[1]19 世纪 60 年代重新尝试的监管，是从外国引进的，使国家警察机构拥有了前所未有的权力，将集权的幽灵留给了地方政府。妓女被视为一个特殊阶层的成员，而不是独立的个体，尽管这可能与欧洲大陆的社团主义传统相吻合，但却与英国社会经济组织中更为自由、更具个人主义色彩的观念相矛盾。[2]事实上，各地的废除主义者——不仅仅是英国的，恰恰都反对监管的社团主义，无论监管多么现代化，监管社团主义都将妓女视为行会成员而非个体。[3]更糟糕的是，英国引入监管的时间较晚，而当时在其他地方，监管的弊端正变得越来越明显。拿破仑战争引起了性病的迅速传播，很久之后，到 19 世纪中叶英国提出了监管，在 19 世纪末席卷欧洲的梅毒恐慌之前英国的监管就被废除了，它巧妙地避开了这些流行病可能带来的需要监管的紧迫动机。[4] 英国监

① Ruth Mazo Karras, *Common Women: Prostitution and Sexuality in Medieval England* (New York, 1996), ch. 2.

② Hammond and Hammond, *James Stansfeld,* p. 118; Scott, *State Iniquity,* p. 141; Taylor, *Speech at Exeter,* pp. 7–8; McHugh, *Prostitution and Victorian Social Reform,* pp. 43–44; *Hansard,* 1876, v. 230, cols.1559,1565.

③ Flexner, *Prostitution in Europe,* p. 150; Scott, *State Iniquity,* pp. 1–4; Fiaux, *Police des moeurs,* v. I, pp. xvii-viii, 29, 91; Dolléans, *La police des moeurs,* p. 5; *SFPSM: Bulletin mensuel* (1902), p. 220; XVIIth International Congress of Medicine, *Dermatology and Syphilography,* p. 55; Dubois-Havenith, *Conférence internationale: Rapports préliminaires,* v. I/1, quest. 1, p. 74.

④ Dubois-Havenith, *Conférence internationale: Enquêtes,* v. I/2, p. 8; *Hansard,* 1870, v. 203, col. 577; 1876, v. 230, col. 1599; 1873, v. 216, cols. 229–30; *PP* 1868–69 xxxii, 1, pp. 13–16.

管法案的废除也比欧洲大陆容易，因为他们有一套统一的国家法律制度，法律由议会通过并用同样的方式废除，不像其他国家（比如法国）有一套复杂的地方规章制度，每一个都声称依赖不可侵犯的神圣的先例，因此就像杂草一样难以根除。[1]

在引起预防措施差异的其他因素中，更普遍的是每个国家军事制度的性质。战争、性病流行病的传播和防治努力是密切相关的：在拿破仑战争期间的瑞典、法国和普鲁士，在第一次世界大战期间的所有参战国家，均有反映。在这两场战争中，复员士兵起了传播媒介的作用。在 19 世纪早期和 100 年后的 20 世纪初，如果感染的英国士兵留在法国直到痊愈，大规模的性病患者没有涌入英国，这可能就使它至少少了一个采取更激进的干预措施的刺激因素。无论这种特殊环境下的具体情况如何，各国武装部队的条件及其差异都是一个重要的因素。卖淫和军队密切相连。不管他们打着什么样的国家旗号，大量年轻、普遍未婚、被迫独身的男性刺激了卖淫市场，但不同种类的军事组织刺激的需求程度不同。

虽然军事当局经常希望通过制定规章制度限制性病在军队中的传播，但欧洲大陆的制度并不像英国的《传染病法》那样与军队有特别紧密的联系。欧洲大陆监管的目标不仅针对与士兵交易的妓女，而且同样适用于那些以平民客户为基础的妓女，斯堪的纳维亚半岛的普遍检查制度自然也有更广泛的关注对象。相反，英国《传染病法》是由于武装部队中极高的发病率，导致部队对这种情况表示关切才出台的。英国的监管主义从关注军队开始，然后寻求（最终没有成功）扩展到平民身上，而在欧洲大陆，这场运动如果有任何方向的话，则采取了相反的方向。

英国军队由于在欧洲军队中性病率最糟糕而臭名远扬。[2]监管主义者自然喜欢争辩说，他们的制度在这里的缺失导致了性病广泛的传播，但事实上——尽管没有可靠的统计数据——没有特别的理由认为，军队性病的高发病率与平民中的诱发因素是相同的。[3]英国的军队不缺乏监管，发病率高是非常奇怪的。[4]最基本的区别，是英国施行志愿军制，而欧洲大陆是义务兵制。一方面，英国有自愿的、职业的军队，基本从较贫困阶层那里招募新兵长期服役，除了例外情况，要求新兵服役期间

---

① Harsin, *Policing Prostitution,* p. 325; Bristow, *Vice and Vigilance,* p. 78; Amos, *Comparative Survey of Laws,* pp. 183–84.

② 1860 年，英国军队中的发病率是 369/1000，相比而言法国是 70/1000，普鲁士是 34/1000：Skelley, *Victoran Army at Home,* p. 54; Fiaux, *L'armée et la police des moeurs,* p. 246.

③ 事实上，大多数观察员的假设正好相反：*PP* 1916 (8189) xvi, 1, pp. 181–82; *Underdånigt betänkande angående könssjukdomarnas spridning,* v. I, p. 52.

④ Kromayer, *Zur Austilgung der Syphilis,* p. 26; *Underdånigt betänkande angående könssjukdomarnas sprid-ning,* v. I, p. 355; *Hansard,* 1873, v. 216, col. 260.

单身，给他们支付足够的工资，使他们能够进行性交易。[1] 由于服役是自愿的而且时间漫长，日常工作不那么紧张，假期更长，这种自由使士兵们比征召入伍的士兵——后者服役时间更短（德国两年，法国一年或三年）——更自由而且纪律没有欧洲大陆那么严格，欧洲大陆的军队是全国性的义务而非一个职业选择。对商业性行为的强烈需求和相应的高感染率是英国这种做法的必然结果。士兵在遥远的殖民地长期服役，只有部分士兵可以携带妻子和家属，导致这种特征更加明显。[2] 相比之下，欧洲大陆军队的普遍征兵制和较短的服役时间使士兵和水手更牢固地扎根于平民社会，与家庭、妻子、爱人和同伴保持联系。[3] 他们象征性的工资、更短的休假时间和更严格的纪律，也阻碍了他们可能成为商业色情消费者的"雄心"。[4]

作为一个不自由的人，士兵要接受严格的训练，群体的利益明显优先于个人权利和偏好，特别容易受到公共卫生的干预。由于军队的生活环境是最适合传染病传播的（特别是水手所处的环境），所以军队首先采取了特别预防措施。军事人员在感染时要主动报告是基本的要求。同样常见的还有入伍时的检查，以及与休假、请假和复员一起进行的检查。在法国，士兵们在大革命前就已经接受了疾病检查，在1781 年，所有不幸的患者都接受了三次治疗，结果患病士兵发现他们的服役时间延长了两年。整个 19 世纪都继续在检查。1887 年，医学会建议停止每月进行的大规模的生殖器检查，以免士兵隐瞒自己的病情，取而代之的是个人私下进行检查。1902 年，这项建议开始生效。1912 年，要求所有士兵每月都要进行性病检查。[5] 早在 19 世纪初，所有瑞典新兵入伍时都要接受检查。正如一位观察员所说，不管他们的生活有多道德，之后每个月、再后每周都要接受检查，通常是礼拜天在教堂前接受检查。从 19 世纪 30 年代开始，驻守的部队定期接受检查，到 1858 年，所有部

---

① Acton, *Prostitution,* p. 176; *PP* 1878–79 (323) viii, QQ. 3008, 3020; F. B. Smith, "Contagious Diseases Acts Reconsidered," pp. 206–07; *Förhandlingar,* 1912, p. 280; Dubois-Havenith, *Conférence internationale: Enquêtes,* v. 1/2, pp. 681–82. 英国士兵的工资是日工资，扣除费用后是 60~80 生丁（法国货币单位——译者），而法国士兵只有 5 生丁：Deck, *Syphilis et réglementation,* p. 81.

② *Underdånigt betänkande angående könssjukdomarnas spridning,* v. I, pp. 355–57; Deck, *Syphilis et réglementation de la prostitution,* pp. 81–82; *PP* 1867–68 (4031) xxxvii, 425, Q. 6383; Kenneth Ballhatchet, *Race, Sex and Class Under the Raj* (London, 1980), p. 66.

③ 相比之下，维多利亚时代的军队与英国社会的疏远却经常被注意到：Gwyn Harries-Jenkins, *The Army in Victorian Society* (London, 1977), pp. 4–5.

④ Dubois-Havenith, *Conférence internationale: Enquêtes,* v. I/2, p. 14; *Hansard,* 1873, v. 216, col. 260; *Bulletin,* 3,57 (1907), p. 465; *SFPSM: Bulletin mensuel* (1902), p. 13; Corbin, *Women for Hire,* pp. 199–205. 另一方面，普遍的征兵制可能阻碍了早婚，因为男人被征召的年龄正好是他们应该结婚的年龄，军方对他们的婚姻有一定的控制权：Flesch and Wertheimer, *Geschlechtskrankheiten und Rechtsschutz,* p. 2; Mignot, *Péril vénérien,* p. 109; Winter, *The Great War and the British People,* pp. 7–8.

⑤ Lecour, *La prostitution à Paris,* pp. 89–90; Mireur, *La syphilis et la prostitution,* p. 83; Fiaux, *L'armée et la police des moeurs,* pp. 211, 261; Jeannel, *De la prostitution,* pp. 361–62; *Annales,* 46 (1851), p. 73; *PP* 1867–68 (4031) xxxvii, 425, Q. 5259; *SFPSM: Bulletin mensuel* (1902), pp. 58–59; *Bulletin,* 2, 17 (1887), p. 652; 3, 57 (1907), pp. 463–64; Thibierge, *La syphilis et l'armée,* p. 166.

队在休假、出征和其他外出活动前后都要接受检查。[1] 在德国，类似的措施至少可以追溯到拿破仑战争时期。普鲁士 1835 年的规定要求，为感染梅毒的士兵进行治疗的平民医生要将情况报告给他们的指挥官，所有士兵在招募入伍、出征和复员时都要接受性病检查，被感染者要留到痊愈，即使治疗时间超过了他们的服役时间。统一后的德国军队对即将退伍的士兵进行检查；海军所有人员每月都要接受检查，而且有时到了被认为是感染严重的港口时，不准海军上岸。[2] 相比之下，在英国，检查是例外，检查会遭到军事当局的抵制，以免妨碍征兵。[3] 一直到 1859 年，生殖器检查都很常见，但是在这一年，根据皇家委员会的建议，停止了检查。只有某些兵团继续进行这一程序。冷溪卫队每周都进行检查，500~600 名士兵（已婚士兵除外）在半个小时内接受检查——排队展示阴茎，翻上包皮。[4] 尽管许多改革者支持将检查士兵作为控制妓女的明显补充，但检查并不受欢迎，被认为是对受人尊敬的人士和已婚人士的贬低、侮辱和冒犯。[5]

关于征兵制和志愿军制引发的性病辩论结果是双重的。由于军方不愿将检查范围扩展到士兵身上，英国控制疾病传播的法律干预仍仅限于妓女。因此，废除主义者可以公正地宣称，妇女被不公平地挑了出来，而流行病学上的另一半仍未得到考虑。[6] 此外，由于英国的监管与军队的紧密联系，反对常备军的激进分子可能会将这种反感与《传染病法》结合起来，形成一个自我强化的谩骂圈。[7] 相反，在实行

① *Hygiea*, 51, 3 (March 1889), p. 153; *Förhandlingar*, 1881, p. 29; *Borgare*, 1817, v. 1, pp. 436–39; Malmroth, "Om de smittosamma könssjukdomarnas bekämpande," p. 38; Thyresson, *Från Fransoser till AIDS*, p. 83; Welander, *Blad ur prostitutionsfrågans kistoria*, pp. 10, 16; *Hygiea*, 9, 3 (March 1847), p. 185; *Underdånigt betänkande angående könssjukdomarnas spridning*, v. I, p. 323; Wistrand, *Författningar*, pp. 633ff.

② Augustin, *Preussische Medicinalverfassung*, v. II, pp. 763–65; *Gesetz-Sammlung*, 1835, 27/1678, §§65, 73; Silber, *Womit sind die ansteckenden Geschlechtskrankheiten zu bekämpfen?*, p. 54; Dubois-Havenith, *Conférence internationale:Enquêtes*, v. I/2, pp. 669–70;O. Rapmund, *Polizei-Verordnung betreffend Massregeln gegen die Verbreitung ansteckender Krankheiten* (Minden i. W., 1899), p. 56; Rudeck, *Syphilis und Gonorrhoe vor Gericht*, p. 85; *Underdånigt betänkande angående könssjukdomarnas spridning*, v. I, p. 326.

③ 这种检查威胁到军队从社会上层招募新兵的雄心：*PP* 1868–69 (306) vii, 1, Q. 1284; *PP* 1871 (c. 408–1) xix, 29, p. xliii. 类似的担心是，过于苛刻的服役条件可能会阻碍招募，这也是 1914 年抵制一揽子系统的深层次的原因：Reid, *Prevention of Venereal Disease*, pp. 118–20. 同样，在第一次世界大战期间，政府因为担心失去志愿者而放弃了强制军队种牛痘的规定：J. R. Smith, *The Speckled Monster: Smallpox in England, 1670–1970, with Particular Reference to Essex* (Chelmsford, 1987), pp. 142–43. 相反，肆虐的性病不可能成为参军的诱因，事实上，加拿大人在 1916 年就担心，如果不采取有效的预防措施，征兵会受到阻碍：Buckley, "Failure to Resolve the Problem of Venereal Disease," p. 75.

④ *PP* 1867–68 (4031) xxxvii, 425, QQ. 5658–68.

⑤ *PP* 1867–68 (4031) xxxvii, 425, pp. xxxi, xliii-xliv, QQ. 7045, 2433–34; *PP* 1868–69 (306) vii, I, p. iv; *PP* 1871 (c. 408) xix, 1, p. 17.

⑥ 事实上，这件事的逻辑是，既然检查士兵是不可行的，就必须将重点放在妓女身上：*PP* 1867–68 (4031) xxxvii, 425, Q. 6380.

⑦ *Transactions of the National Association for the Promotion of Social Science* (1870), p. 233; *Hansard*, 1870, v. 203, col. 585; Wilkinson, *Forcible Introspection of Women*, p. 18.

普遍兵役制的国家中，军方检查是标准的程序，所以反对监管的理由和由此导致的许多道德上的愤怒就丧失了。由于士兵在为国家义务服役的过程中必须接受强制性的传染病报告、治疗和定期检查，为什么这样是符合逻辑的，要求对妓女采取类似的程序就是不合理的呢？监管和征兵一样，都不是对自由的剥夺。[①] 从这个角度来看，废除主义者提出的性病检查不公平地针对女性的论点，出现了新的解释。例如，每年有 700~800 名瑞典妓女接受检查，而 5 万～6 万名男子作为士兵接受类似的检查。[②] 但是，在英国，医疗检查和监管仍然局限于一个特定的被排斥的群体，即使这些检查和监管扩大到士兵和水手身上，在没有全国性征兵的情况下，它们仍然是针对边缘群体的措施。相反，在欧洲大陆，由于普遍征兵制意味着几乎所有的男性都接受过这样的检查，他们也许对这样的目标和抱负更同情。至少，合乎逻辑的论点是，这里不像英国那样，并非要阻止性病检查扩展到平民身上，反而是扩展它。法国的观察员抱怨说，平民男性同样与疾病的传播有关，但妇女和武装部队首当其冲受到检查。他们也应该接受这样的预防措施，从而将检查扩大到所有人身上。[③]

在斯堪的纳维亚半岛，甚至可以更有说服力地提出这一论点。与英国相比，瑞典关于废除监管的辩论没有那么激烈，争议也没那么大，其中的一个原因是选择的性质问题。《传染病法》可能被描述为特别不公平，因为某种程度上只针对了妓女。相比之下，瑞典的监管当然是针对妓女的，但这远非它预防性病的唯一措施。普遍检查的传统甚至在监管时期仍然存在。当监管主义者为他们的系统辩护时，支持该系统的论据比英国更容易出现。正如一位人士所言，性病的医学检查不是只针对放荡的女性；自 1812 年以来，它们就广泛存在。士兵和水手也要接受这样的检查，而且如果他们真的不需要像妓女那样频繁或定期展示生殖器的话，这并不是因为妓女本身被挑了出来，而是因为男人不会以同样的方式把自己的身体放在维纳斯的拍卖台上。一旦有理由怀疑患了性病，那么男人和女人都要接受检查。[④] 因此，要理解欧洲大陆的做法，人们必须记住，它不仅包括针对妓女的措施，而且还包括针对士兵的，这意味着从长远来看，大多数男性都要受到类似的控制。在斯堪的纳维亚半岛，由于早期其对性病的普遍关注，与英国的情况形成了更加鲜明的对比。英国辩论的要旨——更不用说史家随后对这场运动编写的主题，都是以废除主义者指控对妓女和女性的偏见为主，这些都不能无条件地适用于欧洲大陆的情况，在那里，一

---

① *La syphilis* (1904), p. 713; Lecour, *La prostitution à Paris*, pp. 40–41.

② *Förhandlingar*, 1881, p. 29; Welander, *Blad ur prostitutionsfrågans historia,* p. 185.

③ *SFPSM: Bulletin mensuel* (1902), pp. 71,153; Regnault, *L'évolution de la prostitution,* pp. 262–63.

④ *RD prot*, FK 1889:19, p. 54.

种或另一种形式的法律干预已经影响到将近一半的人口。①

反过来，由于英国无法对士兵实施正确的预防措施，迫使他们考虑其他预防方法。有人建议，缩短征召期和扩大结婚的可能性，使卖淫成为士兵的可预测生活的不那么可怕的一部分。② 在士兵的自由时间，给他们提供娱乐，而不是酗酒和放荡，改善娱乐（特别是体育）设施：这些改变都是人们所提倡的，他们希望，如果不能升华低级本能，至少可以分散或耗尽低级本能，使人们从懒散中得到消遣，正如奥斯勒（Osler）所说，懒散是好色之母。③ 英国人在军队内外都强调体育和其他有益健康的事业，欧洲大陆改革家对此深表钦佩。④ 这些建议从军队蔓延到平民生活中，以童子军和其他组织的形式出现，旨在以非性欲性质的剧烈运动打破中产阶级原本久坐不动的习惯。通过收紧许可证等手段限制获得酒精饮料，也是此类运动的一部分。

保险

社会保险制度的性质，如果有的话，也有助于使国家的预防系统倾向于某一方向。那些以某种预付的形式为大多数公民提供医疗保健的国家，尤其是瑞典和 1883 年后的德国，与到 20 世纪初还没有提供保险的国家（英国和法国），形成了对比。在德国，社会保险的原则早在俾斯麦之前就已适用于性病了。1792 年的《柏林妓院条例》建立了一个互助基金，由妓院老板出资支付治疗被感染妓女的费用，减少了隐瞒疾病的经济因素。19 世纪后期，继续为妓女提供类似的保险安排。例如，1868 年的莱比锡就是如此。⑤ 然而，从 1883 年开始，至少对嫖客来说，通过医疗保险体

---

① Finger et al., *Handbuch der Geschlechtskrankheiten*, v. III, p. 2672.

② Dubois-Havenith, *Conférence internationale: Compte rendu*, pp. 351–53; *Conférence internationale: Enquêtes*, v. 1/2, pp. 14–15; Trustram, *Women of the Regiment*, ch. 3.

③ William Osier, *The Principles and Practice of Medicine* (8th edn.; New York, 1919), p. 278; Buckley, "Failure to Resolve the Problem of Venereal Disease," p. 68.

④ *Mitteilungen*, 23, 2 (1925), p. 12; Johannes Breger, *Die Geschlechtskrankheiten in ihrer Bedeutung für Familie und Stoat* (Berlin, 1926), p. 28; *Annales*, 4/28 (1917), pp. 27–28. 尽管英国军队内有像体育运动这样有组织有制度的娱乐形式，英国还是采用了瑞典和德国的模式：George Newman, *The Building of a Nation's Health* (London, 1939), ch. 8; Bruce Haley, *The Healthy Body and Victorian Culture* (Cambridge, MA, 1978), ch. 6; Vincent-Pierre Gomiti, *Histoire du droit sanitaire en France* (Paris, 1994), pp. 90–103; Nye, *Crime, Madness and Politics in Modern France*, ch. 9.

⑤ Augustin, *Preussische Medicinalverfassung*, v. I, pp. 189–90; *Zeitschrift für die Staatsarzneikunde*, 58 (1849), pp. 428–54; *DVöG*, 1 (1869), pp. 386–92. 通过这种方式，将治疗感染的妓女的开支变成了性病企业家承担的商业费用，德国人由此避免了 19 世纪稍晚的时候在英国出现的关于公共物品的讨论。西蒙在 1868 年警告说，用公共费用治疗妓女，意味着使纳税人承担让道德边缘人群安全放纵的成本，这是不合理的 :*PP* 1868–69 xxxii, 1, p. 12. For similar views, see *Lancet*, 64, 1 (1853), p. 137. 当首次提出针对工业事故的保险时，人们产生了同样的争论：保险的成本应由商业支出来承担，还是由公众来承担？见 Hans-Peter Ullmann, "Industrielle Interessen und die Entstehung der deuts-chen Sozialversicherung 1880–1889," *Historische Zeitschrift*, 229,3 (December 1979), pp. 584–88; Monika Breger, *Die Haltung der industriellen Unternehmer zur staatlichen Sozialpolitik in den Jahren 1878–1891* (Frankfurt, 1982), pp. 79ff.

系，这个问题找到了一个更普遍的解决方案。虽然医保体系最初只覆盖靠出卖体力的工人，但随着人口和经济的发展以及投保队伍的逐渐扩大，到 20 世纪初，已将大部分人口纳入其名册，只有薪水最高的雇员和最富裕的个体经营者仍在自己养活自己。当瑞典早已用公费治疗性病患者时，无论是法国还是英国，直到 19 世纪末辩论这个问题时，都还没有全国性的医疗保险制度。

性病预防上的这种差异造成的影响是多种多样的。多亏了他们有条理的社会政策，英国的改革者们踏上了新的起航地，他们既需要也有能力建立新的制度。英国的预防措施姗姗来迟，但当它们最终到达时，又开启了新的方向。第一次世界大战期间，英国建立了家庭诊所和流动的性病治疗中心，这是第一个针对特定疾病的免费的国家卫生服务形式，这是必要的，因为当时几乎没有其他的治疗场所；出于同样的原因，它们也是可能的。相比之下，在德国，因为大多数人都有保险，所以很少有动机为感染者提供这种直接的、有针对性的由政府支付的医疗服务。虽然医疗保险涵盖了越来越多的人口，最贫穷的人得到了公费治疗，但对一些群体来说，能否获得医疗保险仍然是一个问题：家仆和较低级的公务员以及退出医保系统的失业者——如果没有医疗保险，不一定能负担得起医疗费用。[①]1918 年战争结束后，德国医保体系内在的零散覆盖问题变得尖锐起来。例如，医保成员的家属如果仍然没有得到保障，这就意味着，如果得了性病，已经治愈的男子可能会继续遭到未经治疗的妻子的感染。改革者们利用这些功能失调的例子推动改革：为所有公民提供免费治疗，将医疗保险扩展到家庭成员身上，或者至少为穷人提供医疗服务，但不承担贫困救济。[②]德国改革家们常常称赞英国和斯堪的纳维亚国家提供的免费治疗，但德国政府认为没有理由通过医疗保险体系重复已经基本就位的做法。在 1927 年的《性病法》中，尽管社会主义者、共产主义者和左派自由主义者呼吁免费医疗，以满足强制治疗的新要求，但是政府觉得没有必要做出这样的承诺，因为预付医疗保险在实践中已经广泛存在。[③]然而，为了填补本来就十分庞大的社会保障网络上的漏洞，该法律确实允许穷人、没有医保者和其他一些虽然参与了医保体系但通过

---

① BA, 15.01, RmdI, 11866, pp. 72ff., "Aufzeichnung über die am 4. und 5. März 1908 abgehal-tene Sitzung des Reichs-Gesundheitsrats (Ausschuss für Seuchenbekämpfung), betreffend die Bekämpfung der Geschlechtskrankheiten," pp. 78–80; ZBGK, 19, 4 (1919), pp. 123–26; Blaschko, Syphilis und Prostitution, p. 118; Silber, Womit sind die ansteckenden Geschlechtskrankheiten zu bekämpfen?, p. 53; Dubois-Havenith, Conférence internationale: Enquêtes, v. I/2, p. 698.

② Mitteilungen, 17, 1 (1919), pp. 7–11; Neisser, Geschlechtskrankheiten und ihre Bekämpfung, p. 228; Dreuw, Allgemeine, gleiche, diskrete Anzeige-und Behandlungspflicht, p. 1; Sammlung der Drucksachen der Preussischen Landesversammlung, 1919/21, Drcksch. 1823; ZBGK, 19, 5/6 (1919/1920), p. 169; Mitteilungen, 16, 5/6 (1918), p. 81.

③ Mitteilungen, 15, 1/2 (1917), p. 11; Scherber, Bekämpfung der Geschlechtskrankheiten, p. 99; SB, 21 January 1927, pp. 8678B, 8685C, 8694A; 26 January 1927, pp. 8756A-B, 8758A, 8708B-C; 24 January 1927, p. 8717B.

医疗保险体系处理时可能会受到不利影响的人的治疗费用将由公共支出承担。[1]

因此，英国的情况与德国不同。在德国，战争结束时，人们讨论的免费医疗诊所只针对复员士兵，而不是对更广泛的人群开放；两次世界大战之间的咨询中心只提供避孕药具和医疗建议，而不能治疗病人。[2] 法国在第一次世界大战期间及之后一段时间建立了类似的专门针对性病的家庭诊所，它为穷人提供服务的针对性比英国更强，至于其他民众，被认为有能力支付自己的费用。相反，在瑞典，国家长期资助医院治疗性病患者，流动诊所是多余的。[3] 因此，一套完善的社会保险制度的存在，使制度上欠缺的国家避免了某些选择。

广义上讲，德国的医疗保险覆盖了大多数性病病例，在 20 世纪早期，当局仍然满足于对既有制度的修修补补，而不是激进的改革。相反，这里讨论的问题涉及该系统的调整，例如，若带菌者故意得病，或性行为过度而得病，则终止其享受保险系统所有好处的权利。[4] 类似的问题后来在英国也出现了，如果是由投保者的不当行为造成的患病或致残，可以剥夺其最多一年的福利。然而，由于到 20 世纪初，英国的制度只覆盖了一小部分人口，因此抑制作用不那么明显。[5] 法国的互助协会也出现了相似的问题。[6] 在德国，其他法律也增加了这种抑制作用。1810 年普鲁士对佣人的规定到 19 世纪末仍然有效，允许雇主解雇那些因不道德行为染上性病的人，从而使许多家庭仆人走上了一条以进入妓院而告终的下坡路。到 19 世纪末，对海员也有可能采取类似的措施；在白领雇员中，如果商店职员因传染病丧失工作能力，可以不用提前六周通知就将其解雇。[7] 终结将性病排除在保险之外的做法是一个漫长的过程，保险公司逐渐认识到，让自己承担梅毒的长期影响而非立即治疗的

---

[1] Hellwig, *Gesetz zur Bekämpfung der Geschlechtskrankheiten*, p. 389. 关于这一效果的早期讨论，见 BA, 15.01, RmdI, 11866, "Denkschrift, betreffend Massnahmen zur Bekämpfung der Geschlechtskrankheiten: Bearbeitet im Kaiserlichen Gesundheitsamte," p. 331.

[2] Hodann, *History of Modern Morals*, p. 104; *Mitteilungen*, 26,1 (1928), p. 6; *Reichs-Gesundheitsblatt*, 6, 3 (21 January 1931), p. 52.

[3] Cavaillon, *L'armement antivénérien*, pp. 124, 130; Dubois-Havenith, *Conférence internationale: Enquêtes*, v. I/2, p. 515.

[4] Blaschko, *Geschlechtskrankheiten,* pp. 15–21; Blaschko, *Syphilis und Prostitution*, p. 117; *DVöG*, 36 (1904), pp. 423–24; Rudeck, *Syphilis und Gonorrhoe vor Gericht,* pp. 94–96; Silber, *Womit sind die ansteck-enden Geschlechtskrankheiten zu bekämpfen?*, p. 52.

[5] L. W. Harrison, *Diagnosis and Treatment of Venereal Diseases*, p. 440; Morris, *Nation's Health*, pp. 81–82; David Evans, "Tackling the Hideous Scourge," p. 418. 在瑞典，大多数人寿保险公司将性病排除在之外，但在这里，由于患者有权从政府获得医疗护理，因此抑制效应微不足道：Dubois-Havenith, *Conférence internationale: Enquêtes*, v. I/2, p.516.

[6] *Annales*, 16 (1836), p. 265; *ZBGK*, 8,1 (1908), pp. 12–13; Fiaux, *Police des moeurs*, v. I, pp. 460–61; *SFPSM: Bulletin mensuel* (1902), pp. 346–47; Cavaillon, *L'armement antivénérien*, p. 19.

[7] Jadassohn, *Handbuch der Haut-und Geschlechtskrankheiten*, v. XXIII, p. 89; Blaschko, *Syphilis und Prostitution*, p. 105; Dubois-Havenith, *Conférence internationale:Enquêtes*, v. I/2, p. 698; Kaufmann, *Krieg, Geschlechtskrankheiten und Arbeiterversicherung*, p. 12.

做法，是因小失大。最后，1903 年的改革结束了将性病患者排除在外的情况，他们现在可以像其他疾病患者一样接受治疗。[①]

医疗保密是受保险制度性质影响的另一个问题。一般的原则是，通过公共手段提供的医疗保险越慷慨和包容，疾病就越不可能成为患者和医生之间私人交流的专属领域。在拥有广泛社会保险的国家，第三方支付者自然会要求在偿付医生费用之前知道诊断结果。在社会保险时代，医疗保密的原则必然要打折扣。讨论的焦点反而转向了保护少量隐私的其他方法，例如，是否以及如何将职业保密的义务也扩展到保险公司的管理身上。由于隐私和防止泄密直接影响到患者寻求治疗的倾向，因此必须在第三方付费者的知情权和防止公开之间保持一条微妙的界线。例如，在德国，医疗保险没有覆盖到的穷人，如果其家庭无法负担医疗费用，他们可以依靠家乡社区的公共援助进行治疗。对于那些来自小村庄的人来说，无论在此期间他们的家搬了多远，往往都意味着他们的疾病会成为大家都知道的事。因此，改革者希望由目前居住的社区，当地堂区而不是家庭教会承担费用。然而从公共卫生的角度看，这一改变无论多么可取，由于大城市面临着不成比例的负担的危险，所以遭到了它们的抵制。[②]

性病报告也牵涉保险制度，有保险的普通公民有义务向相关机构报告性病，而那些咨询私人医生者就避免了此类限制，这样就出现了区别对待的问题。因此，支持性病报告的改革者试图在报告的总体可取性与避免富人享受优待之间取得平衡。有保险的患者的性病被医生诊断后，当医生向保险公司寻求补偿时，实际上已经报告了性病，所以从公平来讲，应要求找私人医生看病的患者也接受类似处理。在德国，社会主义者和他们的盟友反对德国性病控制协会在两次世界大战之间提出的建议，即允许医生——但他没有义务——报告沉迷于有潜在危险行为的病人，因为这可能主要危及下层阶级。[③] 换句话说，应该是所有患者都报告或者都不报告。[④] 他

① *DVöG*, 36 (1904), p. 425; *ZBGK*, 8, 8 (1908), p. 295; Blaschko, *Syphilis und Prostitution*, pp. 105–06; Rudeck, *Syphilis und Gonorrhoe vor Gericht*, p. 96. 在瑞典，1910 年 7 月 4 日的人寿保险公司法禁止这种例外: *Underdånigt betänkande angående könssjukdomarnas spridning*, v. I, p. 87.

② Finger et al., *Handbuch der Geschlechtskrankheiten*, v. III, p. 2696; Dubois-Havenith, *Conférence internationale: Enquêtes*, v. II/2, p. 699; XVIIth International Gongress of Medicine, *Dermatology and Syphilography*, pp. 69–71; Blaschko, *Syphilis und Prostitution*, p. 119; Waldvogel, *Gefahren der Geschlechtskrankheiten*, p. 82; *Mitteilungen*, 4, 9 (1926), p. 98.

③ *Sitzungsberichte der Preussischen Landesversammlung*, 1919/21, 25 February 1920, cols. 9926–27, 9935; *ZBGK*, 4, 1(1905),p. 61; 18,11 (1917/18/19), p. 283; 18,1 (1917), p. 2.

④ 这也是德鲁（Dreuw）要求普遍报告的改革要点: *Sitzungsberichte der Preussischen Landesversammlung*, 1919/21, 25 February 1920, cols. 9949–50, 9956; *ZBGK*, 14, 3/4 (1916), pp. 44–46; 19,4 (1919), p. 96; *Mitteilungen*, 18, 5/6 (1920), pp. 114–16. 由于这种不公平，德国共产党反对强制报告性，倾向于对整个群体进行定期检查。他们的榜样来自当时的苏联，但也可能来自 19 世纪的瑞典: *SB*, 21 January 1927, p. 8689C; "Rapport présenté par M. le professeur Neisser," in Dubois-Havenith, *IIe Conférence inter-nationale: Rapports préliminaires*, v. I, pp. 22–23; Ulrich Linse, "Alfrcd Blaschko: Der Menschenfreund als Überwacher," *Zeitschrift für Sexualforschung*, 2, 4 (1989), pp. 311–12.

们的对手指出，即使要求普遍报告，未投保患者也可以用假名咨询医生，这样就能避免被报告，而且无论意图多么良好，普遍的报告只是表面的民主。[①] 在魏玛共和国早期的讨论中，这种担忧普遍存在，当局急于避免给人留下阶级因素影响预防策略的印象，因此暂时放弃了使性病普遍报告的希望。[②] 只有 1927 年的《性病法》才最终规定，主治医生若担心病人的行为可能会传播疾病，则需要上报。在瑞典，通知报告也是《性病法》的一个显著特征，而在法国和英国，由于保险制度发展不充分，所以不要求报告。[③] 因此，发达的医疗保险制度有利于使性病成为可报告的疾病，而疾病报告的逻辑反过来又使普遍报告成为必要，以避免对感染者进行有差别的、以阶级为基础的治疗。

一般而言，社会保险的存在有助于在自愿和更具干涉主义的方法之间打破平衡。在那些拥有普遍保险或类似规定的国家中，很容易获得治疗，前提是要服从一定的义务，可以合理地要求强制治疗、疾病报告、隔离不服从者和追踪接触者。[④] 相比而言，在英国和法国，互惠的逻辑规定，对潜在的具有传染性的公民，可以做的和被要求做的更少。英国国民健康保险制度出现得较晚，这与其采取的自愿预防策略相吻合。既然给受害者提供的好处很少，对他们的要求也就很少。然而，一旦医疗保险至少为一小部分人提供了保障，这里的改革者也开始担心为梅毒患者提供福利和要求他们遵守一定的行为标准之间的交易。[⑤] 相比之下，斯堪的纳维亚半岛和随后的德国则为受害者提供公费治疗，反过来，它们可能更有理由要求采取预防措施。普鲁士早期的改革者鼓吹一种制度，为受感染的人提供免费医疗，反过来又要求追踪接触者。到 1903 年，医疗保险做出了改变，承认"自己造成的"疾病。观察员指出，这是因为医院现在愿意治疗（性病）病人并同意由保险支付，所以政府可以像对待其他传染性疾病一样合理地处理性病，要求性病报告、隔离等之类的措施。治疗权隐含着治疗的义务。[⑥]

---

① Hellwig, *Gesetz zur Bekämpfung der Geschlechtskrankheiten*, p. 217; *Mitteilungen*, 15, 3/4 (1917), pp. 47–53; *ZBGK*, 2, 11/12 (1903/04), pp. 452–53; *PP* 1916 (8189) xvi, 1, p. 182; XVIIth International Congress of Medicine, *Dermatology and Syphilography*, p. 49.

② BA, RmdI, 15.01/11886, pp. 126ff., meeting in the Rmdl, 16 December 1919.

③ 但即使在斯堪的纳维亚半岛，阶级问题也没有完全消失。那些负担得起而且不想享受性病免费医疗服务的病人也不接受性病报告的要求：Möller, "Undersökningar i vissa frågor rörande de smittosamma könssjuk-domarna," pp. 12–13; *ZBGK*, 15, 6 (1914), p. 210; 19, 2 (1919), p. 41; XVIIth International Congress of Medicine, *Dermatology and Syphilography*, p. 49; *American Journal of Public Health*, 26 (April 1936), p. 360.

④ 同样，德国的残疾保险体系使得人们比英国或法国更容易考虑强制治疗，因为英国或法国还没有提供类似的补偿。1911 年的《帝国保险法》第 1269-72 款允许保险公司要求患者治疗，以免留下终生残疾。那些没有理由却拒绝的人可能会被剥夺赔偿资格，因为拒绝治疗最终会导致原本可以避免的残疾。

⑤ *Mitteilungen*, 22, 6 (1924), pp. 33–34; XVIIth International Congress of Medicine, *Dermatology and Syphibgraphy*, p. 93.

⑥ *Zeitschrift für die Staatsarzneikunde*, 58 (1849), pp. 468–71; *ZBGK*, 4, 1 (1905), p. 36; Neisser, *Geschlechtskrankheiten und ihre Bekämpfung*, pp. 229–31; *ZBGK*, 19, 5/6 (1919/20), p. 169.

欧洲国家因此在性病的问题上采用了截然不同的方法，包括（一旦监管结束）从完全自愿地尝试鼓励对患者进行医疗护理的英国，到第一个广泛提出要求的斯堪的纳维亚半岛，然后是治疗患者、追踪和治疗被传染者的德国和后来的法国。在斯堪的纳维亚半岛和德国，监管没有实现自己宣称的目标，所以被放弃了。性病已经成为一种地方病，妓女只是那些性病受害者和施害者人群中的一小部分，而不断变化的性观念在任何情况下都与她们（或者至少是登记在册的、人数正在减少的妓女）无关。18世纪晚期，瑞典的性病明显普遍通过非性行为的方式传播，加上瑞典仍是以农业为主的独特的农业国家，这些情况促使瑞典较早就出现了非监管主义者的解决方案；在德国，随着第一次世界大战的爆发，人们也产生了类似的担忧（性病变得如此普遍，以至于需要新的预防措施）。

这种经典形式的监管最终在所有地方都遭到了拒绝，英国早在19世纪80年代就已如此，瑞典和德国在两次世界大战之间的早期也都是如此，而发明监管的地方到20世纪60年代才有所改变。从比较的角度看，经常出现在英国《传染病法》编纂史中的愤怒似乎是短视的。它们是温和的、有限的而且是经过改革的监管。英国最终拒绝监管，不仅仅是因为它们被引进的方式，而且认为这种监管系统是一种外来的、与国内政治习惯不协调的体系。还有一个问题是监管的执行在技术和体制上的缺陷：在一个没有普遍征兵制度的国家，监管只能落到妇女身上；监管由各地执行，使得限制措施很容易被绕开；他们带来的监管重炮只是有限地集中在军队的性病问题上，而不是更广泛地关注社会感染问题——换句话说，是问题和解决方案的不相称。无论如何，英国在拒绝监管方面走在了前面，但它并不孤单。因此，需要解释的不仅是为什么废除主义在英国获得了成功，而且是最终在所有国家都拒绝了监管之后，为什么本书研究的国家后来仍然采取了如此不同的策略。

性病是一种带有耻辱性和可隐瞒的疾病，从某种逻辑上讲，自愿治疗是最好的预防策略，在某种程度上，这并不适用于更严重的传染性疾病。应该鼓励患者寻求帮助，而不是强制实施性病报告和住院的制度，英国人本来很乐意接受天花或霍乱方面的训练。对于性病来说，如何预防是二元的。过去通过只关注妓女来解决这个问题的野心被证明是站不住脚的，解决办法要么是完全自愿的方法（提供治疗但不是强制治疗），要么是全面强制的方法（要求所有感染者都接受治疗）。考虑到预防性病有这种或那种的选择方法，再加上19世纪末20世纪初英国在医疗和社会保险方面的制度滞后，它选择自愿的方法似乎就不难解释了，而且也不完全是因为英国政治本能中所谓的固有的自由主义。相比而言，瑞典人、德国人，最终还有法国人，他们关注所有人的性病，不仅仅是士兵的性病问题。他们渴望让政府参与到这些事务中来，并建立起相关的制度机制，因此他们的选择是走另一条岔路。英国和欧洲大陆国家采取的（不同的）策略，延续了它们针对（本书研究的）其他疾病所采取的方法。因为性病提出的问题是明显的非黑即白的问题，要么是自愿的，要么是强制性的，在新监管主义看来几乎没有中间立场，所以预防方面一直在发展的两大阵营——由于本书提出来的各种各样的原因，至少在第一次霍乱流行期间，英国开始与欧洲大陆表现出了不同——现在被塑造为具有鲜明对比的自愿主义或法律干预。

第六章　预防的政治策略

每个国家都有自己的预防策略：这可能是 19 世纪以来——从欧洲第一次霍乱流行到抗生素时代这种差异达到顶峰——从处理传染病的公共卫生政策的演变过程中得出的格言。为什么？从流行病学和生物学的角度看，每个国家面临的问题都大同小异，为什么它们的反应方式却截然不同？是否存在一个"阿基米德支点"，可以用来探究各国为何采取了如此不同的预防策略？每个国家都从流行病学经历中学会了如何更好地应对下一次的冲击，这在公共卫生演变史上是一个很常见的结论，如果有什么的话，编纂公共卫生史的诱惑更大程度上是要提醒人们，不要辉格主义式地想当然地认为各国对预防技术的掌握会越来越好。[①] 相比之下，这里的关键不是所有国家理论上在相似的目标之下最终经历的共同学习经验，而是尽管面临着共同的问题，但它们却采取了不同的策略。

各国之间科学知识的差异可能导致了不同的反应，但这一点至少与两个因素是矛盾的。首先，对于传染病的预防，19 世纪的技术水平即使不完全相同，也是可以比较的。卫生主义者的病因论在英国比在欧洲大陆更受信任，至少在法国以外如此；各国在接种天花痘疮和接种牛痘的知识上略有不同；科赫和巴斯德之间的对抗导致了病因学的轻微扭曲，比如导致法国对平板培养方法的使用滞后；洒尔佛散是由德国发明且首次大规模投入使用。[②] 然而，无论如何，这种差异本身还没有足够重要到能够解释预防策略为什么出现上述显著不同的差异，而且也不能证明预防策略出现差异的合理性。[③]

[①]　Martin Dinges, "Pest und Staat: Von der Institutionengeschichte zur sozialen Konstruktion," in Martin Dinges and Thomas Schlich, eds., *Neue Wege in der Seuchengeschichte* (Stuttgart, 1995), pp. 80–85; Per-Gunnar Ottosson, "Fighting the Plague in 17th-and 18th-Century Sweden: A Survey," in Anders Brändström and Lars-Göran Tedebrand, eds., *Society, Health and population During the Demographic Transition* (Stockholm, 1988), p. 318; Ann G. Carmichael, *Plague and the Poor in Renaissance Florence* (Cambridge, 1986), p. 128; Michael Durey, *The Return of the Plague: British Society and the Cholera 1830–1832* (Dublin, 1979), p. 119.

[②]　Thomas D. Brock, *Robert Koch: A Life in Medicine and Bacteriology* (Madison, 1988), p. 177.

[③]　门德尔松（Mendelsohn）认为至少有两种细菌学，巴斯德的和科赫的，他们对微生物及其影响有着截然不同的认识，这可能是相反的病因论带来不同预防后果的一个例子。门德尔松的这种划分很明显是复制了传统的传染主义／卫生主义的二分法，只是将这种方法调换到了细菌学领域：John Andrew Mendelsohn, "Cultures of Bacteriology: Formation and Transformation of a Science in France and Germany, 1870–1914" (PhD diss., Princeton University, 1996); W F. Bynum, *Science and the Practice of Medicine in the Nineteenth Century* (Cambridge, 1994), p. 160.

其次，即使各国在病因学知识上存在差异，但就此而言，也不一定会造成预防措施的差异。知识和行动之间的联系是灵活而不确定的。[①]查德威克式的卫生主义者显然更关心从疾病的根源上改善有害的环境条件，而传染主义者关注的则是打破传播链的问题。然而，在这两个极端的立场之间，有一个广阔的中间地带，在这里，各种病因学概念和预防策略以各种不同的形式共存。卫生主义者提倡对住所进行消毒，转移甚至隔离病人；传染主义者并不是卫生改善的敌人，特别是他们承诺要使其关注的特定微生物难以存活。粉刷和熏蒸既有望消灭传染，也可以用来消除病源。细菌学分析既被用来发现患者以便隔离，也可以应用于分析水霉菌或食物，起到改善环境的作用。[②]不管他们是否认为鼠疫是由有毒空气或接触传染引起的，15世纪佛罗伦萨当局的建议是，避免在公共场所聚集。[③]19世纪，关心家庭卫生的改革者很容易就从关注下水道废气转向关注细菌，不管有害影响是来自瘴气还是微生物，他们都采用了几乎相同的净化家庭策略。[④]易染病体质的问题将传染主义者和卫生主义者联合起来支持某些策略，尽管他们对结果的解释不同。坚定的卫生主义者索思伍德·史密斯是伦敦发热医院院长，这家医院对病人进行了隔离；坚定的隔离主义者科赫，提倡用水清洗，以此解决汉堡的霍乱问题。病因学的观点与预防结果的关系不是一致和固定的。弗洛伦斯·南丁格尔（Florence Nightingale）像往常一样，过于教条，她坚持认为，"检疫在逻辑上不可避免地以'传染'为基础——就像卫生措施以'非传染'为基础一样"。[⑤]

事实上，除了最广义上的知识决定行为之外，病因学的观念在很大程度上受有局限的认识论之外的因素的影响更多。尤其是（但并非唯一）在细菌学革命之前，病因学的知识不可避免地与其他因素——政治的、行政的、经济的和地理的——结合在一起。人们经常选择性地使用病因学理论，不是为了确定采用什么措施，而是用来证明出于不同的原因而采用的卫生政策的合理性。[⑥]科学的见解不会自动带来所采取的措施；知识和行动之间不是一对一的对应关系，没有不受政治、文化和其他因素影响的知识。然而，这个看似高深的结论并不令人意外。任何研究过近代科

---

① 这也是 Christopher Hamlin, *Public Health and Social Justice in the Age of Chadwick: Britain, 1800–1854* (Cambridge, 1998) 的众多主题之一。

② Dorothy E. Watkins, "The English Revolution in Social Medicine, 1889–1911" (Ph.D. diss., University of London, 1984), p. 313.

③ John Henderson, "Epidemics in Renaissance Florence: Medical Theory and Government Response," in Neithart Bulst and Robert Delort, eds., *Maladies et société (XIIe-XVIIIe siècles)* (Paris, 1989), p. 182.

④ Nancy Tomes, "The Private Side of Public Health: Sanitary Science, Domestic Hygiene and the Germ Theory, 1870–1900," *BHM*, 64, 4 (1990), pp. 509–15.

⑤ John M. Eyler, *Victorian Social Medicine: The Ideas and Methods of William Farr* (Baltimore, 1979), p. 188.

⑥ Mark Harrison, *Public Health in British India: Anglo-Indian Preventive Medicine 1859–1914* (Cam-bridge, 1994), pp. 109, 113–14; Richard J. Evans, *Death in Hamburg: Society and Politics in the Cholera Years 1830–1910* (Oxford, 1987), pp. 268–69.

学史——实际上是任何学科历史——的人，都会知道，大批兴高采烈的怀疑论者正在行动，他们颠覆了英雄主义的目的论，一次又一次地杀死了天真的经验主义的腐朽长龙。长期以来，指出知识具有时代特殊性和历史建构性，不排除科学的多样性，并不是一个有趣或新颖的结论。

这种怀疑主义，而非学术研究的终结，应该是寻找更好答案背后的推动力。问题不再是这些治疗传染病的各种方法，在历史上是不是由科学以外的因素建构和决定的，而是考虑到它们容易受到其他因素的影响，要找到这些因素并设法说明它们的相对重要性。不能因为一个地基已经变成了沙子，就意味着没有任何地基。随着元首地堡的倒塌，我们（继续用建筑上的类比推动对这些问题的讨论）是否要生活在一个认识论的拖车停车场里？病因学的知识，无论是否具有现代意义上的科学性，只不过是制定预防战略的背景而已。它提供了一幅全面的地图，广泛地指导当局的预防目标，但它并没有在任何确切意义上决定所选择的措施。虽然对霍乱和其他典型传染病而言，新检疫隔离主义的众多原则已逐渐普遍地趋于一致，但即使到20世纪，不同国家的预防措施仍有很大差异。对于天花和性病来说，预防策略的差异甚至更明显。

如果不是病因学，那么也许是政治——本书研究的首要主题——解释了这种变化？为了确定各国在策略上为何如此明显不同，人们很容易想起的一个重要因素是它们不同的政治传统和制度。以直接明了的方式界定个人和共同体界限的措施，其政治影响是明显的，而且是不可避免的。以阿克尔克内希特为例，将政治意识形态和预防策略结合起来的力量和持久性，来自对这个问题的答案的探索。但在这里，通过审视、比较历史，会发现很少存在简单的相关性。甚至是当时的人，也认识到这种期望是不合适的。尤其令法国人懊恼的是，以个人自由和分权政府为荣的英国人，竟然能够实施一种高卢改革家只有做梦才能得到的严厉的防范措施。在法国人看来，第一次霍乱流行期间，是英国采取了更为严厉的预防措施，严苛度甚至超过了专制国家。莫罗·德·琼内斯（Moreau de Jonnes）向皮姆（Pym）透露，他从来没有提出过最初在英国国内实施的那种检疫隔离主义的措施。[①] 尽管英国人享有自由放任的名声，但事实证明，某种程度上他们是伟大的干预者。对于使危害他人的人或传播疾病的病人承担法律责任的做法，英国很少有欧洲大陆所抱有的内疚感；如果家庭条件不允许，他们很乐意将患者转移到医院，如果必要的话，还会使用武力。帕姆伯格得出结论，尽管英国人比其他任何国家的人都更维护自己的个人

---

① PRO, PC1/108, Moreau de Jonnès to Pym, 28 February 1832, 19 March 1832; M. J. Mavidal and M. E. Laurent, eds., *Archives parlementaires de 1787 a 1860*, v. II/69, pp. 455–56; *Archives générales de medecine*, 27 (1831), p. 137; Roderick E. McGrew, *Russia and the Cholera 1823–1832* (Madison, 1965), p. 14. 与德国人做的类似比较，见 *Bulletin*, 3, 55 (1906), p. 68; *Centralblatt für allge-meine Gesundheitspflege*, 12 (1893), p. 76; J. C. Albers, et al., eds., *Cholera-Archiv mit Benutzung amtlicher Quellen*, 2 (1832), pp. 378–80.

自由，但他们也乐于接受侵犯这些权利的卫生规定。[①] 对自由的关注并不一定意味着在公共卫生方面的沉寂。

公共卫生的政治解释的基本含义是，预防策略和意识形态是相互关联的。为遏制传染病的传播而采取的行动直接侵犯了公民的权利：使病人或有危险的个人服从于共同体的要求。可以料想，预防方法反映了社会上人们对一些问题的共同权衡，即群体利益和个人利益在何处存在分歧，公民有权要求多大程度的自治，共同体对其成员的权力有多大。总体而言，公共卫生改革者试图将个人利益和共同体利益之间的任何简单的零和博弈描述为具有误导性。自由并不仅仅只是免于预防性强制措施的权利；还有远离疾病的自由。传统的保守的检疫隔离主义者坚决维护这一点，他们认为在这些问题上，共同体对公共卫生的考虑比个人感染其他人的权利更重要。相反，自由主义者反对许多这样的干预，因为这些措施严重侵犯了个人自由，或不能充分实现干预的目的。然而，对公共卫生也有一种理解，超越了共同体和个人之间的这种枯燥对立。就像罗斯福的"四大自由"和 T. H. 马歇尔（T. H. Marshall）的"社会权利"一样，社会对公共卫生的关注是一种积极的自由，这种自由在限制绝对的个人自主权的同时，又使每个人从灾难中获得更高程度的解放。公共卫生是一种公共的利益，是对个人自由的合理限制。

然而，如果事情如此简单，分歧将是无法解释的。从广义上讲，公共卫生的更高利益超越国家特性，可能要求限制个人自由，但实现这些目标的方式仍然多种多样，其中一些比另一些更顾及个人自由。即使在保护共同体不受流行病侵害这一共同的目标范围内，政治上的变化似乎也可以解读为不同的策略。检疫隔离主义、种牛痘和监管，同样是为了公共利益而准备牺牲个人自由，往往被视为保守的。相反，卫生主义和一些国家针对天花和性病采取的自愿措施，被认为是自由主义的，因为它们甚至关心感染者的公民权利，而且社会改革家、也许甚至还有社会主义者，他们寻求通过广泛的环境和社会改革来解决这些问题的方法也被认为是自由主义的。在这种观点看来，关注疾病背后的环境和社会因素，并愿意让患者自由选择具体的干预措施，这是左派的立场；右派在细菌学——在这里，为它的信仰找到了理由——的掩护下接受了传染主义及此后其现代化的版本，他们认为疾病预防和社会改革是两个截然不同的问题，几乎不可能相互影响，而且即使在没有其他变化的情况下，具体且有针对性的干预措施（无论是隔离霍乱患者、为儿童种牛痘还是要求妓女登记）也是降低发病率的手段。[②]

然而，这种政治与预防之间的对应关系的假设并不十分一致。首先，很明显，

---

① Albert Palmberg, *A Treatise on Public Health* (London, 1895), p. iii; Henri Monod, *La santé pub-lique* (Paris, 1904), p. 3.

② John Duffy, *The Sanitarians: A History of American Public Health* (Urbana, 1990), p. 206.

相关的区别不是保守的干预主义和自由的放任主义之间的区别，而是不同种类的干预之间的区别。人们常常在进行武断干预的保守的检疫隔离主义政权和自由的卫生主义政权之间做出误导性的对比，认为后者乐于让公民享受和平安静，因此只采取对个人自由不涉及正面攻击的行动。自由和不作为被混淆了。[①]传染主义被视为"统治阶级的学说"，"官僚主义的干预主义的"策略，是强大的政府的政策，允许比环境主义的方法有更果断的干预，这在自由主义意识形态下是无法容忍的。[②]近代一位观察员总结道，当一个有效的专制政府可以强制要求公共卫生时，民主政权除了教育公民之外，几乎什么也做不了。[③]

这个问题依赖一个令人怀疑的假设，即权力下放的自由放任政策，一般认为是最具英国特色的政策，只允许少量的而且充其量也只是自由主义的公共卫生干预；而中央集权的欧洲大陆的行政当局，得益于医务警察的理念，已经准备好并能够采取更广泛和更有效的行动。直到最近，标准的历史编写还是经常夸大所谓权力下放的英国公共卫生行动的软弱无力，实际上却忽视了地方政府的积极性和有效性，忽视了西蒙推动的改革实现了查德威克赋予民族国家强大卫生权力的大部分目标。[④]相应地，有一种倾向过分强调欧洲大陆国家权力的有效性，但是德国先是四分五裂，后来实行了联邦制，直到1880年以后，控制公共卫生机构的权力才赋予了全国性的政府。甚至在中央集权的法国，事实上，解决这些问题的权力也被委托给了

---

① 埃文斯宣称，佩滕科费尔式的卫生主义比科赫的细菌学在法律上少了点干预，例如，后者无视前者大规模基础设施投资和监管需要的法律上的努力程度，至少——如果有不同的话——和阻断传播链所必需的相当精确的有针对性的明显的干预措施一样激烈：Evans, *Death in Hamburg*, p. 242. 大卫·阿诺德 (David Arnold) 针对印度的情况也提出了类似的主张：*Colonizing the Body: State Medicine and Epidemic Disease in Nineteenth-Century India* (Berkeley, 1993), P. 195.

② R. J. Morris, *Cholera 1832: The Social Response to an Epidemic* (New York, 1976), pp. 183–84; Evans, *Death in Hamburg*, pp. 262, 264, 476; Martha L. Hildreth, *Doctors, Bureaucrats, and Public Health in France, 1888–1902* (New York, 1987), p. III; Paul Weindling, *Health, Race and German Politics Between National Unification and Nazism, 1870–1945* (Cambridge, 1989), p. 163.

③ Kenneth F. Kiple, ed., *The Cambridge World History of Human Disease* (Cambridge, 1993), p. 205.

④ 在以下著作中也能发现矫正性的观点：F. M. L. Thompson, ed., *The Cambridge Social History of Britain 1750–1950* (Cambridge, 1990), v. III, pp. 193–94; Christopher Hamlin, "Muddling in Bumbledom: On the Enormity of Large Sanitary Improvements in Four British Towns, 1855–1885," *Victorian Studies,* 32 (Autumn 1988); Mark Brayshay and Vivien F. T. Pointon, "LocaI Politics and Public Health in Mid-Nineteenth-Century Plymouth," *Medical History*, 27, 2 (April 1983), pp. 177–78; John Prest, *Liberty and Locality: Parliament, Permissive Legislation, and Ratepayers' Democracies in the Nineteenth Century* (Oxford, 1990), pp. 166–70; Elliott A. Krause, *Death of the Guilds: Professions, States, and the Advance of Capitalism, 1930 to the Present* (New Haven, 1996), p. 81; Hamlin, *Public Health and Social Justice*, pp. 257–64; Simon Szreter, *Fertility, Class and Gender in Britain, 1860–1940* (Cambridge, 1996), ch. 4.

通常效率低下的地方市长。① 甚至在专制的普鲁士，早期霍乱流行时一位观察员曾嘲讽说，柏林也迅速将主动权转移到地方共同体中，在那里，社区和县的事务由民选的地方行政长官管理。②

毕竟，英国选择一种不同于欧洲大陆的干预主义的解决方案，并不是希望什么都不做，而是希望与严厉的替代方案同等有效，即使不是更有效。自愿的和环境主义者的措施的逻辑是，从长远来看，他们取得的成果超过了严格但及时的检疫隔离主义者的强迫措施。在第一次霍乱流行期间，吉尔伯特·布兰（Gilbert Blane）（本来是一位传染主义者）就已经认为，最好的保护措施不是卫生委员会最初强制实施的那种预防措施，而是在疫情到达之前采取的预防性措施并通过和平劝说予以采纳。③ 索恩·索恩后来嘲笑道，英国人会为了五天检疫隔离带来的安全假象，而放弃大规模卫生投资体系提供的保护的可能性有多大？④ 到 19 世纪末，随着公共卫生的发展，这种对卫生主义者的改革和自愿遵守的依赖变得越来越重要。支持放弃强制种牛痘的理由是，其结果实际上将是一种更广泛有效的种牛痘。《传染病法》失效后，梅毒问题再次出现，自愿服从已成为英国采取预防策略的一个关键因素，这是一种避免羞辱和可能瞒报的方法，这种瞒报可能会导致一系列强迫行为。根据这种推理，在防止疾病方面，与严厉的策略相比，非强迫的方法最终更有效，可以使更多的受害者进入政府视野，可以使更少的患者隐瞒疾病情况。事实上，从更长远的历史角度看，英国解决这些流行病学问题的方法最终被其他大多数国家采纳，尽管这些国家的出发点不同。针对霍乱和其他传统传染病的新检疫隔离主义最初是"英国的制度"，最终被所有其他西方国家采用。自愿种牛痘和莱斯特系统的某种变体（用监督的方法查明最初的病例，并采取有力的遏制措施）一起成为其他国家和国际组织广泛采用的方法。⑤ 卖淫几乎在所有地方都已被解除监管，为感染者提供

---

① A.-J. Martin, *Des épidémies et des maladies transmissibles dans leurs rapports avec les lois et réglements* (Lyons, 1889), pp. 16–18; Lion Murard and Patrick Zylberman, *L'hygiène dans la république: La santé publique en France, ou l'utopie contrariée (1870–1918)* (Paris, 1996), pp. 123–28; Dorothy Porter, "Introduction," in Dorothy Porter, ed., *The History of Public Health and the Modern State* (Amsterdam, 1994), pp. 12–13; Allan Mitchell, *The Divided Path: The German Influence on Social Reform in France After 1870* (Chapel Hill, 1991), pp. 17–19; Richard S. Ross, "The Prussian Administrative Response to the First Cholera Epidemic in Prussia in 1831" (Ph.D. diss, Boston College, 1991), pp. 36–39, 177–80. 同样，在绝对主义王权的初期，地方管理机构也依赖遥远的中央的指示，他们对鼠疫的反应往往是无效的：Dinges, "Pest und Staat" p. 83.

② F. W. Becker, *Letters on the Cholera in Prussia: Letter I to John Thomson, MD, FRS* (London, 1832), p.

③ Gilbert Blane, *Warning to the British Public Against the Alarming Approach of the Indian Cholera* (London, October 1831), pp. 2–3.

④ R. Thorne Thorne, *On the Progress of Preventive Medicine During the Victorian Era* (London, 1888), p. 60.

⑤ Thomas McKeown, *The Modern Rise of Population* (London, 1976), p. 108; E. E Hennock, "Vaccination Policy Against Smallpox, 1835–1914: A Comparison of England with Prussia and Imperial Germany," *Social History of Medicine*, 11, 1(April 1998), pp. 69–70. 然而，在国际根除天花运动期间，遏制措施可以而且确实涉及暴力的强制性方法：Paul Greenough, "Intimidation, Coercion and Resistance in the Final Stages of the South Asian Smallpox Eradication Campaign, 1973–1975," *Social Science and Medicine*, 41, 5 (September 1995), pp. 633ff.

医疗服务以及公共教育是目前普遍选择的策略。

当然，检疫隔离主义是激烈的干预主义，为了公众利益而暂停个人权利。但与此同时，作为一项特别有针对性的技术，它试图将法律干预的范围限制在传播的关键节点上。19世纪末，当地中海国家感到无法提供英国模式下卫生主义要求的大规模基础设施投资时，检疫隔离主义作为贫穷的以及行政管理不发达的国家的选择策略，它的作用变得明确了：表明检疫隔离主义实际上是一种对政府要求较少的技术。莫罗·德·琼斯的观点有很多值得商榷的地方，在第一次霍乱流行期间，他认为检疫隔离主义是软弱和不稳定的政权的反应，它们充其量只能将努力集中在某些方面，由于担心可能发生动乱，导致它们承受不起对其臣民的生活进行任何大规模的干预。19世纪30年代，法国七月王朝很快发现，边境上的警戒线很受欢迎，虽然也影响到了少数旅客，但表明了政府的关注，而在内部实施类似的措施更有可能引发骚乱。[1] 可以预料，一个不受欢迎的政权将在边境地区挥舞其预防性军刀，但不能要求其国内公民做出重大牺牲。

对于本书研究的其他相关技术，情况也大致相同。在每一种情况下，基本的逻辑都是对瓶颈的关注，即在某一关键点（比如种牛痘，瓶颈就是时间）采取决定性行动，从而避免了采取更广泛的预防措施的必要性。与新检疫隔离主义者针对那些不幸的天花患者的报告、隔离和消毒技术相比，种牛痘可以说是一种不那么激进的干预措施。科赫指出，考虑一下有多少人需要隔离、隔离多久，相比之下，种牛痘就开始显得温和了。[2] 虽然霍乱问题仍然可以从个人自由的角度反对法律干预，但在种牛痘问题上，它更明显是两种不同干预的问题，不论是种牛痘的柳叶刀还是检疫隔离的大旗，对个人自由的限制同样严厉。在限制妓女方面，与卫生国家主义对整个成年人口的控制相比，其监管也没有那么严厉，更不用说与道德改革者的雄心壮志相比了。道德改革者希望说服所有人遵守贞洁和忠诚的美德，改变他们的行为，以结束性病的祸害。

反过来说，卫生主义对个人的强制，以及对大规模法律干预的依赖，同样也很严厉。[3] 约翰·罗伯顿（John Roberton）是苏格兰医务警察概念的提出者，也是一个坚定的瘴气论者，他主张为了预防疾病可以"彻底摧毁许多房屋"。[4] 汉堡的一位医生卡尔·巴里斯（Carl Barriés）认为，清洁是问题的核心，霍乱主要发生在不卫

① Observations sur le choléra-morbus, recueilliés et publiées par l'ambassade de France en Russie (Paris, 1831), pp. 7–17.

② SB, 1884/85, Akst. 287, p. 1347; Cobbett's, 1806, v. 7, cols. 886–87.

③ Christopher Hamlin, "Predisposing Causes and Public Health in Early Nineteenth-Century Medical Thought," Social History of Medicine, 5, 1 (April 1992), p. 49; Gerry Kearns, "Zivilis or Hygaeia: Urban Public Health and the Epidemiological Transition," in Richard Lawton, ed., The Rise and Fall of Great Cities (London, 1989), pp. 120–22.

④ Brenda M. White, "Medical Police, Politics and Police: The Fate of John Roberton," Medical History, 27 (1983), p. 411.

生的穷人住宅区。他希望，通过消除病因学上的导火索，可以完全预防流行病。为了实现这个目的，他建议大城市将"净化链"延伸到离他们中心 10~20 英里外的地方。他提出成立一种卫生特警队，每个队都配备 30~60 台他发明的净化机器，用蒸汽清洗肮脏的住所、衣物和其他物品；成立调查委员会作为卫生先锋队，在一定区域内搜寻污秽之物；转移有毒房屋的居民，让他们更换衣服并在醋里洗澡；密封有问题的住所，并在前门打一些洞，然后将蒸汽注入室内 6 到 8 个小时。[①] 一些瘴气论者担心有毒空气的扩散，建议像传染主义者一样采取严格的措施：识别受感染的住所并做标记，隔离病人。另一些人主张，预先转移最拥挤的人群，以避免瘴气的积聚。尽管动机不同，但其结果与他们的传染主义对手大致相同。[②]

英国同样在挨家挨户检查霍乱的先兆症状，这要求行政机构的效率像在边境口岸实行检疫一样有效。追踪和监督来自感染源头的乘客，就像在边境进行检查和拘留一样，是一种巨大的干预，只有英国和俄国才能做到。报告传染病和转移受害者是英国新检疫隔离主义系统的基石，这些干预措施的影响堪比检疫隔离。实施莱斯特系统，需要建立隔离医院，这要求的投资规模至少与强制种牛痘需要的规模相当。[③] 尽管普遍种牛痘的干预范围比在边境实施检疫更广泛，但比其他办法更便宜、更划算。拥有有效公共卫生系统（能够发现、诊断和报告早期天花病例，有效隔离患者、种牛痘并对接触者进行监督，实施严格的消毒）的国家可能无须普遍使用柳叶刀种牛痘，但其他国家不能。[④] 检疫隔离主义、种牛痘和监管是贫穷国家的预防策略，卫生主义、新检疫隔离主义和卫生国家主义耗费的资源和行政力量超过了许多国家的能力。就更普遍的意义而言，建设城市卫生基础设施需要巨额支出，需要大规模的法律活动和干预，尽管这一观点显而易见，但不一定符合那种错误的二分法，即实施检疫隔离主义政策的国家的果断干预主义与卫生主义的所谓自由放任主义。[⑤] 从这个角度看，检疫隔离主义、种牛痘和监管远非激烈的干预，它们有限而且有针对性，其前提是在某些关键节点上使用武力严格控制，以弥补在全国范围内或对所有公民无法采取类似预防措施的无奈。

---

① Carl Barriés, *Wodurch kann die Weiterverbreitung der Cholera in Deutschland verhindert und der Stoff zu dieser Krankheit in der Wurzel vernichtet werden?* (Leipzig, 1831).

② D. A. Gebel, *Aphorismen über die Brechruhr, nebst Angabe ihrer Heilung, Vorbeugung und sonstigen polizeilichen Maassregeln* (Liegnitz, 1831), pp. 34–40; T. M. Greenhow, Cholera: *Its Non-Contagious Nature and the Best Means of Arresting its Progress* (Newcastle, 1831), pp. 11–13; Tilesius v. T., *Über die Cholera und die kräftigsten Mittel dagegen, nebst Vorschlag eines grossen Ableitungsmittels, um die Krankheit in der Geburt zu ersticken* (Nürnberg, 1830), pp. 129–31; *Supplement to the EMSJ* (February 1832), p. cclxxxiii.

③ 第一次世界大战期间，隔离医院在规模上可与旧的志愿医院相匹敌：John M. Eyler, *Sir Arthur Newsholme and State Medicine, 1885–1935* (Cambridge, 1997), p. 86.

④ "Smallpox Vaccination: A Survey of Recent Legislation," *International Digest of Health Legis-lation*, 5, 2 (1954), p. 224.

⑤ Kearns, "Zivilis or Hygaeia" pp. 112–20.

从更广泛的意义上说，需要一定的压力才能在卫生上产生令人满意的行为，这些压力不论是外部的还是个体内的，存在着一种埃利亚斯式的权衡。检疫和隔离无法预测谁遵守或不遵守不传播疾病的限制。相比而言，将传播疾病定为犯罪行为，其前提是人们基本愿意放弃这种危险行为，只有偶尔的违法行为。如果一个国家具有足够的同质性，可以采取共同的、可接受的行为标准，那么它可能就不需要太多的外部控制。[①] 相反，普遍的社会分化，特别是 19 世纪早期（在资产阶级眼中）可疑的城市下层阶级的存在，意味着有必要加强外部控制。同样，城镇和农村之间的明显差异（就像在欧洲大陆，特别是瑞典）加剧了什么行为可以被视为习惯的问题，而外来移民由于输入了外国的习惯，导致进一步加强对外部控制的需要。来自地中海的观察员有一个常见的抱怨是，北欧国家由于更高的教育水平、较文明的风俗习惯、更高尚的道德以及更普遍地遵守法律的习惯，当局就不用实施某些强制性的控制（尤其是对妓女的监管），所以北欧国家在这些问题上处理起来就比较轻松。[②] 随着时代的发展，城市和农村的区别以及阶层之间的区别到 19 世纪末时已经变小了，公共卫生的发展可以越来越多地用"控制逐渐内部化"来描述，越来越强调个人对自己的行为、安全和健康负责。应对传染病的危险有助于促进埃利亚斯式的"文明"行为和个人卫生习惯。[③] 外国人仍然是 20 世纪公共卫生上的主要"他者"，尽管这时的社会抽烟习惯已经分化，而且普遍食用据称不健康的食品，但是以阶级为基础的旧方法的残余仍然存在。

因此，问题不在于干预主义还是自由放任主义、行动还是不行动、专制主义还是自由主义，而是不同形式的干预问题：一些更激烈和明显，另一些更微妙，但仍然有效。仅举第一次霍乱时期的一个例子，同样的一个国家，在疾病来袭时公开宣称无法动用必要的军队封锁桑德兰，然而，1832 年 11 月第 3 周期间，一旦流行病袭击了约克，它就能够动员必需的人力探访每一家，检查受害者和肮脏的环境，并进行清洗和熏蒸。[④]

---

① Donald G. Bross, "Legal Aspects of STD Control," in King K. Holmes et al., eds., *Sexually Transmitted Diseases* (New York 1984) p. 925; Deborah Jones Merritt, "The Gonstitutional Balance Between Health and Liberty," *Hastings Center Report*, 16, 6 (December 1986), suppl., p. 5.

② PRO, FO 542/3, FO CP 7819, November 1902, p. 21; Félix Regnault, *L'Evolution de la prostitu-tion* (Paris, n.d. [1906?]), pp. 250–57; *Annales*, 4/12 (1909), pp. 239–43; Yves-Marie Bercé, *Le chaudron et la lancette: Croyances populaires et médecine préventive (1798–1830)* (Paris, 1984), p. 302.

③ Johan Goudsblom, "Zivilisation, Ansteckungsangst und Hygiene: Betrachtungen über ein Aspekt des europaischen Zivilisationsprozesses," in Peter Gleichmann et al., eds., *Materialen zu Norbert Elias' Zivilisationstheorie* (Frankfurt, 1977), pp. 216–18; Michael Stolberg, "Gottesstrafe oder Diätssünde: Zur Mentalitätsgeschichte der Cholera," *Medizin, Gesellschaft und Geschichte*, 8 (1989), p. 18.

④ *Hansard*, 1831, v. 9, cols. 310–14; *EMSJ*, 109 (October 1831), p. 415; Michael Durey, *The First Spasmodic Cholera Epidemic in York, 1832* (York, 1974), p. 4; Margaret C. Barnet, "The 1832 Cholera Epidemic in York," *Medical History*, 16, 1 (January 1972), pp. 27–31, 38.

何人受益？

在对公共卫生的政治解释中，检疫隔离主义和环境保护主义形成的对比涉及的第二个问题是：这些不同策略所代表的利益。阿克尔克内希特和他近代晚期的追随者将检疫隔离主义描述为专制精英的教条，不关心最贫困人群在肮脏环境中的困境，这一说法遭到了主张自由贸易的自由主义者和社会改革者的反对。但实际上，谁在敦促采取检疫隔离主义者的预防措施？的确，警戒线和检疫经常激起民众的反抗和叛乱，就像 1831 年孔尼斯堡所发生的那样。但是，同样，当局也感到了舆论的压力，要求一个迅速、看得见的解决办法，而且希望这个办法是有效的。在某些情况下，普通民众反对传染主义者的理论，认为这不过是将压制他们的令人烦恼的预防措施合理化的借口。传染主义和普通人掌握的病因常识大致是一样的，而环境主义则有不同的表现形式，它模糊地将疾病归因于看不见的和不可测试的大气影响，而且支持它的近代资产阶级坚持认为健康和个人卫生是习得的行为，这些观点最初超出了大众的想象力。[1]1834 年，在瑞典未受感染的省份，公众舆论要求实施检疫的权利。在托斯卡纳（Tuscany），当地居民受够了当局的不作为，于 1835 年夏天聚集在热那亚边境，拒绝所有的旅客和货物入境。[2]特别是在地中海国家，自 15 世纪鼠疫流行以来，检疫隔离主义一直是平民的要求，认为这是代表他们的法律行动。[3]19 世纪初，边境上实施的检疫措施主要影响商人和旅行者，普通人并不怎么关心，但是在国内实施的类似措施就不那么受欢迎。在我们这个时代，最激进、最明显的干预主义者的措施对大众也有同样的吸引力——传染主义者对艾滋病容易传播的恐惧，以及由此产生的对预防措施的坚持，如隔离患者并将被感染的儿童赶出教室，一直是人们的普遍要求，这种要求在最能直接听到共同声音的地方表达得最为清楚，而见多识广的医疗精英及其在政府官僚机构中的盟友的立场则是一种宽容的态度。

精英阶层将检疫隔离主义者的措施强加于不情愿的民众，这样的暗示在另一种意义上也具有误导性。预防策略的选择也使精英阶层分裂了。阿克尔克内希特认

---

[1]　Claudine Herzlich and Janine Pierret, *Malades d'hier, malades d'aujourd'hui* (Paris, 1984), p. 35; Roger Cooter, "Anticontagionism and History's Medical Record," in Peter Wright and Andrew Treacher, eds., *The Problem of Medical Knowledge* (Edinburgh, 1982), pp. 96–99; Christian Barthel, *Medizinische Polizey und medizinische Aufklärung: Aspekte des öffentlichen Gesundheitsdiskurses im 18. Jahrhundert* (Frankfurt, 1989), pp. 131–44; Charles Rosenberg, *The Cholera Years* (Chicago, 1962), p. 37. 然而，正如维加雷洛（Vigarello）指出的那样，细菌学及其鼓励（尽管远非发明）的对个人清洁的强调也是中产阶级习得行为的一部分：Georges Vigarello, *Le sain et le malsain* (Paris, 1993), p. 259.

[2]　Michael Stolberg, *Die Cholera im Grossherzogtum Toskana* (Landsberg, 1995), p. 21.

[3]　Henderson, "Epidemics in Renaissance Florence," pp. 169–71. 面临霍乱和黄热病的时候，美国也提出了类似的要求：David F. Musto, "Quarantine and the Problem of AIDS," *Milbank Quarterly*, 64, suppl. I (1986), pp. 102–05.

为，总体上，商人要受检疫和其他对自由流动的限制之苦，但是商人的利益同样也取决于其他因素。一些商人从检疫制度授予他们的过境垄断中获利。这些限制措施可能会对进口商造成伤害，但出口商会寻求采取预防措施，以免其他国家实施更严厉的措施。由于共同的安全需求，他们陷入了流行病学上的双人舞，只要所有国家都遵守同样的规则，即使检疫隔离主义国家的商业利益集团也可以忍受这样的预防措施。更普遍的是，商业集团和不动产利益集团在预防措施上分裂了。不动产集团，意识到自己能够承受卫生基础设施改革带来的财政负担，有着与商业集团截然不同的目标。[①] 受新的城市分区管理限制的制造商、夜肥供应商、贫民窟的房东和其他与旧卫生体制有经济利益关系的人，都有理由反对查德威克式的改革。[②] 在巴黎，1832 年霍乱流行期间，拾荒者引发了骚乱，当时卫生主义者采取了无可指责的措施——更加频繁地清理垃圾，这威胁到了穷人。[③] 环境主义或许比检疫隔离主义更尊重个人的权利，但它限制了房屋产权人的权利，在 19 世纪的自由主义意识形态看来，房屋产权人同样是重要的选民。[④]

在解释个人的易染病因素时，预防策略的社会解读也很混乱。卫生主义者在社会改良方面，谋求为所有城市居民提供基本的卫生基础设施，并使最贫穷的人得到最低限度的营养、空间、通风和采光，这显然提供了广泛的改变，是其解决因贫穷和肮脏环境而引起疾病的办法。改善社会条件，消灭霍乱、天花，消除滋生卖淫和传播性病的环境：这就是环境主义者的愿景。相比之下，以细菌学为顶峰的传染主义者的病因学——将疾病归因于特定微生物，它的肆虐在很大程度上与社会环境无关——倾向于保守的方法，将预防的重点从可改善的环境状况，转移到了寻求利用更有限的干预打破传播链。种牛痘对穷人造成了令人讨厌的干扰，而且没有消除天花的全部病因；通过监管控制工人阶级女性，以便取悦她们的男性上司。

事实上，这两种预防倾向的社会焦点并不那么明显。检疫隔离主义者的预防措施往往对穷人影响最大。被转移到医院的，是那些在他们肮脏拥挤的住所里不能被隔

---

① Gerry Kearns, "Cholera, Nuisances and Environmental Management in Islington 1830–1855," in W. F. Bynum and Roy Porter, eds., *Living and Dying in London* (London, 1991), pp. 96, 118–22; Kearns, "Zivilis or Hygaeia," pp. 121–22; Gerry Kearns, "Private Property and Public Health Reform in England 1830–1870," *Social Science and Medicine*, 26,1 (1988), pp. 188, 191–94.

② Lesley Doyal with Imogen Pennell, *The Political Economy of Health* (London, 1979), p. 147.

③ *Moniteur universel*, 94 (3 April 1832), p. 953; 96 (5 April 1832), p. 973; Jacques Poulet, "Epidémiologie, sociologie et démographie de la première épidémie parisienne de choléra," *Histoire des sciences médicales*, 3–4 (July-December 1970), pp. 155–56.

④ Gerard Kearns et al., "The Interaction of Political and Economic Factors in the Management of Urban Public Health," in Marie C. Nelson and John Rogers, eds., *Urbanisation and the Epidemiologic Transition* (Uppsala, 1989), p. 34; Watkins, "English Revolution in Social Medicine," pp. 295–96.

离的人。[1] 不仅是商人，而且尤其是那些靠工资生活的工人们，对商业活动的任何限制都会伤害他们。[2] 另一方面，检疫隔离主义针对的目标在社会上是一视同仁的，不仅影响流动小贩、散工和一批批乘坐三等火车和三等舱的贫穷移民，还影响有钱的游客、企业家、商人和他们的商品。[3] 因此，在其辩护者眼中，检疫隔离主义是一种平等主义，它公正地将所有旅行者置于其严格的限制之下。[4] 检疫隔离主义者认为，他们的对手是富有的商业利益集团，而他们代表的是小人物的利益。[5] 在暴发流行病期间，富人可以将自己隔离在家中，而穷人别无选择，只能冒险外出，因此穷人理应得到这些措施的保护。[6] 穷人，尤其是被疾病折磨的穷人，是严格的预防措施的最大获益者；正如普鲁斯特所言，检疫隔离主义是一种民主的原则。[7] 最直接的原因是，穷人往往被隔离或检疫时才享有较高的生活水平，或至少能得到公共财政的救济。

某种程度上，卫生改革已经从对所有人都有益的公共措施（排干沼泽，安装可饮用水和排污处理系统），走到了改善尤其折磨贫困人口的环境的路上（通过食品检查、提供房屋和分区监管），它带来的利益从社会的阶梯上慢慢流了下来。[8] 由于富人并不生活在需要改善的环境中，国家卫生主义者的精力，无论受欢迎与否，都集

---

[1] *Förhandlingar*, 1866, pp. 170–71; *Stenographische Berichte über die öffentlichen Sitzungen der Stadtverordneten-Versammlung der Haupt-und Residenzstadt Berlin*, 19 (1892), 8 September 1892, p. 278; Richard Wawrinsky, *Om förebyggandet af epidemier genom anordning af isoleringslokaler* (Stockholm, 1901), pp. 54–57; Paul Slack, *The Impact of Plague in Tudor and Stuart England* (London, 1985), p. 232.

[2] Joseph Ayre, *A Letter Addressed to the Right Honourable Lord John Russell... on the Evil Policy of those Measures of Quarantine and Restrictive Police, Which Are Employed for Arresting the Progress of the Asiatic Cholera* (London, 1837), pp.3–7, 24–25.

[3] 检疫隔离主义者和新检疫隔离主义者的许多措施的焦点集中在三等车厢和三等船舱的贫穷旅客、大批的贫穷移民或朝圣者身上，这就违背了其不偏不倚的立场，也反证了卫生主义者对污秽的专注，后者认为污秽物是疾病流行的先决条件：*Conférence 1885*, pp. 299–301; *Conférence 1911*, pp. 156–57, 596, 607–08, 628; *Anweisung zur Bekämpfung der Cholera. (Festgestellt in der Sitzung des Bundesrats vom 28. Januar 1904): Amtliche Ausgabe* (Berlin, 1905), pp. 65–73; Sven Lysander, *Några synpunkter och iakttagelser angående karantänsinrättningar* (Stockholm, 1902), pp. 13–14.

[4] *Bulletin*, 57,3/29 (1893), pp. 592–600. 同样，根据格哈德·奥斯特赖希（Gerhard Oestreich）的观点，即专制主义消除了差异，为随后的民主化铺平了道路，有人认为，17 世纪和 18 世纪防止黑死病的措施，无论人们的地位和身份如何，都加强了法律面前人人平等的原则：Dinges, "Pest und Staat," p. 78.

[5] David Eversley, "L'Angleterre," in Louis Chevalier, ed., *Le choléra* (La Roche-sur-Yon, 1958), p. 185; *Recueil*, 5 (1876), pp. 46–50; Sherston Baker, *The Laws Relating to Quarantine* (London, 1879), p. ix.

[6] *Staats-Zeitung*, 283 (12 October 1831), p. 1548.

[7] *JO*, 16, 298 (29 October 1884), p. 5683; *Conférence 1866*, 26, pp.4–6.

[8] Carl Barriés, *Relation über die Natur der asiatischen Cholera* (Hamburg, 1832), p. 51; Carl Barriés, *Die Cholera morbus* (Hamburg, 1831), pp. 68–69 and Anhang following p. 238; G. Hirsch, *Über die Contagiosität der Cholera: Bemerkungen zu dem Sendschreiben des Herrn Präsidenten Dr. Rust an A. v. Humboldt* (Königsberg, 1832) p. 54. 然而，在第一次霍乱流行期间，受益最多的显然是士兵和因犯，他们的境况可以得到改善，也最容易得到改善：AN, F16 521, Minister of Commerce and Public Works to the Prefects of those Departments with central houses of detention, Paris, 6 April 1832; Préfecture de la Moselle to the Minister of Commerce and Public Works, Metz, 17 April 1832; Trolliet, Polinière et Bottex, *Rapport sur le Choléra-Morbus* (Lyons, 1832) p. 49; *Moniteur universel*, 91 (31 March 1832) p. 928; *Berliner Cholera Zeitung* (1831), pp. 131–33, 142.

中在了穷人身上。^①巴伐利亚和英国进行的挨家挨户的走访，以及法国进行的住宅检查，主要是针对较下层的阶级。^②当时的卫生主义者认为，个人卫生和公共卫生的好处是显而易见的，下层阶级会本能地支持改革。^③另一方面，许多卫生主义者的建议，尽管出发点很好，却嘲笑在更广泛改革之前最贫困人口的困境。为了减少个人的易染病因素，他们在饮食、衣着和生活条件方面提出了一些建议，但是对于那些能吃到东西就是幸福、没条件遵循精美烹饪以及其他规劝的阶级来说，这些建议毫无意义。正如路易·勃朗（Louis Blanc）所说："所有这些，无疑都是非常明智的药方，但是，对于穷人来说，一个不公平的文明如此不情愿地给他们施舍一点面包、住房、衣服和休息，本身就是一场闹剧。"^④在疾病传播的过程中，个人身体的易染病因素和个人依赖的因素，削弱了好心的社会改革和卫生主义之间的联系。尽管关注易染病习惯和其他个人因素并不是卫生主义者独有的（传染主义者也需要解释，为什么并非所有接触到疾病的人都会死亡），对环境因素的关注，不仅更有可能关注自然和社会决定的普遍的城市生活环境，而且关注更加个性化的因素。^⑤

个人卫生在这里特别明显。某种程度上，个人的清洁习惯——如今已成为工业化世界所有阶层的日常行为——是后天习得的行为（不管我们怎么想，对不卫生感到厌恶而且不由自主地打个寒战，这是自然的表现）。这一点，历史学家们早就揭示出来了。^⑥我们已经被历史和文化建构主义灌输了反对不合时宜的错误观念，即

① *Annales*, 6 (1831), p. 433. 然而，细菌理论的发展，也使人把注意力集中在了改善富人住宅的卫生条件上：也许整洁，但不卫生：Tomes, "Private Side of Public Health," p. 510.

② *PP* 1850 (1273) xxi, 3, pp. 103, 138–39; *PP* 1854–55 (1893) xlv, 69, pp. 62–64; Aloys Martin, ed., *Haupt-Bericht über die Cholera-Epidemie des Jahres 1854 im Königreiche Bayern* (Munich, 1857), p. 857; Franz Xaver Kopp, *Generalbericht über die Ckolera-Epidemie in München einschlüssig der Vorstadt Au im Jahre 1836/37* (Munich, 1837), pp. 67–68; *L'union médicale*, 7, 121 (11 October 1853), p. 477; A. Dominique, *Le choléra à Toulon* (Toulon, 1885), pp. 8–10.

③ W. Rimpau, *Die Entstehung von Pettenkofers Bodentheorie und die Münchner Choleraepidemie vom Jahre 1854* (Berlin, 1935), pp. 82–83, 91.

④ Louis Blanc, *The History of Ten Years, 1830–1840* (London, 1844), v. I, p. 615; *Ansprache ans Publicum, zunächst der Herzogthümer Schleswig und Holstein über die epidemische Cholera vom königl. Schleswig-Holsteinischen Sanitätscollegium zu Kiel* (Kiel, 1831), p. 6; *Berliner Cholera Zeitung* (1831), p. 132; Rudolf Virchow, *Collected Essays on Public Health and Epidemiology* (Canton, 1985), v. I, pp. 23–24.

⑤ Barbara Dettke, *Die asiatische Hydra: Die Cholera von 1830/31 in Berlin und den preussischen Provinzen Posen, Preussen und Schlesien* (Berlin, 1995), p. 301.

⑥ Georges Vigarello, *Concepts of Cleanliness: Changing Attitudes in France Since the Middle Ages* (Cambridge, 1988); Jean-Pierre Goubert, *The Conquest of Water: The Advent of Health in the Industrial Age* (Cambridge, 1989); Richard L. Schoenwald, "Training Urban Man: A Hypothesis About the Sanitary Movement," in H. J. Dyos and Michael Wolff, eds., *The Victorian City* (London 1973), v. II, p. 675; Jacques Léonard, *Archives du corps: La santé au XIXe siècle* (n.p., 1986), pp. 115–35; Geneviève Heller, "Ideologie et rituels de la propreté aux XIXe et XXe siècles," in Arthur E. Imhof, ed., *Leib und Leben in der Geschichte der Neuzeit* (Berlin, 1983); Peter Reinhart Gleichmann, "Städte reinigen und geruchlos machen: Menschliche Körperentleerungen, ihre Geräte und ihre Verhäuslichung," in Hermann Sturm, ed., *Ästhetik und Umwelt: Wahrnehmung, ästhetische Aktivität und ästhetisches Urteil als Momente des Umgangs mit Umwelt* (Tübingen, 1979); Jonas Frykman and Orvar Löfgren, *Culture Builders: A Historical Anthropology of Middle-Class Life* (New Brunswick, 1987), ch. 5.

认为卫生、除臭、消毒以及所有其他阻止城市人口密集地区微生物滋生、腐烂和恶臭的方法，在某种意义上都是自然行为。一个思想流派试图反驳公共卫生学家对文明传播卫生习惯进程的辉格主义的埃利亚斯式的描述，它指责卫生主义者试图在下层阶级中灌输个人清洁习惯，以此作为中产阶级霸权———种社会控制形式——的一个例子。[①] 这一流派最普遍的表现是，谴责社会政策中所谓压制性和规训性的一面，试图将马歇尔已经取得胜利的福利国家目的论置之不理。[②] 的确，19 世纪早期的卫生主义者认为，下层阶级和外国移民中据称普遍存在的卫生习惯不仅令人厌恶，而且有直接带来流行病的风险。[③] 从环境主义的社会改良模式来看，这些还没有获得中产阶级拥有的卫生生活条件的人，其生活环境一旦得到改变，他们自然就适应了。从不那么宽容的态度来看，问题更多的不在于他们所处的外部环境，而在于他们坚持的可怕习惯。

对环境因素的关注很容易演变成包括对个人易患病因素的关注，从而利用道德解释疾病的发生率。长期以来，在广义的宗教意义上，道德一直是解释疾病产生原因的一部分。一直到 18 世纪初，鼠疫都被理解为上帝对罪孽的惩罚，赎罪和苦修是结束和避免流行病的策略之一。[④] 到霍乱暴发的时候，宗教的方法已经逐渐消失了，尽管仍然有人坚持这样的做法，比如 1831 年英国国王命令祈祷，1849 年泰勒总统为应对美国的流行病，提议某天全国禁食。[⑤] 然而，到 1853 年的霍乱危机时，当爱丁堡长老会建议在全国范围内禁食时，帕默斯顿回答说，现在需要的是净化城镇，

---

① 一个极端的例子认为，中产阶级试图通过卫生主义控制不健康不道德的无产阶级的行为，因此将环境主义者处理霍乱的方法和道德主义者处理梅毒的方法结合起来，作为卫生主义者社会控制实践的一部分。在弗兰克·莫特（Frank Mort）《危险的性行为》中可以发现这一点：Frank Mort, *Dangerous Sexualities: Medico-Moral Politics in England Since 1830* (London, 1987), pp. 29, 70 and ch. 1. 对于更复杂的观点，见 Reinhard Spree, *Soziale Ungleichheit vor Krankheit und Tod* (Göttingen, 1981), pp. 156–62.

② 当然，这是受福柯（Foucault）和唐泽洛（Donzelot）的启发：Peter Squires, *Anti-Social Policy: Welfare, Ideology and the Disciplinary State* (Hemel Hempstead, 1990); Linda Mahood, *Policing Gender, Class and Family: Britain, 1850–1940* (London, 1995).

③ E. L. Jourdain, *Conseils hygiéniques pour se préserver du choléra-morbus* (Colarm, 1832); J. R. L. de Kerckhove dit de Kirckhoff, *Considérations sur la nature et le traitement du choléra-morbus* (Anvers, 1833), p. 202; *Gazette médicate de Paris*, 3, 49 (1832), p. 500; *Die morgenländische Brechruhr (Cholera morbus), von der Sanitäts-Commission in Lübeck bekannt gemacht* (Lübeck, 1831), pp. 4–5, 7; Morris, *Cholera 1832*, pp. 85–86, 93, 120; Alain Corbin, *The Foul and the Fragrant* (Cambridge, MA, 1986), pp. 143–45; Vijay Prashad, "Native Dirt/Imperial Ordure: The Cholera of 1832 and the Morbid Resolutions of Modernity," *Journal of Historical Sociology*, 7, 3 (September 1994), pp. 248–49.

④ Slack, *Impact of Plague*, p. 327; Jean-Noël Biraben, *Les hommes et la peste en France et dans les pays européens et méditerranéens* (Mouton, 1976), v. II, p. 63.

⑤ John Simon, *English Sanitary Institutions* (London, 1890), p. 171; Rosenberg, *Cholera Years*, pp. 121–22; Arthur Newsholme, *Health Problems in Organized Society* (London, 1927), p. 3.

而不是丢脸。[①] 宗教和道德都不再是解决问题之道。

对于那些关注霍乱的道德因素的人来说，现在是个人控制的缺失，不再是广泛的社会宗教缺陷的问题。由于将注意力集中在了疾病的环境方面，对身体因素和道德因素的无视产生了滑坡效应。卫生改革者发现，肮脏、性放纵和酗酒是下层社会的三个病态习惯，这也是他们易得病的原因。[②] 正如一位观察员所说，霍乱主要在生活条件差的人中间传播，这些人酗酒、放荡、食不果腹衣不蔽体：属于客观环境和主观道德环境难以区分的混合体。[③] 正如一位反种牛痘者根据这种逻辑进一步延伸的那样，如果大多数疾病，都是贫困和匮乏的结果，那么解决办法就是给所有阶层提供在健康环境中生活的机会，敦促他们保持清醒、勤奋、节制和清洁。鼓励下层阶级养成有益健康的、节俭的习惯，使他们变得体面、健康和道德。[④] 正如一位德国改革家表达的那样，这种道德与卫生融合的高潮是，希望向孩子反复灌输清洁的观念，以及使其讨厌接触公厕坐便器和亲吻陌生人，以此养成避免细菌的习惯，同时也能克服性冲动，使其与放荡女性发生性关系的想法在卫生上变得令人反感。[⑤]

当人们的注意力转向性病时，这种从环境因素到道德因素的转变变得尤其危险。一些观察员认为，卫生主义者对待性病的态度助长了一种观点，即女性的身体是疾病的根源。在 19 世纪中叶，人们普遍认为，未感染疾病的女性的分泌物可能会污染她的伴侣，这种观点实际上将对环境的理解所得出的原则转移到了这些疾病上。[⑥] 对性病中环境因素的关注，当然允许道德问题以不那么极端的方式占据了上风。如果没有滥交等进一步的因素，或者至少是没有不卫生的关系，非常密集的生活环境并不会自动促使性病的传播（就像结核病或天花那样）。中产阶级改革者坚

① Arthur Newsholme, *Evolution of Preventive Medicine* (Baltimore, 1927), p. 10; David Hamilton, *The Healers: A History of Medicine in Scotland* (Edinburgh, 1981), p. 188. 1884 年法国和意大利暴发流行病期间，神学观点得到了广泛的宣传：Frank M. Snowden, *Naples in the Time of Cholera, 1884–1911* (Cambridge, 1995), pp. 73–74.

② Ute Frevert, *Krankheit als politisches Problem 1770–1880* (Göttingen, 1984), p. 139.

③ [Carl Trafvenfelt], *Sammandrag af Läkares åsigter och erfarenhet af den Epidemiska Choleran uti Asien och Europa* (Stockholm, 1831), v. I, pp. 32–33; Morris, *Cholera 1832*, pp. 84–85; Olivier Faure, *Histoire sociale de la médecine* (Paris, 1994), p. 113.

④ Jno. Pickering, *Which? Sanitation and Sanatory Remedies, or Vaccination and the Drug Treatment?* (London, 1892), pp. 84–85, 143; Alfons Labisch, *Homo Hygienicus: Gesundheit und Medizin in der Neuzeit* (Frankfurt, 1992), pp. 111–20.

⑤ Friedrich Weinbrenner, *Wie schützt man sich vor Ansteckung?* (Bonn, 1908), pp. 7–9.

⑥ Mary Spongberg, *Feminizing Venereal Disease: The Body of the Prostitute in Nineteenth-Century Medical Discourse* (New York, 1997), pp. 34–36; Sandra Stanley Holton, "State Pandering, Medical Policing and Prostitution: The Controversy Within the Medical Profession Concerning the Contagious Diseases Legislation 1864–1886," *Research in Law, Deviance and Social Control*, 9 (1988), pp. 153–54. 在 19 世纪 70 年代发现了潜伏的淋病球菌感染后这种认为淋病是自然产生的观点就逐渐消失了。这些感染虽然没有症状，但可以传播疾病：Harry F. Dowling, *Fighting Infection: Conquests of the Twentieth Century* (Cambridge, MA, 1977), p. 87.

信，下层阶级随意的睡眠习惯是疾病传播的一个因素，更不用说诱惑和乱伦，常常促使女孩走上职业卖淫的道路。[1] 正如最近的研究表明的，工人也对这些问题有所关注，他们往往有意将人口密度与滥交区分开来，例如，男人和女人的起床、穿衣和外出都是分开轮流进行的。[2] 当考虑到酗酒对纵欲的影响时，类似的分离也是可能的。[3] 在这里，环境因素（贫困带来的人口密度）和道德因素（并非由于距离近而导致的滥交）之间的界限确实很清晰。

由于对监管存在争论，无论卫生主义和左派之间存在何种天然的联盟，至少检疫隔离主义和右派之间的关系已经破裂。虽然性病引起了对道德的担心，但是对卖淫和梅毒的社会背景的关注，并不总是表明改善妇女命运或改革社会有了希望。这种关注同样可以包括对贞操和自我克制的坚持，这是左派和右派、无产阶级和家长制的道德观都提倡的；这种关注也常常包括愿意指责个人的生活方式，这种生活方式带来了一种自愿习得的疾病。对疾病的社会背景的关注，并不总是意味着对穷人或受压迫者的关注，流行病社会学会将他们的处境作为改革方案的一部分进行改善。关注污秽之物可能会促进城市环境的改善，但也可能造成对尚未达到卫生标准的移民的警惕，导致要求移民干净卫生、甚至驱逐移民，就像德国和英国在19世纪末出现的大规模的移民潮那样，或者像一个世纪前美国黄热病流行期间那样。[4] 它甚至也不意味着以阶级为中心专门对穷人的关注，而是常常将它的关注范围扩大到包括国家和种族的竞争等方面上。资产阶级对工人阶级的看法，与英格兰人对爱尔兰人、德国人对波兰人、欧洲人对印度人、英美人对欧洲大陆人和许多非犹太人看欧洲斯拉夫人区的犹太人一样。[5] 更重要的是，上层阶级的习惯，尤其是纵欲过度和暴饮暴食，同样经常是被谴责的目标。造成这种情况的不仅是贫穷——贫穷是恶劣的社会环境造成的客观苦难——而且还有个人在这种情况下的有倾向性的行为。由于个人与社会之间的这种分离，易于患病的因素也可能牵涉那些生活条件不卫生的阶层。性放纵，虽然经常被认为是下层社会的一种癖好，但在资产阶级改革派看来，在上层阶级中同样也是个问题。富人当中的暴饮暴食和其他的饮食不节制（"像贵族一样喝得酩酊大醉"）也是应该受到严厉批评的习惯。根据卢梭的观点，

---

[1]　Ulrich Linse, "Über den Prozess der Syphilisation: Körper und Sexualität um 1900 aus ärztlicher Sicht," in Alexander Schuller and Nikolaus Heim, eds., *Vermessene Sexualität* (Berlin, 1987), p. 181.

[2]　Michael Mason, *The Making of Victorian Sexuality* (Oxford, 1994), pp. 139–44.

[3]　*PP* 1916 (8189) xvi, 1, p. 65.

[4]　Martin S. Pernick, "Poltics, Parties and Pestilence: Epidemic Yellow Fever in Philadelphia and the Rise of the First Party System," in Judith Walzer Leavitt and Ronald L. Numbers, eds., *Sickness and Health in America* (2nd edn.; Madison, 1985), p. 357; Howard Markel, "Cholera, Quarantines, and Immigration Restriction: The View from Johns Hopkins, 1892," *BHM*, 67, 4 (1993), pp. 69–93; Howard Markel, *Quarantine! East European Jewish Immigrants and the New York City Epidemics of 1892* (Baltimore, 1997), chs. 4, 5.

[5]　Mary Poovey, *Making a Social Body: British Cultural Formation 1830–1864* (Chicago, 1995), ch. 3.

人们认为（在 19 世纪 20 年代和 30 年代，维勒姆从经验上证明了相反的观点之前），富人、放纵者和懒散者是最有可能患病的人群。[1] 在第一次霍乱流行期间，一个重要的学派认为，这种疾病同样袭击富人，富人某些特有的生活方式解释了为什么这种发病率对所有人都是一样的。[2]

苏珊·桑塔格（Susan Sontag）著名的不要把疾病归咎于生活方式的呼吁，以及随之而来的对病人的指责，修正了第一次霍乱流行期间的观察结果。当时，这种传染病的传播没有任何道德意图，常常放过了酒鬼和饕餮之徒，带走了处女和有节制的人。[3] 桑塔格主张回归到纯粹生物学的角度看待疾病，她的这种观点曾经受到细菌学革命的鼓励，但改革者往往认为她故意无视疾病的环境背景。有一种自以为进步的意见现在正在暗示，疾病的社会背景和环境背景也许被夸大了。有时候一种疾病只是一种疾病。细菌理论，虽然可能不鼓励重大的社会和环境改革，只是支持有针对性的生物医学干预，但至少有减轻疾病可能带来的道德污名的优势。细菌理论认为疾病不是由于不道德的习惯，而是与有害微生物不幸遭遇的结果。[4] 对于艾滋病，传统的因果关系已经完全颠倒过来了。在这件事上，保守派将注意力集中在生活方式上，指责高危人群的滥交和吸毒者不卫生的习惯是他们特别容易受影响的原因，但是大多数进步人士将这种疾病解释为一种特定的传染性微生物导致的结果，与道德无关，而那种微生物在很大程度上是由于偶然原因，袭击了某些群体，造成了特别的破坏。[5] 例如，在法国，那些设法平息歇斯底里、避免恐慌、防止被感染者被污名化以及通过自愿预防措施寻求解决办法的人的战略是，强调这种疾病的特殊原因及其实际传播的难度，而极右派则强调多种病因和辅助因素的可能性，这些

---

[1]　William Coleman, *Death Is a Social Disease: Public Health and Political Economy in Early Industrial France* (Madison, 1982), p. 149.

[2]　L. A. Gosse, *Rapport sur l'épidémie de choléra en Prusse, en Russie et en Pologne* (Geneva, 1833), p. 328; A. N. Gendrin, *Monographie du choléra-morbus epidémique de Paris* (Paris, 1832), pp. 11, 287–88; *Arsberät-telse om Svenska Läkare-Sällskapets arbeten* (1830), p. 140; M. F. Magendie, *Leçons sur le choléra-morbus, faites au Collége de France* (Paris, 1832), p. 241; Charles Creighton, *A History of Epidemics in Britain* (Cambridge, 1894), v. II, pp. 830–31; PRO, PC1/108, A. Moreau de Jonnès to W. Pym, 13 April 1832; *Staats-Zeitung,* Beilage zu No. 285 (14 October 1831), pp. 1557–59; Charles C. F. Greville, *The Greville Memoirs* (2nd edn.; London, 1874), v. II, pp. 287–88; François Delaporte, *Disease and Civilization: The Cholera in Paris, 1832* (Cambridge, MA, 1986), pp. 10–13.

[3]　*Geschichte der Cholera in Danzig im Jahre 1831* (n.p., n.d.), p. 38; Susan Sontag, *Illness as Metaphor* (New York, 1978), pp. 46–55, 60–61.

[4]　Labisch, *Homo Hygienicus*, pp. 143–44, 255. 然而，道德因素仍然被用来解释个体针对疾病的敏感性和易感性的差异：Charles Rosenberg, "Banishing Risk: Continuity and Change in the Moral Management of Disease," in Allan M. Brandt and Paul Rozin, eds., *Morality and Health* (New York, 1997), pp. 39–41.

[5]　Dennis Altman, *AIDS and the New Puritanism* (London, 1986), p. 183; Paul R. Gross and Norman Levitt, *Higher Superstition: The Academic Left and Its Quarrels with Science* (Baltimore, 1994), p. 185; Jane Lewis, "Public Health Doctors and AIDS as a Public Health Issue," in Virginia Berridge and Philip Strong, eds., *AIDS and Contemporary History* (Cambridge, 1993), p. 39; Peter H. Duesberg, *Infections AIDS: Have We Been Misled?* (Berkeley, 1995), pp. 333, 515.

因素据说扩大了危险的范围，有可能使普通公民暴露于危险之中，从而证明采取严厉预防措施是正当的。[①]

　　因此，预防措施的政治立场既不是明确的，也不是一成不变的。左派显然有理由支持卫生主义者的做法，它有望改善最贫困人口的生活条件。[②] 但是，政治和社会方面的激进分子也可能是传染主义者和检疫隔离主义者，更不用说种牛痘主义者和监管主义者了，他们认为病因学、预防措施和改革主义者的良好意愿在这种情况下并不一致。[③] 如果疾病实际上具有传染性，那么最贫困群体的代表，意识到他们的追随者将是受影响最严重的群体之一，往往寻求使政府采取有效的预防措施，即使这意味着采取检疫隔离主义者的措施。例如，由于天花对工人阶级来说是一种毁灭性的疾病，法国马赛的工人协会要求大力开展与天花的斗争，并在工人诊所提供种牛痘。[④] 一般来说，以这种方式将个人置于共同体之下的学说的政治价值是什么？传统保守派的立场是什么？[⑤] 左派的立场又是什么？[⑥] 极右派的立场又是什么？例如纳粹，在这些问题上他们的口号是"国家利益先于个人利益"。[⑦]

　　反过来，检疫隔离主义和政治保守主义也没有简单地和谐并进。在历史上，这种假定的相关性最具体的例子是科赫的发现、新检疫隔离主义的实施和德国保守主义的加强之间的所谓的巧合。然而，科赫的研究及其对立法的渗透不能简单地归结为 1879 年之后政治保守主义崛起的结果。首先，他的发现很难被德国官员立即、甚至完全接受，直到 19 世纪 90 年代，在政治风向转变之后过了很长一段时间，据说他们才部分接受。迟至 19 世纪 90 年代初，科赫本人还怀疑他的观点是否会被当局采纳。在这十年里，人们发现了很多反对科赫学说的意见，但关于霍乱没有一个理

[①]　Michael Pollak, *Les homosexuels et le sida: Sociologie d'une épidémie* (Paris, 1988), p. 164.

[②]　*SB*, 18 February 1874, p. 108; Alfons Labisch, "Die gesundheitspolitischen Vorstellungen der deutschen Sozialdemokratie von ihrer Gründung bis zur Parteispaltung (1863–1917)," *Archiv für Sozialgeschichte*. 16 (1976), pp. 337–38, 360–66.

[③]　Durey, *Return of the Plague*, pp. 108–09; Anne Hardy, "Lyon Playfair and the Idea of Progress," in Dorothy Porter and Roy Porter, eds., *Doctors, Politics and Society: Historical Essays* (Amsterdam, 1993), pp. 88–91.

[④]　Jean Humbert, *Du role de l'administration en matière de prophylaxie des maladies épidémiques* (Paris, 1911), p. 152.

[⑤]　K. F. H. Marx, *Die Erkenntnis, Verhütung und Heilung der ansteckenden Cholera* (Karlsruhe, 1831), pp. 271–72.

[⑥]　Jack D. Ellis, *The Physician-Legislators of France: Medicine and Politics in the Early Third Republic, 1870–1914* (Cambridge, 1990), p. 180.

[⑦]　Gerhard Venzmer, *Kampf den Bazillen* (Munich, 1936), pp. 96–97, 225.

论被所有人接受。[1] 此外，社会民主党，在这种直白的政治叙述中是最反对科赫主义的，但他们远非一致反对科赫的思想观点或其预防含义。倍倍尔特别崇拜科赫。[2] 柏林的社会主义者接受了消毒、隔离和报告传染病的必要性，只是坚持这些措施的成本由政府承担。[3]19 世纪末讨论《传染病法》时，反对违背患者意愿对其进行隔离的不是左派而是天主教中央党，认为这是对社会最弱小成员影响最大的一种措施，侵犯了家庭的权利。相比而言，社会主义者则宣称，工人深受疾病之苦，如果有法律的话，这种法律干预的力度也不够，疾病和死亡是对个人自由的最终侵犯，在这方面，国家有理由牺牲公民权利以满足共同体的需要。[4] 在种牛痘方面也有类似的情况，最激烈的反对并非来自左派，而是来自各种边缘的亚文化运动，如果这些运动能在政治上定位的话，它们往往会走向另一个极端。

因此，寻找预防策略的政治基础的努力收效甚微。19 世纪 30 年代暴发霍乱时，德国人是检疫隔离主义者，但是随着霍乱流行病的肆虐，他们很快修正了自己的立场，而且又转变了策略，在 19 世纪随后的年月中支持英国的方法，这似乎无法用任何持续的专制传统来解释。反过来，法国在预防问题上的态度也出现了突然的大转变，这与他们政权的各种变化不太容易匹配：复辟末期、短暂的第二共和国时期以及拿破仑三世初期的帝国专制阶段是反检疫隔离主义的；在拿破仑三世统治后期的较自由主义时代和第三共和国时期，检疫隔离主义的影响越来越大。对天花来说，情况也是相似的。德国人是种牛痘的积极支持者，但瑞典人也是，至少在很长一段时间内是这样的。相反，法国人却走了一条迂回曲折的预

① *Zeitschrift für Hygiene und Infektionskrankheiten*, 15 (1893), pp. 162–63; Ernst Barth, *Die Cholera, mit Berücksichtigung der speciellen Pathologie und Therapie* (Breslau, 1893), p. 85; Otto Riedel, *Die Cholera: Entstehung, Wesen und Verhütung derselben* (Berlin, 1887), pp. 58–59; *Deutsche Vierteljahrsschrift für Gesundheitspflege*, 17 (1885), p. 554; Carl Flügge, *Die Verbreitungsweise und Abwehr der Cholera* (Leipzig, 1893), p. 83; R. Telschow, *Zur Entstehung der Cholera und ein Rat zur Verhütung derselben* (Berlin, 1893), pp. 2–7; *Die Misserfolge der Staatsmedicin und ihre Opfer in Hamburg* (Hagen i. W., [1892]), pp. 3–4; C. Sturm, *Der allein sichere Schutz vor Cholera* (Berlin, 1893), pp. 20–24; Ferdinand Hueppe, *Die Cholera-Epidemie in Hamburg 1892* (Berlin, 1893), p. 98; J. A. Gläser, *Gemeinverständliche Anticontagionistische Betrachtungen bei Gelegenheit der letzten Cholera-Epidemie in Hamburg 1892* (Hamburg, 1893), pp. 49–50; *Monatsblatt für öffentliche Gesundheitspflege*, 17, 6 (1894), pp. 112–13; *Bulletin de l'Académie de médecine*, 3, 28 (1892), pp. 527–43.

② *Die Misserfolge der Staatsmedicin und ihre Opfer in Hamburg* (Hagen i. W., [1892]), p. 28; Gerd Göckenjan, *Kurieren und Staat machen: Gesundheit und Medizin in der bürgerlichen Welt* (Frankfurt, 1985), pp. 331–34.

③ *Stenographische Berichte über die öffentlichen Sitzungen der Stadtverordneten-Versammlung der Haupt-und Residenzstadt Berlin*, 19 (1892), 11 February 1892, pp. 56ff.; 19 (1892), 8 September 1892, p. 278. 由于社会民主党接受检疫隔离主义者的措施，埃文斯不得不争辩说，当该党加入汉堡政府、在消毒站等地配备人手时，这只是与政府的战术合作，就像 1914 年投票支持战争一样：Richard J. Evans, "Die Cholera und die Sozialdemokratie," in Arno Herzig et al., eds., *Arbeiter in Hamburg* (Hamburg, 1983), pp. 203–12.

④ *SB*, 1892/93, 21 April 1893, pp. 1959D–1960A, 1964D–1965D. 然而，在后来的讨论中，重点转向了佩滕科费尔和卫生主义者的方向：*SB*, 1898/1900, 24 April 1900, pp. 5069D–5070B. 但是在最后的解读中，由于政府已经同意对那些被隔离的人进行补偿，并且免费提供消毒服务，所以大多数社会主义者还是支持这项法案，尽管它侵犯了个人权利。允许党员在这个问题上，根据自己的良心投票：*SB*, 1900, 12 June 1900, pp. 6014D, 6016B.

防之路，这条路与政治体制的联系非常弱：在拿破仑一世统治时期，法国急切地想要成为赞成种牛痘者；在他侄子的统治下，他们采取了一种明确不干涉的方式，然后把一些最严厉的立法留给了自由主义的而且在很多方面都是反中央集权的第三共和国。对梅毒来说，也是同样的问题。在阿克尔克内希特启发下所写的著作中，监管主义是保守主义者的系统，但实际上施行它的地方各有特点，令人困惑：一些是地中海国家，一些是拉美国家，一些是亚洲国家，还有几个欧洲国家。反过来，那些从未实施或已废除监管的国家，同样是多元化的政治大杂烩，从自由主义的英国和美国，到原初社会民主主义的斯堪的纳维亚半岛，再到布尔什维克时期的俄国。如果再进一步分析，情况就变得更复杂了。自由主义的英国允许卖淫自由，没有监管；相比之下，自由主义的美国虽然也没有监管，但是禁止并积极取缔卖淫，带头引入了在英国被拒绝的干预措施，比如婚前证书。[①]瑞典废除了监管，没想到又实施了一种覆盖所有公民的控制系统，随后不仅是魏玛共和国末期的德国，而且法国也在 1960 年加入了进来。换句话说，阿克尔克内希特关于政治和预防之间的关系很难有一致性，除了个别的而且是非常偶然的分组之外。

预防措施与政治之间的这种脱钩，符合近期的研究趋势，这一趋势已逐渐剥除了政治的科学含义，扭转了知识被无情地简化为权力的潮流，这是 20 世纪 70 年代和 80 年代许多史学编纂的特点。例如，优生学的思想已被证明不是右派的专利，也不一定是保守派所固有的。[②]在中欧德语区，人们也宣称类似的整体论的思想和地缘政治。[③]更引人注目的是妇女历史的去政治化，至少以任何一种简单的方式去政

---

① *Mitteilungen*, 24, 11 (1926), p. 120; [Andre] Cavaillon, *Les législations antivénériennes dans le monde* ([Paris], 1931), pp. 28–29.

② Weindling, *Health, Race and German Politics*, pp. 91–101, 111; William H. Schneider, *Quality and Quantity: The Quest for Biological Regeneration in Twentieth-Century France* (Cambridge, 1990), p. 11; Michael Burleigh and Wolfgang Wippermann, *The Racial State: Germany 1933–1945* (Cambridge, 1991), p. 28; Gunnar Broberg and Matthias Tydén, *Oönskade i folkhemmet* (Stockholm, 1991), pp. 178–79; G. R. Searle, *Eugenics and Politics in Britain 1900–1914* (Leyden, 1976), pp. 38–41; Peter Weingart et al., *Rasse, Blut und Gene: Geschichte der Eugenik und Rassenhygiene in Deutschland* (Frankfurt, 1988), pp. 105–14; Atina Grossmann, *Reforming Sex: The German Movement for Birth Control and Abortion Reform, 1920–1950* (New York, 1995); Cornelie Usborne, *The Politics of the Body in Weimar Germany* (Houndsmills, 1992), pp. 133–42; Nils Roll-Hansen, "Geneticists and the Eugenics Movement in Scandinavia," *British Journal for the History of Science*, 22/3, 74 (September 1989); Gunnar Broberg and Nils Roll-Hansen, eds., *Eugenics and the Welfare State: Sterilization Policy in Denmark, Sweden, Norway and Finland* (East Lansing, 1996), pp. 260–61; R. P. Neuman, "The Sexual Question and Social Democracy in Imperial Germany," *Journal of Social History*, 7, 3 (Spring 1974), p. 277; Michael Freeden, "Eugenics and Progressive Thought: A Study in Ideological Affinity," *Historical Journal*, 22, 3 (1979); Richard J. Evans, "In Search of German Social Darwinism," in Manfred Berg and Geoffrey Cocks, eds., *Medicine and Modernity* (Cambridge, 1997), pp. 60–63.

③ Anne Harrington, *Reenchanted Science: Holism in German Culture from Wilhelm II to Hitler* (Princeton, 1996); David Thomas Murphy, *The Heroic Earth: Geopolitical Thought in Weimar Germany, 1918–1933* (Kent, OH, 1997), pp. 23–26.

治化，以至于左派和右派、保守派和进步派这样的划分对于各种多样性的立场不再具有太大的意义。[1]

源头的多样性

就像漫画讽刺的那样，社会学家擅长解释必然的原因，但在任何特定的情况下，他们又难以充分相信这些原因。相比之下，历史学家则把时间花在挖掘近因上，要么忽略了必要的原因，要么相信这些原因很明显，不需要进一步关注。任务就落在了比较主义者的身上，他们既要从经验上确定和证明必要原因的相关性，又不能忽略充分的原因，这些原因同样也是任何特定历史故事的一部分，展现了它在时间上的特殊性。

虽然政治当然是故事的一部分，但阿克尔克内希特式的对预防策略的简单解读，并不能解释各国施行的预防措施多样性的原因。作为补充和替代，这里提出了其他因素：在流行病地理学中所处的位置，包括在传染病传播路径中的位置，以及为确保某些预防战略发挥作用所要求的地形；而且商业利益和行政管理能力，两者对各种策略都有影响。这些因素中没有一个足以解释各国面对共同的问题时，为什么采取了如此不同的预防性战略。只有在不同的组合中，针对不同的疾病在不同的时间进行不同的预测，这个问题的答案才会出现。这些因素是做出预防决定的一般条件，但只有对每一种选择背后的精确步骤进行历史计算才能解释为什么有这样的结果。每个国家的预防战略都取决于这些因素的特殊排列。

例如，只有普遍关心商业，才能鼓动各国放弃检疫隔离主义。毕竟，是威尼斯、拉古萨（Ragusa）、马赛等当时最著名的贸易利益集团首先并最彻底地实行了检疫。在 18 世纪的马赛，许多负责这些严苛监管措施的卫生官员本身就是商人。在某种程度上，商业和检疫的这种相互共存是两害相权的结果，预防重于利润。同样，与后来的情况相比，非商业因素某种程度上仍然发挥着更重要的作用。1720 年，马赛暴发鼠疫，这种流行病被看作神对城市罪恶的惩罚，而商业作为一种特殊的行业，几乎被视为一种邪恶的力量。[2] 宗教及其律令的重要性仍然超过了贸易。只有在此之后，随着更偏远国家的崛起，英国和荷兰成为商业强国，商业利益集团才逐渐不再将检疫隔离主义的预防性战略作为一个选项。

商业考量影响预防策略，但影响的方式并不一致。1720 年鼠疫流行期间，马

① 见 ch. 5, nn. 494–513 所引文献。

② Françoise Hildesheimer, *Le bureau de la santé de Marseille sous l'ancien régime* (Marseilles, 1980), p. 200; Carlo M. Cipolla, *Public Health and the Medical Profession in the Renaissance* (Cambridge, 1976), pp. 39–40; Ch. Carrière et al., *Marseille ville morte: La peste de 1720* (Marseilles, 1968), pp. 310–13; Laurence Brockliss and Colin Jones, *The Medical World of Early Modern France* (Oxford, 1997), p. 349.

赛商人在面临检疫的威胁时，他们争辩说，这种疾病是由城市内部引起的，而不是由他们的船只带来的，但是当要给他们的仓库消毒时，他们又说病毒来自外部，而不是他们的仓库。[①]18 世纪初，在鼠疫的威胁之下，英国的商业利益集团促使它转变政策，远离了检疫隔离主义；在一个世纪后的霍乱时代，以及在与其他欧洲大国就在中东采取什么样的措施进行激烈争吵期间，商业利益集团继续施加这方面的压力。在德国，类似的利益集团，包括汉萨航运公司，反对限制货物和乘客自由流动的企图，无论是公共卫生当局希望限制斯拉夫移民的流动，还是在 1892 年汉堡霍乱流行之后在国外采取的预防措施。相反，在地中海国家，面对更直接的被传染的前景，商业利益集团并未一致反对检疫隔离主义者的措施，因为他们认识到，不能在如此微妙和重要的问题上与公众意见相抵触。在某些情况下，特别是马赛，他们从由此出现的过境垄断中获益。英国是当时最大的商业强国，它与霍乱源头有许多贸易往来，无疑加剧了它对检疫隔离主义的反感。但是对地中海国家来说，虽然某些商业利益集团希望继续不受限制地行动，但这种希望并不足以压倒传染的威胁。各国通常会从贸易伙伴那里得到如何采取预防措施的暗示，以避免对其商业目标造成损失，商业集团在预防问题上陷入了囚徒困境。是否采取检疫隔离主义者的措施，其背后的原因可能包括商业因素，但不能限于商业。

地理因素，是决定公共卫生战略的一个重要但常常被忽视的因素，它也没有明确指向任何一个方向。显然，传染病的地方性程度越低，它的作用就越大。对于鼠疫和霍乱来说，一个国家相对于传染源在流行病地理学上的位置是重要的。对天花来说，地理因素就没那么重要，但仍然是需要考虑的。即使是梅毒，这种最本土的疾病，港口城市和航海国家也面临着特殊的问题，同时城镇和乡村之间的差异仍然很重要。然而，在这个层面之外，地理意味着不同的东西。

从一般意义上说，那些与传染源最接近的国家，无论是想象的还是真实的传染源，都比那些距离传染源较远、允许其一定程度上漫不经心的国家——尤其是英国——更倾向于采取检疫隔离主义者的措施。但例外和规律一样常见，通常是地形决定是否能有效实施检疫隔离主义。尽管瑞典几乎不是一个暴露在来自东方的流行病攻击前线的国家，但它加入了地中海国家的行列，比北欧其他国家更长期地坚持检疫隔离主义的原则，这部分是因为它害怕其邻居俄国，但同样也是因为其半岛的地理位置允许有效实施边界控制。相反，英国的海岛位置，从地形学上来说，理论上有利于实施检疫隔离主义者的方法（而且在预防动物流行病方面，过去就是这样做的，并且将继续这样做），但与其不受限制的商业利益相比，这不是一个足以令人信服的动机。总的来说，地中海国家比大西洋国家更倾向于检疫隔离主义，但在这些国家中，其他因素也可能起主导作用。例如，尽管有共同的流行病地理学上的

---

① Georg Sticker, *Abhandlungen aus der Seuchengeschichte und Seuchenlehre* (Giessen, 1912), v. I/1, pp. 227–28.

困境，但意大利各邦国的检疫隔离主义倾向却不相同。统一之后，意大利改变了方向，从地中海检疫隔离主义国家（西班牙、葡萄牙、希腊）阵营中走了出来，转向更具大西洋视角的方法。

同样重要的是，被视作传染源头的东西只是流行病学上的一部分，但也是特定历史和文化条件下让人恐惧和焦虑的问题。每个国家都有自己最喜欢的流行病学替罪羊：对德国来说是波兰人和加利西亚人，对瑞典来说是俄国人，对英格兰来说是爱尔兰人，对法国来说是西班牙人，对新教徒来说是天主教徒，而（改写汤姆·莱雷尔的话）每个人都怕东方人。从针对犹太人的相互矛盾的流行病学观点中可以看出，这种焦虑是多么易变和不确定：犹太人被一些人批评成贫穷、肮脏和有传染性，被另一些人称赞为冷静、有远见而且干净。[①]

对于地形因素，类似的不确定也是成立的。一般来说，人口稀少、地理位置偏僻的以及（半）岛屿的国家可以清楚地看到某些疾病是外来的，而且因为有望成功地把疾病排除在外，所以它们比那些处于错综复杂的地域联系之中的国家更有可能成为检疫隔离主义者。这是一个更普遍的规则：传染主义是农村的一种学说，卫生主义是城市的学说。[②]瑞典人就是一个明显的例子，他们远离某些疾病的东方源头，但仍然倾向于（因为他们可以）采取检疫隔离主义者的策略。不过话说回来，论据可能是双向的。葡萄牙人认为他们的国家有漫长的海岸线，需要隔离检疫，而挪威人则认为，正是由于他们有辽阔的海岸线和众多的港口，他们不可能隔离所有的旅客。[③]最明显的是英国的例子——尽管它是有名的与大陆隔离的海岛国家，但却是强烈的反检疫隔离主义者，这表明地形学不是主宰。[④]在1903年关于鼠疫的国际卫生会议上，意大利人明确地表明了这种模棱两可的态度。他们认为，意大利漫长的海岸线和作为中东船只的第一个停靠港，无险可守，使他们处于非常脆弱的地位。他们继续说，但是正是这种危险的流行病学地位，使他们痛苦地认识到，在边境控制疾病的努力是无望的，相反，他们需要将预防措施集中在疫区，在疫情蔓延之前

① 对这种矛盾的少数观点，见 Dettke, *Die asiatische Hydra*, p. 265; James Kerr, "National Health," in William Harbutt Dawson, ed., *After-War Problems* (London, 1917), p. 266; *Verhandlungen,* 1(1832), pp. 429–30; Barth, *Die Cholera*, p. 26; *Berliner Cholera Zeitung* (1831), p. 157; *Berlinische Nachrichten von Staats-und gelehrten Sachen*, 213 (12 September 1831); Franz Freiherr von Hallberg zu Broich, *Einige Erfahrungen bei ansteckenden Krankheiten, zur Bekämpfung der Cholera* (Jülich, 1831), p. 4; Nancy Tomes, "Moralizing the Microbe: The Germ Theory and the Moral Construction of Behavior in the Late-Nineteenth-Century Antituberculosis Movement," in Brandt and Rozin, *Morality and Health*, p. 286; *Verhandlungen* (1831), p. 102; [Trafvenfelt], *Sammandrag af Läkares åsigter*, v. I, pp. 177–78.

② 见 ch. 2, n. 90.

③ *Conférence 1874*, pp. 118–27,130–31, 238–39; *Conférence 1885*, p. 98.

④ 要么是这样的，要么它表明，海峡不足以保护英国人，从流行病学上的岛屿地形来说，至少不能保护人类。

将其扑灭。①

由此而需要的行政资金也不是一个能明确说明任何问题的因素。在某些细节问题上，行政管理确实影响预防。19世纪的英国，缺乏全国性的出生登记制度，这就阻碍了对种牛痘进行有效核算的雄心。普遍征兵制度的缺失和小学教育的普遍滞后，意味着在这里使用间接方法要求种牛痘没有在欧洲大陆容易。从更广泛的意义上讲，与卫生主义者的改革相比，检疫隔离主义被视为一种成本更低、对行政管理要求不那么高的预防解决方案，是贫穷和管理能力不强的国家选择的策略。两种截然不同的政治体制，如俄国和英国，由于行政管理原因都同意对旅客进行医疗监控。

另一方面，很难确定存在与行政能力或行政实践相关联的一致模式。尽管英国自诩自由放任，有最小的政府，但它既可以采取不干涉的态度，又可以大力干预。无论如何，他们最初都像欧洲大陆国家一样尝试了检疫隔离主义者、种牛痘主义者和监管主义者的措施，但没有坚持下去。在其他方面（例如，将患者出现在公共场所定为犯罪，或将病人转移到医院），他们为其他国家树立了标准，只要愿意，就会无视公民权利，采取严厉的干预措施。无论如何违背他们的精神，无论如何怀疑，他们都是可以行动的。对于瑞典人的干预能力，很少有人提出疑问。法国人虽然在理论上相信强大的中央政府的坚定指导，但在实践中往往长期落后。除了监管卖淫和坚持在中东采取检疫隔离主义者的预防措施之外，他们在其他方面落后于北欧和英国。即使在这两个国家，可以说是本研究涉及的政府中最中央集权的，来自各省的反抗在预防策略中也发挥了重要作用，无论是马赛在19世纪初拒绝巴黎的卫生主义，还是瑞典内陆未受感染的地方顽固地坚持自己的权力，切断与世界其他地区的联系。最后，关于德国人，我们很难全盘置评。它的预防策略范围很广，而且不一致。霍乱暴发时期，汉堡是自由放任的，但对卖淫严厉；巴伐利亚在这两个问题上都是自由放任的，但它是种牛痘的热心执行者；而普鲁士虽然有干预主义者的名声，但有许多事实也与此不符。

这些因素都不能单独解释为什么一个国家选择了自己的预防道路。从各种因素的调色板中选择的各种色调的组合，决定了每个个体的最终色调。最接近主要因素的是知识，包括科学知识和实践知识。病因学的进步显然给所有国家施加了压力，无论其他因素如何坚持支持隔离，都必须放弃老式的预防措施了。同样，在实践中获得的关于疾病的经验，很大程度上往往独立于正式的科学知识之外，它也影响了预防行为，就像意大利人在19世纪70年代和80年代脱离了检疫隔离主义一样。在其他方面，这里研究的因素以各种方式交织在一起，推动各国朝着一个或另一个方向前进。对英国来说，商业和地理远比地形更能削弱检疫隔离主义。对瑞典来说，

---

①　*Conférence 1903*, pp. 30–34; *Conférence 1893*, pp. 33–39.

地形（检疫的能力）和地理（害怕来自俄国的感染）的结合比反对检疫隔离主义的商业利益（远离隔离主义）更重要。对德国人来说，流行病地理学方面的考虑仍然很重要，无论是 19 世纪 30 年代担心来自东方的传染病，还是后来担心的移民潮，但是，由于 1892 年施行了大规模的检疫隔离主义，而且航运利益集团希望不要被排除在运送移民的利益之外，这样的冲击使日益重要的商业考虑凸显出来，抵消了上面两个因素的影响。法国人由于其独特的流行病地理学上的位置而受到限制，它站在地中海阵营和大西洋阵营之间摇摆不定。地中海国家的做法一般是由地理和地形一起决定的，但也可以根据经验加以调整和改变，就像意大利的情况一样。如果说这些因素中的每一个都可能因环境（例如，岛国，在某些情况下允许检疫，而在其他情况下则不允许）的不同而产生不同的影响，这并不意味着它们本身不产生任何影响，只有与该国在历史上的其他特殊因素相结合，才能确定它究竟能决定什么。

最后，以汉堡为例：霍乱暴发期间它是反检疫隔离主义者，但在卖淫方面是监管主义者，而普鲁士正好相反，在霍乱方面是严格的检疫隔离主义者，但在卖淫问题上很宽松，甚至有时候还是废除主义者。政治传统，无论是日耳曼人在妓院问题上的严格，还是埃文斯在霍乱问题上提出的那种亲英国、反普鲁士的自由主义，都不能像其在流行病地理学上的位置那样完美地解释汉堡的预防立场。作为一个港口城市，它对限制贸易的检疫措施和其他限制措施很反感，因此，它既讨厌海员嫖娼，也支持对此事进行严格干预。在其他方面，汉堡可能有不同的预防利益，不能简单地归结为政治传统。汉堡虽然反对检疫，但它也要确保其船只不被传染，否则会被外国港口禁止进入，这就需要它采取某种形式的预防措施。它希望共享运送移民的巨大利益，这意味着它必须遵守接受国，尤其是美国规定的路线，这再次意味着它要接受与任何一般的自由放任做法不符的严格措施。

传统是习得的

各国在 19 世纪采取了截然不同的预防策略，这些策略在许多方面一直延续到我们今天。不应低估某一国家在政策上的游移不定和不一致。英国在种牛痘和监管方面比较温和，但坚持隔离被传染者。瑞典放弃了针对天花的强制政策，不再控制妓女，但反过来，所有公民都必须接受类似的措施。法国在种牛痘和监管方面严格，但在其他许多方面消极。德国加入了英国的新检疫隔离主义者的阵营，但接受了种牛痘。任何具体的决定，都需要在全国的背景下使用专门的历史叙述法进行解释，这一点本书已经做了详细的研究。尽管如此，在排除了明显的异常之后，可以公平地说，从广义上讲，我们可以辨别出不同的民族风格。在光谱的一端，英国人一贯采取的策略对个人权利的影响不像在另一端的德国那样明显和直接。英国的策略并没有减少干预，但却有所不同。卡恩斯（Kearns）简洁明了地总结说，他们采用的是环境主义者而非检疫隔离主义者的措施，控制的是财产，而不是人。[①] 相反，德国人倾向于采取的一种方法，更多地考虑到社区的需要而非个人的要求。法国和瑞典落在这两个极端之间。

即使是心不在焉的读者也会注意到，这种两分法与本研究涵盖的广泛时段内这些国家普遍接受的政治传统概念——由于没有更复杂的术语，仍然用自由主义和专制主义——非常吻合。从这一点可以得出结论，英国的公共卫生策略反映了其自由主义本能，而德国上层对控制的偏好也在它的公共卫生策略中得到了反映，这是一个非常普通的结论。毕竟，这在很大程度上是阿克尔克内希特和那些阐明预防的政治解释的人所满足的分析水平，正如我们所看到的，这种政治与预防相对应的解释是不够的。然而，尽管政治制度的差异不会导致预防策略的变化，但它们大体上是相关的。

如果是这样的话，问题就出现了：政治传统与预防策略的普遍对应是否找错了方向。与其说是政治传统决定预防措施，不如说是预防措施首先帮助塑造了这些传统。在历史解释中，传统毕竟不是不能还原的首要原因，它们本身就是后天习得的行为，被积累的经验所强化、改变或削弱。虽然政治传统可能使某些决定倾向于某一方向或另一方向，但它们也是由其他因素形成和塑造的，在这种背景下，这些因素更接近首要原因。在这样一个基本的解释层面上，相关因素听起来似乎合情合理，实际上微不足道。遗憾的是，历史学家所做的大部分工作只是证明了一半的社会学家早已经知道是明显正确的事情（尽管其他人可能不同意），事实上也是如此。英国对待公共卫生的自由主义态度，实际上简单地说就是它的自由主义，在某种程度上可能是 18 世纪和 19 世纪初它所处的海岛位置在抗击某些流行病时的结果。相比而言，有一定历史趣味的是，普鲁士采取的更严格的策略，是由它处在抗击霍乱的流行病前线的位置决定的。某种程度上，通过这些基本的决定因素——就像本研究已经确定的那样——而形成的预防行为，在长时段内可以得到证明，然后，也许政治传统的根源在诸如地理和地形、经济利益和行政机制等因素的相互作用下，可以从一种似是而非的模糊的概括，升华成一个富有成果的历史结论。

以流行病地理学为例，疾病和地理相互作用。地理和历史的联姻，虽然显然是命中注定的，但总体上并不幸福。地理学家们起初坚持奉子成婚，将历史像妻子的顺从一样束缚在自然之中。直到吕西安·费弗尔（Lucien Febvre）代表历史学家提出这个问题，才在一定程度上引入了夫妻之间平等和相互尊重的关系。政治与地形之间的联系一直不容易被发现。拉采尔（Ratzel）的信徒埃伦·森普尔（Ellen

---

① Kearns, "Private Property and Public Health Reform," p. 188. 因为不列颠控制的是地方而非人，见 Szreter, *Fertility, Class and Gender in Britain*, p. 187.

Semple）指出了地理决定论的不变法则。她最著名的一个格言说，山地居民的视野从出生起就被周围的山峰所限制，所以他们天生就很保守。费弗尔回应说，一派胡言，地形与思想没有因果性，前者决定不了后者；山区居民有各种各样的性情和倾向。① 换句话说，为了使它具有历史意义，他不得不争辩说，事实上，地理并不那么重要，至少不像地理决定论者追求的那样重要，决定论者使历史女神克里奥失去了生命力。② 尽管如此，当布罗代尔谈到类似的问题时，他再次转向了森普尔和她的同道。他鼓舞了一代的历史学家，将地理看作历史演变的基础，但他对多样化地形的政治含义的结论是，山是自由的所在地，遥远而且难以被政府控制：换句话说，这个结论超越了森普尔的教条，虽然他们都认为地形和性格之间有一种直接而又基本不变的联系。③ 令人遗憾的是，原本有趣的地缘政治学战前被置于强权狂人之手，为帝国主义野心服务，然后更糟糕的是被纳粹利用，没有起到作用。地理上的推断和殖民主义者的态度之间也没有密切的联系。④ 将地理与意识形态、世界与世界观联系起来不是一件容易的工作。然而，根据这里的讨论情况，一个国家在一种重要的流行病中的位置是不断变动的，其流行病地理学的定位可能影响它的预防策略，从这一点来看，它对共同体和个人的要求以及最终对其政治本能的看法，是一个比较精确、可证实和可能富有成效的结果。它并不坚持认为地理或地形定位带来的结果就是不变的和独特的，因为流行病地理学只是若干因果因素之一。它确实表明，与流行病有关的位置，是一个基本且关键的因素，在某一地区的居民如何评价其地理位置方面——他们在疾病的侵袭下是危险的还是受到保护的——发挥了重要作用，在他们面临困境时如何反应也扮演了重要角色，所有这些可能有更广泛的政治影响。

　　正如我们在这里看到的，各国在预防策略上的分歧从 19 世纪 30 年代的第一次霍乱流行开始，然后持续到种牛痘问题，接着又体现在了 19 世纪末梅毒的治疗策略上。实际上，类似的国家策略上的差异一直延续到我们今天的艾滋病问题上。英国自 19 世纪初对梅毒采取政策措施以来，一直以自愿治疗著称；在性病问题上，瑞典延续了它开创的卫生国家主义策略；法国在消极不作为和自愿之间摇摆不定；在德国，纳粹政权的教训在此期间使联邦层面的关注点出现了重大转变，只有巴伐利

　　① Ellen Churchill Semple, *Influences of Geographic Environment* (New York, 1911), pp. 600–01; Lucien Febvre, *A Geographical Introduction to History* (New York, 1925), p. 200.

　　② 布吕尼（Brunhes）警告说，地理学家不能将自己变成历史学家，必须坚持真正的地理学的标准："基本事实"：Jean Brunhes, *Human Geography* (Chicago, 1920), p. 552.

　　③ Fernand Braudel, *The Mediterranean and the Mediterranean World in the Age of Philip II* (New York, 1972), v. I, pp. 38–41; Paola Sereno, "A l'origine d'un pays: Le rôle de la montagne dans la géogra-phie politique et culturelle de la Sardaigne à l'époque romaine," in Jean-François Bergier, ed., *Montagnes, fleuves, forêts dans l'histoire: Barrières ou lignes de convergence?* (St. Katharinen, 1989), pp. 46–47.

　　④ Robin A. Butlin, *Historical Geography: Through the Gates of Space and Time* (London, 1993), pp. 20–22.

亚人继续寻求将检疫隔离主义者的旧预防习惯应用到这种新的流行病上。在第一次霍乱流行期间，一些国家形成了强有力的预防反应的传统，并在 19 世纪不断发展，直到一百年后，针对梅毒采用的这种策略才暂时结束，这种习得的行为本身已经成为这些国家反应如此不同的一个原因。不同的预防传统在本书所述的演变过程中开始萌芽、发展和成熟，在对一些基本因素——本书已经分析过——做出回应时这些传统出现了，最终它们自身又变成了一个独立的原因。

一个经典的历史谬论是"突然开始"，即假设事情到一半的时候学者就发现了这一发展，实际上是现在才对它进行了关注。尽管有短视的风险，我们还是有理由冒险提出这样的观点，即各国在预防措施上的显著差异，最早可以追溯到 18 世纪和最后一次黑死病流行时期，然后在 19 世纪 30 年代随着霍乱的暴发而加强。为了控制黑死病，欧洲国家建立了不同的公共卫生机制。与黎凡特有密切联系的地中海城市首先实施了海上检疫：拉古萨在 1377 年，此后热那亚和威尼斯很快跟进。奥地利人在流行病上受到保护，这得益于他们的预防政策，从 16 世纪开始，它在巴尔干半岛全境建立了军事边界，在黑死病时期也发挥了卫生警戒线的作用。到 17 世纪晚期，法国在预防方面走在了国际发展的前列。马赛在 1640 年建立了一个常设卫生委员会，几十年后，又建立了一个大规模的传染病院。1720 年，在阿维尼翁（Avignon）附近建起了一堵一百公里长的黑死病墙。对旅客进行检疫隔离，对货物和财产消毒和熏蒸，隔离城市，签发健康证明。颁布了特殊的埋葬程序和公共场所清洁措施，驱赶或屠杀家畜。住过传染病患者的房屋被标记出来，患者被要求穿不同的衣服，而且有时还被驱逐，房屋和财产被清洁或销毁，整个社区有时被夷为平地。

直到 17 世纪，流行病学上的更多（从这种疾病的角度）的北方偏远内陆地区也使类似的措施制度化了。[1] 英国采取的预防措施效仿了欧洲大陆的先例，当局敦促城市保持清洁，防止疾病传播，查找并隔离患者。尽管与意大利和法国相比，英国行动迟缓，但到了 16 世纪，在预防方面它已成为一个尽职尽责的学生。1578 年，隔离患者成为整个王国的官方政策，建立了传染病院，任命了治疗黑死病的医生，对病人进行识别和隔离，并在 1665 年流行病暴发后控制了海运。事实上，英国的监管在实施家庭隔离方面特别严格，1604 年又增加了制裁措施，允许鞭打甚至绞死那些逃离者。1721 年的《检疫法》授权当局在暴发传染病的城镇周围设置卫生警戒线，强制将患者转移到黑死病医院，并处决反抗者。[2]

---

[1]　Dinges, "Pest und Staat," pp. 80–85; Ottosson, "Fighting the Plague in 17th-and 18th-Century Sweden," pp. 311–15.

[2]　Slack, *Impact of Plague*, pp. 45–47, 201–11, 277–78, 324, 327; George Clark, *A History of the Royal College of Physicians of London* (Oxford, 1966), v. II, p. 524.

到 18 世纪，可以预料，那些最接近这种特别传染源的国家会更早并更细致地采取普遍强调的预防措施，除此之外，所有国家对黑死病（和黄热病）采取的方法大体上是相似的。[1] 而且，就国内预防的目标而言，这些国家在 18 世纪末和 19 世纪初的分歧也没有在随后的一百年中那么大。奥地利的 J. P. 弗兰克（J. P. Frank）在 18 世纪 80 年代阐述了他颇具影响力的医务警察理论。他的法律对公共卫生负起全面责任的观点，一直被视为中央广泛控制的专制野心的象征，或许可以想见，这是对 20 世纪极权主义的一种预示。[2] 启蒙运动时期的哲人也发展出了类似的医务警察计划，并在法国大革命和拿破仑时期开始实施。[3] 事实上，在这里，断头台的发明者领导了一个委员会，计划建立一套发达的全国公共卫生系统，结果很不幸，他将全面控制的野心、坚实的法律权力与社会改善和进步的希望有害地交织在了一起。[4] 在英国，威廉·佩第（William Petty）、尼希米·格鲁（Nehemiah Grew）和约翰·贝勒斯（John Bellers）在 18 世纪也提出过类似的建议，尽管当时还没有一个绝对的君主政体愿意制定出雄心勃勃的计划实现这些意图。[5] 安德鲁·邓肯（Andrew Duncan）和约翰·罗伯顿将德国的医务警察概念引入苏格兰时，边沁制订了强有力的中央集权的卫生干预计划。[6]

虽然这些关于公共卫生系统的设想是合理全面的并且由中央协调，但属于纸上谈兵，而且即使在欧洲大陆，实现这些设想也还有许多工作要做。拿破仑时期的公共卫生管理虽然是中央集权的，但却回避了实际执行中的许多问题，而在第三共和国时期，这类事务被委托给市政当局处理。众所周知，英国查德威克的中央集权的卫生系统计划在地方自治力量的打击下失败了。[7] 甚至在德国各邦，理论的范围也超出了实际的掌控能力，事实证明，弗兰肯式（Frankian）的目标困难重重，而且

① J. M. Eager, *The Early History of Quarantine: Origin of Sanitary Measures Directed Against Yellow Fever* (Washington DC, 1903), pp. 23–24.

② George Rosen, *From Medical Police to Social Medicine* (New York, 1974), p. 143; Frevert, *Krankheit als politisches Problem*, p. 66; Göckenjan, *Kurieren und Staat machen*, pp. 98–99.

③ George D. Sussman, "Enlightened Health Reform, Professional Medicine and Traditional Society: The Cantonal Physicians of the Bas-Rhin, 1810–1870," *BHM*, 51 (1977), pp. 566–67; Dora B. Weiner, *The Citizen-Patient in Revolutionary and Imperial Paris* (Baltimore, 1993), p. 22; Susan P. Conner, "The Pox in Eighteenth-Century France," in Linda E. Merians, ed., *The Secret Malady: Venereal Disease in Eighteenth-Century Britain and France* (Lexington, 1996), p. 28; Brockliss and Jones, *Medical World of Early Modern France*, pp. 734–38; L. J. Jordanova, "Policing Public Health in France 1780–1815," in Teizo Ogawa, ed., *Public Health* (Tokyo, 1981), pp. 16–17.

④ Jean-Charles Sournia, "L'idée de police sanitaire pendant la révolution," *Histoire des sciences médicales*, 22, 3–4 (1988), pp. 271–73; Jean-Charles Sournia, *La médecine révolutionnaire (1789–1799)* (Paris1989), pp. 196–97; Matthew Ramsey, "Public Health in France," in Dorothy Porter, *History of Public Health*, pp. 48–49.

⑤ Howard Freeman et al., eds., *Handbook of Medical Sociology* (Englewood Cliffs, 1963), p. 21; Richard Harrison Shryock, *The Development of Modern Medicine* (New York, 1947), pp. 77, 98–100.

⑥ White, "Medical Police, Politics and Police."

⑦ Anthony Brundage, *England's "Prussian Minister": Edwin Chadwick and the Politics of Government Growth, 1832–1854* (University Park, 1988), pp. 9–10.

代价高昂，在很大程度上仍未实现。高度中央集权的俄国，或许最接近开明专制者的医务警察愿景；重商主义的官僚极为关注严峻的人口问题，促使瑞典率先实施了此类改革。[①] 然而，在西欧主要国家里面，这一时期公共卫生方面的分歧也没有 19 世纪那么明显。

因此，本书研究的欧洲国家处理传染性疾病的方法，直到 17 世纪末在很大程度上还是相似的。正是在 18 世纪 20 年代黑死病流行期间——这也是一个世纪后霍乱肆虐之前的最后一次重大的黑死病事件，预示着预防策略的分歧，这种分歧日益导致英国与欧洲大陆的分离。严格的 1721 年《检疫法》颁布后的第二年，出现了一种听起来像阿克尔克内希特式的反应，并改革了相关措施。马赛施行的那种隔离和警戒线被贬损为可能适合专制政府，"英格兰的自由"却不能容忍它。对船只继续进行检疫隔离，但撤销了被感染城市周围的警戒线、不再强制患者转移，终止对违规者的死刑。对检疫隔离主义者严厉措施的反对来自商人，尤其是土耳其的贸易伙伴，但大部分指控是由沃波尔（他试图确立自己首相的地位）的政治对手提出的——现在很清楚，普罗旺斯的流行病使英国幸免于难，他们巧妙地利用《检疫法》和外国的先例，将他们的敌人打上了专制的烙印。[②]

一个世纪后，当霍乱暴发时，预防策略的差异更大了，德国、法国和瑞典更倾向于保留检疫隔离主义者的措施，而英国正在逐渐放弃这些措施。这些基本的预防差异继续发展，并且由于——本书研究的——其他疾病而继续扩大，这些差异将英国人更为自由的立场（作为一个极端）与德国人更为严厉的干涉主义立场区分开来，法国人和瑞典人倾向于其中一种立场或另一种立场的原因，在特定历史背景下任何具体措施都能得到最好的解释。预防传统是在地理、经济、行政和政治因素的影响下逐渐发展起来的，这些因素使这些国家面对上述疾病时采取了不同的立场。

英国人对他们的环境主义和自愿性的做法越来越坚持，针对霍乱他们从卫生主义转向新检疫隔离主义，结束强制种牛痘并废除监管。尽管德国人在新检疫隔离主义方面追随英国，但他们还是实施了一些措施，尤其是在 1900 年通过了《传染病法》，这些措施对个人权利的尊重不及英国。到 20 世纪后半叶，他们才要求种牛痘，并废除了监管，只是采用了一种不同的卫生国家主义。由于其特殊的位置，瑞典人认识到了检疫隔离主义的优势，所以勉强放弃了种牛痘，但将一种严格的预防性病的措施扩大到了全体平民身上。反过来，法国放弃了环境主义者的任何倾向——19 世纪初他们与英国一起采用过——变得日益倾向检疫隔离主义，推行了（至少纸面上）一种严格的种牛痘形式，而且最后也废除了监管——尽管这一点姗姗来迟——

---

①　Dorothy Porter, "Introduction" pp. 6–7, 12–13.

②　Alfred James Henderson, *London and the National Government, 1721–1742* (Durham, NC, 1945), pp. 35–39, 53–54; Slack, *Impact of Plague*, pp. 331–33.

采用了卫生国家主义的原则。

预防传染病的策略触及社会契约的核心，需要确定个人利益和共同体利益之间的界线。欧洲大陆的做法倾向于将公共福利视为头等大事，而对受影响的个人（无论是被检疫隔离的旅客、被隔离的感染者、接受种牛痘的人还是妓女）的考虑则退居次要地位。英国则普遍颠倒了这种优先顺序。正是政治与预防之间的这种密切联系，解释了阿克尔克内希特式的方法的吸引力。然而，这种对预防策略的政治解释似乎与事实相反。不是英国的自由主义或德国的干涉主义（两个极端）决定了预防策略，而是流行病地理学及本书发现的相关因素不仅帮助塑造了他们鼓励的预防措施，而且事实上也帮助塑造了这些国家的政治传统。

缩略词对照

AGM	*Archives générales de médecine*
AK	Andra Kammaran
ALR	Allgemeines Landrecht für die Preussischen Staaten, 1794
Amts-Blatt	*Amts-Blatt der Königlichen Regierung zu Potsdam und der Stadt Berlin*
AN	Archives nationales
Anhang zur Gesetz-Sammlung	*Anhang zur Gesetz-Sammlung für die Königlichen Preussischen Staaten*
Annales	*Annales d'hygiène publique et de médecine léga*
ASA	*Annalen der Staatsarzneikunde*
BA	Bundesarchiv
Berichte	*Berichte der Cholera-Kommission des Deutschen Reiches* (6Hefte, Berlin, 1875-79)
Berlinische Nachrichten	*Berlinische Nachrichten von Staats-und gelehrten Sachen*
BFMCR	*British and Foreign Medico-Chirurgical Review*
BGB	Bürgerliches Gesetzbuch
BHM	*Bulletin of the History of Medicine*
Bihang	*Bihang till [Samtlige] Riks-Ståndens Protocoll, Bihang till Riksdagens protokoll*
Bihang till Post	*Bihang till Post- och Inrikes-Tidningar*
Bilagor till Borgare	*Bilagor till Protocoll hållna hos välloflige Borgare-Ståndet*
BJVD	*British Journal of Venereal Diseases*
BMJ	*British Medical Journal*
Bonde	*Hederwärda Bonde-Ståndets Protocoller*
Borgare	*Protocoll hållna hos välloflige Borgare-Ståndet*

Bulletin	*Bulletin de l'Académie [royale] de médecine*
Cholera-Zeitung	*Cholera-Zeitung, herausgegeben von den Ärzten Königsbergs*
Cobbett's	*Cobbett's Parliamentary Debates*
Comptes rendus	*Comptes rendus des séances de l'Académie des sciences*
Conférence 1851	Ministère des affaires étrangères, *Procès-verbaux de la Conférence sanitaire internationale ouverte à Paris le 27 juillet 1851* (Paris, 1852)
Conférence 1859	Ministère des affaires étrangères, *Protocoles de la Conférence sanitaire internationale ouverte à Paris le 9 avril 1859* (Paris, 1859)
Conférence 1866	*Procès-verbaux de la Conférence sanitaire internationale ouverte à Constantinople le 13 février1866* (Constantinople, 1866)
Conférence 1874	*Procès-verbaux de la Conférence sanitaire internationale ouverte à Vienne le ı juillet 1874* (Vienna, 1874)
Conference 1881	*Proceedings of the International Sanitary Conference Provided for by Joint Resolution of the Senate and House of Representatives in the Early Part of 1881*
Conférence 1885	*Protocoles et procès-verbaux de la Conférence sanitaire internationale de Rome inaugurée le 20 mai 1885* (Rome, 1885)
Conférence 1892	*Protocoles et procès-verbaux de la Conférence sanitaire internationale de Venise inaugurée le 5 janvier 1892* (Rome, 1892)
Conférence 1893	*Protocoles et procès-verbaux de la Conférence sanitaire internationale de Dresde 11mars–15 avril 1893* (Dresden, 1893)
Conférence 1894	*Conférence sanitaire internationale de Paris, 7 février–3 avril 1894* (Paris, 1894)
Conférence 1897	Ministère des affaires étrangères, *Conférence sanitaire internationale de Venise, 16 février–19 mars1897* (Rome, 1897)
Conférence 1903	*Conférence sanitaire internationale de Paris, 10 octobre–3 décembre 1903* (Paris, 1904)
Conférence 1911	Ministère des affaires étrangerès, *Conférence sanitaire internationale de Paris, 7 novembre 1911-17 janvier 1912*

	(Paris, 1912)
CP	Confidential Paper
CSP	Code de la santé publique
DGBG	Deutsche Gesellschaft zur Bekämpfung der Geschlechtskrankheiten
DORA	Defence of the Realm Act
DVöG	*Deutsche Vierteljahrsschrift für öffentliche Gesundheitspflege*
DZSA	*Deutsche Zeitschrift für die Staatsarzneikunde* (Erlangen)
EMSJ	*Edinburgh Medical and Surgical Journal*
FK	Första Kammaran
FO	Foreign Office
Förhandlingar	*Förhandlingar vid Svenska Läkare-Sällskapets Sammankomster*
Gesetz-Sammlung	*Gesetz-Sammlung für die Königlichen Preussischen Staaten*
GHMC	*Gazette hebdomadaire de médecine et de Chirurgie*
GStA	Geheimes Staatsarchiv Preussischer Kulturbesitz
JHM	*Journal of the History of Medicine*
JO	*Journal officiel*
LGB	Local Government Board
LMG	*London Medical Gazette*
Mémoires	*Mémoires de l'Académie royale de médecine, Mémoires de l'Académie impériale de médecine*
Mitteilungen	*Mitteilungen der Deutschen Gesellschaft zur Bekämpfung der Geschlechtskrankheiten*
MTG	*Medical Times and Gazette*
NCCVD	National Council for Combatting Venereal Diseases
Post	*Post- och Inrikes-Tidningar*
PP	*Parliamentary Papers*
Preste	*Högvördiga Preste-Ståndets Protokoll*
PRO	Public Record Office
RA	Riksarkivet, Stockholm
RD	prot Riksdagens protokoll
Recueil	*Recueil des travaux du Comité consultatif d'hygiène publique de France et des actes officiels de l'administration sanitaire*
Ridderskapet och Adeln	*Protocoll hållna hos Högloflige Ridderskapet och Adeln*

RmdI	Reichsministerium des Innern
RT	Reichstag
Sammlung	*Sammlung der von den Regierungen der Deutschen Bundesstaaten ergangenen Verordnungen und Instructionen wegen Verhütung und Behandlung der asiatischen Brechruhr (Cholera morbus)* (Frankfurt am Main, August 1831-March 1832: 9 pamphlets, continuously paginated)
SB	Reichstag, *Stenographische Berichte der Verhandlungen*
SFPSM	Société française de prophylaxie sanitaire et morale
SFS	*Svensk Författnings-Samling*
SPVD	Society for the Prevention of Venereal Disease
Staats-Zeitung	*Allgemeine Preussische Staats-Zeitung*
Stabi	Staatsbibliothek Preussischer Kulturbesitz
Upsala Läkareförening	*Upsala Läkareförenings förhandlingar*
VD	venereal disease
Verhandlungen	*Verhandlungen der physikalisch-medicinischen Gesellschaft zu Königsberg über die Cholera*
Veröffentlichungen	*Veröffentlichungen des Kaiserlichen Gesundheitsamtes*
ZBGK	*Zeitschrift für die Bekämpfung der Geschlechtskrankheiten*

致谢

为了完成本书的研究，需要从教学任务中解放出来并投入经年累月的时间，需要投入资金，四处奔波，查阅大量的档案。要感谢的人和机构太多了：哈佛大学和加州大学洛杉矶分校的历史系，哈佛大学医学院的威廉·F.弥尔顿基金会，德国马歇尔基金会，伯克利的德国和欧洲研究中心，亚历山大·冯·洪堡基金会，加州大学洛杉矶分校的学术评议会研究委员会与国际研究和海外项目，以及美国卫生研究院。

这些年来，我也得到了许多研究助理的帮助：大卫·杜兰特、劳雷尔·戴维斯、安德里亚·科勒、艾米·苏欧斯、萨拉·加法里、苏米特拉·拉贾希卡拉、格洛里亚·萨利巴，尤其是精力充沛的克里斯廷·利夫。

搜集档案的过程中我遇到了各种友好的接待，我要感谢：希尔德布兰德·马赫莱特、凯瑟琳·乔治、伊丽莎白·格罗斯-温浩思、伊丽莎白·勒克斯和弗兰克·厄林等所有柏林的朋友，巴黎的安德鲁·鲍尔森，伦敦的朱莉·马里奥特，哥本哈根的莫滕·维斯特，斯德哥尔摩的玛丽安·奥伯格，圣奥斯汀的皮特和雷纳特·斯坦格。

我非常感谢那些远远超出学术界正常要求的审稿和帮助：克里斯托弗·哈姆林，他向我们展示了一个人在思考公共卫生问题时是多么的灵活和细致，他可能对本书提出的粗略的分类仍然会感到失望；彼得·亨诺克的兴趣和我的兴趣似乎是相同的，多年来我一直跟随他，从一种形式的法律干预研究到另一种形式的干预；罗伯特·尤特，他让我注意到很多最新的德国文献；从历史的角度说，菲利帕·莱文指导我绕过了梅毒问题上的很多陷阱；莱昂·米拉尔和帕特里克·孜勒比曼共同撰写了公共卫生史上最权威的著作；罗伊·波特是医学史上独一无二的巨人；卢茨·绍泰格是德国的一位性病预防比较研究专家，有优秀的著作问世；还有扬·松丁，他帮助我（一个外行人）在北欧充满暗礁的社会发展的浅滩上航行。

给我提出了急需的建议和忠告的人还包括：约翰·鲍德温、詹妮·约亨斯、伊冯·约翰逊、伊丽莎白·隆贝克、彼得·曼德勒、查尔斯·梅勒、克劳斯·奥菲、多萝西·波特、格哈德·A.里特、阿伦·罗德里格和汉斯-乌利齐·韦勒尔。海纳·甘斯曼慷慨地帮助安排了两次柏林之行。剑桥大学出版社的威廉·戴维斯对再出版一本无聊话题的大部头著作的前景并没有感到不安，对此我深表感谢。理查德·韦恩斯坦是一个幸运的人，他让这种罕见的夫妻均为学术达人的家庭成为可能：工作和家庭相结合，无须转换。加州大学洛杉矶分校历史系的许多同事告诉我，无论是历史系还是周围的大都市，合作关系和规模都不一定是不一致的。他们给了我知识的家园，非常感谢。

写作研究的过程也是牺牲作者的家庭的过程，因此寻求他们的原谅，这是一种常见的感叹。（这些图书馆代表了多少被忽视的儿童啊！）我想，我和我的妻子在大大小小的事情上都是合作伙伴，而非在工作和家庭之间进行权衡；我们的利益，不仅仅是负担，都是共有的。这番话也算是承认我在这方面欠了最大的债。

译后记

　　2010年，我在北京大学攻读博士学位，为顺利完成博士论文写作，亟须奔赴英美搜集材料，了解海外学术界相关主题的研究状况。于我而言，出国并非易事，申请国家留学基金委的博士生联合培养项目是彼时最佳途径，而取得外方导师的邀请函则是获得留学基金委资助的首要条件。通过遍查英美名校教师名录，我发现加州大学洛杉矶分校彼得·鲍德温教授的研究方向与我相近，于是鼓起勇气给鲍德温教授发去电子邮件，表达了求学愿望。鲍德温教授很快回复邮件，认为我的研究很有意思，同意发邀请函帮助我去加州大学洛杉矶分校学习。

　　鲍德温教授1956年出生于密歇根州，本科毕业于耶鲁大学，在哈佛大学历史系获得硕士和博士学位，毕业后曾留校任教数年，1990年至加州大学洛杉矶分校工作。鲍德温先生是一位勤奋的学者，是一位对研究充满了兴趣的学者，是一位"纯粹"的学者。据一位学姐说，加州大学洛杉矶分校历史系举行周年庆典时，鲍德温先生捐赠了1千万美元资助历史系的发展。做学问不为"稻粱谋"且早已是终身教授的鲍德温先生仍笔耕不辍，虽已年过六十，近几年仍佳作频出。

　　2011年，我终于在加州大学洛杉矶分校见到了鲍德温先生。与照片相比，鲍德温先生本人更显儒雅，说起话来也是不疾不徐，对于我很不流畅的英语很有耐心，竟连声说好。受其鼓舞，在一个有关加州高铁建设的话题中，我竟然直接否定鲍德温先生的观点，而他丝毫不以为忤。此后随着交流的增多，我对鲍德温先生的了解也日益深入，发现他的学术视野非常开阔，其历史研究往往植根于世界各国普遍存在的现实问题。由此我萌发了将鲍德温先生的书翻译成中文的念头。

　　2013年，我博士毕业，作为选调生在兰州新区工作。2015年，我从政府部门辞职，回归学术界，终于有时间将翻译的事提上日程。鲍德温先生大力支持将自己的著作翻译成中文，表示可以提供所需要的任何帮助。2017年，我决定翻译剑桥大学出版社1999年出版的《传染病与欧洲国家（1830—1930）》。

　　本书的翻译颇费时日。鲍德温先生知识渊博，用语别出一格，书中典故频出，对于翻译是一个不小的挑战。幸运的是，我可以随时向鲍德温先生请教，但即使如此，书中仍然难免有翻译不当之处，尚乞读者见谅。

本书的思想理路以及主要观点，作者在中文版总序中交代得很清楚，我就不再重复了。《传染病与欧洲国家（1830—1930）》的英文版出版后，曾在学术界引起不小的轰动，一时之间好评如潮。在这里我想引用一些评价，希望能引起读者的阅读兴趣：

《外交》杂志："这本耀眼夺目的书论证了传染病怎样影响了欧洲的政治和公共政策……鲍德温悟性极高的阐释……对医学史、政治思想和文化准则的发展做出了重大贡献……这是一本令人神魂颠倒的学术杰作。"

《泰晤士报文学增刊》："鲍德温既是一位严谨的调查员，也是一位文体家。该书许多段落文辞优美，用词精巧，充满了幽默、有趣且让人印象深刻的历史掌故。"

《剑桥医学史》主编、英国维尔康医史研究所的罗伊·波特教授："这是一本让人目眩神迷的书，该书旁征博引，视野开阔，洞见深邃，富有创意。没有一本书像他那样能把欧洲范围内的医学和政治放在一起研究。读者将欣赏到鲍德温所描绘的全景式的疾病的'战争与和平'、欧洲的命运和他对材料娴熟的驾驭。"

《美国医学会杂志》："这本大胆之作具有惊人的研究深度和广度……它百科全书般的视野使这本书成为研究者一个真正的宝藏，即使单凭这一点，公共卫生史学家在未来许多年都会受惠于鲍德温。"

《交叉学科史杂志》"……这本书非常值得一读。虽然（这本书）没有放弃预防政策部分是由政治和经济利益集团塑造的观念，但与此前所有著作相比，他描绘出了一幅政策和利益集团之间更加复杂、更加细微的关系图景，这是以前所有著作都没达到的。这是一个有价值的重要贡献。"

上述评价虽然只是众多好评中的一小部分，亦足以从中管窥本书的价值。当然，每个读者的视角不同，要求不同，本书具有什么样的价值还需要读者自己评判。

兰教材

2023 年 3 月于湛江

图书在版编目(CIP)数据

传染病与欧洲国家：1830-1930 /（美）彼得·鲍德温著；兰教材译. — 北京：商务印书馆，2023
ISBN 978-7-100-21629-6

Ⅰ.①传… Ⅱ.①彼… ②兰… Ⅲ.①传染病防治－医学史－欧洲－1830-1930 Ⅳ.① R183-095

中国版本图书馆 CIP 数据核字（2022）第 162268 号

传染病与欧洲国家（1830—1930）
〔美〕彼得·鲍德温 著
兰教材 译

商 务 印 书 馆 出 版
（北京王府井大街 36 号 邮政编码 100710）
商 务 印 书 馆 发 行
艺堂印刷（天津）有限公司印刷
ISBN 978-7-100-21629-6

2023 年 10 月第 1 版　　开本 787×1092　1/16
2023 年 10 月第 1 次印刷　　印张 29 1/2
定价：148.00 元